W0260646

HANDBUCH DER SOZIALEN HYGIENE UND GESUNDHEITSFÜRSORGE

HERAUSGEGEBEN VON

A. GOTTSTEIN
CHARLOTTENBURG

A. SCHLOSSMANN
DÜSSELDORF

L. TELEKY
DÜSSELDORF

ERSTER BAND
GRUNDLAGEN UND METHODEN

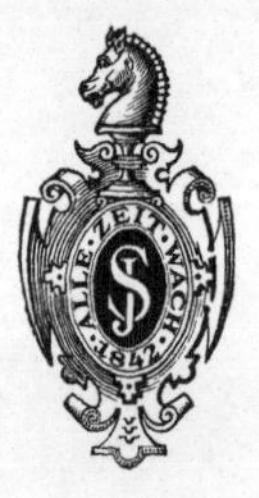

SPRINGER-VERLAG BERLIN HEIDELBERG GMBH 1925

GRUNDLAGEN UND METHODEN

BEARBEITET VON

E. DIETRICH · A. GROTJAHN · V. HAECKER
F. HUEPPE · P. KRAUTWIG · R. MARTIN†
F. PRINZING · M. VOGEL · W. WEINBERG

MIT 37 ABBILDUNGEN

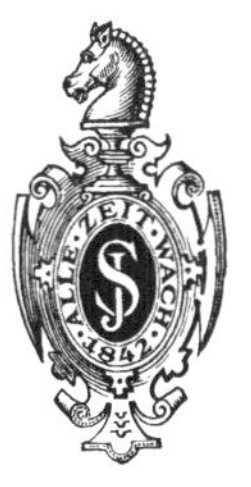

SPRINGER-VERLAG BERLIN HEIDELBERG GMBH 1925

ISBN 978-3-662-39096-2   ISBN 978-3-662-40077-7 (eBook)
DOI 10.1007/978-3-662-40077-7

Vorwort.

Als im Jahre 1882 PETTENKOFER sein großes Handbuch der Hygiene herausgab, da schickte er dem ersten Bande eine Einleitung voraus, die als ein Bekenntnis des Schöpfers der experimentellen Hygiene und des allgemein anerkannten Führers gelten darf. Er betonte hierbei auch, daß für ihn die Hygiene die Kenntnis der gegebenen äußeren Zustände sei, unter welchen Gesunde lebten, und jener Einrichtungen, welche das dauernde Wohlbefinden der Menschen bedingten oder bezweckten. Er führte aus, daß mit dem Fortschreiten der Erkenntnis der näheren Umgebung des Menschen die Gegenstände der Hygiene sich stetig ändern müssen. Ein Handbuch der Hygiene habe somit wesentlich nur zu enthalten, was *zur Zeit* für gesundheitswirtschaftlich wichtig erachtet werde und worüber bestimmte Untersuchungen vorlägen.

Was damals PETTENKOFER erwartet hatte, traf zu, eine außerordentlich umfassende Erweiterung der Fragestellungen, die Angliederung ganz neuer Gebiete, eine umwälzende Umgestaltung der Forschungsmethoden. Die grundlegenden Bestimmungen von PETTENKOFER in jener gedankenreichen Einleitung über den Inhalt, die Fragestellung, die Abgrenzung der Gesundheitswissenschaft und Gesundheitswirtschaft haben jedoch ihre Bedeutung und in vielen Punkten auch ihre Geltung bis zum heutigen Tage bewahrt. Dieses Bekenntnis der Herausgeber eines Handbuchs der sozialen Hygiene zu PETTENKOFER ist nicht nur ein solches der Verehrung gegenüber dem Begründer der allgemeinen Hygiene, sondern auch ein solches der begründeten Bescheidenheit.

Denn sehr viele Gebiete, die wir heute zu dem Inhalt der sozialen Hygiene rechnen, sind in tiefdurchdachten Begriffsbestimmungen schon von PETTENKOFER in seinen Plan einbezogen und wenn er sie mit großer Bestimmtheit als zu seinem Arbeitsgebiet zugehörig ansah, so hat gerade er schon damals und sogar in einem gewissen Gegensatz zu einer bald darauf einsetzenden und lange geltenden Entwicklung der Gesundheitswissenschaft ihre große Wichtigkeit voll eingeschätzt.

In einem Kampfe mit dieser späteren Entwicklung mußte die soziale Hygiene aus kleinen Anfängen und in zähem Ringen sich erst einmal ihre Geltung wiedererkämpfen und sie gewann sie sogar in der Öffentlichkeit erst, als die gesundheitliche Lage der Gesellschaft in der Zeit nach dem Kriege dringend Mittel der Hilfe gegen ihre Not forderte. Aber in umfassender Arbeit waren vor dem Kriege inzwischen die wissenschaftlichen Grundlagen geschaffen worden und Einrichtungen entstanden, auf die jene Hoffnungen sich stützen konnten. Die moderne Gesundheitsfürsorge, das praktische Ergebnis der sozialhygienisch eingestellten

Gesundheitsforschung, ist in der Geschichte medizinischer Methoden nach gedanklichem Inhalt und Organisation eine durchaus neue Form der Abwehr gesundheitlicher Not.

Die soziale Hygiene hatte also schon lange vorgearbeitet, als man nach ihr rief. Der Inhalt ihrer Arbeit war schon vor 15 Jahren so umfangreich geworden, daß GROTJAHN und KAUP ihn in der Form eines Handwörterbuchs von zwei starken Bänden zusammenfassen konnten. In ihrem Vorworte aus dem Jahre 1912 setzten sie das Ziel des von ihnen behandelten Sonderzweiges weit über dasjenige von PETTENKOFER hinaus. Sie erstreckten es auf die *zukünftigen Generationen.* Ihr Endziel war „nichts mehr und nichts weniger als die ewige Jugend der eigenen Nation“. Und als ihre Aufgabe bezeichneten sie Untersuchungen und Ableitung von Maßnahmen aus diesen Untersuchungen, die dem Volke ermöglichten, das physische Substrat, an das alle Kultur im letzten Grunde gebunden ist, unversehrt zu erhalten. Im übrigen aber verzichten sie darauf, den viel umstrittenen Begriff der sozialen Hygiene von neuem zu umschreiben.

Seit dem Erscheinen des Handwörterbuchs von GROTJAHN und KAUP sind 13 schicksalschwere und für die Entwicklung der sozialen Hygiene inhaltsreiche Jahre dahingegangen. In ihrem Ablauf stiegen die Forderungen der Gesellschaft an Schaffung von Einrichtungen, an deren Leitung der Sozialhygieniker als praktischer Arbeiter an vorderster Stelle beteiligt ist und an deren Gestaltung er schöpferisch gearbeitet hat.

Die Herausgeber dieses Handbuchs, die seit langen Jahren an dieser Entwicklung wissenschaftlich, literarisch und in der Verwaltung organisatorisch mitgearbeitet haben, vereinigten sich, um den gegenwärtigen Inhalt unseres Wissens und Könnens zusammenzufassen.

Sie machen von dem Recht des Verzichts auf eine Begriffsbestimmung, das schon vor 13 Jahren GROTJAHN und KAUP beanspruchten, Gebrauch und leiten die Berechtigung ihres Buches nur aus der Notwendigkeit der Zusammenfassung unseres Wissens und Könnens her. Sie bekennen sich aber dazu, *daß die soziale Hygiene zwar ein Teil der Gesamthygiene ist, der sich jedoch in Gedanken und Methoden so wesentlich von den übrigen Zweigen der Hygiene, vor allem aber von der in den letzten Jahrzehnten im Vordergrund stehenden Bakteriologie und Serologie unterscheidet, daß kaum je ein Einzelner diese so verschiedenen Gebiete umfassen kann. Deshalb erscheint eine gesonderte Behandlung der sozialen Hygiene in der Literatur, ihre gesonderte Vertretung an den Universitäten voll berechtigt; doch wollen die Herausgeber ausdrücklich betonen, daß auch nach ihrer Auffassung die soziale Hygiene mit den übrigen Zweigen der Hygiene in engstem Zusammenhang steht.* Und sie bekennen sich weiter dazu, daß auch die soziale Hygiene nicht ein Teil der Volkswirtschaft ist oder werden soll, trotz der sehr engen Beziehungen beider Gebiete, sondern daß sie als Teil der Heilwissenschaft wie diese auf Beobachtung, Versuch und naturwissenschaftlicher Anschauung sich aufbaut. Sie verfechten mit äußerster Entschiedenheit die Gleichberechtigung der Gesundheitspolitik mit der Wirtschaftspolitik und bekämpfen in aller Schärfe die Verständnislosigkeit weiter Kreise der Verwaltung gegenüber gesundheitlichen Notwendigkeiten, Anschauungen und Forderungen.

Die Forderung einer umfassenden Darstellung des heut vorliegenden Inhalts der sozialen Hygiene besteht zu Recht. Es sind aber Zweifel aufgeworfen, ob eine einheitliche, gleichmäßige und vollständige Darstellung heut auch schon *möglich* ist. Und diese Zweifel sind begründet. Einen folgerichtigen und einheitlichen Plan zu entwerfen, war nicht allzuschwer, aber er konnte jetzt noch nicht in allen Teilen ausgefüllt werden. Es zeigte sich, daß einige Abschnitte noch durchaus unvollständig bearbeitet, andere grundsätzlich wichtige unter den Gesichtspunkten der sozialen Hygiene noch kaum aufgeschlossen sind, ja daß es für sie an Bearbeitern fehlt, die bei allem Verständnis für die Reize des Problems schon in der Lage wären, es einheitlich darzustellen. Für solche Gebiete, wie z.B. für den Versuch einer Darstellung der allgemeinen und speziellen Pathologie in ihren Bedingtheiten durch gesellschaftliche Vorgänge und ihrer Rückwirkung auf sie haben die Herausgeber vorgezogen eine Lücke offen zu lassen, statt nur Problematisches zu bieten.

Der erste Band des Handbuchs bringt eine Darstellung der Geschichte der sozialen Hygiene in einer Fassung, die den engen Zusammenhang mit der Gesamthygiene erneut erweist. Der erste Band enthält weiter die Hilfsmethoden der sozialen Hygiene und eine Darstellung der Organisation des Unterrichts und der Verwaltung.

Der zweite und dritte Band werden sehr bald folgen; sie werden die Gewerbehygiene und die Gewerbekrankheiten und die drei großen Volkskrankheiten Tuberkulose, Geschlechtskrankheiten und Alkoholismus und ihre Bekämpfung behandeln. Bei Erscheinen dieser Bände wird zugleich der Inhalt der folgenden angegeben werden.

Die Herausgeber.

Inhaltsverzeichnis.

Die Organisation der Gesundheitsfürsorge, insbesondere die Aufgabe von Provinz, Stadt- und Landkreisen auf dem Gebiet der Gesundheitsfürsorge. Von Professor Dr. P. KRAUTWIG, Beigeordneter in Köln a. Rh.

Zur Geschichte der Sozialhygiene.

Von

FERDINAND HUEPPE
Dresden.

„Erstes Gut ist dem Erdensohn Gesundheit.“

So lautete auf Grund von alten, in Jahrhunderten gewonnenen Erfahrungen die Auffassung der klassischen Griechen, der nach E. GEIBELS schöner Übertragung — πρῶτον ὡς ἄριστον — SIMONIDES in einem damals populären Skolion über die Güter der Menschen einleitend dichterischen Ausdruck verlieh: Ὑγιαίνειν μὲν ἄριστον ἀνδρὶ θνατῷ; und ebenso bezeichnete EPICHARMOS Gesundheit als das beste Gut: Ἀνδρὶ δ' ὑγιαίνειν ἄριστόν ἐστιν.

Erhaltung und Wiederherstellung der Gesundheit als eines bereits positiv gewerteten biologischen Faktors sind in klassischer hellenischer Zeit die Aufgaben der ärztlichen Kunst, wie wir sie mit den Namen des Heilgottes der Hellenen und noch immer unseres ärztlichen Schutzpatrons ASKLEPIOS und des Vaters der wissenschaftlichen Medizin, des Asklepiaden HIPPOKRATES II. oder des Großen, verbinden.

Ob Gesundheit an sich immer das höchste Gut ist, war wohl wie manchmal jetzt auch damals und früher schon Ansichtssache, und auch ein kranker oder sonst körperlich minderwertiger Mann konnte einmal — mens sana in corpore aegroto — erfolgreicher Führer in Kultur, Politik und sogar im Kriege sein, wie z. B. der gelähmte AGESILAOS, der epileptische JULIUS CAESAR und NAPOLEON, der Eunuche NARSES, der rachitische KANT, der schwindsüchtige SCHILLER, der klumpfüßige BYRON. Aber das waren Ausnahmen von der überwiegenden Regel von mens sana in corpore sano, und sicher war und bleibt die Gesundheit für den einzelnen und für Volk und Staat die erste und beste Voraussetzung, um für die anderen Güter, wie Vaterland und Volkstum, für Recht und Freiheit, kraftvoll und erfolgreich eintreten zu können. Körperliche und geistige Gesundheit und Kraft bilden die Grundlage jeder Persönlichkeit zur Ausbildung von Führerfähigkeiten und moralischem Verantwortlichkeitsgefühl für die Gesamtheit, in denen die Gewähr nationaler und sozialer Arbeit und Erfolge liegt. Warnend und mahnend sagte der durch seinen schlechten Gesundheitszustand oft gehemmte SCHILLER 1791: „Sorget für eure Gesundheit; ohne sie kann man nicht klug sein.“

Gesundheit war für den einzelnen zunächst etwas Negatives, worüber er sich keine Gedanken machte, das Fehlen von störenden Zuständen und Vorgängen. *Positiv war dem Menschen die Krankheit,* die den einzelnen schädigte und behinderte, und gegen die er Hilfe suchte, und die außerdem oft die Gefahr in sich schloß, daß sie auf andere übergehen und dadurch die Allgemeinheit bedrohen konnte, die sich dagegen ebenfalls schützen mußte.

Der Arzt beachtete deshalb neben dem Kranken auch seine Umgebung, und die Heilkunst enthielt dadurch schon im primitiven Zustande eine *soziale Note. Eine nichtsoziale Medizin hat es nie gegeben.* Immer waren Ärzte an Ein- und Durchführen der Hygiene mitbeteiligt, auch wenn die zünftige Heilkunde als solche zeitweilig andere Wege einschlug oder hygienischen Bedürfnissen und Bestrebungen kein volles, manchmal gar kein Verständnis entgegenbrachte. Das wird verständlich, weil die Heilkunde sich erst spät aus der priesterlichen Gesamtkultur löste und dann erst von besonderen Berufsärzten ausgeübt wurde, weil ihre Anfänge in der Hand der großen Kulturträger lagen, die wir in dem überkommenen Geschichtsunterrichte nur als Herrscher, Religionsstifter und Priester kennen lernen, die aber sogar oft in erster Linie Ärzte und Hygieniker waren, manchmal sogar sein mußten, und die gerade in ihren Gesetzen von ärztlichen Beobachtungen und Erfahrungen ausgingen und auf ihnen sozial weiterbauten.

Diese gefeierten Führer der Völker hatten in alten Zeiten alle noch einfachen und leichter zusammenfaßbaren Kulturbestrebungen zu leiten, die für die Erhaltung von Volk und Staat wichtig waren. Sie waren deshalb auch umgekehrt von sozialen Bedürfnissen aus genötigt, an den einzelnen anknüpfend die Gesundheit des ganzen Volkes zu wahren und zu erhöhen. Deshalb waren aber auch ohne Rücksicht auf ärztliche Fragen andere Berufskreise neben den Ärzten und zeitweilig vor diesen bemüht, Gesundheitspflege rein praktisch vorzuschreiben und ihre Durchführung zu erzwingen. So war die ganze Gesundheitspflege der alten Völker grundsätzlich eine durchaus einheitliche *soziale Angelegenheit des Staates.*

Erst im letzten Jahrhundert kamen wir allmählich wieder zu einer ähnlichen Auffassung und durch die persönliche zu allgemeiner öffentlicher und dann zu sozialer Hygiene. Wir· sprechen aber jetzt von einer *wissenschaftlichen Hygiene* und sagen damit zunächst, daß durch die Fortschritte der anorganischen und biologischen Wissenschaften in Physiologie und Pathologie eine bessere und zwar experimentelle Begründung der *persönlichen Hygiene* ermöglicht wurde.

Dazu aber kam, daß infolge der Verschiebungen von Stadt- und Landinteressen durch den Aufschwung von Industrie und Welthandel die stärkere Bedrohung der Volksgesundheit in den modernen Großstädten sowohl durch einheimische Seuchen, besonders Abdominaltyphus und Tuberkulose, als auch durch die Verheerungen der neuen Weltseuche Cholera einsichtige Verwaltungsbeamte, Ingenieure, Architekten und Ärzte dazu führte, die Allgemeinheit für praktische Maßnahmen zu gewinnen und zu versuchen, den Verheerungen Einhalt zu tun, um die gesteigerte Arbeit von Krankheiten ungestört zu· bewältigen.

Durch die statistischen Feststellungen (FARR, JOHN SIMON) über Zahl der Erkrankten und Ausbreitung der Seuchen und durch die praktischen Assanierungsmaßnahmen, wie Wasserleitungen, Kanalisation, kam man 1854 in England zur Vorstellung von *vermeidbaren Krankheiten* und zu einer *Trinkwassertheorie* der Seuchen, in Deutschland im selben Jahre zur *Grundwasser- oder Bodentheorie* der Seuchen (PETTENKOFER). Durch beide Richtungen entwickelte sich das Verständnis für die Bedeutung der *Umwelteinflüsse als Seuchenbedingungen,* und dadurch entstand eine *Konditionalhygiene,* deren einzelne Faktoren man ebenso wie physiologische und pathologische Dinge dem Versuche unterwerfen konnte. Diese experimentelle Hygiene ist demnach 1924 erst 70 Jahre alt.

In besonderer Weise hatten nebenbei die *politischen Zustände* in West- und Mitteleuropa, der Kampf gegen die Reaktion und die Wortbrüchigkeit der Regierungen erneut zu revolutionären Strömungen geführt, durch die man auf die eingerissenen sozialen Mißstände und die wirtschaftliche Not weiter Volkskreise stärker aufmerksam wurde, welche die wirtschaftlichen und kulturellen Leistungen der Bevölkerung herabsetzten und die allgemeine Gesundheit der Massen durch Unterernährung und Seuchen, wie Fleckfieber, Blattern, Tuberkulose, schwer bedrohten. So wurde 1847 von S. Neumann zum ersten Male der *soziale Charakter der Medizin* ausgesprochen, und von R. Virchow wurden die *sozialen Aufgaben der Hygiene* erkannt und der Staat auf seine daraus herzuleitenden Pflichten hingewiesen. In diesen Anfängen der modernen praktischen und wissenschaftlichen Hygiene liegen von Anfang an die Keime für Erneuerung, aber noch mehr für große Fortschritte *der persönlichen, öffentlichen und sozialen Hygiene, der Hygiene als Wissenschaft und Gesundheitslehre und als Gesundheitspflege und Gesundheitswirtschaft*, und damit von Aufgaben, die weit über alles früher Erstrebte hinausgehen.

Es trat nun in Deutschland bald ein merkwürdiger Gegensatz auf, der auch für die anderen Länder wichtig wurde. Virchow, der schon früh die Bedeutung der Medizin für die Hygiene erkannte und immer wieder hervorhob, war trotzdem stets, besonders auch als Volksvertreter im Parlamente, ein entschiedener Gegner der Hygiene als besonderen Lehrgegenstandes in den medizinischen Fakultäten und der Errichtung hygienischer Institute an den Hochschulen, während Pettenkofer, der die Mitarbeit der Verwaltungsbeamten, Ingenieure und Architekten hervorhob, sich von Anfang an energisch für die Errichtung von hygienischen Professuren und Instituten an den medizinischen Fakultäten und für die Hygiene als Prüfungsgegenstand im medizinischen Unterrichte einsetzte.

In den medizinischen Fakultäten hat aber erst seit den 80er Jahren des vorigen Jahrhunderts die Bakteriologie die letzten Widerstände überwunden, als man es als praktisch erkannte, unter dem Namen der Hygiene Bakteriologen zu gewinnen, die man auch für rein medizinische Aufgaben brauchte, aber zunächst nur unter den Hygienikern und Militärärzten fand. Aber nun wurden alle Hemmungen überwunden, und auch die technischen Hochschulen müssen ihre besonderen hygienischen Unterrichtsbedürfnisse befriedigen. Der Ärztestand und die medizinischen Fakultäten betrachten jetzt die Hygiene als Unterrichts- und Forschungsgebiet als ihre Domäne, und das Fach ist sicher so auch am besten in seiner Gesamtheit untergebracht. Auch in den medizinischen Fakultäten ist Hygiene nicht mehr bloß Bakteriologie oder Serologie und hat nicht mehr nur die rein medizinischen Fragen zu erforschen und zu lehren. Neben den wissenschaftlichen experimentellen hygienischen Fragen sind dann durch die Entwicklung der Volkswirtschaft *neue Probleme sozialer Art* aufgetreten, die über das rein Medizinische hinausgehen, aber der ärztlichen Mithilfe und Führung nicht entbehren können, und die deshalb auch im medizinischen Unterrichte Erweiterungen fordern, für die bei vielen Ärzten und in den medizinischen Fakultäten noch nicht überall das richtige Verständnis vorhanden ist.

Diese neuen sozialen Aufgaben der Hygiene und Wohlfahrtspflege müssen aber erfüllt werden, wenn der ärztliche Stand seine Aufgaben gegenüber dem allgemeinen Wohle voll erfüllen und wieder ein Führer in der Kultur werden soll, wie es die großen Religionsstifter gerade durch ihre ärztlich-hygienischen Kenntnisse und Einsicht unter einfachen Verhältnissen ursprünglich waren, und wie es Descartes vorschwebte, wenn er sagte: „Si l'espèce humaine peut être perfectionée, c'est dans la médecine qu'il faut en chercher les moyens."

Die Medizin als ars liberalis, von der man früher sagte „Galenus dat opes", ist nur noch zum Teil als praxis aurea vorhanden, und der Ärztestand ist in seiner Leistungsfähigkeit und seinem Ansehen schwer bedroht. Regionär wohl etwas wechselnd kann man sagen, daß jetzt schon ungefähr die Hälfte der Ärzte irgendwie beamtet ist. Wie man vor 1866 im früheren Herzogtum Nassau bereits die Verstaatlichung des Ärztestandes durchgeführt hatte, wird eine Anstellung aller Ärzte jetzt wieder öfters erwähnt, besonders in Österreich. Auf jeden Fall hat die Verbreiterung der Medizin durch die *Arbeiterschutzgesetzgebung* erst eine großzügige soziale Medizin geschaffen und an Stelle der bloß mitleidigen *Wohlfahrtspflege* Rechte und Pflichten in weiterem Umfange ins Leben gerufen und auf die Entwicklung der sozialen Medizin großen Einfluß geübt und Aufgaben gestellt, die eine Erweiterung der Hygiene und ihres Unterrichtes erfordern.

Sind wir stolz darauf, daß wir jetzt eine wissenschaftliche Hygiene haben, so dürfen wir doch darüber nicht übersehen, daß die ersten Leistungen der öffentlichen Gesundheitspflege zunächst rein praktische waren und sofort nicht einmal die großen Schöpfungen der Alten erreichten oder gar übertrafen, und daß jetzt auch die neuesten sozialen Aufgaben der Hygiene wieder zunächst fast rein praktische und durch die wirtschaftliche Lage und Not hervorgerufen sind und ihren wissenschaftlichen Anschluß erst durch ihre Beziehungen zur allgemeinen Ätiologie der physiologischen und pathologischen Vorgänge gewinnen. Dadurch wird die älteste Hygiene uns viel nähergebracht und eine *Kontinuität der menschlichen Kultur* offenbar, die wohl öfters durch politische und Naturereignisse unterbrochen wurde, uns aber vor der Überhebung bewahren müßte, wie herrlich weit wir es gebracht haben.

Gerade das Kulturmoment in der Hygiene lehrt uns immer wieder, daß wir auf den Schultern unserer Vorfahren stehen, deren Auffassungen und Leistungen nur aus den Zeitverhältnissen heraus richtig beurteilt werden können, und deren gerechte Würdigung die Hoffnung rechtfertigt, daß auch unsere wissenschaftlichen und praktischen Bestrebungen zur persönlichen, allgemeinen und sozialen Hygiene von unseren Nachfolgern richtig gewürdigt werden. Dann wird die aus jeweils modernster Exaktheit geborene Überhebung aufhören, daß Arbeiten, die älter als 5 Jahre sind, nach W. ROUX als ,,in grauer Vorzeit gemacht'' aufgefaßt, nicht gekannt und gewürdigt werden. Experimenta lucifera und fructifera höchster Exaktheit werden auch in Zukunft Beobachtung und Erfahrung nicht außer Kurs setzen. Mahnend steht in der Kuppel der Nationalgalerie zu London: ,,Die Werke derer, die die Prüfung der Zeit überstanden haben, haben ein Anrecht auf jene Achtung und Verehrung, die kein Moderner beanspruchen kann.'' Eine Wissenschaft, die ihre Geschichte nicht kennt oder gar absichtlich vernachlässigt, verzichtet auf Kulturwertung ebensogut wie ein Volk, das bei Änderung der Regierungsform seine frühere Geschichte nicht mehr würdigt. Die Geschichte einer Wissenschaft wird zum Prüfstein, ob die Lebenden mit dem ihnen anvertrauten Erbe richtig gewirtschaftet haben, und danach heißt es: Wohl oder wehe uns, daß wir Enkel sind.

Man lernt insofern aus der Geschichte nichts, als sich ein geschichtliches Ereignis im Wechsel der Zeiten nicht in gleicher Weise wiederholt und Geschichtstatsachen deshalb nicht in erlernbare Regeln oder Gesetze gebracht werden können wie die Folgerungen aus wiederholbaren naturwissenschaftlichen Versuchen. Aber man kann für das Verständnis gegenwärtiger und kommender Ereignisse wohl daraus lernen, wenn man die Ereignisse nicht chronistisch oder pragmatisch nach Jahreszahlen oder Personen aufzählt, sondern jedes für sich betrachtete und als abgeschlossen aufgefaßtes Ereignis aus den damaligen Zuständen heraus als einen natürlichen Vorgang nach Ursache, Bedingungen und Auslösung kausal und funktionell zu verstehen sucht. So hatten z. B. BISMARCK und POINCARÉ aus der Geschichte viel gelernt, die Nachfolger BISMARCKS aber gar nichts, sogar unter Mißachtung aller Hinweise und Warnungen. Ich werde deshalb zum besseren Erkennen der geschichtlich gegebenen sozialhygienischen Probleme einen anderen Weg einschlagen und einleitend einige Gesichtspunkte erörtern, die sonst eher zum Schlusse zu bringen wären. Ein Versuch zu einer chronistischen Darstellung der Geschichte der Hygiene liegt vor von Th. Weyl und M. Weinberg, und viele Hand- und Lehrbücher der Hygiene geben geschichtliche Einleitungen, von denen die von Hueppe und Rubner wohl die sorgfältigsten sind.

Abgrenzung und Aufgaben der sozialen Hygiene.

Eine genaue Begriffsbestimmung und scharfe Abgrenzung der sozialen Hygiene gegenüber der persönlichen und allgemeinen öffentlichen liegt in allgemeiner Zustimmung noch nicht vor. Wie können wir also das Wort „sozial" in seinen Beziehungen zur Hygiene fassen, um zu sehen, welche Ereignisse wir besonders zu berücksichtigen haben? Das Wort sozial ist infolge seiner mißbräuchlichen Verwendung im politischen Parteigetriebe zu einem Tagesschlagworte geworden. Sozial ist zunächst nur ein Gegensatz zu individuell, eine freiwillige oder angeordnete Rücksicht des einzelnen auf das ganze Volk und den Staat, aus der uralten, jetzt wissenschaftlich biologisch besser erfaßbaren Beobachtung, daß *das Individuum nicht Selbstzweck*, sondern *Mittel* zur Erhaltung der Art ist; beim Menschen, unterstützt durch dessen phylogenetisch überkommenen Geselligkeits- oder fast Herdentrieb und nach den Erfahrungen langer Zeiten, *das* Mittel zur Erhaltung, Fortpflanzung und Emporzüchtung von Familie, Sippe, Rasse und Volk.

In den früh sich territorial und politisch bildenden Verwaltungseinheiten tritt der Mensch damit in den Dienst von Stadt und Staat aus der Einsicht, daß der Kraft des einzelnen Grenzen gesetzt sind und durch persönliche Verzichte oder Opfer der Allgemeinheit größere *Macht und Mittel* zur Durchführung von Leistungen erwachsen, die sonst zum Schaden der einzelnen und der Gesamtheit unterbleiben müßten. Aus Erscheinung und Leistungen der Einzelindividuen gewinnen wir die Vorstellung einer einheitlichen Rasse und eines Durchschnittsmenschen als Typus von Rasse und Volk und schließlich von Gesellschaftsgruppen, den man statistisch und anthropometrisch als „homme moyen" von Quetelet seit 1835 zunächst in der Statistik annimmt und in immer genaueren anthropologischen und anthropometrischen Untersuchungen weiter zu erfassen sucht, bei dessen Konstruktion als zugrunde zu legender biologischer Einheit aber die persönliche Auffassung noch nicht zu entbehren ist. Die Untersuchung des *realen Menschen* kann nur, worauf besonders Virchow wiederholt hinwies, von dem allein der Untersuchung zugänglichen Individuum ausgehen, und Rassen und Gruppen bleiben immer *Abstraktionen*. Die bakteriologische Orthodoxie hatte dies lange verkannt und vernachlässigt. Die Teile und die Gesamtheit bedingen sich in Form und Wirkungen ergänzend, und zum vollen Verständnisse ist beides zu untersuchen und zu beachten.

Gerade dieser naturwissenschaftliche Grund wird immer bestimmend sein, daß die ärztliche Erforschung der *Konstitution des Menschen* in der Hygiene an erster Stelle steht. Selbst in den Fragen der Körperkultur können wir bei den anthropometrischen Untersuchungen über Proportionen und Typen zur Beurteilung von Leistungsmöglichkeiten das praktische Urteil des erfahrenen Trainers und sportlich geschulten Arztes nicht entbehren.

Dieser Gegensatz und diese Ergänzung von individuell und sozial haben wenig zu tun mit dem ethischen Gegensatze von Egoismus und Altruismus, der im Humanitätsdusel sogar zu einer Gefahr werden kann, wenn Minderwertige besser betreut werden als die kernhaften Gesunden, von deren Erhaltung, Stärkung und Fortpflanzung die wirtschaftliche und nationale Leistungsfähigkeit eines Volkes und Staates abhängt.

So wichtig auch gerade für die soziale Hygiene und die in ihr zusammenlaufenden Wohlfahrtseinrichtungen die altruistisch charitativen Vorgänge der Kirche und religiösen Orden und der privaten Mildtätigkeit waren und noch sind, z. B. in Krankenfürsorge, Mutter- und Kinderschutz, so steht doch auch fest, daß sie allein nie ausreichten und jetzt mehr als früher einer anderen Organisation oder öffentlichen Ergänzung bedürfen, während allerdings auch umgekehrt nach unserem Niederbruche die öffentlichen Einrichtungen sich auch immer wieder an die Unterstützung der Bevölkerung wenden müssen.

Für die großen und allgemeinen sozialen Maßnahmen war die Selbstsucht mehr entscheidend durch die Einsicht, daß der einzelne durch Mängel oder Krankheiten seiner Mitmenschen in Existenz und Leistungen bedroht wurde und deshalb, in Gruppen zusammentretend, für sich und die Gruppe Hilfe suchte und dabei auch sehr inhuman und rücksichtslos gegen den einzelnen sein mußte, wenn es das Wohl des ganzen Volkes oder einzelner Gruppen galt. Die großen, uns übertrieben human dargestellten Religionsstifter waren sogar oft sozial geradezu brutal in Wahrung der Rassenhygiene und des Volkswohles, und noch mehr ihre eifernden Priester.

Mit den politischen Parteiauffassungen von sozial hat das nichts zu tun, wenn auch die politischen Ereignisse seit 1848 stark auf die Erkennung und Bedeutung der sozialen Aufgaben der Medizin und Hygiene einwirkten. Auch die kurze Unterbrechung, als die Bakteriologie die Hygiene einseitig in Beschlag nahm, konnte das Verständnis für diese sozialen Momente nur etwas aufhalten, aber nicht aufheben. Politisch kann die Wage von Autokratie zu Demokratie, von Staatsverwaltung zu Gemeindeselbstverwaltung, von Sozialaristokratie zu Sozialdemokratie schwanken, aber bei jeder Staatsform kann das übergeordnete Ganze gut oder schlecht verwaltet werden.

Autokraten hatten oft ein besseres Verständnis für Volksbedürfnisse und die richtige Art ihrer Befriedigung als demokratische Parteiführer, die von der Volksstimmung abhängig sind. Während nach 1918 in Deutschland die politische Zugehörigkeit zu einer Partei ein Freibrief für alle Stellungen wurde, hatte Friedrich der Grosse eine etwas andere Auffassung von der Eignung zu Stellungen, von denen das allgemeine Wohl abhing, und verfügte z. B. in einer Kabinettsorder vom 1. Februar 1784, als man die Direktorstelle des obersten Medizinalkollegiums in Preußen mit einem Juristen besetzen wollte, daß ein Justizmann sich zu diesem medizinischen Fache nicht schicke: „Davon versteht er ja nichts und soll auch keiner dergleichen wieder dabei gesetzt werden; vielmehr gehört dazu ein guter und vernünftiger Medicus ... der schickt sich eher dahin als einer von der Justiz.“ Hätte man nach dieser Auffassung immer gehandelt, so wären wir auch in der Hygiene weiter und hätten uns nicht über den Mangel an Einsicht in sozialhygienische Forderungen der Zeit durch den politischen Unverstand zu beklagen.

Selbst Virchow, der entschiedener Demokrat war, meinte 1848, zu einer Zeit, als man sich in Deutschland noch mit der veilchenblauen Republik begnügen wollte, „es kommt wenig darauf an, ob die Republik oder Monarchie diese Prinzipien zur Ausführung bringt, aber das muß man einsehen, daß keine Staatsform bei uns als gesichert betrachtet werden kann, die nicht mit Ernst und Entschlossenheit an die Ausführung derselben geht“. Er findet sogar: „Die Zeit der letzten Pharaonen, die 194 Jahre der persischen Okkupation, die 305 Jahre Alexanders und der Ptolemäer, die ganze Zeit des römischen Besitzes, kurz, solange als gute Polizei und eine gewisse Kontinuität der Kultur bestand, fehlte die Pest in Ägypten.“ Diese großen sozialen hygienischen Leistungen waren demnach mit Verständnis der Volksbedürfnisse, aber ohne

Demokratie und ohne Kollektivierung der Produktionsmittel erreicht worden. Für die soziale Hygiene ist politisch etwas anderes als Parteigezänk oder Kochen von Parteisuppen. Dafür ist sie für Staat und Volk doch zu wichtig, und *ohne öffentliche Gesundheit gibt es auf die Dauer keine gesunde Öffentlichkeit,* weder in Monarchie noch in Republik.

Das von VIRCHOW so scharf und der Zeit vorauseilend erkannte politische Moment für die soziale Wertschätzung der Hygiene blieb nicht ganz unbeachtet, und in Deutschland führten die Bestrebungen zur Einführung des fremden Parlamentarismus an Stelle der zeitgemäßen Ausbildung der alten eigenartigen Ständeordnung und der Berufsstände zu der Auffassung, daß nicht durch staatliche Gesundheitspolizei, sondern nur durch die Gemeindeautonomie die Möglichkeit großer Assanierungswerke geschaffen werden könne. Damit wurde zugleich ein grundsätzlicher, aber in Wirklichkeit unhaltbarer Gegensatz von privater und öffentlicher Gesundheitspflege besonders von FRIEDBERG, STEIN und GEIGEL zurechtgelegt.

Nach dieser Auffassung hat die private Hygiene alle Schädlichkeiten zu erkennen, welche die Gesundheit des einzelnen als Folge seiner vielgestaltigen Beziehungen zur Umwelt bedrohen. Die öffentliche Gesundheitspflege beschäftigt sich mit den Schädlichkeiten, welche durch ihre allgemeine Verbreitung oder durch ihr Abhängigkeitsverhältnis von bestimmten öffentlichen Zuständen und Einrichtungen die öffentliche Gesundheit unmittelbar oder durch Schädigung einer integrierenden Schicht dieses Volkes die allgemeine Volksgesundheit mittelbar stören. Die Sanitätspolizei tritt nach STEIN als Schutz gegen einzelne Gefahren nur temporär in Tätigkeit, die im obigen Sinne „neue positive Gesundheitspflege“ dagegen ist „die regelmäßige, langsam und unsichtbar, aber unwiderstehlich wirkende Aufgabe der Gesundheitsverwaltung“. Der Ausdruck *positive* Gesundheitspflege wurde von STEIN im Sinne der Vorbeugung schon 1867 gebraucht, was H. BUCHNER und HUEPPE übersehen haben; aber wir verstanden und verstehen jetzt etwas anderes darunter, und zwar die aufbauende positive Tätigkeit als Erweiterung der nur vorbeugenden und insofern mehr negativen. Die Privathygiene behandelt die Bedingungen, die jeder einzelne selbst oder innerhalb der Familie beherrscht, und sie führt durch Erziehung, Heilkunst und Kult zu sittlichen Geboten. Die öffentliche Hygiene umfaßt die Beziehungen, die sich für den einzelnen aus seiner Zugehörigkeit zur Gesellschaft und zum Staat ergeben, und sie führt deshalb zu Staatsgesetzen, an deren Ausbildung Ärzte, Techniker und Verwaltungsbeamte beteiligt sind. Schon in diesen älteren, ca. 50 Jahre zurückliegenden Versuchen erkennt man das erste Bemühen, die neuen sozialen Aufgaben, die durch die Technik und Entwicklung von Industrie und Verkehr und die Veränderungen der Beziehungen von Land und Stadt eingeleitet wurden, auch in der Hygiene schon zu berücksichtigen.

Die Beschaffung der Mittel für die kostspieligen Assanierungszwecke war für diese Auffassung das Entscheidende, und dieses Moment kommt bei der Beurteilung immer wieder. Daß eines der politisch unreifsten Völker der Welt, das deutsche, eine nicht auf seinem Boden gewachsene Einrichtung wie den englischen Parlamentarismus, internationalem Wortzauber unterliegend, einführte, nach dem Zusammenbruche von 1918 sogar bis zur Höhe eines absoluten Parlamentarismus erweiterte, den noch kein politisch reiferes Volk hat, ließ gerade die Art der Durchführung der großen Assanierungen nicht immer richtig beurteilen, die nicht alle oder überall nur von der Gemeindeautonomie geschaffen wurden.

Im alten Rom schon waren es nicht bloß Staat und Stadt, sondern auch Private, welche großartige Werke z. B. der Wasserversorgung und Bäder schufen.

Während in England die Krankenhäuser noch jetzt durch private Mildtätigkeit erhalten werden, hatten in Deutschland neben und nach der Kirche und den Orden auch Städte Krankenhäuser gebaut, zum Teil aber auch der Staat; Gas- und Wasserwerke, Stauwerke, Dämme, später Elektrizitätswerke wurden oft zuerst von Privatgesellschaften ausgeführt und erst später von Stadt oder Staat übernommen. Aber auch Städte hatten Wasserleitungen, Kanalisationen, Beleuchtungsanlagen durchgeführt; in Württemberg aber auch der Staat die große Albwasserversorgung einer ganzen Gegend. In Deutschland hatten zunächst Vereine die kostspieligen Plätze geschaffen, die der Körperkultur und Volksertüchtigung in aufbauender positiver Gesundheitspflege dienen, aber Stadt und Staat kamen darin bis jetzt nur langsam und ungenügend ihren Verpflichtungen nach.

Gebote und Gesetze und die soziale Beschaffung der Mittel trennen öffentliche und private Gesundheitspflege nicht mehr grundsätzlich, *und soziale Einsicht des ganzen Volkes muß für alle Zwecke die Mittel schaffen*, die über die Leistungsfähigkeit der einzelnen hinausgehen. Ob für die Beschaffung großer Mittel an Stelle des Privateigentums das Gemeineigentum an den Produktionsmitteln, an Stelle der individualistischen die kollektivistische Produktionsweise treten soll oder kann, ist mehr eine politische Partei- und Machtfrage als eine wissenschaftliche Sachfrage und hat an sich mit Sozialhygiene nichts zu tun.

Die öffentliche Gesundheitspflege als Konditionalhygiene, die durch ihre Assanierungen und die Gesundheitswirtschaft Großes leistete, bezeichnet nach GOTTSTEIN (Die Regelung des Gesundheitswesens in den deutschen Großstädten. Dtsch. med. Wochenschr. 1908) mit sozial „die Erforschung und Erörterung derjenigen Maßnahmen, welche die *Gesellschaft* zur Erhaltung und Vermehrung der Gesundheit deshalb übernimmt, weil der einzelne hierzu nicht in der Lage ist". *Diese sozialen Beziehungen bestehen immer zu Recht*, weil auch bei Spaltung in Gruppen alle Einzelindividuen derselben auf diese *Einrichtungen der Gesamtheit* angewiesen sind und Wohnung, Wasser, Heizung, Ernährung usw. für alle Individuen gleich wichtig oder bei Mängeln gleich schädlich sind. Bei der Planung und den Voranschlägen dieser Einrichtungen wird nach Güte und Zahl die Fiktion der durchschnittlichen *Einzelindividuen zugrunde gelegt* für die „*Soll*"-Einrichtungen, die nach Maß und Zahl festgestellt werden. Darin stimmen persönliche und öffentliche Hygiene zusammen.

Aber die zugrunde gelegten Zahlen wurden stets nicht bloß aus der Massenstatistik der Gesamtheit gewonnen, sondern immer auch aus den wirtschaftlich gesonderten und deshalb auch nach den Mitteln besonders zu beurteilenden Bevölkerungsgruppen. So gab es längst, seit RAMAZZINI, 1700, eine *Gewerbehygiene*, die sich in unserer Zeit zur Fabrikhygiene auswuchs, als eine durchaus *sozialhygienische Sondererscheinung*.

Wirtschaftliche Gründe und gesellschaftsbildende Vorgänge für Gruppenbildungen in Handwerk, Industrie, Land- und Seeverkehr hat es immer gegeben, und die einzelnen Gruppen haben trotz ihrer individuellen Abstufungen, z. B. als Arbeitgeber oder Arbeitnehmer, *gemeinsame Aufgaben, die sie von anderen Gruppen trennen.*

Die einzelnen Gruppen treten mit ihren Besonderheiten in „*Ist*"-Einrichtungen in Gegensatz zu den anderen Gruppen, während die Beschaffung von Mitteln dasselbe subjektive soziale Moment bringt. Aber dabei bildet für die Betrachtung nicht mehr das Individuum, sondern nach GROTJAHN (Zeitschr. f. soz. Med. Bd. 1, S. 2. 1906) *eine Gruppe gleichartiger Individuen* der Gesamtheit gegenüber *die Einheit*, die „durch bestimmte in ihrer gesellschaftlichen Lage begründete Einflüsse bedingt" ist und die besonderen gesundheitlichen Erscheinungen bei einzelnen Gruppen im Gegensatze zur Gesamtbevölkerung zum Objekte der Untersuchung und Behandlung macht.

In bezug auf das Objekt kann man nach der Reform der Ätiologie von Hueppe und durch ihre Anwendung auf Hygiene (Hueppe, H. Buchner, A. Gottstein) und auf Medizin (F. Martius) und unter Berücksichtigung der Bestimmungsversuche besonders von A. Gottstein, Grotjahn, Teleky, Elster, Th. Weyl, A. Fischer *die soziale Hygiene im engeren Sinne als eine Wissenschaft bezeichnen, welche theoretisch die kausale Erkennung der gesundheitlichen Einrichtungen und Vorgänge der örtlich, zeitlich und gesellschaftlich zusammenhängenden sozialen Gruppen und ihrer Nachkommen, und praktisch die Erhaltung und Vermehrung der Gesundheit dieser Bevölkerungsgruppen anstrebt.*

Soziale Medizin ist dann die ärztliche Untersuchung, Behandlung und Begutachtung von Personen bestimmter Bevölkerungsgruppen, die durch die Arbeiterschutzgesetzgebung in Kranken-, Unfall- und Invaliditätsversicherung umfaßt werden. Durch die Mittel der Invaliditätsversicherung wird ein verbindendes Glied zur sozialen Hygiene dargestellt. Die durch die Botschaft Kaiser Wilhelms I. vom 17. XI. 1881 angekündigte, von Bismarck und Bötticher in das Leben gerufene *Arbeiterschutzgesetzgebung Deutschlands ist eine der größten sozialhygienischen Leistungen aller Zeiten* und dient allen Völkern als Vorbild und hat besonders in England, wo für soziale Fragen immer ein großes Verständnis vorhanden war, durch Lloyd George eine erfolgreiche Anpassung gefunden.

Der Stand der Hygiene ist immer ein guter Maßstab für die Kulturhöhe und wirtschaftliche Leistungsfähigkeit eines Volkes und geht damit auf und ab. Verschlechterungen der Erwerbsbedingungen, die weite Kreise oder Gruppen der Bevölkerung zu Einschränkungen in Ernährung, Kleidung und Wohnung zwingen, wie sie nach dem Ende des Krieges und dem Ausbruche des Friedens seit 1919 besonders in Deutschland und Rußland in die Erscheinung traten, setzen die Widerstandskraft und Arbeitsfähigkeit der Individuen herab.

Mit der Wohlfahrt sinkt Gesundheit und Gesittung der einzelnen Gruppen und des ganzen Volkes. Das war immer so. Oft aber war es noch viel schlimmer, und Seuchen haben als furchtbarste Not wiederholt wertvolle Kulturen und ganze Staaten vernichtet und Völker von ihrer Höhe herabgestürzt. So wurde, wie ich später an einigen Beispielen darlegen werde, schon oft Unkultur an die Stelle hoher Kultur gesetzt. Meist geschah dies in besonderer Verbindung von Krieg, Pestilenz und teurer Zeit, die wie apokalyptische Reiter über die Völker hinrasten.

Wenn das Moment der Persönlichkeit die öffentliche und soziale Hygiene durchdringt, aber auch das öffentliche und soziale die persönliche Hygiene, wenn so trotz aller praktischen Trennungsbedürfnisse *die Hygiene als ein großer allgemeiner Kulturfaktor* erkannt wird, wird man mich nicht mißverstehen können, wenn ich sagte (Handbuch 1899, S. 11): „Die Hygiene ist als eine soziale Kunst durch die soziale Not hervorgerufen, sie muß und wird deshalb immer soziale Hygiene sein oder sie wird nicht sein.“ In einer Einzeluntersuchung wies ich 1908 wieder auf die volkswirtschaftliche Seite unserer Arbeiten hin und sagte (Hueppe: Untersuchungen über Zichorie, S. 6. Berlin 1908): „Soll die Hygiene ihre segensreichen Wirkungen ausüben, so muß sie Sozialhygiene sein, und wir müssen es verstehen oder lernen, die wissenschaftlichen Ermittelungen mit den sozialen Forderungen in Einklang zu bringen.“

Suchen wir nun in diesem Chaos einen sicher leitenden Faden, so finden wir ihn in einer biologisch und energetisch geläuterten Ätiologie, wie ich sie 1888—1893 darlegte (Über den Kampf gegen die Infektionskrankheiten.

Berlin 1889; Über die Ursachen der Gärungen und Infektionskrankheiten und deren Beziehungen zum Kausalproblem und zur Energetik. Berlin 1893). In diesem Sinne ist *jeder normale und pathologische Lebensvorgang, jede Krankheit kein bleibender Zustand, status, sondern ein energetischer Vorgang, processus, und als solcher eine Funktion veränderlicher Faktoren, und zwar der veränderlichen Prädisposition oder Anlage als Ursache, der veränderlichen auslösenden Reize oder Erreger und der veränderlichen Außenbedingungen.* Damit werden die *Konditionalhygiene* (Lévy, Pettenkofer, Parkes), die *Auslösungshygiene* (Pasteur, Koch) und die *Konstitutionshygiene* (Hueppe) *in einer biologischen Kausalkette geeint, und es gibt jetzt eine geschlossene Hygiene des Menschen* (Hueppe 1893, 1899).

In diesem Sinne führt die allgemeine vorbeugende öffentliche Hygiene durch die positive aufbauende Konstitutionshygiene zur modernen *Sozialhygiene,* und Grotjahn hat streng in diesem Sinne die Beziehungen der Krankheiten zu den sozialen Verhältnissen dahin dargelegt, daß 1. die sozialen Verhältnisse eine Krankheitsanlage schaffen oder begünstigen, 2. die sozialen Verhältnisse Träger der Krankheitsbedingungen sind, 3. die sozialen Verhältnisse die Krankheitserregung vermitteln und 4. den Krankheitsverlauf beeinflussen.

Die *soziale Not,* die sich zu verschiedenen Zeiten verschieden äußert oder deren Faktoren verschieden wichtig sind oder gewertet werden, im Kriege anders als im Frieden, können wir nun fast wie einen physikalischen Versuch oder eine chemische Umsetzung der Untersuchung unterwerfen und ein *Volk in Not* in seinem Bangen besser begreifen und bei seinen Versuchen zur Lösung besser beraten.

Den Ausdruck *sozial* in seinen Beziehungen zur Medizin gebrauchte zuerst S. Neumann 1847, als er die Medizin eine „soziale Wissenschaft" nannte; in seinen Beziehungen zur Hygiene Virchow 1848. Den Ausdruck „soziale Hygiene" fand ich zuerst bei Pettenkofer 1882, der damit aber damals die öffentliche und Konditionalhygiene meinte, hygiène publique, public health, dann als hygiène sociale 1888 bei Barthélemy und Rochard, die ihn aber ebenfalls nur in diesem Sinne auffaßten, während Nossig 1894, der im allgemeinen auch auf diesem Standpunkte steht, doch schon wirklich Sozialhygiene im engeren Sinne, besonders als Rassenhygiene, genauer wertete, während Teleky (Wiener klin. Wochenschr. Bd. 22, Nr. 37. 1909) die soziale Medizin fast mit sozialer Hygiene identifizierte und unter Vermeidung des Wortes soziale Hygiene das, was ich der obigen und fast allgemein schon angenommenen Auffassung entsprechend als soziale Medizin begrenzte, soziale Versicherungsmedizin nannte. Im Sinne der vorhergegebenen Umgrenzungen wurde die soziale Hygiene in ihren Besonderheiten am schärfsten von Gottstein und Grotjahn der öffentlichen Hygiene gegenübergestellt, nach denen die letztere die hygienischen Möglichkeiten für alle oder die Soll-Zustände, die soziale Hygiene den Ist-Zustand der einzelnen Gruppen zu erörtern habe.

Die Notlagen durch überwältigende Naturereignisse, durch Seuchen, Kriege, politische Umwälzungen bedrohen das Volk oder einzelne soziale Gruppen desselben nicht bloß *direkt* physisch und materiell, sondern führen meist auch zu intellektuellen und kulturellen Minderungen, durch Hunger und Armut zu Unwissenheit und Aberglauben, in denen das wichtigste *indirekte Mittel auch zum hygienischen Niedergange* liegt. Unter den *Armen* wüteten daher seit den ältesten Zeiten die Seuchen am ärgsten, die verschiedenen Pesten, im 14. Jahrhundert der Schwarze Tod usw. bis zu den Hungertyphen und der Cholera im letzten Jahrhundert.

Es gab auch gelegentlich Ausnahmen, wenn z. B. von Trevisius angegeben wurde, daß der Petechialtyphus im 15. Jahrhundert Reiche mehr befallen habe als Arme, und RAMAZZINI dasselbe für das Ende des 17. Jahrhunderts mitteilt, und zwar angeblich wegen der unheilvollen Geschäftigkeit der Ärzte, die aber doch wohl nur durch die damals weitverbreitete Unmäßigkeit und Völlerei und geschlechtlichen Ausschweifungen in ihrer Widerstandsfähigkeit Geschwächte nach den damaligen ärztlichen Lehren behandelten, wie WAGNER auf die Selbstanklage von FAUST dem Arzte nur die Verpflichtung zusprach: „Die Kunst, die man ihm übertrug, gewissenhaft und pünktlich auszuüben." Allerdings sagte BAGLIVI noch 1714: „Die Unwissenheit der Heilkünstler ist die Mutter der Malignität, der Leichtsinn des Volkes ihre Amme." Die Rechtsprechung stand damals übrigens auf gleicher Höhe. Unter diesen Umständen kamen neben den Ärzten Betrüger und Kurpfuscher zu großer und gewinnbringender Tätigkeit, und die Fakultätsärzte hatten es oft schwer, ihre Mißerfolge gelehrt einzukleiden, und BROUSSAIS fand für den Arzt die Entschuldigung ironisch in dem Troste, „daß er nicht jeden heilen kann, ist selbst zu sterben".

In den Kriegen legte man das Hauptgewicht auf Maßnahmen, die sich mit der militärischen Disziplin am leichtesten vereinigen ließen, und so wurden bei den Kriegsseuchen die auf der Annahme der Kontagion beruhenden Maßnahmen angeordnet, so wie in unserer Zeit die Maßnahmen der bakteriologischen Orthodoxie darauf begründet wurden. Die Seuchen ordneten sich trotzdem selbst in den Napoleonischen Kriegen nicht einmal den militärischen Reglements unter und zeigten keine Subordination, solange und wo die nötige Einsicht in den natürlichen Ablauf der Seuchen fehlte. Ebensowenig halfen deshalb die staatlichen und städtischen Maßnahmen.

Der Kampf gegen die geistige Not des Volkes wurde deshalb schon früh von Männern aufgenommen, die in diesem Ringen nach Aufklärung ein wichtiges kulturelles und sozialhygienisches Moment erkannten. So können wir die alten Religionsstifter verstehen. So meinte der Reformator des jüdischen Gesetzes, MAIMONIDES, einer der größten Ärzte aller Zeiten, am Ausgange des 12. Jahrhunderts, „die Bestimmung des Menschen ist die Erforschung des Erkennbaren", und dazu gehört „die Hervorbringung des wissenden Mannes". Der französische Revolutionär DANTON sagte: „Après le pain l'éducation est le premier besoin du peuple", und für die Sozialhygiene speziell hat 1848 VIRCHOW zum Kampfe gegen Hunger, Knechtschaft und Unwissenheit „Bildung mit ihren Töchtern Freiheit und Wohlstand" als Plattform der Demokratie hingestellt. Bureaukratische Beschränktheit hat derartige Auffassungen nie aufkommen lassen wollen. Aber die neuen Aufgaben der sozialen Hygiene und Wohlfahrtspflege lassen sich nicht bureaukratisch festlegen, sondern erfordern dringend Aufklärung und Verbreitung hygienischer Kenntnisse in der ganzen Bevölkerung, um unsere Maßnahmen mit Verständnis zu unterstützen.

Die primitive Hygiene und die Mythen.

Selbst im Zustande der Primitiven, wie es unsere eigenen Vorfahren in der Steinzeit waren, und wie wir sie noch heute in Brasilien und Melanesien antreffen, grassierte Gesundheit nie. Die als positiv empfundenen Störungen, die Krankheiten, ließen den einzelnen selbst nach Hilfe suchen oder sie bei anderen erwarten. Es gab immer kluge und die Natur besser beobachtende Menschen, deren Erfahrungen überliefert wurden und zu einer primitiven Naturheilkunde führten. Den in harter Umwelt Lebenden genügten einfache Mittel und Maßnahmen. Den großen tellurischen und kosmischen Ereignissen gegenüber aber hoben sich einzelne geniale Menschen aus der Menge so überragend heraus, daß man in ihnen Helden, Weise und Götter sah, deren Dienste sich dann besondere Priestergruppen widmeten, die diese Überlieferungen festlegten.

In unserem arischen Kulturkreis wurde z. B. die Sonne als Sonnengott oder Sonnenheld personifiziert, und bei der Südwanderung des baltischen Stammes wurde der Sonnenheld zu APOLLO, der nach der Astralmythe vom Auf- und Niedergang der Sonne im Tageswechsel die als Scheibe aufgefaßte Sonne in die Höhe warf, die sich dann wieder selbst senkte, während die Mexikaner sie als Ball auffaßten, der in die Höhe geworfen oder getreten wurde, oder wie im Jahreswechsel nach germanischer Auffassung das feurige Sonnenrad nach der Sonnenwende wieder herabrollt, nachdem es die höchste Höhe erreicht hatte. So wurde der hellenische Sonnenheld Apollo, ebenso wie für die Achäer thrakischen Stammes deren Sonnenheld Perseus, zum Erfinder der Wurfscheibe, des Diskus, und damit zu einem Begründer der Gymnastik. Als Musenführer ist er der Erfinder der Museotherapie, die durch ihre reizenden oder besänftigenden Einflüsse psychisch wirkt, so daß bei der Behandlung von Kranken Geist und Körper, Leib und Seele schon früh als Einheit aufgefaßt erscheinen. Unter dem Einflusse der Sonne sprießen die Pflanzen, und so wurde APOLLO zum Heilgotte. Im Übermaße aber kann die Sonne sengen und töten, und so konnte APOLLO mit einem Diskuswurf seinen Liebling HYAKINTHOS töten — ähnlich wie PERSEUS seinen Großvater AKRISIOS — oder auf die Achäer vor Troja seine weithin treffenden Pfeile in einer Seuche senden.

HERAKLES war ebenfalls bei den Spartanern ein Sonnenheld, eine Personifikation der heilsamen Sonnenkraft, indem er durch Austrocknen Sümpfe unschädlich machte (lernäische Hydra, stymphalische Vögel), die Stadt Melitta in Elis vom Sumpffieber befreite, den Augiasstall reinigte und die Finsternis (Kerberos, Hades) bekämpfte und so in griechischer Vorgeschichte gewaltige sozialhygienische Aufgaben löste, von denen die Befreiung von Wechselfiebern noch heute in Griechenland nicht ganz gelungen ist. In der Argolis bei Myli bricht die lernäische Quelle (Amymone) noch jetzt wie im Altertum aus einer Katawothra (Doline) aus dem Kalkgebirge hervor und führt zu Sumpfbildungen und Fieberherden, während wenige Kilometer landeinwärts wieder große Wasserarmut herrscht, gegen die, wie im Altertum, noch jetzt Brunnen mit alten Göpelwerken das Grundwasser heben. ·

HERAKLES kannte wie APOLLO heilende und giftige Pflanzen wie Bilsenkraut und Nießwurz; CIRCE bediente sich der narkotisierenden Wirkungen des Nachtschattens; der Kentauer CHIRON führte das Tausendgüldenkraut in die alte Naturheilkunde ein, das ihm zu Ehren Erythraea centaurium genannt wird. Sein Schüler ASKLEPIOS, den HOMER nur als Helden und nicht als Heilgott nennt, pflanzte die Überlieferung fort, und dessen Söhne PODALEIRIOS und MACHAON waren die Generalärzte der Achäer vor Troja. Die einfachen Maßnahmen waren so verbreitet, daß ACHILLES, ein Schüler CHIRONS, seinem Freunde PATROKLOS, NESTOR dem MACHAON einen Notverband anlegen konnten.

Ähnlich dachten sich alle alten Kulturvölker die Anfänge der Medizin und Hygiene als Leistungen ihrer großen Staaten- und Kulturbildner, die man unrichtig nur als Religionsstifter nennt, deren Ausgang aber in ihren profanen Erfahrungen und hilfreichen ärztlichen Leistungen wurzelte. Mit dem unbefangenen Kinderblicke des wahren Genies sahen sie schärfer in der Nähe und weiter in die Ferne als ihre Mitmenschen und umfaßten die noch einfachen und gut übersehbaren Bedürfnisse und Erfahrungen derselben. Angestaunt wurden sie zu Helden und Führern des Volkes idealisiert oder zu Göttern erhoben, deren Priester dann die in langer Zeit gewonnenen Erfahrungen sammelten und in gesetzlichen und Religionsvorschriften organisatorisch zusammenfaßten. Im Triebleben ihres Volkes wurzelnd waren diese Bahnbrecher der menschlichen Kultur keine dem Leben abgewandten Schwärmer, sondern lebensbejahende schöpferische Naturen, die Ewigkeitswerte schufen, durch die sie nach langen Zeiten für ihr Volk in Mythen verklärt wurden. So entstand auch die Hochschätzung und Auffassung von der göttlichen Herkunft der Medizin und Hygiene, deren erstem hervorragenden Vertreter, ASKLEPIOS oder ÄSKULAP, zuerst in Epidauros göttliche Ehren erwiesen wurden. ÄSKULAP und seine Töchter HYGIEA und PANAKIA setzten die alten Lehren fort, und aus der Schule der Asklepiaden zu Kos ging der erste wissenschaftliche Arzt der Griechen, HIPPOKRATES, und zwar als der 17. Arzt in seiner Familie, hervor.

Die Könige und Führer mußten in alten Zeiten ärztliches Wissen besitzen, und noch im Mittelalter wurden manchen Königen Wunderkuren zugeschrieben, und auch die offiziellen Fakultätsärzte der ältesten Universitäten, manchmal gleichzeitig Professoren der Theologie, schrieben sich in ihrer Bescheidenheit diese Gottähnlichkeit und Unfehlbarkeit selbst zu, wie die Zänkereien zwischen der klerikalen Pariser Fakultät und der fortgeschrittenen, mehr weltlichen von Montpellier zeigten, bis MOLIÈRE mit seinem beißenden Spott die Welt in befreiendem Lachen davon erlöste.

Die großen Religionsstifter — wie MANU für die Inder, dessen altvedische Religion zu den BRAHMANEN führte, auf den aber auch BUDDHA zurückging, der über Tibet bis·nach China und nach Persien bedeutungsvoll wurde; KONFUZIUS für die Chinesen; ZOROASTER oder ZARATHUSTRA für die Perser; MENES, ca. 3400 v. Chr., für die Ägypter; MOSES für die Israeliten — tragen die Züge genialer Menschen und übermenschlicher Götter, aber auch ganz profaner Ärzte und Hygieniker, so daß die Ärzte sie mit besserem Rechte als ihre Stammheroen erklären könnten als ÄSKULAP. Bedeutungsvoll ist, daß sie alle ausnahmslos *geistige und körperliche Gesundheit*, heilig und heil, holy and healthy, Körper und Geist, Leib und Seele in ihren Lehren einigten in der Erkenntnis, „anima non existit nisi cum corpore", was viele Leute heute noch nicht zu begreifen scheinen. Alle Arten von Deismus und Theismus sind, nach Form und Namen wechselnd, ein Suchen nach Verständnis für die Urkraft der Sonne als Ursache alles irdischen Geschehens. Monistisch war der Ausgang der alten Astralmythen und Religionen im Sonnenkult, und monistisch wird die Weltanschauung nach den Phasen des Polytheismus und Dualismus wieder werden durch die Fortschritte der Naturforschung und Erkenntnistheorie, nachdem mit ZOROASTERS Lehre von ORMUZD und AHRIMAN der Dualismus religiös eingesetzt hatte und im Christentum ganz einseitig ausgebildet war, und zunächst zum Vorteil der methodischen philosophischen Forschung seit ANAXAGORAS und PLATO bis zu KANT die beiden Richtungen getrennt marschiert waren.

So wurden und werden noch immer $\nu o \tilde{v} \varsigma$ (psyche, logos) und $\varphi \acute{v} \sigma \iota \varsigma$, Körper und Geist, Leib und Seele nicht bloß aus methodischen praktischen Forschungsgründen als grundsätzlich kausal unvereinbar oft scharf getrennt behandelt. Aber selbst das genügt manchen nicht mehr, und zentrales und vegetatives System, Körper und Leib, Geist und Seele, Intellekt und Instinkt werden oft nur noch als ganz getrennte biologische und psychologische Erscheinungen und Begriffe dargestellt. In unserem öffentlichen Leben, bei der Schule beginnend, in Erziehung, in Geistes- und Körperkultur waren wir erstarrt und kommen nur in Ordnung oder weiter, wenn wir schon beim Kinde den bisherigen abstrakten Beginn aufgeben und eine natürliche Entwicklung einführen, deren Möglichkeit jetzt gegeben wäre, aber schon versäumt scheint. Bei einer richtigen und wirklichen Erziehung müssen wir für körperliche und geistige Schulung auch im Unterrichte vom Konkreten ausgehen in Anknüpfung an das instinktive Triebleben und den assoziativen Gedankenablauf im Unterbewußtsein, wie jedes unverbildete Kind den bloß noch klugen Erwachsenen lehren könnte; nur dann erst können wir in abstrakten Methoden auch systematisch an die Ausbildung des Verstandes herantreten. Das verkenne ich nicht, sondern habe es eingehend für die längst nötigen Schulreformen dargelegt, als die geradezu schon psychopathische Einstellung von Krieg und Niederbruch diese Dinge noch nicht in Redensarten breit trat. (Hueppe: Unterricht und Erziehung vom sozialhygienischen und sozialanthropologischen Standpunkte, Ztschr. f. Sozialwissenschaft 1905, Bd. 8, Heft 8/9.) Aber ich weiß auch aus den vielen Beobachtungen des Lebens, aus physiologischen und psychologischen Versuchen, daß die einseitige Berücksichtigung des Triebwillens böse Folgen haben kann, die nur verhindert werden, wenn auf ihn dauernd Hemmungen durch den rechtzeitig und ausgiebig entwickelten Verstand im Zielwillen ausgeübt werden. Die apperzeptiven Funktionen des Großhirns zur Ausbildung des Verstandes und der höheren Seelenkräfte zur Schulung des Willens müssen entwickelt werden, und dies ist möglich, weil Stammhirn und Basalganglien in unlösbare Beziehungen zum Zentralgehirn kommen.

Es ist ganz abwegig, wenn jetzt oft der phylogenetisch ältere, in der Erforschung etwas zurückgebliebene, ursprünglich instinktiv und reflektorisch sichere, später mehr unterbewußte (Schopenhauersche) vegetative Triebwille einseitig auf die Dauer betont wird, unter Vernachlässigung und Ablehnung von Vernunft und Wissenschaft, gegenüber dem zentralen übergeordneten, in der Menschheit immer höher entwickelten rationalen Zweckwillen des übergeordneten Verstandes in einem romantisch überspannten Idealismus und in Pseudoethik und in Verwechselung von naturwissenschaftlichem Mechanismus und materialistischer Lebensweise, die auch vielen dieser falschen Idealisten und Frommen trefflich bekommt. Zivilisation und Kultur sind nicht zu trennen, sondern gehören in gegenseitiger Bedingung und Förderung zusammen.

In Entartungsperioden wie der jetzigen treten immer psychopathische Erscheinungen und geistige Seuchen auf, und dann kommen wieder Gott und Teufel als Ursachen, Himmel und Hölle als Orte für die Entstehung oder als Strafen von Übeln und Seuchen aus der Versenkung. Früher hatte ich einmal diese gewaltsamen Trennungslinien als Projektionen der Bretter bezeichnet, welche diese falschen Propheten und Beglücker von Wissenschaft und Volk vor ihrer Stirn tragen. Über diesen Dividualitäten geht leider die Individualität Mensch in die Brüche und alle Einsicht verloren, daß gerade die gesunde kraftvolle Leiblichkeit die erste Grundlage für die gesunde Persönlichkeit ist, für jede intellektuelle und sittliche Leistungsmöglichkeit für die Gesamtheit, deren Erforschung gerade der Heilkunde und Hygiene eine wichtige Führerrolle für die Fortschritte der Menschheit sichert. Kein einseitiger Kult des Leibes oder der Seele kann uns retten und zur Volkserneuerung führen.

Die genannten großen Männer konnten Religions- und Kulturstifter und Führer ihrer Völker werden, weil sie schon über die Erfahrungen vieler Geschlechter verfügten, zu deren Durchdenken und intuitiver Erfassung sie sich in die Einsamkeit eines Berges, Waldes, einer Wüste oder einer Höhle oder Zelle zurückzogen, um ungestört von anderen sich Inhalt und Form ihrer Erfahrungen und der Überlieferungen zu überdenken und für andere zurechtzulegen, und so in ihren Monologen Zwiesprache mit dem Höchsten zu halten. Das ist der Sinn jeder Offenbarung. Das Beiwerk ist Mache für die Masse durch die kodifizierenden und deutenden Jünger und Priester, die manchmal in kluger Weise sich auf Gesetzestafeln in Lapidarschrift oder auf unkontrollierbare ergänzende mündliche Überlieferungen bezogen, in denen sie ihre eigenen Erfahrungen, manchmal nur ihre Herrschsucht niederlegten.

So wurde die Macht der Priester gewaltig — Brahmanen der Vedareligion; Lama der Buddhisten in Tibet und Mongolei; Magier der Perser; Pyromis der Ägypter; Leviten der Israeliten; Iamiden als Priester und Propheten des Zeus in Olympia, die nach PINDAR „aus flammenden Opfern zeichendeutend erprüfen des Zeus, des Hellblitzenden, Willen" —, so daß z. B. MOSES sich Berichtigungen gefallen lassen mußte, während seine Priester unfehlbar wurden, wobei die Juden schon im Altertum durch ihre Propheten, Richter und Dichter eine treffliche Presse besaßen, die man erst jetzt richtiger zu verstehen anfängt. Auch das, ganz anders entstandene Christentum hat an der Wunderheilkraft seines Stifters festgehalten, wie es den damaligen Auffassungen entsprach, während wir erst seit kurzer Zeit die Grundlagen dieser psychischen suggestiven und hypnotischen Methoden wissenschaftlich erkennen.

Aber auch ohne dies erkennen wir rein geschichtlich eindeutig den durchaus realen Ausgang der Religionsvorschriften, die durchaus nicht rein altruistisch waren, sondern im Interesse der Gesamtheit sehr egoistisch auch vor scharfen Strafen für Übertretungen oder Unterlassungen der Gesetze nicht zurückschreckten, z. B. durch Isolierung beim Aussatz die lebenden Kranken wie schon Gestorbene wirtschaftlich und religiös völlig von den Gesunden schieden oder bei Ehevergehen den Tod androhten. Das war nur möglich, weil die alten rein fortgepflanzten Stämme auf die Reinheit der Rasse hielten und die ihrer Rasse angehörigen Führer für die besten Vertreter ihrer Auffassungen ansahen, und ihnen deshalb gewaltige Macht in die Hände legten.

Diese Macht wird begreiflich, weil der Mensch auf niedriger Zivilisations- und Kulturstufe den *kosmischen und tellurischen Naturereignissen* gegenüber noch machtlos ist und deren Schädigungen deshalb als Strafen einer Gottheit für Begehungen oder Unterlassungen auffaßt, die gesühnt werden müssen. Besonders Mißwuchs, Hungersnöte und Seuchen wurden derart aufgefaßt, und die Geschichte der Hygiene weist immer wieder darauf hin, was wir in unserer Zeit experimenteller Exaktheit bei der epidemischen Ausbreitung von Infektionskrankheiten meist vernachlässigt haben, daß gewaltige Naturereignisse wie Vulkanausbrüche, Erdbeben, Überschwemmungen, extreme Trockenheit, Hitze oder Kälte den großen Seuchen vorangegangen waren oder sie begleiteten. Die alten Völker, zuerst von HOMER erwähnt, und die folgenden bis noch ins Mittelalter hinein, verzeichneten auch stets Tierseuchen und Pflanzenmißwuchs als Begleiterscheinungen von Seuchen oder als Vorboten derselben.

Von größter Bedeutung wurden die *kosmischen Ereignisse*, der regelmäßige Wechsel von Tag und Nacht, Sonnenauf- und -niedergang, Mondphasen, Sonnen- und Mondfinsternisse, Blitz und Donner, Kometen, Nordlichter als Hinweise für kommende tellurische Ereignisse. Die Sumerer und ihre Nachfolger, die Babylonier und Chaldäer, entdeckten bei ihrer geozentrischen Auffassung der Gestirne eine große Regelmäßigkeit von Sternbewegungen, daneben aber auch gewisse scheinbare Unregelmäßigkeiten der Planetenbewegungen, die als launenhaftes Wandern von Weltwesen oder meist als *willkürliche Eingriffe der Gottheit in das Naturgeschehen* aufgefaßt wurden, deren Deutung als besonderer Konjunktionen der Planeten die Geister beschäftigte, so daß neben der *Astronomie* bei den Chaldäern die *Astrologie* als Deutungskunst für Wahrsagen und falsche Prophezeiungen sich ausbildete. Es gab für sie eine überirdische Macht, die in das Naturgeschehen eingreifen konnte und erst recht in das Leben eines Menschen oder eines Volkes, und die nach Belieben sich für Verfehlungen rächen und die strafen konnte, die aber auch das Schicksal der einzelnen vorher bestimmte, das durch Stellen des Horoskops, d. h. die Berechnung der Konjunktionen der Planeten in der Geburts- statt richtiger in der Empfängnisstunde, vorausgesagt werden sollte. In diesem letzteren Umstande liegt ein Dämmern der Erkenntnis von der entscheidenden Bedeutung der vererbten und angeborenen Anlagen.

Aber auch für ganze Völker und große Ereignisse, Krieg, Seuchen, Hungersnöte galt die Möglichkeit von überirdischen Eingriffen, und Astrologen und Propheten kamen zum Worte und Orakel wurden befragt, wie z. B. das Delphische nach THUKYDIDES, II. Kap. 54, den Peloponnesischen Krieg und die Attische Seuche scheinbar vorausgesagt hatte, die Athens Vorherrschaft beseitigten: „ἥξει Δωριακὸς πόλεμος καὶ λοιμὸς ἅμ' αὐτῷ" (kommen wird Dorischer Krieg und mit ihm Pest im Vereine), wobei zugleich das Charakteristische solcher Weissagungen, deren Unklarheit, deutlich wurde, die sie gerade deshalb durch geschickte spätere Darstellung oft stimmen machte. Λοιμὸς, dialektisch und neugriechisch limós ausgesprochen, heißt Seuche, λιμός, gesprochen limós, ist Hunger, so daß dieses dialektische Mauscheln des alten Dreifuß und seiner Pythia in Delphi verschiedene Deutungen zuließ, was aber in diesem Falle nicht viel zu sagen hatte, da die eingeschlossenen Athener 430 von Pest und Hunger geplagt wurden; von einigen Philologen wird allerdings behauptet, daß trotz THUKYDIDES damals kein Gleichklang von oi und i als i, sondern eine verschiedene Aussprache üblich gewesen sei.

Anfänge exakter Naturbeobachtung.

In diesen astronomischen Beobachtungen liegen die Anfänge wahrer Naturbeobachtung, die auch durch die Astrologie nicht aufgehoben, sondern nur verzögert werden konnten, so daß auch die Ärzte wieder den Anschluß an exakte Beobachtungen von Krankheiten und Seuchen fanden. In Griechenland hatte zuerst wohl OINOMAOS die trügerischen Orakel verspottet, aber schon THUKYDIDES machte einige spöttische Bemerkungen über die Orakel und ihre Auffassung durch die Leute.

Das letztemal wurden Konjunktionen vom Planeten als Ursache einer damals neuen Seuche, der Syphilis, angenommen und sogar von dem um die Epidemiologie und Kontagiositätslehre verdienten FRACASTORO, von dem der Name Syphilis eingeführt wurde, 1520 noch als zulässig angegeben, während schon vorher aufgeklärte Ärzte und Priester wie MARTIN POLLIO VON MELLERSTADT 1496 und TORELLA 1497 dies bereits abgelehnt hatten und FALLOPPIO 1564 es geradezu verspottete.

Aber TYCHO BRAHE und KEPLER hatten noch hohen Herren das Horoskop stellen müssen, was vieles bei minderwissenden Ärzten verständlich macht, besonders weil TYCHOS Horoskop über GUSTAV ADOLF geschichtlich genau stimmte. Wie man sich derartige Beziehungen der Sterne zu Seuchen vorstellte, sagte uns PARACELSUS:

„Die Untugend und Bosheit der Menschen geht infolge der heftigen Ausübungen hinauf in das Firmament. Daraus wird dort ein Gift empfangen und geboren, das hernach feurischer- und unsichtigerweis durch die himmlische Impression herabfällt und in diejenigen Menschen schießt, so mit derselben Konstellation vereinigt oder ihr zugetan sind, da es dann erst sichtbar und offenbar wird." Als eine mit Pestsamen erfüllte Stelle des Himmels galt besonders der Sternhaufen Krippe im Sternbilde des Krebses. PARACELSUS nimmt demnach eine Krankheitsanlage an, über deren Ererbung oder Erwerbung er nicht ganz klar ist, während er den zur Auslösung der Anlage dienenden Schlüssel aus den Sternen herleitet als „Samen" der Krankheit. Selbst in unserer Zeit bakteriologischer Exaktheit und irdischer Reinkultur der pathogenen Bakterien wurde PARACELSUS wieder etwas rehabilitiert. LIEBIG, THOMSON, HELMHOLTZ hielten die Urzeugung von Lebenskeimen auf der Erde, die durch PASTEURS Versuche experimentell als endgültig erledigt galt, für nicht gegeben, und nahmen für die Entstehung des ersten Lebens an, daß Keime überall im Weltenraume vorhanden seien. ARRHENIUS meinte, daß der Strahlendruck, wie ihn die Sonnenstrahlen ausüben, zur Verbreitung durch den Weltraum bei der Kleinheit der Keime ausreiche; die tiefe Temperatur des absoluten Nullpunktes des Weltenraumes bilde kein Hindernis, weil manche Endosporen von allerdings nichtpathogenen Bakterien im Versuche einige Zeit, stundenlang, die niedrigsten Temperaturen vertragen, die man jetzt erzielen kann. Es ist nur schade, daß die Endosporen bereits eine hochentwickelte Fortpflanzungsform darstellen, der andere vegetative protoplasmatische Formen vorausgegangen sind, die schon bei weniger tiefer Temperatur sicher und schnell abgetötet werden und die ebenso durch Hitze im feuchten und trockenen Zustande und besonders sicher durch Insolation absterben, ehe Strahlendruck einwirken kann. Besonders die pathogenen Bakterienarten sind meist, wie auch gerade die Pestbacillen, ohne Endosporen, und ihre vegetativen Formen erliegen außerhalb des Organismus chemischen und physikalischen Eingriffen leicht und ebenso die für uns noch ultravisiblen Keime, so daß man die Sporen nicht zum Vergleiche gebrauchen kann. Aber diese Sporen erliegen auch der Insolation, mit der doch auch gerechnet werden muß, und widerstehen im feuchten Zustande der Siedetemperatur und im trockenen Zustande auch höheren Temperaturen nur ziemlich kurze Zeit. Wir werden uns wohl bescheiden müssen, das Leben auf der Erde aus den Erdverhältnissen zu verstehen und die krankheitserregenden Keime von der Erde und nicht aus den Sternen und dem Weltraume herzuleiten. Der physikalische Impressionismus und Expressionismus haben uns bis jetzt nicht zum Verständnisse geholfen.

Die Bedeutung der Astronomie beziehentlich Astrologie für die ärztlichen Beobachtungen ergibt sich vielleicht aus folgender Überlegung. In unserer Zeit der Relativität hatte MACH einmal die Bemerkung gemacht, daß es eigentlich gleichgültig sei, ob man annehme, daß sich die Erde um die Sonne oder die Sonne um die Erde drehe. Das ist dann gründlich mißverstanden worden. Bei dem Ptolomäischen System war die Relativität der Bewegung von Sonne und Erde auch bei geozentischer Annahme gewahrt, aber bei den anderen Planeten waren die größten Unregelmäßigkeiten der Umlaufszeiten in wechselnden Konjunktionen vorhanden, welche schon die Darlegungen von HIPPARCH und PTOLOMAEUS etwas verständlich machten, die aber sogar die genauen Beobachtungen von TYCHO BRAHE nicht ganz einheitlich zu lösen vermochten, und welche die alte Ansicht vielfach noch lange beibehalten ließen, daß eine überirdische Macht willkürlich sogar in das regelmäßige Weltgeschehen eingreifen könnte.

Erst mit der Lehre von KOPERNIKUS hörten diese Unklarheiten auf, als die Sonne als Zentrum für die Bewegungen der Planeten erkannt wurde, die alle um sie kreisten. Damit aber verlor die Annahme von Weltkörpern mit besonderen Weltseelen und von überirdischen Mächten, die in Welt- und Menschenleben eingreifen könnten, aber doch erst allmählich, ihren Boden und auch Biologie und Medizin konnten wieder zur unbefangenen Naturbetrachtung zurückkehren, mit der sie unter HIPPOKRATES begonnen hatten.

Der Arzt und Hygieniker muß, wenn er nicht von vornherein auf Mitarbeit und Führung in den Aufgaben unserer Zeit verzichten und wenn er sich tatkräftig an der Volkserneuerung und Ertüchtigung beteiligen will, die geistigen Strömungen kausal aus ihrem Werden zu verstehen suchen, die seine eigene Stellung in Wissenschaft und sozialem Wirken beeinflussen. Ich hoffe deshalb

mit diesen Hinweisen im Zusammenhang mit der Geschichte der Hygiene richtig
verstanden zu werden. Die morphologisch-statische Erforschung des Körpers
in seinem cellularen Aufbau, die in VIRCHOWS Cellularpathologie eine großzügige biologische Darstellung gefunden hatte, erkannte, daß die Teile in ihrer
gegenseitigen morphologischen und funktionellen Beeinflussung das Ganze bestimmen und im Organismus die Gesamtkonstitution als Ursache und Anlage
sich aus der Konstitution der einzelnen Teile ergibt. Diese gegenseitigen Beziehungen der Teile zum Ganzen in Schaffung von einheitlichem Bau und einheitlicher Funktion des Ganzen sind einfache Tatsachen und werden durch die
Erkennung der Hormonwirkungen nur noch vertieft. Aber daneben gibt es
auch eine immer schon künstlerisch und intuitiv gewürdigte, von der Anatomie
lange vernachlässigte, für die Medizin schon von HIPPOKRATES (der deshalb
wohl von der cellularen Richtung nicht voll gewürdigt worden war) vorgeahnte
Betrachtung funktionell-dynamischer Art, die den Zustand, status, dem Vorgange, processus, unterordnet, und das Ganze zuerst ins Auge faßt, und nach
der das Ganze in Harmonie von Form und Wirkungen die Teile bestimmt in
eine „Ganzheitskausalität" des Organismus, die in den Entelechien von DRIESCH
an ARISTOTELES und an die Monaden von LEIBNIZ anknüpft. Das sind aber
nicht zwei grundsätzliche Gegensätze, sondern verschiedene Betrachtungs- und
Forschungsrichtungen, für die ich schon 1893 in meinem energetisch-funktionellen
Kausalgesetze einen übergeordneten Standpunkt für Biologie und Pathologie
gewonnen hatte.

Damit gewinnen wir eine Verständigung mit Betrachtungen, die jetzt in
der Physik auftreten und die ebenfalls an die alte griechische Naturphilosophie
anknüpfen, und die das vorhin Gesagte noch verständlicher machen. ANAXA-
GORAS, der in der Sprache der modernen Physik das Feldkontinuum, und
DEMOKRIT, der die Atomistik begründet hatte, faßten die Weltkörper als mathe-
matisch begreifbare tote und seelenlose, $\check{\alpha}\psi\nu\chi\alpha$, Gebilde auf. Dabei hatte gerade
ANAXAGORAS zuerst die Erscheinungen der Psyche von dem Körperlichen, $\nu o\tilde{\nu}\varsigma$
und $\varphi\acute{\nu}\sigma\iota\varsigma$, getrennt. Aber PLATO, der diese *Dualität* so ausbildete, daß erst
KANT grundsätzliche Fortschritte brachte, meinte, daß die Gestirne beseelt sein
müßten, da tote Körper ohne Seele diese wunderbare mathematische Genauigkeit nicht besitzen könnten. Und selbst nach KOPERNIKUS meinte
KEPLER anfangs noch, daß eine Gestirnseele die Planeten bewege, und selbst
nach Ermittelung seiner Gesetze, in denen die Sonne als Mittelpunkt ihre Stellung
eindeutig erhielt, wollte er für den Gehorsam der Planeten gegen ihren Meister
Sonne deren Gestirnseele nicht ganz aufgeben. In dieser Auffassung lagen die
Wurzeln jener astrologischen Anschauung, die die Planeten als launenhafte
nach ihren Seelenstimmungen wandernde Weltwesen betrachtet. Die andere
Anschauung, daß ein Gott die Planeten nach seiner Laune wandern läßt, geht
auf den von der Kirche höher als PLATO geschätzten ARISTOTELES zurück, der
das Gestirngetriebe wohl als mechanisch geordnet betrachtete, aber als erste
bewegende und auslösende Kraft einen Beweger, einen Weltgott, außerhalb des
Systems annahm.

An diese Anschauung knüpft in der Medizin und Ätiologie PARACELSUS
an, der als erster eine Ganzheitskausalität des Organismus aufstellte, und in
seinem „Archaeus" ein übergeordnetes geistiges Prinzip annahm, das den
Körper beherrscht, so daß er folgerichtig schon damals den anatomischen Teil-
gedanken als Grundlage für die Erkenntnis des Ganzen abwies, aber auch so
nichts zum Verständnis beitrug, „wie Seel' und Leib so schön zusammen passen".
Die moderne Mystik, der die Erkenntnis zu langsam fortschreitet, geht also
auf sehr alte Anschauungen zurück, die sie in ihren Grenzen gar nicht zu be-

greifen sucht. Aber es ist so bequem, sich von der Verantwortung für eigene und öffentliche Mängel und Unterlassungen zu drücken und die Schuld und Ursache bei anderen zu suchen und dem lieben Gott und dem Unbewußten zuzuschreiben. In unserer teuren Zeit wurden die Entschuldigungen sogar billiger als Brombeeren.

An Stelle der Astrologie trat die sich ausbildende wissenschaftliche Meteorologie, welche die tatsächlich bestehenden kosmischen Umwelteinflüsse auf Menschen, Tiere und Pflanzen allmählich dem Verständnis näherbrachte. An Stelle des Horoskops aber trat das Studium der Gesetze der Vererbung und deren Beeinflussung durch Umwelteinflüsse.

Mit Wallfahrten und angeblich erhörbaren Gebeten und Wundern in Aufhebung von Naturgesetzen konnte man weder Regen noch Trockenheit, weder Mißwachs noch Seuchen beeinflussen. Nur auf die Psyche kann man so beruhigend und tröstend einwirken, und das können Geistliche und Ärzte nützlich verwerten. Es dauerte recht lange, bis man erkannte, daß auch eine ewige Vorsehung über jeden einzelnen Menschen nur nach unabänderlichen Gesetzen waltet, daß wir nach Goethe „nach ewigen ehernen großen Gesetzen unseres Daseins Kreise vollenden". Nur durch Erkennen der Ursachen und funktionellen Abhängigkeiten und darauf gegründetes vernünftiges Handeln vermögen wir letzten Endes endgültig nach Beseitigung des geozentrischen Irrtums auch gegen die großen Gefahren vorzugehen. Relativistische geistreiche Wortspiele helfen uns dabei ebensowenig wie Gebete.

Die ältesten sozialhygienischen Gesetze; Arbeit und Ruhe; Rassen- und Klassenhygiene.

Noch unmittelbarer wurden die astronomischen Beobachtungen der Sumerer, Babylonier und Chaldäer für eine sozialhygienische Leistung allerersten Ranges wichtig. Bei den Ariern war 9 die heilige Zahl, an der die Inder am längsten festhielten, und man rechnete nach Enneaden; Ahriman schafft 9 oder 9×9 oder bis zu 9000 Übel; die Woche hatte 9 Tage; es gab 9 Musen; 9 Köpfe hatte die lernäische Hydra und der Höllenhund Zerberus. Im Mittelstromland wurde durch bessere Beobachtung der Gestirne und die Auffassung der Chaldäer von 7 Planeten (denen 7 Metalle entsprachen) — Sonne (Gold), Mond (Silber), Merkur (Quecksilber), Venus (Kupfer), Mars (Eisen), Jupiter (Zinn) und Saturn (Blei) —, die um die Erde kreisen, 7 die heilige Zahl; die Woche hatte 7 Tage. Diese Auffassung verdrängte allmählich auch bei den Ariern deren ältere, und sie gelangte zum Teil direkt (Kadmos; Zug der 7 Helden; 7torige Theben) nach Griechenland, aber sie kam auch von den Chaldäern als den Weisen aus dem Morgenlande nach Syrien und weiter nach Ägypten, von wo sie dann auch indirekt zu den Griechen kam und von diesen zu den Römern gebracht wurde. Im Wachstum des Menschen wurden 7jährige Perioden angenommen, und die Einteilung des Lebensalters nach Hebdomaden (oder· nach Schultz-Schulzenstein nach Mauserungen) findet sich schon in einer Elegie von Solon; von den älteren griechischen Ärzten bis zu Galenus war 7 die kritische Zahl.

Am wichtigsten wurde die uns in der Bibel durch die Juden überkommene sozial vorzüglich durchgearbeitete Form, in der sie das Christentum später auch nördlich der Alpen ein- und durchführte. Diese 7tägige Woche hat aber 6 Arbeitstage und 1 Ruhetag. Die *Arbeit* wurde zur Erhaltung der körperlichen und moralischen Gesundheit empfohlen, von Gamaliel zum Ruhme Gottes, weil Arbeit die Sünde vergessen läßt. Aber auch *Ruhe* war Pflicht und galt für Freie und Unfreie, für Herren, Knechte und Sklaven. Erkannt war dabei, daß Übermaß der Arbeit die Leistungsfähigkeit mindert, schwach und krank machen kann. Ausnahmen wurden im Altertum gelegentlich zuungunsten der Sklaven gemacht, deren Mißhandlung in Sizilien durch die Römer, 135 und 103 v. Chr., sogar zu Aufständen und Kriegen führte. Von den Spartanern wurden nach ihrem Siege im Hafen von Syrakus 415 v. Chr. 7000 gefangene Athener zu den furchtbaren Arbeiten in die berüchtigten Steinbrüche ($\lambda\alpha\tau o\mu i\alpha\iota$) von Syrakus gebracht, wo die meisten elend umkamen; dabei handelte es sich um freie, beste Männer der eigenen Rasse, die nur einem anderen Gemeinwesen angehörten. Auch bei den Galeerensklaven wurde der nötige Wechsel von Ruhe und Arbeit nicht immer genügend beachtet.

Die Herren werden wohl öfter von der Ruhe von Werkarbeit Gebrauch gemacht haben; die geistigen und kulturellen höheren Arbeiten werden nur möglich, wenn die körperliche Arbeit gemindert und von anderen besorgt wird. Bei der Sklavenarbeit des Altertums und zum Teil bis ins vorige Jahrhundert war den Sklaven neben den freien Handwerkern die Handarbeit zugefallen. Die führenden Herrenschichten allein beschäftigten sich geistig; der Bürgerstand kam schwer dazu, zuerst wohl in Athen. Im Christentum bestand, weil es zunächst in den niederen Volksschichten Aufnahme fand, die Gefahr, daß nur die Handarbeit als wirkliche Arbeit angesehen würde. Aber der Apostel Paulus, der aus dem jüdischen Priesterunterrichte hervorgegangen war, lehrte jede Arbeit werten und Johannes Chrysostomus erklärte, daß es nicht nur *körperliche*, sondern auch *geistige Arbeit* gebe. Besonders wurden es durch das Christentum religiöse Dienste, welche für Gebete und Betrachtungen Abkehr von körperlicher Arbeit und beschauliche Ruhe geboten, die zeitweilig jedes vernünftige Maß in den geistlichen Übungen der Orden überschritten.

Im ganzen herrschten im Altertum und früheren Mittelalter leidliche Zustände. Leider haben es später manchmal gerade christliche Völker zu einem Mißbrauch der Arbeitskraft gebracht, wenn z. B. im freien Spiel der Kräfte d. h. im brutalsten Geschäftsinteresse in den Fabriken in England eine Überbürdung der Männer, aber eine noch schamlosere Ausnützung der Frauen- und Kinderarbeit, in Sizilien in den Schwefelgruben eine noch viel schmählicherer Mißbrauch der Knaben und Mädchen eingeführt wurde.

Der *Mißbrauch der Arbeitskraft*, der, wenn auch nicht in so scharfem Maße, sich zunächst überall mit der Ausbreitung der Industrie einstellte, führte dann zu sozialhygienischen Maßnahmen, Abstellung der *Überarbeit* und schließlich zu der modernen Forderung des Achtstundentages. Die Sozialhygiene steht zum Teil führend diesen Bestrebungen nach Arbeitsminderung sympathisch gegenüber, weil für die durch die Arbeit verbrauchte körperliche und geistige Kraft Ersatz geschaffen werden muß, die von Entlohnung und Ernährung abhängig ist, und weil in einem Kulturstaate der freie Arbeiter einen angemessenen Anteil an den Kulturgütern seines Volkes, die er mit schaffen hilft, zu beanspruchen hat. Die Mittel aber sind von der wirtschaftlichen Leistungsfähigkeit des Volkes und seiner einzelnen Gruppen abhängig. Der Mechanismus unserer Wirtschaft durch den Fabrikbetrieb und der darin liegende technische Zwang haben es noch nicht möglich gemacht, diese Seite der Frage mit den individuellen Bedürfnissen der Arbeiter restlos in Einklang zu bringen.

Ich kann dies hier nicht eingehend erörtern, muß aber darauf hinweisen, daß mit der *Regelung der Arbeitszeit* der Männer, Beschränkung der Frauen- und Kinderarbeit in allen Kulturstaaten ein sozialhygienisches Problem angeschnitten wurde zur Beseitigung von unhaltbaren die Volkskraft schwer bedrohenden Zuständen. Nicht um eine schematische Regelung kann es sich für uns jetzt handeln, da wir nur durch Arbeit wieder zum wirtschaftlichen Aufschwung kommen können. So ist zufällig infolge des Zusammenbruchs mehr noch als durch die vorausgegangene industrielle Entwicklung *die älteste sozial-hygienische Frage auch die allerneueste.*

Ähnliches gilt von einer anderen scheinbar ebenso neuen sozialhygienischen Frage, der *Rassenhygiene als Sozialhygiene.* Das ursprüngliche war der Versuch der Reinhaltung der *Systemrasse,* die durch den Zauber des Blutes in der Abstammung jedes einzelnen schon durch den Phänotypus klar war. Bei den Völkerwanderungen erfolgten aber Rassenmischungen, indem eine kraftvolle Rasse wanderte oder ihren Volksüberschuß abgab, der in andere Völker eindrang und sie als Herren überwand, oder indem die Einwandernden von der älteren Bevölkerung langsam oder schneller aufgesaugt wurden und im neuen Volke nun nicht mehr hervorragten. Waren die Völker gleicher Systemrasse, so kam dabei nur ein Herrschaftswechsel gleicher Rasse zustande; waren es aber verschiedene auch durch abweichenden Phänotypus kenntliche Rassen, so traten zunächst scharfe Absonderungen im Volke auf und man hatte schon früh sichtbare *Rassenkämpfe zugleich als Klassenkämpfe.* Aber es traten auch Mischungen ein, indem die tüchtigsten oder rücksichtslosesten Elemente sich ohne Rücksicht auf ihre Rassenzugehörigkeit durchsetzten; dann wurde die Sozialhygiene zur Hygiene einer *Vital- oder Lebensrasse,* einer Erhaltungs- und Entwicklungseinheit eines Volkes und war nicht mehr Hygiene einer Systemrasse. Das Altertum hatte diese Fragen schon für seine Völker leidlich gelöst, während wir noch im Suchen nach richtiger Fragestellung stehen, da fast jeder Untersucher das Wort Rasse anders auffaßt als ein anderer.

Wie die *Systemrasse* sind auch *Vitalrasse und Volk Organismen,* die sich als wirkliche oder vermeintlich stammverwandte *Einheit fühlen;* sie sind entwicklungsgeschichtliche, biologische Begriffe. Demgegenüber ist die *Gesellschaft* bis zum Staate hinauf an sich keine biologische Einheit, sondern *eine Organisation zu politischen und wirtschaftlichen Zwecken,* und kann in ihrer Zusammensetzung mit dem Zwecke wechseln. Daran wird nichts dadurch geändert, daß auch eine Organisation geistige Werte enthalten muß, daß sie auch ohne körperliche Abstammungseinheitlichkeit eine sittliche Arbeitsgemeinschaft sein soll, deren Glieder nicht nur für sich, sondern gerade durch den Willen, sich einer Gruppe und ihren Zwecken einzuordnen und die Wechselbeziehungen zwischen den Gesellschaftsgruppen zu erkennen und zu pflegen, für die Gemeinschaft wirken. Die in der Nationalökonomie beliebten Vergleiche und Analogien von Staat und Gruppen mit Organismen und ihren Zellen verkennen die grundsätzlichen Unterschiede von triebhaftem Organismus und zweckbestimmender Organisation, und der Biologe muß diese Auffassung des Staates als eines einzelnen Lebewesens als irreführend ablehnen. *Das Volk ist ein Organismus, der Staat ist eine Organisation.*

Die alten Völker.

Die *Chinesen* haben die oft geäußerte Ansicht, daß ein Volk ebenso wie ein Individuum altern und sterben müsse, widerlegt, und sind als Rasse noch jetzt voll lebenskräftig und haben noch immer dieselben Lebensauffassungen wie vor vielen Jahrtausenden. KONFUZIUS, 551—479 v. Chr., der von den genannten alten Weisen am wenigsten den Charakter eines Religionsstifters hat, bei dem das Metaphysische keine Rolle spielt, das Moralische sich von selbst versteht, hat nur uralte Lehren erneuert und als Kung-tse oder Meister Kung besser vorgetragen und die Schicklichkeit in festen Normen und Regeln als die Pfeiler des staatlichen und sittlichen Lebens der echten chinesischen Kultur im privaten und öffentlichen Wirken dargestellt. Diese beruht aber auf hygienischen Maßnahmen zur Erhaltung des Individuums und der Familie, Bekämpfung der Leidenschaften, Reinheit, Mäßigkeit, Körperpflege durch das Heilverfahren Tong-Fu mit Körper- und Atemübungen und Massage.

Liebe zum eigenen Volke ist Pflicht, gegen fremde Völker Ketzerei. Daraus folgt strenge Abschließung gegen andere Völker, die wir noch jetzt bei den Chinesen, besonders gegen die weißen Teufel, finden. Es handelte sich dabei um Absperrung gegen Gruppen oder Unterrassen der einen mongolischen brachy-kephalen Menschenart, nur selten gegen andere Menschenarten oder wirklich fremde Rassen. Die *Hygiene der Chinesen* war so bis jetzt durchgreifende *Hygiene einer Systemrasse*, also Rassenhygiene im strengsten Wortsinne.

Bei den *Indern* lag das Problem der Rassenhygiene etwas anders, aber auch bei ihnen waren die Grundzüge uralt und schon in der altvedischen Religion des Manu gegeben, deren Grundzüge für die Hygiene auch in der folgenden Phase des Brahmanismus beibehalten wurden. Das brahmanische Volk zerfiel in 4 Kasten, 3 arische: 1. die Brahmanen, welche Priester, Gelehrte, Astrologen, Ärzte umfaßte, 2. die Krieger, Kshatrijas, 3. Ackerbauer, Vaisjas, und 4. die nicht ganz rein arische Klasse der Sudras, welche in viele Zünfte geteilt war; außerhalb dieser Kasten gab es noch die tiefstehenden Mischkasten der Tschän-dalas und Parias.

Die Sozialhygiene der Veda- und Brahmareligion beruhte auf der strengen Scheidung dieser Kasten, auf Erschwerung des Aufrückens aus einer niedrigeren in eine höhere, zu der stets lange Erbfolgen nötig waren, auf schärfster Inzucht zur Reinerhaltung der Kaste und Rasse. Gegenüber der bei den Chinesen wegen stets gegebener Artreinheit vorhandenen demokratischen Auffassung war die der Inder ausgesprochen aristokratisch, aber bei beiden mit dem gleichen Ziele der Wahrung der Rassenreinheit. Bei den Indern war die Kastenbildung eine Folge des Umstandes, daß die dem Oststrome der Arier entstammenden Inder bei dessen Südwanderung in Berührung mit anderen Arten und Rassen ge-kommen waren und sich nicht durchgreifend als helle dolichokephale Rasse hatten halten können und deshalb in sich bereits eine Scheidung hatten vor-nehmen müssen.

Sie kamen aber in ein Land, das bereits mindestens zwei verschiedene, den hellen dolichokephalen Indern durchaus artfremde Menschenarten mit Unter-rassen enthielt, eine ältere negroide oder Papuaschicht und eine jüngere brachy-kephale mongoloide. Die erstere war bereits durch die Mongolen erledigt, unter-jocht oder in die Gebirge verdrängt, die zweite aber mußte von den Indern bekämpft und zum Teil in das neue Volk eingeordnet werden. In diesen neuen Volks- und Staatenbildungen wurden die beiden oberen rein arischen Klassen als Herrenschichten auch rassenhaft durch strenge Inzucht lange rein erhalten, so daß z. B. bei der Entdeckung Indiens durch die Westeuropäer auf dem See-wege unter den Brahmanen noch blonde und noch mehr blauäugige Leute ge-troffen wurden.

Die Inder machten zuerst einen grundsätzlichen Unterschied zwischen Kopf- und Handarbeitern, von Nähr- und Wehrstand als Weltgesetz, und erkannten die Bedeutung der Arbeitsteilung für die Erhaltung der Kultur, dabei aber auch die Vererbung der Anlagen für die Eignung und Geschicklichkeit für den Beruf. Dieser Nutzen der Erblichkeit im Berufe war noch im Mittelalter bis in die neue Zeit bei den Gewerben bei allen Völkern anzutreffen und zeigt sich sogar noch jetzt manchmal bei den Fabrikarbeitern als Erbteil der Kinder in den Städten trotz aller Freizügigkeit. Den Brahmanen war ähnlich wie den Leviten bei den Juden die Erwerbung von *Reichtum, einem häufigen Entartungs-faktor,* verboten und ihnen die strenge Befolgung der Gesetze zur Pflicht gemacht, den anderen Kasten mehr zur Nachahmung empfohlen. Bei ihrer monogamen

Ehe wurde auf Abstammung und Freisein von erblichen Krankheiten sorgfältig geachtet, also Eugenik getrieben, und Fortpflanzung zur Pflicht gemacht.

Die Ernährung war vorwiegend vegetabilisch; die tierischen Produkte waren nur mit Einschränkung und Auswahl der Tiere zugelassen. Diese Vorschriften finden sich ähnlich bei allen alten Kulturvölkern und waren wohl eine Folge des Lebens von ursprünglichen Nordvölkern in warmen oder tropischen Klimaten. Auch die Pflege des Körpers durch Massage und Atmung war üblich, und die Yogaphilosophie kannte 840 Arten des Atmens, um verschiedenartige Gemütsstimmungen zu beeinflussen. Die allgemeine Reinlichkeit und Mäßigkeit diente der Bezähmung der Leidenschaften, und das geistige Moment trat im Laufe der Zeiten immer stärker in den Vordergrund.

Das Resultat war die Erhaltung der Rasse durch Jahrtausende trotz aller Bedrohung durch Rassenmischung. Die Inder galten den Griechen als ein besonders gesundes und altwerdendes Volk. Bei BUDDHA tritt die Besiegung der Leidenschaften, Enthaltung von berauschenden Getränken als hygienisches Moment hervor, bei seinen Mönchen auch die Verpflichtung zur Armut und Keuschheit, die im Lamadienste dieselbe Folge hatte wie das Zölibat der römischen Kirche, daß die oberen Stände dadurch in der Fortpflanzung behindert wurden und das mindere Volk sich schneller vermehren konnte, wodurch die Vorteile der Reinzucht der bereits ausgelesenen höheren Stände beeinträchtigt und oft ganz aufgehoben wurden.

Bei den Indern haben wir Rassenhygiene in doppeltem Sinne, als Sozialhygiene der Systemrasse in den oberen Herrenschichten und als Hygiene der Vitalrasse, um das ganze Volk möglichst hoch zu züchten in einem zwar erschwerten, aber nicht unmöglichen Aufrücken der Bevölkerungsstufen durch ein gut ausgelesenes Material der Tüchtigsten.

Wir denken jetzt nach Jahrtausenden wieder endlich an diese uralte Weisheit, aber in oft voreiligem Ersatz der Pflichten durch Rechte, und nicht an erschwerte, sondern an freie Bahn für die Tüchtigen des ganzen Volkes ohne Rücksicht auf Erbfragen, weil leider die früher in Kämpfen ausgelesenen höheren Stände durch Privilegien und Fehlen weiterer Auslese im Kampfe ums Dasein zu stark entarteten.

Wieder andere sozialhygienische Gesichtspunkte treffen wir bei den *Persern und Medern*, die, ebenfalls dem Oststrome der nordischen Arier angehörig, in Asien der Mischung mit turanischen und alarodischen und noch mehr mit semitischen Rassen länger ausgesetzt blieben, deren oberste Schichten aber zur Erhaltung ihrer Herrschaft auf Reinheit der Rasse hielten, soweit dies mit der erlaubten Polygamie und den Geschlechtsunsitten vereinbar war. Ihre Religion war ursprünglich monotheistisch angelegt, insofern ORMUZD als Schöpfer der Welt der Gott alles Guten war. Dem Prinzip des Guten wurde dann das böse Prinzip entgegengestellt und dieses später durch ZOROASTER oder ZARATHUSTRA zu AHRIMAN personifiziert und damit ein Dualismus eingeführt.

Es gab nun einen strafenden Gott und einen Teufel, und als Lohn oder Strafe Paradies oder Hölle. Die Übernahme dieser Auffassung in das Christentum hat es nach dem Zusammenbruche der alten Kultur im christlichen Europa des Mittelalters dahin gebracht, daß *die Krankheiten als Strafen von Gott oder dem Teufel* aufgefaßt und damit ebensowenig erkannt wurden wie bei der schon erwähnten astralen Herleitung.

ZARATHUSTRA will die Ehe fördern und mit ihr die Fruchtbarkeit des Volkes erreichen durch Regelung des Geschlechtslebens und Bekämpfung der Geschlechtsausschweifungen und unnatürlichen Laster. Er weist auf die Leichen und die von ihnen ausgehende Fäulnis hin, vor deren Berührung sich der einzelne bewahren muß, vor deren Produkten aber auch Wasser, Luft und Boden zu bewahren sind, wozu er gute Vorschriften über Anlage der Begräbnisplätze gibt. Später wurde die Beerdigung und Verbrennung der Leichen verboten, um Boden und Feuer nicht zu verunreinigen, und die Leichen wurden an besonderen Plätzen der Vernichtung durch Geier ausgesetzt, wie es die Parsen noch heute halten.

Reinheit von Körper und Geist wird durch Waschungen angestrebt. Schädliche Tiere sind zu vernichten. Die Gesundheit ist durch mäßige, stark vegetabilische Nahrung zu erhalten. Alle Vorschriften waren für die Magier als Priester bindend, für die anderen wurden sie empfohlen. Heilig und heil sind auch bei ZARATHUSTRA untrennbar verbunden. Die Perser vernachlässigten aber auch die öffentlichen Maßnahmen nicht, und ARTAXERXES I., 465—425 v. Chr., hatte z. B. einen steinernen Damm durch das Bett des Kuran gelegt und leitete aus dieser Talsperre das aufgestaute Wasser durch einen Tunnel im Sandsteingebirge der Stadt Shuster zu.

Im Anschluß an die Perser als Besieger von *Babylon* will ich kurz erwähnen, daß in dessen Blütezeit unter NEBUKADNEZAR, 605—561 v. Chr., die schon lange bestehende Kanalisation von Euphrat und Tigris auf die Höhe gebracht wurde, besonders durch die Anlage des Staubeckens von Sippara. Der Städtebau stand in Babylon auf beträchtlicher Höhe; die Hauskanalisation und die Entfernung der Abfallstoffe waren geregelt. Die Wasserversorgung erfolgte zum Teil durch Brunnen, die bis in die Zeiten von HAMMURABI, 2267—2213, nachweisbar sind.

Durch die Bewässerung war wohl das Land zu einer Kornkammer geworden, während es jetzt wieder eine Wüste ist, aber auch die Malaria war zu einer Plage geworden und die Kraft des Volkes durch die Wechselfieber derart untergraben, daß die Babylonier schon durch die Malaria mürbe gemacht waren für die Unterwerfung durch CYRUS, 538. ALEXANDER DER GROSSE wollte trotzdem Babylon wieder aufbauen und verschönern und zur Hauptstadt seines Weltreiches machen und die Gesundung des Landes durch Verbesserung der Kanalisation erreichen, starb aber dort 323 an Malaria, wohl das größte Unglück, welches der hellenischen Kultur widerfahren konnte.

Ausschluß der Aussätzigen, Räucherungen als Schutz gegen Seuchen, Einsalzen, Öl- und Honigeinwicklungen der Toten waren nach HERODOT in Babylon als hygienische Maßnahmen eingeführt.

Für die sozialen und hygienischen Bestrebungen in Europa waren aber andere Völker und deren Religionsstifter von mehr direktem und deshalb größerem Einflusse, und auch bei ihnen begegnen wir von Anfang an wieder Erfahrungen und Gesetzen persönlicher, öffentlicher und sozialer Hygiene. Der Arzt und Hygieniker muß als Biologe versuchen, für die sozialen Erscheinungen einen sicheren naturwissenschaftlichen Ausgang zu gewinnen, und diesen Weg hat uns besonders MORITZ WAGNER in seinem Migrationsgesetze der Organismen in der *Isolierung als artbildenden Faktor* erschlossen.

Die ersten Menschenrassen und später die Differenzierungen und Gruppierungen unter denselben bildeten sich durch *Inzucht in räumlich gesonderten Wohnbezirken.* In diesen vollzog sich unter Entwicklung der Sprache und ersten Religionsvorstellungen und Kulte der Übergang von den ursprünglich mehr tierisch-geselligen Horden zur organisierten Horde, zum Stamme, der sich als etwas anderes erkannte und einschätzte als andere Horden oder Stämme, deren jeder einen besonderen Stammvater als Heros oder Gentilgott hatte. Dann kamen verschiedene derartige primitive Stämme friedlich oder feindlich zusammen, beherrschten einander oder einigten sich zu einem größeren Stamme, zu einem Volke mit einem übergeordneten Kult.

Schon in den Horden erfolgte *Arbeitsteilung und einfache soziale Gliederung*, die an den einen andere Anforderungen stellten als an den anderen und damit auch Abhängigkeiten schufen, die später schärfer wurden, Ärmere und Wohlhabendere erkennen ließen, und neben den rein handarbeitenden auch geistig mehr tätige für höhere und führende Stellen entwickelten. Gerade daran knüpften auch die ersten ärztlichen und sozialhygienischen Beobachtungen, Erfahrungen und Gesetze an. Immer aber erkannte sich bei der Inzucht ein Stamm *als etwas anderes* und nach seiner Ansicht besseres als die anderen. Die Isolierung zur Reinhaltung des Stammes änderte manchmal die Form, wenn die Umweltzustände infolge der Wanderungen oder Besitzkämpfe mit anderen Rassen sich änderten.

In dieser Hinsicht treten uns schon mehrere tausend Jahre vor unserer Geschichte die *Ägypter* in besonders wichtiger Weise entgegen. Nach Unterdrückung der älteren, erst in letzter Zeit zu unserer Kenntnis gekommenen Steinzeitmenschen treten uns die hamitischen Ägypter als ein *typisches Inzuchtvolk* entgegen, das sich in schroffster Weise gegen alle anderen Völker abschloß, nicht nur solange es Macht hatte, sondern auch nach Überwindung und Besitzergreifung des Landes durch ALEXANDER, die Ptolemäer und die Römer, die sogar genötigt waren, dem Rassengrößenwahn derselben Konzessionen zu machen. Die Ägypter hielten nur sich für Menschen, Romet, die anderen waren für sie keine Menschen, sondern Libyer, Nubier, Hebräer, ähnlich wie wir es auch in unseren Zeiten noch gelegentlich bei Primitiven beobachten, wenn z. B. noch heutigentages nordamerikanische Eskimostämme, die der Zivilisation noch ferngeblieben waren, nur sich als Menschen, die Weißen und Indianer als Halb menschen ansprechen.

Der Inzuchtmensch kennt nur die Freiheit, die er für sich meint, ist hilfsbereit und feinfühlig nur gegen die Stammesgenossen, aber von mitleidlosem Haß gegen den Ungenossen und Fremden einer anderen Rasse oder sozialen Gruppe. So erklären sich auch die furchtbaren Roheiten der der christlichen Religion der Liebe angehörigen Engländer gegen Hindu, Neger, Australneger, Indianer, der Belgier gegen die Kongoneger, der Spanier gegen die Indianer, so daß die römische Kirche nach der Eroberung von Zentralamerika diese erst als Menschen anerkennen mußte, um eine bessere Behandlung zu erreichen. Das ist altes Erbe, das auch jetzt wieder in Rußland, Ungarn, Deutschland scheußliche Verbrechen unter der Maske des Klassenkampfes im Bürgerkriege entfesselt hatte und weiter entfesseln will, und die Brutalitäten der Franzosen und Belgier gegen Deutsche trotz des Christentums ihrer Gegner zu rechtfertigen sucht.

Die Ägypter hielten sich selbst durch Abstammung und Phänotypus von anderen Völkern scharf geschieden, wie auch ihre Statuen und Bilder noch jetzt erkennen lassen, und assimilierten sich eindringende fremde Elemente, wie Äthiopier, Hyksos, so vollständig, daß wir sie noch heute als physisch fast unverändert erkennen. Sie waren Hamiten und waren durch die Lage des Niltals — im Süden durch die damals viel höhere und leichter abschließbare Schwelle der Katarakte, in Ost und West durch die Wüste — geradezu isoliert; nur im Norden, im Delta des Flusses, war die Isolierung keine so vollständige, und nur von dort erfolgten gelegentlich erfolgreiche Einbrüche anderer Völker. In Ober- und Mittelägypten blieben sie so isoliert und unbedroht, daß sie das unkriegerischste Volk des Altertums wurden, ihre Kriege durch fremde Söldner führten und Körperübungen später arg vernachlässigten. Gelegentlich gab es auch persönlich tapfere Pharaonen, die wie die Könige von Babylon (NIMROD) und Persien kühne Löwenjäger waren und Jagd und Sport im Volke mehr pflegten, von denen

Faustkampf und Ringen öfter abgebildet sind. Körperpflege wurde aber später nur nach ihren Religions- und Kultgesetzen getrieben, so daß DIODOR von Sizilien auf Grund seiner Reisebeobachtungen zur Zeit des AUGUSTUS sagte, daß ihm ihre Kultgesetze den Eindruck machten, daß sie nicht von Gesetzgebern, „sondern von dem geschicktesten Arzte nach Gesundheitsregeln“ berechnet seien. Diese Gesetze, die in Reinlichkeit und Mäßigkeit wurzeln, mußten von den Priestern streng befolgt werden, während den anderen Kasten eine laxere Ausführung nachgesehen wurde.

Nach dem Grade der Rassenreinheit hatten die Ägypter nach HERODOT 7, nach DIODOR 5 Kasten: Priester, Krieger, Ackerbauer, Handwerker, Hirten, in denen die Söhne dem Stande der Väter zu folgen pflegten, ohne daß dies so streng vorgeschrieben war wie bei den Indern. Berufswechsel dürfte wohl kaum vorgekommen sein und Berufsberatungen waren überflüssig. Dem damals noch gemäßigten und gleichförmigen Klima entsprechend war ihre Leinenkleidung sehr zweckmäßig und das Leben gleichartig, so daß die Ägypter, ähnlich wie die Inder, nach HERODOT nach den Libyern als die gesundesten Menschen galten.

Ihre Speisegesetze erhielten sogar Vorschriften über Haltung und Aufzucht und nach Beschreibung von HERODOT und den Abbildungen eine Kontrolle der Schlachttiere. Die Kost war vorwiegend vegetabilisch und ihre Getreideproduktion durch die Überschwemmungen des Nils und dessen fruchtbaren Schlamm gesichert, so daß vollständige Hungersnöte selbst früher selten vorkamen und später durch immer bessere Regelung der Hochwässer ganz beseitigt wurden, besonders durch den Stausee Meri oder Möris. Trotz Einigung des Reiches wurden die Eigentümlichkeiten der Kulte der alten Gaue beibehalten, deren jeder ein besonderes heiliges Tier hatte, wie ja auch die Götter mit Tierköpfen dargestellt wurden und wie es auch die Griechen ursprünglich hatten, so daß z. B. der kretische Stier-Zeus erst später vermenschlicht wurde und dann Stier-idole die ursprüngliche Auffassung noch eine Zeitlang wachhielten, oder wie später das Christentum den Fisch als Symbol annahm und in dem griechischen Worte ἰχϑύς die Anfangsworte eines ganzen Bekenntnisses zusammenfaßte; auch die Wappentiere der Staaten und Familien oder lebende Tiere, wie die Bären in Bern, sind noch eine Erinnerung an diese Auffassung.

Die sorgfältigen Speisegesetze und die Verbote mancher Speisen scheinen hygienische Grundlagen zu haben in der Unreinheit gewisser Schlachttiere oder in der Übertragungsmöglichkeit von Tierkrankheiten; bei manchen Tieren dürfte aber auch eine totemistische Anschauung eine Rolle spielen; ob auch Tabu-vorstellungen ägyptischer Priester mit unterliefen, ist weniger zu erkennen und auch unwahrscheinlich, weil die Priester zur strengsten Wahrnehmung der Lebensweise gesetzlich verpflichtet waren, also davon nichts gehabt hätten. Nach ihrer Auffassung entstehen nach HERODOT alle Krankheiten der Menschen von Nahrungsmitteln, worin sie weiter dachten als andere Völker und was selbst wir Modernen erst durch Nährsalze, Acidosen, Vitamine oder Verdauungsgifte richtiger zu erfassen beginnen. Neben der Nahrung ist Reinheit vorgeschrieben, die nicht nur körperlich, sondern auch sittlich aufzufassen war.

Durch ihre Isolierung hatten die Ägypter früh Einbuße an Kriegstüchtigkeit, an natürlicher Kraft und Widerstandsfähigkeit gegen Außeneinflüsse erlitten, und in Verbindung mit den Kultvorschriften war das Volk verweichlicht. Sie wurden empfindlich, wehleidig, und da genügte ihnen die Naturheilkunde ihrer primitiven Vorfahren nicht mehr, sondern sie mußten schon frühzeitig Ärzte haben, als sich die anderen Völker um das Mittelmeer noch kriegerisch rauften. So entwickelte sich in Ägypten schon sehr früh neben der Priestermedizin eine ärztliche Berufskunst, die im Altertum am höchsten stand und in der Spezialisierung an die modernste Medizin erinnert, sogar darüber hinausgegangen sein könnte, indem jeder Arzt sich nur mit einer Krankheit beschäftigte; der Kliniker bis zum Zwerchfell, der von Unterleibsleiden die Finger läßt, ist in unserer Zeit in Wien nur nacherfunden worden. Die Zahnärzte konnten kunstvoll plombieren, und die Mumiengebisse zeigen darin Leistungen, die man bei uns erst seit Dezennien wieder erreichte und dann allerdings übertraf, also Fortschritte in der Technik wie bei uns durch das Spezialistentum. Trotz der Einbalsamierung der Menschen und trotz der Tieropfer ist aber von wirklichen anatomischen und physiologischen Kenntnissen nicht viel zu merken. Aber die ägyptischen Ärzte vernachlässigten trotzdem den ganzen Menschen nicht und suchten durch Heilmittel reinigend und nach DIODOR vorbeugend zu wirken, besonders durch Fasten, Erbrechen und Klystiere.

Diese uralten Mittel wurden im Mittelalter wieder kräftig angewendet, als durch Völlerei eine andere Anzeige dafür erstand, und dann noch der Aderlaß hinzugefügt; Clysterium donare, postea saignare, ensuita purgare, und dann immer wieder bis zur Heilung trotzdem oder zum Tode dadurch resaignare, repurgare, reklysterisare, bis MOLIÈRE drastisch dagegen Stellung nahm. Der Arzt und Botaniker LA BROSSE in Paris starb, ohne je einen Aderlaß gewollt zu haben, weil er das Mittel der „pédants sanguinaires“ verachtete, wurde dafür von seinen lieben Kollegen der Fakultät als Schurke und Atheist bezeichnet. Eine „place de sang“ wie Paris für das von den Ärzten und Badern abgezapfte Blut gebrauchten die Ägypter noch nicht, trotzdem die Wüste sie ihnen besser geboten hätte.

Die Wüste konnte in Ägypten die abgeleiteten Schmutzwässer so gut aufnehmen, daß man fast von Rieselfeldern sprechen kann. Das Nilwasser war als offenes Wasser nicht unverdächtig, scheint aber, so kann man wohl die angegebene Darlegung von VIRCHOW auffassen, nicht zu Pestepidemien in Ober- und Mittelägypten geführt zu haben, wohl aber dürften die vom Nilwasser überschwemmten, in Kultur genommenen Flächen zu Fliegenbrut sehr geeignet gewesen sein, und so werden wir wohl PLINIUS richtig verstehen, wenn er die Wechselfieber als alte und häufige Plage der Ägypter erwähnt.

Die Gesundheit des Volkes hatte Grenzen, und die Ärzte erhielten vom Staate Gehälter und mußten Durchreisende unentgeltlich behandeln. Ebenso hatte man besondere Militärärzte und vermutlich auch Sklavenärzte und den Beginn eines Krankenhauswesens. Bei den Ägyptern treffen wir die Sorge um Vermehrung der Bevölkerung, der mit Ausnahme der monogamen Priester Polygamie gestattet war. Dies wurde unterstützt dadurch, daß das Klima und die ganze Lebensweise die Aufzucht der Kinder sehr erleichterte.

Von sozialhygienischer Bedeutung war bei manchen alten Völkern zur Bekämpfung der mit Geschlechtsunsitten verbundenen Geschlechtskrankheiten die vorgeschriebene Reinlichkeit zur Verhütung lokaler Krankheiten; gerade diese religiös eingekleideten Vorschriften waren wohl bei der Tempelprostitution wirksam. Nach der verbreiteten Ansicht wurde damit auch die *Beschneidung* begründet, die bei den Israeliten zum Unterscheidungsmerkmal von allen Völkern erhoben wurde. Wirklich durchgeführt wurde die Sache aber bei den Juden erst, nachdem sich in den Kämpfen mit den Moabitern Geschlechtskrankheiten stärker ausgebreitet hatten. REIBMAYR wies darauf hin, daß bei Inzucht und dadurch eintretender Entartung zunächst bei den höheren Ständen oft Phimosis auftritt und diese bei ihnen zuerst die Beschneidung wünschenswert machte, die später auf das übrige Volk übertragen wurde. In Athen sah ich auf einer alten Vase Abbildungen, in denen im Gegensatz zu den Griechen Skythen beschnitten dargestellt sind, was vielleicht wegen Ausbreitung dieses Verfahrens in Asien bemerkenswert ist.

Einige immer wieder auf Ägypten hinweisende soziale hygienische Fragen werden klarer, wenn ich zunächst auf die Sozialhygiene der *Juden* oder richtiger zunächst der *Hebräer* eingehe, deren Gesetze ärztlich und hygienisch eine Fundgrube vernünftiger Maßnahmen sind, durch die sie allen Völkern voraus waren. Wenn die Hebräer auch im wesentlichen Schüler der Ägypter, zum Teil der Chaldäer waren, wären uns deren Lehren ohne die Bibel bis vor kurzem verschlossen gewesen. Ihr Stammheros Moses war als Sohn oder Pflegesohn einer ägyptischen Fürstin in der ganzen Weltweisheit seiner Zeit erzogen, die er dem erst zu schaffenden Volke zugänglich machte. Moses legte dabei aus politisch-erzieherischen Überlegungen den Grund zu der irrtümlichen späteren Auffassung von den Hebräern als einem rassereinen und einheitlichen Volke und übertrug dabei die in Ägypten nur für die Priester geltenden besonderen Gesetze auf das neue Volk in allen Teilen, das er dadurch zu einem in seiner Gesamtheit auserwählten stempelte. Die Beschneidung als äußeres Merkmal, die Inzucht und damit die fanatische Unduldsamkeit, die, in Dogmen erstarrt, die Israeliten zunächst gegen die Nachbarvölker und später nach der Zerstreuung auch gegen die Wirtsvölker abschloß, hatten den Erfolg, daß sie diesen noch mehr verhaßt wurden als den Ägyptern und als die Ägypter den Ptolemäern und Römern. Dies erklärt aber auch, weshalb die sozialhygienischen Leistungen der Ägypter und Juden für die europäische Geschichte der Medizin und Hygiene nicht die ihnen nach ihrem Inhalt zukommende Bedeutung gewinnen konnten, sondern der Anfang unserer Geschichte der wissenschaftlichen Medizin immer noch am richtigsten mit Hippokrates angesetzt wird.

Die Vorfahren der späteren *Juden* waren ursprünglich wohl rassenreine semitische Nomaden und stammten aus Ur in Chaldäa und waren von dort als *Hebräer* oder Jenseitige wohl mit Hyksosstämmen unter Abraham nach Westen gewandert. Dessen Sohn Ismael wird irrtümlich als Stammvater der Araber bezeichnet, während gerade umgekehrt spätere jüdische Stämme aus Arabien gekommen waren. Den späteren Juden galt Abrahams Sohn Jakob oder Israel als Stammvater der *Israeliten, d. h. der Hebräer in engerem Sinne,* die, wohl als Söldner gerufen, nach Ägypten auswanderten, wo sie in Gosen, also in Unterägypten, angesiedelt wurden, wo schon das semitische Nomaden- und Hirtenvolk der Hyksos wohnte und von wo aus dieses Ägypten unterwarf und beherrschte. Diese Rassenverwandtschaft erklärt wohl, weshalb Josef in Ägypten Minister werden konnte, aber auch daß, nach Vertreibung der Hyksos gegen 1580 durch den hamitischen Pharao Amasis, dieser als ein anderer, d. h. nicht-semitischer, sondern hamitischer Pharao Joseph nicht kennen wollte, weil er in ihm nur ein Mitglied der verhaßten rassefremden Hebräer sah, die er zu vernichten und zu vertreiben versuchte wie die rassefremden Hyksos.

In Unterägypten, im Delta, mußten überhaupt alle nichthamitischen Stämme wohnen, so daß dort immer Mischungen stattfanden, denen auch die Hebräer unterworfen waren. Diese Periode umfaßte für die Hebräer nach der Bibel 430 Jahre oder, zu 33 Jahren gerechnet, 13 Generationen, so daß bei damals fehlender Inzucht viele Vermischungen vorgekommen sein müssen. Auch bei den Führern; so heiratete Joseph, der zwar die Potiphar nicht minnen wollte, trotzdem die Tochter eines ägyptischen Priesters, und ebenso nahmen Moses und andere Führer der Israeliten Frauen aus fremden Stämmen. Nach dem Auszuge fand das weiter auf dem Wanderzuge und nach Vereinigung der ägyptischen Mosesgruppe mit der direkt aus Arabien gekommenen Josuagruppe und nach Besitzergreifung von Palästina in vorexilischen Zeiten besonders mit

Kanaanitern statt. Selbst später wurde die Vermischung mit Ägyptern nicht so streng verboten, noch weniger die mit den Edomitern, ihren Brüdern, selbst die mit Moabitern und Ammonitern mit Einschränkungen zugelassen.

Die Durchführung des für manche Stämme neuen Jahwedienstes ließ bei den vereinigten beiden Gruppen als Israeliten lange viel zu wünschen übrig. Der von den späteren Inzuchtfanatikern und den Redakteuren der mosaischen Überlieferung, JEREMIA und EZECHIEL, zur Isolierung geforderte Mord und Totschlag der Fremden und Feinde — von den Feinden alles mit der Schärfe des Schwertes zu vernichten, „das den Odem hat" — ist auf jeden Fall nie wörtlich verwirklicht worden, sonst würden die anderen Völker die Israeliten sicher völlig vernichtet haben. Die Israeliten werden wohl auch nur wie die anderen damaligen Völker in und nach dem Kampfe die gegnerischen Krieger zum Teil niedergemacht, zum Teil aber sicher als Knechte und Sklaven zur Arbeit gebraucht und die jungen Mädchen wohl immer verschont haben. Gelegentliche Schurkereien, wie die wortbrüchige Niedermetzelung des kanaanitischen Prinzen SICHEM DINA und seiner Krieger, als sie infolge der Beschneidung krank daniederlagen, sind wohl auch bei anderen Völkern vorgekommen. Derartige Dinge hat man im Altertum Besiegten gegenüber nicht so streng verurteilt, und noch JULIUS CÄSAR ließ 10 000 gefangenen Galliern die Hand abhauen, mit der sie ihr Vaterland verteidigt hatten, und KARLS DES GROSSEN gemeiner und dem Deutschtum schädlicher Sachsenmord war auch gerade keine christliche Liebestat.

Die fortwährenden Rückfälle in anderen Gottesdienst und Vermischungen mit anderen Völkern hatten es vor dem Exil geradezu unmöglich gemacht, mit den bis dahin üblichen Mitteln eine durchgreifende Isolierung der vielen Stämme des israelitischen Mischvolkes durchzuführen. Zwei Ereignisse bereiteten endlich die wirkliche Isolierung vor. Bei der Bedrohung durch die Assyrer hatte JESAIAS geweissagt, daß die Feinde von Jahwe mit einer Seuche gestraft und Jerusalem nicht einnehmen würden. Und in der Tat hatte SANHERIB 701 v. Chr. die Belagerung von Jerusalem infolge einer in seinem Heere ausgebrochenen Seuche aufgehoben. Damit war der Prophetie des zur Isolierung der Israeliten unerläßlichen einheitlichen Jahwedienstes wieder Bahn gebrochen und im Jahwedienste das isolierende Moment so in die Augen gerückt, daß dadurch das für die Kriegsgeschichte unbedeutende, für die spätere Kultur bedeutungsvolle Judentum erst richtig begründet wurde. So folgenschwer ist nie eine Seuche gewesen, wenn auch manche zunächst viel unheilvoller waren.

Dazu kam 622 die angebliche Auffindung des Gesetzbuches im Tempel oder richtiger wohl durch diese geschickte Inszenierung die Möglichkeit, die Überlieferungen von MOSES und JOSUA endlich als Gesetze in der Thora so einheitlich zu redigieren, wie sie die Leviten und Propheten zu ihrer Herrschaft über das Volk gebrauchten. Jerusalem wurde später wiederholt erobert, zerstört und wieder aufgebaut und 586 von NEBUKADNEZAR nach der Zerstörung ein großer Teil der Bevölkerung in das babylonische Exil geschafft. Diese furchtbaren Schläge führten zur Einkehr und durch ESRA und NEHEMIA zu einer *sozialhygienischen Leistung ersten Ranges*, indem diese nunmehr den Jahwedienst mit so starren Gesetzesvorschriften und großen Strafen umgaben, daß er die erst dadurch aus den arabischen (JOSUA) und chaldäisch-ägyptischen (MOSES) Israeliten *zu den Juden vereinigten Stämme* von allen anderen Völkern für immer trennte.

Durch die früheren Wanderungen, durch die Mischung mit anderen ähnlich entstandenen syrischen Völkern hatten die Juden an der Rassenreinheit und Besonderheit eines Phänotypus kein sie gegen die anderen dortigen Völker trennendes Moment. Auf dieses wurde nun zum erstenmal in der Geschichte verzichtet und dasselbe bis jetzt am vollkommensten dadurch ersetzt, daß *an Stelle der Erblichkeit der reinen Rasse die Kultustradition* trat, durch welche die Mischrasse für alle Zeiten eine *Volkseinheit* wurde und blieb, in der die *Kultvorschriften zur Sozialhygiene einer Vitalrasse* wurden, die sich dadurch von anderen Rassen der damaligen und kommenden Zeiten bis heute unterschied.

Kein anderes Volk in der Welt hat es verstanden, nach eingetretener Rassenmischung an Stelle des Bluterbes einen *geistigen Traditionswert strengster Erblichkeit zu fixieren.* Ein wirklich rassenreines Volk hätte gar kein Verständnis für die Lehre vom Baume der Erkenntnis und der verbotenen Frucht aufbringen können. Religion und selbst die Sprache waren bei anderen Völkern übertragbar und wurden bei Fehlen eines nationalen und ethischen Traditionswertes manchmal gewechselt, von den Juden aber nie, so verschieden auch ihre Wirtsvölker waren.

Rassenhaft kann bei den Juden von Reinheit keine Rede sein; das jüdische Volk blieb immer der physischen Vermischung ausgesetzt, wie man z. B. deutlich daraus erkennen kann, daß der der semitischen langschädeligen Ausgangsrasse fremde kurzschädelige alarodische oder hethitische Typus Kleinasiens trotz aller Abschließung sogar im Phänotypus der Juden das Übergewicht bekam und diese so in der Erscheinung mehr Ähnlichkeit mit den späteren Armeniern als mit Semiten bekamen. Daneben aber waren auch in Syrien turanische Rundschädel eingetreten, die man von den alarodischen auch jetzt noch deutlich trennen kann. Die uralte durch Isolierung autochthon südlich des Ararat bis Syrien entstandene rundschädelige mongoloide alarodische Rasse war von den ebenfalls mongoloiden rundschädeligen Turaniern deutlich verschieden und blieb als die autochthone bis heute in den Mischungen mit später einwandernden Rassen dominant. So entstand dort zuerst durch Mischung mit den von den jetzigen Sprachforschern als proto-indogermanisch bezeichneten, also eine arische Sprache sprechenden und wohl dem arischen Oststrome zugehörigen Hethitern (Hittitern) eine Mischrasse von so typischem Aussehen, daß man sie rassenhaft mit den Alarodiern identifizierte und sich die Bezeichnung hethitisch an der Stelle von alarodisch bei uns einführte unter völligem Absehen von der alten arischen Beimischung. Auch die später einwandernden langschädeligen arischen Armenier thrakischen Stammes wurden ebenso physisch beeinflußt, ebenso aber auch die langschädeligen Semiten und die Juden. Wie bei dieser klaren Lage v. Luschan diese auf der Hand liegenden Mischungen mit Dominanz der alarodisch-hethitischen bei den Juden als Mimikry auffassen konnte, ist ganz unverständlich. Die Ammoniter und Philister, beide thrakischen Stammes, brachten früh arisches Blut in die Juden. Durch die Chazaren in Südrußland kamen später weitere mongoloide Beimengungen, so daß sich die Ostjuden als Askenasim anthropologisch in scharfer Weise von den am Mittelmeer sich ausbreitenden und mit den dortigen semitischen und ligurischen Völkern mischenden Sephardim deutlich unterscheiden.

Aber alle diese Mischlinge von Langschädeln und Kurzschädeln, von semitischer, hethitischer, turanischer und arischer Abstammung, von dunkler und heller Komplexion sind bis heute *als Juden geeint durch die eine Tradition des Gesetzes.* Daraus erklärt sich auch die auffallende, in Wirklichkeit aber sehr einfache Tatsache, daß die Juden von allen europäischen Völkern in der ganzen Welt die *beste Akklimatisation in verschiedenartigsten Klimaten* zeigen, indem ihnen überall für eine Auslese schon rassenhaft angepaßte Elemente zur Verfügung stehen. So etwa wie die Portugiesen durch ihre Mischung für die Tropen besser angepaßt sind als die Engländer oder wie im tropischen Nordaustralien sich sogar die Engländer akklimatisieren konnten, aber unter Auslese des ligurischen dunklen Volksteiles und Zurücktreten des hellen germanischen.

Diese Anpassungen durch einen Bestand verschiedenrassiger Elemente wurden den Juden aber ermöglicht durch ihre Gesetze, die von den Religionseiferern als Befehle hingestellt wurden, in Wirklichkeit aber auf ärztlichen Erfahrungen beruhende sozialhygienische Gesetze waren, bei denen der Schwerpunkt weniger in der individuellen Behandlung als in Vorbeugung bestand. Schon die in der Bibel gegebene Redaktion der mündlichen Überlieferung von MOSES, die Thora, zeigt dies, und ebenso die im 2. Jahrhundert n. Chr. vorgenommene Kodifizierung der Mischna. Die spätere Neubearbeitung des jüdischen Religionskodex durch MAIMONIDES, Yad Hazakah, hatte Ende des 12. Jahrhunderts die in der Zerstreuung gemachten Erfahrungen verwertet und manche Milderungen und Verbesserungen eingeführt, allerdings auch die *Pflege der Gesundheit* aus der Pflicht der Gottesverehrung hergeleitet.

Aber der Zeremonienkodex Schulchan Aruch von KARO brachte wieder die alte fanatische Unduldsamkeit und Unbarmherzigkeit in der Ausnützung der Gesetze und Macht zur Herrschaft, und die Lage wurde dadurch verschärft und fast umgekehrt. Die Juden brauchten nur fromm, orthodox und unduldsam gegen andere zu sein, um gesund zu bleiben, Familie und Volk reinzuhalten und zu vermehren. Damit aber wurde der Zwang zum Innehalten der hygienischen Vorschriften nur verschärft, während in der ganzen Welt nach dem Niedergange der Antike die Hygiene der Alten verloren ging.

So hoch auch die Hygiene der Juden stand, so darf man doch nicht übersehen, daß auch mythische Momente erhalten blieben, wenn z. B. im Totenzimmer der Orthodoxen ein Glas Wasser als Miniaturstyx aufgestellt wird, den die Lebendigen zwischen sich und die Toten stellen, deren Berührung unrein machen würde. Dieser Styx scheidet wie die Hölle den Lebenden von der Gefahr der Geister der Verstorbenen. Das Aussprengen von Wasser, Waschen und Baden helfen gegen die Geister und vertreiben sie. Die Juden hatten die Mumifizierung der Leichen nicht übernommen, wohl aber kannten sie das Salben derselben, so daß sie die Knochen von Heroen und Propheten sammeln und an anderen Orten zu Kultzwecken beisetzen konnten.

Der von der modernen Sozialhygiene betonte Gesichtspunkt von Bevölkerungsgruppen als Einheiten in der Gliederung der Gesamtbevölkerung tritt seit der Zeit der Römer durch das ganze Mittelalter hindurch wohl durch nichts so scharf in die Erscheinung, wie durch den immer wieder vermerkten Gegensatz zwischen Juden und ihren Wirtsvölkern, viel mehr noch als durch den ebenfalls immer wieder betonten Gegensatz von reich und arm.

Bei den Juden war durch ihre Orthodoxie an die Stelle des triebhaften, natürlich völkischen Lebens der reinrassigen Völker ein spezifisch künstlich nationaler Seelenmechanismus klug abwägenden Verstandes gesetzt worden, den jeder Jude von neuem erlernte und erlebte und dadurch für sein Volk wie einen Erbfaktor festigte, und der sich auf alle Lebens- und Wirtschaftslagen übertrug. Gerade dieses Moment des Zweckes kennzeichnet das Judentum in seiner Orthodoxie mehr als eine *zielbewußte soziale Organisation* denn als einen natürlichen biologischen Organismus (S. 21) und erklärt das Gleichbleiben seiner Auffassungen und das beharrliche Verfolgen seiner Ziele zu allen Zeiten und unter allen noch so wechselnden Wirtsvölkern.

Wir könnten durch diese Möglichkeit lernen, daß bei Mischrassen irgendeine nationale oder religiöse oder wirtschaftliche Idee an die Stelle des fehlenden völkischen Blutzusammenhanges treten kann. Diese Möglichkeit wird für die kommende wirtschaftliche und soziale Entwicklung der durch den Krieg aus dem normalen Gang geschleuderten Völker wichtig werden, weil wir daraus auch die Sicherheit herleiten dürfen, daß individuell und selbst rassenhaft ganz verschieden eingestellte Menschen, daß ganze Volksgruppen, daß Arbeitgeber und Arbeitnehmer, Meister und Gesellen, Kopf- und Handarbeiter sich auf gemeinsame Gruppenaufgaben für ein und dasselbe Ziel einstellen und in der Überwindung ursprünglich trennender Schranken bei neuen gesellschaftsbildenden Vorgängen in Organisationen neue Formen zum Besten des Ganzen finden können.

Von Wichtigkeit sind die jüdischen Gesetze zur Volksvermehrung durch Förderung der Frühehe und eugenetische Vorschriften und Beratungen, so daß bei den orthodoxen Juden bis jetzt stets eine relativ sehr hohe Kinderzahl vorhanden war und hohes Alter erreicht wurde. Die Bekämpfung der Prostitution wurde scharf durchgeführt. Vorschriften über Reinlichkeit, z. B. Händewaschen vor dem Essen, wurden später im Mittelalter bei den Seuchen den Juden nützlich. Der jüdische Kult forderte zur rituellen Reinigung fließendes, verbot aber stagnierendes Wasser, wie es die Stadtbrunnen lieferten, und dies veranlaßte sie, möglichst Wasser aus Flüssen zu verwenden, die wohl auch nicht infektionsunverdächtig waren, aber doch früher wesentlich reineres Wasser gaben als die Brunnen aus den schmutzigen und verseuchten Stadtböden.

In den Gemeinden waren Arzt und Bäder noch vor dem Tempel wichtig, und von Maimonides wurde ein Bad wöchentlich vorgeschrieben, während Lassar erst 1886 forderte: „Jedem Deutschen wöchentlich ein Bad." Im großen Kriege waren im Osten die jüdischen Gemeindebäder oft die einzigen, die wir benutzen und an die wir bei oft ganz fehlender Industrie die Vorkehrungen für unsere Soldaten anschließen konnten.

Die Speisegesetze scheinen fast unverändert von den Ägyptern übernommen worden zu sein und damit auch der für diese gegebene totemistische Charakter von manchen — von den modernen Reformjuden längst aufgegebenen — Speiseverboten, für die in den Lebensverhältnissen und Kultauffassungen der Juden keine Nötigung gegeben war. Schwer verdauliche und stark reizende Speisen waren verboten. Das Fleisch von unreinen Tieren war verboten (Schwein), aber auch von Tieren, die evtl. Krankheiten auf den Menschen übertragen konnten; so ist wohl das Verbot der Verwendung von Rindern zu deuten, deren Brustfelle verklebt waren, die also an Perlsucht gelitten haben dürften. Dem warmem Klima entsprechend wurde beim Schlachten möglichst vollständige Entblutung angestrebt und dazu das Töten der Tiere durch Schächten herbeigeführt; die getöteten Tiere wurden dann auf ihre Eignung (koscher oder terepha) geprüft und die Zubereitung der Nahrungsmittel (Meliha) vorgeschrieben. Brot aus feinem Mehl war auf die Dauer als unzuträglich erkannt, und Maimonides machte die Angabe, daß „Kornmehl, welches man so durchsiebt hat, daß der Geruch der Kleie vollständig verloren ging", ungesund sei, was bei uns jetzt viele nicht mehr wissen wollen.

Körperliche Arbeit wird wohl als Mittel zur Erhaltung der körperlichen und moralischen Gesundheit erwähnt, aber nicht als wirkliche Körperpflege getrieben. Reinlichkeit, Mäßigkeit, selbst Enthaltsamkeit bilden die Grundlage der persönlichen Hygiene und der darauf aufgebauten vorbeugenden sozialen.

Bei dem Kampfe gegen die Seuchen war den Hebräern schon bekannt, daß die Fäkalien im Boden desodorisiert und desinfiziert werden, was sie bei ihrer Lagerhygiene verwerteten. Auf dieser alten Mitteilung der Bibel beruht der Gedanke, den der bibelfeste englische Geistliche Moule durch das Erdklosett auch im Hause verwirklichte. Von den Seuchen spielte bei den Hebräern der Aussatz eine so wichtige Rolle, daß sie ihn zur Unterscheidung von anderen

Hautkrankheiten in sorgfältigster Weise untersuchten und dabei die unheilbare und durch Isolierung bekämpfte Lepra von anderen in den Symptomen anfangs ähnlichen, aber heilbaren Hautkrankheiten zu sondern verstanden. Unsere modernen Spezialisten für Hautkrankheiten haben also als Schüler HEBRAS ein altes Erbe übernommen.

Sozial bedeutungsvoll ist, daß den Leviten die Übertragung von Seuchen durch leblose Gegenstände, und zwar durch Kleider, bekannt war. Die Infektion von Kleidern beurteilten sie nach dem Auftreten von Flecken und farbigen Auflagerungen, und ähnlich erkannten sie ungesunde Häuser an dem Auftreten von Ausschwitzungen und farbigen Auflagerungen, so daß man später geradezu von einer Lepra der Kleider und Häuser sprach, und ABARBANEL schrieb 1660 eine „Dissertatio de Lepra vestimentorum et aedium". Derartige Beobachtungen wurden allerdings auch anderwärts gemacht, und die blutroten Flecken durch den M. prodigiosus auf Hostien haben als Wundererscheinung oft eine Rolle gespielt.

Ihren hygienischen Religionsgesetzen verdankten es die Juden, daß sie sich auch unter schwierigsten Verhältnissen erhalten konnten. Erst unter dem Einflusse des Ghettolebens machten sich durch die Inzucht und die besonderen Eigentümlichkeiten ihres Kultes Mängel bemerkbar, die sich in der körperlichen Erscheinung und der starken Zunahme der Geisteskrankheiten zu erkennen gaben. Im Altertum aber galten die Juden als kräftig. So war es schon in Ägypten bekannt, daß sie der Pest besser widerstanden als die Ägypter, und TACITUS rühmt ihre Gesundheit und Arbeitsfähigkeit, corpora salubria et ferentia laborum, und teilt erstaunt mit, daß sie von den Epidemien verschont wurden, die das Heer des POMPEJUS dezimierten. Ebenso wird später bei den Fleckfieberepidemien im 16. Jahrhundert das Freibleiben der Juden, ebenso bei den Wechselfiebern in der Poebene 1691 von RAMAZZINI, bei der Ruhr am Niederrhein 1736 von DEGENER erwähnt.

Aber auch umgekehrt wurden die Juden manchmal stärker befallen als die anderen, so 1770 in Polen an Faulfiebern und an Pest, 1812/13 an Kriegstyphen. Im ersten Falle konnte eine durch individuelle Immunisierung erworbene oder bei dem langen Aufenthalt im Nildelta durch Auslese, und zwar durch Ausmerzung der weniger widerstandsfähigen und Erhaltung der widerstandsfähigen Elemente vererbte natürliche Immunität vorhanden gewesen sein, die aber doch kaum so viele Jahrhunderte lang nach der Zerstreuung vorhalten konnte, so daß wohl die sorgfältige religiöse Hygiene wichtig blieb, die aber bei der Armut und dem Fehlen aller Vorkehrungen in Polen nicht immer durchführbar war.

THUKYDIDES teilt mit, daß beim Ausbrechen der Pest im Piräus die Leute annahmen, daß die Peloponnesier die Brunnen vergiftet hätten, weil der Peloponnes frei blieb. Da die Juden durch ihre Absperrung und den Wucher — ihnen war es gestattet, Zinsen zu nehmen, den Christen aber nicht — verhaßt und der Verfolgung bei den religiösen Hetzen im Mittelalter immer ausgesetzt waren, so entstand, weil sie oft Flußwasser anstatt Brunnenwasser verwendeten, die Ansicht, daß sie die Brunnen vergiftet hätten, aus denen die anderen tranken und sich infizierten, oder, wenn sie selbst erkrankten, daß sie als Erkrankte die Verbreiter der Seuchen waren. In beiden Fällen kam es zu den furchtbaren Judenverfolgungen, besonders zur Zeit des Schwarzen Todes und der Kreuzzüge, Verfolgungen, die wohl aus derselben Mentalität der Völker zu verstehen sind wie die Tanzwut, die Kinderfahrten und andere Wahnvorstellungen jener Zeit, und kaum grausamer waren als die Christenverfolgungen im kaiserlichen Rom.

Die klassischen Völker; Griechen, Römer.

Wenn HERODOT, 484—424, und zur Zeit von JULIUS CÄSAR und AUGUSTUS DIODOR von Sizilien auf Grund ihrer Reisen über den hohen Stand der ägyptischen Medizin berichten konnten, muß man wohl annehmen, daß die Griechen schon vor HIPPOKRATES und dauernd Kunde von der ägyptischen Medizin hatten. Aber niemand hat vor HIPPOKRATES, 460—377, den naturwissenschaftlichen Standpunkt der Beobachtung und Erfahrung als Ausgang wissenschaftlicher Medizin klar ausgesprochen. Deshalb müssen wir von ihm die Geschichte der Medizin als Wissenschaft um so mehr datieren, als bei ihm und den Griechen überhaupt die religiöse Einstellung der Ägypter und Juden fehlte oder doch ganz zurücktrat, bei denen die alten ärztlichen Erfahrungen mit sozialen und religiösen Anschauungen durchsetzt waren.

Trotz damals noch ganz ungenügender Kenntnisse in Anatomie und Physiologie erkannte HIPPOKRATES, $\pi\varepsilon\varrho\grave{\iota}\ \varphi\acute{\upsilon}\sigma\iota o\varsigma\ \mathring{\alpha}\nu\vartheta\varrho\acute{\omega}\pi o\upsilon$, die *Bedeutung der Konstitution des Menschen* und unterschied nach der Mischung der 4 Kardinalsäfte — Blut, gelbe und schwarze Galle, Schleim — 4 Temperamente, $\varkappa\varrho\tilde{\alpha}\sigma\iota\varsigma$, Sanguiniker, Choleriker, Melancholiker, Phlegmatiker, und beurteilte danach Entstehung und Verlauf von Krankheiten. Diese Lehre wurde später von GALEN, 131—200 n. Chr., $\pi\varepsilon\varrho\grave{\iota}\ \varkappa\varrho\acute{\alpha}\sigma\varepsilon\omega\nu$, zu einem gewissen Abschlusse gebracht. HIPPOKRATES erkannte einen natürlichen Ablauf der Krankheiten und daß die Natur heilt, der Arzt sie darin nur unterstützt, also das berühmte ,,natura sanat, medicus curat", was man nach dem Zusammenbruch der alten Kultur Jahrhunderte nicht mehr beachtete. Er war der erste, der als Arzt in seiner Schrift über Luft, Wasser und Örtlichkeit, $\pi\varepsilon\varrho\grave{\iota}\ \mathring{\alpha}\acute{\varepsilon}\varrho\omega\nu$, $\acute{\upsilon}\delta\acute{\alpha}\tau\omega\nu$, $\tau\acute{o}\pi\omega\nu$, über Beziehungen der Umwelt zur Gesundheit des Menschen, über die Lage der Städte und ihre Beziehungen zu Boden und Wasser, über Lüftung und Klimaeinflüsse gute Beobachtungen mitteilte; er wurde wegen seines Ansehens bei der attischen Pest vom Staate konsultiert.

Ähnlich wie bei den Ägyptern die Entwicklung der Medizin als Mittel gegen die eingetretenen Entartungserscheinungen und die Minderung der Widerstandsfähigkeit einsetzte, entwickelte sich auch die freie ärztliche Heilkunde bei den Griechen mit Ausbildung höherer Kultur und des Stadtlebens. Aber sie war nicht das alleinige Mittel gegen derartige Schädigungen. Ausgehend von den kriegerischen Bedürfnissen bildete sich bei den Griechen die Körperkultur als positives Mittel gegen Entartung und zur körperlichen Ertüchtigung aus. *Gymnastik und Heilkunde* wurden in der guten Zeit als *Schwesterkünste* aufgefaßt, so daß die Gymnastik den gesunden Körper zu pflegen, die Heilkunde den kranken zu heilen habe. Leibespflege und Diät bildeten ein vermittelndes Glied zwischen beiden, aber es entstand auch eine Rivalität ähnlich der, die wir vielfach in unserer Zeit wieder beobachten. HIPPOKRATES, $\pi\varepsilon\varrho\grave{\iota}\ \delta\iota a\acute{\iota}\tau\eta\varsigma$, wußte, daß Nahrung und Arbeit einander entgegengesetzt sind und in Wechselbeziehung stehen, indem Arbeit Kraft verbraucht, Speise und Trank den Verlust ersetzen. Das galt für Körperarbeit und Sport.

Das sich ausbildende Berufsathletentum brachte die Ärzte häufig in scharfen Gegensatz zu der Gymnastik, von der die Philosophen und Ärzte oft nur Diätetik und Heilgymnastik in beschränktem Umfange gelten ließen. Allmählich trat eine Scheidung derart ein, daß man bei den Körperübungen den Pädotriben als Turn- und Sportlehrer der Jugend trennte von dem Gymnasten (PLATO, HERODIKOS), der planmäßigen Unterricht in der ganzen Körperkultur gab und durch die Diätetik Beziehungen zur Medizin hatte, und dem Aleipten (ARISTOTELES), der der Trainer der Berufsathleten war.

HERODIKOS von Selymbria, der selbst durch Übertraining krank geworden war, erfand die *Heilgymnastik oder Iatraleiptik*, bei der er neben der Diät, $\pi\varepsilon\varrho\grave{\iota}$

τροφῶν, die gymnastischen Methoden der Massage, des Ölens und ausgewählte Körperübungen anwendete.

Vom ärztlichen Standpunkte aus hatte ERASISTRATUS ca. 300 v. Chr. die Medizin in 2 Gebiete geteilt, die Therapie, ἰατρικόν, für die Kranken, und die Hygiene, ὑγιεινή, ὑγιεινός, für die Gesunden, für welche die Maßnahmen auch vorbeugend, φυλακτικόν, wirken sollten. PLATO wollte durch die Gymnastik die Heilkunst sogar überflüssig machen und schätzte den vorbeugenden Hygieniker als Arzt so hoch, daß er meinte: „Ἰατρικὴ ἐπιστήμη ἐστὶν τοῦ ὑγιεινοῦ" — Heilkunde ist die Wissenschaft von dem, was dem Gesunden oder der Gesundheit dient. Ähnliche Auffassungen brachten später auch andere nichtärztliche griechische und römische Schriftsteller wie z. B. LIVIUS. GALEN führte später diese Zweiteilung von neuem durch und schätzte das hygienische Vorbeugen höher als das Heilen, πότερον ἰατρικῆς ἢ γυμναστικῆς τὸ ὑγιεινόν.

Der Hygieniker war also zunächst ein Arzt, der die Diät, aber auch alle gymnastischen Mittel kennen mußte, um sie vorschreiben zu können, so daß der Gymnast und der Hygieniker von verschiedenen Gesichtspunkten aus viele gemeinsame Aufgaben hatten.

Aus der Gymnastik heraus erwuchs den Griechen in ihren nationalen und religiösen Festspielen das einigende Moment, das sie gegen die Barbaren trennte, bis erst durch ALEXANDER DEN GROSSEN diese trennenden Schranken beseitigt wurden. LYKURG und SOLON, ARISTOKLES, der im Gymnasium wegen seiner körperlichen Erscheinung und Tüchtigkeit PLATO, der Breite, genannt wurde, und ARISTOTELES erkannten in der Gymnastik den Faktor, der das Volk kriegstüchtig machte und seine Beziehungen zur Natur aufrechterhielt.

In diesem Sinne sagte ARISTOTELES: „Das, was wir am meisten und am häufigsten für den Körper brauchen, hat auch den meisten Einfluß auf die Gesundheit, es ist das besonders die Luft und das Wasser", was GOETHE allerdings für uns noch schöner gesagt hat. Die aus dieser Erkenntnis entstandenen öffentlichen Maßnahmen für Anlage der Städte, Entfernung der Abfallstoffe, Wasserversorgung durch Quellen, Brunnen, Zisternen waren nicht aus medizinischer Einsicht und ohne religiöse Begründung aus sozialem Verständnisse der Gesetzgeber geschaffen und weiter ausgebildet. Die *Staatshygiene* der Griechen war zunächst wie bei den anderen alten Kulturvölkern *Rassenhygiene zur Reinhaltung des Stammes* und zur Erhaltung der Herrschaft über die Unterworfenen bestimmt, und als Rassenhygiene eine Folge des *Klassenkampfes*, und dieses Moment zieht sich durch die ganze Geschichte des alten Hellas.

Bei den Spartanern als Landvolk handelt es sich um die Systemrasse, die bei den Athenern infolge ihrer Ausbreitung an den Küsten und zur See nicht so rein blieb und sich bei ihnen mehr in den Kämpfen des alten Rassenadels mit der rassenhaft gemischten Demokratie aussprach, deren späteres Übergewicht zur inneren Zersetzung des Volkes und zum Verluste des attischen Krieges und damit zum Niedergang Athens viel beitrug. Die Spartiaten als zu Land südwärts wandernder hellenischer Stamm hatten die rassenhaft verwandten Achäer thrakischen Stammes überwunden, aber doch so hoch bewertet, daß sie dieselben als kriegspflichtige Metöken zwar mit minderen politischen Rechten, aber als freie Bürger anerkannten, während sie die rassefremden, der ligurischen Rasse angehörigen Pelasger zu Leibeigenen, zu Heloten machten.

Zur Erhaltung dieser Rassen- und Klassengegensätze diente die Gesetzgebung des etwas sagenhaften LYKURG um 820 v. Chr., die in erster Linie auf Erzeugung kräftiger Kinder und deshalb auf Gewinnung kriegstüchtiger Männer und kraftvoller Mütter gerichtet war durch merkwürdige Ehegebote, Aussetzen schwächlicher Kinder und strenge Aufzucht der Knaben vom 7. Jahre ab und durch gemeinsames Leben der Männer bis zum 30. Jahre. Die Heloten und Sklaven waren von dieser Rassenhygiene ausgenommen, die demnach eine reine *Klassenwirtschaft* darstellte. Wohl noch nie und nirgends wieder hat ein kleines Volk solche äußere Erfolge errungen wie die Spartaner, die sich aber nur in der Richtung auf Verwaltung und Kriegsführung eingestellt hatten, deren so einseitig gerichtete Überlieferung aber erblich erstarrte und deshalb den späteren sich ändernden Verhältnissen gegenüber nicht mehr genügend anpassungsfähig blieb.

Das soziale Moment spielte bei den Spartanern eine große Rolle durch die gemeinsame Erziehung der männlichen Bewohner in einer Art Kadettenkorps, das gemeinsame Wohnen in Männerhäusern (Kasernen), die gemeinsamen Mahlzeiten aus den ersten Volksküchen mit der berüchtigten schwarzen Suppe; durch gemeinsame Volksspiele; durch Regelung des Ehelebens, während den Mädchen große Freiheiten gestattet waren und die Spartanerinnen öfters den Beruf von bei den anderen Stämmen sehr gesuchten Ammen ergriffen. Bemerkenswert ist, daß die Spartaner an dem kriegerischen und allseitigen Charakter der körperlichen Erziehung am strengsten festhielten und Lauf und Fünfkampf besonders pflegten.

Die Gesetzgebung von SOLON, 594, hatte ähnliche Grundlagen, aber gemildert, und betonte das musische und gymnastische Element viel gleichmäßiger, so daß sie bei Änderung der Umwelt anpassungsfähig blieb und dadurch Athen in Kunst und Wissenschaft an die Spitze gelangte. Der Grundsatz der staatlichen Aufsicht, der Unterwerfung unter die Gesetze war auch bei SOLON vorhanden, weil er dem einzelnen nicht die dazu nötige Einsicht und den guten Willen zutraute. Die Fortpflanzung war nicht den strengen Vorschriften unterworfen wie in Sparta.

SOLON war der erste Staatsmann, der die Prostitution regelte und auf Staatskosten ein Bordell, Disterion, einrichtete, wodurch Athen ein Vorbild für die Seestädte wurde. SOLON suchte durch die Legalität der Prostitution und ihre Kontrolle die schädlichen Wirkungen des freien Geschlechtsgenusses zu beschränken. Fast in allen hellenischen Staaten gab es gutbezahlte Staatsärzte, und in den größeren Orten waren auch Gemeindeärzte.

Die Körperübungen wurden in Athen nicht bloß zu kriegerischen und erzieherischen Zwecken und zur Erzielung körperlicher Schönheit und Tüchtigkeit, sondern auch aus gesundheitlichen Rücksichten, ὑγιεινῆς ἕνεκα, betrieben. PLATOS Ansichten über den Staat enthalten wichtige Bemerkungen über die Bedeutung der angeborenen Konstitution und die Notwendigkeit, Körper und Geist auszubilden, während ARISTOTELES, der Lehrer ALEXANDERS DES GROSSEN, darlegte, daß neben dem Befehl auch eine Belehrung und darauf begründete Einsicht zur Durchführung der Maßnahmen notwendig sei. Erst die englische Hygiene ist im 19. Jahrhundert n. Chr. darauf zurückgekommen.

Bei den *Römern* tritt das Moment der Staatsräson noch schärfer und allein bestimmend hervor. Während des Königtums und der Republik und deren Anstrengungen zur Ausbreitung der Römerherrschaft über die Nachbarvölker war das Volk rein agrarisch, in seinen Sitten und Gewohnheiten einfach und kam mit Hausmitteln aus. Ärzte waren bis zur Kaiserzeit wenig gesucht und angesehen. Erst mit Einsetzen der Weltherrschaft und deren weiterer Ausdehnung hörte das einfache Leben auf, und in Rom und den großen Provinzstädten fand ein Zusammenströmen der Bevölkerung vom Lande statt und dadurch unter Minderung der Existenzmittel eine rücksichtslose Kindererzeugung minderwertiger Elemente, eine Proletarisierung. Gerade umgekehrt traten mit diesen Zuständen Luxus, sittliche Verwilderung, Niedergang des Familienlebens der höheren Stände ein und damit wurde auch das Bedürfnis nach Ärzten größer und die griechische Heilkunst nach Rom verpflanzt. Die Ehe wurde als lästige Pflicht behandelt, aber vom Staate zur Volksvermehrung verlangt; nach Q. METELLUS NUMIDICUS war es ein „Onus, ducere uxores liberorum creandorum causa", und JULIUS CÄSAR, der Mann aller Frauen und die Frau aller Männer, setzte Prämien auf Kinder, aber sein und der anderen Großen schlechtes Beispiel wirkte mehr als die Gesetze, und zwar abschreckend.

Die in warmen Klimaten besonders notwendige einfache Ernährung war bei den Griechen durch das wenig produktive Land erleichtert und die Griechen galten als knauserige Gemüseesser; Bohnen und Linsen waren Hauptnahrungsmittel, und sie hatten die bezeichnende Redensart: „Ein Weiser muß alles können, sogar ein Linsengericht herstellen." Ausgesprochener Vegetarianer war der berühmte Philosoph und Mathematiker PYTHAGORAS. Erst später erfuhr die Küche Verfeinerungen, die sich sogar auf die Athletendiät erstreckte. Auch die Römer waren anfangs ein einfaches, hartes Bauernvolk, und erst zur Kaiserzeit bildete sich der Luxus auch bei den Gastmälern in Essen und Trinken aus (LUKULLUS), und die Schlemmer liebten bei ihren Trinkgelagen einen Komment, graeco more bibere, während das proletarisierte Volk oft hungerte, panem et circenses forderte und öffentlich gespeist und unterhalten werden mußte, um es bei guter Laune zu halten; es entstand eine Verwilderung noch ärger als bei uns nach dem Dreißigjährigen Kriege und dem Zusammenbruche von 1918. JULIUS CÄSAR setzte die Zahl der Arbeitslosen, die öffentliche Getreidespenden erhielten, in Rom auf 150 000 fest.

Die Erziehung der Knaben erfolgte in der guten Zeit nur mit Rücksicht auf den Kriegsdienst. Aber das ganze Volk pflegte Ballspiele und wurde durch die immer großartigeren öffentlichen Bäder zu Waschungen, Bädern und auch ohne Flüsse zum Schwimmen veranlaßt, so daß das römische Volk lange kraftvoll und kriegstüchtig blieb. Der Niedergang wurde mit Ende der Republik eingeleitet durch den Niedergang des Familienlebens und die damit einreißende laxe Moral, so daß die gute alte nordische Rasse keltischen Stammes allmählich zurückging und die weniger tüchtige ligurische Rasse die Mehrzahl bildete, um deren körperliche und sittliche Ertüchtigung man sich vorher nicht rechtzeitig bekümmert hatte. Statt selbst Körperübungen zu treiben, gewöhnte sich das Volk an Zusehen der Tierhetzen, Gladiatorenkämpfe und Schaustellungen der Berufsathleten. Dazu kam durch die vielen Kriege ein Überfluß an Sklaven, denen man die Bearbeitung des Bodens überließ, während der freie kleine Bauernstand ganz zurückging und den Latifundien Platz machte. Dadurch gingen auch die letzten Reste der alten noch lange führenden Herrenrasse an Entartung zugrunde, und die Fremden, besonders germanischen Stammes, stellten nicht nur die Heere, sondern schließlich auch die Führer. Die Römer befanden sich unter germanischer Herrschaft besser als unter der der entarteten römischen senatorischen Familien — wie später (seit 1100) die Russen, die sich auch selbst nicht regieren konnten und noch nicht können.

In Rom hatte sich bis in seine aufsteigende Zeit und bis in die Kaiserzeit hinein eine *öffentliche Gesundheitspflege* entwickelt, deren Leistungen so bedeutend waren, daß DIONYS von Halikarnaß erklärte, daß er den Grund zur Größe des römischen Volkes in seinen Wasserleitungen, öffentlichen Straßen und den Kloaken erkenne. Durch eine bis in das 4. Jahrhundert n. Chr. erhaltene Kanalisation der Campagna war die Umgebung von Rom gut besiedelt und in hoher Kultur und fieberfrei gehalten. Die Stadt selbst wurde schon unter den Königen kanalisiert, und die aus der Regelung eines Flußlaufs hervorgegangene Cloaca maxima funktionierte bis zur Einführung der modernen Kanalisation. Zeitweilig aber war doch die Menge der Unratstoffe aus den

Häusern in den Kloaken so stark, daß der Tiber so arg verschmutzt wurde, daß der Übelstand nicht immer behoben werden konnte. Nach dem Neronischen Brande wurden vielfach in den Häusern Wasserklosetts angelegt.

Die Höhe der Häuser in den alten Riesenstädten war sehr groß; in Babylon bis 15, in Byzanz bis 30, in Rom 20 m. Die Höhe von 70 römischen Fuß, $1' = 0,296$ m, also 20,72 m, unter AUGUSTUS wurde unter TRAJAN auf 60 Fuß $= 17,76$ m herabgesetzt, war aber so hoch, daß die Bewohner der oberen Stockwerke beim Herabsehen oft schwindlig wurden. Dabei betrug in Rom die Straßenbreite nur 5—7 m, so daß bei dem großen Verkehr das Fahren auf die Nachtzeit beschränkt werden mußte.

Die Römer verstanden es, ausgezeichnete *Straßen* zu bauen, deren Resten wir noch heute auch in Deutschland begegnen. Erst NAPOLEON hat bei seinen Heereszügen wieder richtige Straßen gebaut. In der ganzen Zwischenzeit vom Niedergange Roms bis zu NAPOLEON waren die Verkehrswege der Länder und Orte in einem furchtbaren Zustande und das Reisen auch ohne die Straßenräubereien mit Lebensgefahr verbunden. Wie in der Neuzeit unsere Städte oft gutgepflegte und schöne Straßen haben, an denen Häuser mit schönen Fassaden stehen, hatte Rom an seinen guten Straßen prachtvolle öffentliche Bauten, und auch die Wohnungen der Reichen müssen, nach den Ausgrabungen in Pompeji und Ostia beurteilt, in der Kaiserzeit gut gewesen sein. Aber die große Masse wohnte noch viel schlimmer als in den Mietkasernen und Slums der modernen Großstädte. In Rom waren noch zur Kaiserzeit Häuser aus Lehmziegeln vorhanden; erst seit NERO wurden mehr Steinhäuser gebaut, für die ein Normalstein vorgeschrieben war. Dieser *Mangel an Wohnungskultur* im Privathause bei guten Straßen war im Altertum wie in der Neuzeit eine der bedenklichsten sozialhygienischen Sünden, während es im Mittelalter in den Häusern und auf den Straßen gleich trostlos aussah. In den wärmeren Gegenden war dies vielleicht nicht ganz so schlimm wie nördlich der Alpen, wo Wohnungs- und Raumkultur eine Lebensfrage ist.

In den kalten Gegenden hatten die Römer Luftheizungen (Saalburg) oder durch warme Quellen Fußbodenheizungen (Baden-Baden). Die Baugesetze, die wir durch COLUMELLA (de re rustica; de electione locorum salubrium), M. VITRUVIUS POLLIO (de architectura), MARCUS TERENTIUS VARRO (de re rustica) kennen, geben Anleitungen für gesunde Stadtanlagen und Auswahl der Örtlichkeit für den Neubau; letzteres in der Art, wie König LUDWIG VON BAYERN den Platz für das Schloß des Königs OTTO von Griechenland in Athen aussuchte.

VITRUV unterscheidet harte und weiche Wässer, je nachdem in ihnen beim Stehen oder Kochen Ausscheidungen erfolgen oder nicht oder Gemüse gut gar werden. Er warnt vor Bleiröhren. Im Mittelalter kam es häufig zu Bleivergiftungen in Form einer weitverbreiteten Krankheit, der Colica sicca, dadurch, daß zum Essen und Trinken Gegenstände dienten aus bleihaltigem Zinn, verzinntem Kupfer und Ton mit Bleiglasur. Die Römer scheinen sogar Straßenröhren, die Druck auszuhalten hatten, die wir nur in Eisen herstellen, in dickwandigen mächtigen Bleiröhren hergestellt zu haben, wie ich sie bei der Ausgrabung des Theaters in Verona sah, während man sonst selten Blei findet; auch die zum Zusammenhalten von Stein- und Tonmaterial dienenden Bleiklammern fehlen fast immer; später war Blei so wertvoll geworden, daß man es überall wegnahm, wo man dazu kam.

Am bekanntesten wurden die Wasserleitungen der Römer, deren Aquädukte weithin die Aufmerksamkeit erregten und zuerst Kenntnis, aber auch manche Irrtümer über die Originalität der römischen Wasserleitungen vermittelten, die in ihrer Großartigkeit erst in neuerer Zeit erreicht und dann durch die modernste

Technik auch überholt wurden. Die Griechen hatten bei der geringen Er-
giebigkeit ihrer Quellen und Flüsse das Wasser schonen müssen und leiteten
es weniger auffällig möglichst unterirdisch. Die alten Kulturvölker und auch
die Griechen waren die Lehrmeister der Römer, und ich will deshalb im Zusammenhange über diese Dinge einiges erwähnen.

Die Pyramiden in Ägypten, die gewaltigen Molenarbeiten in Antiochia,
die Riesensteinblöcke in Tyrins und Mykenä, und die für die Wasserversorgung
durch die Felsen getriebenen Tunnels ließen schon bei den Vorfahren der
klassischen Griechen ein bedeutendes technisches Können wahrnehmen. Grundwasser aus Brunnen, Wasser aus natürlichen Quellen und Flüssen wurde weither
geleitet; Zisternen dienten zum Auffangen von Regenwasser wie in Tyrins, oder
von anderem Trinkwasser wie in Konstantinopel, und werden zum Teil noch
heute benutzt. In Babylon ging die zentrale Wasserversorgung auf HAMMURABI,
2267—2213 v. Chr., zurück; Jerusalem hatte die Salomonische Wasserleitung;
die Phönikier leiteten der Inselstadt Tyrus vom Festlande Wasser zu durch
einen unter See durch eine Felsbarre getriebenen Tunnel. Die Wasserversorgung
von Samos war noch HERODOT ein Wunderwerk des EUPALINUS. In Athen
führte PISISTRATOS durch einen durch den Akropolisfelsen getriebenen Tunnel
Wasser aus dem Ilissostale zu. Von dem Tunnel aus wurde das Wasser in mit
Kalkmörtel verputzten Kanälen aus Platten oder in Tonröhren weithin geleitet;
Grundwasserbrunnen wurden in Tonröhren hergestellt und als Ziehbrunnen verwendet. Die Römer haben nach dem politischen Untergang von Griechenland
die alten, quantitativ nicht genügenden Wasserleitungen manchmal erweitert,
z. B. in Olympia. In Pergamon leiteten die Griechen in der hellenistischen
Periode nach GIEBELER eine bedeutende Druckwasserleitung aus einer Quelle,
die 30 km außerhalb und 800 m über der Burg lag, vermutlich in Bleiröhren,
an den Stellen niederen Druckes in Tonröhren.

In Rom wurde die erste Quellenleitung, Aqua Marcia, 614 v. Chr., aus
10 km Entfernung unter König ANCUS MARCIUS gebaut, 145 v. Chr. wesentlich
erweitert durch Quellen bis zu einer Entfernung von ca. 90 km, und ist noch
jetzt von den noch in Betrieb stehenden alten Leitungen quantitativ die wichtigste; im Februar 1924 drückte ein Bergrutsch bei Tivoli den Hauptaquädukt
auf 40 m ein und verschüttete ihn, so daß Rom von einer Wassernot bedroht
wurde. Als nach dem Niedergang Roms die Stadt öfters belagert oder eingenommen wurde, z. B. von den Goten unter VITIGES, 587, dann von BELISAR,
wurden die Leitungen von den Belagerern zum Teil zerstört. Der Papst HONORIUS
versuchte 630 eine erste Erneuerung. Aber erst vom 15. Jahrhundert ab wurden
die Wiederherstellungen energischer in Angriff genommen. Auf die Aqua Marcia
folgte 311 v. Chr. die Aqua Appia auf 16,6 km Entfernung durch APPIUS CLAUDIUS;
271 eine Ableitung des Anioflusses aus 63,7 km Entfernung. Die Leitungen
erfolgten zum Teil unterirdisch, zum Teil in Aquädukten in gemauerten Ge-
rinnen, in den Städten in Blei- und Tonröhren.

FRONTINUS (de urbis Romae aquaeductibus) zählte am Ende des 1. Jahrhunderts n. Chr. 9 Leitungen mit einer Gesamtlänge von ca. 430 km und
1 000 000 cbm; zur Zeit des DIOCLETIAN, 284—305, wurden 14 Leitungen mit
mehr als 1 500 000 cbm angegeben. Mit Rücksicht darauf, daß immer einige
Leitungen in Reparatur und außer Betrieb waren, schätzt man zur Kaiserzeit
den täglichen Bestand auf 150 l Wasser pro Kopf und Tag. Die Aufsicht über
die Wasserleitung hatten die sehr angesehenen Curatores aquarum. Dieses Ansehen genießen bei den Persern und Türken noch jetzt die Wasseraufseher
(Mirab, Suboschi), und das Gewerbe der Mukanni sucht bei ihnen Quellen, baut
Brunnen und Leitungsanlagen.

Mit der Vermehrung der Wasserversorgung entstand ein zunehmendes Badewesen. Während die Griechen sich noch mit natürlichen warmen Quellen als „Bäder des Herakles" begnügten, entwickelten die Römer ein künstliches Badewesen mit Schwitzbädern (caldarium), wie wir sie jetzt als römisch-irische Bäder kennen, mit lauen Wasserbädern (tepidarium) und kalten Schwimmbädern (frigidarium, natatio); für die Hautpflege nach dem Baden und für Massage und Salben diente ein besonderer Raum, das Elaeothesium. Rom hatte unter den Kaisern 15 große Thermen und 856 öffentliche Bäder.

Lange vor den Römern hatten schon Babylon und Bagdad Schwemmsiele, in die der Ablauf der Häuser einmündete, und auch Athen hatte schon Kanalisation mit spülbaren Hausanschlüssen. Die Kloaken unterstanden in Rom der Aufsicht der Curatores alvei et Riparum Tiberis, die Marktpflege den Aediles cereales.

Für das Militär wurden besondere Ärzte bestellt und für die Sklaven in der Kaiserzeit die Servi publici eingesetzt. Die Gemeindeärzte erhielten den Titel Archiatri populares und wurden unter Valentinian und Valens in Kollegien organisiert, und Rom hatte 14 Bezirksarmenärzte; die Hof- und Leibärzte erhielten den Titel von Archiatri palatini. *Das Gesundheitswesen war so bei den Römern zu einer Staatsangelegenheit geworden* und von den Fesseln religiöser Vorschriften befreit unter dem Einflusse staatsmännischer Einsicht für das öffentliche Wohl, wie sie in unserer Zeit noch nicht wieder erreicht wurde. Auch der Ärztestand fing in der römischen Kaiserzeit an, über die therapeutische Seite seines Berufs hinaus sich mit der Hygiene zu beschäftigen, und in dieser Hinsicht war nach Erasistratos besonders wieder Galen am nachhaltigsten eingetreten, der auch die Bedeutung der Spiele mit dem kleinen Ball für die Gesundheit erkannte hatte, περὶ τοῦ διὰ μικρᾶς σφαίρας γυμνασίου; auf Grabmälern ließ ein Ball den Verstorbenen als Arzt erkennen. Soranus hatte die Krankheiten des Wochenbettes und Kindesalters bearbeitet.

Nach dem Niedergange der griechischen Staaten war in Alexandria eine Hauptpflegestätte der griechischen Medizin entstanden und Herophilos und Erasistratos, 300—280 v. Chr., hatten dort die menschliche Anatomie durch Sektionen, sogar an lebenden Verbrechern, erst richtig begründet. Die Symptomatologie war weiter ausgebildet und im Sinne von Hippokrates die Erfahrung durch Beobachtung am Kranken als Grundlage wieder aufgenommen worden. In diesem Geiste hat Galen, 131—200 n. Chr., die Medizin ebenfalls wieder auf Anatomie und Physiologie zu begründen versucht, allerdings mit dem einen Rückschritt, daß er hauptsächlich die Anatomie von Affen zugrunde legte. Ebenso hatte Celsus die Medizin auf Anatomie und Physiologie und die direkte Beobachtung zu begründen unternommen und Einrichtungen der Krankenhäuser für Sklaven angegeben.

Besonders wichtig ist dieser Abschluß der griechischen Medizin auf römischem Boden dadurch geworden, daß die *Konstitution des Menschen als Grundlage* allgemein anerkannt war. Die von Hippokrates bis Galen dargelegten Temperamente spielen sogar jetzt noch eine gewisse Rolle, wenn wir auch anatomisch und physiologisch andere Vorstellungen davon haben. Die ererbten Anlagen und ihre richtige Ausbildung oder Vernachlässigung spielen bei den griechischen und römischen Schriftstellern bei der Beurteilung der politischen und gesellschaftlichen Zustände eine große Rolle.

Unser modernstes Wissen, z. B. von der sog. lymphatischen Konstitution, oder die gerade jetzt in der Entwicklung begriffene Lehre von den Inkreten oder Hormonen und den durch dieselben bedingten Eigentümlichkeiten der Körpersäfte zeigen, daß die klassische Medizin für die Erkenntnis der Krankheitsanlagen schon auf dem richtigen Wege war.

Für die Ätiologie der Seuchen war aber damit noch nicht viel gewonnen und Seuchen hatten im Verlaufe der römischen Geschichte wiederholt eine entscheidende Rolle gespielt. In das Dunkel, das über der Ätiologie dieser Volkskrankheiten lag, fiel in der römischen Kaiserzeit ein Lichtstrahl, und VARRO äußerte über die Sumpfgegenden, Loca palustria, eine Ansicht, die an die Bakteriologie und die selbst für unsere modernsten Mikroskope unsichtbaren Mikroparasiten erinnert: „In iis crescunt animalia quaedam minuta, quae non possunt oculis consequi, et per aëra in corpus per os ac per nares parveniunt, atque efficiunt difficiles morbos." Wenn man bedenkt, daß man die Sumpffieber bis in unsere Zeit als Malariafieber bezeichnet, und erst seit 1880 durch LAVERAN weiß, daß die Fliegen in den Sumpfgegenden die Träger der gefährlichen Keime sind und die Infektion nicht durch Luftübertragung, sondern durch Insektenstiche (Anopheles) erfolgt, verdient diese Ansicht des Römers wohl einen Ehrenplatz in der Geschichte der Hygiene und Epidemiologie. Erst damit hatte die Lehre von Beelzebub als Fliegengott eine Grundlage gewonnen.

Auch eine praktische Folgerung aus diesen Auffassungen für die Sanierung der Umwelt berührt ganz modern, indem es den Römern gelungen war, im Ager romanus, der heutigen wieder fieberschwangeren Campagna, durch Drainage und Anpflanzungen die Sumpffieber erfolgreich zu bekämpfen. Gegenüber den anderen Seuchen blieben sie aber machtlos.

Niedergang der hellenistischen Medizin und Hygiene; Byzanz; die arabisch-jüdische Medizin.

Rassenmischung, Latifundien mit Sklavengroßbetrieb und Seuchen haben die Kraft der Römer vernichtet und das durch sittliche Verwilderung in Führern und Geführten verkommene römische Volk unter die Herrschaft der Germanen gebracht, die seit der Völkerwanderung, 375, bald die römischen Provinzen, Italien und Rom überschwemmten und beherrschten. Unter KONSTANTIN DEM GROSSEN war 330 Byzanz als Nova Roma oder Konstantinopel Hauptstadt des gesamtrömischen Reiches geworden und blieb es bis 394. Dann aber trat nach dem Tode von THEODOSIUS die bleibende Reichstrennung ein. Seit 476 unter ODOVAKAR herrschten im römischen Westen germanische Völker, wenn auch eine Zeitlang noch unter scheinbarer Oberherrschaft von Ostrom. Diese Germanen hatten als kräftige Naturvölker noch kein Bedürfnis nach ärztlicher Kunst und staatlicher hygienischer Organisation und wurden, weil sie sittenreine Völker waren, von den Unflätereien der römischen Überkultur angeekelt, und die Römer mußten nach SALVIANUS bekennen, „inter pudicos barbaros impudici sumus". Von der ärztlichen Bedürfnislosigkeit der damals allerdings nicht mehr sittenstrengen deutschen Naturburschen des 30jährigen Krieges sagte 1669 SIMPLICISSIMUS: „O edeles Leben, in welchem man sich aus nichts um die Medizin bekümmert."

Unter diesen Verhältnissen konnte sich die griechische ärztliche Kunst nur noch mit anderen Erscheinungen des Hellenismus in Konstantinopel und Alexandria halten, und als letzte bedeutende Ärzte dieser Richtung sind ALEXANDER VON TRALLES und PAULUS VON AEGINA im 7. Jahrhundert zu nennen. Das oströmische Reich wurde aber durch die Pest des JUSTINIAN, die von 531 bis 580 wütete, so erschüttert, daß es in sich zusammenbrach und dem seit 622 entstehenden Mohammedanismus keinen energischen Widerstand leisten konnte. Im Osten bildeten sich Kalifate mit Damaskus und Bagdad als neuen Kulturzentren, in denen die griechischen Ärzte Aufnahme fanden und mit der indischen ärztlichen Kunst Fühlung bekamen.

Andere Zweige des Hellenismus wanderten, nachdem Alexandrien durch OMAR, den Begründer der arabischen Herrschaft im Osten, 640 vernichtet war, nach Westen und kamen nach Gründung des Kalifates von Cordova seit 755 mit den arabischen Kreisen in nähere Berührung und Austausch.

Eine unmittelbare Fortsetzung hatte die hellenisch-römische Medizin nur in Salerno. Die arabischen und mit ihnen in Verbindung stehenden jüdischen Ärzte gingen wieder auf HIPPOKRATES zurück, erhielten durch Übersetzungen ins Arabische die bedeutendsten Schriften der Alten und erweiterten sie nach mancher Richtung, führten wieder sorgfältige Krankenbeobachtung ein, brachten neue Heilmittel und neue Formen derselben (Alkohol, Mixturen) und in überaus künstlichen Rezepten eine noch jetzt nicht ganz überwundene Polypragmasie; verstanden sich aber auch auf Diät und vorbeugende Maßnahmen. RHAZES, der die Blattern gut beobachtete, AVICENNA, ISAAC JUDÄUS im 9. Jahrhundert bis zu MAIMONIDES, erwarben sich großes Ansehen auch in der Christenheit. In Spanien bauten die Araber viele Krankenhäuser.

In diesem Gewande der arabischen Medizin breiteten sich nunmehr die ärztlichen Kenntnisse vom Westen umgekehrt wieder nach Osten aus. Salerno konnte sich nicht mehr in der ursprünglichen Form halten und erlag der Konkurrenz. An seine Stelle trat vor 700 Jahren 1224 die neue durch Kaiser FRIEDRICH II. gegründete Universität Neapel, im Süden Frankreichs aber Montpellier. In Ägypten trat 1283 für Alexandria Kairo als neue Hochschule für die mohammedanische Welt ein.

Als interessanter Rest der griechischen Medizin bei den neuen germanischen Bildungen wurde von dem aus Byzanz vertriebenen griechischen Arzte ANTIMOS 520 eine Schrift zur Privathygiene in lateinischer Sprache an den Frankenkönig TEUTERICH gerichtet: „Epistulae de observatione ciborum." Im 12. Jahrhundert erscheint das Regimen sanitatis Salernitanum. Dann aber ist es mit der altgriechisch-römischen Privathygiene scheinbar aus, und die arabische Medizin kam erst wieder zur Aufnahme der Lehren von HIPPOKRATES und GALEN auf diesem Gebiete.

Ich habe den Eindruck, daß man bis jetzt die Bedeutung von Byzanz als Zentrum für Wissenschaft und Kunst des Mittelalters stark unterschätzt. Gewiß ist dort der Hellenismus als Träger der heidnischen Antike zu Ende gegangen. Aber sowohl während der Zeit der alten Romäer, als etwas weniger während des lateinischen Kaisertums 1204—1261, und wieder stärker in dem dann einsetzenden byzantinischen Reiche, das bis 1365 (Fall von Adrianopel) oder 1453 (Fall von Konstantinopel) dauerte, war dort die alte hellenistische Forschung nicht ganz untergegangen und hatte eine Umformung in eine christliche Antike erfahren, die wir in der Kunst jetzt besser zu begreifen anfangen als in der Wissenschaft.

Wiederbeginn der Forschungen; Italien, Frankreich, Deutschland; die Seuchen.

Diese ganze Umstellung der Geister vom heidnischen Altertum auf das Christentum dürfen wir wohl nicht so unbeachtet lassen und gering werten, wie es meist geschieht. Durch diese Umstellung haben die germanischen Völker, die nach dem Mittelmeer gelangt waren, allmählich gelernt, unter Verwertung der hellenischen Überlieferungen und der arabischen Verarbeitung derselben vollständig neue Werte aus eigenem Genie zu schaffen, nachdem die römische Kirche durch Vernichtung der altgermanischen Kultur sich bei ihnen der geistigen Führung bemächtigt und dadurch eine Weiterbildung ihrer eigenartigen Kultur lange verhindert hatte. Gerade durch den erhaltenden Einfluß des christlichen

Byzantinismus wurde es möglich, daß auch in den Klöstern des römisch-katholischen Westens die profanen philosophischen und ärztlichen Werke der Alten unabhängig von arabischen Einflüssen immer wieder aufgestöbert und abgeschrieben wurden, auch wenn sie Dinge enthielten, die der Kirche abträglich waren.

Die 7 Kreuzzüge von 1096—1270 hatten die in Neubildung begriffenen europäischen Völker mit germanischer Vorherrschaft in Berührung mit den Resten der alten griechischen Weistümer und den Zivilisations- und Kulturerscheinungen der Ostvölker gebracht und dadurch anregend auf die west- und nordeuropäischen Völker gewirkt, diesen aber auch Krankheiten und noch fremde Formen der Sittenlosigkeit übermittelt. In den Beginn der Kreuzzüge fällt die für die römische Kirche wichtige Zeit des Papstes Hildebrand, Gregor VII, 1073—1085, die den Sieg des Papsttums über das Kaisertum bezeichnete.

Im 11. und 12. Jahrhundert wurde in Deutschland die große Hausmacht einzelner Familien in kleinere Staaten und Territorialherrschaften aufgelöst. Es bildete sich mit der großen Agrarreform der Ritterstand und in den Städten eine soziale Gliederung in Patrizier und Gewerke aus, und damit ging ein Teil der Bildung, die bis dahin ein Privilegium des Klerus und der Klöster war, auf das Bürgertum über.

Es entstand ein nicht mehr zu beseitigender Gegensatz zwischen Welt und Kirche und als Ausdruck für das gesteigerte Bildungsbedürfnis die Gründung von Universitäten. Die *Universitäten* entwickelten sich zum Teil als mehr weltlich gerichtete, wie Salerno, Neapel, Montpellier, und als Gegensatz dazu die mit päpstlicher Zustimmung gegründeten, voran Paris, Bologna, Prag, als kirchlich eingestellte, deren Lehrer in der Medizin, zum Teil sogar gleichzeitig Geistliche, starr auf das Dogma der alten Medizin, auf Galen verpflichtet waren und deshalb die Fortschritte durch die arabische Medizin aufhalten konnten. Das machte sich besonders in Auffassung und Bekämpfung der Seuchen bemerkbar.

Die arabische Medizin hatte die Auffassung von Hippokrates als richtig erkannt, *daß die Krankheiten natürliche Vorgänge sind* und man bei ihnen 2 Ursachengruppen unterscheiden müsse; die eine liege im Verhalten des Menschen und seiner eigenen Schuld, die zweite in äußeren Momenten wie Wasser, Boden, Luft. Am frühesten war die Kontagiosität bei der Lepra erkannt und später auch bei anderen Krankheiten und besonders von Fracastoro „de morbis contagiosis" 1546 begründet; damit waren aber die schon im 15. Jahrhundert von Saladino Ferri gegen die Ansteckungstheorie der Pest erhobenen Einwände nicht ganz erledigt.

Bei der Pest des Justinian war bereits von Euagrius eine unserer neuesten Feststellungen erkannt, daß auch gesunde und gesundbleibende Menschen die Krankheit übertragen können, also Erscheinungen, die wir jetzt (Hueppe 1887) als Wohnparasitismus oder Bacillenträger als sehr wichtig kennen; beim Schwarzen Tod hatte de Mussis 1346 dieselbe Tatsache für die Infektion von Italien durch unverdächtige Schiffe aus dem Orient festgestellt.

Bekannt waren auch, wie schon erwähnt, den alten Leviten die Übertragungen von Krankheiten durch Kleider, ebenso auch das gelegentliche Haften an Häusern, das wir aber jetzt anders auffassen, nämlich durch Haften an den Fehlböden der Häuser oder durch Bewohnen derselben von Bacillenträgern. Dann ist es lange von diesen Beobachtungen still, aber im Volke war die Gefahr der Übertragung der Pocken durch Wäsche bekannt und gefürchtet. Von ärztlicher Seite wurde diese Gefahr erst später wieder erwähnt und erst bei der Pest im 18. Jahrhundert gibt Chenot 1766 bestimmt an, daß sie durch Kranke und deren Kleider, aber nicht durch andere Waren verbreitet würde, und HUNTER gibt 1788 dasselbe für die Wäsche von Petechialfieberkranken an, und seit dieser Zeit wurde diese Verbreitungsart öfters beobachtet, besonders bei Blattern und Cholera.

Die Wohnung wurde wegen der Übertragung lange nicht gewürdigt, trotzdem THUKIDIDES schon in Athen darauf hingewiesen hatte. Erst bei den putriden Fiebern im 18. Jahrhundert wurden schmutzige und überfüllte Wohnungen für die Übertragungen als wichtig erkannt und durch die Kriegstyphen der napoleonischen Feldzüge wichtig. Allerdings hatte man schon vorher wiederholt in den überfüllten Krankenhäusern, in denen in einem Bette oft verschiedenartige Kranke zusammenliegen mußten, reichlich Beobachtungen über schädliche Wohnungsüberfüllungen machen können. Im ganzen nördlichen Europa waren nach der Beseitigung der alten germanischen Kultur besonders die durch Mauern umgrenzten Städte Sammelstätten von Unrat geworden. Aborte gab es kaum, der Boden war verschmutzt, die Wasserversorgung meist kläglich; die Fenster waren ohne Verglasung, und die Läden blieben zum Zusammenhalten der Wärme möglichst geschlossen; Licht und Luft wurde den Wohnungen ferngehalten; die Heizung war mangelhaft, das Bad lange der einzige heizbare Raum; dazu kam Überfüllung und außerdem schlechte Nahrung, und oft traten Hungersnöte ein.

Außerdem riß gerade infolge der Seuchen, gegen die man sich nicht schützen konnte, sittliche Verwilderung und Auflösung aller Bande frommer Scheu ein. Auf der einen Seite bestand egoistischer Selbstschutz und Absperrung gegen die Krankheiten und Mangel aller Pflege der Erkrankten aus Furcht vor der Ansteckung, die fast gefährlicher war, als die Seuche sonst gewesen wäre, was wir sogar 1892 bei der Cholera in Hamburg in geringerem Grade noch beobachten konnten.

Aber THUKIDIDES schilderte auch, wie die von der Pest Genesenen sich in Sicherheit befanden, weil sie nicht zum zweiten Male erkrankten, d. h. in unserem Sinne immunisiert waren, so daß sie dann die Pflege der Kranken übernehmen konnten, wie wir z. B. im Feldzuge zur Pflege der Fleckfieberkranken möglichst Soldaten verwendeten, die die Krankheit schon überstanden hatten. Bei der Syphilis fand PETRONIUS 1535, daß ganz gesunde Personen aus gesunder Familie noch ebenso schwer erkrankten wie in früheren Zeiten, daß aber durch den wiederholten Übergang von einer Generation auf eine andere das syphilitische Gift vom menschlichen Organismus allmählich assimiliert werde und in solchen Familien nicht mehr so stark wirke, womit wohl zum erstenmal bewußt und theoretisch die Immunisierung ausgesprochen war.

Daß die Erfolge derartiger Durchseuchungen aber recht alte waren, lehrt die Immunität der Juden gegen die Pest im Nildelta zur Zeit von MOSES, die zugleich als sozialer Faktor sich geltend machte, was sich später bei der Seuche öfters als Gegensatz von Juden und Nichtjuden, noch mehr sogar als in Unterschieden von Stadt und Land, von reich und arm bei gleicher Rasse vermerkt findet. Die Pestepidemien erregten oft Aufstände der schwer heimgesuchten Bauern gegen den Adel, aber auch stets gegen die Juden. So bemerkte RAMAZZINI, daß in der Poebene die wohlhabenden Stände zuerst sich besser gehalten und geschützt hätten, dann aber stärker und in erster Linie befallen wurden, die Bauern aber in den folgenden Jahren weniger, nachdem sie vorher stärker ergriffen, nach unserer Auffassung also dadurch immunisiert worden waren.

In Polen und Schlesien wurden 1770 die Bauern und Juden von den Faulfiebern stärker mitgenommen, in den folgenden Jahren aber trotz gesteigerter Teuerung weniger, also wohl wegen eingetretener Immunisierung. Die Vorstellungen im 16. Jahrhundert waren anders, nämlich daß sich der Reiche durch die bessere Bequemlichkeit und Vorsicht, z. B. Abreisen, gegen die Pest schützen konnte, wie es auch 1892 in Hamburg noch vielfach gegen die Cholera geschah, daß aber die Armen gegen das Fleckfieber, das durch Luftverderbnis entstanden sei, einen abgehärteten Körper als Schutzmittel hätten, was sich 1848 in Schlesien allerdings nicht bemerkbar machte.

Im Altertum, aber noch mehr im Mittelalter, verhielten sich die Ärzte den Epidemien gegenüber kaum anders als die Laien, und die allgemeine Furcht und Mutlosigkeit veranlaßte auch Ärzte oft zur Flucht aus der Beobachtung, daß Ärzte und Priester, die sich schonungslos im Interesse der Kranken aussetzten, besonders häufig erkrankten und starben. Bei dem Schwarzen Tod in Avignon blieb 1348 und 1360 Guy von Chauliac als Leibarzt des Papstes Urban V. im Dienste, „um der Schande zu entgehen", propter diffugere infamiam, und machte auch einen schweren Anfall durch; manche Ärzte starben damals auch in Montpellier und Venedig an der Pest. Sydenham und mit ihm viele andere Ärzte flohen 1665 vor der Pest aus London, behandelten aber auf dem Lande auch Pestkranke.

Während 1348 in Perugia Ärzte Sektionen an Pestleichen gemacht hatten und dies auch bei anderen Epidemien vorgekommen war, lehnten Morgagni und Diemerbroek 1629—1631 die Untersuchung von Pestleichen ab und wollten sich „contagii periculis non exponere" und lieber glauben ohne zu sehen, credere quam videre maluimus.

Bei den exanthematischen und mesenterischen Fiebern wurde in Italien 1764—1769 boshaft bemerkt, daß die Sterblichkeit an Orten, wo es an Ärzten fehlte, geringer gewesen sei. Das erinnert uns an die Klage von Faust, daß er „den Gift" an Tausende gegeben

> „ . . . die Patienten starben,
> Und niemand fragte, wer genas?
> So haben wir mit höllischen Latwergen
> In diesen Tälern, diesen Bergen,
> Weit schlimmer als die Pest getobt".

Am Niederrhein wurden 1813 nach der Schlacht bei Leipzig, um freie Hand für vernünftiges ärztliches Handeln, besonders ausgiebiges Lüften der Lazarette, zu gewinnen, auf Veranlassung von Abel erst die unfähigen französischen Militärärzte entfernt. Man darf sich deshalb wohl nicht wundern, wenn gelegentlich bis in unsere Tage bei Epidemien, z. B. bei der Pest in Rußland oder der Cholera in Neapel, das unwissende Volk die Ärzte verfolgte.

Auf die *Bedeutung der Seuchen für die politische Gestaltung* habe ich schon hingewiesen bei der Seuche vor Jerusalem unter Sanherib, ebenso auf die Bedeutung der Malaria für Babylon. Die Seeschlacht von Salamis hätte für den Verlauf des Feldzuges wohl kaum die entscheidende Bedeutung gewonnen, die wir ihr allgemein zuschreiben, wenn nicht die gleichzeitigen heftigen Epidemien im Landheere des Xerxes und die Zustände in Persien von Einfluß auf dessen Entscheidungen gewesen wären. Bei der attischen Pest 430—425 erfahren wir durch Thukydides, daß die stärkstbewohnten Orte am heftigsten befallen waren, der ganze Peloponnes aber frei blieb. Wir lernen die Wohnungsüberfüllung als wichtigen Faktor kennen und begreifen, wie die furchtbaren Verheerungen der Seuche die politische Macht Athens schädigten, das sich ohne die Seuche wohl viel länger und vielleicht siegreich hätte halten können.

Die *soziale Bedeutung der Seuchen* lernen wir durch die Kulturgeschichte zum größten Teil besser kennen als durch die ärztlichen Mitteilungen. An dem inneren Zerfall Roms hatten die vielen Seuchen einen großen Anteil, und besonders wurde die sittliche Verwilderung dadurch sehr begünstigt. Mehr noch war dies nach der Verlegung der Residenz nach Konstantinopel, 330, durch KONSTANTIN im oströmischen Reiche der Fall, wo besonders Blattern und Aussatz und heftige Pestepidemien nicht aufhörten. Besonders die Pest des JUSTINIAN, 531—580, die wie die attische als Ursprungsland auf Ägypten, nach EUAGRIUS auf Äthiopien bezogen wurde, so wie bis in die neue Zeit Ägypten als Ursprungs- oder Übertragungsland immer wieder für Pest und dann auch für Cholera galt, brach die Kraft des oströmischen Reiches vollständig, und ungefähr die Hälfte der Bevölkerung starb, und eine große Anzahl blühender Städte wurde vernichtet und in Einöden verwandelt. Von diesem Schlage erholte sich die hellenische Kultur nie vollständig.

Als nach dem Zusammenbruche des klassischen Altertums in den neuen germanischen Staatenbildungen im 11. und 12. Jahrhundert die neuen sozialen Gliederungen in Gang gekommen waren, trat bald wieder durch eine Seuche eine Störung in der Entwicklung ein, und zwar durch den sog. *Schwarzen Tod*, der als Bubonen- und Lungenpest von 1348 bis Ende des 14. Jahrhunderts in Europa wütete und nach HECKER ein Viertel aller dort lebenden Menschen hinwegraffte.

Es war die erste Pest, die ihren Ursprung nicht von Ägypten her, sondern aus dem Osten, aus dem Lande der Skythen nahm. Dies ist jetzt für uns besonders interessant, weil wir in einer septikämischen Seuche des Gobimurmeltieres, des Bobac, eine oder die originale Quelle der Pest kennen gelernt haben, in der sie erhalten wird, auch wenn die Menschenepidemien scheinbar aufgehört haben, oder aus der sie autochthon überhaupt herstammt, um von dort aus erst auf den Menschen überzugehen und dann ihre Wanderungen, jetzt oft unter Vermittlung der Ratten, anzutreten. Die früher bekannten Herde in Ägypten oder Äthiopien konnten demnach auch sekundäre sein, wenn man nicht annehmen will, daß auch in Zentralafrika ein autochthoner Entstehungsort gegeben sein könnte. Für die erste Annahme spricht die scheinbare Einheitlichkeit und Gleichheit der Erreger, soweit sie bis jetzt bakteriologisch festgestellt scheint; im zweiten Falle würde es sich um eine Ähnlichkeit oder Artverwandtschaft der Erreger handeln, wie wir sie bei der Typhus-Coligruppe kennen oder wie die Spirochäten des Rückfallfiebers in Afrika und Asien nicht artgleich zu sein scheinen.

Die sittliche Verwilderung durch den Schwarzen Tod haben BOCCACCIO und PETRARCA, aber auch viele Ärzte, wie DE MUSSIS und GUY VON CHAULIAC, geschildert. Glänzende Beispiele von Pflichterfüllung durch Ärzte, Priester und geistliche Orden, besonders Franziskaner, und durch weibliche Orden sind mitgeteilt. Im allgemeinen aber überwog das Entsetzen und die Verzweiflung, so daß die Menschen sich durch Orgien zu betäuben suchten und die niedrigsten Leidenschaften ungezügelt walten ließen, Raub und Diebstahl an dem Gute der Gestorbenen die Mittel dazu verschafften und die Geistlichkeit oft mit dem schlechtesten Beispiele voranging.

Die Kirchhöfe bei den Kirchen in den Städten erwiesen sich bei dieser und bei anderen Seuchen immer wieder als eine Hauptgefahr für die Übertragung und Erhaltung der Pesten, aber ebenso die Wallfahrten und die Pilgerzüge, gegen die man aber nur selten vorzugehen wagte. König KARL VI. von Frankreich verbot 1350 seinen Untertanen die Teilnahme an einer großen Wallfahrt, und zwar „im Interesse des Reiches sowohl als der heiligen Religion"; ebenso wurden 1399 und 1400 in Venedig die Geißlerprozessionen streng verboten; in Velletri wurden 1486 die Kirchen wegen der Pest geschlossen und die Gottesdienste auf öffentlichen Plätzen abgehalten und 1498 in Venedig Feste, Märkte und Predigten verboten. Scharfe Edikte wie das des Kaisers MAXIMILIAN im Jahre 1495 konnten nichts helfen, da in ihm Hunger, Pest und andere Plagen, besonders die Syphilis, als Strafen Gottes über die Sünder und Gottlosen aufgefaßt wurden. Auch das scharfe Vorgehen des Parlamentes d. h. des obersten Gerichtshofes zu Paris gegen die Syphilitischen von 1497, vermochte trotz Androhung der Todesstrafe die Ausbreitung der Seuche nicht zu hemmen.

Nach dem Schwarzen Tode hatte besonders eine scheinbar ganz neue und zunächst nach dem Ausgangslande mit verschiedenen Namen (spanische, neapolitanische, französische), von FRACASTORO als *Syphilis* bezeichnete Krankheit auf die sittliche Verwilderung und wirtschaftlichen Verhältnisse ungünstig gewirkt, nachdem sie sich nach der Einnahme Neapels 1495 bei dem dortigen liederlichen Leben im Heere KARLS VIII. eingenistet und mit diesem zurückkehrenden Heere über ganz Europa auffallend schnell verbreitet hatte. Der Kampf gegen die Seuche wurde anfangs ebenso scharf geführt wie gegen den Aussatz. Aber die Syphilisation machte trotzdem große Fortschritte, und als auch weltliche und Kirchenfürsten daran litten verlor sich der anstößige Charakter, ja man rühmte sich ihrer, und unter dem Sonnenkönig erwartete man schließlich in Paris, daß jede Hofdame „ses fleurs" hatte, wogegen nur ein Heilmittel sicher sei, die Keuschheit, von der man aber nicht gern Gebrauch machte.

Nur wenige Männer und Frauen waren aus Furcht abstinent. Aber auch das half nicht sicher, da nach JORDANUS 1577 in Brünn in einer Badestube durch Schröpfen über 100 Personen infiziert wurden, und ähnlich 1592 in der Schweiz viele Leute ohne Berührung und Verkehr mit Kranken ergriffen wurden. Besonders das Zölibat der Priester erwies sich verhängnisvoll, und erst der Protestantismus bildete wieder ein besseres Familienleben und darauf begründete Sittlichkeit heran.

Ob sich die Krankheit aus einer früher weniger heftigen und weniger bekannten, aber schon vorhandenen mehr sporadischen Krankheit erst unter besonders ungünstigen Verhältnissen zu einer epidemischen herausgebildet hatte oder seit der Entdeckung 1492 erst aus Amerika als ganz neue eingeführt war, wurde wissenschaftliche Streitfrage. FALLOPPIO bemerkte schon 1520, daß die Krankheit in Westindien milder verlaufe als in Europa, und ähnliche Beobachtungen hat man später auf dem Balkan, in Rußland und China gemacht, wo die Einheimischen viel weniger hart litten als die zugereisten Europäer. Die Krankheit verlief allmählich milder, was PETRONIUS 1535 als Immunisierung auffaßte, wie REIBMAYR Unterschiede im Verlaufe der Tuberkulose bei uns und auf dem Balkan derart auffaßte, und TORELLA und FRACASTORO glaubten, daß sie von selbst aussterben werde, während FERNEL sie als „comes humani generis immortalis" bezeichnete und bis jetzt recht behielt, und wie gerade jetzt wieder nach dem Weltkriege überall sogar eine starke Zunahme erfolgt ist.

Im Kampfe gegen die Syphilis trat die soziale Gliederung in manchen Orten sonderbar in die Erscheinung, indem einzelne Zünfte ihren Gesellen den Besuch der Bordelle verboten, z. B. in Ulm die der Weber, Goldschmiede, Gerber und Schneider. In unserer Zeit wurde festgestellt, daß die Seuche unter Studenten, Kaufleuten, Soldaten und Fabrikarbeitern in verschiedenem Grade verbreitet ist.

Das Anstößige der Seuche bewirkte auch, daß nicht alle Ärzte derartige Kranke gern behandelten. Aber schon früh galt, „diskret wird der Patient verbunden, diskret wird Honorar geschunden", und so soll nach FALLOPPIO JAKOB VON CARPI, der zuerst das Quecksilber innerlich anwandte, ein großes Vermögen gemacht haben, und MASSA wurde von Kranken aus allen Gegenden Europas aufgesucht.

In den Kämpfen zwischen Karl V. und Franz I. wurde die französische Armee, die unter Lautrec 1528 Neapel belagerte, durch die Pest dezimiert, an der auch der Feldherr starb, so daß der König den Damenfrieden von Cambrai 1529 schließen mußte, infolge dessen der Kaiser in Deutschland auf dem Reichstage zu Speyer 1529 schärfer gegen die Protestanten auftreten konnte.

Im Dreißigjährigen Kriege traten einzelne Epidemien nicht so beherrschend in den Vordergrund, aber alle Kämpfe waren von Seuchen begleitet, so daß z. B. die Pest 1634—1637 die Zivilbevölkerung in Schwaben und Mecklenburg, die sich durch Landflucht in den Städten angehäuft hatte, so stark hinwegnahm, daß sie zur Bestellung des Ackers nicht mehr ausreichte, wodurch noch Hungersnot hinzukam. Die Bevölkerung hatte so abgenommen, daß sie sich des Räuberunwesens nicht mehr erwehren konnte und die Unsicherheit und Verarmung der Bevölkerung so groß wurde, daß der ganze früher vorhandene Wohlstand Deutschlands einging und die öffentlichen Wohlfahrtseinrichtungen, wie z. B. Krankenhäuser, so verkamen, daß sie bis ins 18. Jahrhundert mangelhaft blieben. Die sittliche Verwilderung nahm damals krasse Formen an wie zur Zeit des Schwarzen Todes, nachdem vor diesem Kriege im Bürgertum ein vielversprechender Kulturaufschwung eingetreten war.

Nachdem wir jetzt nach dem Zusammenbruche von 1918 in Deutschland wohl mehr als in anderen Ländern neben schönen Erscheinungen des Wiederbesinnens und Wiederaufbaues die ekelhaftesten Erscheinungen der Habsucht und Verwilderung, der Völlerei und Tanzwut bei größter Verelendung der Bevölkerung erlebten, können wir eher verstehen, daß es in früheren Zeiten bei niederer Kultur und dem Mangel an Unterricht noch viel schlimmer war (Simplicissimus von Grimmelshausen, 1669).

Während der Napoleonischen Zeit wüteten in den Heeren und der Zivilbevölkerung Seuchen, unter denen das Fleckfieber eine besondere Bedeutung ·gewann. Von 420 000 und nach Ergänzung von 553 000 Mann der großen Armee waren 1812 durch die Kämpfe und noch mehr durch die Seuchen, Typhus und Wundinfektionen, am 19. Oktober, dem Tage des Beginnes des Rückzuges von Moskau, nur noch 80 000 kampffähig, die dann auf dem Rückzuge aus Rußland bis auf geringe Reste aufgerieben wurden. Bei dem Rückzuge der Armee hatten die Seuchen bei der Vernichtung derselben sicher nicht weniger gewirkt als die mit dem 6. November einsetzende Kälte und die Kämpfe. Man erkannte damals, daß die stagnierende Luft in den überfüllten und nicht gelüfteten Hospitälern sehr gefährlich war, aber durch Verdünnung mit reiner Luft an Kraft zur Infektion verlor und frische Luft besonders auf Typhuskranke sehr günstig wirkte. Die Überfüllung einer Stadt und ihrer Lazarette und der Schmutz der Häuser hatten 1813 in Torgau unter den französischen und sächsischen Truppen furchtbare Verluste zur Folge.

Auch in unserer Zeit waren manchmal Seuchen noch von größtem Einfluß auf den Kriegsverlauf, wenn auch nicht mehr alleinbestimmend, so 1866 die Cholera der preußischen Armee, die den Frieden beschleunigte, so 1870/71 die schwere Blatternepidemie in der französischen Armee und die Übertragung und damit die letzte große Blatternepidemie in der deutschen Zivilbevölkerung, die den Erfolg hatte, daß die zwangsweise Schutzimpfung in Deutschland durchgeführt wurde und damit die Blattern fast beseitigt wurden.

Die enormen Menschenverluste durch die Epidemien, besonders in Verbindung mit den Kriegen, kamen daher, daß die Landleute in die Städte geflohen waren und sich dort in ganz ungesunder Weise angehäuft hatten wie schon in Athen zur Zeit der Pest des Thukidides. Aber ebenso schnell erfolgte stets ein Wiederersatz und eine Vermehrung der Bevölkerung durch Zunahme der fruchtbaren Ehen. Es war infolge der Epidemien auch eine Immunisierung und Auslese erfolgt, welche dann einige Jahre ruhiger Entwicklung ermöglichte.

Nach den gewaltigen Menschenverlusten des jetzigen großen Krieges und dem furchtbaren verbrecherischen Krieg gegen die deutschen Frauen und Kinder durch die englische Hungerblockade überwiegt jetzt die Abnahme der Bevölkerung in Deutschland noch immer derart, daß man von einem Ersatz durch Zunahme der Zahl und größere Fruchtbarkeit der Ehen noch nichts merken kann, zum Teil wohl auch eine Folge der neumalthusianischen Weisheit, die schon vor dem Kriege anfing, auch in Deutschland, wie vorher in Frankreich, größeren Einfluß auszuüben.

Konstitution der Seuchen; genius epidemicus.

Während wir als praktisch wichtiges Resultat unserer Forschungen über die Ätiologie der Seuchen ermittelt haben, *daß man jede Seuche nach ihren Besonderheiten bekämpfen muß*, ist für uns besonders auffallend, daß man im Altertum und im ganzen Mittelalter die Erkennung und Bezeichnung der Seuchen scheinbar sehr oberflächlich behandelte. Das gewaltigste Moment, *die Bösartigkeit, Malignität*, war es, welches Lage und Auffassung immer bestimmte.

Bei den verschiedensten Seuchen, die wir als früher vorhanden annehmen müssen, waren immer Symptome vermerkt, die ganz verschiedenen Krankheiten zukamen. Daraus entstand die Vorstellung, daß eine Krankheit aus einer anderen hervorgehen könne, z. B. Blattern oder Fleckfieber aus Pest, Syphilis noch nach RICORD aus Rotz, Scharlach aus Masern; und für uns ganz verschiedenartige Krankheiten wurden als zusammengehörig aufgefaßt.

Ganz ungelöst mußte die Frage bleiben, ob Krankheiten, die bis dahin nur sporadisch bekannt waren, unter besonderen Umwelteinflüssen sich spontan zu Epidemien entwickeln konnten, wie es z. B. MERCURIAL schon 1576 annahm, und wie wir die Pandemien der indischen Cholera seit 1817 auffassen, oder wie sich die in Einzelfällen längst bekannte Cerebrospinalmeningitis im letzten Jahrhundert seit 1837 zu einer epidemischen Krankheit entwickelte. Dazu kommt aber auch umgekehrt, daß Seuchen allmählich nachlassen und dabei auch die Einzelfälle weniger gefährlich werden. So hatte man schon lange bemerkt, daß die Ärzte zu Anfang einer Epidemie nichts, zum Schlusse viel helfen konnten, und gemeint, daß die Ärzte während der Seuchen gelernt hätten, sie besser zu beobachten und zu behandeln, während die Mittel vielleicht nur halfen, weil die Seuche schon im Abnehmen war.

Seuchen, die sich anfangs langsam ausbreiteten und nicht ansteckend schienen, wurden dann auf einmal heftig und direkt übertragbar, das sog. Kontagiöswerden miasmatischer Krankheiten. Gewisse Symptome kamen bei den verschiedensten Krankheiten vor, so daß man Faulfieber und Pesten, exanthematische Krankheiten, Friesel vermerkt findet, ohne immer nach den Beschreibungen eine klare Trennung der betreffenden Seuchen treffen zu können. Am besten waren die Erscheinungen der Lepra bekannt; auch die großen Milzen, μεγάλαι σπλῆνες, der Wechselfieber sind seit HIPPOKRATES bekannt, ebenso die Erscheinungen der Lungenphthise. Die Bubonenpest wird schon früh leidlich abgegrenzt, die Blattern wurden schon von GALEN, dann von RHAZES gut beschrieben. Oft unterscheidet das Volk aber auch schärfer und früher als die Ärzte, z. B. den Scharlach von den Masern und Blattern.

Ähnliche Symptome bringen dann aber wieder ganz fremdartige Dinge zusammen, z. B. unter dem Namen Typhus, bis erst MURCHISON 1862 die Fleckfieber, Rückfallfieber und enterischen Fieber klinisch endgültig als verschieden

darlegte. FRACASTORO hatte vorher allerdings schon mesenterische und Pete-
chialfieber unterschieden und ähnlich MORGAGNI; noch genauer hatten dann
RÖDERER und WAGLER 1760 anatomisch den Abdominaltyphus als besondere
Krankheit abgegrenzt, so daß man also klinisch und pathologisch-anatomisch
schon auf dem richtigen Wege war; bis dann die Bakteriologie neue und sichere
Abgrenzungsmethoden fand durch Feststellung der Erreger, aber manchmal
selbst ohne Kenntnis derselben durch serologische Methoden.

Wenn wir alle Forschungsrichtungen jetzt zusammen Revue passieren
lassen, wird uns das Fastaussterben von Krankheiten wie Aussatz und das
Auftreten und Epidemischwerden von bis dahin vereinzelten Krankheiten verständlicher. Eine Erschöpfung einer Krankheitsanlage durch bestimmte Erreger, das Variiren alter oder das Entstehen neuer Krankheitserreger unter ge-
änderten Anlagen und Außenbedingungen (HUEPPE: Über Beziehungen der
Fäulnis zu den Infektionskrankheiten. Berlin 1887) ändert den Charakter der
Krankheiten und die Konstitution der Seuchen, wie man dies früher bezeichnete, und der „Genius epidemicus" (SYDENHAM) erweist sich dabei auch
abhängig von den sich ändernden sozialen Verhältnissen. So konnte an die
Stelle des Aussatzes Syphilis und Tuberkulose treten, an Stelle von Pest
Blattern und Fleckfieber. Diese Seite der Epidemiologie erfordert in Zukunft
aus sozialhygienischen Gründen eine viel intensivere Bearbeitung, als sie bis
jetzt gefunden hat.

Als Anhalt möchte ich nur kurz darauf hinweisen, daß die Krankheitserreger
ganz verschiedenen Arten von Kleinlebewesen angehören, denen durch ihre Art-
zugehörigkeit Grenzen der Veränderlichkeit, Anpassungsmöglichkeit und Invasions-
fähigkeit gesetzt sind. Die in diesem biologischen Sinne spezifischen Krankheitserreger kommen im Organismus von Pflanzen und Tieren nur zur Wirkung,
wenn sie auf adäquate Zellen als auslösbare Anlagen treffen und dadurch eine
Reaktion als Krankheit veranlassen. Aber die Zellen sind höchst komplizierte
Gebilde, und die Erreger wenden sich nur an einige Atomkomplexe derselben,
nicht an die ganze Zelle, die aber schon durch die teilweise Außerfunktions-
setzung gestört wird; andere Atomkomplexe bleiben direkt unbeteiligt. An
diesen aber könnten andere Erreger mit passenden aggressiven Eigenschaften
angreifen. So können verschiedenartige Erreger zu verschiedenen Zeiten oder
nacheinander sich an dieselben Zellen wenden und ähnliche Krankheitserscheinungen oder Symptome veranlassen. So sind z. B. Lepra, Tuberkulose und
Syphilis vielgestaltige Krankheiten, bei denen die Haut und inneren Organe
befallen werden, deren Erreger histologisch so auffallende Bildungen veranlassen
wie Lepraknötchen, miliare Tuberkel, Gummata, daß man sie als Granulations-
geschwülste in einer Gruppe vereinigen konnte, trotzdem ihre Erreger ganz
verschiedenen Arten und Gattungen angehören. Sind die Leprabacillen abgeschwächt worden, so können Tuberkulosebacillen oder Syphilisspirochäten
an denselben Zellen aggressiv werden, auch wenn sie in diesen verschiedene
Atomkomplexe für sich gebrauchen. So konnte die Lepra nachlassen, Tuberkulose oder Syphilis zunehmen, oder nach den Bedingungen und Infektions-
möglichkeiten sogar einmal 2 oder alle 3 gleichzeitig zunehmen, wenn der Körper
der Wirte allgemein erschöpft und widerstandsunfähig wurde, wie es im Kriege
der Fall war, wo die Zunahme von Tuberkulose und Syphilis nicht nur durch
gesteigerte Infektion, sondern auch durch herabgesetzte Widerstandsfähigkeit
der Bevölkerung begünstigt wurde. So können wir daran denken, daß bei Herab-
gehen von Tuberkulose und Syphilis die Lepra, die in Europa noch nicht ausgestorben ist, wieder eine Zunahme erfährt, oder daß eine bis jetzt nur spora-
dische Krankheit sich zu einer epidemischen steigert. Gegen diese Gefahren

ist der oft erfolgreiche Kampf gegen die Erreger nur ein palliatives Mittel. Einen vollen Dauererfolg können wir nur erwarten, wenn wir neben diesem sorgfältig weiterzuführenden Kampf durchgreifend den Kampf gegen die ungünstigen Anlagen, gegen die Bedrohung der Widerstandskraft der Menschen durch die Kulturgifte durch verbesserte Volksernährung und alle Maßnahmen der positiven aufbauenden Hygiene in umfassendem Verständnisse sozialer Hygiene führen.

Der Kampf gegen die Seuchen wurde zunächst nur aus egoistischen Gründen geführt, und zwar wesentlich im Anschlusse oder nach dem Vorbilde des uralten Kampfes gegen den Aussatz durch möglichst strenge Isolierung in Leproserien, die auch innerhalb des Christentums schon sehr früh entstanden, z. B. schon in Cäsarea im 4. und in Gallien im 6. Jahrhundert. Die Ausbreitung der Araber und die Kreuzzüge hatten die Zahl der Aussätzigen so vermehrt, daß zur Zeit LUDWIG VIII. in Frankreich, welches damals die Hälfte seines heutigen Umfanges hatte, 2000 Aussatzhäuser bestanden und schließlich in Europa gegen 20000. Von der zeitweiligen Bedeutung des Aussatzes gewinnt man eine Vorstellung durch die Tatsache, daß sich zur Bekämpfung der Lepra in Jerusalem der Sonder-Ritterorden des heiligen Lazarus gebildet hatte.

Das Vorgehen gegen die Aussätzigen war manchmal entsetzlich. So wurden 1309—1321 in Frankreich und in Aachen wiederholt reiche Lepröse lebendig verbrannt, um sich ihrer Schätze zu bemächtigen. VALESCUS A TARANTA empfahl die Entmannung der Leprösen, was AMBROISE PARÉ billigte, weil der Operierte nicht imstande sei, lepröse Kinder zu erzeugen, ein für die Vererbungsfrage interessanter geschichtlicher Hinweis. Man kommt jetzt, besonders in einigen nordamerikanischen Staaten, aus ärztlichen, rassenhygienischen und sozialen Gründen darauf zurück zur Verhütung der Fortpflanzung von Minderwertigen, Geisteskranken, Blödsinnigen, Epileptischen, blind und taubstumm Geborenen. Nur ersetzen wir die tief eingreifende und entstellende Kastration durch die Sterilisation, durch einfache Durchtrennung der Samenleiter (Vasektomie) oder Eileiter (Salping- und Tubektomie), die nicht entstellen, milder und wirksamer sind, manchmal sogar wie in der STEINACHschen Verjüngung sogar nützlich wirken.

Mit Nachlassen der Lepra wurden die Aussatzhäuser vorübergehend für Pest-, dann für Syphiliskranke benutzt und später in Pfründen oder in andere Krankenhäuser umgewandelt. Auch eine Isolierung von Tuberkulösen in Tuberkuloserien war zeitweilig in Italien eingeführt. Die einzelnen Staaten und Städte schützten sich nach Möglichkeit durch *Absperrungen*, die auch manchmal bei rücksichtsloser Durchführung Erfolg hatten, wie z. B. durch die VISCONTI 1350 und 1399 in Mailand, 1374 in Reggio und 1576 nach MASSARIA in Vicenza. Später, 1720, schützte sich Toskana in Livorno durch scharfe Sperre gegen die Einschleppung der Pest aus Südfrankreich und 1743 die Insel Sizilien durch einen doppelten Pestkordon gegen die Ausbreitung der Seuche aus dem stark befallenen Messina.

Am wichtigsten war es, sich gegen die Einbrüche aus dem Orient zu schützen, und das geschah durch *Land- und Seesperren*, die zuerst 30 Tage als Trentina eingeführt wurden, z. B. 1309 in Reggio, 1374 in Venedig, 1377 in Ragusa. Als dies nichts half, ging man zu 40 tägigen Absperrungen über, Quarantina, die zuerst in Marseille 1383 eingeführt wurde. Die zweite Quarantäne wurde 1403 in Venedig durchgeführt, dann folgte 1471 Mallorka und 1576 errichtete Venedig zum Quarantänieren das erste schwimmende Lazarett. Noch radikaler ging man manchmal vor, indem man z. B. 1499 in Troys Pesthäuser einfach verbrannte, wie noch 1878 in Wetljanka in Rußland.

Diese Sperren halfen zweifellos gelegentlich, versagten aber auch leider sehr häufig, besonders galt dies von den Landsperren, die noch schwerer zu über-

wachen waren und die bei der Cholera seit 1831 in Deutschland wenig erfreuliche
Resultate zeitigten. Der Hauptvertreter in Preußen war damals Prof. Rust,
der deshalb spöttisch passer *rust*icus oder der Sperrling genannt wurde.

Dieses Handel und Wandel lähmende Absperrsystem mußte erst zu einem
Überwachungssystem umgestaltet werden auf Grund der besseren Erkenntnis
der Seuchenätiologie, und hat sich in dieser neuen Form in Deutschland sowohl
gegen Landeinbrüche von Rußland her gegenüber der Cholera, als zur See gegenüber Cholera und Pest bewährt, und wurde dann fast von allen Staaten eingeführt.

Hygienische Mängel im Mittelalter.

Wenn die mittelalterlichen Maßnahmen meist versagten, so lag dies besonders daran, daß bei der Unkenntnis der Seuchenätiologie *die ersten Fälle
nicht erkannt wurden und die Abwehrmaßnahmen zu spät einsetzten.* Wenn eine
Seuche aber einmal eingedrungen war, so wird man sich über Mißerfolge bei
dem Zustande der Städte, ihrer Straßen und Häuser, nicht wundern.

Paris erhielt sein erstes Pflaster 1185, Neapel 1276, Ulm 1397, Augsburg 1415,
Berlin erst 1679. Die Straßenreinigung war jahrhundertelang in einem trost-
losen Zustande, und die Reinigungsaufseher konnten als richtige „Dreckmeister"
mit dem furchtbaren Unrat nie vollständig fertig werden. Erst im 16. und
17. Jahrhundert wurde es darin besser, ließ aber in kleinen Städten noch im ersten
Drittel des 19. Jahrhunderts viel zu wünschen übrig; Entwässerungskanäle hatte
Augsburg 1264, Paris 1364; öffentliche Bedürfnisanstalten Frankfurt 1348;
Aborte in den Wohnungen waren in Venedig schon 1363 vorhanden, im allgemeinen aber erst vom 15. Jahrhundert ab.

Zum Auffangen der Abfallstoffe dienten auf den Höfen Schwindgruben,
die kaum einmal gereinigt wurden und den Untergrund und das Grundwasser
in furchtbarer Weise verschmutzten. In den Städten befanden sich oft zwischen
2 Nachbarhäusern schmale trennende Gänge, an deren Grunde ein in den Straßen-
graben einmündender Graben, Eegraben, war, in den die Dejekte aus den Latrinen
aller Stockwerke entleert wurden. Manchmal hatte man an der Hofseite der
Häuser auch offene Galerien, an deren Ende sich die Aborte der Stockwerke,
in den Burgen, besonders den Ordensburgen in Norddeutschland, als turmartige
Anlagen oder Dansker, befanden, aus denen die Dejekte in die Gräben hinter
den Häusern gelangten. Im allgemeinen behalf man sich, wie es Goethe noch
auf seiner Italienreise schilderte und wie man es aber auch noch bis in unsere
Tage hinein in den Mittelmeerländern häufig, leider aber auch manchmal auf
dem Lande noch bei uns, findet, die Abfallstoffe an irgendeinem Plätzchen,
per tutto dove vuole, in Höfen und auf den Straßen unterzubringen, die dazu
von vierbeinigen und zweibeinigen Schweinen benutzt wurden. Das Halten von
Schweinen in den Städten wurde zuerst in Frankreich Ende des 14., in manchen
Städten Deutschlands im 15. Jahrhundert, das Herumlaufen der Schweine in
Paris 1131, in Berlin erst 1681 verboten. Die Anlage besonderer Kanäle zum
Aufnehmen der Unratstoffe erfolgte in Augsburg 1418, in Paris 1609. Im allgemeinen dienten zur Entfernung der Abfallstoffe offene Rinnen in den Straßen,
die nach dem Stadtgraben oder dem nächsten Flusse führten. So war es in Berlin
noch, als ich dort studierte, bis 1876, wo die Spree ebenso wie in Paris die Seine
den Charakter einer Kloake hatte. Nur ergiebige Regen führten zeitweilige
gründliche Reinigungen herbei.

Sollten im Mittelalter die Städte hohen Besuch empfangen, Turniere oder
Messen abgehalten werden, so mußten erst die Straßen gründlich gereinigt und
mit Stroh, Schilf oder Sägemehl beschüttet werden. Sonst war es kaum aus-

zuhalten, und die Odeurs de Paris konnten ebenso wie der Gestank in den Häusern nur durch starke künstliche Düfte überdeckt werden. Der Mangel an Zahn- und Mundpflege sorgte bei den einzelnen noch dazu für schlechten Geruch aus dem Munde, und dazu kamen die Blatternarben, die Schönheitspflästerchen zum Verdecken erforderten. Damit gewinnt man einen Einblick in die Körper- und Schönheitspflege früherer selbst sog. galanter Zeiten.

Die Häuser hatten in den Städten meist ein unteres oder Erdgeschoß aus Stein, auf dem für das 2. Geschoß ein Stock- oder Fachwerk aus Holz als Gerüst für die ausfüllenden Ziegel- oder Lehmstücke aufgesetzt wurde (daher der Name 1. Stock für das 2. Geschoß). Da das Dach in der Regel bei den Privathäusern mit Stroh gedeckt war, in London z. B. noch 1264, sorgten oft Brände für gründliche Reinigung. In den Häusern war die Anhäufung des Unrats dadurch begünstigt, daß die Lehm- oder Steinböden mit Stroh und Schilf belegt werden mußten; eine richtige Heizung, Lüftung und Beleuchtung war fast ausgeschlossen. In allen diesen Dingen wohnt jetzt der Arbeiter selbst in den Proletarierwohnungen der Städte besser als damals Ritter und Patrizier.

Die Sehnsucht der Stadtmenschen, nach dem langen Winteraufenthalte in den ungemütlichen Häusern wieder einmal zu dem Osterspaziergange zu kommen:

„aus dem Druck von Giebeln und Dächern,
aus der Straßen quetschender Enge,‟

war verständlich, trotzdem die Kleinheit der Städte noch keine Entfernungen geschaffen hatte wie in den modernen Großstädten, die uns der Natur entfremden und Sport und Spiel und Wanderungen zu einer Notwendigkeit machen.

Der Abstand der Aborte von den Brunnen wurde hin und wieder vorge- schrieben, konnte aber bei der Verseuchung des Untergrundes auch nicht viel helfen. Die Wasserversorgung der Städte im Mittelalter war durch den ver- seuchten Untergrund und die schmutzigen Flüsse im allgemeinen sehr schlecht, und nur dort gab es gutes Wasser, wo Quellen von außerhalb zugeleitet wurden. Da man von der Verderbnis der Luft Krankheitsübertragung fürchtete, ver- schloß man sich gegen die frische Luft von außen, und der erste, der hiergegen entschieden Stellung nahm und reine Luft in den Wohnungen befürwortete, war PARACELSUS; aber erst während der napoleonischen Kriege wurde, wie schon erwähnt, die Bedeutung reiner Luft besser erkannt.

Die Bäder waren neben Leibesübungen vielleicht das einzige erfreuliche gesundheitliche Moment im frühen Mittelalter. Die Deutschen hatten sich ihre Freude an Bädern und Körperübungen durch die asketischen Mönche nicht nehmen lassen und kein Verständnis für des TERTULLIAN „Palaestrica diaboli negotium est‟ (Körperkultur ist ein Teufelsgeschäft). Der einkehrende Reisende wurde mit einem Bade gereinigt und erfrischt, selbst unter bescheidenen Ver- hältnissen erhielt der Wanderer ein Fußbad. Sehr früh, bereits im 10. Jahr- hundert, wurden wöchentliche Schwitzbäder als üblich angeführt. Sie wurden zunächst in Form von Badestuben auf den Burgen und in den besseren Stadt- häusern der Patrizier hergerichtet, und Ulm hatte 1489 bereits 168 solcher privaten Badestuben. Öffentliche Badestuben werden seit 1295 erwähnt, in Frankfurt a. M. waren 1387 z. B. 15 vorhanden. Im 15. Jahrhundert setzte aus Furcht vor der Übertragung von Lepra, Syphilis und Pest ein Nachlassen dieser Bäder ein, weil die öffentlichen Badestuben Ausgangspunkte für An- steckungen geworden waren; im 16. Jahrhundert wurden sogar die Fluß- bäder verboten, und im 17. Jahrhundert ist das im frühen Mittelalter so stark verbreitete Badewesen ganz eingegangen. Mit Einführung der leinenen Wäsche glaubten die Leute außerdem, sich nicht mehr so fleißig waschen zu müssen, und begnügten sich statt dessen, ihre Wäsche zum Waschen zu geben.

Die für die Sozialhygiene wichtige Frage der *Volksernährung* war trotz der relativ geringen Volkszahl bei der Abhängigkeit von der örtlichen Produktion durchaus nicht zur Zufriedenheit gelöst. Die Eßgewohnheiten waren für unsere Auffassung höchst unerfreulich. Aus gemeinsamer Schüssel wurden die Suppen von Ritter und Bürger gelöffelt; die festen Speisen wurden mit den Fingern von der gemeinsamen Schüssel entnommen, bis erst im 16. und 17. Jahrhundert die Gabel langsam üblich wurde und jeder einen Teller bekam. Das Waschen der Hände vor, während und nach der Mahlzeit war deshalb eine Notwendigkeit und wohl das einzige hygienische Moment.

Die Konservierung der Nahrungsmittel für die kältere Jahreszeit durch Salzen und Räuchern des Fleisches hatte Nachteile, weil oft eine Ergänzung durch Gemüse und Obst nicht in ausreichender Menge und entsprechender Güte möglich war. Es trat deshalb sehr häufig Skorbut und Hungerödem durch Acidose geradezu epidemisch auf. Ein genügendes Reinigen des noch nicht sorgfältig kultivierten Getreides kannte man nicht, und es traten deshalb Erkrankungen an Mutterkornbrand in Form der Kriebelkrankheit, des Ergotismus, und sogar zwischen 590—1347 in der schweren Form des „höllischen" oder „heiligen" oder „Antoniusfeuers" auf, dessen Bekämpfung den Orden des heiligen Antonius veranlaßt hatte.

Erst in unserer Zeit ist es gelungen, die Ursachen solcher Krankheiten, zu denen noch Pelagra und Beri-Beri hinzukommen, zu erkennen, und in der An- bzw. Abwesenheit von Nährsalzen und Vitaminen in der Nahrung einen wesentlichen Faktor der richtigen oder falschen Ernährung festzustellen. Nimmt man noch hinzu, daß auch die Zubereitung der Gemüse und das Verhältnis von Alkalien zu Säuren — die alkalireiche Kartoffel, unsere Rettung, war noch unbekannt, und Fleisch und Getreide konnten zuviel Säuren liefern — in den Nahrungsmitteln von Bedeutung für die richtige Ausnützung und Verwertung derselben ist, so erkennt man leicht, daß infolge des Fehlens aller dieser Feststellungen, des Mangels an Vorkehrungen zum Reingewinnen und Reinigen der Nahrungsmittel und zum Konservieren derselben früher ständig wichtige Gründe für das Versagen der Volksernährung vorlagen. Jetzt sollte ein solches Versagen in der Volks- und Heeresernährung ausgeschlossen sein, aber noch während des großen Krieges war die Ernährung im Felde und in der Heimat durch einseitige Berücksichtigung der quantitativen Seite, der Kalorien, und Vernachlässigung der qualitativen (Nährsalze, Vitamine, Verhältnis der Alkalien zu den Säuren, Zubereitung) ungenügend, oft selbst gesundheitswidrig, und die Folgen, Avitaminosen, Pellagra, Skorbut, Beri-Beri, Säurevergiftungen als Festungs- oder Gefängnis- oder Hungerödeme traten auf. Die Konserven ließen viel, oft alles, zu wünschen übrig; ausgelaugtes Fleisch, Suppenwürfel aus Salz, blanchierte Gemüse, entmineralisiertes Mehl schadeten oft mehr als der immer nur angeführte Mangel. Auf den Schiffen kam es zu Skorbut, Beri-Beri und zu Acidose. Als der deutsche Hilfskreuzer „Kronprinz Wilhelm" am 11. IV. 1915 vor seinen feindlichen Verfolgern in Newport News einlief und sich so zunächst rettete — später annektierten ihn die Amerikaner —, litten von seiner Besatzung von 500 Mann 110 schwer, scheinbar wie an einer Seuche, die sich aber als eine schwere Ernährungskrankheit herausstellte, trotzdem die Schiffsbemannung sich von 14 versenkten feindlichen Frachtschiffen reichlich mit den besten und feinsten pflanzlichen und tierischen Nahrungsmitteln versehen hatte und nach der allgemeinen Auffassung 258 Tage geradezu glänzend ernährt worden war. Aber diese an Kalorien überreiche Nahrung war entmineralisiert, entkeimt, ohne

Kleie usw., und McCann (Kultursiechtum und Säuretod. Übertr. v. A. v. Boro-
sini. 2. Aufl. Dresden 1923) erkannte zuerst, daß die Erkrankungen, wie auch
auf anderen Schiffen und in Gefängnissen, auf Mangel an Nährsalzen, Vitaminen
und Alkalien beruhten, und betonte besonders die Acidose. Aus politischen
Gründen unterdrückte der damalige deutsche Botschafter bei den Vereinigten
Staaten Graf Bernstorff den Bericht des Schiffsarztes Perrenon. Es wurden
aber auch keine Folgerungen für die Kriegsernährung bei Heer und Flotte gezogen, und die Zivilbevölkerung wurde dem oft sinnlosen Verhalten des Kriegs-
ernährungsamtes in Berlin unterworfen, das jeder Belehrung unzugänglich war
und durch seine Anordnungen viel mehr schadete, als es selbst bei der Blockade
nötig gewesen wäre. Aber auch unsere Feinde lernten nichts, und die englische
Armee hatte sich bei Kut el Amara den Türken nicht bloß aus strategischen
Gründen ergeben müssen, sondern hauptsächlich, weil sie trotz reichlicher Ver-
proviantierung mit besten und feinsten Nahrungsmitteln, Fleisch und Mehl,
bei Fehlen von frischen Gemüsen starken Mangel an Nährsalzen und Vitaminen
litt und die einzelnen Truppenkörper — je nach ihrer religiös-diktierten Ernährung — unter Erscheinungen von Skorbut, Beri-Beri, Pellagra und Hungerödem erkrankten. Trotz aller Fortschritte der Ernährungsphysiologie und
Hygiene lagen Zustände vor wie in belagerten Festungen und Schiffen im
Mittelalter durch Skorbut und Hungerödem, bei denen damals kein Fehlen
von Nährsalzen, sondern die anderen Umstände entscheidend waren.

Örtliche Mißernten konnten aber bei den mangelhaften Verkehrsverhält-
nissen früher nicht durch Austausch mit anderen Gegenden ausgeglichen werden
und machten sich deshalb lokal oft schnell und schwer bemerkbar, so daß wir
vielfach von Hungersnöten, besonders während der Epidemien und in Verbindung mit ihnen, erfahren. Vernichtung der Nahrungsmittel durch Mißwuchs
und Heuschreckenschwärme treten uns oft entgegen. Nur durch die Hungerblockade während des großen Krieges haben wir wieder eine Vorstellung von
der Bedeutung dieser Zustände in früheren Zeiten gewonnen.

Schon Homer erwähnte das Tiersterben als Vorboten einer Menschenseuche; im Mittelalter erfahren wir oft von gewaltigen Rinderseuchen, die die
Ernährung stark beeinträchtigten, und erst im vorigen Jahrhundert ist eine
auf den Menschen übertragbare Tierkrankheit, die Trichinose, erkannt und damit in ihrer Bedeutung für die Volksernährung ermittelt worden (Leuckart,
Zenker, Virchow).

Die staatliche und ärztliche Kontrolle der gegen die Seuchen gerichteten
Maßnahmen zur Erhaltung der öffentlichen Gesundheit waren ganz unzureichend.
Theodorich der Grosse, der Longobarde Rothar, Karl der Grosse hatten
schon öffentliche Gesundheitsbeamte und Armenärzte eingesetzt; Kaiser Sigismund verfügte 1426 die Anstellung von Stadtärzten. Aber zu einer durchgreifenden Organisation ist es nicht gekommen, und die einzelnen Städte halfen
sich so gut sie konnten, bis erst im 17. und 18. Jahrhundert das Gesundheitswesen von den einzelnen Staaten wieder organisiert wurde.

Immer haben zu Zeiten großen Unglücks Mystizismus, Ekstasen und verschiedene Formen der Psychopathie oft epidemisch die Menschen ergriffen, wie
wir auch jetzt wieder Spiritismus, Okkultismus, Theosophie, Telepathie und
andere Formen des Aberglaubens Orgien feiern sehen. Wir haben in diesen
Dingen noch keine Veranlassung, auf ältere Zeiten überlegen herabzusehen, und
noch hat Tyndall recht: „Wäre der Charakter, welchen der Aberglaube zu verschiedenen Zeiten annimmt, ein Maßstab für den Fortschritt oder Rückschritt
der Menschheit, so hätte wahrlich das 19. (und 20.) Jahrhundert wenig Ursache,
sich stolz zu fühlen im Vergleiche mit dem 6. Jahrhundert vor Christi Geburt."

Krankenhauswesen; Krankenpflege.

Der Egoismus des Selbstschutzes konnte in der Abwehr der Seuchen nur bescheidene Erfolge erringen, die nicht vollständig befriedigten. Da das Christentum seine Hauptaufgabe in der Weltflucht sah, entstand in den neuen christlichen Gemeinden eine großzügige Liebestätigkeit, und der Altruismus suchte dadurch gutzumachen, wo der Egoismus versagte. Von den sozialen Äußerungen des Altruismus, die sich im Kriege durch Heldenmut, Kameradschaftlichkeit und Mannentreue äußern, sehe ich hier ab, wenn dieselben auch bei den Ritterorden sehr stark in Betracht kamen und in den ersten Zeiten des Christentums eine große Rolle gegenüber den Verfolgungen spielten. An sich ist dies nicht bloß und erst christlich, und schon die vorchristlichen Völker haben Wohlfahrtseinrichtungen und Krankenhäuser gekannt, und der Buddhismus hatte von Indien aus auch auf andere Völker Einfluß ausgeübt. Aber bei aller Anerkennung dieser Vorgänger muß eine objektive Untersuchung zu dem Schlusse kommen, *daß ein wirkliches Krankenhauswesen erst durch das Christentum ins Leben gerufen wurde.* In den christlichen Gemeinden bewirkte das Gefühl der Zusammengehörigkeit eine intensive Nächstenliebe, die sich in der Diakonie in Wohlfahrts- und Krankenpflege praktisch äußerte, aus der dann später die Krankenpflege der Orden hervorging, die dann der freiwilligen und öffentlichen Krankenpflege den Weg wies.

Die Sehnsucht nach dem Grabe Christi, die sich in den Pilgerzügen und in den Kreuzzügen besondere Formen suchte, hatte es notwendig gemacht, für die Wanderer Obdach und Nahrung zu schaffen in *Fremden- und Elendsherbergen.* In diesem Sinne von *Xenodochien* wurden in Erweiterung der privaten Aufnahme durch Gastfreunde im Anschlusse an Klöster oder vor den Toren der Städte Herbergen für Fremde eröffnet, die sich daneben auch zu Krankenhäusern, *Nosokomien*, vor den Toren auswuchsen, während die Vorkehrungen innerhalb der Stadt nur dem einheimischen Bedarfe vorbehalten waren. Der Ausdruck *Hospital*, von hospes = Gastfreund, weist noch auf den alten Ausgang hin. Das erste derartige Krankenhaus war die in Cäsarea von BASILIUS 369 gegründete großartige Hospitalanlage, die eine vollständige Stadt für sich bildete; in Edessa wurde 375 von EPHREM ein Krankenhaus für 300 Kranke gegründet. Den Benediktinern war von ihrem Gründer, 480—543, die Krankenpflege zur besonderen Pflicht gemacht worden, und bei allen Klöstern wurden dann Krankenzimmer oder Krankenhäuser eingerichtet.

Einen großen Aufschwung erfuhr das Krankenhauswesen durch die Kreuzzüge. Die Ausbreitung des Aussatzes hatte im Heiligen Lande den Ritterorden des heiligen Lazarus entstehen lassen, der sich die Bekämpfung der Ungläubigen und die Pflege der Aussätzigen zur Pflicht machte und dann überall *Lazarushäuser oder Lazarette* gründete; 1149 war der Orden unter LUDWIG VII. mit seiner Hauptverwaltung nach Frankreich übersiedelt. Den Ausdruck Lazaretto von Nazareth abzuleiten, weil 1403 auf der Insel Santa Maria di Nazareth bei Venedig ein solches zur Isolierung von Pestkranken errichtet worden war, geht doch wohl nicht an.

Diese Lazarette verloren mit Nachlassen des Aussatzes ihre ursprüngliche Bedeutung, und der Name wurde später auf andere Krankenhäuser übertragen, in Preußen z. B. auf die Militärkrankenhäuser. Die Kreuzzüge haben noch als ritterliche, der *Krankenpflege* und der Bekämpfung der Mohammedaner und Heiden gewidmete Orden den Johanniter- und den Deutschorden ins Leben gerufen, Orden, die ursprünglich von Bürgerlichen gegründet waren. Die *Johanniter* haben sich um die Christianisierung und Regermanisierung von Ostdeutschland Verdienste erworben; 1810 aufgelöst, wurde die Ballei Brandenburg 1852 wieder gegründet mit der Pflicht, Kranken- und Siechenhäuser einzurichten. Bei der freiwilligen Kriegskrankenpflege wurde diesem Orden eine größere Wichtigkeit beigelegt, trotzdem die Ritter selbst sich mit der Krankenpflege nicht beschäftigten. Aber in Verbindung mit dem Roten Kreuz wurden auf diese Weise einflußreiche Kreise für die freiwillige Krankenpflege gewonnen. Der *Deutschorden* hatte von der Marienburg aus für die Ausbreitung des Christentums und des Deutschtums im Osten und für die Begründung des Preußischen Staates wichtige Aufgaben erfüllt. Auf die Stellung der Ordensritter zu den Ärzten und Krankenpflegern kann ich hier nicht eingehen.

Von allgemeinerer Bedeutung war der *Orden vom Heiligen Geist*, wie er von GUIDO VON MONTPELLIER gegründet worden war in einer Genossenschaftsbewegung, in der die Laienwelt sich an der Tätigkeit der Kirche beteiligen konnte. Papst INNOCENZ III., 1198—1216, gründete dann in Rom an der alten Tiberbrücke 1204 ein Hospital S. Spiritus als Ausgang für eine großzügige Organisation humanen Charakters durch die ganze Christenheit. An dem Orte dieses neuen Hospitals hatte ursprünglich 715 INA, König der Angelsachsen, eine Kirche mit Glaubensschule, Schola Saxonum, und Herberge errichtet. Durch das Eingreifen des Papstes wurde die weltliche Richtung dieser Heiligen-Geist-Orden beeinträchtigt und die Leitung durchaus kirchlich gerichtet. Äußerlich dadurch vorübergehend glänzend, sank der Orden innerlich immer mehr, und in den Ordensprovinzen wurden die Spitalgeistlichen später wieder auf ihre kirchlichen Obliegenheiten beschränkt, und die Krankenpflege geriet allmählich wieder in die Hände der Laien. Die aufstrebenden Städte nahmen dann die Umwandlung in rein bürgerliche Hospitäler in die Hand, und die Heiligen-Geist-Spitäler wurden fast überall Bürgerspitäler.

Die Krankenhäuser des frühen Mittelalters, deren Anlage den Italienern zu danken ist, waren bis zum 14. Jahrhundert leidliche hygienische Einrichtungen mit weitläufigen, Luft und Licht zugänglichen Gebäuden, die nur in ihren therapeutischen Leistungen von den geringen Kenntnissen der Ärzte beeinflußt wurden. Vom 14.—16. Jahrhundert mußten die Krankenhäuser mit dem Wachstum der Städte stärker belegt werden, und es entstand der Anfang des engeren Korridorbaues. Vielfach aber reichten die Krankenhäuser für den Bedarf nicht mehr aus, und das Krankenhaus des späteren Mittelalters wurde nach LEIBNIZ zum „seminarium mortis" oder „thesaurus infectionis"; oft entstand große Überfüllung der Krankenhäuser wie im dadurch berüchtigten Hôtel Dieu zu Paris.

Die Sonderkrankenhäuser, Leproserien, Pesthäuser, Syphilishäuser, die zeitweilig enorm in Anspruch genommen waren, dienten mit Nachlassen dieser Seuchen zum Teil als Ausgang für neue Krankenhäuser, zum Teil wurden sie zu Pfründen. Im Kampfe gegen die Prostitution mußten fast überall Frauenhäuser eingeführt werden und in diesen auch allmählich ärztliche Überwachung, die aber unter der Ungunst des Dreißigjährigen Krieges in Deutschland aus Mangel an Mitteln aufhörte.

Die Erneuerung des Krankenhauswesens ging von England aus. JOHN HOWARD, 1726—1790, der als Kaufmann in französische Gefangenschaft geraten war und das damalige Gefängniswesen gründlich am eigenen Leibe kennengelernt hatte, hatte sich die Verbesserung der Hospitäler und Strafanstalten zur Lebensaufgabe gemacht. PRINGLE hatte in den Feldzügen in Flandern 1743—1744 die Beobachtung gemacht, daß die Häufung von Lazaretten ein großer Fehler sei; sie müßten zerstreut, die ansteckenden Kranken weiträumig gelegt und die Zimmer gut gelüftet werden. ROWEHEAD errichtete in Stonehouse bei Plymouth 1756—1764 ein Marinehospital aus 15 voneinander unabhängigen Blocks, die durch eine einseitig offene Kolonnade verbunden wurden, ein System, welches dann seit dem nordamerikanischen Sezessionskriege 1861 bis 1865 in Aufnahme kam.

In Verbindung mit der Krankenpflege ist das *Rote-Kreuz- und Samariter-wesen* von größter Bedeutung in Krieg und Frieden geworden, und in dieser Beziehung ist es wichtig, festzustellen, daß vereinzelt schon früher Verträge abgeschlossen wurden, nach denen die kranken und verwundeten Soldaten von beiden gefechtsführenden Parteien beschützt werden sollten. So hatte PRINGLE es 1743 in Aschaffenburg erreicht, daß sein Chef, GRAF VON STAIRE, mit dem französischen General, HERZOG VON NOAILLES, einen Schutzvertrag schloß, und die preußischen Militärärzte BALDINGER und SCHMUCKER sprachen zur Zeit des Siebenjährigen Krieges im Anschlusse an derartige, meist ungenügende Versuche Ansichten aus, die sich mit der von DUNANT 1862 angeregten *Genfer Konvention* von 1864 deckten.

Die *Krankenpflege* selbst war von dem katholischen Orden der Barmherzigen Schwestern und deren Schülerinnen, den protestantischen Diakonissinnen, organisiert worden, wurde dann während des Krimkrieges von FLORENCE NIGHTINGALE für die Pflege der fleckfieberkranken Soldaten und 1892 bei der Choleraepidemie in Hamburg von ELSE HUEPPE in die Bahnen gebracht, die sich in den neuen Epidemien und Feldzügen bewährt haben.

Beginn der modernen Naturforschung und Entdeckungen.

Im Mittelalter hatte sich die west- und südeuropäische Menschheit langsam, ohne äußerlich besondere Merkmale und trotz der Kämpfe zwischen Kaiser und Papst innerlich wieder von der Bevormundung der Kirche freier gemacht. Zuerst geschah dies in der Kunst; schon unter KARL DEM GROSSEN zunächst unter formaler Nachahmung, später mehr in stofflicher Anlehnung und dadurch in Wiederbelebung antiker Motive. Dazu kamen dann die schon erwähnten Anregungen von Byzanz. Im 14. und 15. Jahrhundert wurde, so vorbereitet, das moderne Völkerleben dadurch geschaffen, daß *Renaissance und Humanismus* nicht eine einfache Wiederbelebung oder Wiedergeburt des klassischen Altertums, sondern wesentlich eine *Neuschöpfung aus dem germanischen Geiste* waren, der sich auf sich selbst zu besinnen anfing und, von Italien ausgehend, durch die politisch, wirtschaftlich und kulturell führenden germanischen Bevölkerungsschichten einen gewaltigen Kulturaufschwung einleitete.

Dadurch wurden die alten Sprachen zu toten Sprachen, und die neuen Sprachen entwickelten sich zu wirklichen Kultursprachen, und innerhalb dieses Rahmens lebten Kunst und Wissenschaft auf. LEONARDO DA VINCI, 1452—1519, das seiner Zeit weit vorausgeeilte größte sekundäre Genie der Menschheit, hatte auch über Bau und Verrichtungen des menschlichen Körpers, über Atmung, Kreislauf, Verbrennung bereits klare Vorstellungen. Mit KOPERNIKUS, 1473 bis 1543, setzte die Änderung der alten Weltanschauung ein; TYCHO BRAHE, 1546—1601, errichtete auf der Insel Hveen sein Uranienborg als Forschungsanstalt für die Natur ein, besonders für Astronomie und Chemie, ohne Beziehungen zu der an den Universitäten klerikal erstarrten damaligen offiziellen Wissenschaft. Nur die Erfahrung, keine Autorität galt ihm, ein Wagnis, welches er 1597 mit der Verbannung büßen mußte, da die Theologen und Ärzte aus Brotneid gegen ihn in seinem Vaterlande erfolgreich arbeiteten. GALILEI, 1564—1642, KEPLER, 1571—1630, NEWTON, 1643—1727, legten den Grund zu dem großartigsten Aufschwung der Naturwissenschaften. BRUNO, DESCARTES, LOCKE, HUME wiesen der Erkenntnis neue Wege. Die Anatomie wurde durch VESAL, 1514—1564, die Physiologie durch SERVET und besonders durch HARVEYS Entdeckung des großen Blutkreislaufes 1628 erst richtig begründet. SANTORIO hatte durch Benutzung des Thermometers die menschliche Körpertemperatur und weiter mit der Wage durch seine Untersuchungen den insensiblen Gewichtsverlust des Körpers bei Ruhe und Arbeit bestimmt und 1614 seine Versuche in Venedig veröffentlicht als Ars de statica medicina und De medicina statica aphorismi. Die physiologische Chemie wurde 1668 von JOHN MAYOW begründet durch den Chemismus und die Mechanik der Atmung und des Herzens.

Vorher hatte allerdings schon PARACELSUS, 1493—1541, die Chemie nicht mehr als Goldmachekunst, sondern als wissenschaftliche Forschung betrieben und darin in TYCHO BRAHE einen Nachfolger gefunden. Das Suchen nach dem Stein der Weisen, bei dem manche Alchimisten und Abenteurer das Gold der Dummen fanden, war nun nicht mehr Aufgabe der Mineralogie, und es wurden nun auch mineralische Heilmittel gefunden, z. B. Quecksilber, Antimon und Arsen, das berüchtigte Gift der MEDICI. Als in einem französischen Kloster durch Mißbrauch von Antimon mehrere Mönche gestorben waren, wurde das Mittel witzig bezeichnet als „un vrai anti-moine".

Diese chemische Richtung beschäftigte sich auch mit den Fäulnis- und Gärungsvorgängen, und STAHL stellte eine Theorie über den Vorgang auf, ähnlich der, die besonders LIEBIG und zuletzt E. BUCHNER wieder vertraten. Die Entdeckung von Amerika 1492 brachte uns neue Heilmittel, von denen Guajak bei der Syphilis verwendet wurde und Chinarinde bei den fieberhaften Krankheiten Aufnahme fand und sich als Spezificum gegen die Malariakrankheiten bewährte.

Die Europäer lernten damals, daß die Bewohner der neuen Welt Einrichtungen hatten, welche die besten der alten Welt nicht nur erreichten, sondern damals wohl sogar zum Teil übertrafen. So fand CORTEZ 1519 in Tenochtitlan (Mexiko) bei den Azteken Hospitäler, Invalidenhäuser und eine sehr sorgfältige Anlage der zahlreichen öffentlichen Aborte. Neuere Ausgrabungen in der Nähe davon, in Teotihuacan, erschlossen sehr lange zurückreichende Kulturwerke. In Peru hatten die Inka Talsperren mit Schutzwällen von 25 m Stärke am Grund herstellen lassen, und die Wasserleitungen, deren Wasserabgabe geregelt war, übersetzten auf Pfeilern Felseinschnitte, Bäche und Täler.

Auf sittlichem Gebiete war allmählich eine Abkehr von den entarteten Zuständen und ein Wiederbesinnen auf ein besseres häusliches und Familienleben eingetreten, und in dieser Beziehung war es auch besonders wichtig geworden, daß LUTHER im Protestantismus dem an der Entsittlichung so stark schuldigen Zölibate und Mönchtum wieder die Reinheit des Familienlebens gegenüberstellte und gleichzeitig einer besseren Erziehung dadurch Bahn brach, daß von ihm auch die Volksbildung, wenn auch zunächst noch sehr primitiv, angeregt wurde, um die sich bis dahin niemand gekümmert hatte.

In allen diesen Änderungen des Weltbildes und der Kulturauffassung liegen auch die Anfänge zu einer modernen Hygiene, die nur allmählich die mittelalterlichen Vorstellungen vollständig überwinden konnte. Der Übergang zu den modernen Auffassungen der Hygiene als Wissenschaft und sozialer Brauchkunst vollzog sich durch einen neuen Aufschwung der Naturwissenschaften und durch zahlenmäßige Erkennung der politischen und wirtschaftlichen Zustände. Das letztere Moment will ich zunächst vorausschicken.

Statistik; Aufbau der Bevölkerung.

Volkszählungen waren schon im Altertum, z. B. bei den Juden und Römern, versucht worden, und besonders die Größe der Heere war wohl immer einigermaßen bekannt und die Beeinflussungen derselben durch Krankheiten. Aber planmäßig wurden diese Feststellungen in der Gesamtbevölkerung doch erst sehr spät in die Wege geleitet, indem von den Städten und Kirchengemeinden die Geburten und Todesfälle verzeichnet wurden. Auf derartige Beobachtungen in London gestützt, versuchte zuerst John Graunt 1662 Regelmäßigkeiten in den gesellschaftlichen Massenerscheinungen nachzuweisen. Der Astronom Halley berechnete auf Grund des ihm zur Verfügung gestellten Materials der Stadt Breslau 1693 die ersten Sterbetafeln. Dann veröffentlichte Süssmilch 1741 seine Betrachtungen über die göttliche Ordnung in den Veränderungen des menschlichen Geschlechtes und erwies sie zahlenmäßig aus Geburt, Tod und Fortpflanzung der Bevölkerung.

Das Wort „Statistik", von statista = Staatsmann hergeleitet, wurde 1749 von Achenwall eingeführt, und diese Richtung wollte zunächst Staatskunde, Verfassung, Staatsmerkwürdigkeiten sammeln und ordnen als einen Teil der Geschichte. In diesem Sinne machte Achenwalls Nachfolger in der Göttinger Professur, Schlözer, die charakteristische Bemerkung, „Statistik ist stillstehende Geschichte, Geschichte eine fortlaufende Statistik". Es ist sicher nicht ohne Interesse, zu sehen, daß auf medizinischem Gebiete ein besseres Verständnis für den Begriff des Zustandes, status, gegenüber dem Vorgange, processus, in seiner ätiologischen Bedeutung erst in der letzten Zeit eingetreten ist.

Die *zahlenmäßige Massenbeobachtung* wurde aber erst dadurch sicher, daß nach diesen ersten Anfängen die *Wahrscheinlichkeitsrechnung* durch Euler, Laplace, Fournier und das *Gesetz der großen Zahlen* durch Bernoulli begründet wurden. Mit Hilfe dieser exakten mathematischen Methoden versuchte besonders Quételet 1835 die gesetzmäßigen Erscheinungen im Leben des Menschen zu ermitteln und die Idee eines „homme moyen" festzustellen.

Bei der Übertragung der *Statistik* auf die Medizin mußte man erkennen, daß dadurch das für den Arzt Wichtigste, *der kausale Zusammenhang von Ursache und Wirkung, nicht zu ermitteln war*, sondern daß die statistische Erhebung nur feststellen kann, daß den Zahlen bestimmte dynamische Ursachen zugrunde liegen, deren Erforschung ganz andere biologische Methoden erfordert. Diese Grenzen der Methodik hat zuerst in überzeugender Weise F. Martius betont (Virchows Arch. f. pathol. Anat. u. Physiol. Bd. 83).

Aber schon die bloßen Feststellungen des Aufbaues der Bevölkerung und der zahlenmäßigen Verschiedenheiten der einzelnen Bevölkerungsgruppen als Kollektivgebilden nach Alter, Beschäftigung, Wohnung, Ernährung lieferten wichtige Grundlagen für das praktische hygienische Vorgehen. Die *Morbidität* und *Mortalität* der einzelnen sozialen Gruppen erweist sich denselben allgemeinen hygienischen Faktoren gegenüber ganz außerordentlich verschieden. Größe und Gewicht der Kinder nach Beruf und Wohlhabenheit der Eltern, nach der Wohnweise, nach den Verschiedenheiten von Stadt und Land sind sozialhygienische Faktoren wichtigster Art. Die allgemeine Feststellung des Sinkens der Sterblichkeit und der Erhöhung des durchschnittlichen Lebensalters mit Besserung der sozialen Zustände ist eine wichtige Feststellung für die Sicherheit unseres Vorgehens, besonders wenn man sie mit den früheren individuellen Versuchen vergleicht, ein höheres Lebensalter zu erreichen.

Die Anthropometrie hat zwar den gesuchten Durchschnittsmenschen nicht finden lassen, uns aber über die anthropologische Zusammensetzung der modernen Völker wertvolle Anhaltspunkte gegeben, die für die Wehrhaftigkeit und Arbeitsfähigkeit der Bevölkerung und ihrer einzelnen Gruppen schon jetzt wichtig geworden sind, trotzdem wir noch mitten in der Arbeit stehen (Hueppe: Deutschlands Volkskraft und Wehrfähigkeit. Berlin 1916). Ein sehr wichtiges Resultat liegt darin, daß bei den Verschiedenheiten von Stadt und Land durch die moderne soziale Entwicklung von Großstadt und Industrie auch anthropologisch oft auffallende Verschiebungen der Bevölkerung eintreten, die Ammon erkannt hat.

Das besondere *Binnenklima*, welches die Stadt durch die Besonderheiten ihrer Bewohnung als Erscheinung der Domestikation bietet, erfordert geradezu eine *Akklimatisation*. Nur durch die allgemeinen hygienischen Maßnahmen konnte dieselbe so erreicht werden, daß sich in England und Deutschland bereits einige Großstädte ohne Zuzug vom Lande in mäßiger Weise vermehren konnten, während die tatsächliche Massenvermehrung der Städte nur durch Zuzug vom Lande erreicht wurde, was für die Erhaltung und Vermehrungsmöglichkeit einer Bevölkerung und damit für ihre Stellung im Ringen der Völker oft entscheidend ist. Diese Binnenwanderungen der in der Stadt Arbeit suchenden Kräfte haben größte Bedeutung für den Aufbau der einzelnen sozialen Bevölkerungsgruppen.

Im allgemeinen gilt trotz aller Hygiene noch immer, daß die Stadtbevölkerung in 3—4 Generationen ausstirbt. Nur die Juden haben durch ihr Familienleben, ihre Mäßigkeit und Befolgung ihrer hygienischen Kultvorschriften im Ghettoleben eine etwas bessere Anpassung an die Schädlichkeiten des Stadtlebens erreicht und waren bis jetzt die einzige Stadtrasse, die sich als solche überall erhalten und vermehren konnte, was aber bei den Reformjuden in den westlichen, zum Teil sogar in den russischen Städten nicht mehr ganz zutrifft.

Die Statistik der Krankheits- und Todesfälle gestattet, in Verbindung mit Kenntnis der Einnahmen des Arbeiters den *Wert einer Krankheit* in Geld auszudrücken und dadurch zu ermitteln, welche Bedeutung hygienische Verbesserungen für die einzelnen sozialen Gruppen und für die ganze Bevölkerung haben. So haben Chadwick, Farr und Paget den Wert des Arbeiterlebens und den Verlust an Arbeitstagen und Todesfällen in England, Rochard in Frankreich, Pettenkofer in Deutschland berechnet, so daß man nach Simon den vorzeitigen Tod infolge ungenügender sanitärer Einrichtungen als volkswirtschaftlich bedeutungsvollen Faktor einsetzen und dadurch erkennen konnte, daß *alle Gruppen der Bevölkerung* nur dann gegen die früher so verheerenden Seuchen *vorbeugend geschützt* sind, *wenn die städtischen Verhältnisse den Seuchen keine Bedingungen mehr bieten.*

Von diesen Umwelteinflüssen wurde zuerst die Reinhaltung des Bodens und die Wasserversorgung statistisch erfaßt. Es war immer schon gelegentlich bemerkt worden, daß Überschwemmungen oder extreme Trockenheit für die Ausbreitung von Seuchen bedeutungsvoll sind; aber erst Helcher hatte bei der Pest von 1709 die Ausbreitung der Pest mit dem Stande des Grundwassers in ätiologische Beziehungen gebracht, und man bemerkte damals, daß es durch *Dislokation der Truppen* gelang, die weitere Verbreitung einer Seuche zu verhüten, wie die Engländer es später erfolgreich auch in Indien bei der Cholera machten, und wie es sich auch sonst wiederholt nützlich erwies.

Bei den Lagerseuchen in Brabant hatte Pringle 1743—1744 die Schwankungen des Grundwassers für die Entstehung der Seuchen unter dem Einflusse der Bodenfeuchtigkeit durch die Temperatur klar ausgesprochen. Steifensand (Das Malariasiechtum 1848, S. 186) sprach sich dann erneut in ähnlichem Sinne aus und nahm an, daß die so entstandene Malariadyskrasie die Prädisposition für Cholera bilde, eine Ansicht, die an die spätere diblastische Theorie von Nägeli erinnert, die durch die neueren Untersuchungen über Symbiose erweitert wird.

Auffallend war schon als Ergebnis der ersten Bodenassanierungsanlagen in England, daß nach Simon wider die Voraussetzung die Abnahme der Todesfälle an Phthise und Lungenkrankheiten deutlicher war als die an Cholera und Typhus. Diese wurden von Pettenkofer als die eigentlichen Bodenkrank-

heiten aufgefaßt, an denen sich der Erfolg zeigen mußte, als er 1854 seine Grund-
wassertheorie aufstellte und dabei von der Wahrscheinlichkeitsberechnung von
BUHL gestützt wurde, nach der zwischen den Schwankungen der Erkrankungen
an diesen Krankheiten und den Schwankungen des Grundwassers ein Zusammenhang bestehen müsse. VIRCHOW hatte für Würzburg wahrscheinlich
gemacht, daß dieser Ort gegen Cholera immun sei, weil eine Quellwasserver-
sorgung von außerhalb die Berührung mit den Bodenverunreinigungen aufgehoben hatte.

Die Beobachtungen über die Abnahme von Phthise, deren Erreger gar
nichts mit dem Boden zu tun haben, dort weder vegetieren noch von dort
übertragen werden, und spätere Bestätigungen, z. B. von BOWDITCH in Boston,
und andere Tatsachen veranlaßten mich darzulegen, daß die Beziehungen zur
Bodenfeuchtigkeit und ihren Schwankungen nicht im Wuchern von Krankheits-
keimen im Boden oder in einem Reifungsprozeß derselben im Boden (PETTEN-
KOFER), auch nicht allein in der unmittelbaren Übertragung von dort, z. B. durch
die Luft (PETTENKOFER) oder durch das Wasser (KOCH) liegen, sondern wesentlich
darin, daß durch die Assanierungsmaßnahmen der Gesundheitszustand der Bevölkerung im Sinne einer Herabsetzung der Disposition oder einer Steigerung
der Widerstandsfähigkeit geändert und gebessert wird.

Persönliche Hygiene.

In einer ganz anderen Richtung bewegen sich andere Arbeiten, die zum
Aufschwung der Hygiene wesentlich beitrugen. Der Wunsch, gesund zu bleiben
oder wieder gesund zu werden und recht lange zu leben, führte medizinisch zu
manchen Verschrobenheiten, von denen das Elixir ad longam vitam noch mit
das Harmloseste war. Aber dazu kamen dann alle die Vorschriften, wie ein
Mensch leben solle, und bei Ausführung derselben eine Erziehung zur Angst-
meierei, die geradezu lächerlich war. Zum Selbstschutz gegen Infektionen wurden
Masken angelegt, und die Ärzte mußten besondere Pestgewänder anziehen, wie
wir Ähnliches gegenüber der Lungenpest und dem Fleckfieber jetzt wieder erlebt
haben, oder wie es die Cholera zeitigte, indem auf Grund der bakteriologischen
Übertreibungen die Karikatur des Bacillisten erstand, Dinge, die doch kaum
einen anderen Eindruck machen können als die immerhin noch verzeihliche
Kennzeichnung von Aussatzkranken, um die Berührung mit ihnen meiden zu
können.

Aus diesem ganzen Wust hebt sich als einigermaßen verständlich der Versuch ab, durch Ernährungsweise, durch Diät, den Körper zu beeinflussen. Erschwert wurde das aber und zum Teil wieder dadurch aufgehoben, daß im
Mittelalter die Leute in viel zu wenig gereinigten Kleidern unsinnig warm ge-
kleidet gingen, im Hause wegen der angeblichen Gefährlichkeit der Luft direkt
luftscheu waren und in ihren Betten sich so einpackten, daß jede Ventilation
beseitigt wurde. Einigermaßen vernünftige allgemeine Ratschläge zur persönlichen Hygiene, besonders in bezug auf die Ernährung, gaben — nach einigen
Vorläufern, wie dem „Regimen sanitatis Salernitanam" ca. 1200 und MAIMONIDES
erst 1535 lateinisch erschienen „Tractatus de regimine sanitatis" — TORELLA 1506,
CORNARO 1558, RANZAU 1576.

Die Entdeckungen der Physiologie, die in HALLERS Enzyklopädie eine für
die ganze Folge grundlegende Behandlung erfuhren und in der Lehre von der
Reizbarkeit eine Grundlage für die ganze moderne ätiologische Betrachtung
brachten, legten dann den Grund für weitere Fortschritte. Für diese sind hervorzuheben TISSOT 1766, J. P. FRANK 1779, B. CHR. FAUST 1794, HUFELAND 1796,
HALLÉ 1806. Das Material wurde dann weiter so vermehrt, daß LÉVY 1844

diese ältere Richtung zu einem gewissen Abschlusse brachte und gleichzeitig eine für die Folge grundlegende Arbeit über die persönliche Hygiene lieferte in einer „Klinik des gesunden Menschen"; in etwas kürzerer, aber doch für die damaligen Verhältnisse sehr klaren Weise behandelte er auch die Beziehungen der Umwelteinflüsse zur öffentlichen Hygiene.

Es läßt sich nicht verkennen, daß die Einkleidung aller dieser gesundheitlichen Ratschläge oft geeignet war, Gesundheitshypochonder zu erziehen. Dagegen gibt es nur ein Mittel, nämlich durch eine vernünftige körperliche Erziehung eine rationelle gesunde Lebensweise als etwas Selbstverständliches zu führen. Bis ins 15. Jahrhundert gehen diese Versuche zurück, auf VITTORINO DA FELTRE, 1378—1446, und MAFEO VEGIO als Erzieher und auf MERCURIAL als Arzt; MONTAIGNE, COMENIUS, LUTHER, LOCKE förderten diese Richtung. Den neuen Anstoß gaben dann ROUSSEAU 1762 und BASEDOW 1768, vor allem aber GUTS MUTHS 1793 in seiner „Gymnastik für die Jugend", der Grundlage für alle späteren Werke, VIETH 1794 und JAHN 1811, bis wir dann in unserer Zeit zu einer *Physiologie und Hygiene der Körperübungen* gekommen sind, *durch welche die persönliche Hygiene ein wichtiger Teil der aufbauenden positiven Hygiene geworden ist.*

Selbständigkeit der Hygiene; experimentelle Forschung.

Im 18. Jahrhundert entwickelte sich, von England und Frankreich ausgehend, eine Bewegung, die zu einem vollständigen Umschwung der politischen und sozialen Auffassungen der Menschheit führte. Die Begriffe der Geistesfreiheit und Menschenrechte und das Suchen nach einem Geist der Gesetze hatten auch für die Hygiene unmittelbare Bedeutung, insofern MIRABEAU 1756 das öffentliche Gesundheitswesen als eine Hauptaufgabe der staatlichen Fürsorge bezeichnete. In ähnlichem Sinne haben sich auch FRANKLIN, VOLTAIRE und J. J. ROUSSEAU für die Hygiene ausgesprochen und der letztere gegenüber den kulturellen Übertreibungen eine Rückkehr zum Naturzustande gefordert, die in unserer Zeit in der Naturheilkunde zu vielen Übertreibungen und Mißverständnissen geführt hat. Auch einsichtige Autokraten wie JOSEPH II. und FRIEDRICH DER GROSSE traten entschieden für das Volkswohl ein. Dadurch entstand ein Verständnis für eine Befreiung der Hygiene von der politischen Exekutive und der Wunsch, ihr im Getriebe der Staatsverwaltung eine gewisse Selbständigkeit zu erkämpfen.

In Deutschland hat zuerst BAUMER in Gießen 1777 Grundzüge der politischen Medizin entwickelt, um diese von der gerichtlichen Medizin freizumachen. Viel wichtiger wurde JOHANN PETER FRANK, der schon 1779 den ersten Band seiner medizinischen Polizei veröffentlichte und damit eine Enzyklopädie der Hygiene schuf, die für die kommenden Zeiten die *Selbständigkeit der Hygiene* einleitete. Ohne auf Einzelheiten an dieser Stelle einzugehen, muß erwähnt werden, daß FRANK in diesem Werke nicht nur das Tatsachenmaterial sammelte, sondern es auch so durcharbeitete und mit neuen Ideen durchsetzte, daß das Werk auch jetzt noch lesenswert ist und in einzelnen Kapiteln, wie Schulgesundheitspflege, Körpererziehung, als fast noch aktuell bezeichnet werden darf. In Frankreich versuchte 1797 FODÉRÉ die sanitätspolizeilichen Gesetze naturwissenschaftlich zu erfassen.

Ganz unabhängig von diesen organisatorischen ärztlichen Bestrebungen auf dem Gebiete der Hygiene waren einige rein wissenschaftliche und praktische. Besonders ist hier BENJAMIN THOMPSON, der spätere Graf RUMFORD, zu nennen. Seine Forschungen über die Wärme waren bekannt und wurden immer voll gewürdigt. Seine Suppen aus Knochenleim wurden später manchmal als eine

Verirrung aufgefaßt und seine Bedeutung für die Hygiene lange nicht erkannt. Erst RUBNER hat in dieser Beziehung aufklärend gewirkt und den großen Mann seiner Bedeutung entsprechend gewürdigt. Er verschaffte den Armen Arbeitsgelegenheit, brachte sie in leidlicher Weise unter, sorgte für Kleidung und Kost derselben; erkannte den Einfluß der Reinlichkeit auch für den sittlichen Charakter der Menschen; bekämpfte die Armut in praktischer Weise; beschäftigte sich mit der Lichtmessung und Beheizung; erkannte die schlechte Wärmeleitung der Luft und die Bedeutung der ruhenden Luftschicht für die Kleidung.

Auch LAVOISIER beschäftigte sich mit praktischen hygienischen Fragen, z. B. der Straßenbeleuchtung, Wasserversorgung, Kanalisation, gab Vorschriften für Verbesserung der Gefängnisse, für Ventilation und Heizung, forderte, daß Kranke, die mit ansteckenden Krankheiten im Krankenhause ankommen, zuerst gebadet und ihre Kleider durch trockene Hitze desinfiziert werden und gab auch eine Desinfektion mit salzsauren Dämpfen an, die er durch Begießen von Kochsalz mit Schwefelsäure entwickelte; er erkannte die Bedeutung der Kalkmilch zum Desinfizieren von Kloakeninhalt.

In diese Entwicklung hinein fällt auch die Befreiung der Medizin von der Naturphilosophie, und die exakte Beobachtung am kranken Menschen setzte wieder ein. MORGAGNI, MALPIGHI, GLISSON, BICHAT und ganz besonders ROKITANSKY und VIRCHOW lehrten uns die *Konstitution des Menschen* anatomisch erfassen. Leider traten dadurch die inneren Verhältnisse des menschlichen Organismus zunächst so einseitig in den Vordergrund medizinischer Forschungen und Betrachtungen, daß die äußeren Einflüsse dadurch vorübergehend für die Forschung fast beseitigt schienen. Von VIRCHOW selbst wurden allerdings in seinem öffentlichen Leben bei der Bekämpfung des Hungertyphus und bei den Arbeiten über die Kanalisation von Berlin auch die äußeren und sozialen Verhältnisse ausgiebig gewürdigt (HUEPPE, RUDOLF VIRCHOW: Berl. klin. Wochenschrift 1893, Nr. 43 a).

Die Choleraausbrüche von 1831 und 1849 hatten dann in England zu den in anderem Zusammenhange bereits erwähnten praktischen Assanierungsmaßnahmen der Kanalisation und Wasserversorgung geführt, die im Kampfe gegen die Seuchen zum Begriffe der *vermeidbaren Krankheiten* führten. Als „Polizei der Natur" nach PRUNER oder als „große Warnungstafeln" nach VIRCHOW hatten die Seuchen in nachhaltiger Weise die Aufmerksamkeit auf gewaltige, aber vermeidbare gesundheitliche Schädigungen gelenkt, so daß DISRAËLI 1873 auch als Politiker aussprach, was der Arzt VIRCHOW schon 1848 als notwendig erklärt hatte: „Die Verbesserung des Gesundheitszustandes des Volkes ist diejenige *soziale* Aufgabe, welche allen anderen Aufgaben voranzugehen hat und welche *in erster Linie* die Aufmerksamkeit des Staatsmannes und Politikers *jeder* Partei in Anspruch nehmen muß."

DISRAËLI erklärte weiter: „Die öffentliche Gesundheit ist die Grundlage, auf welcher das Glück des Volkes und die Macht des Staates beruht", und 1887 erklärte auf dem Internationalen hygienischen Kongreß in Wien Kronprinz RUDOLF VON ÖSTERREICH: „Das kostbarste Kapital der Staaten und der Gesellschaft ist der Mensch." Diese offiziellen Anerkennungen der Bestrebungen der Hygiene setzten die lange vermißte Einsicht voraus, *daß die Gesundheit eines Volkes von der Gesundheit aller einzelnen Volksgruppen abhängt und gerade die Gesundheit der großen Massen eine Voraussetzung der Gesundheit der übrigen ist.* Und so sind wir wieder bei der Auffassung von FRANKLIN angekommen: „Public health is public wealth."

Im Rahmen dieser Auffassungen über die Stellung der Gesundheitspflege in der allgemeinen Staatsorganisation ist zu bemerken, daß auch neue staatliche

Einrichtungen geschaffen wurden. Allerdings war man auch im Mittelalter nicht ganz untätig, und Venedig, das in 6 Jahrhunderten 63 Pestepidemien hatte, hatte bereits 1348 ein Gesundheitsamt errichtet und das ebenfalls vielbedrohte Marseille 1526. Aber erst im 19. Jahrhundert wurden die Grundlagen geschaffen, auf denen noch jetzt weitergebaut werden muß. 1802 schuf England das erste Fabrikgesetz, das von PERCIVAL ins Leben gerufen wurde. In Paris wurde im selben Jahre ein „Conseil d'hygiène publique" errichtet und 1822 ein „Conseil supérieur de santé", der 1848 wesentlich verbessert wurde. 1848 erhielt auch England einen „public health act".

Die Weltseuchen waren rein örtlich oder territorial nicht genügend vorbeugend zu erfassen, und deshalb entstand das Bedürfnis nach internationaler Verständigung, die durch die hygienischen Kongresse angebahnt wurde, deren erster 1851 in Brüssel stattfand, und die in manchen wichtigen Fragen auch zu einer Verständigung der Staaten führten. Nach der Kriegsunterbrechung fehlte von 1914—1923 jede internationale sanitäre Verständigung, die erst seit Mai 1923 durch den Gesundheitsrat des sog. Völkerbundes als eine epidemiologische Vermittelungs- und Auskunftsstelle wieder angebahnt wurde, dem bereits 74 Staaten aus allen 5 Weltteilen angeschlossen sind.

Ätiologie der Seuchen; contagium animatum; Impfschutz.

Eine vollständige Verständigung hatte aber noch eine Voraussetzung zu erfüllen, *die Ätiologie der Weltseuchen festzustellen,* und dazu bedurfte es einer naturwissenschaftlichen, biologischen, experimentellen Bearbeitung.

Die im Altertum und im Mittelalter bereits vermerkte Möglichkeit der Seuchenübertragung durch die Luft hatte noch bei der *antiseptischen* Wundbehandlungsmethode von LISTER (HUEPPE, JOSEF LISTER: Österr. Rundschau Bd. 11, S. 49. 1907) eine große Rolle gespielt und im Krankenhauswesen das Verständnis für die Ventilation mächtig gefördert.

Viel besser knüpft aber unsere jetzige Einsicht an die Lehre von SEMMELWEIS an (HUEPPE, IGNAZ SEMMELWEIS, Berlin 1894), der erkannte, daß die Puerperalfieber, die die Frauen in furchtbarer Weise auch in gut ventilierten Krankenhäusern hinwegrafften, durch unmittelbare Übertragung des Krankheitsvirus entstehen. Er hatte dadurch, seiner Zeit weit vorauseilend und lange verkannt, die *aseptische Wundbehandlung* begründet und in die Praxis eingeführt, die erst unter dem Einflusse der Bakteriologie eine genauere Begründung erfuhr. Den Beweis der unmittelbaren Übertragung von Infektionsstoffen hatte dann KLEBS 1870/71 für Wundinfektionen im Kriege geführt und dann ROBERT KOCH seit 1878 experimentell entscheidend begründet.

Für die wissenschaftliche Bearbeitung der Epidemien, für die Erkennung der ersten Fälle und damit für die Überwachungsmöglichkeit der Seuchen wurde die alte Lehre vom „*Contagium animatum*" in dem neuen Gewande der Bakteriologie von entscheidender Bedeutung. Gelegentlich waren auch schon früher Äußerungen vermerkt, die an VARRO erinnerten, wenn HUTTEN z. B. geflügelte Würmer als Erreger der Syphilis annahm oder PARACELSUS vom „Samen" der Krankheit sprach (S. 16). Aber erst KIRCHER entwickelte 1671 ganz umfassend eine Theorie des Contagium animatum, die mit den mikroskopischen Beobachtungen von VAN LEEUVENHOEK, dem Vater der Mikrographie, dem Versuche zugänglich wurde. Auch PLENCZICZ gab 1762 eine Theorie des Contagium animatum, und KANT meinte 1782, daß die Grippe durch „schädliche Insekten", durch bloße Ansteckung und nicht durch schlechte Luftbeschaffenheit verursacht würde. Eine Geschichte der Bakteriologie liegt außerhalb des Rahmens dieser Darstellung, und ich verweise dafür auf F. LÖFFLER: Vorlesungen über die geschichtliche Entwicklung der Lehre von den Bakterien, 1887, und F. HUEPPE: Naturwissenschaftliche Einführung in die Bakteriologie, 1896.

Die Ansicht vom Contagium animatum geriet jedoch in Mißkredit, weil man meist nicht die Krankheitserreger für belebt und parasitär, sondern die Krankheiten selbst für Parasiten hielt, wie es die Namen Lupus und Krebs deutlich machen. Aber die Lehre von pflanzlichen und tierischen Parasiten machte in der ersten Hälfte des 19. Jahrhunderts Fortschritte, so in der Wiederentdeckung der AVICENNA schon im 11. Jahrhundert bekannten und auch später öfters erwähnten, dann aber lange Zeit vergessenen Krätzmilben, in der Ermittelung der Entwicklung der Bandwürmer, der Rost- und Brandkrankheiten des Getreides; BASSI und BALSAMO entdeckten 1835 den Erreger der Krankheit der Seidenraupen als einen Pilz; SCHÖNLEIN entdeckte 1839 den Pilz des Erbgrindes; EISENMANN 1837 und noch schärfer HENLE 1840 stellten von neuem die Lehre vom Contagium animatium mit solchem Erfolge auf, daß diese Ansicht nicht mehr verschwand.

Die Entdeckung der Milzbrandbacillen durch POLLENDER 1849 und die Feststellung ihrer ätiologischen Bedeutung durch DAVAINE 1863 eröffneten eine neue Ära, und OBERMEIER entdeckte 1873 mit den Recurrensspirochäten den ersten Erreger einer Menschenseuche.

Die Entdeckungen von PASTEUR und KOCH und ihren Schülern stellten dann über jeden Zweifel fest, daß als spezifische Erreger vieler seuchenartigen Erkrankungen Mikroparasiten als Kleinböslinge in Frage kommen. Damit wurde die experimentelle Forschung in der Epidemiologie so sicher begründet, daß man über den blendenden Erfolgen leider eine Zeitlang übersah, daß zum Zustandekommen selbst einer individuellen Übertragung auch noch eine besondere Anlage der infizierten Organismen und äußere Bedingungen erforderlich sind, eine Frage, auf die ich schon einleitend (S. 10) genügend hingewiesen habe.

Der Eifer, mit dem sich die Ärzte auf die bakteriologische Forschung warfen, erklärt sich daraus, daß die Unkenntnis der Krankheitserreger bei der ätiologischen Erforschung der Seuchen ein großer und grundsätzlicher Übelstand war, der endlich experimentell überwindbar wurde. Während aber sonst die Laienwelt ärztliche Fortschritte nur langsam aufnahm, wurde die Bakteriologie schnell populär. Diese schnelle Aufnahme der Bazillen in den Sprachgebrauch erscheint fast wie die Nachwirkung alten religiösen Aberglaubens, S. 14, 23. Nach dem „theatrum diabolorum" 1569 wurde nach den vielen Teufeln, welche die heilige Schrift erwähnt, geschlossen, „daß jede Sünde von einem besonderen Teufel geführt und getrieben werde." Diese vielen früher unsichtbaren Teufel, die in den Menschen fahren, konnte man nun sehen, auf einer Leimrute einfangen und mit den schärfsten Beschwörungsmitteln des wissenschaftlichen Exorzismus bekämpfen und austreiben.

Für die Sozialhygiene wurde es wichtig, daß diese Feststellungen ein praktisches Vorgehen ermöglichten und gerade bei von außen kommenden oder im Inlande sich ausbreitenden Seuchen die *Feststellung der ersten Fälle* diagnostisch oder differentialdiagnostisch sicherten. Darauf konnte ein zielbewußt arbeitendes, Handel und Wandel nicht störendes *Überwachungssystem* begründet und die getroffenen praktischen Maßnahmen einer *dauernden Kontrolle* unterworfen werden durch ein System von Überwachungsstationen an den durch einen Einbruch gefährdeten Stellen oder auf Flüssen oder in den Häfen.

Es konnte aber auch die Zusammengehörigkeit oder Verschiedenheit von symptomatisch ähnlichen Krankheiten genauer festgestellt werden, z. B. die Ver-

schiedenheit von Fleckfieber, Rückfallfieber und Abdominaltyphus. Die Maßnahmen der *Desinfektion* wurden dadurch gesichert und Desinfektionsanstalten
überall ins Leben gerufen.

In besonders großzügiger Weise wurde am Panamakanal durch GOETHALS
der Kampf gegen Wechselfieber und Gelbfieber durchgeführt und in kleinerem
Umfange auch in manchen anderen Gegenden. Für die Durchführung des
großen zwei Weltmeere verbindenden Kanals schuf erst die medizinische
Wissenschaft die Voraussetzungen für die Arbeiten der Technik.

Eine der segensreichsten Maßnahmen gegen Seuchen wurde aber rein
praktisch durchgeführt, ohne Kenntnis des Erregers. Das im Orient alte volkstümliche Verfahren, *Impfschutz gegen Pocken* durch Einblasen der gepulverten
Pustelborken in die Nase oder durch Einimpfen der Blattern in die Haut, das
Pocken oder die Variolisation, zu erreichen, war 1717—1721 durch Lady MONTAGUE
von Konstantinopel nach Westeuropa eingeführt worden, zunächst unter scharfem
Widerspruche der Ärzte. Die auf diese Weise nicht ganz gefahrlos künstlich
Geblatterten waren gegen die Pocken fast so gut geschützt wie diejenigen, welche
die natürlichen viel gefährlicheren Pocken überstanden hatten. 1768 hatten
FEWSTER und SUTTON festgestellt, daß auch originäre Kuhpocken, die scheinbar
mit den Menschenpocken nichts zu tun hatten, schützend wirkten, und 1774
impfte JESTY und 1791 der Holsteiner Lehrer PLESS (PLETT) mit Erfolg mit
den milderen Kuhpocken gegen Pocken.

Dieses Verfahren wurde dann in planmäßiger Weise von JENNER zu der
segensreichen *Schutzpockenimpfung durch Kuhpocken,* das Vaccinieren, durchgebildet und am 14. Mai 1796 in der ersten *öffentlichen Impfung* vorgeführt.
Die Einzelheiten will ich an dieser Stelle nicht erwähnen; es genügt wohl, festzustellen, daß trotz aller Einwände eindeutig festgestellt ist, daß die immer
mehr verbesserte heutige Ausführungsform der Impfung einen fast absoluten
Schutz gewährt. Bei der Pockenimpfung ist besonders hervorzuheben, daß früher
gerade bei der geringen Vorsorge der ärmeren Klassen Erblindungen durch die
Pocken als ein furchtbares Übel sich einstellten, dessen Beseitigung gerade sozialhygienisch als besonderer Erfolg erscheint.

Interessant ist es, daß eine zweite Schutzimpfung, die von PASTEUR gegen
Hundswut ausgebildet wurde, ebenfalls ohne den Erreger der Krankheit zu kennen.

Die gegen bakteriologisch bekannte Seuchen wie Cholera und Typhus gerichteten Schutzimpfungen stehen noch nicht auf der gleichen Höhe der Zuverlässigkeit der Pockenimpfung, lassen aber weitere Fortschritte erwarten.

Volkskrankheiten und soziale Umwelt.

So wichtig auch die Bakteriologie und die experimentelle Bearbeitung der
Seuchen geworden ist, so darf nicht übersehen werden, daß die Umwelteinflüsse,
die für Entstehen und Ausbreitung der Seuchen von Wichtigkeit sind, ihre
Bedeutung behalten haben, und daß die Krankheitsanlage und ihre Beeinflussung
durch die sozialen Verhältnisse kausal meist entscheidend ist. Für die Diagnose
und damit für den Beginn des Kampfes gegen die Seuchen sind aber nicht nur
die rein bakteriologischen Ermittelungen der Erreger von Wichtigkeit, sondern
auch indirekte Methoden, wie sie durch die Serologie gewonnen wurden, und ich
will wenigstens erwähnen, daß für die Erkennung und Bekämpfung der Syphilis
die WASSERMANNsche Reaktion und für die Erkennung des Fleckfiebers die
WEIL-FELIX-Reaktion von Wichtigkeit geworden sind.

Man kann diese wissenschaftlichen Forschungen unmöglich gering werten,
weil in Zukunft neben ihnen auch die auf bloßer Erfahrung beruhenden praktischen Ermittelungen von Maßnahmen wieder eine größere Bedeutung erhalten,

als man ihnen in der Freude über die experimentellen bakteriologisch-serologischen Ermittelungen zeitweilig zubilligte. Die reine Empirie allein wird sich stets in einem Kreise bewegen, aus dem ein Entkommen oft nicht möglich ist, und die experimentelle Bearbeitung gibt uns meistens erst den Schlüssel, um vorwärts zu kommen, und so müssen wir im Kampfe für das Volkswohl alle Möglichkeiten benutzen.

Gerade durch die epidemiologischen Untersuchungen mußte es klar werden, daß die Gesundheit der einzelnen Bevölkerungsgruppen verschieden ist, und daß die berufliche Beschäftigung gegenüber denselben Krankheiten und Krankheitserregern Unterschiede bedingt, welche z. B. die *Gewerbekrankheiten* als das wichtigste Objekt der *Gewerbehygiene* erkennen lassen. Nimmt man noch die Unfallverhütung und die Bekämpfung der Unfälle als Objekte der sozialen Medizin hinzu, so wird man unschwer erkennen, daß gerade die Gewerbekrankheiten die Notwendigkeit ergeben, *die sozialen Gruppen im Rahmen der Gesamthygiene als besondere Einheiten hervorzuheben.*

Die *Wohlfahrtspflege* kann sich im Rahmen dieser Auffassung vom Mitleid und der Charitas allein nicht mehr leiten lassen, sondern erfordert eine organisierte freiwillige Selbsthilfe. So kommen wir wieder in moderner Form auf die Idee der alten christlichen Dorfgemeinschaft und Diakonie zurück, in der die staatlichen Bestrebungen noch immer eine Ergänzung suchen und finden müssen.

Wenn wir sehen, wie die allgemeine Sterblichkeit, wie Kinderkrankheiten und Tuberkulose in den einzelnen Bevölkerungsgruppen je nach Entlohnung, Wohnung, Ernährung, Kleidung außerordentlich schwanken, müssen wir erkennen, daß die allgemeine Soll-Hygiene der Gesamtbevölkerung in den tatsächlichen Zuständen der einzelnen Bevölkerungsgruppen so große Unterschiede der Ist-Zustände erkennen läßt, daß ihnen sozialhygienisch besonders Rechnung getragen werden muß. Armenpflege, Mutterschutz, Säuglingspflege z. B. werden dadurch auch *in ihren gruppenweisen Verschiedenheiten* wichtigste Einzelfaktoren für die allgemeine öffentliche Gesundheitspflege.

Die Fernhaltung oder Beseitigung entartender Einflüsse; der Kampf gegen Gewohnheitsgifte wie Alkohol und Tabak; die Erschwerung oder Behinderung der Kindererzeugung durch Idioten, Geisteskranke, Verbrecher; der Kampf gegen Seuchen vom Charakter der Syphilis und Tuberkulose; die jetzt besonders durch die Wohnungsnot und die Mieten und Steuererhöhung — man denkt schon an Fenstersteuer! — bedrohte Wohnungskultur; aber auch die positiven Maßnahmen zur Verbesserung der Erziehung zur Hygiene müssen sowohl allgemein als auch nach den Besonderheiten der verschiedenen Bevölkerungsgruppen gehandhabt werden, wenn für das allgemeine Wohl durchgreifende Erfolge erzielt werden sollen.

Durch die moderne *Verkehrsentwicklung*, Dampfschiffe, Eisenbahnen, Elektrizitätswerke, werden in den großen Industriestädten die sozialen Gruppen in verschiedener Weise betroffen.

Der moderne *Weltverkehr* führt zunächst rein praktisch zu wirtschaftlichen Sonderungen, deren wissenschaftliche Durcharbeitung für die Zukunft der Sozialhygiene von größter Bedeutung wird.

Die *geographische Pathologie*, wie sie von MÜHRY, STAMM und besonders von A. HIRSCH dargelegt wurde, bedarf bei den neuen Zuständen, wie sie für die Welthäfen und durch sie für das Binnenland entstanden sind, und bei der Kolonialwirtschaft der Gegenwart und Zukunft größerer Pflege, und kann für die sozialen Aufgaben der Hygiene gerade durch die Forschungen über Seuchen und Hygiene der Tropen Anregungen geben.

Nur körperlich und geistig an allen Gliedern gesunde Völker können beanspruchen, ihre Rechte und ihre Kultur durchzusetzen. Wir müssen deshalb versuchen, in den modernen Staaten bei Volksvertretungen und Regierungen für Wohlfahrtspflege und Hygiene wieder ein Verständnis zu erwecken, wie es die alten Kulturvölker für ihre Zeit bereits besaßen. *Dann werden wir durch persönliche, öffentliche und soziale Gesundheit auch wieder zu einer gesunden Öffentlichkeit kommen.*

Literatur.

AMMON, O.: Die natürliche Auslese beim Menschen. Jena 1893. — AMMON, O.: Die Gesellschaftsordnung und ihre natürlichen Grundlagen. Jena 1895. — BAAS, I. H.: Zur Geschichte der öffentlichen Hygiene. Dtsch. Vierteljahrsschr. f. öffentl. Gesundheitspfl. Bd. 11, S. 325. 1879. — BARTELS, M.: Die Medizin der Naturvölker. Leipzig 1893. — BARTHÉLEMY: Hygiène sociale. 1888. — BAUMER, I. W.: Fundamenta politicae medicinae. 1777. — BEZOLD, C.: Ninive und Babylon. 1903. — CORNARO: Discorso intorno alla vita sobria. Padova 1558. — DESBONNET, ED.: Der chinesische Ursprung der schwedischen Gymnastik. Körper u. Geist Bd. 28, Nr. 1/2. 1919. — FAUST, B. CHR.: Gesundheitskatechismus zum Gebrauche in den Schulen und beim häuslichen Unterricht, 1. Aufl. Bückeburg 1794. — FISCHER, A.: Grundriß der sozialen Hygiene. Karlsruhe 1912. — FODÉRÉ: Les lois éclairés par les sciences physiques. 1797. — FRANK, I. P.: System einer vollständigen medizinischen Polizei. Auflage in 6 Bänden. Mannheim 1779—1819. Eine andere Auflage in 15 kleinen Bändchen. Frankenthal 1791—1814. — FRIEDBERG, H.: Über die Geltendmachung der öffentlichen Gesundheitspflege. Erlangen 1873. — GEIGEL: (Hirt und Merkel) Handbuch der öffentlichen Gesundheitspflege und der Gewerbekrankheiten, 2. Aufl. Leipzig 1873; 3. Aufl. als Teilband von Pettenkofer und Ziemssen, Handbuch der Hygiene und der Gewerbekrankheiten. 1882. — GOTTSTEIN, AD.: Allgemeine Epidemiologie. Leipzig 1897. — GOTTSTEIN, AD.: Geschichte der Hygiene im 19. Jahrhundert. Berlin 1901. — GOTTSTEIN, AD.: Die soziale Hygiene, ihre Methoden, Aufgaben und Ziele. Leipzig 1907. — GRAUNT, JOHN: Natural and political observations made upon the bills of mortality. London 1662. — GROTJAHN, A.: Die Anthropometrie im Dienste der sozialen Hygiene. Med. Klin. Bd. 1, 2. 1895. — GROTJAHN, A.: Über Wandlungen in der Volksernährung. Leipzig 1902. — GROTJAHN, A.: Soziale Hygiene und Entartungsproblem. In Th. Weyls Handbuch der Hygiene, 4. Suppl.-Bd., S. 727. Jena 1904. — GROTJAHN, A.: Soziale Pathologie. Berlin 1912. — GROTJAHN, A. und J. KAUP: Handwörterbuch der sozialen Hygiene. 1912. — HAGEN: Antike Gesundheitspflege. Hamburg 1892. — HAESER, H.: Lehrbuch der Geschichte der Medizin, 3 Bände, 3. Aufl.; speziell 3. Bd. als Geschichte der epidemischen Krankheiten. Jena 1882. — HALLÉ: Hygiène ou l'art de conserver la santé. Paris 1806. — HECKER, I. F. C., hrsg. von A. HIRSCH: Die großen Volkskrankheiten des Mittelalters. Berlin 1865. — HIRSCH, A.: Handbuch der historisch-geographischen Pathologie. 3 Bände. 3. Aufl. Berlin 1881—1886. — HUEPPE, F.: Zur Rassen- und Sozialhygiene der Griechen im Altertum und in der Gegenwart. Wiesbaden 1897. — HUEPPE, F.: Handbuch der Hygiene. Berlin 1899. — HUEPPE, F.: Wohnung und Gesundheit. 2. Aufl. In Th. Weyls Handbuch der Hygiene Bd. 4, S. 2. 1912. — HUEPPE, F.: Hygiene der Körperübungen. 2. Aufl. Leipzig 1922. — HUFELAND, CH. W.: Die Kunst, das menschliche Leben zu verlängern. Wien und Prag 1797. — JÜTHNER, J.: Philostratos über Gymnastik. Leipzig und Berlin 1909. — LEVEN, M.: L'hygiène des Israëlites. Versailles 1884. — LÉVY: Traité d'hygiène publique et privée. Paris 1844. 6. Aufl. 1879. — LÜRING: Die über die medizinischen Kenntnisse der alten Ägypter berichtenden Papyri, verglichen mit den medizinischen Schriften der griechischen und römischen Autoren. Leipzig 1888. — MARKUS: Die Yoga-Philosophie. Halle 1886. — MARTIUS, F.: Pathogenese innerer Krankheiten. 4 Hefte. Leipzig und Wien 1899—1909. Besonders 1. Heft: Infektionskrankheiten und Autointoxikationen. — MARTIUS, F.: Konstitution und Vererbung. Berlin 1914. — MIRABEAU: L'ami des hommes ou traité de la population. Paris 1756. — MUSSY, NOËL GUÉNEAU DE: Étude sur l'hygiène de Moïse et des anciens Israëlites. Paris 1885. — NEUMANN, J.: Die öffentliche Gesundheitspflege und das Eigentum. Berlin 1847. — NOSSIG, A.: Einführung in das Studium der Sozialen Hygiene, 1894. — PALMBERG, A.: Traité de l'hygiène publique. Paris 1891. — PARKES, E. A.: A manual of Practical Hygiene. 8. Aufl. von Notter, 1891. — PETTENKOFER, M. V.: Einleitung zu Pettenkofer und Ziemssen, Handbuch der Hygiene und der Gewerbekrankheiten Bd. 1. Leipzig 1882. — PLOETZ, A.: Die Tüchtigkeit unserer Rasse und der Schutz der Schwachen. Berlin 1895. — PRINGLE: Observations on disease of an army. London 1752. Deutsche Ausgabe 1772. — PRINZING, F.: Handbuch der medizinischen Statistik. Jena 1906. — PRUNER: Die Krankheiten des Orients, 1847. — QUETELET: Sur l'homme et le développement de ses facultés, un essai de physique sociale. Bruxelles 1835. — RAMAZZINI: De morbis artificum diatribe. Modena 1700; 1. dtsch. Aufl. 1704; 17. Aufl. 1823! — RANZAU, H.: De conservanda valetudine. Leipzig 1576. — REIBMAYR, A.: Inzucht und Vermischung beim Menschen. Leipzig und Wien 1897. — ROCHARD: La valeur de la vie humaine. Paris 1885. — ROCHARD: Traité d'hygiène sociale. Paris 1888. — ROCHARD: Traité d'hygiène publique et privée. Paris 1897. — ROTH und LEX: Handbuch der Militär-Gesundheitspflege. 3 Bände. Berlin 1872—1877. — RUBNER: Die Geschichte der Hygiene. Im Handbuch der Hygiene von Gruber, Rubner, Fick, Bd. 1. Leipzig 1911. — STAMM: Nosophthorie, Krankheiten-Vernichtungslehre. 3. Aufl. 1886. — STEIN, L.: Die innere Verwaltung, Bd. 1, 2. 1867. 2. Aufl. 1877. — STICKER, G.: Die Bedeutung der Geschichte der Epidemien für die heutige Epidemologie. Verhandl. d. Naturf.-Ges. 1909. — STICKER, G.: Abhandlungen aus der Seuchengeschichte und Seuchenlehre, Gießen; 1. Die Pest, Geschichte, 1908; 2. Die Pest als Seuche und Plage, 1910; 3. Die Cholera, 1912. — SÜSSMILCH, J. P.: Göttliche Ordnung in den Veränderungen des menschlichen Geschlechtes. Berlin 1741—1744. — TELEKY, L.: Die Aufgaben und Ziele der sozialen Medizin. Wien und Leipzig 1910. — TISSOT: Avis au peuple sur sa santé. Paris 1766. — TORELLA: De regimine seu praeservatione sanitatis. 1506. — TROELS-LUND: Gesundheit und Krankheit in den Anschauungen alter Zeiten. Leipzig 1901. — VIRCHOW, R.: Gesammelte Abhandlungen zur Wissenschaftlichen Medizin. Frankfurt 1856. — VIRCHOW, R.: Gesammelte Abhandlungen aus dem Gebiete der öffentlichen Medizin und Seuchenlehre. 2 Bände. Berlin 1879. — VIRCHOW, R.: Die krankhaften Geschwülste. 3 Bände. Berlin 1863/65. — WAGNER, M.: Die Darwinsche Theorie und das Migrationsgesetz der Organismen. Leipzig 1868. — WAGNER, M.: Über den Einfluß der geographischen Isolierung und Koloniebildung auf die morphologischen Veränderungen der Organismen. München 1871. — WESTERGAARD: Die Lehre von der Morbidität und Mortalität. 2. Aufl. Jena 1901. — WEYL, TH., und MARG. WEINBERG: Zur Geschichte der Sozialen Hygiene. Handbuch der Hygiene von Th. Weyl. 4. Suppl.-Bd. „Soziale Hygiene", 3. Abt. S. 791—1046. Jena 1904.

Methoden und Technik der Statistik
mit besonderer Berücksichtigung der Sozialbiologie.

Von

DR. WILHELM WEINBERG

Stuttgart.

Mit 12 Abbildungen.

Statistik als wissenschaftliche Methode der rechnerischen Bearbeitung von Massenerscheinungen findet Anwendung auf die verschiedensten Gebiete der Erfahrung. Eine Anzahl von Voraussetzungen, Anschauungen und technischen Grundsätzen sind der Bearbeitung aller Gebiete gemeinsam. Sache der Einzelarbeit ist es, sie dem besonderen Gegenstande anzupassen und dementsprechend weiter auszubauen.

Auf dem Gebiete der sozialbiologischen Statistik ist der wichtigste Gegenstand der Forschung der *Mensch* und seine Beziehungen zu Erbanlage und Umwelt. Diese beiden Ursachengruppen bestimmen seine Erscheinung und Lebensäußerungen, diese sind Reaktionen beider Ursachengruppen aufeinander. Die Beziehungen zur Umwelt sind doppelter Art, der Mensch ist nicht nur ein Spielball seiner Lebensbedingungen, sondern er gestaltet sich auch die Umwelt seinen Bedürfnissen entsprechend um; sein Schicksal ist wohl eine Reaktion auf die Beschaffenheit der Umwelt, wird aber auch durch die Reaktion der Umwelt auf das Individuum beeinflußt. Das ist auch bei den Problemen der sozialbiologischen Statistik zu berücksichtigen.

Die soziale Hygiene hat die Nutzanwendung aus den Erfahrungen der Massenbeobachtung zu ziehen, sie will das Los der gesamten menschlichen Gesellschaft, und damit auch der einzelnen besser gestalten. Die Erfahrungen, auf denen sie fußt, sind aber Gegenstand der Beobachtung und ihrer Analyse und in ihrem Wesen von den Zwecken unabhängig, welche sich die soziale Hygiene setzt. Diese kann und muß allerdings ihr Augenmerk hauptsächlich denjenigen Zuständen und Vorgängen zuwenden, die einer Beeinflussung besonders zugänglich erscheinen. Aber über den Umfang dieser Erscheinungen und die Art ihrer Beeinflußbarkeit kann nur deren unbefangene Beschreibung und Analyse den richtigen Aufschluß geben. Vor allem genügt die einseitige Einstellung auf das *Krankhafte* nicht. Die Bedingungen der Krankheitsentstehung sind schon im Gesunden vorhanden. Die Grundlage sozialhygienischer Bestrebungen werden daher durch die Sozialpathologie nicht in vollem Umfang erfaßt, diese selbst bildet nur einen Teil der in allen Teilen wichtigen *Sozialbiologie*. Nur die Gesamtheit ihrer Erfahrungen kann der sozialen Hygiene den richtigen Weg weisen und sie vor Einseitigkeiten bewahren.

Die Statistik als wichtigste Forschungsmethode der Gesellschaftswissenschaft steht tatsächlich, wenn auch in verschiedener Gestalt, im Dienste aller Zweige der Sozialbiologie. Eine Theorie und Methodik der Statistik mit Beschränkung auf die sozialpathologischen Erscheinungen wäre daher unvollständig und würde nur den Bestrebungen gerecht werden, die augenblicklich und daher vorübergehend besonders im Vordergrunde stehen. Im Dienste der Gesellschaftslehre hat der Statistiker sich mit allen für sie wichtigen Erscheinungen zu beschäftigen und auch der Möglichkeit Rechnung zu tragen, daß das heute Unwichtige morgen wichtig werden kann und umgekehrt. Er muß daher imstande sein, allen Gegenständen der sozialbiologischen Beobachtung mit dem Rüstzeug der Theorie und Methodik gerecht zu werden.

Diesem Gesichtspunkte soll im Folgenden dadurch Rechnung getragen werden, daß die angeführten erläuternden Beispiele den verschiedensten Gebieten der Sozialbiologie entnommen und hauptsächlich nach ihrem didaktischen Wert ausgelesen sind. Ihre Auswahl ist hier durch den Raum beschränkt, findet aber ihre Ergänzung durch zahlreiche Beispiele in den verschiedensten Teilen dieses Handbuches.

Die Statistik hat im allgemeinen und so auch auf dem Gebiete der Sozialmedizin und der Sozialhygiene *verschiedene Aufgaben.*

Sie hat einerseits die Beziehungen zwischen den Einzelerscheinungen festzustellen und damit die Erkenntnis ihrer ursächlichen Zusammenhänge zu fördern, andererseits aber auch die Grundlagen für die Berechnung des Erfolges bestimmter Unternehmungen und ihrer finanziellen Grundlagen zu schaffen und den praktischen Erfolg solcher Unternehmungen nachzuprüfen. Sie steht damit als wissenschaftliche Methode an der Seite des Experimentes. Das wohlüberlegte Experiment geht von dem Bestreben aus, sämtliche Bedingungen seines Zustandekommens von vornherein zu beherrschen und sie bewußt gleichartig oder ungleichartig zu gestalten, sie erwartet daher für dieselben Bedingungen stets denselben Erfolg. Soweit dies nicht völlig zutrifft, sucht man die Ursache in den Unvollkommenheiten der Anordnung, der Instrumente und der beobachtenden Personen. Die nachträgliche rechnerische Verwertung von Erfahrungen kann die Bedingungen ihres Zustandekommens nur unvollkommen durch Teilung des Materials ersetzen, sie muß damit rechnen, daß außer den Unvollkommenheiten der Beobachtung noch weitere nicht erfaßbare, bei den Einzelfällen verschieden stark vertretene Bedingungen mitwirken, die das Zustandekommen und die Intensität bestimmter Erscheinungen beeinflussen. Sie muß sich daher mit der Gewinnung von Durchschnittszahlen und Verhältnisziffern begnügen. Die Masse der Beobachtungen muß bei ihr die Genauigkeit und Identität der Bedingungen ersetzen. Nur in vereinzelten Fällen kann die nachträgliche Verwertung von Erfahrungen den Charakter eines direkten Experimentes annehmen, wie z. B. bei den Kindern aus verschiedenen Ehen eines und desselben Individuums oder bei Feststellungen über Heilerfolge mit und ohne Diphtherieserum bei regelmäßig abwechselnd einer oder der anderen Gruppe zugeteilten Individuen. Statistische Methoden und Theorien sind übrigens auch in die Arbeitsmethoden der mit unbelebtem und dem direkten Experiment zugänglichen Material sich beschäftigenden Wissenschaften, insbesondere der Physik, eingedrungen und haben auf sie, wie bei der Quantentheorie, befruchtend eingewirkt.

Die Grenzen zwischen Experiment und Statistik lassen sich nicht immer scharf ziehen. Man bezeichnet daher auch die Statistik als Experimentum a posteriori im Gegensatz zu dem wohlüberlegten Experimentum a priori.

Auch der *Vergleich,* den man gern als die Seele der Statistik bezeichnet, ist kein absolut ausschlaggebendes Kennzeichen, denn mit ihm arbeitet auch die bewußt experimentelle Forschung; er ist auch keineswegs überall unentbehrlich. Bei Unternehmungen auf statistischer Grundlage bedarf es z. B. nur der Kombination von Verhältnisziffern und Durchschnittswerten.

Die Bedeutung der Statistik tritt besonders da hervor, wo das direkte Experiment nicht oder nur in geringem Umfang ausführbar ist. Darauf beruht es, daß sie bei der Untersuchung sozialbiologischer Aufgaben eine überragende Rolle spielt.

Ebenso wie beim Experiment ist aber auch auf dem Arbeitsgebiet der Statistik das Vorhandensein eines wohlüberlegten *Arbeitsplanes* notwendig. Dazu bedarf es der Kenntnis der Methodik und der spezifischen Fehlerquellen und vor allem der Grundsätze, auf denen sich die statistische Methodik aufbaut, und damit auch der statistischen Theorie.

Diese setzt allerdings ein gewisses Verständnis für mathematische Überlegungen voraus. Diese sind namentlich dem praktischen Soziologen, dem Volkswirtschaftler, dem Verwaltungsbeamten, insbesondere dem Juristen, aber auch dem Arzt vielfach unbequem. Aber ohne sie wird der Betrieb der Statistik handwerksmäßig, geistlos und langweilig. Man kann selbstverständlich ohne jede theoretische Vorkenntnisse Leiter und Hilfsarbeiter einer statistischen Anstalt werden, auch Lehrbücher und Einführungen schreiben, die diesem im Grunde unwissenschaftlichen Standpunkte Rechnung tragen und trotzdem gewisse praktische Erfolge aufzuweisen vermögen. Aber sie erziehen nicht zur Selbständigkeit und lassen ihren Leser völlig im Stich, wo er neuen und komplizierten Aufgaben gegenübersteht und damit den oft recht versteckten Fallstricken der Statistik ausgesetzt ist.

Auch die Berichterstattung über statistische Untersuchungen leidet häufig unter dem Mangel an Erziehung zur Kritik, sie beschränkt sich daher häufig auf die Wiedergabe von Ergebnissen ohne Würdigung der angewandten Methodik — und leider auch ohne Kenntnis früherer Arbeiten über dasselbe Gebiet. Die Folgen hiervon machen sich auch in Lehrbüchern geltend, in die Berichterstattungen der Zeitschriften oft genug kritiklos übernommen werden.

Ebensowenig darf die Kritik einen Unterschied zwischen amtlicher und privater Statistik machen. Gewiß sind viele private Statistiken schon wegen der Kleinheit des Materials von geringem Wert, andererseits darf wohl behauptet werden, daß auch wesentliche Fortschritte der Statistik nicht gerade den zünftigen Statistikern zu verdanken sind. Die regelmäßigen amtlichen Feststellungen verdienen allerdings zumeist Vertrauen, sie arbeiten auch nach längst festgelegten Schematen. Aber wo es sich um Lösung von Sonderfragen handelt, da kann, wie eine Reihe von Beispielen zeigt, auch die amtliche Statistik versagen.

Der Kritiker — und auch der Redakteur wissenschaftlicher Zeitschriften — darf daher nicht nach dem Autor fragen, sondern nur nach dem Inhalt, nicht nur nach dem Ergebnis, sondern in erster Linie nach der Methodik. Aber aus Unkenntnis dieser und aus Opportunitätsgründen kommt leider noch immer zu viel wertlose Statistik in Druck und diskreditiert den Wert der Statistik überhaupt.

Notwendig ist auch die Kenntnis der vorhandenen Literatur sowohl in bezug auf die Methodik wie über den jeweils vorliegenden besonderen Gegenstand. Gerade hier ist insbesondere der reine Mathematiker der Gefahr vermeintlicher Neuentdeckungen ganz besonders ausgesetzt. So hat z. B. Tietze den Nachweis, daß Stabilität der Population bei Polymerie nur als Grenzwert auftritt, 15 Jahre nach mir zum zweitenmal erbracht, weil er es gar nicht für nötig hielt, sich selbst gründlich nach der Fachliteratur umzusehen. Der Fachmann mit Verständnis für Mathematik ist ihm in dieser Hinsicht überlegen.

Erfolge von dauerndem Wert darf nur der erwarten, der die Voraussetzungen der Fähigkeit zur Kritik — auch zur Selbstkritik — erfüllt, und dazu gehört das Verständnis, nicht nur die Kenntnis der Methodenlehre und des Wertes der Theorie. Dieses muß mindestens so weit gehen, daß deren Notwendigkeit und Vorteile erkannt werden. Ein Eindringen in alle Tiefen des mathematischen Teiles der Theorie ist nicht für jeden und in jedem Einzelfall erforderlich. Aber im gegebenen Falle soll es möglich sein. Es muß allerdings auch dadurch erleichtert werden, daß auf unnötigen Gebrauch der höheren Mathematik tunlichst verzichtet wird. Ganz entbehrlich ist sie ja nicht. Aber es würde genügen, wenn gezeigt würde, warum sie bei bestimmten Fragen unentbehrlich ist. Das würde vielleicht das Verständnis für mathematische Probleme und das Streben nach ihrer Bewältigung am meisten zu fördern geeignet sein. Aber daß man die Technik der Sterbetafeln mit Integralrechnung begründet, ist ganz überflüssig.

Unter höherer Mathematik sind dabei insbesondere Differential- und Integralrechnung zu verstehen, nicht aber der Inhalt der niederen Analysis und namentlich der Kombinatorik. Ohne Wahrscheinlichkeitsrechnung in irgendeiner Form kann der statistische Forscher der Natur der Sache nach nicht auskommen.

Allerdings darf ihm die Mathematik nur die Magd, nicht die Herrin sein; die Vorstellung, daß Statistik nichts weiter sei als angewandte Mathematik, muß entschieden zurückgewiesen werden. Zur Beurteilung der Ergebnisse der Statistik vor allem gehören nicht nur mathematische Dogmen, die mehrfach eine schädliche Rolle gespielt haben, wie bei der englischen Biometrie. Sie konnten auch keineswegs das Verfallen sogar in mathematische Fehler verhindern. Notwendig ist auch das Verständnis für den spezifischen Charakter des Beobachtungsmaterials, das dem reinen Mathematiker häufig genug abgeht, und ferner die praktische Bedeutung der Probleme. Und deshalb ist es wünschenswert, daß der Fachmann, wie z. B. der Soziologe und namentlich der Sozialhygieniker sich auch das Verständnis für die mathematische Begründung seiner wichtigsten Arbeitsmethode in höherem Grade als bisher anzueignen offensichtlich bestrebt, anstatt in einer unwürdigen Abhängigkeit vom reinen Mathematiker zu verharren. Denn Kritik ist selbst dem Mathematiker gegenüber am Platze. Auch er faßt gelegentlich statistische Probleme falsch an. Und die einfachste Lösung mathematischer Probleme findet man durchaus nicht immer bei den zünftigen Mathematikern.

Die Kenntnis der gebräuchlichen mathematischen Symbole und das Verständnis für das Arbeiten mit Formeln und deren Ableitung muß von jedem verlangt werden, der über Statistik mitreden will. Die Scheu davor ist durchaus unbegründet. Die Symbole dienen wesentlich dem Zweck einer kurzen Zusammenfassung von viel Raum beanspruchenden Summen, Produkten und Brüchen, und die Formeln sind nichts anderes als kurze Anweisungen für die Gewinnung notwendiger Zahlengebilde. Sie könnten unter Umständen durch Rechnungsbeispiele ersetzt werden, aber solche lassen nicht den Unterschied zwischen den stets wiederkehrenden konstanten Werten oder Koeffizienten und den nur beispielsweise eingesetzten und durch andere Werte ohne Beeinträchtigung der Gültigkeit der Formeln ersetzbaren Zahlen erkennen.

Der Gebrauch der Buchstaben sagt uns, was allgemeingültig und von der Zahlenkonstellation des einzelnen Beispiels unabhängig ist. Man darf eben hier so wenig wie auf anderen Gebieten zu sehr am einzelnen Beispiel kleben und bei jeder neuen Berechnung wieder mit der Erhebung derselben subjektiven Schwierigkeiten kommen, sondern man muß den Gedanken zu erfassen suchen, der hinter der Aufstellung von Symbolen und Formeln steckt. Die Schwierigkeiten wären auch nicht so groß, wenn nicht jeder, der über ein unter Umständen qualitativ gutes statistisches Material verfügt, sich schon deshalb zum Statistiker berufen fühlte, obgleich ihm die Fähigkeit dazu und der gute Wille zur Überwindung der vorhandenen Schwierigkeiten fehlt. Es ist gerade wie wenn Leute Bakteriologie treiben wollten, die es ablehnen, sterile Nährböden herzustellen. Wer sich in die Technik und Theorie einer Wissenschaft nicht einzufühlen gewillt ist, der überläßt besser seine technische Bearbeitung anderen. Sein Verdienst um die Beschaffung brauchbaren Materials wird dadurch nicht geringer, eher größer.

Der Einführung in die höhere Mathematik dient u. a. das Buch von Salpeter, der in die Statistik das von Winkler.

Zwischen Technik und Theorie der Statistik bestehen innige Wechselbeziehungen. Die Theorie ist aus den Anfängen der Technik herausgewachsen und hat von den speziellen Aufgaben dieser die wertvollsten Anregungen zu ihrer weiteren Ausbildung empfangen. Dieser Vorgang vollzieht sich auch heute noch fortwährend. Erst allmählich haben sich aus der Erkenntnis der statistischen Irrtümer die Grundsätze entwickelt, die an die Technik zu stellen sind, die aber selbst einen Inhalt der Theorie darstellen. Diese innige Wechselwirkung ergibt sich auch daraus, daß technische und theoretische Ausführungen in Lehrbüchern, wie in Prinzings Artikel über medizinische Statistik in Abderhaldens Handbuch der biologischen Arbeitsmethoden, gar nicht scharf voneinander getrennt sind.

Im folgenden ist ein Versuch dazu gemacht. Gegenstand der Theorie sind die Grundsätze und Begriffe der Statistik und die mathematische Begründung der Statistik. Die Methodenlehre zerfällt in einen allgemeinen und speziellen Teil. Von beiden Kapiteln kann hier nur der allgemeine Teil andeutungsweise behandelt werden und zwar unter besonderer Berücksichtigung der Aufgaben der Sozialbiologie. Spezielle Probleme hingegen können nur insoweit berücksichtigt werden, als sie einen besonderen didaktischen Wert haben.

Nicht jede zahlenmäßige Feststellung ist Statistik, auch wenn sie mit den Hilfsmitteln der statistischen Technik gewonnen wurde. Dazu gehört vielmehr, wie bereits eingangs hervorgehoben, die Beziehung zu anderen zahlenmäßigen oder sonstigen Feststellungen. So sagt uns z. B. die Feststellung, daß in Deutschland zur Zeit 60 000 000 Menschen wohnen, zunächst gar nichts; diese Zahl gewinnt erst Bedeutung, wenn wir sie mit der Bevölkerungsziffer der umgebenden Länder vergleichen, noch mehr, wenn wir die Ziffern gleichzeitig zu dem Umfang der Länder, ihrer bewohnbaren und anbaufähigen Fläche setzen. Wir können dann die verschiedenen Dichten der Bevölkerung vergleichen oder auch die verschiedenen Erhaltungsaussichten der germanischen, romanischen und slawischen Völker in Europa beurteilen, soweit diese lediglich Sache der Volkszahl sind. Auch die Veränderungen der Volkszahl eines Landes sind ein Gegenstand statistischer Betrachtung.

Für den Sozialbiologen von besonderem Werte ist die soziale und berufliche Gliederung eines Volkes, insbesondere auch im Zusammenhang mit der Differenzierung nach Rassen und anthropologischer Beschaffenheit, sowie nach dem Gesundheitszustand.

Was wir auf diese Weise gewinnen, ist Bestandsstatistik.

Auch die Merkmale, die sich an den Geborenen, Heiratenden und Gestorbenen feststellen lassen, sind zunächst Bestandstatistik.

Ereignis- oder Veränderungsstatistik erhält man erst dadurch, daß man die Häufigkeit und Intensität bestimmter Merkmale verschiedener Gesamtheiten, also z. B. Lebender und Gestorbener zueinander in Beziehung setzt. Von besonderer Wichtigkeit ist dabei die Wahl der richtigen Bezugsgesamtheiten. Die Ereignisstatistik bildet die wesentliche Grundlage der Berechnung komplizierterer Gebilde, die wie die Versicherungsstatistik schließlich auch unmittelbare Grundlagen für praktische Unternehmungen bieten. Dabei kommt es wesentlich darauf an, wie man die Bezugsgesamtheiten zueinander in rechnerische Beziehung setzt. Unter den Verhältniszahlen, die sich dabei ergeben, sind dabei die Intensitäts- und Risikoziffern zu unterscheiden. Letztere allein kommen für die Wahrscheinlichkeitsrechnung im Dienste der sozialen Praxis in Betracht.

Beim Vergleich von zwei oder mehreren Zahlenreihen ist die Art der Gewinnung zu beachten. Zählt man Bestände und Veränderungen für sich aus, so beziehen sich die verglichenen Zahlen nicht auf dieselben Personen, sondern nur auf dieselben Zeiträume. In diesem Falle spricht man von Massenstatistik. Wenn aber Zahlen über Bestands- und Veränderungsmerkmale aus einer bei ein und derselben Erhebung gewonnenen Masse abgeleitet werden, so fällt die Bearbeitung dieses Materials unter den Begriff der Individualstatistik. Ihre Bedeutung liegt insbesondere auf dem Gebiete der Lebensversicherungs- Krankheits- und Krankenhausstatistik, sowie auch der Berufsstatistik, namentlich für das weibliche Geschlecht. Denn hier ist eine einheitliche Bezeichnung des Berufes bei getrennter Auszählung von Lebenden und Gestorbenen nicht streng durchführbar, und darauf beruht die Einführung besonderer statistischer Methoden.

Die sozialhygienische Forschung hat den Menschen nicht nur als selbständiges Einzelwesen, sondern auch als Produkt der Familie, sowohl als Träger gemeinschaftlicher äußerer Lebensbedingungen, wie als Träger gemeinsamer Erbanlagen untersuchen. Daher gehört auch die Vererbungsstatistik in das Gebiet der sozialen Hygiene. Die Familienstatistik kann aber sowohl Massenstatistik wie Individualstatistik sein; nur ist Individualstatistik als Charakter der Familienstatistik vorzuziehen.

Die Statistik muß das, was ihr an genauer Kenntnis der Entstehungsbedingungen der einzelnen Erscheinung ermangelt, durch Umfang des untersuchten Materials ersetzen. Sie muß dabei damit rechnen, daß mit weiteren Untersuchungen die zunächst erhaltenen Aufschlüsse zahlenmäßige Veränderungen erfahren. Eine absolute Wahrheit kann sie daher nur von einer Untersuchung erwarten, die alle in Vergangenheit, Gegenwart und Zukunft möglichen Erfahrungen umfaßt. Jede Untersuchung an Material von endlicher Größe ist aber eine Stichprobenauslese und als solche kein Vertreter der absoluten statistischen Wahrheit, vielmehr mindestens mit kleinen, durch nicht erfaßbare, daher zufällige Ursachen bedingten Fehlern behaftet. Wie weit sich Erfahrung und absolute Wahrheit decken, hängt von der Größe des erfaßten Materials ab. Dasselbe gilt von Stichprobenauslesen aus endlichem Material. Je kleiner dieses im Verhältnis zur möglichen Erfahrung, um so größer wird nach unserer Vorstellung der Fehler der erhaltenen Zahlen sein und umgekehrt. Wir nennen diese Beziehung zwischen Exaktheit der Zahlen und Größe des Materials das Gesetz der großen Zahlen und messen die Genauigkeit empirischer Zahlen durch Bestimmung ihres mittleren Fehlers.

Eine weitere Vorstellung der Theorie über statistische Massen ist die von einer gewissen regelmäßigen mathematischen Struktur derselben, die mit zunehmender Größe immer deutlicher hervortritt. Die Beurteilung dieser mathematischen Struktur ist Gegenstand der Variationsstatistik, sie findet ihren Ausdruck in der Feststellung der Variationskurve und ihrer „Streuung", die normal, über- oder unternormal sein kann. Diese Vorstellung hat aber die Annahme eines homogenen Materials als Voraussetzung, und diese ist praktisch nicht immer erfüllt.

Ein weiterer Gegenstand der Theorie ist das Bestreben, die einzelnen Beziehungen zwischen zwei oder mehreren Beobachtungselementen in einen einzigen zahlenmäßigen Ausdruck, den Korrelationskoeffizienten, zusammenzufassen. Sie baut sich auf der Vorstellung einer regelmäßigen Struktur der einzelnen Elemente, also der Variationsstatistik, auf. Diese Feststellungen erscheinen sogar der englischen Biometrik als Krönung des Werkes der Statistik.

Diese Auffassung ist zweifellos übertrieben; aber wertlos ist dieses Bestreben keineswegs; auf dem Gebiet der Sozialbiologie kommt ihm sicher eine gewisse Bedeutung zu. Insbesondere kann die Frage der Abmessung der relativen Bedeutung von Umwelt und Vererbung, die ein Grundproblem der Sozialhygiene ist, ihrer Lösung und Beurteilung mit ihrer Hilfe näher gebracht werden.

Die Forderung tunlichst vollständiger Erfassung des Materials gründet sich nicht nur auf das Verlangen nach genügender Größe, sondern auf die Erfahrung, daß unvollständiges Material häufig einseitig ausgelesen ist. Dies tritt ganz besonders kraß dann zutage, wenn kasuistisches Material, insbesondere aber auch das nach dem Besitz pathologischer Merkmale ausgelesene klinische Material verarbeitet wird und somit nicht dem Prinzip der Stichprobenauslese nach rein zufälligen Merkmalen entspricht. Über die Ausschaltung dieses Fehlers war ebenfalls eine Theorie notwendig.

Nach dem Angeführten ist kleines Material zu statistischen Untersuchungen im allgemeinen ungeeignet, solches hat nur einen didaktischen Wert, wenn es gilt, die Anwendung einer Methode zu veranschaulichen.

In der ganzen mathematischen Theorie der Statistik spielt die Wahrscheinlichkeitsrechnung eine wesentliche Rolle, ihre wichtigsten Grundsätze müssen daher dem Statistiker bekannt sein. Aber auch die statistische Technik wird von ihr in weitem Umfang beherrscht, nämlich überall da, wo es sich um Vergleiche von Erwartung und Erfahrung in offensichtlicher oder versteckter Form handelt. Die Erwartungsziffer ist stets ein Ergebnis der Wahrscheinlichkeitsrechnung.

Wo es möglich ist, das Material reinlich nach Besitz oder Fehlen eines Merkmals zu scheiden und auf Grund dieser Scheidung die Häufigkeit eines anderen Merkmals in beiden Gruppen zu vergleichen, spricht man von direkten Vergleichsmethoden. Unter diesen Begriff fällt z. B. die Statistik der Pocken bei Geimpften und Ungeimpften. Demgegenüber stehen als indirekte Methoden die Vergleiche verschiedener Zeiten und Länder, die historische und geographische Methode, die lediglich mit verschiedenen Abstufungen des einen Merkmals, wie des Standes der Durchimpfung, arbeiten. Sie sind der direkten Methode gegenüber von geringerer Beweiskraft, die direkte Methode ist dem Experiment näher verwandt. Aber es fehlt ihr dazu doch meist die Gleichheit aller sonstigen Bedingungen, bis auf die zwei verglichenen Merkmale. Sowohl die körperliche Konstitution wie die soziale Lage Geimpfter und Ungeimpfter sind verschieden, und dies erklärt zum Teil die Unterschiede der Pockensterblichkeit bei beiden Gruppen. Daher hat KÖRÖSI sie durch die Methode der relativen Intensität ergänzt. Sie beruht auf der Annahme, daß sich die Unterschiede der Pockensterblichkeit bei Geimpften und Ungeimpften nicht stärker unterscheiden dürften als die der Gesamtsterblichkeit, wenn die Impfung kein wirksamer Faktor wäre. Voraussetzung der Zulässigkeit dieser Methode ist aber, daß tatsächlich eine höhere Sterblichkeit der Ungeimpften an Pocken besteht, und dies ist nur durch die direkte Untersuchung derselben erweisbar. Die Methode KÖRÖSIS hat übrigens durch die Untersuchung des Impfzustandes einer ganzen Stadt durch BARRY ihre Ergänzung gefunden.

Die weitgehende Skepsis, die GROTJAHN der Impffrage entgegenbringt, ist nicht haltbar, denn es liegen nicht nur Statistiken, sondern direkte Experimente vor, die sich ja auch wiederholen lassen.

Die statistische Methodenlehre zerfällt in einen allgemeinen und einen besonderen Teil. Der allgemeine Teil beschäftigt sich mit den aus der Erfahrung und besonders auch aus den begangenen Fehlern abgeleiteten Grundsätzen und der Darstellung der anzuwendenden Methoden von allgemeiner Bedeutung. Diese kommen auch bei neuen Problemen immer wieder in irgendeiner Form zur Geltung. Bereicherungen der allgemeinen Methodik durch die Erfahrungen bei Sonderaufgaben sind daher um so seltener zu erwarten, je weiter die Erschließung neuer Arbeitsgebiete vordringt, sind aber keineswegs ausgeschlossen.

Sache der speziellen Methodenlehre ist die Darstellung der Art und Weise, wie die allgemeinen Grundsätze auf den verschiedenen Arbeitsgebieten anzuwenden sind. Die Schwierigkeiten der Durchführung dieser allgemeinen Grundsätze können allerdings sehr verschieden und auf manchen Gebieten sehr erheblich sein.

Sache der Prüfung des aufzustellenden Arbeitsplanes ist es vor allem, in jedem Falle zu untersuchen, ob er den allgemeinen Grundsätzen der Statistik Rechnung trägt, in welcher Richtung sich Schwierigkeiten seiner Durchführung geltend machen und auf welche Weise sie überwunden werden können.

Was wir von der wissenschaftlichen Statistik verlangen, ist kurz zusammengefaßt: sachliche und zahlenmäßige Zuverlässigkeit, genügende Größe und Vollständigkeit und methodologisch richtige Auswertung des Materials. Wo voll-

ständiges Material nicht erhältlich ist, muß das verwertbare Material ohne zu
große Fehler den wahren Aufbau der Gesamtheit, der es entnommen ist, wider-
spiegeln, repräsentativ sein oder es muß wenigstens möglich sein, zu erkennen,
in welcher Richtung der Fehler seiner Auslese liegt. Ferner muß die Bearbeitung
des Materials eine genügende und zweckmäßige Zerlegung desselben verbürgen,
richtige Vergleiche ermöglichen und gegebenenfalls den Anforderungen an notwendige Kombinationen der erhaltenen Ziffern in richtiger Weise entsprechen.

I. Einfache Aufgaben der Statistik.

1. Das Material.

Die Forderung der sachlichen Zuverlässigkeit des Materials erstreckt sich
sowohl auf die Beobachtung, Messung und Zuteilung der Einzelfälle zu bestimmten Gruppen, wie auf die Zuverlässigkeit in der Auszählung der Fälle.
Ihre Durchführbarkeit hängt also von der Beschaffenheit der Quellen des Materials
und von der Zählungstechnik ab. Auch für die Beurteilung der Vollständigkeit
des Materials ist Kenntnis seiner Quellen und der aus ihren Eigentümlichkeiten
sich möglicherweise ergebenden sachlichen Fehler notwendig. Die Prüfung des
Materials auf genügende Größe ist Sache der Fehlermessung. Ein Voranschlag
der zu erwartenden Fehlergröße ist zweckmäßig.

Es sind zwei Hauptquellen des Materials zu unterscheiden:

Aufzeichnungen, die ursprünglich überhaupt nicht oder nur nebenbei auch
im Hinblick auf die mögliche statistische Verwendbarkeit gemacht wurden und
besonders für Zwecke der Statistik veranstaltete Zählungen oder Sammlungen
von Material. Zu der ersteren Quelle gehören namentlich die Aufzeichnungen
der Kirchenbücher, Familienregister, Genealogien, Lagerbücher, Listen der wehr-
fähigen und sonstigen Bevölkerung, Listen von Angehörigen bestimmter Berufe,
Haushaltungsbücher u. a. m.

Die zweite Quelle umfaßt vor allem die regelmäßigen Unterlagen der neu-
zeitlichen amtlichen Statistik, die standesamtlichen Aufzeichnungen über die
Bewegung der Bevölkerung, Krankenkassen, Volks- und Berufszählungen, die
Listen der Krankenhäuser, Aufschriebe über schulärztliche Befunde, Rekru-
tierungsbefunde u. a. m. und die Ergebnisse von freiwilligen Materialsammlungen
Einzelner oder von Gesellschaften.

Die erste Quelle dient namentlich der Untersuchung von Zuständen und Vorgängen in
früheren Zeiten. Ihre Untersuchung ist schon deshalb wertvoll, weil der Vergleich mit den
Bildern aus der Vergangenheit auch die Beurteilung der gegenwärtigen Zustände zu fördern
imstande ist. Dabei ist aber nicht zu übersehen, daß diese Quellen, auch soweit sie die Einzelfälle vollständig erfassen, keineswegs gleichwertig sind.

Während die Wehrlisten, Kirchenbücher, Seelen- und Familienregister wenigstens im
Grundsatz dem Verlangen nach Vollständigkeit des Materials Rechnung tragen, sind die
Genealogien nach der Erhaltung der Familien in der Gegenwart oder einer kurz zurückliegenden Vergangenheit ausgelesen und bergen daher in sich alle Gefahren einer einseitigen
Auslese. So kommt es, daß die Ergebnisse der genealogisch-soziologischen Forschung,
deren Wert neuerdings mit Nachdruck hervorgehoben wird, und der Kirchenbücher teilweise
starke Widersprüche aufweisen. Aus den Kirchenbüchern ergibt sich z. B. für längere Perioden
ein Verhältnis der Zahl der Geburten zur Zahl der Ehen oder zur Größe der Bevölkerung,
das wenig von den Zahlen zu Anfang und Mitte des 19. Jahrhunderts abweicht. Aus den
Genealogien ergibt sich hingegen eine auffallend hohe Kinderzahl der Familien und ein
auffallendes Vorwiegen der Knaben, das ebenfalls mit den Erfahrungen der Kirchenbücher
nicht übereinstimmt. Wir haben hier ein recht belehrendes Beispiel für den Unterschied
vollständigen oder repräsentativen und einseitig ausgelesenen Material vor uns. Das Vorwiegen der Knaben in den genealogisch erfaßten Familien ist größtenteils die Folge der
Auslese dieser Familien nach der Erhaltung im Mannstamm. Solche Familien, die eine große
Knabenzahl lieferten, hatten vom rein wahrscheinlichkeitstheoretischen Standpunkt aus

mehr Aussicht auf Erhaltung im Mannstamm als gleich große Familien mit weniger Knaben und mehr Mädchen. Und ebenso hatten große Geschwisterschaften mehr Aussicht, sich bis in die Gegenwart fortzupflanzen, als kleine. Genealogien ergeben daher ein stark übertriebenes Bild der Fruchtbarkeit früherer Jahrhunderte. Das wird aber leider immer wieder übersehen. Die Untersuchung der Seitenlinien der Stammeltern der Probanden ist geeignet, hier, analog der Geschwistermethode, ein richtiges Bild früherer Fruchtbarkeit zu liefern. Eine Untersuchung, welche die direkten Vorfahren der jetzt lebenden Familien einschließt, ist auch nicht geeignet, ein richtiges Bild der Sterblichkeit früherer Zeiten zu liefern. Denn Vorfahre konnte nur werden, wer vor der Zeit der Fortpflanzung nicht starb. Die Zahl der ersten 20—40 Lebensjahre ist daher bei einer solchen Untersuchung nicht mit der genügenden Zahl von Todesfällen besetzt und die Darstellung der Sterblichkeit erscheint somit zu günstig. Immerhin sind auch solche Feststellungen nicht wertlos, wenn wir uns bewußt bleiben, daß die früheren Zustände noch wesentlich ungünstiger waren, als die Auswertung der Genealogien ergibt.

Die bewußte Sammlung statistischen Materials verbürgt dessen Vollständigkeit am besten, wenn sie sich der Mittel des *Zwanges* bedienen kann. Dies ist nur der amtlichen Statistik möglich. Aber ideal ist diese Vollständigkeit keineswegs.

Selbst die Volkszählung ergibt keine absolut richtige Zahl des Standes der Bevölkerung; ein Teil der nicht am Orte der Erhebung sich befindenden Bevölkerung, die Ortsfremden, namentlich Verbrecher und Stromer, können sich der Erfassung entziehen. Wir dürfen allerdings diesen Teil nicht zu hoch einschätzen. Auch einzelne Todesfälle, die durch Verbrechen verursacht werden, kommen nicht oder verspätet zur Kenntnis der Standesämter. Dasselbe gilt von den Totgeborenen oder bei der Geburt getöteten Kindern. Meldepflichtig sind im allgemeinen nur die Geburten von Früchten, deren Alter für die Möglichkeit des Weiterlebens, die Lebensfähigkeit, spricht. Aber die Abgrenzung der Lebensfähigen gegen die Lebensunfähigen bleibt namentlich bei Totgeborenen manchmal unsicher. Einzelne Länder und Städte wie Japan, Frankreich, Wien, Magdeburg, Budapest suchen auch die Fehlgeburten zu erfassen, hingegen ist in England die Erfassung der Totgeborenen den einzelnen Gemeinden überlassen, was eine absolut unverständliche Rücksicht bedeutet. Dadurch wird nicht nur die Vollständigkeit der Erhebungen verschieden, sondern es müssen auch die Angaben über die Häufigkeit beider Geschlechter verschieden ausfallen; denn erfahrungsgemäß sind unter den Fehlgeburten die Knabengeburten unverhältnismäßig häufig. Die Erfassung aller Fehlgeburten ist unmöglich. Sie sind daher bei den Vergleichen der Geburtenzahl verschiedener Länder auszuscheiden, und die amtliche Statistik soll dies ermöglichen. Die Verschiedenheiten der Totgeburtenziffer lassen allerdings bei einigen Ländern Zweifel in dieser Hinsicht zu.

Die Mängel der Vollständigkeit des grundsätzlich richtig abgegrenzten Materials der Volkszählungen und Standesregister dürfen allerdings nicht erheblich ins Gewicht fallen und namentlich bei internationalen Vergleichen belanglos sein.

Anders ist es mit der Erfassung der Eigenschaften der Zählobjekte. Deren absolute Richtigkeit kann auch die amtliche Statistik nicht verbürgen. Denn sie ist dabei von dem Wissen und guten Willen der Befragten abhängig. Diese haben, wenn auch mit Unrecht, nicht immer ein volles Zutrauen zu der Verschwiegenheit der Zählbehörden. Wenn man nach dem Alter fragt, so wird in mindestens der Hälfte der Fälle nicht das zurückgelegte Lebensjahr angegeben, sondern das angefangene, und auch die Frage nach dem Geburtsdatum ist der richtigen Beantwortung nicht sicher, denn nicht ganz selten irren sich die Befragten im Geburtsjahr. Dies kommt insbesondere bei nachlassendem Gedächtnis, also vor allem im höheren Alter vor. Daher findet man zu häufig Angaben über Lebens- oder Geburtsjahre, bei denen die angegebene Zahl durch 5 teilbar ist, und manchmal wird ein erheblich zu hohes Alter angegeben. Daher wurden auch schon die Angaben über sehr hohes Lebensalter von den Zählbehörden auf Grund der Aufschriebe der Standesregister nachgeprüft.

Von besonderer Bedeutung ist die Frage der Zuverlässigkeit der Angaben bei den *Todesursachen*. Sie hängt sowohl von der Art der Erhebung wie von dem Wissen der Befragten ab. Teilweise erheben auch jetzt noch in Preußen Standesbeamte die Todesursache bei den Angehörigen oder Zeugen des Todes. Auch die amtlich angeordnete Leichenschau ist von verschiedenem Werte, je nachdem sie notdürftig eingeschulten Laien oder Ärzten übertragen ist. Der beste Auskunftgeber ist der behandelnde Arzt. Aber auch für ihn besteht heute noch der Mißstand, daß der Staatsanwalt den ärztlichen Leichenschein beschlagnahmen kann. Der Wahrung der Verschwiegenheit wird am besten dadurch Rechnung getragen, daß die Diagnose auf eine mit der Nummer des Standesregisters, aber ohne den Namen des Verstorbenen, versehene Karte eingetragen und in besonderem Umschlag der Zählbehörde zugestellt wird. Dieses System ist in der Schweiz seit längerer Zeit durchgeführt, und damit dürfte es wesentlich zusammenhängen, wenn mit Recht oder Unrecht für verfänglich gehaltene Diagnosen wie Krebs in der schweizerischen Statistik besonders stark hervortreten.

Zweckmäßig ist aber außerdem auch eine Belehrung der Ärzte über die Art der Ausfüllung der Totenscheine. Neben der unmittelbaren Todesursache ist die Angabe des Grundleidens erwünscht, das die Vorbedingung für die Art des Todes ergab. Unter der Bezeichnung Lungenentzündung verbergen sich nicht selten Krebse, hinter Tuberkulose durchgemachte Masern oder Zuckerkrankheit. Unbestimmte Angaben wie Lungenleiden sollten verschwinden. Sie können ebenso gut Tuberkulose wie Emphysem bedeuten. Selbstverständlich war es aber eine Willkür und durchaus zu verwerfen, wenn ein sonst wissenschaftlich hervorragender württembergischer Oberamtsarzt die Zurücklegung des 60. Lebensjahres als entscheidend für die Zuteilung zu einer oder anderen wissenschaftlichen Diagnose betrachtete, und wenn das Signieren der Todesursachen Laien überlassen wird, so kann es vorkommen, daß Rückenmarksschwindsucht der Tuberkulose anderer Organe zugeteilt wird. Die Mitwirkung des Arztes ist, wenn nicht sehr eingehende Vorschriften über die Achtung der unmittelbaren Angaben der Quelle des Wissens bestehen, also für jede Bezeichnung eine besondere Nummer besteht, unentbehrlich.

Nicht in allen Fällen ist eine ärztliche Leichendiagnose möglich, namentlich bei plötzlichem Tod. Aber auch sonst ist nicht immer eine ärztliche Behandlung erfolgt. Insbesondere Säuglinge und alte Leute sterben öfter ohne ärztliche Behandlung; vieles hat sich allerdings gebessert.

Den Verbesserungen der Todesursachenerhebung sind eine Reihe von Änderungen in der Häufigkeitsziffer von Krankheiten zuzuschreiben. Insbesondere die Zunahme der Bedeutung des Krebses als Todesursache ist darauf, wenigstens teilweise, zurückzuführen. Kennzeichnend hierfür ist die scheinbar besonders starke Zunahme des Krebses der inneren Organe im Vergleich mit Brust- und Gebärmutterkrebs, deren Ziffern sich wenig veränderten.

Die ärztlichen Diagnosen dürften auch bei verschiedenen sozialen Klassen verschieden sein. Die Unvollständigkeit der ärztlichen Bescheinigung der Todesursachen sucht die schweizerische Literatur teilweise dadurch auszuschalten, daß man die Zahl der einzelnen Todesursachen bei bestimmten Altersklassen in dem Verhältnis erhöht, in dem die Gesamtheit der zugehörigen Todesfälle zur Zahl der ärztlich bescheinigten steht. Das ist eine verfehlte Vergewaltigung der Statistik. Sie erweckt fälschlicherweise den Eindruck absoluter Genauigkeit. Denn die ärztliche Bescheinigung verteilt sich mit sehr verschiedener Häufigkeit auf die verschiedenen Todesursachen.

Dasselbe wie bei den Todesursachen trifft auch bei der Statistik der *Erkrankungen* zu. Das gilt insbesondere von dem Material der Krankenkassenstatistik. Diese beruht großenteils auf den Diagnosen der ersten Meldescheine. Diese können aber unmöglich immer richtig sein. Typhus, Tuberkulose, manche Lungenentzündungen, auch frische Syphilis sind nicht stets sofort diagnostizierbar. Die vertrauensärztliche Untersuchung kann nur einen Teil der ungenauen Diagnosen ergänzen. Notwendig ist daher die Frage nach der Schlußdiagnose. Sie ist aber nur teilweise eingeführt, so bei den Krankenkassen gewisser rheinischer Distrikte. Auch im besten Falle erfaßt aber die Krankenkassenstatistik nur einen Teil der Gesellschaft, Arbeiter und Angestellte. Der Vergleichswert der Krankenkassenstatistik ist daher nur gering, da es eine Krankheitsstatistik aller Stände nicht gibt. Nur die kaufmännischen und Studentenkassen lassen Vergleiche zu. Aus diesen ging beispielsweise die starke soziale Differenzierung der Syphilis und Gonorrhöe zu ungunsten der höheren sozialen Schichten hervor.

Für die Untersuchung der Sterblichkeit ist die Krankenkassenstatistik nicht geeignet, soweit andere als fiskalische Gesichtspunkte in Betracht kommen. Der Tod erfolgt vielfach erst nach Erlöschen der Mitgliedschaft. Eine engere Verbindung von Kranken- und Invalidenversicherung könnte in dieser Hinsicht wesentlich zur Beseitigung der Mängel der derzeitigen Krankenkassenstatistik beitragen.

Die *Krankenhausstatistik* ist ebenfalls geeignet, wertvolles Material zu liefern. Ihre Hauptbedeutung liegt allerdings auf dem Gebiet der Therapie. Denn sie stellt ein ausgelesenes Material dar. Sie erfaßt im wesentlichen die schwereren Fälle, und ihren Untersuchungen über Letalität kommt daher nur ein bedingter Wert zu; auf die jährlichen Veränderungen der Häufigkeit bestimmter Krankheiten in den Krankenhäusern ist mehr Gewicht zu legen.

Die Morbiditätsstatistik bedarf aber der Ergänzung durch die Meldepflicht bestimmter, namentlich ansteckender Krankheiten und einer Nachprüfung durch die Ermittlung derjenigen Fälle aus den Totenscheinen, die nicht gemeldet wurden. Wie sich dabei Verschwiegenheit, statistisches und medizinalpolizeiliches Interesse einmitander abfinden, ist eine Frage für sich.

Auch Feststellungen praktischer Ärzte über bestimmte Krankheiten und deren Verlauf können von großem Werte sein. Wenn z. B. ein älterer Syphilidologe feststellen würde, wie häufig seine Patienten paralytisch wurden und er dabei den Grundsätzen der Statistik der Abwanderungen genügend Rechnung trüge, so würde manche anderweitige Bewältigung dieser Frage erheblich vereinfacht. Allerdings sind derartige Individualstatistiken nur möglich unter Benutzung der Hilfsmittel der Familienforschung und bei Bestehen von Einrichtungen zur Feststellung von Wanderungen; diese müßten aber auch in den Dienst der wissenschaftlichen Forschung gestellt werden dürfen.

Alle diese Quellen der Statistik gewinnen für die sozialbiologische Forschung den richtigen Wert erst dann, wenn mit ihnen Fragen nach sozialen Merkmalen verbunden werden, wie die Frage nach dem Beruf, der Stellung im Beruf, der Wohnweise, dem Einkommen u. a. m. Bei Frauen ist von besonderer Wichtigkeit die Frage nach dem Eintritt der letzten Entbindung oder von Fehlgeburten sowie nach der Zahl der geborenen Kinder überhaupt[1]). Die Beantwortung solcher Fragen werden durch das Bestehen von Familienregistern, wie sie Württemberg und die Niederlande besitzen, erheblich zuverlässiger. Notwendig ist dabei allerdings, daß bei Wanderungen das vollständige Familienregister an den neuen Wohnort mitwandert. Auf die Wichtigkeit dieser Einrichtung für die Fragen der Vererbungsstatistik sei ebenfalls kurz hingewiesen.

Auch die Erhebungen der *Schulärzte* können bei geeigneter Einrichtung eine reiche Quelle der wissenschaftlichen Erfahrung werden und mit anthropologischen Feststellungen verbunden werden. Dies ist um so wichtiger, als eine andere Quelle anthropologischen Wissens, die Rekrutenstatistik, für Deutschland — leider — in Wegfall gekommen ist.

Das Ideal der individualstatistischen Forschung besteht in der Einrichtung eines *Gesundheitspasses*, der das Individuum von der Geburt bis zum Tode von Ort zu Ort begleitet und alle Aufschreibe über körperliche Befunde aufnimmt, sowie die Einrichtung von Familienbüchern. Dieses Ideal kann aber nur unter sehr geordneten Verhältnissen erreicht werden. Solange es nicht erreichbar ist, empfiehlt sich die Anlegung von Zählkartensammlungen über Geisteskranke, Idioten, Epileptiker, Verbrecher, Taubstumme und an anderen Gebrechen Leidende unter besonderer Berücksichtigung der Verwandtenehen. Eine derartige Sammlung ist für die Zeit seit 1813 für die württembergischen Geisteskranken von mir 1914/18 angelegt und wird seither fortgeführt. Leider hat der Krieg und seine Folgen seine Auswertung bisher sehr erschwert.

---

[1]) Die Totenscheine der Stadt Charlottenburg — nebenstehend wiedergegeben — kommen diesem Ideal am nächsten.

☞ Genaue Ausfüllung des Formulars ist dringend erforderlich. ☜
☞ Der den Todesfall Anmeldende bedarf einer Legitimation. ☜

Charlottenburg.

.........tes Polizei-Revier.   **I. Personalien des Verstorbenen.**

(Die **Spalten links** von der **Mittellinie** sind durch einen **Strich** — auszufüllen, wenn nichts einzuschreiben ist.)

1. **Vornamen,** möglichst **alle:**

2. **Zuname:**

3. **Geschlecht:** (Zutreffendes männlich — weiblich.
unterstreichen)

4. **Stand oder Gewerbe** sowie **Stellung im Beruf:**

5. **Geburtsjahr   Geburtstag**   (Das Alter ist auch im Anhang (Frage 24) einzutragen.

6. **Tag und Stunde des Ablebens:**

7. **Staatsangehörigkeit:**   Geburtsort (Kreis):

8. **Religion:**   zuständige Kirche:

9. **Familienstand:** (Zutreffendes unterstreichen.)   ledig, verheiratet, verwitwet, geschieden, eheverlassen.

10. **Bei Kindern** bis einschl. zum 14. Jahre: ehelich — unehelich — Pflegekind?
Stand oder Gewerbe der Eltern, bei unehelichen   (Zutreffendes unterstreichen.)
der Mutter.

11. Bei **verheiratet Gestorbenen Geburtsjahr** des **überlebenden Ehegatten:**

12. Bei verstorbenen **Ehefrauen:** auch **Witwen** und
Geschiedenen:
a) Jahr der (ersten) Eheschließung:
b) Gesamtzahl der geborenen Kinder:
c) Zahl der noch lebenden Kinder:
d) Vor- und Zuname, Stand und Gewerbe des (letzten)
Ehemannes. Ehemann lebt — gestorben.
(Zutreffendes unterstreichen.)

II. Wohnungsverhältnisse des Verstorbenen.

13. Der Verstorbene **wohnte** in Berlin, seit   **Jahren,**   **Monaten,**   **Tagen.**
(Monate, bzw. Tage bei nur kürzerer Dauer anzugeben.)

14.   Straße   Platz,   Hausnummer

15. Vorderhaus, Hinterhaus, Stockwerk?
(Zutreffendes unterstreichen.)

16. Aus **wievielen Zimmern** besteht die Wohnung?

17. Wie viele **Personen** wohnten einschl. des Verstorbenen in der Wohnung?

18. Falls der Tod **außerhalb** der Wohnung erfolgte,
Angabe der **Örtlichkeit,** des etwaigen **Kranken-
hauses** und der **letzten** Wohnung.

III. Vom Arzt zu beantwortende Fragen.

19. Welcher **approbierte Arzt** hat die **Leiche besichtigt?**
Eigenhändige Unterschrift des Arztes.
Wohnungsangabe?
War dieser der behandelnde Arzt?
Falls nicht, wer hat die Leiche rekognosziert?
Hat überhaupt ärztliche Behandlung stattgefunden?

20. **Todesursache:** (Es sind nur solche Krankheiten anzugeben,   Wisssenschaftl. Diagnose
die mittelbar oder unmittelbar zum Tode führten):
a) Grundkrankheit: Deutsche Bezeichnung
b) Dauer derselben:
c) Nächste Todesursache (Komplikationen usw.):
d) Handelte es sich um eine ansteckende Krankheit?
e) Bei Lebensschwäche: Handelt es sich um vorzeitige Geburt?   In welchem Monat?

21. Fanden sich Verletzungen an der Leiche vor?

22. 1) Bei Kindern im **ersten Lebensjahr:**
a) Wie lange wurde das Kind gestillt?
b) Ernährung unmittelbar vor der Erkrankung: Muttermilch, Ammenmilch, Tiermilch, Milchsurrogate.
(Zutreffendes unterstreichen).
2) Bei Kindern im ersten Lebensmonat: Beschaffenheit
(Zutreffendes   { a) der Nabelschnur: abgefallen, nicht abgefallen, frisch, eingetrocknet, faulig.
unterstreichen.) { b) des Nabels: verheilt, nicht verheilt, entzündet, eitrig.

23. Bemerkungen:
.... Hier abzutrennen. ....

**A. Fragen, welche vom Revier oder vom Arzt auszufüllen sind, je nachdem das Revier oder der Arzt
z u e r s t den betreffenden Totenschein in Händen hat.**

24. Alter des Verstorbenen (gemäß Frage 5 anzugeben).

25. Männlich — weiblich (Zutreffendes unterstreichen).

B. Nur für den Arzt.

Die Herren Ärzte werden sehr gebeten, diesen nur für das statistische Amt der Stadt Charlottenburg bestimmten
Abschnitt noch am Tage der Ausstellung des Totenscheines ausgefüllt im beiliegenden Briefumschlag zur Post zu geben.
Das Blatt, dessen Inhalt geheim gehalten wird, gelangt nach erfolgter Auszählung zur Vernichtung.

26. Nochmalige Angabe der **genauen wissenschaftlichen Diagnose:**
a) Grundkrankheit:
b) Nächste Todesursache:
c) Lag Selbstmord, Unfall oder Verbrechen vor?   (Zutreffendes unterstreichen.)
d) Lag Alkoholismus, Lues, Geisteskrankheit, Abortus vor oder besteht ein darauf bezüglicher Verdacht?
(Zutreffendes unterstreichen.)
e) Lag erbliche Belastung vor und mit welchen Leiden?

27. Hat während der letzten Wochen vor dem Tode eine Operation stattgefunden? Welche?

*) Anmerkung: Sofern der Totenschein unter I und II noch keine Angaben enthält, sind dort die Fragen 1—4 und 14 vom
Arzt zu beantworten.

Handbuch der sozialen Hygiene. I.   **6**

Auch die *Lebensversicherung* besitzt zahlreiches Material für die Sterblichkeitsstatistik, das auch in die Dienste der Sozialstatistik gestellt werden kann. Aber die Beantwortung der von ihr gestellten Fragen ist vielfach ungenau, und sie enthält nur ausgesuchtes Material.

Die *freiwillige Statistik* ist zwei Gefahren ausgesetzt: der Unvollständigkeit des Materials und der einseitigen Auslese.

Wie groß die erste Gefahr ist, läßt sich selten genau ermitteln. Wo solches Material von Ärzten beschafft wird, liegt es nahe, nach dem Prozentsatz der beteiligten Ärzte die Vollständigkeit zu beurteilen. Dies trifft indessen nicht immer zu. Nicht alle Ärzte haben gleichviel Material zur Verfügung; ein Teil wird daher keines zu liefern imstande sein, besonders wenn sich die Erhebung nur über einen kurzen Zeitraum erstreckt, wie die Zählung der Geschlechtskrankheiten. Ob aber im allgemeinen die viel oder weniger beschäftigten mehr geneigt sind, sich an Sammelforschungen zu beteiligen, ist eine andere und schwer zu beantwortende Frage, und doch hängt davon das Urteil über die Vollständigkeit des Materials ab. Es gibt allerdings auch statistische Unternehmungen, an denen sich fast alle Ärzte beteiligten; so haben zu der von Prinzing bearbeiteten Statistik der Krebskranken in zwei Bezirken Württembergs alle in Betracht kommenden Ärzte bis auf zwei beigetragen.

Aber auch von den an einer freiwilligen Erhebung beteiligten Ärzten meldet nicht immer jeder jeden ihn bekannt gewordenen Fall. Mancher teilt aus dem Schatz seiner Erfahrungen nur das mit, was ihm selbst besonders interessant, bekannten oder vermuteten Anschauungen der Erheber solcher freiwilligen Statistiken zu entsprechen scheint. Nicht jeder überlegt, daß positive und negative Erfahrungen im Sinne der Statistik gleich wertvoll sind, und wo dies übersehen wird, da führt die freiwillige Sammelforschung zur Sammlung einer einseitigen Kasuistik.

Am stärksten macht sich der Einfluß einseitiger Auslese geltend, wenn man die Kasuistik interessanter Fälle aus der Literatur zu Statistiken zusammenstellt. Eine solche Pseudostatistik liefert kein Abbild der wahren Verhältnisse, und selbst als Kasuistik beweisen die Einzelfälle im allgemeinen — wenn es sich nicht um sehr selten vorkommende Merkmale handelt — nicht, was der Autor davon sich einbildet. Es ist z. B. eben nicht die Regel, daß man in der nächsten Verwandtschaft von Zwillingen wiederholte Zwillingsgeburten findet. Die Wahrscheinlichkeit eines solchen Befundes kann man nur durch Sammeln, nicht nach dem Besitz des Merkmals gewonnenen Materials feststellen und mit der Erwartung vergleichen, welche die Wahrscheinlichkeitsrechnung liefert.

Wo es daher aus irgendwelchen Gründen unmöglich ist, eine Reihe von Beobachtungen in einem Raum- oder Zeitbezirk lückenlos statistisch auszuwerten, da muß das verwertete Material die Gewähr bieten, daß es die statistische Wahrheit wiederspiegelt, daß es *Stichprobenmaterial*, also durch eine auf Zufall beruhende Stichprobenauslese gewonnen ist. Diese Auslese muß sich an ein zufällig mit dem Träger eines untersuchten Merkmals verbundenes weiteres Merkmal halten, wie z. B. an bestimmte Anfangsbuchstaben der Namen der Träger des Merkmals oder an bestimmte Straßen. Nur dann ist das Material repräsentativ.

Nicht jedes Material, das nach dem Grundsatz der Stichprobenauslese gewonnen ist, gibt aber die wahren, für den Bezirk der Auslese geltenden Werte wieder, es kann davon erheblich abweichen, und diese Gefahr ist um so größer, je kleiner das Stichprobenmaterial im Verhältnis zu der in der benutzten Quelle enthaltenen Gesamtheit ist. Es genügt dann durchaus nicht, daß der mittlere Fehler des Materials anscheinend klein ist, denn die Stichprobenauslese kann diesen Fehler ganz erheblich vergrößern, und jede Bearbeitungsmethode solchen Materials hat außerdem noch ihren besonderen mittleren Fehler.

Ein typisches Beispiel einseitiger Materialauslese bietet die von Bunge in mehreren Auflagen veröffentlichte Untersuchung über Alkoholismus und Stillfähigkeit. Er versandte an 40 000 Ärzte Fragebogen, aber nur 317 Personen sandten in durchschnittlich 8 Jahren insgesamt 2709 brauchbare Fragebogen ein, also etwa einen im Jahr. Die Zahl der unbrauchbaren Fälle und warum sie unbrauchbar waren, ist nicht mitgeteilt. Im Verhältnis zu den möglichen Beobachtungen war die Zahl der Einsendungen sehr gering, und es besteht der dringende Verdacht, daß wesentlich nur solche Fälle eingesandt wurden, die im Sinne der bekannten Anschauungen Bunges sprachen. So entstand eine Statistik, deren Ziffern mit der Erwartung auf Grund der Vererbungslehre nicht vereinbar und auch sonst durchaus unwahrscheinlich sind, sich jedenfalls auch mit Ergebnissen unbefangener Beobachtung nicht decken.

Auf eine besondere Art einseitiger Auslese werden wir in dem Kapitel „Vererbung" stoßen.

Ob ein zu untersuchendes Material den Ansprüchen an genügende Größe entsprechen wird, kann man mit einem Voranschlag über die Größe des zu erwartenden mittleren Fehlers berechnen; nachträglich läßt auch die Untersuchung über die mathematische Struktur des Materials gewisse Schlüsse auf seine Brauchbarkeit zu. Diese ist Sache der Variationsstatistik. Man muß sich aber bewußt bleiben, daß derartige Strukturuntersuchungen auf Voraussetzungen beruhen können, welche die Wirklichkeit keineswegs immer erfüllt.

Die Aufstellung eines *Arbeitsplanes* hat allen diesen möglichen Fehlerquellen des Materials von vornherein Rechnung zu tragen, wenn man keine Enttäuschungen erleben will. Ferner hat man von vornherein alle Merkmale genau festzustellen, die man untersuchen will, und ebenso den Umfang der Zergliederung zum voraus genau zu bestimmen. Das erfordert schon die Notwendigkeit der Ersparnis an Arbeit. Denn nachträgliche Erweiterungen des Arbeitsplanes verursachen unverhältnismäßig viel Aufwand an Zeit, Mühe und Kosten und sind in manchen Fällen auch gar nicht mehr möglich. Daher müssen vor allem die Grundsätze der Zerlegung des Materials von vornherein genau feststehen und auf ihre Ausführbarkeit geprüft sein. Dementsprechend sind dann die *Fragebogen* einzurichten. Sie müssen alle notwendigen Fragen in genauer und leichtverständlicher und nur eindeutig beantwortbarer Form enthalten, aber Fragen vermeiden, deren Ergebnisse zu verarbeiten gar nicht im Sinne der Erhebung liegt. Vor allem sollen auch Fragen vermieden werden, welche eine bestimmte wissenschaftliche Meinung verlangen, sondern nur Beobachtungen. Mit einer Statistik der Meinungen ist nichts anzufangen. Die Statistik soll ja gerade dazu dienen, über die Richtigkeit solcher Meinungen ein unbefangenes Urteil zu ermöglichen. Eine Statistik der Meinungen sollte auf die Auszählung von Wahlergebnissen beschränkt bleiben.

Bei sozialbiologischen Aufgaben ist es notwendig, der Einteilung des Materials nach der Stellung der Individuen im Gesellschaftsleben im Arbeitsplan Rechnung zu tragen.

Die *Berufsstatistik* trägt dem Rechnung, indem sie zwischen Personen in leitender Stellung, technischem Hilfs- und Aufsichtspersonal und Arbeitern und Angestellten oder Beamten verschiedenen Ranges unterscheidet. Dabei ist es notwendig, auch die Personen ohne Beruf nach dem früheren Beruf und der dabei innegehabten sozialen Stellung zu erfassen. Bei den Frauen ist dies nur unvollkommen durchführbar, sie figurieren namentlich in der Todesfall-, Ehen- oder Geburtenstatistik als Haustöchter oder Ehefrauen; es wäre daher grundsätzlich zweckmäßig, Beruf oder soziale Stellung ihrer Eltern oder Ehemänner neben ihrem eigenen Beruf zu erfassen. Unter Umständen ist es notwendig, noch weitere Merkmale dieser Verwandten zu erfassen.

Die gesellschaftliche Stellung wird auch durch die Höhe des Einkommens gekennzeichnet, nach dem Wohnen in bestimmten, durch das Durchschnittseinkommen gekennzeichneten Straßen und Bezirken.

In allen Fällen muß man sicher sein, eine genügende Anzahl von Altersklassen der zu erfassenden Personen unterscheiden zu können.

Nach alledem setzt schon der Arbeitsplan die Bekanntschaft nicht nur mit den Fehlerquellen des Materials, sondern auch die mit zahlreichen theoretischen und technischen Forderungen der Statistik voraus. Es ist daher unzweckmäßig, diese Kenntnisse erst im Verlaufe der Untersuchung zu erwerben, sie müssen schon von vornherein vorhanden sein.

2. Aufbereitung und Auszählung des Materials.

Sie soll so gestaltet werden, daß sie mit dem geringsten Aufwand an Zeit und Personal die größte Sicherheit der Ergebnisse verbindet.

Wo nur wenig Merkmale auszuzählen sind, kann man sich mit dem Strichelungsverfahren begnügen. Es besteht darin, daß man in bestimmte Spalten einer Tabelle die einzelnen Individuen mit einem Strich oder mit zwei verschiedenen Zeichen für beide Geschlechter einträgt. Dabei darf aber kein Irrtum in der Wahl der Spalten stattfinden.

Dieses Verfahren ist im allgemeinen nicht zu empfehlen, und wenn ich selbst es in meinen „Kindern der Tuberkulösen" angewandt habe, so geschah das keineswegs aus grundsätzlicher Bevorzugung des Systems, sondern lediglich mit Rücksicht auf die Kosten, die ein anderes Verfahren verlangt hätte. Es war auch insofern nicht ein reines Strichelungsverfahren, als die auszuzählenden Merkmale auf Familienzählkarten bereits übersichtlich verzeichnet waren.

Im allgemeinen ist jedenfalls die *Zählkarte* entschieden vorzuziehen. Eine solche kann bei familienstatistischen Untersuchungen unter Umständen so eingerichtet werden, daß sie mehrere Individuen aufnimmt. Auch die von mir verwerteten Urtabellen sind aus solchen Urzählkarten hergestellt.

Die Zählkarte ist mit Farben, Buchstaben und sonstigen Zeichen für die zu unterscheidenden Merkmale zu versehen. Dann sind die Zählkarten zunächst nach einem Merkmal auseinanderzuwerfen und die erhaltenen Haufen nach ihrer Auszählung wiederum nach weiteren Merkmalen so lange zu sondern, bis die möglichen Kombinationen aller Merkmale je einen besonderen Haufen ausmachen. Diese einzelnen Haufen sind dann auszuzählen und die Ergebnisse in Tabellen einzutragen. Die verschiedenen Zählungen bei den einzelnen Stufen der Aussonderung müssen übereinstimmende Ganze liefern.

Diese Arbeit kann nun statt durch Personen auch durch die elektrische Zählmaschine verrichtet werden. Die einzelnen Merkmale werden dabei durch eine bestimmte Lochung gekennzeichnet und dieser entsprechend durch die Maschine sortiert.

Sowohl beim schriftlichen Kennzeichnen wie beim Lochen ist aber die menschliche Arbeit unentbehrlich und daher sind Fehler in beiden Fällen unvermeidlich. Bei der menschlichen Sortierung kommen die Fehler unter Umständen irgendwie heraus und können, wenn auch mühsam und teuer, ausgemerzt werden, insbesondere wenn die Zahlen irgendwie nicht übereinstimmen. Die mit der Maschine erhaltenen Teilzahlen stimmen mit den Hauptsummen immer überein. Aber der Fehler ihrer Herstellung kann nur bei groben Widersprüchen erkannt werden, z. B. wenn bei Puerperalfieber das Zeichen für einen Mann gelocht wird u. dgl. Das kann durch Wahl besonderer Farben für beide Geschlechter in den Zählkarten und Urlisten vermieden werden. Im allgemeinen bleiben die Ungenauigkeiten der Lochung bei elektrischer Zählung für alle Zeiten verborgen. Das hat allerdings den Vorteil, daß man sich nicht zu besinnen braucht, wo etwas zu verbessern ist, aber dieser Vorteil ist für den Gewissenhaften doch fragwürdiger Natur.

Bei massenstatistischem Material ist mit der Auszählung der Karten und der Eintragung der Ergebnisse in Tabellen die Aufbereitung für die rechnerische Arbeit verwendet.

Anders kann bei individualstatistischem Material es sich verhalten. Hier kann es sich als notwendig erweisen, die Bezugsgesamtheiten für einzelne Altersklassen erst aus der erhaltenen Tabelle über die Auszählungsergebnisse der Reihe nach zu ermitteln. Diesbezüglich muß auf die Herstellung von Sterbe- und Ereignistafeln aller Art verwiesen werden. Dies vollzieht sich aber ohne großen Zeitaufwand.

3. Die rechnerische Bearbeitung des Materials.

Sie dient direkt oder indirekt dem Zwecke, Vergleiche irgendwelcher Art zu ermöglichen. Die Bearbeitung der *Bestandsstatistik* ermöglicht geographische und historische Vergleiche, sie dient aber auch dem Zwecke, Bestandszahlen für Vergleiche mit Veränderungsziffern zu ermöglichen. Die Volkszählung z. B. ergibt genaue Zahlen nur für bestimmte Augenblicke, aber die Zahlen für den Bestand in der ganzen Zeit zwischen zwei Volkszählungen oder für Teile dieser Zeit, namentlich bestimmte Kalenderjahre und für kürzere, sich diesem Zeitraum anschließende Zeiträume müssen ebenfalls mit hinreichender Genauigkeit bestimmt werden, es sind Interpolationen oder Extrapolationen nötig.

Dabei sind zwei Verfahren möglich. Das eine besteht darin, daß man lediglich auf Grund der Kenntnis verschiedener Volkszählungen Formeln aufstellt, welche die den Volkszählungszeitpunkten entsprechenden Zahlen in sich enthalten, ohne die tatsächlichen Veränderungen der Volkszahl durch Geburten, Todesfälle und Wanderungen zu berücksichtigen. Man operiert dabei mit den Begriffen einer arithmetischen, geometrischen, harmonischen oder antiharmonischen Progression des Wachstums oder der Abnahme der Bevölkerung. Dieses Verfahren kann man als das theoretische bezeichnen.

Insbesondere für das Mittel zwischen zwei Volkszählungen, welche die Zahlen a und b geliefert haben, führt die einfachste Annahme einer arithmetischen Progression, d. h. eines stetigen Wachstums um gleiche absolute Beträge, zu der Formel

$$m_1 = \frac{a + b}{2}.$$

Die Anwendung dieser Formel auf die einzelnen Altersklassen ergibt dabei stets Beträge, deren Summe mit dem Mittel für die Gesamtbevölkerung sich genau deckt. Dies trifft bei den anderen Methoden nicht zu.

Für einen beliebigen Zeitpunkt zwischen zwei Volkszählungen erhält man, wenn der ganze Zeitraum zwischen diesen $= 1$ gesetzt wird und der gewählte Zeitpunkt um den Bruchteil x von dem der ersten Grenze des Zeitraumes entfernt ist, die Volkszahl

$$a + x\,(b - a) \qquad \text{oder auch} \qquad b - (1 - x)(b - a)\,.$$

Arbeitet man hingegen mit der Vorstellung, die Volkszahl nehme nicht nur absolut, sondern um verhältnismäßig gleiche, also absolut stetig wachsende oder abnehmende Beträge zu, so erhält man für die Mitte des Zeitraumes den Wert

$$m_2 = \sqrt{a\,b}$$

und für einen beliebigen Zeitraum die Formel

$$a \left(\frac{b}{a}\right)^x = a^{1-x}\,b^x\,.$$

Ist dabei das Wachstum der einzelnen Altersklassen verschieden, so werden sich die mit dieser Formel errechneten Beträge nicht mit dem Betrag für die Gesamtzahl decken.

Für das harmonische Mittel lautet die Formel

$$m_3 = \frac{2\,a\,b}{a + b}\,,$$

für das antiharmonische Mittel

$$m_4 = \frac{a^2 + b^2}{a + b}\,.$$

Man kann untersuchen, welcher dieser 4 Formeln der tatsächliche Verlauf einer Bevölkerungszahl am besten entspricht, muß sich aber hüten, weit über die Grenzen des untersuchten Zeitraumes hinaus die späteren oder früheren Bevölkerungsbestände zu bestimmen oder, wie man dies nennt, zu extrapolieren. Denn diese Formeln stellen kein Gesetz von zwingender Notwendigkeit dar, sondern sind im günstigsten Falle nur Beschreibungen einer zeitlich begrenzten Veränderung.

Das andere empirische Verfahren beruht auf der Kenntnis der Geburten, Todesfälle und Wanderungen während der Zwischenzeit zwischen den Volkszählungen und ihrer Verteilung auf einzelne Teile derselben. Sind bis zum Zeitpunkt x g_x Geburten, t_x Todesfälle, z_x Zu- und w_x Abwanderungen erfolgt, so ist die Bevölkerung des Zeitpunktes

$$= a + g_x + z_x - t_x - w_x\,.$$

Der mittlere Bestand der Bevölkerung zwischen zwei Volkszählungen ist

$$= a + \frac{g}{2} - \frac{t}{2} + \frac{z}{2} - \frac{w}{2}\,,$$

wenn sich Geburten, Todesfälle und Wanderungen auf die Zwischenzeit gleichmäßig verteilen. Trifft dies nicht zu, so muß man die Zunahmen innerhalb kleiner Zeiträume bestimmen und zunächst die Mittel für diese und daraus das Mittel für den ganzen Zeitraum bestimmen.

Meistens ist aber praktisch eine genaue Ermittlung des Verlaufs der Wanderungen (ihre Fortschreibung) nicht möglich, man kann ihre Gesamtbilanz nur als

$$d = b - a - g_x + t_x$$

bestimmen und kann sie nach den obigen Methoden bis zum Zeitpunkt x berechnen. Zumeist ist hierfür aber die Annahme einer arithmetischen Zunahme genügend, so daß für die Zeit x die Bevölkerung

$$= a + g_x - t_x + d \cdot x \qquad \text{wird.}$$

Die Wanderungen sind sowohl für die Massenstatistik wie für die Individualstatistik nur teilweise erfaßbar. Je nachdem wird man daher am Ende des untersuchten Zeitraumes eine größere oder geringere Bevölkerungszahl erhalten, als der Wirklichkeit entspricht. In gewöhnlichen Zeiten sind die Abwanderungen schwerer zu kontrollieren als die Zuwanderungen. Daher ergab die Fortschreibung der Bevölkerung in Berlin stets größere Werte der Bevölkerungszahl als die Volkszählung. Das Gegenteil wurde in Deutschland bei der Bevölkerung von 1919 beobachtet; dies war die Folge heimlicher Zuwanderung aus dem Osten Europas.

Ist die Zunahme für die einzelnen Jahre $= d_1, d_2, d_3, d_4, d_5$, sind also am Ende des 1., 2., 3., 4. und 5. Jahres $a + d_1$, $a + d_1 + d_2$, $a + d_1 + d_2 + d_3$, $a + d_1 + d_2 + d_3 + d_4$, $a + d_1 + d_2 + d_3 + d_4 + d_5$ Personen vorhanden, so ist die mittlere Bevölkerung für 5 Jahre

$$= a + \frac{9 d_1 + 7 d_2 + 5 d_3 + 3 d_4 + d_5}{2 \cdot 5}.$$

Gerade weil man den Bestand zu einem gewissen Zeitpunkt durch Fortschreibung der Bevölkerung nicht ermitteln kann, gerade deshalb sind wiederholte Volkszählungen nötig; sie ergeben im ersten Fall einen Abmangel, im zweiten einen Überschuß gegenüber der buchmäßigen Fortschreibung. Das genaueste Verfahren in diesem Falle besteht darin, daß man aus der zweiten Volkszählung den Wert $D = b - a$ für die ganze Zwischenzeit ermittelt, hiervon den durch Fortschreibung errechneten Betrag d abzieht und die Differenz $(D - d)$, die sowohl positiv wie negativ ausfallen kann, gleichmäßig nach arithmetischer Progression auf den ganzen Zeitraum verteilt. In diesem Falle ist der mittlere Bestand

$$= a + \frac{9 d_1 + 7 d_2 + 5 d_3 + 3 d_4 + d_5}{2 \cdot 5} \pm \frac{D - d}{2}.$$

Diese Formeln gelten für die gesamte Bevölkerung. Für die Berechnung der Bestände in einzelnen Altersklassen ist maßgebend, daß während des Beobachtungszeitraumes eine Zu- und Abwanderung von einer Altersklasse in die andere stattfindet. Nur wenn diese sich gleichmäßig auf den ganzen Zeitraum verteilt, ist auch für die einzelne Altersklasse y der mittlere Bestand

$$= \frac{a_y + b_y}{2}.$$

Im anderen Falle sind alle im ersten Jahre der Beobachtung nicht gestorbenen und abgewanderten Personen, die bei der ersten Zählung vorhanden und y Jahre alt waren, als nach durchschnittlich einem halben Jahre $y + 1$ Jahre alt geworden, zu buchen. Ebenso sind die zu- und abgewanderten Personen mit dem Alter y zu Anfang der Beobachtung und dem Alter $y + 1$ nach einem Jahr, aber je als ein halbes Jahr beobachtet, in Rechnung zu stellen.

Auch bei individualstatistischem und familienstatistischem, namentlich vererbungsstatistischem Material, besonders wenn die Kenntnis der beobachteten Altersjahre notwendig ist, bedarf es der Berücksichtigung der Wanderungen. Man erhält also die zu Anfang eines bestimmten Lebensjahres Vorhandenen nicht, indem man von der Zahl der Geborenen einfach die Zahl der vor Erreichung dieses Lebensjahres Gestorbenen abzieht, sondern man muß die vor diesem Alter Abgewanderten oder aus einem Beruf Ausgetretenen und damit außer Beobachtung Kommenden abziehen, und wo der Eintritt in Beobachtung sich auf mehrere Lebensjahre verteilt, die entsprechende Anzahl hinzufügen. Der Fehler der Nichtberücksichtigung der Wanderungen verstärkt sich mit zunehmendem Alter immer mehr, man erhält dadurch einen immer größeren Überschuß der in Rechnung gestellten beobachteten Lebensjahre gegenüber der Wirklichkeit, und wenn man die Zahl der bekanntgewordenen Todesfälle mit diesen zu hoch berechneten beobachteten Lebensjahren in Beziehung setzt, zu günstige Sterbeziffern für die höheren Altersklassen. Wenn man allerdings imstande ist, die Todesfälle aller aus einem Bezirk Abgewanderten mit irgendwelchen Mitteln der Befragung genau festzustellen, so wird der Einfluß der faktischen Abwanderungen praktisch illusorisch; aber darauf darf man sich nicht ohne weiteres verlassen.

Auf die Nichtberücksichtigung der Wanderungen ist es z. B. zurückzuführen, wenn man bei dem Material von RUEDIN über Dementia praecox eine ganz auffallend günstige Sterblichkeit der Geschwister der Kranken im höheren Alter findet, Ziffern, die praktisch einfach unmöglich sind.

Nur in einem ideal durchgeführten Polizeistaate, der an einer Zentralstelle ein alphabetisches Kartenregister über alle Geburten, Todesfälle, Zu- und Abwanderungen führt, könnte der Einfluß der Wanderungen auf ein Minimum herabgesetzt werden. Bis dahin muß auch die Individual- und Familienstatistik die Wanderungen und ihre Zeitpunkte ermitteln und ihre Zählobjekte als nur bis zum Zeitpunkt der Abwanderung beobachtet in Rechnung stellen [s. WEINBERG (1)].

Auch innerhalb eines und desselben Bestandes sind Vergleiche möglich. Sie betreffen z. B. die Stärke

	Sterblichkeit der Geschwister Schizophrener	Sterblichkeit in Bayern 1891—1900
1. Lebensjahr	$24,6\%$	$26,5\%$
2.—5. ,,	$27,3^0/_{00}$	$24,0^0/_{00}$
6.—10. ,,	$6,2^0/_{00}$	$4,7^0/_{00}$
11.—15. ,,	$2,3^0/_{00}$	$2,6^0/_{00}$
16.—20. ,,	$3,4^0/_{00}$	$4,0^0/_{00}$
21.—30. ,,	$4,4^0/_{00}$	$6,3^0/_{00}$
31.—40. ,,	$5,9^0/_{00}$	$8,8^0/_{00}$
41.—50. ,,	$6,4^0/_{00}$	$13,2^0/_{00}$
51.—60. ,,	$15,3^0/_{00}$	$22,6^0/_{00}$
61.—70. ,,	$14,5^0/_{00}$	$46,5^0/_{00}$
71.— x. ,,	$22,9^0/_{00}$	$128,8^0/_{00}$

der einzelnen Altersklassen einer Volkszählung, das Vorhandensein von Gebrechen, die Verteilung einer stehenden Bevölkerung nach Beruf und sozialer Stellung, die Häufigkeit des Auftretens bestimmter biologischer Merkmale bei den Neugeborenen. Von besonderem Werte sind aber die Vergleiche an mehreren Beständen, so der Verteilung des Alters in Stadt und Land, des Auftretens bestimmter biologischer Merkmale bei den Ergebnissen verschiedenartiger Kreuzungen usw.

Diese Ziffern sind immer wertvoll, weil die Bestände nie von einer höheren Bezugsgesamtheit abhängen, sondern eben selbst die letzte Bezugsgesamtheit darstellen.

Gegenstand der rechnerischen Bearbeitung von Bestandsmaterial ist auch die Kombination verschiedener Merkmale an denselben Zählindividuen.

Außer *Verhältniszahlen* sind aus Bestandsmaterial auch Durchschnittswerte berechenbar, so das mittlere Alter der Lebenden, die durchschnittliche Größe der Rekruten oder der Angehörigen verschiedener Berufe. Sie sind nur ein summarischer Ausdruck für die Verteilung der einzelnen Varianten eines Merkmals.

Die *Veränderungen* bestimmter Zustände, der Wechsel des Familienstandes, der Übergang vom Leben zum Tod, von Gesund- zur Krankheit, das Auftreten bestimmter Merkmale im Laufe des Lebens überhaupt, lassen sich in Form von Durchschnittszahlen und von Verhältniszahlen erfassen. Die absoluten Zahlen hierüber sind wertlos. Wenn in Deutschland mehr Menschen sterben als in der Schweiz, so besagt das gar nichts, weil Deutschland 20 mal mehr Einwohner hat.

Die Durchschnittswerte wie die Verhältniszahlen sind aber nicht ohne weiteres untereinander vergleichbar, weil sie abhängig sind von der Zahl und Zusammensetzung der Gesamtheit, der sie entstammen, der Bezugsgesamtheit; sie haben daher nur einen bedingten Vergleichswert.

Daher sind z. B. Untersuchungen über das Durchschnittsalter bestimmter Berufe beim Tode oder historische Feststellungen über das erreichte Lebensalter zu verwerfen. Sie beruhen auf einer nicht zutreffenden Voraussetzung der gleichartigen Zusammensetzung der verschiedenen Bestände nach den wesentlichen Bedingungen des Eintritts dieser Veränderungen.

Ebenso wertlos sind Vergleiche des Anteils der verschiedenen Altersklassen an der Gesamtheit der Gestorbenen. Auch sie setzen eine gleichartige Zusammensetzung der entsprechenden Bezugsgesamtheiten voraus, die im allgemeinen nicht zutrifft.

Feststellungen über die Häufigkeit bestimmter Todesursachen und Krankheiten unter den Todesfällen bestimmter Altersklassen haben allerdings einen gewissen Wert, wenn man sich darauf beschränkt, das Alter zu ermitteln, in dem diese Todesursachen besonders häufig vorkommen. Sie liefern aber nicht unbedingt ein Bild der Gefährdung bestimmter Altersklassen durch bestimmte Todesursachen und Krankheiten. Dasselbe gilt auch für die relative Häufigkeit bestimmter Todesursachen bei verschiedenen Bevölkerungsteilen. Wenn wir allerdings wissen, daß zwei Bevölkerungsgruppen eine verschiedene Gesamtsterblichkeit haben und bei derjenigen mit höherer Sterblichkeit eine besonders starke Vertretung einer bestimmten Todesursache unter allen Todesfällen — unter gebührender Berücksichtigung des Alterseinflusses — finden, so dürfen wir auch annehmen, daß die Gefährdung durch diese Ursache bei den beiden Gruppen besonders große Unterschiede aufweist und daraus Schlüsse über die Bedeutung des angewandten Teilungsprinzips ziehen. Auf dieser Überlegung beruht z. B. die schon besprochene Anwendung des Prinzips der relativen Intensität der Todesfälle an Pocken auf die Impffrage nach KÖRÖSI.

Aber diese Methode ist nur von Fall zu Fall von Wert.

Im allgemeinen müssen die Zahlen über Veränderungsvorgänge in Beziehung gesetzt werden zu den entsprechenden Bezugsgesamtheiten.

Auch hier ist aber zu unterscheiden zwischen dem Wert summarischer Ziffern ohne und mit Berücksichtigung der Zusammensetzung der Bestände. Die erstere setzt die gleichartige Zusammensetzung voraus, diese trifft aber häufig nicht zu. Da wir wissen, daß im ersten Lebensjahr die Sterblichkeit besonders hoch ist, so dürfen wir, auch wenn in allen höheren Altersklassen die Sterblichkeit gleich ist, kinderarme und kinderreiche Bevölkerungen auf ihre Gesamtsterblichkeit nicht vergleichen. Ebenso hängen Vergleiche der Fruchtbarkeit oder der Ehenziffer von der Voraussetzung gleicher Altersbesetzung und Familienstandsziffern in der Bevölkerung ab. Aber auch nach dem ersten Lebensjahr variiert die Sterblichkeit der einzelnen Lebensjahre so stark, daß summarische Sterbeziffern wertlos sein können.

Ein augenfälliges Beispiel des Unwertes summarischer Verhältniszahlen liefert auch der Vergleich der Fehlgeburten bei Pflicht- und freiwilligen Mitgliedern der Leipziger Ortskrankenkasse, der die Gefahr der Frauenarbeit während der Schwangerschaft illustrieren soll. Nach dieser Statistik entfallen auf Wochenbetten

der Pflichtmitglieder   17,2%
,, freiwilligen Mitglieder   2,6% Früh- und Fehlgeburten.

Der Unterschied ist sehr auffallend, und ganz unwahrscheinlich ist, daß bei freiwilligen Mitgliedern nur 2,6% Fehlgeburten eine repräsentative Zahl darstellen. Schon diese Ziffer allein hätte die Frage der Vergleichbarkeit des Materials aufwerfen sollen. Nun ist als sicher anzunehmen, daß weibliche freiwillige Mitglieder wesentlich häufiger verheiratet sind als Pflichtmitglieder, bei ihnen fällt also das soziale Motiv zur Abtreibung erheblich weniger ins Gewicht. Aber der Übergang von Pflicht- zur freiwilligen Mitgliedschaft wird häufig durch die Schwangerschaft bedingt und erfolgt häufig erst in dem Stadium, wo eine Fehlgeburt nicht mehr in Betracht kommt. Die Pflichtmitglieder sind also auch in der Schwangerschaft in bezug auf die fehlgeburtsfähigen Schwangerschaftsmonate anders zusammengesetzt, als die freiwilligen. Bei gleicher Zusammensetzung nach Schwangerschaftsmonaten würde also der Unterschied beider Gruppen erheblich geringer ausfallen und auch dann würde ein Überschuß bei den Pflichtmitgliedern nur teilweise auf die industrielle Arbeit zurückzuführen sein.

Trotz der ganz selbstverständlichen Unbrauchbarkeit dieses Vergleiches werden aber diese ,,autoritativen“, weil amtlich ermittelten Zahlen, in allen einschlägigen sozialhygienischen Arbeiten kritiklos immer wieder nachgeschrieben.

Die summarischen Zahlen, mit denen ein wissenschaftliches Arbeiten möglich ist, müssen also in einer Weise gewonnen sein, welche den Einfluß der Verschiedenheit der Bedingungen bei den verglichenen Gesamtheiten möglichst ausschaltet. Das Alter ist nur eine, wenn auch die wichtigste, dieser Bedingungen, auch den sozialen Unterschieden muß unter Umständen Rechnung getragen werden, wenn diese nicht direkter Gegenstand der Untersuchung sind.

Für die Ausschaltung des Einflusses des Alters gibt es drei Hauptmethoden: den Vergleich der erwartungsmäßigen Fälle mit den eingetroffenen nach WESTERGAARD, die Berechnung von Standardziffern und die Berechnung der mittleren Lebensdauer auf Grund der Ereignistafel[1]) oder ihres reziproken Wertes, die korrigierte Sterbeziffer.

Alle drei Methoden beruhen auf der Kenntnis der Ziffern der einzelnen Altersklassen, deren Unterscheidung zweckmäßig ist. Während die Sterbetafelmethode unbedingt die Unterscheidung von einjährigen Altersklassen, im ersteren Lebensjahr sogar unter Umständen noch weitere bis zu Tagen gehende Unterscheidungen erfordert, genügt bei den anderen Methoden nach dem 5. Lebensjahr zumeist die Unterscheidung 5jähriger, nach dem 20. Lebensjahr auch 10jähriger Altersklassen.

Dabei kommt es im Grundsatz nicht darauf an, ob es sich um Sterbe-, Ehe-, Geburts- oder Morbiditätsziffern handelt. Die Berechnung der Sterbeziffern gestaltet sich allerdings bei der Ereignistafel einfacher, als die anderer Ziffern, denn diese setzen die Sterbetafel voraus. Außerdem arbeitet die Ereignistafelmethode mit anderen Verhältniszahlen als die beiden anderen Methoden. Diese sind lediglich Varianten des Vergleichs von Erwartung und Erfahrung, die

---

[1]) Siehe Kapitel ,,Ereignistafel“ S. 101—103.

Vergleiche beruhen in beiden Fällen auf der Angabe der Erfahrung in Prozenten der Erwartung. Beide setzen den Altersaufbau der einzelnen unterschiedenen Gruppen als bekannt voraus und können auch mit Intensitätsziffern arbeiten.

Die WESTERGAARDsche Methode ist insofern einfacher, als sie Erlebensziffern der zu unterscheidenden Altersklassen nur für eine Gruppe oder auch nur für die Gesamtheit berechnet und diese mit den entsprechenden Bestandsziffern für das gleiche Alter in den zu vergleichenden Gruppen multipliziert. So ergeben sich die erwartungsmäßigen Fälle der einzelnen Altersgruppen, ihre Summe wird dann der Summe der eingetroffenen Fälle jeder Gruppe ohne Unterscheidung des Alters gegenübergestellt und letztere Zahl in Prozenten der ersteren ausgedrückt. Die so erhaltenen Zahlen sind Gegenstand des Vergleiches.

Ein Beispiel des Vergleiches von Erwartung und Erfahrung liefert folgende Tabelle:

Geburten in Stuttgart			Sterblichkeit in $^{0}/_{000}$ an Tuberkulose			Todesfälle von Wöchnerinnen an Tuberkulose innerhalb eines Jahres	
Im Alter	1873—1882	1883—1892	1893—1902	1873—1882	1883—1892	1893—1902	Erwartung	Erfahrung
15—29 Jahre	20,318	16 347	22 254	22,4	31,3	24,0	119,86	171
30—39 ,,	16 347	14 895	16 690	20,3	30,9	24,2	134,24	142
40—49 ,,	2 109	2 171	2 183	18,5	21,7	18,8	14,41	26
						Summe	268,51	339

Berechnung der Erwartung für die Alter 15—29 Jahre.

$$
\left.
\begin{array}{lll}
1873—1882 & 20\,318 \times 0,00224 = 45,51 \\
1883—1892 & 16\,347 \times 0,00203 = 33,18 \\
1893—1902 & 22\,254 \times 0,00185 = 41,17
\end{array}
\right\} \text{ Summe: } 119,86.
$$

Das Verhältnis der Erfahrung zur Erwartung ist hier
$$339 : 268,51 = 126 : 100,$$
auf Grund der Ziffern bei den verheirateten Frauen ergibt sich hingegen
$$339 : 323,38 = 106 : 100 \qquad \text{(s. WEINBERG (2))}$$

Die Standardberechnung ist umständlicher. Sie geht aus von den Intensitätsziffern der einzelnen Altersklassen jeder einzelnen Gruppe und multipliziert diese mit den in $^{0}/_{00}$ der Gesamtheit ausgedrückten Beständen der einzelnen Altersklassen bei der Gesamtheit aller Altersklassen. Die Summen der so erhaltenen Altersklassenwerte für jede Gruppe sind dann unmittelbar untereinander vergleichbar.

Der Altersaufbau einer Standardbevölkerung wird an einem möglichst großen Material gewonnen, aus dem Mittel der europäischen Staaten um 1910 ergibt sich der Aufbau in $^{0}/_{00}$ in Rubrik a folgender Tabelle:

Alter	Standard-bevölkerung	Sterblichkeit in England 1896—1905 $^{0}/_{000}$	Standard-Sterbefälle auf 10 000 Lebende
	a	b	a × b
0— 1 Jahre	263	1716	45,13
1— 4 ,,	936	216	20,22
5—14 ,,	2069	31	6,41
15—24 ,,	1832	37	6,78
25—34 ,,	1479	57	8,43
35—44 ,,	1205	94	11,33
45—54 ,,	939	156	14,65
55—64 ,,	708	296	20,96
65—74 ,,	405	622	25,19
75—84 ,,	145	1301	18,86
85—x ,,	18	2685	4,83
durchschnittlich		168	182,79

Die zum Zweck internationaler Vergleiche verbesserte Sterbeziffer beträgt somit $183^0/_{00}$, während die summarische Sterbeziffer $168^0/_{00}$ beträgt.

Für den direkten Vergleich dienen auch Berechnungen, welche die bei der Gesamtheit gefundenen Todesfälle auf 1000 und entsprechend auch die Besetzung der einzelnen Altersklassen reduzieren. So arbeitet die englische Berufsstatistik[1]) von 1900—1902. Nach ihr hatte eine reduzierte Summe aller Männer im Alter von 25—65 Jahren folgende Zusammensetzung:

$$
\begin{array}{llll}
& & a & b \\
25\text{—}34 \text{ Jahre} & 26\,259, \text{ diese lieferten} & 6,39^0/_{00} = & 168 \text{ Todesfälle} \\
35\text{—}44 \quad ,, & 20\,407, \quad ,, \qquad ,, & 10,94 \;,, \; = & 223 \qquad ,, \\
45\text{—}54 \quad ,, & 14\,748, \quad ,, \qquad ,, & 18,67 \;,, \; = & 275 \qquad ,, \\
45\text{—}64 \quad ,, & 9\,591, \quad ,, \qquad ,, & 34,80 \;,, \; = & 334 \qquad ,, \\
& & \text{insgesamt} & \overline{1000}
\end{array}
$$

Multipliziert man nun z. B. die Zahlen der Reihe a mit den bei den Landwirten gefundenen Sterbeziffern, so erhält man folgendes Ergebnis:

$$
\begin{array}{lll}
\text{Alter} & & \\
25\text{—}34 \text{ Jahre} & 26\,259 \times 3,96^0/_{00} = & 104 \\
35\text{—}44 \quad ,, & 20\,407 \times 5,66 \;,, \; = & 116 \\
45\text{—}54 \quad ,, & 14\,748 \times 10,05 \;,, \; = & 148 \\
55\text{—}64 \quad ,, & 9\,591 \times 20,25 \;,, \; = & 194 \\
& \text{Summe} & \overline{562}
\end{array}
$$

Somit relative Sterblichkeit der Landwirte 562 : 1000.

Die Technik der Ereignistafelmethode kann an dieser Stelle nicht eingehender geschildert werden. Sie steht auch im Dienste anderer Unternehmungen als der Vergleiche und wird S. 101 eingehender behandelt. Sie setzt bei massenstatischem Material voraus, daß das bei gleichzeitig beobachteten verschiedenalterigen Angehörigen verschiedener Generationen Beobachtete auch im einzelnen bei einer und derselben Generation zutreffen werde.

Angewandt ist sie hauptsächlich von Böckh in den Statist. Jahrbüchern der Stadt Berlin.

Die Ergebnisse dieser Methode sagen uns, wie sich z. B. die Sterbeziffern verschiedener Jahre bei einer nach der Überlebensordnung jedes Jahres aufgebauten Bevölkerung absolut und relativ verhalten würden. Solche Berechnungen sind sehr mühsam und kostspielig und leisten insofern auch nichts Vollkommenes, als für jedes Beobachtungsobjekt ein anderer Altersaufbau der Bezugsbevölkerung angenommen werden muß. Absolute Vergleichbarkeit der Zahlen wird also auch hier nicht erreicht.

Jede dieser Methoden hat ihre Vor- und Nachteile. Die Westergaardsche Methode ist die einfachste, die Erlebenstafelmethode die komplizierteste in praktischer wie theoretischer Hinsicht. Eine grundsätzliche Entscheidung über den relativen Wert der drei Methoden ist nicht möglich, die Wahl wird weit mehr von dem jeweils erfolgten Zweck und nach den vorhandenen finanziellen Möglichkeiten sich zu richten haben. Wichtiger ist es zu wissen, daß jede dieser Methoden andere Vergleichswerte auch bei Anwendung auf dasselbe Material liefert. Man kann die Standard- und Erlebenstafelmethode auch derart kombinieren, daß man der Standardbevölkerung die Altersverteilung der Lebenden in einer bestimmten Sterbetafel zugrunde legt.

Auch die unkorrigierte Erlebensziffer ist übrigens dann nicht wertlos, wenn sie sich auf Vergleiche kurzer aufeinanderfolgender Zeiträume beschränkt, in denen sich der Altersaufbau der Gesamtheiten wenig verändert hat.

Bei allen Veränderungsziffern für Geburten-, Ehe-, Sterbe-, Erkrankungsziffern usw. sind zwei Arten zu unterscheiden, *Intensitäts-* und *Wahrscheinlichkeitsziffern*.

Für historische und geographische Vergleiche, auch für manche Vergleiche in bezug auf Beruf und soziale Stellung genügt es, die Zahlen der Erfahrungen über Ereignisse zu denen über die gleichzeitigen mittleren Bestände in Beziehung zu setzen. Die so erhaltenen Verhältniszahlen sind Intensitätsziffern.

Davon grundsätzlich zu unterscheiden sind die Wahrscheinlichkeitsziffern. Sie sind die zwar nicht ausschließliche, aber doch bei vielen Aufgaben unent-

---

[1]) Suppl. of the 65 annal report to the Registrar General of births, deaths and marriages in England and Wales. Part II, S. XII. London 1908.

behrliche Grundlage bei Herstellung komplizierter Wahrscheinlichkeitsgebilde, insbesondere von zeitlich beeinflußten Ereignistafeln.

Der Unterschied ist leicht verständlich. Wenn der mittlere Bestand einer Gesamtheit innerhalb einer gewissen Zeit B_x und die Zahl der untersuchten Ereignisse in derselben Zeit ε_x ist, so ist die Intensitätsziffer

$$i_x = \frac{\varepsilon_x}{B_x}.$$

Wenn aber L_x Individuen gleich lang beobachtet werden und bei diesen das Ereignis mit der Häufigkeit T_x auftritt, so ist die Wahrscheinlichkeit des Ereignisses $w_x = \frac{T_x}{L_x}$. Wird nun durch den Eintritt des Ereignisses, wie z. B. Tod, der Anfangsbestand um den Wert T_x vermindert, so ist der Schlußbestand $L_x - T_x$ und der mittlere Bestand $B_x = \frac{2L_x - T_x}{2}$. Der Wahrscheinlichkeit des Todes $m_x = \frac{T_x}{L_x}$ steht daher die Intensität des Sterbens $i_x = \frac{2\,T_x}{2\,L_x - T_x}$ gegenüber. Beide Werte sind aber auseinander ableitbar. Es ist

$$i_x = \frac{2\,m_x}{2 - m_x},$$

$$m_x = \frac{2\,i_x}{2 + i_x},$$

und somit ist die Überlebenswahrscheinlichkeit

$$v_x = 1 - m_x = \frac{2 - i_x}{2 + i_x},$$

und wenn man die Urzahlen der Intensitätsrechnung einsetzt:

$$v_x = \frac{2\,B_x - T_x}{2\,B_x + T_x}.$$

Auf dieser einfachen Beziehung zwischen i_x, m_x und v_x beruht die Möglichkeit verschiedenartiger Berechnungsarten für Sterbetafeln und auch andere Ereignistafeln. Ob man die Bestände zu Anfang oder in der Mitte eines Zeitraumes, wie eines Lebensjahres, zugrunde legt, bestimmt der Zweck der Untersuchung. Die Berechnung beider Arten von Grundzahlen vollzieht sich dementsprechend automatisch ohne jede Wahl in einfacher Weise. Der Einfluß der Wanderungen ist in beiden Fällen bei der Berechnung der Grundzahlen auszuschalten.

Die Beziehung zwischen Intensitäts- und Wahrscheinlichkeitsziffer bei anderen Ereignissen als Tod kann aber nicht nach obigen Formeln ausgedrückt werden, sie muß vielmehr stets die Bestände mit Hilfe der Todesfallzahlen ermitteln. Es ist also die Intensitätsziffer eines anderweitigen Ereignisses E als Tod, auf die Urzahlen bezogen

$$i_x = \frac{E_x}{B_x} = \frac{2\,\varepsilon_x}{2\,L_x - T_x},$$

die Wahrscheinlichkeitsziffer des Eintritts

$$w_x = \frac{2\,\varepsilon_x}{2\,B_x + T_x},$$

und die des Nichteintritts

$$1 - w_x = \frac{2\,B_x + T_x - 2\,\varepsilon_x}{2\,B_x + T_x}.$$

Nur nebenbei sei bemerkt, daß die jetzt nicht mehr übliche Berechnung von Sterbetafeln aus Intensitätsziffern zu geringe Werte der erwartungsmäßigen Lebensdauer ergeben würden.

Die landläufigen Sterblichkeitsuntersuchungen arbeiten für das erste Lebensjahr mit Sterbenswahrscheinlichkeiten, indem sie die Todesfälle zu den Lebendgeborenen in Beziehung setzen, während für die späteren Lebensjahre mit Intensitätsziffern berechnet werden. Dieses nicht konsequente Verhalten trägt dem Umstand Rechnung, daß in Altersklassen mit hoher Sterblichkeit die Unterschiede zwischen Wahrscheinlichkeits- und Intensitätsziffer am größten sind.

4. Vergleiche statistischer Zahlen

sind nur dann zulässig, wenn diese in der gleichen Weise gewonnen wurden. Daher darf man bei Sterblichkeitsuntersuchungen Intensitäts- und Wahrscheinlichkeitsziffern, namentlich bei den niedersten und höchsten Altersklassen, nicht vergleichen. Wo es sich um mehr als eine rohe Orientierung handelt, ist das auch bei den mittleren Altersklassen zu vermeiden.

Besonders wichtig ist der Grundsatz des Vergleichs gleichartig gewonnener Zahlen und der Vermeidung des Gegenteils bei der *Fruchtbarkeitsstatistik*. In der englischen Biometrik hat z. B. die angebliche Überfruchtbarkeit der Familien von Geisteskranken, Verbrechern und Tuberkulösen eine große Rolle gespielt. PEARSON (8) gibt darüber folgende Tabelle[1]):

Krankhafte Familien nach PEARSON			Normale Familien nach PEARSON			Weitere Beispiele	
Taubstumme	England	6,2 S	Mittelklassen	England	4,6 K	Taubstumme	
	Amerika	6,1 S	Familienurkunden	,,	5,3 ?	nach FAY	2,3 K
Tuberkulöse	England I	5,7 S	Industrielle	,,	4,7 K	Tuberkulöse	
	,, II	5,9 S	Arbeiterklasse	Neusüdwal.	5,3?	Frauen in	4,1 K
Geisteskranke	,,	6,0 S	Freie Berufe	Kopenhagen	5,3 K	Stuttgart	6,1 S
Entartete	Edinburgh	6,1 S?	Arbeiter	,,	5,3 K	Hervorragende	
Geistig Defekte	London	7,0 S?	Handwerker	Edinburgh	5,9 ?	Männer von	
	Manchester	6,3 S?	,,	London	5,2 ?	Württemberg	
Verbrecher	England	6,6 S	Graduierte	Amerika	2,0 K	(Material	
			Intellektuelle	England	9,5 K	von LOSCH)	5,7 S

Die Bedeutung dieser Tabelle wird schon dadurch illusorisch, daß man auch in den Familien hervorragender Individuen eine große Fruchtbarkeit findet. Auch die in dieser Richtung sich bewegenden Angaben von STEINMETZ über die Abnahme der Fruchtbarkeit in den Gelehrtenfamilien sind ohne Beweiskraft.

In beiden Fällen sind unter Familienfruchtbarkeit zwei ganz verschiedene Zahlenbegriffe untereinandergeworfen und miteinander verglichen, einerseits nämlich die Größe K der Nachkommenschaft ausgelesener Individuen, andererseits die Größe der Sippschaften S — Geschwisterschaften —, denen sie entstammen. Die letzteren Zahlen müssen bei demselben Material aus zwei Gründen stets größer sein als die ersteren. Einmal enthalten die Angaben über die Nachkommenschaft stets auch eine Reihe von Fällen der Unfruchtbarkeit. Zweitens und vor allem aber ist es etwas ganz anderes, wenn Kinder Angaben über die Fruchtbarkeit ihrer Eltern machen oder umgekehrt. Kleine elterliche Familien haben weniger Aussicht, sich fortpflanzende Kinder zu der nächsten Fortpflanzungsgeneration beizutragen als große, und die Angaben der Kinder über die Fruchtbarkeit ihrer Eltern werden durch diese einseitige Auslese nach der Familiengröße in einer Weise beeinflußt, daß das Durchschnittsergebnis dieser kindlichen Angaben auch bei gleichbleibender Fruchtbarkeit zweier aufeinanderfolgender Generationen erheblich überschritten wird. Empirisch kann man dies etwa so formulieren: Ist die wahre Nachkommenschaftsziffer zweier Generationen $= a$, so ist die Angabe der Kinder über die Fruchtbarkeit ihrer Eltern $= 2a - 1$. Genaueren Einblick gibt folgende Formulierung des Problems:

Kommen in zwei Generationen Familien mit x Kindern mit der relativen Häufigkeit f_x vor, so ist die durchschnittliche Fruchtbarkeit der Generationen $= \sum f_x x$. Wenn aber $f_x x$ Kinder als Fruchtbarkeit ihrer Eltern je x, insgesamt also die Ziffer $f_x x \cdot x = f_x^2$ angeben, so ist der Durchschnitt ihrer Erfahrungen über die Fruchtbarkeit ihrer Eltern gegeben durch die Zahl $\dfrac{\sum f_x x^2}{\sum f_x x}$, und diese ist stets[2]) größer als $\sum f_x x$.

Die obige nach PEARSON zitierte Tabelle enthält vorwiegend Angaben über Fruchtbarkeit der Eltern minderwertiger Personen (S), und STEINMETZ vergleicht die Fruchtbarkeit von Gelehrten mit derjenigen ihrer Eltern, nicht die zweier Generationen von Gelehrten.

---

[1]) Die Buchstaben S und K bedeuten Sippschaftsgröße und Kinderzahl.

[2]) Durch Multiplizieren mit $\sum f_x x$ erhalten wir dann den Wert

$$\sum f_x x^2 > (\sum f_x x)^2 \quad \text{oder} \quad \sum f_x x^2 - (\sum f_x x^2) > 0 ;$$

da dieser Ausdruck nichts anderes ist als der Ausdruck der Variabilität der Fruchtbarkeit oder das stets positive Quadrat ihrer Standardabweichung darstellt, so ist damit der Beweis geliefert. Außerdem läßt er sich $\sum f_x [x - \sum f_x]^2$, d. h. in eine stets positive Summe von Quadraten überführen.

Nur letzterer Vergleich kann darüber entscheiden, ob deren Fruchtbarkeit überhaupt und vor allem stärker abgenommen hat wie die der Gesamtheit ihres Volkes.

Die STEINMETZschen Zahlen lauten:

Daß diese Zahlen nicht, wie MOMBERT glaubt, kennzeichnend für die Abnahme derFruchtbarkeit der sozial Emporgestiegenen sind, geht aus Folgendem hervor: In einer Vorstadt von Stuttgart hatten 964

	Kinderzahl der Befragten	Kinderzahl der Eltern der Befragten
Universitätsprofessoren	4,6	7
Künstler	4	6
Praktiker	5	7,67
Beamten	4	6,75
Kaufleute	5	7,5

verheiratete Frauen durchschnittlich 5,6 Kinder, ihre Mütter aber 8,6. Dabei war die Fruchtbarkeit der 964 Frauen, entsprechend ihrem sozialen Stande, übermäßig [s. WEINBERG (3 und 4)].

Selbstverständlich treffen diese Bemerkungen nicht die Vergleiche der Fruchtbarkeit hervorragender Individuen mit der der gleichzeitigen Gesamtbevölkerung, wie sie u. a. STEINMETZ später lieferte. Diese sind selbstverständlich äußerst wertvoll.

5. Einige besondere methodologische Probleme der Sozialbiologie.

Eine umfassende Darstellung der Methodik bei Sonderaufgaben der Sozialbiologie ist hier nicht möglich, sie wird in den einzelnen Kapiteln dieses Handbuches wohl genügend Berücksichtigung finden. Es kann sich mit einer Ausnahme nur darum handeln, an einigen Beispielen zu zeigen, wie schwierigere Probleme zu behandeln sind und wie man auf Umwegen erreicht, was mit direkten Methoden nicht durchführbar ist.

a) Die soziale Sterblichkeit der Frau.

Eine befriedigende Lösung des Problems der Todesursachenstatistik der Frau nach ihrer sozialen Stellung ist nicht möglich, weil sich die Angaben der Volkszählungen und der Feststellung der Todesursachen nach Beruf und sozialer Stellung nicht völlig zur Deckung bringen lassen. Lokalgeographische Statistiken sind allerdings möglich. Man kann Bezirke und Straßen nach der Höhe des durchschnittlichen Einkommens der Bewohner oder nach der Zahl der unterstützten Armen gruppieren, wie z. B. FUNK, aber als indirekte Methoden liefern sie nicht durchweg genügend scharfe Ergebnisse.

Ich habe daher empfohlen, die verheirateten Frauen nach sozialer Stellung und Alter ihrer Männer auszuzählen, daraus das Risiko der Männer verschiedenen Alters, ihre Frauen zu verlieren, zu berechnen — dies ist bei der genaueren Auszählung der gestorbenen Männer möglich — und nach der Methode WESTERGAARDS hieraus die erwartungsmäßigen Risiken für verschiedene, dem Alter nach ausgezählte soziale Schichten der Männer, ihre Frauen durch Tod zu verlieren, zu berechnen und mit den tatsächlichen Todesfällen zu vergleichen. Praktisch war dies bisher für Krebs und Tuberkulose durchführbar.

Bei 513 von 537 Fällen in Stuttgart (1893—1904) war das Alter der Ehemänner beim Tode ihrer an Tuberkulose verstorbenen Frauen bekannt, die 24 Fälle mit unbekanntem Alter der Ehemänner wurden den bekannten Altern entsprechend verteilt und zu den Zahlen der Berufszählung von 1895 in Beziehung gesetzt. So ergab sich als Intensitätsziffer der Sterblichkeit der Frauen von Männern

im Alter von 20—29 Jahren 0,00241
„ „ „ 30—39 „ 0,00290
„ „ „ 40—49 „ 0,00277
„ „ „ 50—59 „ 0,00183
„ „ „ 60—69 „ 0,00139
„ „ „ 70—79 „ 0,00172

Durch Multiplikation dieser Ziffern mit den Beständen der verheirateten Männer der 6 Altersklassen in 3 sozialen Klassen ergab sich für

	Erwartung	Erfahrung		
die sozial günstigste Klasse A	207,84	157 = 56%	der Erwartung
„ mittlere „ B	82,81	43 = 51%	„ „
„ sozial ungünstigste „ C	246,35	337 = 139%	„ „

[s. WEINBERG (5)].

b) Die Gefährdung der Alkoholiker.

Bei dieser Frage ist besonders zu beachten, daß die Alkoholiker häufig eine besonders günstige körperliche Beschaffenheit ins Leben mitbringen. Wenn daher die Bierbrauer verhältnismäßig selten an Tuberkulose erkranken, so beweist das durchaus nichts gegen die Gefahren des Alkohols.

Weit wertvoller sind die Vergleiche der Ergebnisse der Lebensversicherungsstatistik bei Abstinenten und Nichtabstinenten. Viele Abstinenten sind es deshalb, weil sie eine untermäßige Konstitution besitzen und daher die Gefahren des Alkohols besonders fürchten. Wenn sie trotzdem eine relativ geringe Sterblichkeit aufweisen, so ist das indirekt ein besonders wertvoller Beweis für die Bedeutung der Abstinenz.

Die Leipziger Krankenkassenstatistik findet nun die Gefährdung der Alkoholiker durch Tuberkulose relativ gering, namentlich in der ersten Hälfte ihrer Angehörigkeit bei den Kassen ist dies auffallend.

Was ist nun die Ursache dieser Erscheinung? Teilweise allerdings der Umstand, daß die Gefährdung der Alkoholiker mit der Zeit zunimmt. Aber daneben spielt noch ein anderer Faktor eine Rolle, nämlich die Art der Gewinnung des Materials. Die Diagnose des Alkoholismus wurde bei dem Leipziger Material durch die Vertrauensärzte erst gestellt, nachdem eine auf Alkoholismus verdächtige Krankheit aufgetreten war, und nicht ohne Rücksicht auf bestehende oder nicht bestehende Krankheit. Dadurch mußte notwendig die Zeit vor der Feststellung einer Krankheit relativ krankheitsfrei auch dann erscheinen, wenn die Dauer des Alkoholismus gar nicht von Einfluß war.

Die Leipziger Krankenkassenstatistik hat eine weitere Ursache aufgedeckt, indem der Beruf der Alkoholiker festgestellt wurde. Dabei zeigte sich, daß die Alkoholiker in der Hauptsache aus Berufen ausgelesen sind, die große körperliche Leistungsfähigkeit verlangen und daher auch, abgesehen vom Alkoholismus, eine niedrige Allgemein- und Tuberkulosesterblichkeit aufweisen.

Die Leipziger Statistik stellt also, richtig beurteilt, das entsprechende Gegenstück zu den Erfahrungen bei den Abstinenten dar. Sie zeigt vor allem aber, wie notwendig es ist, statistische Zahlen nicht einfach hinzunehmen, sondern ihren Entstehungsbedingungen nachzugehen.

c) Die Bedeutung der Statistik für die Frage der Infektion bei Tuberkulose.

Mit einem gewissen Anschein von Recht macht MARTIUS geltend, daß die Ansteckungsfähigkeit der Tuberkulose durch die Experimente mit dem Tuberkelbacillus erwiesen und die Heranziehung der Statistik zur Untersuchung dieses Problems überflüssig sei. Aber trotzdem ist die statistische Untersuchung keineswegs wertlos. Denn es handelt sich auch darum, beim Menschen den Grad der Gefährdung durch das enge Zusammenleben mit Tuberkulösen zu ermitteln und namentlich auch die Abhängigkeit dieser Gefährdung von sozialen Momenten festzustellen.

Ein Material von über 4000 Ehen Tuberkulöser in Stuttgart [WEINBERG (6)] ermöglichte eine derartige Untersuchung an Ehegatten und Kindern Tuberkulöser. Es wurde auf Grund desselben Verfahrens wie bei individualstatistischen Sterbetafeln festgestellt [s. WEINBERG (6, S. 376ff.)], wieviel Personen verschiedenen Alters in Zeiträumen verschiedenen Abstandes vom Tode der tuberkulösen Ehegatten und Eltern in verschiedenen Altersklassen lebten. Mit Hilfe der bekannten Ziffern der Sterblichkeitsintensität wurden hieraus die erwartungsmäßigen Todesfälle an Tuberkulose berechnet und mit den eingetroffenen verglichen. Dabei wurde außerdem noch nach sozialen Klassen unterschieden. Es ergab sich für den ganzen untersuchten Zeitraum für überlebende

	Todesfälle an Tuberkulose		= % der Erwartung
	Erwartung	Erfahrung	
Ehemänner Tuberkulöser	67,27	118	175
Ehefrauen „	44,30	112	253
in den ersten 5 Jahren der Witwenschaft			
Ehemänner Tuberkulöser	29,35	61	204
Ehefrauen „	20,99	59	281
und zwar in der günstigen sozialen Klasse überhaupt			
Ehemänner Tuberkulöser	26,74	39	146
Ehefrauen „	18,31	36	197
in der ungünstigsten sozialen Klasse			
Ehemänner Tuberkulöser	40,53	79	195!
Ehefrauen „	25,99	76	292!

Eine eingehende Darstellung der Untersuchung der *Sterblichkeit* der *Kinder* Tuberku-
loser habe ich 1913 veröffentlicht [WEINBERG (7), Leipzig 1913]. Sie berücksichtigt insbesondere auch den Einfluß des Abstandes des Geburtsdatums der Kinder vom Todes-
datum der Eltern und der Zeit unmittelbar vor und nach dem Tode der tuberkulösen Eltern.

Bei Unterscheidung von 3 sozialen Klassen ergab sich ferner als Sterblichkeit bis zum
20. Jahr

für Klasse A (günstigste) . . . . . 37,0% und 38,8%
„ „ B (mittlere) . . . . . . 49,7% „ 48,4%
„ „ C (ungünstigste) . . . 48,1% „ 50,2%

je nachdem der Vater oder die Mutter an Tuberkulose starb. Auch der Einfluß der Geburtenfolge ist eingehend berücksichtigt. Es sei hier nur noch erwähnt, daß die Aussicht auf Überleben des 20. Lebensjahres bei im Todesjahr

des tuberkulösen Vaters geborenen Kindern auf 0,3447
der „ Mutter „ „ „ 0,2491

herabsank. Das erste Lebensjahr überlebten von diesen Kindern 46,4 bzw. 32,4%. Außer
dem 1. Lebensjahr erwies sich das 16. bis 20. durch Tuberkulose als besonders gefährdet.

d) Die Messung der Fruchtbarkeit.

Sie kann auf folgende verschiedene Arten erfolgen:

1. Berechnung der Häufigkeit der Geburten im Verhältnis zur Bevölkerung mit Unterscheidung ehelicher und unehelicher Kinder.

2. Berechnung der Häufigkeit der Geburten im Verhältnis zu der Zahl der Frauen im fortpflanzungsfähigen Alter.

3. Herstellung einer Fruchtbarkeitstafel nach dem Beispiel von BÖCKH.

Über die Aussicht auf Erhaltung des Bestandes einer
Bevölkerung von Generation zu Generation kann nur eine
Fruchtbarkeitstafel Auskunft geben, welche die Gesamtheit
der Geburten in den einzelnen Altersklassen berücksichtigt.

Die durchschnittliche Fruchtbarkeit der Ehen allein
kann dies nicht leisten, da der Prozentsatz der Eheschließungen bei diesem Vergleich nicht berücksichtigt ist. Außerdem kommt dabei auch die verschiedene Lebensaussicht der
Geborenen in Betracht. Eine von BÖCKH hergestellte Fruchtbarkeitstafel zeigt, daß die Fruchtbarkeit von Berlin schon
um die Jahrhundertwende für die Erhaltung der Einwohnerzahl nicht ausreichte. (Siehe PRINZING: Handb. d. med.
Statistik, S. 22. 1906). Das sterile Berlin war also schon
lange vor TEILHABER bekannt[1]).

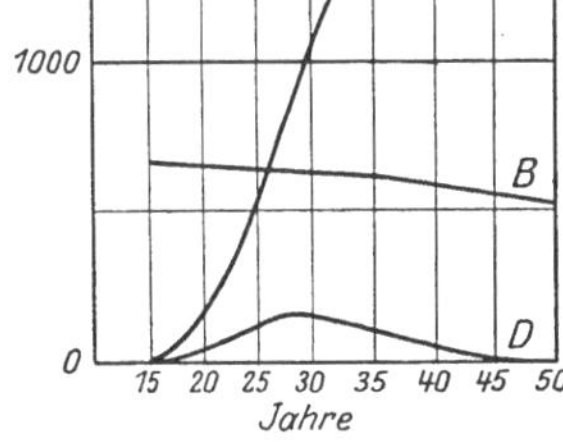

Abb. 1. Natalitätstafel von Berlin
1896—1900.

Die Ordinaten der Kurve B bedeuten die nach der
weiblichen Überlebenstafel vom 15.—50. Lebensjahr, die
der Kurve D die entsprechenden aus den Fruchtbarkeitsziffern der einzelnen Lebensalter berechneten in jedem Alter obiger Frauen geborenen Kinder, und die von F die
Summe dieser Kinder vom 15. Lebensjahr der Mutter aufsteigend bis zum 50., der Gipfel
der Kurve F stellt also die mit dem 50. Lebensjahre erreichte Kinderzahl von
1000 Mädchen der ersten Generation dar; diesen entspricht eine Gesamtgröße der ersten
Generation von 2058; die zweite Generation erreicht also nicht mehr diese zur Erhaltung
des Bevölkerungsstandes notwendige Höhe.

Das von SCHLOSSMANN angegebene Verfahren des Vergleichs der Säuglingssterblichkeit
mit der Geburtenziffer und der Berechnung der Überlebendenziffer aus beiden Zahlen ist, wie
viele andere vorgeschlagene Verfahren, nur ein Bruchstück der hier angeführten BÖCKHschen
Methode.

Ein ganz eigentümliches Verfahren zum Zwecke der Gewinnung von internationalen
Vergleichen der Fruchtbarkeit hat LUCIEN MARCH (2) auf Grund der Zahlen der Vorkriegs-
zeit angewandt. Er berechnet für je 10 000 Einwohner verschiedener Länder die Zahl der
Knabengeburten, multipliziert diese Zahl mit dem erwartungsmäßigen Lebensjahre vom 20.
bis 60. Jahr, multipliziert diese Zahl mit der Verheiratetenziffer dieses Alters und diese
Zahl wiederum mit der Fruchtbarkeitsziffer dieses Alters. So erhält er eine Reihe von Ziffern,
an deren beiden Enden Deutschland mit 625 und Frankreich mit 210 stehen. Daraus berechnet er für Frankreich eine Stabilität der Geburtenzahl von einer Generation zur anderen,
während sie für Deutschland auf das Dreifache (deux fois plus de naissances annuelles qu'au-

---

[1]) Statist. Jahrb. d. Stadt Berlin 1896.

jourd'hui) steigen soll. Der Vergleich ist aber übertrieben; 112 Knaben einer Generation würden in Frankreich in der nächsten Generation 215 Kinder erzeugt haben, 187 Knaben in Deutschland 625 Kinder, also hätte Deutschland nur die 1,76fache Vermehrungsziffer wie Frankreich! Die Übertreibung entstand dadurch, daß LUCIEN MARCH von einer gleichen Bevölkerungsgröße ausging, aber nicht die Bevölkerungsgröße der nächsten Generation berechnete. Dann würde sich ebenfalls 1,7600 : 10 000 ergeben haben.

e) Die Untersuchung des Einflusses der Geburtenfolge [s. WEINBERG (8—10), PEARSON (7)].

Wenn man einfach die Zahlen für die Bestände an Individuen mit verschiedener Geburtenfolgenummer mit der entsprechenden Verteilung bestimmter Ereignisse vergleicht, so erhält man summarische Ziffern, die nicht mehr Wert haben als etwa unkorrigierte Sterbeziffern. Sie setzen sich zusammen aus Ziffern für die die Erwartung ganz verschiedene Gegenwerte ergibt, wenn man den Einfluß der Familiengröße auf die Häufigkeit eines Merkmals berücksichtigt oder nicht. Die summarische Methode begeht den Fehler, diesen Faktor zu vernachlässigen. Die einfache Betrachtung, daß dabei Einkinderehen stets nur Erstgeborene liefern, die aber gleichzeitig Letztgeborene sind, läßt erkennen, daß diese eigentlich gar keine Folgenummer haben. Erfahrungen über einen wirklichen Einfluß der Geburtenfolge können eigentlich nur aus Familien mit gleicher und ziemlich großer Kinderzahl gewonnen werden, und ebensowenig nötigt das Bedürfnis nach großen Zahlen zur Verwertung aller Erfahrungen. Bei in positiver wie in negativer Hinsicht ausgesuchten Individuen findet man bei der summarischen Methode stets eine Bevorzugung der Erstgeburt, und schon diese doppelte Wirkung der Erstgeburt muß verdächtig erscheinen.

Auch hier ist es notwendig, Erfahrung und Erwartung zu vergleichen. Man kann dies auf verschiedene Weise erreichen:

Das einfachste Verfahren ist der Vergleich von Erst- und Letztgeborenen in einer Anzahl Familien; hier lassen sich die auf beide Katogorien fallenden absoluten Merkmalzahlen direkt zueinander in Beziehung setzen.

Das gleiche ist möglich, wenn man sämtliche Erfahrungen derartig einteilt, daß bei einer Familiengröße von $2\,x$ die ersten x Kinder der ersten, die übrigen der zweiten Hälfte zufallen und bei einer Größe von $2\,x+1$ die mittleren Kinder je hälftig den beiden Hälften zugeteilt werden.

Weiterhin kann man die Erfahrungen über die Zahl x der Ereignisse in Familien mit n Kindern durch x dividieren, dann erhält man die Erwartung für jede Geburtenfolgenummer dieser Familiengröße. Indem man dies für jede Größe n durchführt, erhält man durch Summation Ziffern für alle Geburtennummern, die sich mit der tatsächlichen Verteilung in Beziehung setzen lassen.

Dabei ist auch der Möglichkeit Rechnung zu tragen, daß die mittleren Kinder eine Eigenschaft besonders häufig oder selten aufweisen. Die folgende Tabelle zeigt, daß sich im Gegensatz zu der naiv-summarischen Methode eine besondere Belastung der Erstgeborenen mit rassenhygienisch unerwünschten Merkmalen nicht aufrechterhalten läßt; überbelastet ist vielmehr die hohe Geburtenfolgenummer. Die Erfahrung betrug in Prozenten der Erwartung:

Bei	Nach der summarischen (PEARSON — HANSEN-) Methode					Nach der korrekten Methode von WEINBERG				
	bei der Geburtenfolgenummer									
	1	2	3—5	6—10	11—x	1	2	3—5	6—10	11—x
Albinismus	162	124	99	60	57	112	99	100	85	106
Geistesschwäche	140	99	82	87	68	100	80	96	126	158
Mongolismus	110	92	84	116	167	78	71	88	182	286
Epilepsie	146	137	99	58	92	99	112	99	87	144
Geisteskrankheit	140	107	102	70	59	103	89	103	93	128
Verbrechen	188	171	88	56	42	125	133	85	78	89
Tuberkulose (PEARSON)	164	125	95	104	49	110	102	104	86	154
,, (HANSEN I)	181	124	100	99	57	110	99	97	90	105
,, (,, II)	168	123	86	90	52	120	100	90	76	138
Dementia praecox (RÜDIN)	148	123	102	103	73	99	97	103	100	100
Durchschnittlich	155	122	95	84	71	106	98	97	100	140

Die Zahlen für die ersten 7 Merkmale sind der englischen Biometrik entnommen.

Die verschiedenen Methoden finden bei WEINBERG (7, 8, 9) und in seinem für RÜDINS Dementia-praecox-Werk geschriebenen Kapitel eingehende Erläuterung.

Nur als Kuriosum sei die besondere Belastung der erstgeborenen italienischen Professorensöhne mit Professorenstellen, die von GINI richtig berechnet ist, erwähnt. Sie ist selbstverständlich keine Folge biologischer Vorzüge, wie dies auch der Verfasser hervorhebt.

f) Wirtschaftsrechnungen und Indexrechnung.

Diese beiden Kapitel haben eine Beziehung zur Sozialbiologie insofern, als Einkommen und Lebenshaltungsindex zu der Sterbe-, Ehen- und Geburtenziffer in Beziehung stehen. Die methodologische Seite solcher Berechnungen gestaltet sich aber im ganzen äußerst einfach. Als maßgebende Forderung ist dabei aufzustellen, daß die Berechnung des durchschnittlichen Index dem volkswirtschaftlichen Gewicht der von ihr erfaßten Bedarfsartikel Rechnung trägt und diese dementsprechend vollständig berücksichtigt. Es wäre allerdings unter Umständen wertvoll, die Beziehungen zwischen Lebenshaltungsindex und Bevölkerungsbewegung zu ermitteln, die gegebene Methode wäre dabei die Korrelationsrechnung. Aber ein richtiger Lebenshaltungsindex muß zur Höhe des Einkommens in Bezug gesetzt sein. Nach der absoluten Höhe des Index zu urteilen, müßte Deutschland in der Inflationszeit ausgestorben sein; da er aber stets erhöhend auf das Einkommen wirkte, so ist der Einfluß der Inflationszeit bevölkerungsstatistisch nicht sehr erheblich gewesen, soweit bisher Zahlen vorliegen. Erst jetzt, wo den Gehaltsreduktionen die versprochene Preissenkung nicht gefolgt ist, wird sich ein Einfluß des relativen Teuerungsindex mit der Zeit auch in der Bevölkerungsstatistik erheblich geltend machen können. Das ist aber mehr von sachlicher als von methodologischer Bedeutung. Deshalb kann hier auf diese Probleme ebenso wie auf die der Ernährung nicht eingegangen werden.

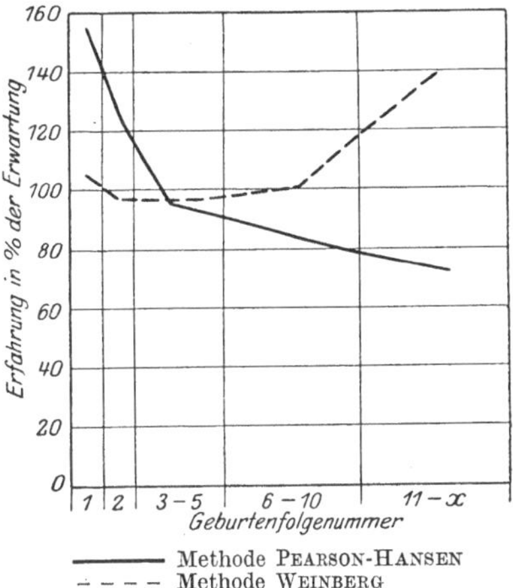

Abb. 2. Geburtenfolgenummer und pathologische Merkmale.

II. Kompliziertere Aufgaben und mathematische Theorie.

1. Wahrscheinlichkeitsrechnung.

Wahrscheinlichkeitsrechnung spielt bewußt oder unbewußt auf dem Gebiete der Statistik überall da eine Rolle, wo man bei dem Vergleich von Zahlen die Frage aufwirft, ob gefundene Unterschiede als typisch oder als Erzeugnis des Zufalls anzusehen sind. Dieselbe Frage sollte allerdings auch da aufgeworfen werden, wo Übereinstimmung besteht. Der Vergleich von Erwartung und Erfahrung in seinen verschiedenen Formen ist nichts als angewandte Wahrscheinlichkeitsrechnung.

Auch bei Berechnungen für die Praxis geht man von der Wahrscheinlichkeitsrechnung aus. Man nimmt an, daß die gefundenen Verhältniszahlen der Erfahrung auch in der Zukunft wieder auftreten, sofern nicht unerwartete und daher unberechenbare Störungen eintreten. Am weitesten geht darin die Börse, bei der die Dividende eines Jahres als in aller Zukunft wiederkehrend den Kurs der Wertpapiere und Angebot und Nachfrage regelt[1]. Dies ist reichlich optimistisch, aber sicher unsachlich. Aber auch die Lebensversicherung arbeitet mit dieser Fiktion, sie hofft sogar bei weiteren Verbesserungen der Sterblichkeit durch die Fortschritte der Hygiene einen beträchtlichen Gewinn zu machen.

Vor allem beruht die ganze mathematische Theorie der Statistik und im Zusammenhang mit ihr die Methodik der rechnerischen Bearbeitung des Materials auf Wahrscheinlichkeitsrechnung.

---

[1] Hier wäre es weit richtiger, das Mittel aus einem dem Ergebnis der Dividende entsprechenden Kurs und dem Pariwert dem Angebot zugrunde zu legen.

Es ist nicht möglich, hier eine vollständige Theorie der Wahrscheinlichkeitsrechnung zu geben und auf die Philosophie der Wahrscheinlichkeitsrechnung tiefer einzugehen.

Die ganze Wahrscheinlichkeitsrechnung baut sich auf wenige elementare Sätze auf.

Ist die Wahrscheinlichkeit eines Befundes, Merkmals, Ereignisses — ein Ereignis ist es auch, wenn man einen bestimmten Befund erhebt —, sagen wir also allgemein eines Ereignisses, $= p$, so ist die Wahrscheinlichkeit des gegenteiligen Ereignisses $1 - p = q$. Der Wahrscheinlichkeit des Sterbens in einem bestimmten Alter steht die Wahrscheinlichkeit des Überlebens gegenüber, sie ist z. B. für die Lebensversicherungsrechnung noch wichtiger und kann ohne den Umweg über die Sterblichkeit direkt berechnet werden.

Der zweite Satz lautet: Zwei voneinander unabhängige Ereignisse treten mit einer Wahrscheinlichkeit auf, welche gleich ist dem Produkte der Wahrscheinlichkeiten der einzelnen Ereignisse.

Wir erhalten also die Wahrscheinlichkeit, zwei aufeinanderfolgende Lebensjahre zu überleben, als Produkt der Wahrscheinlichkeiten des Überlebens der einzelnen Lebensjahre; also $V_{12} = v_1 v_2$.

Daraus ergibt sich dann indirekt die Wahrscheinlichkeit des Sterbens im 1. oder 2. Lebensjahr $= 1 - v_1 v_2 = m_1 + m_2 - m_1 m_2$, wenn m_1 und m_2 die Sterbenswahrscheinlichkeiten für die einzelnen Lebensjahre bedeutet.

Die Anwendung des Satzes 2 auf die Sterbenswahrscheinlichkeit ist aber unmöglich, weil das Sterben in einem Jahr das im folgenden oder vorhergehenden ausschließt. Daraus folgt, daß die Wahrscheinlichkeit des Eintritts von zwei sich gegenseitig ausschließenden Ereignissen gleich ist der Summe ihrer Einzelwahrscheinlichkeiten, vermindert um ihr Produkt.

Von diesem Satze habe ich z. B. bei der Berechnung von Erbformeln bei Polymerie weitgehenden Gebrauch gemacht.

Wichtig ist die Unterscheidung zusammengesetzter und einfacher Wahrscheinlichkeiten. Die Erfahrung über die Sterblichkeit der Kinder im 1. Lebensjahr z. B. ergibt durchaus keine einfache Wahrscheinlichkeit, denn je nach Rasse, Ernährungsart, sozialer Lage sind die Wahrscheinlichkeiten für einzelne Gruppen verschieden gewesen. Die summarische Sterbenswahrscheinlichkeit v ist also

$$m = \sum f_x m_x \,,$$

wenn f_x die prozentuelle Häufigkeit der Lebensbedingungen der einzelnen Kindergruppen bedeutet. Wir können nun praktisch niemals so weit gelangen, daß wir die Gesamtheit der Kinder in eine so große Anzahl Gruppen zerlegen, daß jede ihre ganz bestimmte absolut einfache Sterbenswahrscheinlichkeit hat; diese wäre schließlich entweder 0 oder 1. Wir haben es also praktisch stets mit zusammengesetzten Wahrscheinlichkeiten verschiedenen Grades zu tun. Wenn wir nun eine zweite Kindergruppe mit der ersten auf ihre Sterblichkeit vergleichen, so geht die Erwartung der Übereinstimmung, mit der wir arbeiten, von einer gleichartigen Zusammensetzung beider Gruppen nach den Lebensbedingungen und damit nach einfacheren Sterbenswahrscheinlichkeiten aus. Diese Fiktion ist im Grundsatz falsch und nur dann berechtigt, wenn wir Grund haben, die vorhandenen Unterschiede für unwesentlich zu halten. Das ist aber gerade bei sozialbiologischen Fragen nicht berechtigt, und darauf beruht die Forderung nach weitgehender sozialer Zergliederung der Sterblichkeitsuntersuchungen, wenn einfachere Sterbenswahrscheinlichkeiten gefunden werden sollen.

Geht man nun von der Annahme aus, daß die Zusammensetzung der Wahrscheinlichkeit einer Erscheinung aus einfacheren Wahrscheinlichkeiten innerhalb gewisser Grenzen variabel sei, ohne daß die einfacheren Wahrscheinlichkeiten genau bestimmbar sind, so wird die Berechnung des Durchschnitts oder der Häufigkeit einer aus der ersten Erscheinung abgeleiteten zweiten zu einer variablen oder innerhalb bestimmter Grenzen fluktuierenden Erwartung führen. Mit einer solchen „unbestimmten" Erwartung haben wir besonders dann zu rechnen, wenn eine zusammengesetzte Wahrscheinlichkeit W das Produkt zweier oder mehrerer einfacher Wahrscheinlichkeiten v_1, v_2 usw. ist, deren Größe nicht bestimmbar ist; dann kann in einem Grenzfall $v_1 = v_2 = \sqrt{W}$, im anderen $v_1 = 1$ und $v_2 = W$ sein oder umgekehrt. Die Konstruktion komplizierterer Gebilde der Erwartung muß dann zwischen zwei Grenz-werten schwanken; deren Spielraum kann sehr erheblich sein. Stellt z. B. w die empirische Häufigkeit eines doppelt recessiven Genotypus dar, so sind die Grenzwerte der Erwartung bei seinen Geschwistern gegeben durch die Formeln

$$\frac{\left(1 + W^{\frac{1}{2}}\right)^2}{4} \quad \text{und} \quad \frac{\left(1 + W^{\frac{1}{4}}\right)^4}{16},$$

und man wird bei seltenen Merkmalen Werte zwischen $1/4$ und $1/16$ erhalten. Damit hängt es zusammen, daß die Stammbaumforschung das Bild des einfachen Mendelismus ergeben kann, obgleich es durchaus unwahrscheinlich ist, daß bei einer Anzahl von 24 Chromosomenpaaren beim Menschen ein Merkmal lediglich von einem einzigen Faktor abhängt.

Die praktische Folge dieser Überlegung ist folgende:

Wenn das Zusammentreffen zweier Ereignisse öfter oder seltener vorkommt, als der Erwartung auf Grund der Einzelwahrscheinlichkeiten entspricht, so wird die Unabhängigkeit beider Ereignisse in Frage gestellt. Das ist aber nur insoweit berechtigt, als dabei eine fluktuierende Erwartung ausgeschlossen ist.

Wenn wir im allgemeinen praktisch von einem Spielraum der Erwartung nichts merken, so kommt das daher, daß wir zu wenig Bedingungen in die Er-wartungsrechnung einsetzen und mit summarischen Werten arbeiten. Ein solcher summarischer und nur ungenau bestimmter Wert ist aber beispielsweise die Überlebenserwartung des ersten Lebensjahres, wenn wir ihre Zusammen-setzung aus den Erfahrungen der einzelnen Jahresteile wegen Mangels ge-nügender Teilung des Materials vernachlässigen.

Bei sozialbiologisch wichtigen Erscheinungen wie Epidemien sind die ein-zelnen Ereignisse nicht voneinander unabhängig. Das Auftreten einer Überzahl von Typhusfällen im ersten Halbmonat einer Epidemie beeinflußt die Wahr-scheinlichkeit ihres Auftretens im zweiten. Die Wahrscheinlichkeitsrechnung hat sich auch solcher Beziehungen bemächtigt und eine Formel für sie gefunden in der Theorie verketteter Ereignisse[1]. Die mit dieser Theorie erhältliche Kurve des Verlaufes einer Epidemie paßt sich dem tatsächlichen Bilde besser als die Theorie der Unabhängigkeit an.

Zunächst von rein theoretischer Bedeutung ist die Unterscheidung von zwei Arten mathematischer Erwartung, die TSCHUPROW eingeführt hat.

Die eine wird dargestellt durch einen Bruch $\dfrac{E\sum A}{E\sum B}$, wobei $E\sum A$ die Erwartung des Durchschnittswertes von A, und $E\sum B$ dessen von B auf Grund der reinen Theorie bedeutet. Der durch beide gebildete Bruch ist dann der ideale theoretische Wert. Hingegen bedeutet $\sum E \dfrac{A}{B}$ den durchschnittlichen Wert der verschiedenen möglichen empirischen Zahlenverhält-nisse $\dfrac{A}{B}$, deren Häufigkeit aber nicht durch die Erfahrung, sondern durch die Wahrschein-lichkeitsrechnung ermittelt wird. Nach TSCHUPROW ist Übereinstimmung zwischen diesen beiden Arten der Erwartung nicht unbedingt notwendig. Dann würde anscheinend der Grad der Übereinstimmung der Ergebnisse bei der Berechnung auch für die Beurteilung des Wertes bestimmter Methoden maßgebend sein. A und B sind dabei als von einem und demselben Werte x oder dessen Varianten abhängig gedacht.

BERWALD glaubte bei der Prüfung der Geschwistermethode einen Unterschied beider Erwartungswerte gefunden zu haben. Dies war aber die Folge eines Irrtums von BERWALD über die Durchschnittsberechnung der Einzelwerte $\dfrac{A}{B}$. BERWALD hat diesen Durchschnitt lediglich auf Grund der wahrscheinlichen Häufigkeiten dieser Einzelwerte berechnet, aber

---

[1] Siehe EGGENBERGER und POLYA: Zeitschr. f. angew. Math. u. Mechanik Bd. 3, S. 279. 1923.

übersehen, daß dabei nicht die als gleich groß gedachte Gesamtheit der Bevölkerung, sondern die mit $\frac{A}{B}$ variable Häufigkeit der Probanden oder Probandengeschwister in Betracht kommt, und daß die variable Zahl der Probanden im Einzelfalle deren Gewicht mitbestimmt. Denn es handelt sich nicht um Erfahrungen einer Bevölkerung, sondern um Erfahrungen von Probanden. Berücksichtigt man aber das Gewicht der verschiedenen Probandenzahlen, so wird bei Anwendung der Geschwistermethode $\sum E \dfrac{A}{B} = \dfrac{E \sum A}{E \sum B}$[1].

Hier sei auf einige in der Wahrscheinlichkeitsrechnung öfters wiederkehrende Symbole und Zahlen hingewiesen.

$\pi = 3{,}141527$ ist der halbe Umfang eines Kreises mit dem Radius 1.

$e = 2{,}7182818$ die Basis der natürlichen Logarithmen.

$x!$ das Produkt aller natürlichen Zahlen von 1 bis x.

Es ist ferner

$$\binom{n}{x} = \frac{n!}{x!\,(n-x)!}\,, \qquad \frac{x!}{x} = x - 1!\,, \qquad \frac{x!}{x\,(x-1)} = x - 2!\,,$$

wobei $\quad \binom{n}{0} = \binom{n}{n} = 1; \qquad \binom{n}{x} = \binom{n}{n-x}.$

Die Entwicklung eines Binomials $n$ter Ordnung $(p + q)^n$ ergibt eine Reihe von $n + 1$ Binomialkoeffizienten, deren allgemeines Glied $\binom{n}{x} p^x q^{n-x}$ ist.

Die Summe dieser Glieder ist $\displaystyle\sum_{x=0}^{x=n} \binom{n}{x} p^x q^{n-x} = (p + q)^n$ und, wenn $p + q = 1$, so ist auch die Summe $= 1$.

Analog ist dann auch $\displaystyle\sum_{x=0}^{x=n} \binom{n-1}{x-1} p^{x-1} q^{n-x} = 1$, weil dann auch $(p + q)^{n-1} = 1$ usw.

$$\sum \binom{n}{x} p^x q^{n-x} \cdot \frac{x}{n} \quad \text{ist} \quad = p \sum \frac{n!}{x!\ n-x!} \frac{x}{n} p^{x-1} q^{n-x},$$

$$= p \sum \binom{n-1}{x-1} p^{x-1} q^{n-x} = p\,.$$

Für große Werte von x gilt die Stirlingsche Formel

$$x! = x^x e^{-x} \sqrt{2\,\pi\,x}\,.$$

$\sum$ und S sind Summenzeichen. Stehen mehrere Summenzeichen hintereinander, wie z. B. bei $\sum \sum f_{xy}$, so besagt das, daß die Summation sich sowohl über die Varianten in bezug auf x wie auf die in bezug auf y erstreckt, daß man also zuerst nach den verschiedenen Varianten in bezug auf x und dann nach denen in bezug auf y summieren soll oder umgekehrt.

Eine der einfachsten Anwendungen der Wahrscheinlichkeitsrechnung ist die Bestimmung der Häufigkeit ein- und zweieiiger Zwillinge für Zwecke der Massenstatistik. Es ist nicht möglich, das Urteil über die Abstammung der Zwillinge aus einem oder zwei Eiern Hebammen oder gar dem Gedächtnis von Müttern zu überlassen (s. Ruf). Wenn nun die Wahrscheinlichkeit einer Knabengeburt nicht variabel wäre und auf 0,516 Knaben 0,484 Mädchen geboren werden, so wäre die Wahrscheinlichkeit des Zusammentreffens von Knaben und Mädchen bei einer Zwillingsgeburt $= 2 \cdot 0{,}516 \cdot 0{,}484$, da sowohl dem Knaben ein Mädchen wie dem Mädchen ein Knabe folgen kann. Dies ergibt als Wahrscheinlichkeit der Geburt von Pärchen unter zweieiigen Zwillingen 0,499744 oder nahezu 0,5, und man kann daher die zweieiigen Zwillinge annähernd der doppelten Zahl der Pärchen gleichsetzen [Weinberg (11—13)][2].

---

[1] Im allgemeinen darf man aber eine solche Übereinstimmung gar nicht verlangen; z. B. wäre es unsinnig, zu verlangen, daß das durchschnittliche Verhältnis zweier Körpermaße gleich sei dem Verhältnis der Durchschnitte beider Maße. Man wird trotzdem berechtigt sein, mit ersterem Verhältnis zu arbeiten.

[2] Schon vor mir haben Bertillon und Hensen dieses Problem aufgeworfen, leider aber sich durch die Angaben der Kliniken, die weit geringere Ziffern der eineiigen Zwillinge ergaben, von seiner endgültigen Lösung abhalten lassen. Aber die Klinik beging, wie ich zeigte, den Fehler, daß sie alle Pärchen, von den gleichgeschlechtlichen aber nur die auf die Eihäute untersuchten Fälle in Rechnung stellte, dadurch entstand eine einseitige Auslese zugunsten der zweieiigen Fälle. Trotz dem von mir geführten Nachweis dieses Fehlers hat aber Strassmann in Winckels Handbuch der Geburtshilfe seine falschen Ziffern nicht

Nun kommen Pärchengeburten nur bei zweieiigen, nie bei eineiigen Zwillingen vor; findet man daher bei großem Material unter je 100 Zwillingsgeburten x Pärchen, so ist die Zahl der zweieiigen Zwillingsgeburten überhaupt $= 2\,x$ und die der eineiigen $= 100 - 2\,x$, oder, wenn die absoluten Zahlen für gleichgeschlechtliche und ungleichgeschlechtliche Zwillinge a und b sind, so ist $a - b$ die Zahl der eineiigen Zwillinge. Die Methode eignet sich aber nur für großes Material und nicht für die Statistik eines Geschlechts, das vielleicht 20 Zwillingsfälle aufzuweisen hat. Sie ist auch nicht absolut genau, besonders da anzunehmen ist, daß eine gewisse, wenn auch geringe Abhängigkeit des Geschlechts der beiden Zwillinge durch die Variabilität der Knabenziffer bedingt ist[1]). Aber der Fehler geht höchstens so weit, daß die eineiigen Zwillinge um 1% zu häufig, die zweieiigen um 1% zu selten erscheinen, oder sie läßt den Unterschied zwischen der Häufigkeit der eineiigen Zwillinge nicht scharf genug erscheinen. Auf Grund theoretischer Überlegung habe ich dann die Methode aufgebaut, die Unterschiede in den Eigenschaften und Schicksalen beider Sorten von Zwillingen zu berechnen. Ergeben sich in bezug auf irgendein Merkmal die Werte A und B für Zwillinge gleichen und ungleichen Geschlechts, so erhält man für die eineiigen den Wert $\dfrac{A - B}{a - b}$.

Diese Methode ist auch auf das Problem der individuellen Anlage und ihrer Vererbung anwendbar, stellt aber den Unterschied zwischen zwei- und eineiigen durch die Werte $\dfrac{b}{B}$ und $\dfrac{A - B}{a - b}$ nicht völlig scharf dar. Er ist größer. Darin liegt aber ein Vorteil der Methode. Das mögliche Maximum des Unterschiedes läßt sich einfach berechnen. Selbstverständlich erfordert auch diese Methode großes Material.

2. Die Ereignistafeln.

Eines der wichtigsten praktischen Gebiete der Anwendung der Wahrscheinlichkeitsrechnung ist die Herstellung von *Ereignistafeln* aller Art. Sie spielen eine besondere Rolle auf dem Gebiete des Versicherungswesens, insbesondere als Grundlage der Versicherung gegen Tod, Unfall, Krankheit, Alter und Invalidität, dann auch bei den verschiedenen Zweigen der Hinterbliebenen- und Ausstattungsversicherung. Bei allen diesen Berechnungen muß der mit dem Alter sich ändernden Wahrscheinlichkeit der versicherten Ereignisse Rechnung getragen werden, und dies führt zu den komplizierten Gebilden der Ereignistafel. Sie bilden aber auch eine wertvolle Grundlage der rein wissenschaftlichen Forschung, wie bei der Untersuchung der Sterblichkeit in wohlabgegrenzten Berufen. Auch Ehedauer-, Verehelichungs- und Fruchtbarkeitstafeln können sowohl praktischen Zwecken wie wissenschaftlicher Erkenntnis dienen. Vor allem aber gilt letzteres auch von den Morbiditätstafeln; ohne solche ist das Problem der Häufigkeit der Syphilis und der Paralyse nicht genau lösbar. Auch das Problem der Durchseuchung mit anderen Krankheiten, wie Masern und Tuberkulose, ist auf diesem Wege lösbar, bei Tuberkulose unter Heranziehung von Obduktionsbefunden und der verschiedenen Impfreaktionen. Wir wissen ferner, daß die Ereignistafelmethode auch für Vererbungsfragen von Wichtigkeit ist.

Es lohnt sich daher durchaus, die Methoden der Anwendung der Wahrscheinlichkeitsrechnung kennenzulernen; die Schwierigkeiten ihrer Erlernung werden zumeist überschätzt.

Die Beschaffung der notwendigen Grundzahlen und die der aus ihnen abzuleitenden Werte sind zwei getrennte Kapitel. Die Grundzahlen betreffen die beobachteten Gesamtheiten und die an ihnen beobachteten Ereignisse; die beob-

---

revidiert. So sind die fehlerhaften Ziffern auch in die neueren Hand- und Lehrbücher der Geburtshilfe übergegangen, weil sie immer wieder kritiklos abgeschrieben wurden. Auch die Dissertation von HANS MEYER aus Berlin hat den Fehler der naiven klinischen Berechnungsweise nicht eingesehen. Dessen Korrektur ergibt auch bei MEYERS Material ungefähr 50% Pärchen!

[1]) Mit dieser Variabilität habe ich auf Grund der Ergebnisse GEISSLERS schon 1901 gerechnet.

Elemente der Sterbetafel Englands 1881—90 für Männer.

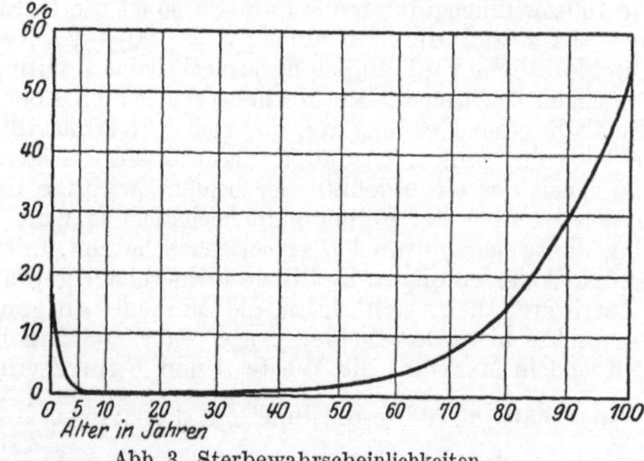

Abb. 3. Sterbewahrscheinlichkeiten.

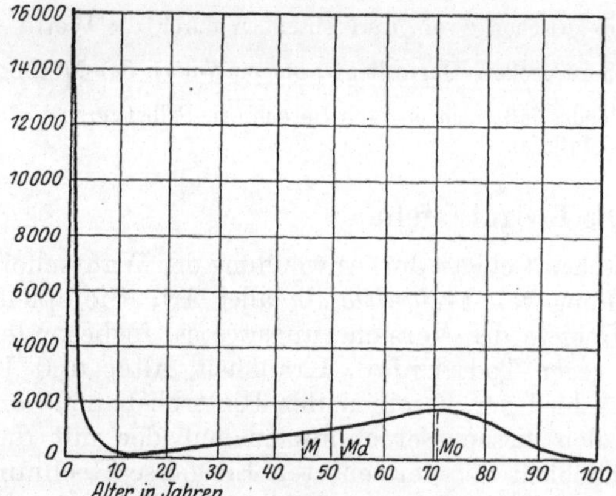

Abb 4. Absterbeordnung. Gleichzeitig Beispiel einer zwei-
gipfeligen Kurve. Die Mittelwerte *M*, *Md*, *Mo* entsprechen
dem durchschnittlichen, wahrscheinlichen und für Erwachsene
typischen Sterbealter. Die Zahlen beziehen sich auf 100 000
Lebendgeborene.

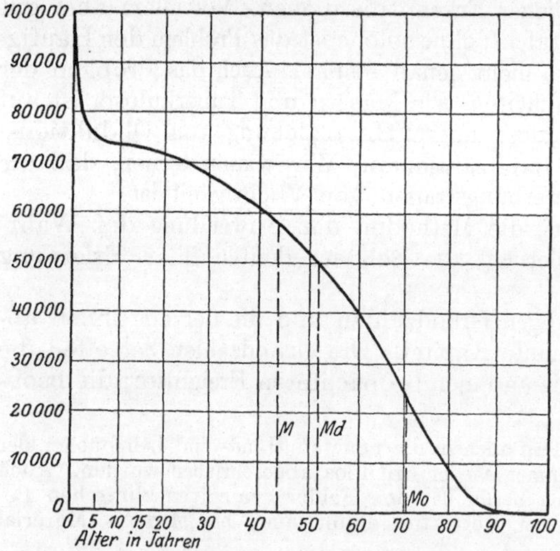

Abb. 5. Überlebenswahrscheinlichkeit für 100 000 Geborene.
Die Ordinaten der Kurve stellen gleichzeitig den Bestand einer
nach der Sterbetafel zusammengesetzten Bevölkerung dar.

achteten Gesamtheiten können dabei noch zerfallen in die 4 Kategorien des Familienstandes oder in Durchseuchte und Nichtdurchseuchte u. dgl. m.

Die Sterbetafeln sind am einfachsten herstellbar, ihre Grundlagen dienen aber auch der Herstellung aller anderen Tafeln. Ihre Berechnung sei daher hier genauer beschrieben.

Für viele Zwecke, namentlich für Tafeln, die Erwachsene betreffen, genügt die Unterscheidung einjähriger Altersklassen; für das erste Lebensjahr kann man mit kleineren, auf Vierteljahre, Monate, Wochen und Tage sich erstreckenden Altersklassen arbeiten und die Totgeborenen ein- oder ausschließen.

Wir brauchen also die Zahl der Personen, welche unter Berücksichtigung der Wanderungen als auf die Dauer eines Jahres beobachtet zu gelten haben, oder die Zahl der in einem bestimmten Alter beobachteten Lebensjahre. Ob wir diese Zahl individual- oder massenstatistisch gewonnen haben, ist weiterhin gleichgültig. Zieht man von der Zahl der beobachteten Jahre eines bestimmten Alters die Zahl der in ihm Gestorbenen ab, so ergibt sich die Zahl der überlebten Lebensjahre dieses Alters, und das Verhältnis dieser Zahl zur Gesamtzahl der beobachteten Lebensjahre $\cdot\; v_x = \dfrac{L_x - T_x}{L_x}$ ist die Überlebenswahrscheinlichkeit. Indem wir nun die Überlebenswahrscheinlichkeiten der verschiedenen Altersklassen, bei der niedrigsten Klasse beginnend, multiplizieren, also $v_1\, v_2,\; v_1\, v_2\, v_3$ usw. berechnen, erhalten wir Werte $V_{01}\, V_{02}\, V_{03}$ usw., welche besagen, wie groß für den Lebendgeborenen — oder den mit einem bestimmten Alter, das wir willkürlich mit 0 bezeichnen — die Wahrscheinlichkeit ist, eine bestimmte Anzahl Jahre zu überleben. Praktisch führt man diese Rechnung derart durch, daß man die Logarithmen der einzelnen Werte v_x untereinander schreibt, summiert und nach Durchführung dieses Verfahrens bis zum 100. — praktisch bis zum 90. Jahr — die entsprechenden Grundzahlen — Nummeri zu den Logarithmensummen — aus der Tafel aufschlägt. Multipliziert man diese Zahl mit 1000, so weiß man, wieviel $\%_0$ Lebender bei einem bestimmten Anfangsalter zu Anfang aller folgenden Altersklassen vorhanden sein werden. Die Unterschiede der Werte V_{0x} und V_{0x+1} ergeben als T_{x+1} die Zahl der im $x+1$ ten Lebensjahr nach Beginn der Tafel zu erwartenden Todesfälle. Die Summe aller Werte V_{0x} ergibt die Zahl der von 1000 Individuen lebend begonnenen Lebensjahre aller Alter, und wenn man hiervon sämtliche 1000 Todesfälle hälftig abzieht — ausgehend von der Fiktion, es sei durch den Tod je genau ein halbes Jahr verlorengegangen —, so erhält man die Zahl der von 1000 Personen wirklich durchlebten Lebensjahre als

$$S_0^z = 1000 \left\{ \sum_{x=1}^{x=z} V_{0x} - \tfrac{1}{2} T_{0z} \right\},$$

und somit als durchschnittliche Lebensdauer

$$D_{0z} = \frac{S_0^z}{1000}.$$

Man erhält ferner in $i_{0z} = \dfrac{T_{0z}}{D_{0z}}$ die Intensität der Sterblichkeit im ganzen durchlebten Zeitraum.

Man kann dann die einzelnen Werte $D_{1z} D_{2z}$; $S_{1z} S_{2z}$ usw. berechnen, indem man die Summation erst bei $V_{1z} V_{2z}$ usw. beginnt und die erhaltene Summe $- \tfrac{1}{2} T_{1z}, \tfrac{1}{2} T_{2z}$ usw. durch $V_{1z} V_{2z}$ usw. dividiert, so ergibt sich auch die mittlere fernere Lebensdauer von jedem beliebigen Alter an. Praktisch führt man diese Additionen sukzessive, beim höchsten Alter beginnend, aus. So ergibt sich das bekannte Bild der Sterbetafel mit ihren verschiedenen Charakteristiken, welche z. B. die Grundlage der Zinsberechnungen der Lebensversicherungsmathematik darstellen.

Für die höchsten Alter ist wegen der geringen zahlenmäßigen Besetzung der Altersklassen meist eine Ausgleichsrechnung nötig. Die Individualstatistik arbeitet dabei am einfachsten mit der tatsächlichen weiteren Lebensdauer der 90jährigen. Bei rein bevölkerungsstatistischem Material kann man ebenfalls ohne großen Fehler eine ähnliche Zahl einsetzen.

Die Fiktion der Sterbetafelberechnung besteht darin, daß man annimmt, die innerhalb gleicher Zeiten an verschiedenen Generationen beobachteten Verhältnisse werden sich an einer und derselben Generation in verschiedenen Zeiten wiederholen. Ändert sich dabei die Sterblichkeit in günstigem Sinne, so kann die Versicherung eine Dividende ausschütten; im gegenteiligen Falle muß sie ihre Prämien erhöhen oder ihre Leistungen einschränken.

Aus der Absterbeordnung kann man weiterhin ersehen, in welchem Alter die Anfangsbevölkerung zur Hälfte aussterben wird, dieses Alter nennt man das *wahrscheinliche* Lebensalter. Das Alter, das nach der Absterbeordnung die meisten Todesfälle liefert, nennt man das *normale* oder *typische* Lebensalter, es liegt meist zwischen dem 70.—75. Lebensjahr. Praktisch sind die beiden Begriffe von geringer Wichtigkeit, sie entsprechen eben den Begriffen der variationsstatischen Mittelwerte.

Man kann nun eine solche generelle Sterbetafel in verschiedener Weise spezialisieren, indem man z. B. die beobachteten relativen Häufigkeiten Lediger, Verheirateter usw. unter den Todesfällen jedes Alters mit der Gesamtheit der Todesfälle multipliziert. Die Zusammenzählung der Werte für die verschiedenen Familienstandskategorien läßt dann die Häufigkeit des Todes als Lediger, Verheirateter, Witwer usw. für den in einem bestimmten Alter seinen Beruf antretenden berechnen. Darauf lassen sich weiterhin bei Vorhandensein der nötigen Daten Berechnungen über die erwartungsmäßig zu versorgenden Witwen und minderjährigen Kinder und deren erwartungsmäßige mittlere Versorgungsdauer berechnen. Das gibt die Grundlage für die Berechnung von Witwen- und Kinderrenten.

Man kann auch das erwartungsmäßige Durchschnittsalter der Ledigen und anderer Familienstände berechnen und daraus etwa ersehen, was diese Kategorie Toter tatsächlich an Beiträgen zu einer Versorgungskasse leistet.

Aber man darf aus diesen Zahlen nicht allzu viel bezüglich der Sterblichkeit dieser Familienstandskategorien schließen. Denn dazu gehört die Kenntnis

Unausgeglichene Sterbetafel der württembergischen Ärzte von 1835—1895 [WEINBERG (14)].

Alter in vollendetem Lebensjahre	Beobachtete		Überlebte Lebensjahre	Logarithmen der Überlebenswahrscheinlichkeit	Logarithmen der[1] Überlebenswahrscheinlichkeit[1] V_0^x	Überlebensordnung auf 10 000 26jährige berechnet	Summe der anzutretenden Lebensjahre für jedes Alter[2]	Mittlere Lebensdauer[3]	Absterbeordnung
	Lebensjahre	Todesfälle		$v_x = \dfrac{u_x}{a_x}$			$\sum_z^x V_x$		
	a_x	t_x	$u_x = a_x - t_x$	$\log v_x$	$\sum \log v_x = \log V_0^x$	$V_0^x = \mathrm{Num}\log V_0^x \cdot 10\,000$		$D_{xz} =$	$T_x = V_x - V_{x+1}$
26	850	12	838	9,99385	0,00000	10 000	367 626	36,3	141
27	932	9	923	9,99579	9,99385	9 859	357 626	35,8	95
28	978	8	970	9,99644	9,98964	9 764	347 767	35,1	79
29	1019	5	1014	9,99787	9,98608	9 685	338 003	34,4	48
30	1024	7	1017	9,99702	9,98395	9 637	328 318	33,6	66
31	1014	6	1008	9,99742	9,98097	9 571	318 681	32,8	56
32	999	9	990	9,99607	9,97839	9 515	309 110	32,0	86
33	987	6	981	9,99735	9,97446	9 429	299 595	31,3	57
34	973	5	968	9,99777	9,97181	9 372	290 166	30,5	59
35	959	6	953	9,99728	9,96958	9 323	280 794	29,6	58
36	950	5	945	9,99771	9,96686	9 265	271 471	28,8	48
37	935	5	930	9,99767	9,96457	9 217	262 206	28,0	50
38	917	9	908	9,99572	9,96224	9 167	252 989	27,1	90
39	894	6	888	9,99707	9,95796	9 077	243 822	26,4	61
40	870	7	863	9,99649	9,95503	9 016	234 745	25,5	72
41	847	6	841	9,99692	9,95152	8 944	225 729	24,7	63
42	831	10	821	9,99474	9,94844	8 881	216 785	23,9	107
43	804	9	795	9,99511	9,94318	8 774	207 904	23,2	99
44	774	13	761	9,99264	9,93829	8 675	199 130	22,5	145
45	757	14	743	9,99189	9,93093	8 530	190 455	21,8	158
46	734	13	721	9,99224	9,92282	8 372	181 925	21,2	148
47	706	12	694	9,99256	9,91506	8 224	173 553	20,6	140
48	693	13	680	9,99178	9,90762	8 084	165 329	20,0	151
49	675	11	664	9'99287	9,89949	7 933	157 245	19,3	130
50	663	13	650	9,99140	9,89227	7 803	149 312	18,6	153
51	652	13	639	9,99125	9,88367	7 650	141 509	18,0	152
52	633	11	622	9,99239	9,87492	7 498	133 859	17,3	131
53	616	15	601	9,98929	9,86731	7 367	126 361	16,6	179
54	596	17	579	9,98743	9,85660	7 188	118 994	16,1	205
55	579	22	557	9,98318	9,84403	6 983	111 806	15,5	263
56	562	18	544	9,98586	9,82721	6 718	104 823	15,1	216
57	542	19	523	9,98450	9,81307	6 502	98 105	14,6	228
58	525	17	508	9,98570	9,79757	6 274	91 602	14,1	203
59	507	11	496	9,99047	9,78327	6 071	85 329	13,6	132
60	492	7	485	9,99377	9,77374	5 939	79 257	12,8	84
61	485	19	466	9,98265	9,76751	5 855	73 318	12,0	229
62	450	21	429	9,97961	9,75016	5 626	65 463	11,5	258
63	434	21	413	9,97846	9,72977	5 368	61 837	11,0	260
64	408	18	390	9,98040	9,70823	5 108	56 469	10,6	226
65	386	20	366	9,97689	9,68863	4 882	51 362	10,0	253
66	369	17	352	9,97951	9,66552	4 629	46 480	9,5	213
67	348	23	325	9,99030	9,64503	4 416	41 851	9,0	292
68	323	19	304	9,97367	9,61533	4 124	37 435	8,6	242
69	302	17	285	9,97483	9,58900	3 882	33 311	8,1	221
70	288	28	260	9,95558	9,56383	3 663	29 429	7,5	356
71	260	19	241	9,96705	9,51941	3 307	25 766	7,3	242
72	241	16	225	9,97016	9,48646	3 065	22 450	6,8	203
73	226	31	195	9,93592	9,45662	2 862	19 394	6,3	393
74	194	26	168	9,93751	9,39254	2 469	16 532	6,2	331
75	164	15	149	9,94951	9,33005	2 138	14 063	5,9	234
76	143	10	133	9,96851	9,27956	1 904	11 925	5,8	133
77	131	18	113	9,93581	9,24807	1 771	10 021	5,2	244
78	108	15	93	9,93506	9,18388	1 527	8 250	4,9	212
79	96	18	78	9,90982	9,11894	1 315	6 723	4,6	247
80	78	11	69	9,93398	9,02876	1 068	5 408	4,6	150
81	64	11	53	9,91810	8,96274	918	4 340	4,2	158
82	52	7	45	9,93721	8,88084	760	3 422	4,0	102
83	43	9	34	9,89801	8,81805	658	2 662	3,5	138
84	34	8	26	9,88349	8,71606	520	2 004	3,4	122
85	26	7	19	9,86378	8,59955	398	1 484	3,2	107
86	18	4	14	9,89086	8,46333	291	1 086	3,2	65
87	14	1	13	9,96781	8,35419	226	795	2,5	16
88	13	5	8	9,78915	8,32200	210	569	2,2	81
89	7	2	5	9,85387	8,11115	129	359	2,3	37
90	5	—	5	—	7,96502	92	230[1]	2,0[2]	—
91	5	—	5	—	—	—	—	—	—
92	5	—	5	—	—	—	—	—	—
93	5	5	—	—	—	—	—	—	—

[1]) Diese Zahlen wurden durch sukzessive Addition der Zahlen der vorhergehenden Zeilen von oben her gewonnen. — [2]) Diese Zahlen wurden durch sukzessive Addition der Zahlen der vorhergehenden Zeilen von unten ausgehend gewonnen. Die unterste Zahl 2,0 ist durch Ausgleichung gewonnen. — [3]) Diese Zahlen werden durch Abzug von 0,5 von dem Quodienten der Zahlen in den beiden vorhergehenden Spalten gewonnen.

der Familienstandsbestände verschiedener Altersklassen, und diese sind nur durch Erhebungen über erste und wiederholte Ehen und über Lösungen von Ehen durch Tod oder Scheidung erhältlich.

Falsch ist es natürlich aber auch, wenn man Sterbetafeln der Ledigen usw. in der Weise herstellt, daß man mit den Überlebenswahrscheinlichkeiten der Ledigen in derselben Weise arbeitet wie bei der Herstellung der generellen Sterbetafel. Denn der Ledige eines bestimmten Alters kann sowohl als Lediger wie als Verheirateter oder verheiratet Gewesener sterben, und der in jedem Alter ledig Bleibende stellt ein einseitig ausgelesenes Material aus der Gesamtheit der gleichzeitig Lebenden dar, dessen Sterblichkeit mit großer Wahrscheinlichkeit von derjenigen der Gesamtheit überhaupt wie von der wahren ferneren Sterblichkeit aller gleichaltrigen Ledigen abweichen dürfte. Eine solche Sterbetafel Lediger, die auf keinen genaueren Angaben fußt, wie die von PRINZING und dem Statistischen Reichsamt hergestellte, ist daher methodologisch verfehlt; die erwartungsmäßige Lebensdauer der Ledigen ist jedenfalls, abgesehen vielleicht vom hohen Alter, sicher günstiger.

Im Grunde enthält schon die generelle Sterbetafel eine unsichere Fiktion, nämlich die, daß die Wanderungsgewinne oder Verluste die Sterblichkeit nicht beeinflussen.

Aus nebenstehender Tabelle ist die Herstellung und Gestalt einer Sterbetafel ersichtlich.

Multipliziert man nun die sich nach der Absterbeordnung ergebenden Todesfälle T_x eines Alters x mit der relativen Häufigkeit bestimmter Todesursachen unter sämtlichen Todesfällen dieses Alters, so erhält man eine *Absterbeordnung nach Todesursachen* und durch Summation ihrer Altersklassenwerte eine *Todesursachentafel*. In England sind derartige Berechnungen bereits ausgeführt. Indem man die Zahlen einer solchen Todesursachentafel durch die Zahl der erwartungsmäßigen Lebensjahre dividiert, erhält man korrigierte Sterbeziffern für die Todesursachen. Man kann weiterhin das mittlere Sterbealter für bestimmte Todesursachen berechnen.

Man darf aber mit der Verwendung solcher Berechnungen nicht zu weit gehen. So kann man z. B. aus dem Sterbealter der an Syphilis, Paralyse oder Tabes Gestorbenen nicht die Verkürzung des Lebens der Syphilitischen berechnen. Dazu wäre es vielmehr nötig, eine Gesamtheit von Syphilitischen von der ersten Erkrankung bis zum Tode an sämtlichen Ursachen zu verfolgen.

Aus einer allgemeinen Sterbetafel stellt man ferner eine *Fruchtbarkeitstafel* her, indem man die Bestände einer weiblichen Sterbetafel an Frauen des Alters 15—55 für jedes Lebensjahr mit dessen allgemeinen Fruchtbarkeitsziffern multipliziert und die erhaltenen Werte sukzessive summiert, die Summe ergibt die erwartungsmäßige Ziffer der Nachkommen beiderlei Geschlechts auf je 1000 neugeborene Mädchen der ersten Generation. Sie muß 2050—60 erreichen oder übersteigen, wenn der Bestand eines Volkes gesichert sein soll. Die kurvenmäßige Darstellung dieser Berechnung (s. Abb. 1 S. 95) wirkt sehr belehrend.

Zu demselben Ziele gelangt man aber, wenn man in der Absterbeordnung der Frauen die Zahlen T_x mit der empirischen Zahl t_x dividiert und mit der empirischen Zahl g_x der im Alter x der von Frauen gleichen Alters x Geborenen multipliziert.

Die Herstellung von *Erkrankungstafeln* kann — je nach dem Zweck und den Voraussetzungen — zwei Wege einschlagen. Kennt man das Verhältnis der Erkrankungen k_x zur Zahl der gesamten Todesfälle t_x jeden Alters, so kann man einfach die Ziffer T_x der Absterbeordnung mit $\dfrac{k_x}{t_x}$ multiplizieren und erhält so die wahrscheinliche Zahl der Erkrankungen für jedes Lebensalter.

Reine Morbiditätstafel für Schizophrene (nach WEINBERG).

in | traten außer Beobachtung	nicht an Dementia praecox erkrankt leb.	tot	mit der Erkrankung an Dem. praecox		zu Anfang vorhandenen Nichterkrankten	1 Jahr beobachteten	gesund überlebten Lebensjahre	beobachteten Lebensjahre Nichtkranker	gesund überlebten Lebensjahre Nichtkranker	die Nichterkrankungsdifferenz	betrug der Numerus zu $\sum \log g_x$
	s	fu_x	tu_x	ka	nu_x	$b_{x_x}=nu_x-\frac12(fu_x+tu_x)$	$bux-kx$	$bu\,x$	$bux-kx$	$gx=\dfrac{bu_x-kx}{bu_x}$	
Geburt	4253	—	97	—	—	—	—	—	—	0,0	
1.–13. Lebensj.	—	102	1438	—	—	—	—	—	—	0,0	
14. ,,	—	32	6	—	2616	2597	2597	—	—	0,0	
15. ,,	—	33	8	2	2578	2557,5	2555,5	3,4078156	3,4074759	9,9996603	
16. ,,	—	40	5	3	2535	2512,5	2509,5	3,4001061	3,3995872	9,9994811	
17. ,,	—	34	7	6	2487	2466,5	2460,5	3,3920811	3,3910234	9,9989423	
18. ,,	—	39	7	8	2440	2417	2409	3,3832767	3,3818368	9,9985601	
19. ,,	—	53	9	6	2386	2355	2349	3,3719909	3,3708830	9,9988921	
20. ,,	—	52	11	4	2318	2286,5	2282,5	3,3591712	3,3584108	9,9992396	
21. ,,	—	70	6	6	2251	2213	2207	3,3449814	3,3438023	9,9988209	
22. ,,	—	56	8	4	2169	2137	2133	3,3298045	3,3289909	9,9991864	
23. ,,	—	67	9	3[1]	2101	2063	2060	3,3144992	3,3138672	9,9993680	
24. ,,	—	64	9	10	2022	1985,5	1975,5	3,2978699	3,2956770	9,9978071	
25. ,,	—	71	10	6	1939	1898,5	1892,5	3,2784106	3,2770359	9,9986253	
26. ,,	—	72	4	4	1852	1814	1810	3,2586373	3,2576786	9,9990413	
27. ,,	—	76	7	4	1772	1730,5	1726,5	3,2381716	3,2371666	9,9989950	
28. ,,	—	82	9	4	1685	1639,5	1635,5	3,2147114	3,2136505	9,9989391	
29. ,,	—	102	6	2	1590	1536	1534	3,1863912	3,1858254	9,9994342	
30. ,,	—	85	8	—	1480	1433,5	1433,5	3,1563977	3,1563977	0,0000000	
31. ,,	—	80	7	3	1387	1343,5	1340,5	3,1282377	3,1272668	9,9990291	
32. ,,	—	82	12	5	1297	1250	1245	3,0969100	3,0951694	9,9982594	
33. ,,	—	87	2	1	1198	1153,5	1152,5	3,0620176	3,0616409	9,9996233	
34. ,,	—	82	8	1	1108	1063	1062	3,0265333	3,0261245	9,9995912	
35. ,,	—	78	6	2	1017	975	973	2,9890046	2,9881128	9,9991082	
36. ,,	—	82	6	—	931	887	887	2,9479236	2,9479236	0,0000000	
37. ,,	—	67	3	1	863	828	827	2,9180303	2,9175055	9,9994752	
später	—	690	82	—	—	—	—	—	—	0,0	
Insgesamt	4253	2378	1790	85				77,1029735	77,0860527	9,9800792	0,9552

Beschränkt man sich dabei auf die Ersterkrankungen an einer bestimmten Krankheit, wie Dementia praecox oder Syphilis, so erhält man ein Bild der Aussicht auf Erkrankung an diesen Krankheiten von irgendeinem Alter an. Man kann aber auf diese Weise die Zahl der Durchseuchten jedes Alters nicht feststellen, da mit den Sterbenden jeden Alters immer ein Teil der Erkrankten aus der Beobachtung scheidet, und zwar, wie man annehmen darf, ein unverhältnismäßig großer Teil. Die tatsächliche Durchseuchung der Überlebenden ist also jedenfalls geringer, als eine Berechnung ergibt, welche dem normalen Ausscheiden durch Tod Rechnung trägt.

Eine zweite Methode besteht darin, daß man für jedes Alter die Wahrscheinlichkeit des Erkrankens und Nichterkrankens berechnet und die Nicht-

---

[1] Der Numerus zu $\sum \log x$ ist die Wahrscheinlichkeit des Gesundbleibens in der ganzen kritischen Periode.

[2] Den Logarithmen mit der Kennziffer 9 ist stets ein −10 angefügt zu denken.

[3] Die Numeri, d. h. die Erkrankungsziffern der einzelnen Jahre sind hier nicht angegeben, da sie zu sehr vom Zufall beeinflußt sind. Für die Gesamtanlage einer Morbiditätstafel für technische Zwecke ist jedoch die Rubrik notwendig.

erkrankungsziffern N_x multipliziert und damit eine reine Morbiditätstafel hergestellt. Sie ergibt höhere Werte als die obige gemischte Morbiditätstafel für die Aussicht bestimmter Alter, im Laufe eines langen Lebens zu erkranken.

Bezeichnet $N_{1,z} = N_1 \cdot N_2 \ldots N_z$ das Produkt der Nichterkrankungswahrscheinlichkeiten vom niedersten bis zum höchsten in Betracht kommenden Alter, so ist $1 - N_{1z}$ die Erkrankungswahrscheinlichkeit für den ganzen Zeitraum.

Im Falle der Schizophrenie ergibt die reine Morbiditätstafel $1 - 0,9552 = 0,0448 = 4,48\%$ Schizophrene als Geschwister der schizophrenen Kinder Gesunder, eine Zahl, die wegen der Nichtberücksichtigung der Wanderungen in Ruedins Material noch etwa auf 5% zu erhöhen ist. Ohne Berücksichtigung des Alterseinflusses hatten sich etwa 3% ergeben.

Die Gefährdung der Luetiker durch Paralyse betrug nach der gemischten Morbiditätstafel $9,03\%$, nach der reinen 10% [Weinberg (15)].

Dieser Befund war insofern von Bedeutung, als er zeigte, daß die bisherige Schätzung der Gefährdung Luetischer durch Paralyse auf 3% erheblich zu niedrig gegriffen ist. Sie beruhte auf unvollkommen statistisch bearbeitetem Material. Auf Grund dieser niederen Schätzung hatte Lenz aus den Paralysezahlen Berlins eine ungefähr 100%ige Gefährdung der Berliner erwachsenen Männer durch Syphilis herausgerechnet. In Wirklichkeit war sie $2\frac{1}{2}$—3 mal geringer anzunehmen. Die Hamburger Morbiditätstafel für Lues ergab dem gegenüber ebenfalls nur 50%.

Überträgt man in eine und dieselbe Sterbetafel sowohl die Ersterkrankungen an Lues wie die Todesfälle an Paralyse und Tabes, so läßt sich die Gefährdung der Luetiker durch beide Krankeiten ebenfalls ermitteln.

Zu individualstatistischen Untersuchungen dieser Frage liegen neuerdings Daten vor, die allerdings vorläufig nur die ersten 10 Jahre nach der Erkrankung an Lues umfassen.

Auf die zahlreichen anderweitigen Ereignistafeln kann in diesem rein methodologischen Kapitel nicht eingegangen werden; es sei nur ganz besonders auf die verschiedenen Ereignistafeln des hervorragenden Berliner Statistikers Boeckh hingewiesen.

Zur vorläufigen Orientierung bei kleinen Zahlen dienen auch einfachere Ersatzmethoden. Eine solche habe ich Ruedin für seine Forschungen bei Dementia praecox angegeben.

Die Herstellung von *Invaliditätstafeln* zum Zwecke der Ermittlung des Alterseinflusses auf den Eintritt der Invalidität erfolgt in gleicher Weise wie die von Morbiditätstafeln. Sie wird zweckmäßig mit gleichzeitigen Feststellungen über die Dauer der Invalidität und das Absterben der Invaliden verbunden. Dabei ist denselben Grundlagen wie bei der Herstellung von Sterbetafeln für Ledige Rechnung zu tragen, d. h. die Berechnung muß für jedes Invalidisierungsalter gesondert erfolgen, und man darf nicht die Überlebenswahrscheinlichkeiten von Invaliden verschiedenen Alters ohne Trennung nach dem Zeitpunkt der Invalidisierung multiplizieren und deren Produkt von 1 abziehen, um die Gefahr des Absterbens zu berechnen.

3. Fehlermessung.

Jede statistische Beobachtung von endlicher Größe ist unvollkommen und bringt in der Regel die hinter ihr steckenden oder vermuteten Gesetzmäßigkeiten nicht in idealer Reinheit zum Ausdruck. Wenn sie gelegentlich einmal unserer Erwartung völlig entspricht, so ist dies nicht ohne weiteres wertvoller als die Vielheit der Beobachtungen über denselben Gegenstand, die von der idealen Erwartung abweichen. Die Fehler, welche die Beobachtung ergibt, sind ihrem

Wesen nach von der Art des Zustandekommens statischer Beobachtungsmassen abhängig. Die Beobachtungen zerfallen in solche, die von einem oder mehreren Beobachtern an einem und demselben Gegenstand gemacht werden, und solche, die von einem oder mehreren Beobachtern an verschiedenen Beobachtungsreihen gemacht werden. Auf die Zahl der Beobachter kommt es dabei grundsätzlich nicht wesentlich an, sondern auf die Genauigkeit der Meßinstrumente einschließlich der Sinnesorgane, deren Zuverlässigkeit auch bei demselben Beobachter zeitlichen Schwankungen ausgesetzt ist, und auf die Art des zu messenden Gegenstandes. Die Fehler bei der Bestimmung von Verhältniszahlen lassen sich leicht nachprüfen, wichtiger sind daher die Messungsfehler meßbarer Größen, sie liegen im messenden Subjekt. Die Schwankungen von Verhältniszahlen sind nur dann von ernstlicher Bedeutung, wenn sie sich auf verschiedene Beobachtungsreihen beziehen, also in der Verschiedenheit des Objektes begründet sind. Solche Beobachtungen können sich allerdings auch auf die relativen Häufigkeiten verschiedener extensiver Maßzahlen beziehen, und dann kombinieren sich subjektive und objektive Fehler.

Die Theorie der Fehler ist ausgegangen von den im Beobachter und seinen Werkzeugen begründeten Messungsfehlern und beruht in letzter Linie auf der Erfahrung. Wenn man eine gerade Linie von genau bestimmter Größe von verschiedenen Beobachtern oder auch von einem Individuum zu verschiedenen Zeiten nachzeichnen läßt, so ergibt die Messung der nachgezeichneten Linien nur selten eine volle Übereinstimmung der Längen mit dem Urbild, und in der Mehrzahl eine Reihe von Abweichungen nach oben oder unten. Diese werden allerdings um so seltener, je stärker sie sind, je gröbere Beobachtungsfehler also der Nachzeichner gemacht hat, die Beobachtungen scharen sich also in der Hauptsache um einen häufigsten, vom wahren Wert jedenfalls nicht weit abweichenden Mittelwert und die Abweichungen nach oben stimmen häufig der Zahl nach mit denen nach unten überein, sie verteilen sich möglicherweise annähernd symmetrisch zu dem Mittelwert.

Die Theorie abstrahiert nun aus der Erfahrung in der Weise, daß sie, was in der Erfahrung Regel ist, zum Gesetz erhebt, also mit einer regelmäßigen Verteilung der Fehler um einen Mittelwert arbeitet. Als der gesuchte Mittelwert erscheint dabei derjenige, von welchem aus gemessen die Quadrate der einzelnen Fehler ein Minimum ausmachen; dies ist, wie die hier nicht weiter heranziehbare Differentialrechnung zeigt, dann der Fall, wenn die Summen der positiven und negativen Abweichungen der Fehler gleich sind und sich somit zu 0 ergänzen. Dies ist nebenbei auch bei asymmetrischer Verteilung der Fehler möglich. Der Mittelwert, für den dies zutrifft, ist unter allen Umständen der Durchschnittswert aller Messungen.

Ergibt sich nun empirisch eine Abweichung $d\,x$ vom Durchschnittswert mit der Häufigkeit f_x, so ergibt sich der mittlere Fehler $\sqrt{\dfrac{\sum f_x\, d\,x^2}{n}}$, wenn n die Zahl der Messungen darstellt. Von ihm zu unterscheiden ist der durchschnittliche Fehler ϑ, der die durch n geteilte Summe aller absoluten, d. h. ohne Rücksicht auf den Vorzeichen $+$ oder $-$ gemessenen Fehler darstellt, also $=\dfrac{1}{n}\sum(+d\,x)-\dfrac{1}{n}\sum(-d\,x)$ ist, oder $=\dfrac{2}{n}\sum(+d\,x)$ ist, da absolut $\sum(+d\,x)=\sum(-d\,x)$.

Bei asymmetrischer Anordnung kommt außerdem noch ein wahrscheinlicher Fehler in Betracht, der ebenso oft überschritten wie unterboten wird. Bei asymmetrischer Anordnung ist sowohl der durchschnittliche wie der wahrscheinliche Fehler der Plusabweichungen von dem der Minusabweichungen verschieden.

Außerdem ist noch ein „wahrer Fehler" zu unterscheiden, der $=\sqrt{\dfrac{\sum f_x\, d\,x^2}{n-1}}$ ist. Seine Formel beruht auf der Überlegung, daß der Durchschnittswert selbst nicht das wahre Maß des gemessenen Objektes zu sein braucht, aber die empirischen oder theoretischen Abweichungen desselben vom wahren Wert ebenfalls dem Fehlergesetz entsprechen.

Für die Statistik wichtiger ist die Bestimmung der im Objekt liegenden Fehler, der aus den Ergebnissen von einmaligen Beobachtungen an Teilen einer zeitlich oder räumlich differenzierten Gesamtheit hervorgeht. Auch hier bildet der aus der Gesamtheit der Beobachtungen hervorgehende Durchschnittswert das Maß, von dem aus die Werte der einzelnen Teilmassen als Abweichungen gemessen werden. Hier läßt sich nun der tatsächlichen, empirischen Verteilung der Fehler eine theoretische Verteilung gegenüberstellen, dem Fehler der Erfahrung ein Fehler der Erwartung.

Dies betrifft insbesondere den Fehler von Verhältniszahlen. Die Theorie berechnet mit Hilfe der Wahrscheinlichkeitsrechnung die Häufigkeit des Auftretens verschiedener Verhältniszahlen als Abweichungen von der durchschnittlich gefundenen oder theoretisch geforderten Ziffer.

Sie betrachtet also die einzelnen empirisch vorkommenden Verhältniszahlen — wie beispielsweise die jährlich schwankenden Knabenziffern bei Geburten oder bei wiederholten Kreuzungsexperimenten mit gleich viel Nachkommen als zufällig, d. h. durch unbekannte, unermittelbare und mit dem Wesen des Gegenstandes nicht in näherer Beziehung stehende Ursachen bedingte Abweichungen von einer Gesetzmäßigkeit oder Grundwahrscheinlichkeit p, als deren bester Ausdruck gegebenenfalls statt der unbekannten theoretischen Ziffer der Durchschnittswert aus allen Erfahrungen dient. Diese wahrscheinliche Häufigkeit w_x verschiedener Verhältniszahlen wird nun nach denselben Grundsätzen berechnet, welche für die Berechnung bestimmter Verhältniszahlen $\dfrac{x}{n}$ bei je n-Zügen aus einer Urne dient, die schwarze und weiße Kugeln im Verhältnis $p : q$ enthält, wobei $p + q = 1$ angenommen ist. Dabei sind grundsätzlich 2 Schemata zu unterscheiden. Entweder es wird die gezogene Kugel nach jedem Zug in die Urne zurückgelegt. Dann hat das Ergebnis dieses Zuges keinen Einfluß auf die Erwartung des Ergebnisses des nächsten Zuges, das Verhältnis $p : q$ und damit die Erwartung bleibt unverändert, und es kommt gar nicht darauf an, wie groß die Summe der Kugeln in der Urne ist, sie kann, entsprechend dem wiederholten Zurücklegen auch als unendlich groß angenommen werden. In diesem Falle erhält man bei n-Zügen die $n + 1$-Möglichkeiten von $0 : n$ bis $n : n$ schwarzen Kugeln mit Wahrscheinlichkeiten w_0, w_x bis w_n, die den Binomialkoeffizienten eines Binomials $(p + q)^n$ entsprechen, wobei die Wahrscheinlichkeit für $x : n$ also dem Binomialkoeffizienten $\binom{n}{x} p^x q^{n-x}$ gleich ist. Die Summe aller Werte w_x ist dabei $= (p + q)^n = 1$.

Das zweite Schema geht von der Vorstellung aus, es werde die gezogene Kugel nicht mehr zurückgelegt, die Summe der ursprünglich vorhandenen N-Kugeln wird also mit jedem Zuge um 1 kleiner und der Inhalt der Kugel ändert seine Zusammensetzung mit jedem Zuge. In diesem Falle ist die Wahrscheinlichkeit x schwarze unter n-Kugeln zu ziehen gegeben durch die komplizierte Formel $v_x = \binom{N\,p}{x} \binom{N\,q}{n-x} : \binom{N}{n}$. Auch hier ist die Summe aller Werte $v_x = 1$ und die Summe aller Werte $v_x \dfrac{x}{n} \sum v_x \dfrac{x}{n} = p$. Wo nun das erste Schema in Betracht kommt, z. B. bei Erwartung von Erbzahlen auf Grund der Kenntnis der vorliegenden Kreuzung, da berechnet man den mittleren Fehler μ aus der Formel[1]

$$\mu^2 = \sum_{x=0}^{x=n} w_x \left(\frac{x}{n} - p \right)^2 = \sum_{x=0}^{x=n} w_x \frac{x^2}{n^2} - p^2$$

---

[1] Die Ableitung von μ^2 ist sehr einfach. Es ist

$$\binom{n}{x} \frac{x^2}{n^2} = \frac{n!}{x!\,(n-x)!} \frac{x\,(x-1)}{n^2} + \frac{n!\,x}{x!\,(n-x)!\,n^2}$$

$$= \frac{(n-2)!}{(x-2)!\,(n-x)!} \frac{n\,(n-1)}{n^2} + \frac{n-1!\,n-x!\,n^2}{x-1!\cdot n},$$

daher

$$\sum \binom{n}{x} \frac{x^2}{n^2} p^x q^{n-x} = \frac{p^2 \cdot n - 1}{n} \sum \binom{n-2}{x-2} p^{x-2} q^{n-x} + \frac{p}{n} \sum \binom{n-1}{x-1} p^{x-1} q^{n-x}$$

$$= \frac{n-1}{n} p^2 + \frac{p}{n} \quad \text{(s. S. 100)}$$

und daher

$$\mu^2 = \frac{n-1}{n} p^2 + \frac{p}{n} - p^2$$

$$= \frac{p\,(1-p)}{n} = \frac{p\,q}{n}.$$

Die Ableitung von v vollzieht sich in ähnlich einfacher Weise auf Grund der Formel $x^2 = x\,(x-1) + x$ [WEINBERG (10)].

und erhält dabei den Wert $\mu = \pm\sqrt{\dfrac{pq}{n}}$.

Das zweite Schema kommt z. B. in Betracht, wenn man wie JUST bei seinen Mückenversuchen die N vorhandenen Individuen künstlich in eine Anzahl kleiner Gruppen von der Größe n teilt; dann ist der mittlere Fehler v zu erhalten aus

$$v^2 = \sum_{n=0}^{x=n} v_x \left(\frac{x}{n} - p\right)^2 \quad \text{und} \quad v = \pm\sqrt{\frac{pq}{n}\left[1 - \frac{n-1}{N-1}\right]} .$$

μ und v stimmen um so besser überein, je größer N bei gleichem Werte n ist.

Wo man nun mit sehr großen Zahlen und demnach mit zahlreichen Klassen von Fehlern zu rechnen hat, empfiehlt sich das Arbeiten mit der Vorstellung eines Binomials unendlicher Ordnung, wobei unmeßbare — fluktuierende — Übergänge zwischen den einzelnen Fehlern in Betracht kommen.

Man erhält dann die Wahrscheinlichkeit y_x bestimmter Fehlergrößen x durch die Formel

$$y_x = \sqrt{\frac{2}{\pi}}\, e^{\frac{-x^2}{2}}$$

e und π haben dabei die S. 100 angegebene Bedeutung. Dieser Formel entspricht die Gaußsche Fehlerverteilungskurve.

Bei einem Binomial endlicher Ordnung stellt man die Wahrscheinlichkeiten der einzelnen Abweichungen dar, indem man deren Massen entsprechend auf einer Abszissenachse Ordinaten

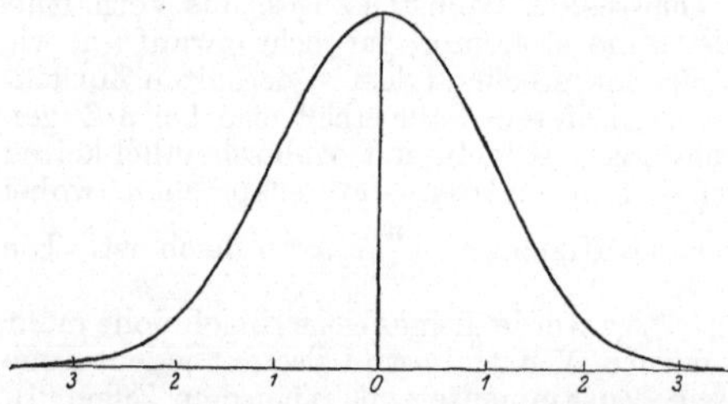

errichtet, deren Höhen die Wahrscheinlichkeit dieser Abweichungen bedeutet. Durch Verbindung der oberen Endpunkte dieser Ordinaten ergibt sich ein Polygon, dessen Seiten vom häufigsten Wert ausgehend nach links und rechts der Abszissenachse zustreben. Dieses Polygon geht bei einem unendlichen Binomial in eine Kurve über, die berühmte Gaußsche Kurve, deren Gestalt durch die obige Formel bestimmt wird. Die beiden Flügel dieser symmetrischen Kurve schneiden allerdings die Abszissenachse erst im Unendlichen und dem entspricht eine Reichweite der Fehler von $+\infty$ bis $-\infty$; aber diese schwierige Vorstellung wird dadurch praktisch erleichtert, daß die 4fache Größe des mittleren Fehlers nur ungeheuer selten überschritten wird (S. Abb. 6).

Abb. 6. Gaußsche Fehlerkurve. Der Wert *1* entspricht dem mittleren Fehler μ und dem Wendepunkt der Kurve. Beim graphischen Vergleich einer gegebenen Variationsreihe mit der „idealen" Fehlerverteilung geben die Zahlen der Grundlinie die Lage des Mittelwertes M *(0)*, der Standardabweichung $\pm\,\sigma$ *(1)* sowie $\pm\,2\,\sigma$ *(2)* und $\pm\,3\,\sigma$ *(3)* an.

Auch beim Arbeiten mit dieser Formel erhält man nach einigen Umbildungen, auf die hier nicht eingegangen werden kann, den mittleren Fehler

$$\mu = \sqrt{\frac{pq}{n}}$$

und es ergibt sich ein konstantes Verhältnis zwischen den drei Fehlerarten, indem

$$\text{wenn der mittlere Fehler} \qquad\qquad = \mu,$$
$$\text{,,} \quad \text{,, durchschnittliche Fehler} \quad \vartheta = \sqrt{\frac{2}{\pi}}\,\mu,$$
$$\text{,,} \quad \text{,, wahrscheinliche Fehler} \quad \varrho = 0{,}67045\,\mu \text{ ist.}$$

Der Hauptvorteil des Arbeitens mit der Gaußschen Formel liegt darin, daß innerhalb des mittleren Fehlers, seiner Teile und Vielfachen und somit auch innerhalb bestimmter Fehlergrenzen nach oben und unten stets dieselben Bruchteile aller möglichen Fehler liegen oder die Wahrscheinlichkeit, daß ein Fehler sich innerhalb derselben Grenzen bewegt, konstant und durch Integration der Formel $y = \sqrt{\dfrac{2}{\pi}}\, e^{\frac{-x^2}{2}}$ feststellbar ist.

Zufällige Abweichungen von einer empirischen oder theoretischen Ziffer werden sich daher

mit einer Wahrscheinlichkeit 0,68236 innerhalb des einfachen mittleren Fehlers
,, ,, ,, 0,9545 ,, ,, doppelten ,, ,,
,, ,, ,, 0,9973 ,, ,, dreifachen ,, ,,
,, ,, ,, 0,99998 ,, ,, vierfachen ,, ,,

bewegen und schon eine zufällige Abweichung von der Größe des dreifachen mittleren Fehlers ist sehr unwahrscheinlich, wenn auch theoretisch nicht völlig ablehnbar.

Nur ist eines zu beachten. Jeder Zahlbegriff und jede Methode hat ihren besonderen mittleren Fehler, den man kennen muß. Nach diesem spezifischen mittleren Fehler sind unter Umständen die Ergebnisse bestimmter Berechnungsmethoden zu bewerten. Ein Verzeichnis der Formeln für die mittleren Fehler verschiedener Zahlbegriffe ist daher im Anhang dieses Abschnittes angegeben.

Die Gaußsche Kurve ist indessen durchaus nicht die einzige Fehlerkurve, sie stellt vielmehr nur einen Sonderfall einer von PEARSON aufgestellten Formel dar; diese läßt auch endlich begrenzte und schiefe Fehlerkurven zu. Sie entspricht nur der Vorstellung des Ziehens aus einer Urne mit 2 verschiedenen Arten von Kugeln. Beim Ziehen aus mehreren Urnen mit verschiedenem Mischungsverhältnis sind die auf Grundlage der Gaußschen Kurve sich ergebenden Verteilungszahlen nicht mehr maßgebend. Ein wesentlich davon abweichendes Verteilungsschema erhält man für das Auftreten bestimmter Zahlensummen beim Spiel mit zwei oder mehr Würfeln. Die Gaußsche Kurve, die einem unendlichen Binomial entspricht, hat aber den Vorzug, daß man mit ihr die Fehlergrenzen in sehr einfacher Weise bestimmen kann.

Je geringer der mittlere Fehler, desto größer ist die Präzision einer Beobachtung. Zwischen der Fehlerkurve und den Variationskurven bestehen weitgehende Analogien. Der Wert $r = \sqrt{\left\{ \dfrac{p\,q}{n} \left(1 - \dfrac{n-1}{N-1}\right)\right\}}$ läßt sich auch zur Bestimmung der Präzision der Stichprobenauslese nach zufälligen Merkmalen verwenden. Drückt man n als Bruchteil x des Wertes N aus, so ergibt sich

$$r = \sqrt{\frac{p\,q\,(1-x)}{x\,(N-1)}}\,.$$

Dieser Wert wird um so größer, je kleiner bei konstantem Werte N der Gesamtheit der möglichen Beobachtungen der Bruchteil der ausgelesenen Individuen ist. Es ist dies allerdings nur eine andere Ausdrucksform des Gesetzes der großen Zahlen.

Was sich für Verhältniszahlen auf diese Weise ohne weiteres nachweisen läßt, gilt im Grundsatz auch für extensive Maßzahlen bei multipel variablen Merkmalen. Die Theorie dieses Falles, die für bestimmte Fälle praktisch werden kann, bedarf anscheinend noch eines Ausbaues — z. B. für die Probandenmethode —. Man wird ihn in einer Arbeit des Verfassers über die Präzision der Geschwister- und Probandenmethode finden.

Das Gesetz der großen Zahlen besagt, daß nach der Formel $\mu = \pm\sqrt{\dfrac{p\,q}{n}}$ der mittlere Fehler einer Erwartung oder Berechnung um so kleiner ist, auf je größere Grundzahlen n sie sich stützt, und daß die Wahrscheinlichkeit der Einhaltung bestimmter Fehlergrenzen um so größer wird, je größer das Material ist.

Das von BORTKIEWICZ aufgestellte Gesetz der kleinen Zahlen bezieht sich besonders auf seltene Fälle, d. h. Fälle mit geringer Häufigkeit eines Ereignisses, wie Unfälle, Selbstmorde u. dgl. Hier erscheint nach den von BORTKIEWICZ beigebrachten Beispielen die empirische Zahlenverteilung ganz besonders gut der Theorie des Zufalls zu entsprechen. Darüber, ob es richtig war, ein besonderes Gesetz der kleinen Zahlen aufzustellen, kann man trotzdem im Zweifel sein.

Daraus, daß Erfahrungen an Material von verschiedener Größe eine verschiedene Präzision haben, ergibt sich die Notwendigkeit, beim Zusammenfassen der Erfahrungen an verschiedenen Untersuchungsreihen oder an verschiedenen Teilen eines Materials dieser Verschiedenheit der Größe der Einzelerfahrungen oder, wie man sich ausdrückt, ihrem *Gewicht* Rechnung zu tragen, also mit *gewogenen* Erfahrungen zu arbeiten. Man darf also z. B. nicht die Kindersterblichkeitsziffern von 10 aufeinanderfolgenden Jahren addieren und durch 10 dividieren, um ein Bild der Kindersterblichkeit innerhalb 10 Jahren zu erhalten, sondern man muß die Kindersterblichkeitsziffern mit den zugehörigen Geburtenziffern jedes Jahres multiplizieren und diesen Wert durch die Gesamtzahl der Geburten jedes Jahres dividieren. Einfacher kommt man zu demselben Ergebnis, indem man die absolute Zahl der Todesfälle der 10 Jahre durch die Geburten derselben 10 Jahre dividiert. Die Unterscheidung zwischen *gewogenen* und *ungewogenen Mitteln* kann allerdings praktisch hier und da belanglos sein. Aber grundsätzlich kommt es doch auf die Beachtung des Gewichtes der Erfahrungen an, und die entstehenden Unterschiede gewogener und nicht gewogener Mittelwerte können unter Umständen nicht unerheblich sein; ihre Vernachlässigung kann zu falschen Urteilen führen.

Formeln für die Berechnung einiger mittlerer Fehler.

Mittlerer Fehler des Mittelwerts M, $\qquad \mu = \pm \dfrac{\sigma}{n}$,

„ „ der Standardabweichung σ, $\quad \mu = \pm \dfrac{\sigma}{n}$,

„ „ des Variationskoeffizienten V, $\mu = \pm \dfrac{v}{\sqrt{2\,n}}$ für $v < 10$

$$= \pm \frac{v}{\sqrt{2\,n}} \sqrt{1 + \left(\frac{v}{100}\right)^2} \text{ für } v > 10,$$

„ „ der Differenz oder Summe zweier Mittelwerte $\mu = \pm \sqrt{\dfrac{\sigma_1^2 + \sigma_2^2}{n}}$,

„ „ des Korrelationskoeffizienten r $\mu = \pm \dfrac{1 - r^2}{\sqrt{n}}$,

„ „ der empirisch gefundenen Verhältniszahl p $\qquad \mu = \pm \sqrt{\dfrac{p\,q}{n}}$.

4. Biometrik[1]).

Die Biometrik, ein Teilgebiet der Kollektivmaßlehre, beschäftigt sich u. a. damit, die angenommenen, hinter den empirischen Zahlen steckenden Gesetzmäßigkeiten zu ergründen und durch charakteristische Zahlengebilde darzustellen. Dies ist hauptsächlich Sache der Variations- und Korrelationsmessung. Erstere beschäftigt sich mit der Verteilung der Abstufungen der einzelnen Merkmale, letztere mit der Häufigkeit der Verbindungen der Abstufungen zweier oder mehrerer Merkmale in den einzelnen Individuen. Weiterhin kann in dieses Gebiet die Untersuchung der Indices, d. h. der numerischen Beziehungen zwischen individuellen Maßen mehrerer Merkmale, wie das Verhältnis zwischen Körperlänge, Brustumfang und Körpergewicht, einbezogen werden und weiterhin auch die Ausgleichsrechnung. Eine große Rolle spielt bei allen Kapiteln, wenn auch in verschiedener Form, der Vergleich mit den Erwartungen, die sich auf Grund der Annahme ergeben, daß es sich um ein homogenes Material handle, dessen ideale, der Wahrscheinlichkeitskurve von Gauss entsprechende Anordnung nur in dem endlichen Zahlenmaterial der Erfahrung nicht in vollkommener Reinheit hervortrete. Diese Annahme trifft in Wirklichkeit nur selten zu, und darum kommt dem ganzen Verfahren nur bedingter Wert zu.

---

[1]) Zu meinem Bedauern bin ich durch den engen mir zugewiesenen Raum nicht in der Lage, dieses Kapitel mit derjenigen Ausführlichkeit der Darstellung und Kritik zu behandeln, die für den Uneingeweihten nötig wäre, um ihn bei Arbeiten mit biometrischen Grundsätzen, die sich doch bereits in der Sozialanthropologie, der Schularztstatistik und der Vererbungslehre praktisch aufdrängen, technisch und kritisch völlig auf eigene Füße zu stellen. Das ist um so bedauerlicher, als kein deutsches Werk besteht, das diesem Gebiet gerecht würde. Man findet zwar bei Lang und Johannsen eine ausführliche Darstellung der Gewinnung gewisser Zahlengebilde, nicht aber die nötige Kritik, und ebensowenig bei Kiskalt und Prinzing. Ich behalte mir vor, dies in einem größeren Werke nachzuholen und dabei auch mich mit den verschiedenen Korrelationskoeffizienten noch eingehender auseinanderzusetzen. Von ausländischen Werken seien besonders die Lehrbücher von Yule und Bowley neben den zahlreichen Einzelarbeiten von Gini und Pearson sowie das kleine Buch von Davenport empfohlen.

a) Variationsmessung.

Bei jeder Aufbereitung statistischen Materiales ist die Darstellung in Zahlenreihen nach den Größenstufen der unterschiedenen Merkmale ein selbstverständliches Gebot. Stellt man die Häufigkeit der einzelnen Merkmalsstufen graphisch als Ordinaten zu den das Maß der Stufen darstellenden Abszissenwerten dar, und verbindet man die oberen Endpunkte der Ordinaten, so erhält man Variationspolygone. Diese gehen mit zunehmender Zahl der Stufen, also mit der Annäherung an eine Variabilität ohne merkliche Übergänge — fluktuierende Variabilität — in regelmäßige Kurven, Variationskurven über. Den Gegensatz zur fluktuierenden Variabilität stellt die alternative dar, die nur zwei Merkmalsstufen, Vorhandensein oder Fehlen, unterscheidet.

Die Biometrik stellt sich die Aufgabe, den tatsächlichen Aufbau der Häufigkeit der einzelnen Merkmalsstufen durch eine Anzahl von charakteristischen Zahlenwerten zu beschreiben. Voraussetzung dabei ist, daß das Material groß genug ist, so daß die kurvenmäßige Darstellung der Häufigkeitswerte der unterschiedenen Abstufungen das zufällige Auftreten von Spitzen und Tälern in der Variationskurve auf ein Minimum einschränken oder ganz vermeiden kann. Dies wird auch bei Vorhandensein zahlreicher Abstufungen durch Zusammenfassen benachbarter Abstufungen zu Gruppen oder Klassen mit gleichem Spielraum erleichtert.

Es bleiben dann entweder eingipfelige Kurven übrig, die mit der oben dargestellten Gaußschen Fehlerkurve eine gewisse Ähnlichkeit haben, oder auch mehrgipfelige, wie z. B. bei der Kurve der Sterblichkeit nach dem Lebensalter. Im letzteren Fall dürfen wir, soweit Zufall ausschließbar ist, annehmen, daß es sich um kein homogenes, sondern um ein sozial oder erbmäßig differenziertes Material handelt. Das Gegenteil, Homogenität, dürfen wir aber dann nicht ohne weiteres annehmen, wenn eine eingipfelige Kurve vorliegt, denn diese kann auch aus der Summation von Teilkurven von in sich homogenen Teilbeständen des Materials entstehen, wie etwa bei den Rekrutierungsbefunden über die ·Körperlänge in einem aus mehreren Rassen bestehenden Volke. Wirklich auf Homogenität beruhende Kurven dürfen wir nur bei Nachkommen ein und derselben Kreuzungsart erwarten, und als klassisches Beispiel solcher Bilder kommen in erster Linie die Befunde an Material aus Selbstbefruchtung in Betracht, wie es die bekannten Bohnenzüchtungen JOHANNSENS lieferten. Hier erscheinen die dargestellten Varianten mit einer lediglich durch zufällige kleine Unterschiede der Ernährung, der Lichtbestrahlung bedingten Häufigkeit, die sich der Gaußschen Fehlerkurve gut anpaßt. Bei der Messung menschlicher Populationen, wie von Rekruten, kommt aber die äußere Ähnlichkeit der Variationskurve nicht, wie QUETELET meinte, als genügendes Zeichen der Homogenität in Betracht.

Mehrgipfelige Kurven können Folge einer Periodizität sein, dann wird man den Verlauf der Periodizität nach denselben Grundsätzen behandeln wie eine eingipfelige Kurve. Andere Fälle, wie die Kurve der Absterbeordnung, kann man mit PEARSON als Folge eines Zusammenwirkens mehrerer Ursachen, wie einer Todesauslese der angeboren Minderwertigen mit den Schädigungen der übrigen durch das Leben, auffassen und dementsprechend die Gesamtkurve in eingipfelige Teile aufzulösen suchen. Endlich lassen sich auch Formeln für den Verlauf mehrgipflicher Kurven aufstellen. Eine solche Formel hat MAKEHAM (s. WESTERGAARD) für den Verlauf der Absterbeordnung gefunden.

Auch Messungen bestimmter Verhältniszahlen bei einer Reihe von annähernd gleich großen Versuchen, wie z. B. des jährlichen oder monatlichen Wechsels der Sexualproportion, also intensiver Maßzahlen, unterliegen bei der statistischen

Auswertung denselben Grundsätzen wie die extensiver Maßzahlen. Wir beschäftigen uns hier weiterhin nur mit den eingipfeligen Kurven.

Man beschreibt nun die empirischen eingipfeligen Variationskurven durch eine Reihe von Formeln, die sich aus der allgemeinen Fehlerkurve Pearsons je nach der Größe der eingeführten Konstanten als Spezialfälle ergeben, darunter ist auch die Gaußsche Fehlerkurve. Außerdem hat Auerbach auf die Maxwellsche Kurve hingewiesen; deren Bedeutung darf aber nicht überschätzt werden, denn auch sie wird den beiderseitig beschränkten Variationsbreiten der Erfahrung nicht gerecht, während die allgemeine Formel Pearsons auch diesen Fall einschließt.

Außerdem charakterisiert man die empirischen Variationsbilder durch eine Anzahl von Zahlengebilden, von denen die Mittelwerte und die Streuung die wichtigsten sind.

Man unterscheidet dreierlei Mittelwerte einer Variationsreihe A.

1. Den *Durchschnittswert* (M); man erhält ihn, indem man die Summe der Maße einzelner Individuen durch ihre Zahl n dividiert. Diese Summe erhält man auch, indem man die statistisch ermittelte Zahl f_x der Individuen gleichen Maßes x mit diesem Maße multipliziert, es ist also $M = \dfrac{\sum f_x A_x}{n}$. Dieser Wert ist aber direkt oft gar nicht beobachtbar, sondern lediglich aus der Summe aller Erfahrungen abstrahiert. Wir arbeiten mit ihm auch nicht aus Gründen der Theorie, sondern im Interesse der Einfachheit des Rechnens. Wo keine Bezeichnung gegeben ist, versteht man unter Mittelwert immer den Durchschnittswert.

2. Den *Medianwert* (Me), der ebensooft überboten wie unterschritten wird. Die Summe der Abweichungen von ihm ist bei normalen, d. h. der Fehlerkurve entsprechenden Kurven ein Minimum.

3. Den *Modus* (Mo), d. h. den dichtesten oder häufigsten Wert, dessen Lage stets dem Gipfel der Variationskurve entspricht.

Bei symmetrischen Kurven fallen alle drei Werte zusammen, andernfalls gilt bei nicht sehr schiefer Variationskurve annähernd die Formel

$$Mo = 3\,Me - 2\,M.$$

Kennzeichnet man die einzelnen Varianten A_x nicht durch ihre Urmaße, sondern durch die Größe x ihres Abstandes vom Durchschnittswert, so spricht man von Plus- und Minusvarianten. Die durchschnittliche absolute Größe dieses Abstandes erhält man, indem man die Summen der einzelnen Abstände ohne Berücksichtigung des Vorzeichens addiert und durch die Zahl n der Individuen dividiert. Man kann mit diesem Werte l_a ermitteln, ob sich die einzelnen Varianten dicht oder weniger dicht um den Mittelwert scharen, oder ob sie sich ziemlich lose innerhalb der gegebenen oder möglichen Variationsbreite verteilen. Als Variationsbreite gilt der Unterschied zwischen dem beobachteten Höchst- oder Mindestmaß. Diese Beziehung der Verteilung der Varianten zum Mittelwert nennt man *Streuung* oder Dispersion.

Gewöhnlich mißt man aber die Streuung durch die mittlere Standard- oder quadratische Abweichung σ_a; dabei ist das Quadrat von σ_a gleich dem Mittel aus den Quadraten aller einzelnen Abweichungen, also

$$\sigma_a^2 = \frac{\sum f_a x^2}{n} = \frac{\sum f_x A_x^2 - M_a^2}{n}.$$

Es ist aber auch σ_a^2 gleich dem Mittel der Quadrate der Abstände aller einzelnen Varianten voneinander, also

$$\sigma_a^2 = \frac{\sum f_x f_y (A_x - A_y)^2}{n^2}.$$

Der Mittelwert ist also kein notwendiger Bestandteil der Messung der Streuung, seine Berechnung dient vielmehr lediglich der Ökonomie des Rechnens. Daher entfallen alle von Lenz gegen ihn vorgebrachten Einwände als nicht zutreffend[1]).

Bei alternativer Variabilität ergibt sich die Standardabweichung σ_a aus

$$\sigma_a^2 = \frac{x}{n}\left(\frac{n-x}{n}\right),$$

wenn x die Häufigkeit von A, $n-x$ die von $Non - A$ bedeutet.

Um möglichst mit ganzen Zahlen oder allenfalls einer Dezimale zu arbeiten, bedient man sich der von Johannsen und Lang eingehend geschilderten Umbiegeverfahrens, indem man statt mit Abweichungen vom wahren Durchschnittswert mit solchen (a) von einem ihm naheliegenden Bequemlichkeitsmittel arbeitet, der Durchschnittswert erscheint dann als Plus- oder Minusvariante von der Größe α. Die Formel für σ_a geht dann über in

$$\sigma_a^2 = \frac{\sum f_u u^2}{n} - \alpha^2.$$

Wegen eines Beispiels siehe S. 123.

Der so berechnete Wert von σ ist ungenau, wenn mehrere Varianten in Gruppen zusammengefaßt werden und der Mittelwert dieser Gruppen in Rechnung gestellt wird. In diesem Falle erhält man nach Sheppard annähernd richtig den wahren Wert s_1, indem man

$$\sigma_1^2 = \sigma^2 - \frac{c^2}{12}$$

setzt, dabei bedeutet c die Variationsbreite der Gruppen. Je mehr Gruppen man unterscheidet, desto geringer ist der Fehler, am größten ist er bei einer künstlichen alternativen Gruppierung. Unterscheidet man also hundert Klassenspielräume, so ist $c^2 = \dfrac{0{,}01^2}{12} = 0{,}000\,008$.

Eine der Fehlerkurve entsprechende Variabilität bezeichnet man als typisch. Daß Populationen eine typische Streuung haben, wie Quetelet meinte, hat sich unrichtig erwiesen.

Die Bedeutung einer empirischen Streuung geht wiederum nur aus Vergleichen hervor. Als gemeinsame Grundlage solcher Vergleiche dient das Maß der Streuung bei einer der symmetrischen oder asymmetrischen Fehlerkurve genau entsprechenden Variabilität. Diese nennt Lexis normal und unterscheidet die sie überschreitenden oder nicht erreichenden Streuungen als übernormal oder unternormal. Das Maß der Streuung, die relative Streuung, bezeichnet man als Variationskoeffizient. Bei seiner Bestimmung sind zwei Fälle zu unterscheiden.

Für die Streuung der wiederholten Beobachtung von Verhältniszahlen hat Lexis die Formel $Q = \sqrt{\dfrac{\sigma^2}{(z-1)\,p\,q}}$ angegeben. In ihr bedeutet σ die empirische Streuung, z die Zahl der Messungen, p und q die durchschnittliche Häufigkeit von A und $Non - A$. Dieser Wert muß bei normaler Streuung $= 1$ sein. Fälle normaler Streuung sind jedoch selten, als solche

---

[1]) Lenz beruft sich bei solchen Einwänden gern auf die Logik, die ihn aber nicht hindert, unmögliche Normen aufzustellen (s. Schiefheitsindex). Daß Mathematik angewandte Logik sei, wird von ihm als Neuheit verkündet. Er macht gegen den Mittelwert (und Bravais), siehe folgendes Kapitel besonders geltend, daß beim Arbeiten mit Quadraten der Abweichungen extrem große Abweichungen das Ergebnis zu stark beeinflussen. Dies ist deshalb nicht richtig, weil bei der Berechnung des Mittelwerts ja die Quadratwurzel aus der Summe aller Quadrate gezogen wird, die einzelne Abweichung kommt im Vergleich mit der Berechnung des mittleren Fehlers gar nicht voll zur Wirkung.

Und bei der Berechnung des Bravais werden die einzelnen Varianten in Teilen der mittleren Abweichung gemessen, bei der des Lenzschen Koeffizienten in Teilen der durchschnittlichen. Da erste bei normaler Variabilität größer ist als letztere, so werden also im ersten Fall die Variationen relativ größer in Rechnung gestellt als im letzten und damit hängt es wohl teilweise zusammen, wenn der Lenzsche Korrelationskoeffizient größer ausfällt als der von Bravais.

führt LEXIS die zeitlichen Schwankungen der Sexualproportion, BORTKIEWICZ die von seltenen Ereignissen wie Unfall und Selbstmord an. Solche Ereignisse sind von der Zeit abhängig, ihre zeitlichen Schwankungen erscheinen daher als Produkt des Zufalls. Bei übernormaler Streuung muß man neben dem Zufall auch wesentliche Ursachen annehmen, die aber voneinander unabhängig sind.

Bei unternormaler Streuung sind diese wesentlichen Ursachen als irgendwie miteinander verbunden anzunehmen. (Wegen Beispielen siehe LEXIS und CZUBER.)

Die erfahrungsmäßige Variabilität ist also zumeist atypisch.

Für extensive Maße hat PEARSON den Variationskoeffizienten $V = \dfrac{\sigma}{M}$, d. h. als Quotienten von Streuung und Mittelwert angegeben. Dieser Koeffizient ist aber nicht einwandfrei; er wäre es nur, wenn der Mindestwert aller Varianten $= 0$ und ihr Höchstwert $= 1$ wäre. Wir könnten daher den Mittelwert nur in Teilen der Variationsbreite messen, und zwar sowohl vom untersten wie vom obersten Grenzwert aus. Die Verfolgung dieses Problems führt

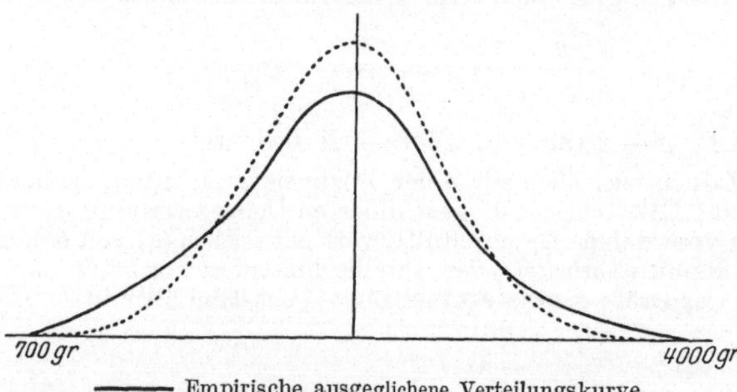

——— Empirische ausgeglichene Verteilungskurve.
· · · · · · Ideale Verteilungskurve.

Abb. 7. Nahezu symmetrische Variationskurve von 367 Zwillingsmädchen aus Pärchengeburt, ein Beispiel übernormaler Streuung bei nahezu vollständiger Symmetrie.

zur Aufstellung eines Maßes der Streuung $W = \dfrac{\sigma_a}{\sqrt{(s-1)\,p\,q}}$, wobei s die Zahl der unterschiedenen Varianten, $p = \dfrac{M_a - M_o}{B}$ und $q = \dfrac{M_n - M_a}{B}$ ist und M_o und M_n die beiden Grenzwerte der Varianten, $B = M_n - M_o$ die Variationsbreite darstellt. Der Pearsonsche Koeffizient ergibt sich hier im Sonderfall für $p = q$ als Mindestwert.

Mit dieser Methode erhalten wir bei den Schulzeugnissen der Kinder von PETERS (siehe unten S. 124) eine untermäßige Dispersion (0,88). Eine solche bedarf immer einer besonderen Erklärung. Hier ist sie wohl in der meist unbewußten Tendenz zur Aufwertung der Zeugnisse gegen den Mittelwert zu suchen, die ja gleichzeitig auch Zeugnisse für die Lehrer sind und somit allen Beteiligten gleichmäßig zugute kommen.

Bei alternativer Variabilität ist eine Messung der relativen Streuung a priori zwecklos. Der Begriff der Streuung entstammt ja der Ballistik und dient hier gleichzeitig der Prüfung der Geschütze wie der Schützen auf ihre Zielsicherheit. Diese Ballistik kennt aber auch eine Unterscheidung absoluter Treffer und Nichttreffer nicht. Die Messung der Streuung ist lediglich auf multiple Variabilität eingestellt und um so sicherer, je größer die Zahl der Varianten ist.

Es muß hier genügen, zu zeigen, daß hier für die Methodik ein noch nicht völlig erledigtes Gebiet vorliegt.

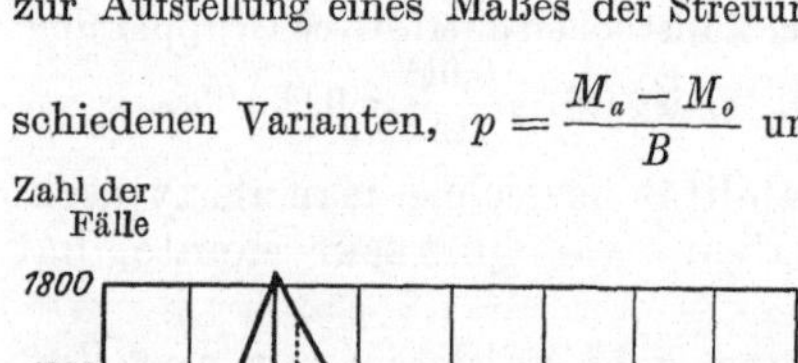

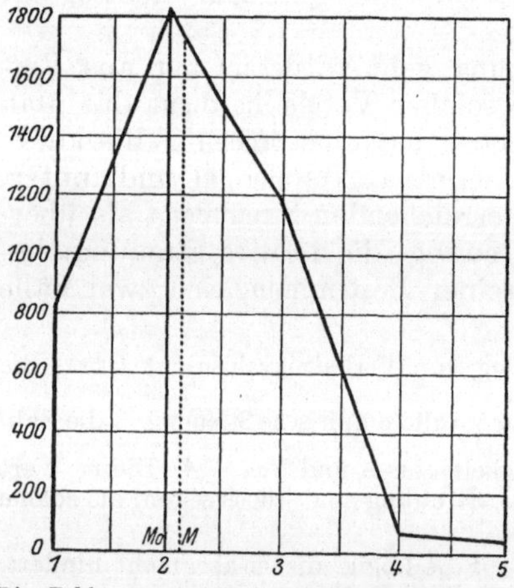

Die Zahlen 1—5 stellen die Schulzeugnisse der Kinder dar.

Abb. 8. Die Verteilung der kindlichen Schulzeugnisse nach PETERS. Beispiel eines schiefen Variationspolygons mit unternormaler Dispersion.

Ein anderer Weg zur Charakteristik der Variationskurve ist deren Darstellung in perzentilen, dezilen oder quartilen Graden. Man teilt das ganze Material in 100, 10 oder 4 Gruppen mit gleicher Individuenzahl und berechnet, wie viele der unterscheidbaren Maßklassen auf die inneren und äußeren Zentile, Dezile oder Quartile entfallen. Graphisch dargestellt ist dies nichts anderes als eine Projektion der Differentiale der Fehlerkurve auf die Ordinaten statt auf die Abszissenachse, wobei jeder ihrer beiden Flügel als „Ogive" erscheint. Auch mit dieser Methode läßt sich ein Vergleich der Streuung mit dem bei der Gaußschen Fehlerkurve sich ergebenden Bild vornehmen. Doch ist zu beachten, daß bei der Gaußschen Fehlerkurve keine genaue Angabe über die Zahl der für das äußerste Zentil, Dezil oder Quartil in Betracht kommenden Größenklassen möglich ist.

Das Maß der Schiefheit ist nach JOHANNSEN M_3, wobei $M_3^3 = \dfrac{\sum f_x x^3}{n}$.

Außerdem hat PEARSON für die Schiefheit die Formel

$$ sch = \text{skewness} = \frac{M - Mo}{\sigma} $$

aufgestellt. Diese ist schon deshalb nicht zutreffend, weil auch bei schiefen Variationskurven M und Mo zusammenfallen können. Der neuerdings von LENZ aufgestellte Index kann nicht als solcher anerkannt werden, ein solcher muß den größten Wert bei ganz extrem schiefen Kurven ergeben. Daß der Lenzsche Index diese Bedingung nicht erfüllt, hätte für LENZ einen Grund bilden müssen, seine Berechtigung nachzuprüfen. Das einfachste Maß der Schiefheit ist der Unterschied der Teile A und B, in welche die Abszisse des Modus die empirische Variationsbreite $V = A + B$ zerlegt, also

$$ sch = \frac{\pm (A - B)}{A + B} $$

Mit dieser Formel erhält man der natürlichen Anschauungsweise entsprechend den Höchstwert 1 bei extrem schiefen Kurven. Daß bei intermediären Bastarden, wie LENZ meint, stets symmetrische Kurven entstehen, ist unrichtig.

Außerdem mißt man noch den Exzeß M_4 der Variationskurve über die bei der Fehlerkurve zu erwartende Höhe, $M_4^4 = \dfrac{\sum f_x x^4}{n}$.

Vergleichen von Variationskurven auf Grund dieser Charakteristiken haftet aber immer ein gewisser Mangel gegenüber der unmittelbaren Betrachtung an, denn sie können auf die Feinheiten des Verlaufs einer Kurve nicht eingehen. Das leistet nur die durch Ausgleichung gewonnene Formel, die ja in ihrer Art auch eine besondere Form der Veranschaulichung ist. Auch die Bemühungen von SCHEIDT und LENZ, die Variationskurven als Folge von Polymerie zu erklären, fallen darunter, lösen aber das Problem nicht allgemein genug. Von größerer rechnerischer Bedeutung ist lediglich das Variabilitätsmaß.

Die praktische Bedeutung der Variationsstatistik beim Menschen liegt hauptsächlich auf dem Gebiete der Anthropologie einschließlich der Schul- und Sozialanthropologie. Außerdem liefert sie einen Teil der mathematischen Elemente zur Korrelations- und Regressionsmessung. Für den Sozialhygieniker ist sie insofern von Bedeutung, als die Untersuchung der Streuung unter Umständen ein Bild von der Bedeutung der nicht zufälligen und daher beeinflußbaren Ursachen einer Erscheinung zu liefern imstande ist.

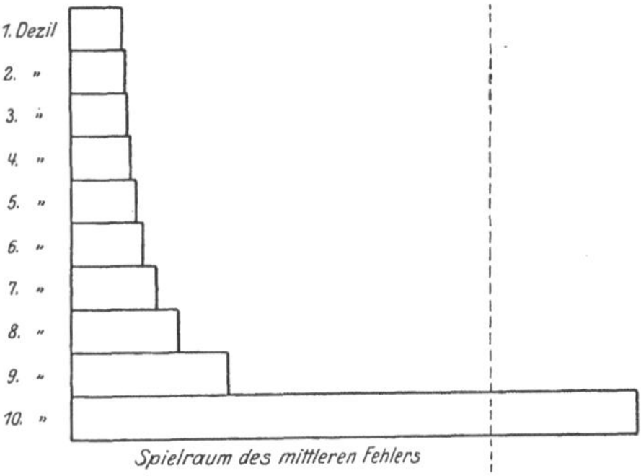

Die einzelnen Rechtecke stellen die Zahl der von je 10% der Fälle bei der Gaußschen Fehlerkurve eingenommenen Größenklassen dar. Dabei ist die Gesamtzahl der Größenklassen durch den dreifachen mittleren Fehler begrenzt. ⫶ entspricht der Zahl der innerhalb des mittleren Fehlers liegenden Größenklassen.

Abb. 9. Darstellung normaler Variabilität in Dezilen.

b) Regression und Korrelation.

Bei der Aufbereitung des statistischen Materials und seiner Auszählung nach der Größe der verschiedenen erfaßten Merkmale A, B, C usw. ergibt sich, wie häufig in der Gesamtzahl der Fälle, die einzelnen Varianten A_x, B_y, C_z usw. miteinander verbunden beobachtet wurden. Das ersehen wir aus den manchmal recht komplizierten Tabellen amtlicher und privater Statistiken. Übersichtlich sind solche Tabellen nur, wenn sie sich auf die Kombinationen von 2 bis 3 Merkmalen beschränken, und am übersichtlichsten, wenn es nur zwei sind. In diesem Falle läßt sich eine Übersichtstafel herstellen, welche die Form eines Rechtecks hat, das in ein Netz von Quadraten eingeteilt ist. Die Zahl der Quadrate entspricht dem Produkt der Zahlen der bei A und B unterschiedenen Größenklassen. Ihr Inhalt stellt die Häufigkeiten f_{xy} der beobachteten Verbindungen der einzelnen Varianten A_x und B_y dar. Durch Addition dieser Zahlen in wagerechter und senkrechter Richtung ergeben sich die Gesamthäufigkeiten des Vorkommens der einzelnen Varianten A_x und B_y. Aus ihnen läßt sich die variationsstatistische Charakteristik von A und B in der im vorhergehenden Kapitel angegebenen Form berechnen.

Die einfachste Form einer solchen Darstellung erhält man bei alternativer Variabilität in Form der Vierfeldertafel, deren einzelne Felder wir mit den allgemeinen Häufigkeitswerten a, b, c, d besetzen, deren Summe stets $= n$ ist. In nebenstehendem Beispiel sind als gut die Zeugnisse aufgefaßt, welche unter dem Durchschnitt der Noten stehen, weil Note 1 die beste ist.

Auf Grund desselben Materials ergibt sich bei Unterscheidung von 5 Notenklassen bei den Kindern und 9 bei dem Mittel beider Eltern folgende, multipler Variabilität von A und B entsprechende 45-Feldertafel (s. folgende Tabelle).

Vierfeldertafel der Schulzeugnisse von Eltern und Kindern (nach PETERSEN).

Eltern	Kinder		
	gut	schlecht	Summe
gut	$a = 1853$	$b = 591$	$a + b = 2444$
schlecht	$c = 815$	$d = 693$	$c + d = 1508$
Summa	$a + c = 2668$	$b + d = 1284$	$n = 3952$

Die Biometrik sucht nun zu ermitteln, ob sich aus einer solchen Übersichtstafel oder Korrelationstafel eine bestimmte gesetzmäßige Beziehung, ein Abhängigkeitsverhältnis, eine Verknüpfung oder Korrelation zwischen den Werten von A und B ableiten läßt, und dieses Abhängigkeitsverhältnis zu messen.

Dies kann nun in verschiedener Weise geschehen.

Man kann für jede einzelne Variantengruppe von A den Durchschnitt der damit verbundenen Durchschnittswerte von B berechnen und untersuchen, ob mit steigendem Werte von A der Durchschnittswert von B steigt, gleichbleibt oder fällt. In diesem Falle spricht man von positiver, mangelnder und negativer Verknüpfung zwischen A und B.

Korrelationstafel bei multipler Variabilität.

Elternnote	Kindernote					Summe
	1 (−1)	2 (−0)	3 (+1)	4 (+2)	5 (+3)	
1,0 (− 1)	177	198	51	—	—	426
1,5 (− 0,5)	261	513	225	6	1	1006
2 (0)	206	498	283	19	6	1012
2,5 (+ 0,5)	115	366	299	21	13	814
3 (+ 1)	54	177	191	8	13	443
3,5 (+ 1,5)	12	42	64	5	1	124
4 (+ 2)	9	29	48	4	2	92
4,5 (+ 2,5)	2	6	14	2	—	24
5 (+ 3)	—	3	6	—	2	11
Summa	836	1832	1181	65	38	3952

Trägt man die jedem Wert A entsprechenden Durchschnittswerte von B als Ordinaten auf, deren obere Enden miteinander durch gerade Linien oder durch eine Kurve verbunden werden, so erhält man eine auf- oder absteigende gebrochene oder regelmäßige Linie. Die Höhe ihres Aufstiegs vom Mindest- bis zum Höchstwert von A soll den Grad der Abhängigkeit zwischen A und B dem veranschaulichen, dem die tabellarische Darstellung nicht genügt. Das ist das allgemein übliche Verfahren der Statistiker.

Wir ersehen z. B. aus obiger Übersichtstafel, daß einer

Kindernote = 1	eine durchschnittliche Elternnote = 1,74
„ = 2	„ „ „ = 2,03
„ = 3	„ „ „ = 2,36
„ = 4	„ „ „ = 2,55
„ = 5	„ „ „ = 2,80

entspricht, daß Kinder mit guten Noten (die beste ist hier = 1) auch Eltern mit besseren Noten haben als solche mit schlechten, und können daraus auf

Bestehen einer positiven Korrelation zwischen den Noten der Eltern und Kinder schließen. Aber deren Grad können wir nicht bestimmen.

Wir können nur feststellen, daß eine absolute Verknüpfung zwischen A und B nicht besteht, da gute Kindernoten auch mit schlechten Elternnoten verbunden vorkommen und umgekehrt. Um den Grad der Verknüpfung von A und B zu messen, ersetzen wir nun die gebrochene Linie durch eine Gerade.

Abb. 10 veranschaulicht diese Operation für die Sterbealter der Väter bei verschiedener Kinderzahl.

Diese Gerade ist so zu wählen, daß die Quadrate der von den Endpunkten der einzelnen Ordinaten für die Durchschnittswerte B auf sie gefällten Lote, multipliziert mit ihrer durch die für jede Ordinate gegebene Häufigkeit f_{xy}, ein Minimum darstellen. Diese Gerade nennen wir die Regressionslinie, welche die Regression des Durchschnittswertes von B nach A mißt. Die Tangente ihres Winkels mit der Abszissenachse stellt das Maß dieser Regression dar; den Wert dieser Tangente bezeichnen wir mit ϱ_b.

Wir erhalten diesen Wert, indem wir für jeden Einzelfall die Produktmomente $A_x B_y$ bilden,

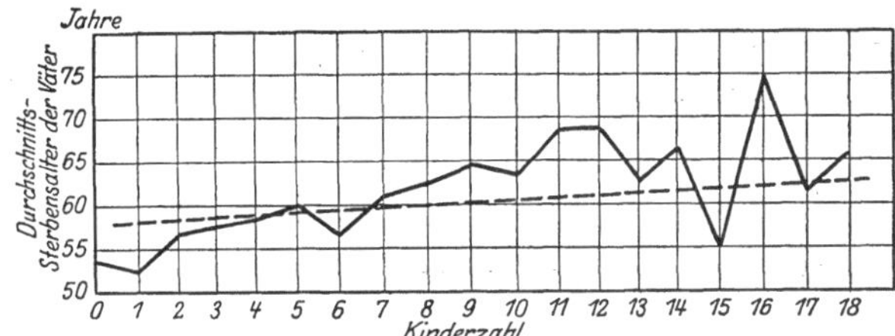

——— Gebrochene, natürliche Regressionslinie.
- - - - Gerade, künstliche Regressionslinie.

Abb. 10. Regression der Sterbealter der Väter nach der Kinderzahl.

das gleiche Produkt $A_x B_y f_{xy}$ fach zählen, alle diese Werte summieren, mit n dividieren, hiervon ist das Produkt der Durchschnittswerte $M_a M_b$ abzuziehen und die Differenz mit σ_b^2 zu dividieren. Es ist also

$$\varrho_b = \frac{\sum f_{xy} A_x B_y}{n} - M_a M_b : \sigma_b^2 = \frac{\sum f_{xy} A_x B_y - n M_a M_b}{n \sigma_b^2}.$$

Denselben Wert ϱ_b erhalten wir, indem wir an Stelle der Urmaße A_x und B_y ihre Abweichungen x und y vom Mittelwert M_a und M_b setzen, mit der Formel

$$\varrho_b = \frac{\sum f_{xy} x y}{n \sigma_b^2}.$$

Um mit bequemen, d. h. ganzen oder halben Zahlen zu arbeiten, drücken wir aber besser A_x und B_y als Abweichungen u und v von Näherungsmitteln, die den Mittelwerten um den Betrag $\pm \alpha$ und $\pm \beta$ entfernt sind, aus. Dann ist

$$\varrho_b = \frac{\sum f_{uv} u v - n (\pm \alpha)(\pm \beta)}{n \sigma_b^2}.$$

ϱ_b bezeichnen wir als Regressionskoeffizienten.

In der obigen Übersichtstafel sind die Noten in Klammern als Abweichungen von dem Näherungsmittel 2 für A wie für B dargestellt.

Dann gibt $Y = \varrho_b x$ annähernd richtig die jedem Werte x entsprechenden Durchschnittswerte von y an, falls die ursprüngliche Kurve von der Regressionslinie nicht allzu weit abweicht.

Ebensogut können wir aber das Abhängigkeitsverhältnis zwischen A und B darstellen, indem wir die jedem Wert B_y, also z. B. jeder Note der Eltern entsprechenden Durchschnittswerte von A, also der Noten der Kinder, berechnen. Es entspricht

der elterlichen Note = 1   eine kindliche Durchschnittsnote = 1,70
  „   „   „   = 1,5   „   „   „   = 1,98
  „   „   „   = 2   „   „   „   = 2,13
  „   „   „   = 2,5   „   „   „   = 2,33
  „   „   „   = 3   „   „   „   = 2,30
  „   „   „   = 3,5   „   „   „   = 2,49
  „   „   „   = 4   „   „   „   = 2,58
  „   „   „   = 4,5   „   „   „   = 2,67
  „   „   „   = 5   „   „   „   = 3,09

Auch diese Beziehung läßt sich kurvenmäßig darstellen und die ursprüngliche Kurve wiederum durch eine zweite Regressionslinie darstellen, deren Neigung zur Abszissenachse durch den Regressionskoeffizienten

$$\varrho_a = \frac{\sum f_{xy}\, x\, y}{n\, \sigma_a^2}$$

gekennzeichnet ist. Dann gibt $X = \varrho_a\, y$ an, welcher Durchschnittswert von A jedem Maße von B entspricht.

Wir erhalten also auf diese Weise zwei Maße der Abhängigkeit zwischen A und B, die theoretisch gleichberechtigt sind. Sie können voneinander sehr wenig verschieden sein, aber sich auch stark unterscheiden[1]). Während wir für die Beziehung zwischen A und B bei den kindlichen und elterlichen Schulnoten die Koeffizienten $\varrho_b = 0,218$ und $\varrho_a = 0,239$ erhalten, betragen sie für die Beziehungen zwischen Alter nicht tuberkulöser Väter und Kinderzahl nach dem von mir in „Kinder der Tuberkulösen" veröffentlichten Material

0,9   und   0,06 .

Die graphische Darstellung der diesem Fall entsprechenden beiden Regressionslinien macht einen so verschiedenen Eindruck, daß wir auf Grund der beiden Darstellungsweisen eine ganz verschiedene Vorstellung von der Bedeutung des untersuchten Abhängigkeitsverhältnisses erhalten.

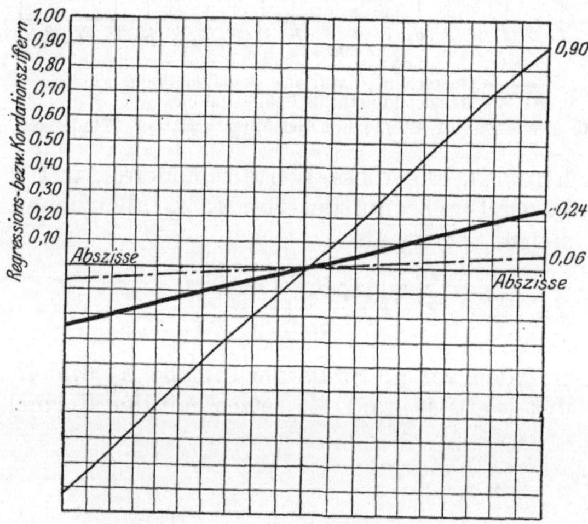

——————— Regressionslinie des Sterbealters der Väter nach der Kinderzahl.
– · – · – Regressionslinie der Kinderzahl nach dem Sterbealter der Väter.
——————— Korrelationslinie.
Die Werte der drei entsprechenden Koeffizienten sind am rechten Rande des Bildes als Ordinaten entsprechenden der links angegebenen Teilung ablesbar. Die Korrelation ist positiv.

Abb. 11. Regressionen und Korrelation für Sterbealter der Väter und Kinderzahl.

Da eine einseitige Wahl zwischen beiden Methoden sich nicht rechtfertigen läßt, so können wir sie nur durch ein übergeordnetes Maß umgehen, das die Ergebnisse der Berechnung beider Regressionsmaße in sich vereinigt.

Dieses übergeordnete Maß ist der Korrelationskoeffizient (s. Abb. 11). Im Gegensatz zu den beiden empirisch darstellbaren Regressionskoeffizienten ist er ein abstrakter Wert. Wir gewinnen ihn als einen Mittelwert zwischen ϱ_a und ϱ_b

---

[1]) Dies ergibt sich aus Abb. 11. Der Schnittpunkt der 3 Linien ist gleichzeitig Nullpunkt des Koordinatensystems.

und erhalten speziell den allgemein gebräuchlichen BRAVAISschen Korrelationskoeffizienten r durch die Formel

$$r = \sqrt{\varrho_a \varrho_b}$$

und somit durch
$$r = \frac{\sum f_{xy}\, x\, y}{n\, \sigma_a\, \sigma_b} = \frac{\sum f_{uv}\, u\, v - n\, (\pm\, \alpha)\, (\pm\, \beta)}{n\, \sigma_a\, \sigma_b}.$$

Man kann ihn also auch direkt berechnen und daraus die beiden Regressions-
koeffizienten $\varrho_b = r\dfrac{\sigma_a}{\sigma_b}$, $\varrho_a = r\dfrac{\sigma_b}{\sigma_a}$ berechnen.

Bei alternativer Variabilität ergibt sich

$$\varrho_b = \frac{a\,d - b\,c}{(a + b)\,(c + d)},$$

$$\varrho_a = \frac{a\,d - b\,c}{(a + c)\,(b + d)},$$

und
$$r = \frac{a\,d - b\,c}{\sqrt{(a + b)\,(c + d)\,(a + c)\,(b + d)}}.$$

Der Korrelationskoeffizient sagt uns, wie weit das faktische Vorkommen der
Verbindungen von A_x und B_y von demjenigen Bilde abweicht, das wir erhalten
würden, wenn diese lediglich durch den Zufall bestimmt würden und damit dem
Ergebnis der Wahrscheinlichkeitsrechnung entspräche.

Die Grenzwerte des Korrelationskoeffizienten sind $+1$ und -1. In diesen
beiden Fällen besteht absolute Korrelation zwischen A und B, d. h. absolute
positive oder absolute negative. Bei rein zufälligem Zusammentreffen aller
Werte A_x und B_y ist hingegen $r = 0$. Bei absoluter Korrelation entspricht
jedem Maße von A nur ein einziges Maß von B. Dies ist nur möglich, wenn
gleichviel Varianten von A und B unterschieden werden. Dann ist in jeder
Horizontal- wie in jeder Vertikalreihe der Korrelationstafel nur ein einziges
Feld besetzt, in der Vierfeldertafel nur a und d oder nur b und c, bei multipler
Variation geht durch die besetzten Felder eine oder die andere Diagonale des
Korrelationsfeldes. Dies ist nur möglich, wenn die Variabilität von A und B
identisch ist und die Variationskurven von A und B sich direkt oder — bei negativer Korrelation — spiegelbildlich decken. Dieses Verhältnis ist bei der Be-
rechnung die Bedingung der mathematischen Möglichkeit $r = \pm 1$ zu erhalten[1].

Außer dem Bravaisschen Korrelationskoeffizienten gibt es noch eine Reihe anderer.
So kann man z. B. einen mit r nahe übereinstimmenden Wert w, den ich 1923 RÜDIN brief-
lich angegeben habe, als arithmetisches Mittel aus ϱ_1 und ϱ_2, also $w = \dfrac{\varrho_1 + \varrho_2}{2}$ gewinnen.

Außerdem sind eine Reihe von Koeffizienten, welche das Rechnen mit Produkten überflüssig
machen, von CORRADO GINI, mir und LENZ angegeben. Dieser Vorteil darf aber nicht überschätzt werden.

Der Index von LENZ wird wie folgt berechnet:

Man teilt die Korrelationstafel in vier große Sammelfelder, von denen eines die
Kombinationen zweier positiver, zwei die Kombinationen je einer positiven und negativen
und eines die zweier negativer Varianten enthält, und gibt allen Varianten die entsprechenden Indexe 1—4. Dann ist der Lenzsche Index

$$L = \tfrac{1}{2}\,(\alpha + \beta),$$

wobei
$$\alpha = \frac{\sum x_1 + \sum x_4 - \sum x_2 - \sum x_3}{\sum x_1 + \sum x_4 + \sum x_2 + \sum x_3},$$

$$\beta = \frac{\sum y_1 + \sum y_4 - \sum y_2 - \sum y_3}{\sum y_1 + \sum y_4 + \sum y_2 + \sum y_3}.$$

---

[1] In Wirklichkeit ist die Übereinstimmung der Variationsbilder aber nicht Bedingung, sondern Folge absoluter Verknüpfung.

Kommen Varianten vor, die genau den Mittelwerten M oder wenn man mit einem Umbiegeverfahren arbeitet, den Näherungswerten der Mittel entsprechen, so schiebt sich je eine senkrechte und wagerechte Reihe zwischen die positiven und negativen Felder ein, deren Bestände, soweit sie mit dem Mittel oder Näherungsmittel übereinstimmen, nicht in Rechnung zu stellen sind. Man kann auch ohne große Mühe mit den Urzahlen rechnen, muß aber dann die obige Formel umgestalten; auch bei einem Umbiegeverfahren ist dies nötig. Der Lenzsche Index ergibt praktisch mit dem Bravais teilweise sehr nahe übereinstimmende Werte, aber nur dann, wenn die Variationskurven von A und B sich direkt oder spiegelbildlich decken.

Bei demselben Material wird das Ergebnis der Berechnung des Bravais, aber auch der anderen Koffizienten, um so niedriger, in je weniger Gruppen das Material eingeteilt ist. Daher hat Spearman eine Korrektur des Bravais angegeben (s. Yule S. 210).

Eine Vierfeldertafel, die aus multipel variablem Material hergestellt ist, muß zu kleine Werte ergeben. Damit hängen auch die Bemühungen zusammen, einen besonderen Vierfelderkoeffizienten zu gewinnen. Der Yulesche Assoziationskoeffizient ist hierfür nicht brauchbar; er lautet $\dfrac{a\,d - b\,c}{a\,d + b\,c}$, ergibt aber den Wert 1 auch, wenn zufällig b oder $c = 0$ ist, ohne daß absolute Korrelation vorliegt und liefert auch viel zu hohe Werte. Es war daher ein schwerer Fehler von Peters, daß er bei seiner Arbeit über die Vererbung geistiger Fähigkeiten mit diesem allerdings sehr bequemen Koeffizienten gearbeitet hat. In genialer Weise abgeleitet ist der Vierfelderkoeffizient von Pearson. Er beruht auf der Fiktion, daß nur eine willkürliche alternative Gruppierung zweier Variationsreihen vorliege, deren Variationsbild genau der Gaußschen Fehlerkurve entspreche. Seine Berechnung ist aber ziemlich umständlich (s. Davenport). Er kann aber auch zu hohe Werte ergeben, namentlich wenn die Merkmale A und B annähernd dieselbe Variabilität haben.

Die Berechnung des Vierfelderkoeffizienten von Pearson geht in folgender Weise vor sich. Man bildet auf Grund des Inhalts der Vierfeldertafel, wobei $n = a + b + c + d$, die Differenzen

$$\frac{a + b - c - d}{n} = u\,,$$

und

$$\frac{a + c - b - d}{n} = v\,,$$

und setzt

$$u = \sqrt{\frac{2}{\pi}} \int_0^h e^{\frac{-x^2}{2}}\,,$$

$$v = \sqrt{\frac{2}{\pi}} \int_0^k e^{\frac{-x^2}{2}}\,,$$

und liest aus einer bei Davenport angegebenen Tafel (Nr. IV, S. 119) die Werte h und k ab, bestimmt dann aus der ebenfalls bei Davenport angegebenen Tafel (Nr. III, S. 118) die Werte H und K, wobei

$$H = \sqrt{\frac{1}{2\,\pi}}\, e^{\frac{-h^2}{2}}\,; \qquad K = \sqrt{\frac{1}{2\,\pi}}\, e^{\frac{-k^2}{2}}\,.$$

Die für h, k, H, K ermittelten Werte setzt man in eine Formel ein, die theoretisch rechts aus unendlich vielen Gliedern besteht, von der aber hier nur die vier ersten, mit denen man meist auskommt, wiedergegeben sind. Die abgekürzte Formel lautet dann, wenn R der Korrelationskoeffizient

$$\frac{a\,d - b\,c}{n^2\,H\,K} = R + \frac{h\,k}{2!}\,R^2 + \frac{(h^2 - 1)(k^2 - 1)}{3!}\,R^3 + \frac{h\,k\,(h^2 - 3)(k^2 - 3)}{4!}\,R^4 + \cdots\,;$$

aus ihr läßt sich bei Abgrenzung hinter R^4 R als Ergebnis einer Gleichung 4. Grades bestimmen. Die Koeffizienten der verschiedenen Potenzen von R können dabei vom dritten Glied an teils positiv, teils negativ sein; sie sind aber alle positiv, wenn $H = K$ und $h = k$; dies trifft bei identischer Variabilität von A und B zu. In diesem Fall erhält man also unbedingt bei Abbrechen hinter R^4 zu hohe Werte.

Außer den beiden oben genannten Tafeln sind jedesmal mehrere logarithmische Operationen und außerdem eventuell Näherungsrechnungen mit Hilfe der Newtonschen Methode nötig. Die Methode ist also nichts weniger als einfach.

Ihr Ersatz besteht darin, daß man aus der Vierfeldertafel

$$k_2 = \frac{4\,a\,b\,c\,d\,n^2}{(a\,d - b\,c)^2\,(a + d)\,(b + c)}$$

berechnet und

$$R = \sin\frac{\pi}{2} \cdot \frac{1}{\sqrt{1 + k_2}}$$

bestimmt.

Diese Art der Berechnung mit einer umgebildeten Formel findet man bei WEINBERG (7), jedoch muß dem Wert für k_2 dort noch 4 im Zähler vorgesetzt werden. Die Berechnung ist jedoch richtig durchgeführt.

Außer diesen Koeffizienten kommen namentlich bei multipler, aber nicht genau meßbarer Variabilität, die beiden Kontingenzkoeffizienten von PEARSON in Betracht (siehe YULE).

Im folgenden sind die Ergebnisse verschiedener Koeffizienten auf Grund der obigen, PETERS entlehnten, Korrelationstafel zusammengestellt. Es ergab sich

$$\begin{aligned}
&\text{nach BRAVAIS} &&r = 0{,}2907 \\
&\quad,, \quad \text{WEINBERG} &&w = 0{,}2914 \\
&\quad,, \quad \text{LENZ} &&L = 0{,}301 \\
&\text{mit dem einfachen} \quad \text{Kontingenzkoeffizienten} &&C_1 = 0{,}31 \\
&\quad,, \quad,, \quad \text{quadratischen} \quad\quad ,, &&C_2 = 0{,}36
\end{aligned}$$

Die aus demselben Material hergestellte Vierfeldertafel ergab

$$\begin{aligned}
&\text{nach BRAVAIS} \ldots\ldots\ldots\ldots\ldots &&0{,}226 \\
&\quad,, \quad \text{WEINBERG} \ldots\ldots\ldots\ldots &&0{,}226 \\
&\quad,, \quad \text{LENZ} \ldots\ldots\ldots\ldots\ldots &&0{,}228 \\
&\quad,, \quad \text{PEARSON} \ldots\ldots\ldots\ldots &&0{,}46 \\
&\quad,, \quad \text{YULE} \ldots\ldots\ldots\ldots\ldots &&0{,}58
\end{aligned}$$

Über den mittleren Fehler des Bravaisschen Koeffizienten siehe S. 112.

Zu Vergleichen geeignet sind nur solche Koeffizienten, die nach derselben Methode gewonnen wurden.

Im allgemeinen wird die Größe des Merkmals A nicht bloß durch B, sondern auch durch C, D usw. bestimmt. In solchen Fällen gilt es nun, durch besondere Methoden den Einfluß von C, D usw. auszuschalten, die hier kurz nicht dargestellt werden können. Das Verfahren entspricht demjenigen, mit dem wir beispielsweise bei der landläufigen Statistik den Einfluß von Alter und sozialer Stellung ausschalten. Mit der Zahl der voneinander abhängigen Merkmale wächst der Umfang der Formeln und die Rechenarbeit ins Unermeßbare. Beispiele solcher Berechnungen bei multipler Korrelation findet man namentlich bei YULE.

Wo mehrere Ursachen in Betracht kommen, kann durch das Arbeiten mit nur zwei Merkmalen ohne Berücksichtigung des Einflusses der übrigen sowohl eine Korrelation nur vorgetäuscht, wie eine wirklich vorhandene verdeckt werden. Das gilt auch beim Arbeiten mit Indexen.

Im folgenden ist ein Beispiel der Variations- und Korrelationsrechnung auf Grund der oben mitgeteilten Korrelationstafeln mitgeteilt.

α) Variabilität.

Untersuchung der Variabilität der Schulzeugnisse der Kinder.

1. Alternative Variabilität.

Auf 3952 Kinder kommen 2668 mit guten, 1284 mit schlechten Zeugnissen, daher

$$\sigma_a^2 = \frac{2668 \cdot 1284}{3952^2} = 0{,}2129\,,$$

$$\sigma_a = \pm\,0{,}46\,,$$

für die Eltern ergibt sich analog

$$\sigma_b^2 = 0{,}2360\,,$$

$$\sigma_b = \pm\,0{,}48\,.$$

2. Multiple Variabilität.

Das Durchschnittsmaß der Kinder ergibt sich, indem man $336 \cdot 1 + 1832 \cdot 2 + 1181 \cdot 3 + 65 \cdot 4 + 38 \cdot 5$ addiert und durch 3952 dividiert. Das Ergebnis ist 2,14904. Nimmt man 2 als Näherungsmittel an, so wird $\alpha = + 0,14904$. $\alpha^2 = 0,022213$. Daher

$$\sigma_a^2 = \frac{836 \cdot 1^2 + 1832 \cdot 0^2 + 1181 \cdot 1^2 + 65 \cdot 2^2 + 38 \cdot 3^2}{3952} - \alpha^2$$

$$= 0,662702 - 0,022213 = 0,640489 ,$$

$$\sigma_a = 0,800 \text{ bei einer Variationsbreite von } 5 - 1 = 4 ,$$

somit $\qquad = 0,200$ „ „ „ „ 1,

also kleiner wie bei alternativer Variabilität.

Ebenso Durchschnittsmaß der Eltern 2,097166, $\beta = + 0,097166$, $\beta^2 = 0,009441$

und $\qquad\qquad \sigma_b^2 = 0,561741 - 0,009441 = 0,5523 ,$

$$\sigma_b = 0,743 \text{ bei einer Variationsbreite} = 4$$

also $\qquad = 0,186$ „ „ „ $= 1.$

Der Variationskoeffizient ergibt sich nach der von mir angegebenen Methode

$$\text{für die Kinder} = 0,800 : \sqrt{\frac{1,14904 \cdot 2,85096 \cdot 4}{4 \cdot 4}}$$

$$= 0,884 \text{ gegen 1 bei normaler Streuung.}$$

Die Streuung ist also etwas unternormal.

Nach Pearson ergibt sich $\dfrac{0,8 \cdot 100\%}{2,14904} = 0,372$. Nach beiden Methoden ist die Streuung also unternormal.

β) Regression und Korrelation.

1. Alternative Variabilität.

$\varrho_a \varrho_b$ und r haben den gemeinsamen Zähler $ad - bc$; bei den Schulzeugnissen der Kinder ist dieser Wert

$$\boldsymbol{ad - bc} = 1853 \cdot 693 - 591 \cdot 815$$

$$n^2 \sigma_b^2 = (a + c)(b + d) = 1508 \cdot 2444 ,$$

$$n^2 \sigma_a^2 = (a + b)(c + d) = 2668 \cdot 1284 ;$$

somit

$$\varrho_b = 0,218 ,$$

$$\varrho_a = 0,234 ,$$

$$r = \sqrt{\varrho_a \varrho_b} = 0,226 .$$

2. Multiple Variabilität.

$\varrho_b \varrho_a$ und r haben den gemeinsamen Koeffizienten

$$\frac{\sum f_{uv} u v}{n} - \alpha \beta ,$$

wenn für A und B das Näherungsmittel $= 2$ ist. α und β haben hier beide dasselbe Vorzeichen, ihr Produkt ist also ebenfalls positiv, während es negativ wäre, wenn α ein anderes Vorzeichen hätte wie β (dann müßte $\alpha \beta$ addiert werden).

Die Produktmomente in der zweiten senk- und der dritten wagerechten Reihe werden gleich Null, weil mindestens ein Abweichungswert u oder $v = 0$. Die übrigen Felder zerfallen in 4 große Bezirke, Bezirk links oben und rechts unten liefern positive, die beiden anderen negative Produktmomente, und zwar sind die

positiven Produktmomente		negativen Produktmomente	
$177 \, (-1 \ ) \, (-1)$	$= + \, 177$	$51 \cdot (-1 \ ) \, (+1)$	$= - \ 51$
$261 \, (-0,5) \, (-1)$	$= + \, 130,5$	$225 \cdot (-0,5) \, (+1)$	$= - \, 112,5$
$299 \cdot 0,5 \cdot 0,1$	$= + \, 149,5$	$6 \cdot (-0,5) \, (+2)$	$= - \ 6$
$191 \cdot 1 \ \cdot 1$	$= + \, 191$	$1 \cdot (-0,5) \, (+3)$	$= - \ 1,5$
$64 \cdot 1,5 \cdot 1$	$= + \ 96$	$115 \cdot (+0,5) \, (-1)$	$= - \ 57,5$
$48 \cdot 2 \ \cdot 1$	$= + \ 96$	$54 \cdot (+1 \ ) \, (-1)$	$= - \ 54$
$14 \cdot 2,5 \cdot 1$	$= + \ 35$	$12 \cdot (+1,5) \, (-1)$	$= - \ 18$
$6 \cdot 3 \ \cdot 1$	$= + \ 18$	$9 \cdot (+2 \ ) \, (-1)$	$= - \ 18$
$21 \cdot 0,5 \cdot 2$	$= + \ 21$	$2 \cdot (+2,5) \, (-1)$	$= - \ 5$
$8 \cdot 1 \ \cdot 2$	$= + \ 16$	Summa	$= - \, 323,5$
$5 \cdot 1,5 \cdot 2$	$= + \ 15$		
$4 \cdot 2 \ \cdot 2$	$= + \ 16$		
$2 \cdot 2,5 \cdot 2$	$= + \ 10$		
$13 \cdot 0,5 \cdot 3$	$= + \ 19,5$		
$13 \cdot 1 \ \cdot 3$	$= + \ 39$		
$1 \cdot 1,5 \cdot 3$	$= + \ 4,5$		
$2 \cdot 2 \ \cdot 3$	$= + \ 12$		
$2 \cdot 3 \ \cdot 3$	$= + \ 18$		
Summa	1064		

Somit

$$\frac{\sum f_{uv}}{n} - \alpha\beta = \frac{1064 - 323,5}{3952} - 0,14904 \cdot 0,097166$$

$$= \frac{740,5}{3952} - \alpha\beta = \frac{740,5 - 57,2}{3952} = \frac{683,3}{3952} = 0 \, .$$

Daher

$$\varrho_b = \frac{683,3}{3952 \cdot 0,5523} = 0,3131 \, ,$$

$$\varrho_a = \frac{683,3}{3952 \cdot 0,640489} = 0,2699 \, ,$$

$$r = \sqrt{\varrho_b \varrho_a} = \qquad = 0,2907 \, .$$

5. Ausgleichsrechnung.

Die aufeinanderfolgenden Glieder einer empirischen Zahlenreihe weisen oft unregelmäßige Unterschiede auf oder lassen, graphisch dargestellt, Sprünge erkennen, die nicht durch die Natur des Gegenstandes, sondern durch die relative Kleinheit des absolut manchmal immerhin großen Beobachtungsmaterials bedingt sind. In solchen Fällen kann es erwünscht sein, die empirischen Zahlen durch andere zu ersetzen, die eine größere Regelmäßigkeit der Zu- oder Abnahme und graphisch eine regelmäßig verlaufende, unter Umständen auch in einer Formel faßbare Kurve darstellen und damit auch Berechnungen für praktische Zwecke erleichtern. Die Ausgleichsverfahren stellen ein umfangreiches Gebiet der mathematischen Statistik dar. Einige Andeutungen darüber findet man bei WESTERGAARD; ausführlicher ist die Ausgleichsrechnung von CZUBER und BAUSCHINGER. Eine Theorie von absolut zwingendem Charakter liegt ihr bis jetzt nicht zugrunde. Ihr Hauptanwendungsgebiet ist die Versicherungstechnik. Hier kann nur auf das Bestehen dieser Methode hingewiesen werden.

6. Methodologie der Vererbungsstatistik.

Wir greifen hier dieses Gebiet der Sozialbiologie als das methodologisch reizvollste heraus.

Auf dem Gebiete der Vererbungsstatistik kommen alle bisher geschilderten statistischen Methoden zur Anwendung, von den einfachsten Anwendungen der Wahrscheinlichkeitsrechnung, dem Arbeiten mit Häufigkeitsziffern, Variations- und Korrelationsmessung bis zur Aufstellung komplizierter Gebilde erwartungsmäßiger Ziffern und Morbiditätstafeln. Auch der Fehlermessung haben sich dabei neue Probleme erschlossen.

Es genügt aber nicht, daß man diese Methoden den prinzipiellen Aufgaben der Vererbungsforschung anpaßt, sondern es bedarf auch einer Kritik der Tragweite der statistischen Methodik auf diesem Gebiete. Diese ist aber in vollem Maße nur möglich, wenn man in dem Ausbau der Methodik einerseits bis zum äußersten geht, andererseits aber auch deren Voraussetzungen restlos aufdeckt.

Die Notwendigkeit der Teilung des Materials macht sich in Form der Unterscheidung möglichst vieler Kreuzungen geltend. Eine besondere Wichtigkeit hat hier auch die Beschaffenheit und Art der Gewinnung des Materials. Die älteren Methoden der Vererbungsstatistik bestanden

1. in der Verarbeitung von Literaturkasuistik. Diese muß als nicht geeignet zur Erlangung repräsentativer Zahlen völlig abgelehnt werden;

2. in der Feststellung von Belastungsziffern. Dabei war vielfach das Bestreben lediglich darauf gerichtet, nachzuweisen, daß eine Belastung durch Verwandte sehr häufig oder immer vorhanden sei, ohne daß Vergleiche von Besitzern und Nichtbesitzern der Merkmale gezogen wurden. Dieses Verfahren ist nicht geeignet, brauchbare Resultate zu liefern. Je weiter man den Kreis der Verwandtschaft ausdehnt, um so häufiger wird es gelingen, ein Individuum als erblich belastet erscheinen zu lassen, und schließlich wird es bei jedem möglich sein, wenn man den Begriff der Verwandtschaft sehr weit faßt. Die absolute Verwandtschaftsziffer sagt uns daher nichts [Weinberg (17) und (18)].

3. Hingegen hat es einen größeren Wert, nachzuweisen, daß die gleichweit untersuchte nahe Verwandtschaft von Trägern eines Merkmals mehr Träger desselben Merkmals aufweist als die von Nichtträgern oder die der Gesamtheit. Es ist dies eine besondere Form des elementaren Vergleichs von Erfahrung und Erwartung. Allerdings kann dies auch darauf beruhen, daß die äußeren Bedingungen zur Entfaltung eines Merkmals im einen Falle häufiger vorhanden sind als im anderen. Dies gilt insbesondere von sozial stark bedingten Merkmalen, wie der Tuberkulose. So betrug die

<pre>
              Sterblichkeit überhaupt bei den Geschwistern der
              Tuberkulösen   Ehegatten Tuberkulöser
im 1.   Lebensjahr . . . . 346 = 25%   379 = 27 % der Geborenen
 „ 2.—15.   „   . . . . 149 = 14,46 %   136 = 13,63%   der Überjährigen
 „ 16.—50.   „   . . . . 171 = 19,71 %   134 = 15,64 % ⎫ der 15 Jahre alt Ge-
 „ 51.—100.   „   . . . . 51 = 5,78 %   52 = 6,07 % ⎭   wordenen
Sterblichkeit an Tuberkulose bei den Eltern   Tuberkulöser 8,1% ⎫ Verhältnis
    „   „   „   „   „ Schwiegereltern   „   5,7 ⎭ 150 : 100!
</pre>

Die Tuberkulosesterblichkeit der Geschwister Tuberkulöser betrug in % derjenigen ihrer Schwäger und Schwägerinnen im 2.—15. Jahre 137 %, später 168—180 %!

Diese „*Gattenmethode*" [Weinberg (18)] ist auch für die Bearbeitung klinischen Materials brauchbar, aber ihre Schwäche besteht darin, daß sie für Untersuchung der Erblichkeit bei Ledigen und vor dem 20. Jahr nicht verwertet werden kann. Eine gewisse einseitige Auslese ist daher nicht ohne weiteres ausgeschlossen.

Dieses Verfahren kann durch eine soziale Differenzierung verfeinert werden. Leider ist es nicht möglich, eine absolute Gleichheit der Lebensbedingungen bei allen untersuchten Trägern und Nichtträgern eines Merkmals herzustellen.

Aber es hat immerhin eine gewisse Bedeutung, wenn sich bei Unterscheidung mehrerer sozialer Klassen der Unterschied der Belastungsziffern Tuberkulöser und Nichttuberkulöser verschärft und besonders bei den Klassen hervortritt, bei denen die äußeren Bedingungen zur Entstehung der Tuberkulose seltener vorhanden sind, also bei der sozial günstigeren Klasse. Dies ist tatsächlich der Fall.

<pre>
Tuberkulosesterblichkeit der Eltern Tuberkulöser in Prozent derjenigen ihrer Schwiegereltern
     bei den sozial ungünstigen Klassen . . . 15,3 : 11,3 = 135 : 100
       „   „   „   günstigen   „   . . . 14,9 : 7,3 = 204 : 100 [Weinberg (19)].
</pre>

Bei diesen Untersuchungen hat sich als Nebenprodukt ergeben, daß die Kindersterblichkeit der Geschwister und Schwäger Tuberkulöser und Krebskranker wenig differenziert und bei Krebs im ganzen gering war. Dies ist als Ausleseerscheinung zu erklären, da die Probanden stets nur Erwachsene, und zwar Verheiratete waren. Aus den Familien, die eine hohe Kindersterblichkeit aufweisen, gelangen relativ wenig Individuen in das Alter der Fortpflanzung und damit in die Zeit der Gefährdung durch Krebs und Tuberkulose. Dies gilt sowohl für Sippschaften, die Tuberkulöse, wie für solche, die Nichttuberkulöse liefern. Die tuberkulösen oder krebskranken Probanden stammen also vorwiegend aus Sippschaften, die keine große Gefährdung im Kindesalter aufwiesen, die Kindersterblichkeit ihrer Geschwister kann also unter Umständen untermäßig auffallen.

Noch in die vormendelistische Periode der Vererbungsstatistik fällt das *Galtonsche Gesetz vom Ahnenerbe*. GALTON zeigte, daß die Kinder und Eltern hervorragender Probanden vom Durchschnitt der Bevölkerung weniger abweichen als die Probanden selbst, oder, wie er dies unter dem Einfluß variationsstatistischer Anschauungen ausdrückte, eine Regression nach dem Mittelwert aufweisen. Er erweiterte dieses Gesetz, zunächst ohne positive Unterlagen, dahin, daß diese Regression bei den entfernteren Ahnen und Nachkommen der Probanden um so stärker ist, je entfernter die Verwandtschaft ist. Hieraus konstruierte er die Größe des durchschnittlichen Anteils der einzelnen Ahnen an der Bestimmung der Eigenschaften der Probanden und demonstrierte die Möglichkeit, aus der Kenntnis der Ahnen die Beschaffenheit der Probanden vorauszusagen. GALTON kam bei der Erklärung dieses Gesetzes bereits auf die Lehre von der Reduktion der Erbmasse und einer Einwirkung bei den Eltern und Ahnen latenter Anlagen auf die Beschaffenheit der Probanden, also auf Gedanken, welche durch die mikroskopische Zellforschung und die Wiederentdeckung der MENDELschen Regeln ihre Bestätigung erhielten; seine Ausführungen enthalten auch die Lehre von der Kontinuität der Erbsubstanz, die hauptsächlich WEISMANN vertreten hat.

Aber das GALTONsche Gesetz vom Ahnenerbe war doch nur ein statistisches und kein biologisches Gesetz. Biologische Gesetze lieferten erst die MENDELschen Arbeiten. Diese lieferten auch die Grundlage der Erklärung des Gesetzes vom Ahnenerbe, und es war daher verfehlt, daß die englische Biometrik dieses Gesetz gegen die Anerkennung der MENDELschen Regeln auszuspielen suchte.

Die Entdeckung der MENDELschen Regeln stellte der Statistik eine Reihe neuer Aufgaben. Diese verfolgten sowohl den Zweck des Nachweises bestimmter Vererbungsregeln wie der Gewinnung bestimmter Prognosen für Ehen von Trägern bestimmter Merkmale. Diese Regeln setzen wir hier als bekannt voraus.

Allerdings war schon die Stammbaumforschung imstande, in einer Reihe von Fällen an dem ununterbrochenen genealogischen Zusammenhang das Bestehen von Dominanz, in anderen bei sprungweiser Vererbung das von Recessivität nachzuweisen, und es war außerdem möglich, an dem Überwiegen oder ausschließlichen Vorkommen eines bestimmten Geschlechts das Vorhandensein einer geschlechtsbedingten Vererbung bestimmter Merkmale zu erkennen. Aber bald zeigte sich, daß die einfachen Fälle, von denen MENDEL ausging, keineswegs die Regel, sondern nur das Ergebnis ausgelesener Bedingungen sind und daß die meisten Merkmale von mehreren Erbeinheiten oder Genen abhängen, also polymer und nicht monomer sind. So ergab sich die Möglichkeit, daß sprungweise Vererbung auch mit Polymerie zusammenhängt, und damit die Frage, ob etwa aus den Erbzahlen eine Entscheidung in dieser Hinsicht getroffen werden könne.

Es handelte sich also darum, den Vergleich von Erwartung und Erfahrung auch in die Vererbungsstatistik einzuführen, und zu untersuchen, in welcher Weise die klassischen MENDELschen Erbzahlen ihren Ausdruck in Material finden, das nicht künstlich durch Experimente, sondern durch nachträgliche Sammlung von Naturexperimenten gewonnen ist.

Wir müssen dabei allerdings von den zahlenmäßigen Ergebnissen der experimentellen Forschung an Pflanzen und Tieren ausgehen, aber dabei der empirischen Häufigkeit der einzelnen Genotypen und dem Umstand Rechnung tragen, daß der Gegenstand der direkten Beobachtung, die Phänotypen, vielfach Gemische aus mehreren Genotypen darstellen und ebenso die Kreuzungen von Phänotypen genotypisch Gemische mehrerer Kreuzungen sind. Sache der Wahrscheinlichkeitsrechnung ist es nun, aus der empirischen Häufigkeit der Phänotypen und den bei bestimmten Erbregeln sich ergebenden Beziehungen zwischen Häufigkeit der Phänotypen und der einzelnen Erbanlagen die charakteristischen Erbzahlen für die Phänotypenkreuzungen mittels der Wahrscheinlichkeitsrechnung zu konstruieren. Dies geschieht mit Hilfe von Gametenformeln für die ganze Population und bestimmte Teile derselben.

Handelt es sich um Kreuzungen zweier monomerer Genotypen, so wissen wir, daß Aa gleich häufig Gameten mit den Anlagen A oder a bildet[1]), und daß daher die Kreuzung $Aa \cdot Aa$ Ergebnisse liefert, welche nach den Grundsätzen der Wahrscheinlichkeitsrechnung durch Ausmultiplizieren des Symbols $(\frac{1}{2} A + \frac{1}{2} a)\,(\frac{1}{2} A + \frac{1}{2} a) = (\frac{1}{2} A + \frac{1}{2} a)^2$ erhalten werden und durch ein Verhältnis von $\frac{1}{4} AA + \frac{1}{2} Aa + \frac{1}{4} aa$ ihren Ausdruck finden. Ebenso wird bei Dimerie, dem einfachsten Fall der Polymerie, ein Genotypus Aa, Bb 4 Sorten Gameten AB, Ab, aB und ab mit gleicher Häufigkeit $\frac{1}{4}$ bilden und das Ergebnis einer Kreuzung zweier solcher Genotypen durch Ausmultiplizieren des Symbols $(\frac{1}{4} AB + \frac{1}{4} Ab + \frac{1}{4} aB + \frac{1}{4} ab)^2$ berechnet werden können.

Diese einfachen Symbole können nun bei populationistischen Untersuchungen keine Verwendung finden. Hier haben wir vielmehr damit zu rechnen, daß die einzelnen Gene mit einer bestimmten relativen Häufigkeit in der Bevölkerung oder Teilen derselben vorkommen, daß also die Gameten einer Kreuzung bei einem Geschlecht die Zusammensetzung $(m_1 A + n_1 a)$, beim anderen $(m_2 A + n_2 a)$ haben und daß das Produkt $(m_1 A + n_1 a)\,(m_2 A + n_2 a)$ die Wahrscheinlichkeiten $n_1 n_2$ für $AA + (m_1 n_2 + m_2 n_1)$ für $Aa + m_1 m_2$ für aa liefert [WEINBERG (20)].

Wir müssen nun bei der Berechnung der Ergebnisse von bestimmten Teilkreuzungen einer Bevölkerung, etwa der Träger eines Merkmals mit Nichtträgern, oder ersterer unter sich oder letzterer unter sich, die Häufigkeitskoeffizienten der einzelnen Gameten mit deren durchschnittlicher Häufigkeit in einen Zusammenhang bringen, welcher davon abhängt, mit welcher Häufigkeit diese Kreuzungen vorkommen, ob diese Häufigkeit rein durch Zufall (Panmixie) oder durch Inzucht oder Kontraselektion bedingt ist.

Man arbeitet gewöhnlich mit der Arbeitshypothese der reinen Panmixie, trotzdem man sich bewußt ist, daß diese nicht vorkommt. Man schätzt dabei den Einfluß der Inzucht beim Menschen nicht hoch ein. Das Arbeiten mit dieser Hypothese — die übrigens nicht unbedingt notwendig ist — hat den Vorteil, daß sie relativ einfache Formeln für die Berechnung von Erbzahlen liefert. Sie reicht auch für die Untersuchung der Grenzen der Leistungen der Statistik auf dem Gebiete der Vererbungsforschung völlig aus[2]).

Haben nun zwei antagonistische Anlagen a und A die relativen Häufigkeiten m_1 und n_1, so muß Panmixie dazu führen, daß der Genotypus aa mit einer Häufigkeit m_1^2 in der Bevölkerung zu erwarten ist und wenn k seine empirische Häufigkeit ist, so muß

$$m_1^2 = k,$$
$$m_1 = \sqrt{k}$$

und $\qquad n_1 = 1 - m_1 = 1 - \sqrt{k} \qquad$ sein.

---

[1]) A und a stellen jeweils die dominanten und recessiven Gene, n und m ihre relative Häufigkeit in der Bevölkerung dar.

[2]) WEINBERG hat aber (20) bereits angedeutet, wie man durch Einführung von Korrelationskoeffizienten dem Einflusse von Inzucht Rechnung tragen kann. Auch Einflüsse unterschiedlicher Fruchtbarkeit könnten ebenso wie die unterschiedlicher pränataler Sterblichkeit auf dieselbe Weise berücksichtigt werden. Zunächst handelt es sich aber um ein Untersuchen mit möglichst einfachen Voraussetzungen.

Bei andauernder Panmixie müssen dann alle aufeinanderfolgenden Generationen die Zusammensetzung

$$m_1^2\, a\, a + 2\, m_1 n_1\, A\, a + n_1^2\, A\, A$$

haben.

Auf diese Konstanz der Zusammensetzung der Generationen bei Monomerie gründen sich dann die von WEINBERG berechneten Erbformeln für Eltern, Kinder, höhere Grade der Ahnen und Nachkommen, Geschwister und sonstige Seitenverwandte.

Dasselbe gilt natürlich auch für Träger der Gene b und B, denen die relativen Häufigkeiten m_2 und n_2 zukommen, es muß bei Panmixie die Zusammensetzung

$$m_2^2\, b\, b + 2\, m_2 n_2\, B\, b + n_2^2\, B\, B$$

von der ersten oder zweiten Generation an bestehen. Man spricht daher von Stabilität der Generationen bei Monomerie.

Diese gilt aber nicht allgemein auch für die Kombinationen zweier oder mehrerer solcher Genpaare. Eine rein zufällige Zusammensetzung der Generation wird vielmehr bei Polymerie im allgemeinen erst als Grenzwert nach unendlich langer Panmixie erreicht und eine Ausnahme besteht nur dann, wenn die erste Generation bereits Gameten bildet, deren Häufigkeit den Anforderungen der Wahrscheinlichkeitsrechnung entspricht, wenn also z. B. bei Dimerie die Gameten aus

$$m_1 m_2\, a\, b + m_1 n_2\, a\, B + m_2 n_1\, A\, b + n_1 n_2\, A\, B$$

bestehen. Ist dies nicht der Fall, so läßt sich bei Dimerie das Auftreten der Stabilität nur als Grenzwert nach unendlich häufig wiederholter Panmixie leicht beweisen [WEINBERG (20)].

Der Beweis für diese Theorie ist sehr einfach. Liefert eine Generation Gameten mit den Anlagen AB mit einer Häufigkeit f_{AB} usw., so wird die nächste Generation bei Panmixie je

$$f_{ab}^2\, ab\, ab + 2 f_{ab} f_{aB}\, ab\, aB + 2 f_{ab} f_{Ab}\, ab\, Ab + (2 f_{ab} f_{AB} + 2 f_{aB} \cdot f_{Ab})\, ab\, AB$$

enthalten. Diese 4 Genotypen allein liefern aber Gameten mit der Konstitution ab, und zwar mit der Häufigkeit

$$\varphi_{ab} = f_{ab}^2 + f_{ab} f_{aB} + f_{ab} f_{Ab} + \tfrac{1}{2}\{f_{ab} f_{AB} + f_{aB} f_{Ab}\}\,.$$

Dabei ist die von Generation zu Generation konstante Häufigkeit m_1 und m_2 der Anlagen a und b gegeben durch

$$m_1 = f_{ab}^2 + 2 f_{ab} f_{aB} + \ \ f_{ab} f_{Ab} + f_{ab} f_{AB} + f_{aB} f_{Ab},$$

$$m_2 = f_{ab}^2 + \ \ f_{ab} f_{AB} + 2 f_{ab} f_{AB} + f_{ab} f_{AB} + f_{aB} f_{Ab},$$

und hieraus ergibt sich, wie hier nicht näher ausgeführt werden kann

$$\varphi_{ab} = \tfrac{1}{2} f_{ab} + \tfrac{1}{2} m_1 m_2\,,$$

für die nächste Generation ergeben sich dann auf dieser Grundlage ab-Gameten mit der Häufigkeit

$$\tfrac{1}{4} f_{ab} + \tfrac{3}{4} m_1 m_2$$

und nach unendlich vielen Generationen ist die Häufigkeit der ab-Gameten $m_1 m_2$ und entspricht dann den Anforderungen des Zufalls. Dasselbe gilt auch für alle anderen in Betracht kommenden Gameten und auch bei multiplen Allelomorphismus. Dann wird auch die Zusammensetzung der Generation zufällig. Damit tritt Stabilität ein.

Eine Ausnahme kommt nur in Betracht, wenn schon für die erste Generation jede Kombination von Gameten der Zufallshäufigkeit entspricht.

Bei höherer Polymerie lassen sich beliebige Kombinationen von je zwei Anlagepaaren bilden, für die Stabilität nur als Grenzwert auftritt, also ist auch für beliebige Kombinationen von mehr als 2 Genen Stabilität nur als Grenzwert erreichbar. Die theoretische Behandlung des Problems einer höheren Polymerie kann daher nur dem Zweck dienen, festzustellen, wie weit nach einer beliebigen Zahl von Generationen die Verteilung der Genotypen der Stabilität sich nähert. Die Formel hierfür ist von WEINBERG (20) angegeben.

Wenn die Theorie der Erbzahlen trotzdem mit Stabilität arbeitet, so ist dies nur insofern berechtigt, als es sich um die Feststellung der Grenzen der Erkenntnismöglichkeiten handelt. Dies stellt aber eine wichtige Aufgabe dar, auch wenn dies nicht überall eingesehen wird.

Wenn sich z. B. nach WEINBERG (20) ergibt, daß die Korrelation zwischen Eltern und Kindern stets geringer ist als die zwischen Geschwistern, so kann nicht mit LENZ aus einem solchen Verhältnis bei Vätern und Söhnen und Brüdern geschlossen werden, daß Geschlechtsbedingtheit bestehe[1]).

Und wenn sich auf Grundlage von Erbformeln ergibt, daß selbst die günstigste Hypothese, die einer 23fachen recessiven Polymerie, die niederen Ziffern RÜDINS bei Schizophrenie nicht zu erklären vermag, so weist das darauf hin, daß man entweder mit Außenfaktoren oder mit anderen Momenten, wie Selektionsvorgängen vor der kritischen Zeit des Auftretens

---

[1]) Die Bemerkung von LENZ (2), ich sei zu diesem Ergebnis durch Arbeiten mit einer F_1-Generation gelangt, beweist nur, wie wenig gründlich er meine berechtigte Kritik nachgeprüft hat.

der Krankheit u. a. mehr, zu rechnen hat[1]). Das Arbeiten mit solchen Grenzhypothesen wäre nur dann das Kuriosum, als das Lenz es bezeichnet, wenn diese Grenzhypothese zum Dogma erhoben oder von ihrem Erfinder selbst ernst genommen würde. Daß dies aber nicht der Fall ist, habe ich selbst ausdrücklich betont. Ihre Aufstellung verfolgte vielmehr rein didaktische Zwecke.

Wo es sich um eine Polymerie mit gleichsinnig wirkenden Genen handelt, bestehen weniger Schwierigkeiten für die Hypothese eines hohen Grades der Polymerie als bei ungleichsinnig wirkenden. Grundsätzlich haben beide Hypothesen gleiche Berechtigung. Man kann daher auch unbedenklich mit einem unendlichen hohen Grade von Polymerie rechnen, indem man der Auffassung Rechnung trägt, daß jedes Gen jedes Merkmal beeinflusse — Hypothese der *Panmerie*. Damit erhält man sehr einfache Erbformeln. Man darf aber nicht vergessen, daß wir keine unendliche Zahl von Phänotypen zu unterscheiden imstande sind, und daß das Arbeiten mit dieser Hypothese nur der Berechnung von transzendentalen, von der Erfahrung nicht erreichbaren Grenzwerten dienen kann. Mit diesem Vorbehalt ist aber die Hypothese der Panmerie unter Umständen brauchbar.

Außer Polymerie kommt auch multipler Allelomorphismus als Erklärung mancher Zahlenergebnisse in Betracht; der Möglichkeit, daß beides zusammenwirkt, hat Weinberg schon 1908 Rechnung getragen. Eine Differentialdiagnose ist jedenfalls nicht so leicht durchführbar wie Bernstein glaubte. Die von ihm angegebene Formel zum Ausschluß von Polymerie ist nur für den Fall absoluter Panmixie konstruiert, die in Wirklichkeit nicht vorkommt. Dem hat Bernstein auch durch Einführung einer Komplikation Rechnung getragen. Aber in seine Formel hat sich durch verschiedensinnigen Gebrauch zweier Zahlbegriffe (p und q) ein Fehler der Interpretation eingeschlichen. Die berichtigte Interpretation ist mit den Tatsachen auch unter der Annahme von Polymerie durchaus verträglich.

Nur eine weit ausgedehnte Teilung des Materials kann vielleicht den direkten Nachweis des multiplen Allelomorphismus erbringen, mit dem wir praktisch unter allen Umständen zu rechnen haben.

Eine wesentliche Einschränkung unserer Erkenntnismöglichkeiten ergibt sich nach Weinberg auf Grund der Beziehungen zur Häufigkeit eines Genotypus (bzw. Phänotypus) auch dadurch, daß bei einem und demselben Grade der Polymerie je nach der relativen Häufigkeit der einzelnen Gene keine festbezifferte Erwartung berechenbar ist; vielmehr ergibt sich ein *Spielraum* der Erwartungen, deren einen Grenzwert stets die bei Monomerie sich ergebenden Ziffern darstellen. Dementsprechend kann auch eine und dieselbe Erbzahl bei verschiedenen Erbregeln vorkommen. Das Auftreten anscheinend klassischer Mendelzahlen für Monomerie schließt also Polymerie keineswegs aus.

Zu noch weiteren Einschränkungen führt das Arbeiten mit einem Einfluß der Außenfaktoren, die Unterscheidung zwischen Phänotypus und Genotypus. Auch hierfür sind von mir einfache Formeln aufgestellt.

Die Erblichkeitsstatistik hat sich selbstverständlich auch mit der Frage nach intermediären Bastarden zu befassen und nicht bloß mit der Alternative Recessivität oder Dominanz. Dem hat insbesondere Davenport in seiner Arbeit über Vererbung der Hautfarbe Rechnung getragen.

Auf Grund des Arbeitens mit der relativen Häufigkeit der Gene habe ich (20) bereits 1908 Formeln für die genotypische Zusammensetzung der Abkömmlinge aus Verwandtenehen aufgestellt und 1912 in zwei Arbeiten (20 und 17) auf Grund dieser Formeln ausgesprochen, daß Verwandtenehen ein vorzügliches Reagens auf seltene rezessive Merkmale sind, d. h. daß recessive Genotypen um so häufiger aus solchen stammen, je seltener sie sind. Dies ist einfach verständlich. Je seltener eine Anlage ist, auf je weniger Familien sie sich konzentriert,

---

[1]) Wenn gerade mit 23 facher Polymerie gearbeitet wurde, so geschah dies mit Rücksicht auf die Anzahl 24 der menschlichen Chromosomenpaare; der Einfluß der Geschlechtschromosomen sollte dabei außer Betracht bleiben. Eine höhere Zahl als 23—24 wäre nur unter Berücksichtigung des auch beim Menschen selbstverständlich in Betracht kommenden Faktorenaustausches in Betracht gekommen. Dessen Berücksichtigung würde aber im Grundsatz die erschwerende Einführung von Korrelationskoeffizienten verlangen, die sich mit einer nur lediglich dem mathematischen Sachverständigen einleuchtenden Begründung zur Not umgehen ließe.

um so notwendiger ist die Ehe zwischen Verwandten, wenn zwei Träger eines recessiven Merkmals in einer Ehe zusammenkommen und damit die Erzeugung des recessiven Merkmals ermöglichen sollen. Während Ehen erster Vettern durchschnittlich $\frac{1}{2}$—1% aller Ehen ausmachen, findet man bei Taubstummheit etwa in 6%, bei Albinismus in 13—14% Abstammung aus Vetternehen. Diese Zahlen sind auffallend hoch und weisen entschieden auf Recessivität hin, die bei Albinismus vielfach auch experimentell nachweisbar ist. Unter Berücksichtigung der durchschnittlichen Häufigkeit beider Erscheinungen muß man aber außerdem auch noch an Homomerie denken, denn in diesem Falle übersteigen die Belastungsziffern die Erwartung bei Monomerie unter Umständen erheblich, während sie bei ungleichsinniger Polymerie dahinter zurückbleiben können. LENZ hat 1920 diese Beziehung tabellarisch erläutert. Wenn er aber geltend macht, ich habe nur eine primitive Vorstellung von dieser Beziehung gehabt, so beweist das nur, daß er seine angebliche Priorität mit sachlichen Gründen nicht aufrechtzuerhalten imstande ist.

Die Bedeutung der *Verwandtenehen* für die Erkenntnis recessiver Merkmale war schon früher bekannt, aber die Beziehung zur Häufigkeit der recessiven Anlage habe ich zuerst erkannt. Damit soll natürlich nicht gesagt sein, daß die Veranschaulichung einer solchen Beziehung wertlos sei und LENZ nicht hätte selbständig zu ihrer Erkenntnis kommen können. Jedenfalls kannte er aber zugestandenermaßen meine Arbeiten, auch wenn er sie jetzt totschweigt.

Wenn schon die Erbzahlen einer sehr vorsichtigen Deutung bedürfen, so ist es verständlich, daß auch Korrelationskoeffizienten für die Erkenntnis bestimmter Erbregeln nicht von allzu großer Bedeutung sind.

Man wird allerdings bei geschlechtsbedingter Vererbung für beide Geschlechter verschiedene Korrelationskoeffizienten finden, aber gerade hier gibt es einfachere Wege der Erkenntnis.

Die Höhe der Korrelationskoeffizienten bei bestehendem absolutem Dominanzverhältnis ist bei Panmixie für Eltern und Kinder $r = \dfrac{m}{1 + m}$, wenn m die Häufigkeit der recessiven Anlage bedeutet, und damit zwischen 0 und $\frac{1}{2}$ variabel, für Geschwister liegt r zwischen $\frac{1}{4}$ und $\frac{1}{2}$ und ist das Mittel zwischen $\dfrac{m}{1 + m}$ und $\frac{1}{2}$ [WEINBERG (20)].

Bei intermediären Bastarden findet man bei Panmixie stets $r = \frac{1}{2}$. Werte unter $\frac{1}{2}$, nach BRAVAIS berechnet, sprechen daher stets für ein Dominanzverhältnis, daher ist die Annahme von PETERS bei geistigen Eigenschaften seien die Bastarde intermediär, nicht haltbar.

Die Forderung der englischen biometrischen Schule [PEARSON (10)], daß bei Mendelismus der Korrelationskoeffizient zwischen Eltern und Kindern $r = \frac{1}{3}$ betragen müsse, ist nach dem Ausgeführten, weil sie der verschiedenen Häufigkeit der Gene nicht Rechnung trägt, unberechtigt; sie ergab $r = \frac{1}{3}$ nur für die Annahme $m = \frac{1}{2}$, mit der PEARSON tatsächlich ausschließlich arbeitete.

Hingegen sind trotzdem Korrelationskoeffizienten in anderer Richtung sowohl für die Theorie wie für die praktische Beurteilung bestimmter Ergebnisse von Bedeutung.

So hat sich ergeben, daß bei dem Material von PETERS eine nicht unbedeutende Inzucht mitwirkte. Es ergab sich in bezug auf die elterlichen Schulzeugnisse von 3952 Schulkindern folgende Vierfeldertafel:

und hieraus der Bravaissche Korrelationskoeffizient = 0,257. Diese Korrelation hat PETERS übersehen oder nicht für beachtenswert gehalten.

Nun wirkt aber Inzucht erhöhend auf die Korrelation zwischen Eltern und Kindern ein. Also wird die Bedeutung

Zeugnis des Vaters	Zeugnis der Mutter	
	gut	schlecht
gut	2185	523
schlecht . . .	742	502

der von PETERS zudem noch mit dem unbrauchbaren, weil zu hohe Werte liefernden YULESchen Index berechneten Korrelationsziffern für die Schulzeugnisse durch diese Feststellung erheblich beeinträchtigt.

Dasselbe gilt, wie WEINBERG bereits 1909 zeigte, für die hohen Korrelationsziffern, die PEARSON bei Eltern und Geschwistern und für Kinder fand. Auch bei ihnen spielte Inzucht eine Rolle.

Abgesehen von den zahlreichen Quellen der Ungenauigkeit leidet das menschliche Vererbungsmaterial, wie wir es besitzen und namentlich soweit es sich um krankhafte Merkmale handelt, unter der Art und Weise, wie es zustande kommt und unter der Kleinheit der einzelnen menschlichen Familie. Der Arzt und noch mehr die Klinik erfaßt mit Vorliebe oder ausschließlich solche Familien, in denen mindestens ein pathologisches Individuum vorhanden war. In der Gesamtbevölkerung kommen aber unter denselben Erbbedingungen auch solche Sippschaften vor, welche gar keinen Träger des pathologischen Merkmals aufweisen. Die Wahrscheinlichkeitsrechnung ermöglicht es, zu berechnen, wie häufig solche „leere" Sippschaften bei einer gewissen Kinderzahl k vorkommen müssen und wie häufig solche mit 1 bis k Merkmalträgern, wenn eine bestimmte Erbzahl $\frac{1}{2}, \frac{1}{4}, \frac{1}{8}, \frac{1}{16}$ und weniger zu erwarten ist. Daraus läßt sich berechnen, wie groß die Häufigkeit des Merkmals in den erfaßten Familien sein muß [WEINBERG (24, 25)].

So findet man, wenn k die als durchweg vorhandene betrachtete Kinderzahl bezeichnet, und p die erwartete Merkmalshäufigkeit auf Grund einer bestimmten Vererbungsregel, statt p in den erfaßten Sippschaften den größeren Wert $\dfrac{p}{(1 - p^k)}$ und z. B. statt des erwartungsmäßigen Wertes $\frac{1}{16} = 6{,}25\%$

$$
\begin{aligned}
&\text{bei } k = 2 \text{ die Ziffer} \dots\dots\dots 51{,}6\% \\
&\text{„ } k = 3 \text{ „ } \quad \text{„ } \dots\dots\dots 35{,}5\% \\
&\text{„ } k = 4 \text{ „ } \quad \text{„ } \dots\dots\dots 27{,}5\% \quad \text{usw.}
\end{aligned}
$$

Sind beide Eltern also Nichtmerkmalsträger, so kann man statt $\frac{1}{16}$ den für einfachen Mendelismus (Monomerie) charakteristischen Wert $1/4$ finden.

Die Wirkung dieser einseitigen Auslese kann nun dadurch völlig ausgeschaltet oder in ganz bestimmtem Maße verringert werden, wenn man alle, als Probanden zu betrachtende, Merkmalträger feststellt und ihre Erfahrungen über ihre Geschwister zusammenzählt [WEINBERG (24)]. Man bestimmt also einerseits die Zahl der Merkmalsträger unter den Geschwistern der Probanden, andererseits die Zahl sämtlicher Geschwister der Probanden. Die Division der ersten Zahl durch die zweite muß theoretisch bei genügend großer Zahl die wahre Erbzahl ergeben, wenn alle Erfahrungen ein und demselben Kreuzungsschema entstammen und nur die Familien ohne Merkmalsträger nicht erfaßt sind. (Einfache Geschwistermethode.)

In diesem Falle sind nämlich die aus diesem Schema hervorgegangenen Individuen in biologischem Sinne Geschwister, wenn sie auch persönlich verschiedene Elternpaare haben, und die Erfahrungen der Probanden über die Beschaffenheit ihrer besonderen Sippschaft stellen dann nur zufällige Varianten der Erfahrung aller Merkmalträger über ihre biologischen Geschwister dar. Ist die Zahl aller aus dieser Kreuzung stammenden Individuen n und $x = n\,p$ die Zahl der Merkmalträger T, so hat jeder einzelne unter $n - 1$ biologischen Geschwistern $x - 1 = n\,p - 1$ Merkmalträger und die durchschnittliche Erfahrung ergibt die Verhältniszahl $\dfrac{x - 1}{n - 1} = p - \dfrac{1 - p}{n - 1}$. Da die Zahl der möglichen Erfahrungen über diese Kreuzungen als theoretisch unendlich groß anzusehen ist, so wird $\dfrac{1 - p}{n - 1} = o$ und somit die Geschwisterziffer praktisch $= p$.

Diese einfachste Ableitung der Geschwistermethode ist aber insofern nicht als völlig korrekt anzusehen, als sie eigentlich nur dem Justschen Falle künstlicher Familienbildung aus begrenztem Material und damit dem Urnenschema ohne Zurücklegen der gezogenen Kugel entspricht. Bei der Bildung der natürlichen Familie wird aber die Wahrscheinlichkeit p des Auftretens von T bei einer bestimmten Geburtennummer durch die Beschaffenheit der vorhergehenden Geschwister nicht wie in dem Justschen Falle beeinflußt, sondern ist konstant $= p$. Hier gilt das Schema I mit Zurücklegen der gezogenen Kugel und daher ergibt sich bei natürlich entstandenem homogenem Material auch die Geschwisterziffer genau $= p$.

Ein Versuch von BERWALD, diese Methode zu diskreditieren, indem er ihr einen zu großen mittleren Fehler zuschreibt, muß als verfehlt bezeichnet werden. BERWALD hat übersehen, daß es sich bei dieser Methode um Erfahrungen von Probanden und nicht von Bevölkerungen handelt. Wenn man dem Gewicht der Erfahrungen der Probanden Rechnung trägt, so wird der mittlere Fehler der Methode bei nicht zu kleinem Material nicht erheblich größer als bei der gewöhnlichen Methode der aber praktisch unmöglichen direkten Bestimmung des Wertes p. Auch die Behauptung von BERWALD, die Methode ergebe eine zu niedrige Ziffer, trifft bei Wägung der Erfahrungen der Probanden nicht zu. Theorie und Empirie decken sich vielmehr durchaus, wie bereits oben (S. 99) hervorgehoben.

Richtige und falsche Anwendung der einfachen Geschwistermethode bei repräsentativem und ausgesuchtem Material.

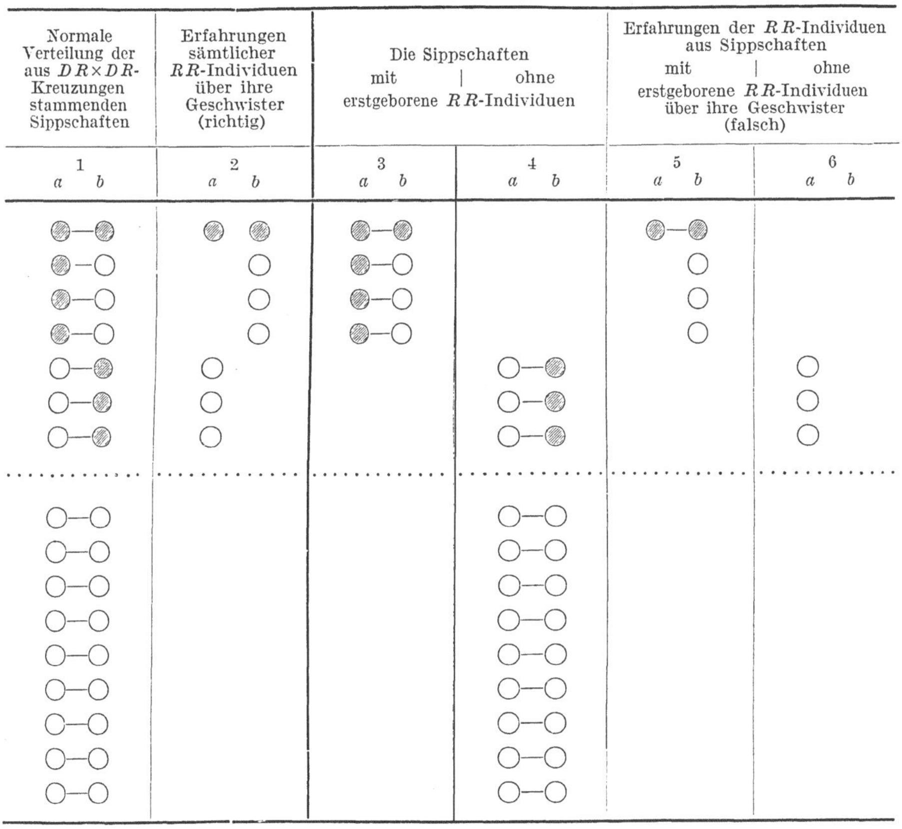

Normale Verteilung der aus $DR \times DR$-Kreuzungen stammenden Sippschaften		Erfahrungen sämtlicher RR-Individuen über ihre Geschwister (richtig)		Die Sippschaften mit | ohne erstgeborene RR-Individuen				Erfahrungen der RR-Individuen aus Sippschaften mit | ohne erstgeborene RR-Individuen über ihre Geschwister (falsch)			
1		2		3		4		5		6	
a	b	a	b	a	b	a	b	a	b	a	b

8 : 32 Häufigkeit der RR-Individuen im Verhältnis zur Gesundheit.

bzw. 8 : 14[1) | 2 : 8 | 5 : 8 | 3 : 24 | 2 : 5 | 0 : 3

⊛ $= RR$-Individuen,   ◯ $= DR$ und DD-Individuen,   ◯—◯ = Sippschaft.
a = Erstgeborene, b = Zweitgeborene.

Bei Material, in dem sämtliche Familien mit Merkmalträgern erfaßt sind, gibt es auch noch eine andere, die von BERNSTEIN so genannte, aber bereits von uns 1912 angedeutete und von APERT auf Albinismus angewandte Methode; sie berechnet, wie häufig unter Familien mit k-Kindern solche mit 0, 1, 2, bei k-Merkmalträgern vorkommen müssen, wenn die Erwartung p ist, berechnet dann für alle Familiengrößen zusammen die erwartungsmäßige

---

[1) Die unter dem Strich befindlichen Sippschaften sind nicht erfaßbar, je nachdem die Sippschaften ohne RR-Individuen mitgezählt sind oder nicht.

Beispiel einer Berechnung bei der einfachen Geschwistermethode [WEINBERG (24)].
Dem Material von LUNDBOG entnommen.
Ein Elter gesund (heterozygot), einer krank (recessiv-homozygot).

	Größe der Familie p	Zahl der recessiven Kinder x	Erfahrungen der Recessiven über Geschwister überhaupt	
			$x(p-1)$	
Familie 1	9	$3+1=4$	$4 \cdot 8 = 32$	$4 \cdot 3 = 12$
„ 2	8	$3+1=4$	$4 \cdot 7 = 28$	$4 \cdot 3 = 12$
„ 3	8	3	$3 \cdot 7 = 21$	$3 \cdot 2 = 6$
„ 4	4	$1+1=2$	$2 \cdot 3 = 6$	$2 \cdot 1 = 2$
„ 5	10	$3+2=5$	$5 \cdot 9 = 45$	$5 \cdot 4 = 20$
Verhältnis		$\frac{18}{38}=0{,}462$	$B=132$	$A=52$

Geschwisterziffer $\frac{52}{132}=0{,}394$

Die Zahlen hinter $+$ bedeuten Sonderlinge und sind mitverwertet.
Dieser Fall entspricht der Annahme, daß alle Familien mit Recessiven erfaßt sind.

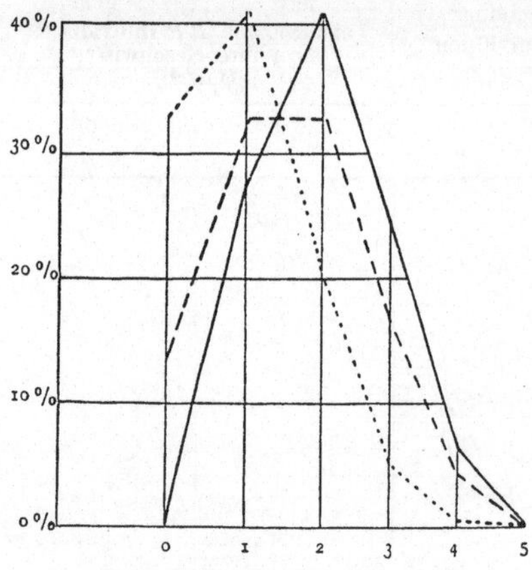

– – – – Normales Polygon von 5 Kinderfamilien mit durchschnittlich 33,3% Merkmalsträger.

———— Durch Stichprobenauslese der Probanden entstandenes Variationspolygon der erfaßten Familien.

········ Durch Stichprobenauslese der Probanden entstandenes Variationspolygon der nichterfaßten Familien.

Abb. 12.

Häufigkeit von T in sämtlichen Familien mit Merkmalträgern und vergleicht diesen Wert mit der Erfahrung. Diese Methode hat zwar einen verhältnismäßig kleineren mittleren Fehler[1] als die einfache Geschwistermethode, erfordert aber mehr Rechenarbeit und ist auf den im folgenden zu besprechenden Fall nicht anwendbar. Auch ein Vorzug dieser Methode für den Nachweis von multiplem Allelomorphismus, wie ihn BERNSTEIN behauptet, existiert in Wirklichkeit nicht.

Der Fall, daß alle Familien mit Merkmalträgern erfaßt sind und für den allein die einfache Geschwistermethode paßt, ist aber jedenfalls selten und stellt nur einen Sonderfall einseitiger Auslese dar. Im allgemeinen wird man damit zu rechnen haben, daß nur ein Teil der Merkmalträger als „Probanden" durch Stichprobenauslese erfaßt wird, während andere Merkmalträger als Sekundärfälle unerfaßt bleiben [WEINBERG (25 und 26)]. Damit werden auch die Familien mit Merkmalträgern nur teilweise erfaßt und besonders häufig diejenigen, die eine große Zahl von Merkmalträgern aufweisen. Wir bezeichnen solche Familien als durch Individualauslese und nicht durch Familienauslese erfaßt. In diesem Falle stellt die Summe dieser Familien, variationsstatistisch nach der Zahl der überhaupt vorhandenen Merkmalträger geordnet, ein Zerrbild des variationsstatistischen Bildes der Gesamtheit dar, und das gleiche gilt für die von der Individualauslese nicht erfaßten Familien. Diese Zerrbilder werden um so krasser einen je geringeren Bruchteil der Merkmalträger die Probanden darstellen, s. Abb. 12.

In diesem Falle ist die wahre Erbzahl $= {}^1/_3$ und die Hälfte der Merkmalträger als durch Stichprobenauslese erfaßt angenommen. Die scheinbare Erbzahl der erfaßten Familien ist hierbei 42,3%, die der nicht erfaßten 20,6%. In diesem Falle weicht die scheinbare Erbzahl der erfaßten Familien stärker von der wahren Erbzahl 33,3% ab, als wenn lediglich die Familien ohne Merkmalträger unerfaßt wären; hier würde die scheinbare Erbzahl 38,8% betragen.

In diesem Falle würde die einfache Geschwistermethode zu hohe Ziffern, bis zum Doppelten der wahren Erbzahl, ergeben. Man darf in diesem Fall nur die Geschwister der wirklichen

---

[1] Der mittlere Fehler dieser Methode ist indessen keineswegs so einfach berechenbar, wie ihn BERNSTEIN angibt.

durch Stichprobenauslese erfaßten Probanden, nicht aber die der Sekundärfälle auf die Häufigkeit des Merkmals untersuchen. In Familien mit mehr als 1 Probanden zählen auch diese so oft als Sekundärfälle, als sie Probanden zu Geschwistern haben [WEINBERG (25) und (26)].

Die nebenstehende Tabelle, welche Abb. 12 entspricht, zeigt die Methode der Korrektur.

Dabei ist angenommen, daß die Hälfte der Merkmalträger (RR) rein zufällig von der Auslese erfaßt wird. Wir sehen, daß in der partiellen Auslese nach dem Besitz des Merkmals (Kolonne 2) die Sippschaften mit 2 Merkmalsträgern $\frac{3}{7}$ statt $\frac{1}{4}$ wie bei der Gesamtheit (in Kolonne 1) ausmachen, während der nicht ausgelesene Bevölkerungsrest nur $\frac{1}{9}$ solcher Sippschaften enthält. Zum Vergleich mit den Ergebnissen der Probandenmethode (P) in Spalte 4 und der einfachen Geschwistermethode (G) in Spalte 6 bei den ausgelesenen Sippschaften sind in Spalte 5 und 7 die entsprechenden Resultate bei dem Bevölkerungsrest wiedergegeben.

Diesen Fall erläutert ferner folgendes praktisches Beispiel mit verschiedener Familiengröße (s. Tab. S. 136, unten).

Stammt das zu untersuchende Material aus verschiedenartigen Kreuzungen, ist es also nicht biologisch homogen, wie namentlich bei Polymerie, aber auch bei einzelnen Fällen der Monomerie, so ergibt die Geschwistermethode einen höheren Wert als die wahre Erbzahl eines solchen Kreuzungsgemisches.

Haben in einer solchen Familie mit der wahren Erbzahl x für die Merkmalträger (T) die relative Häufigkeit f_x, so ergibt sich bei gleicher Sippschaftsgröße k sämtlicher $\sum f_x x$ Merkmalträger die Geschwisterziffer

$$s = \frac{\sum f_x a \cdot x(k-1)}{\sum f_x x(k-1)} = \frac{\sum f_x x^2}{\sum f_x x},$$

und da $\sum f_x x = p$ die wahre Durchschnittserbzahl eines solchen Gemisches vorstellt, so wird

$$s = \frac{p^2 + \sum f_x x^2 - p^2}{p} = p + \frac{\sum f_x x^2 - p^2}{p} = p + \frac{\sigma_p^2}{p},$$

wobei σ_p^2 die Variabilität der Erbzahl in dem Kreuzungsgemisch darstellt.

Hieraus ergibt sich (WEINBERG, bisher nicht publiziert)

$$\sigma_p^2 = p(s - p).$$

Sind s und p empirisch feststellbar, so läßt sich also die Geschwisterziffer zur Messung der Variabilität der Erbzahlen benützen.

Darauf beruht die Möglichkeit, festzustellen, ob in allen Familien die Wahrscheinlichkeit von Knabengeburten gleich oder variabel ist. Aus dem großen Material GEISSLERS ergibt sich z. B. für die

5 Kinderfamilien $s = 0{,}5145$

$p = 0{,}514,$

somit

$$\sigma_p^2 = 0{,}514 \cdot 0{,}0005 = 0{,}000257$$
$$\sigma_p = 0{,}016.$$

Man braucht bei einer derartigen Berechnung durchaus nicht von den Erstgeborenen als

Zahl der Merkmalsträger überhaupt y	Erfaßte Sippschaften mit nebenstehender Zahl von Merkmalsträgern auf je 5 Kinder	Darunter Sippschaften mit Probanden					Summe der Probanden x	Geschwister der Probanden $x(k-1)$	Merkmalträger unter den Geschwistern der Probanden $x(y-1)$
		1	2	3	4	5			
1	1280	1280	—	—	—	—	$1280 \cdot 1 = 1280$	$1280 \cdot 4 = 5120$	$1280\,(1-1) = 0$
2	1920	1280	640	—	—	—	$1280 \cdot 1 + 640 \cdot 2 = 2560$	$2560 \cdot 4 = 10240$	$2560\,(2-1) = 2560$
3	1120	480	480	160	—	—	$480 \cdot 1 + 480 \cdot 2 + 160 \cdot 3 = 1920$	$1920 \cdot 4 = 7680$	$1920\,(3-1) = 3840$
4	300	80	120	80	20	—	$80 \cdot 1 + 120 \cdot 2 + 80 \cdot 3 + 20 \cdot 4 = 640$	$640 \cdot 4 = 2560$	$640\,(4-1) = 1920$
5	31	5	10	10	5	1	$5 \cdot 1 + 10 \cdot 2 + 10 \cdot 3 + 20 \cdot 4 + 1 \cdot 5 = 80$	$80 \cdot 4 = 320$	$80\,(5-1) = 320$
Summa	4651	3125	1250	250	25	1	6480	$6480 \cdot 4 = 25920$	$8640 = 33{,}3\%$

Nicht erfaßt sind 3125 Sippschaften. In allen vorhandenen Sippschaften sind 33,3% Merkmalträger. Die einfache Geschwistermethode würde in den erfaßten Sippschaften statt 33,3 57% ergeben haben.

Einfache Geschwister- (G) und Probandenmethode (P) bei partieller Individualauslese.

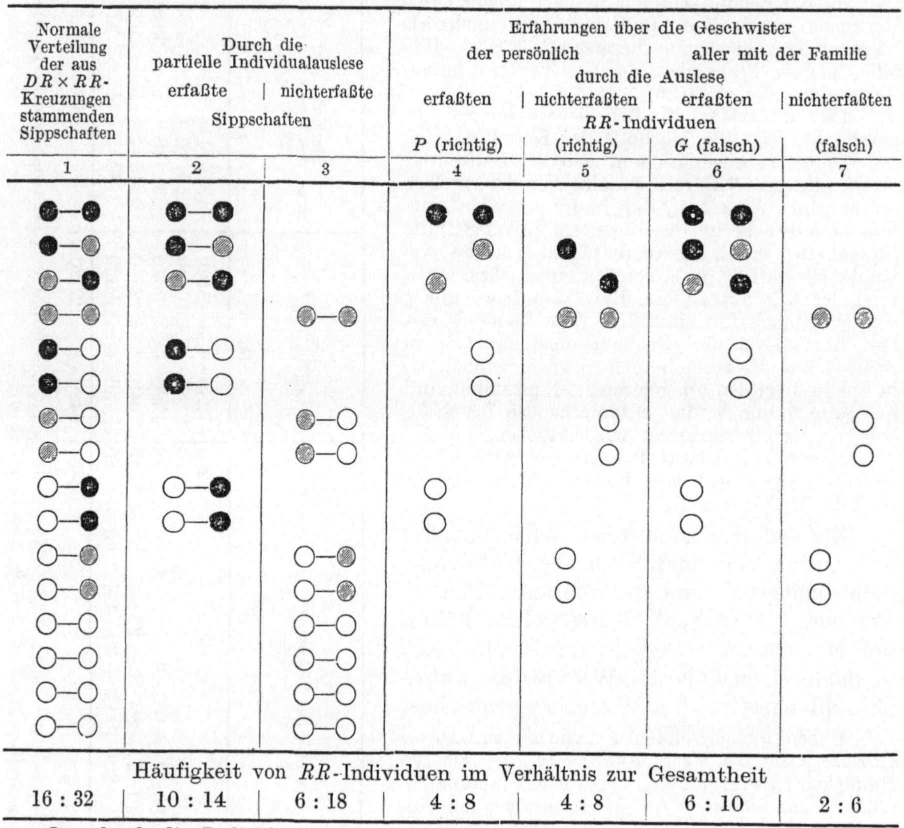

Normale Verteilung der aus $DR \times RR$-Kreuzungen stammenden Sippschaften	Durch die partielle Individualauslese		Erfahrungen über die Geschwister			
			der persönlich durch die Auslese		aller mit der Familie	
	erfaßte	nichterfaßte	erfaßten	nichterfaßten	erfaßten	nichterfaßten
	Sippschaften		RR-Individuen			
			P (richtig)	(richtig)	G (falsch)	(falsch)
1	2	3	4	5	6	7

Häufigkeit von RR-Individuen im Verhältnis zur Gesamtheit

16 : 32	10 : 14	6 : 18	4 : 8	4 : 8	6 : 10	2 : 6

⬤ = durch die Individualauslese persönlich erfaßte RR-Individuen (Probanden),

◓ = übrige RR-Individuen (reine Sekundärfälle),   ◯ = DR-Individuen.

Nur die Probanden ⬤ enthaltenden Familien sind also wirklich erfaßt, während für die einfache Geschwistermethode auch die Familien in Betracht kämen.

Familie	Kinderzahl	Merkmalsträger davon			Richtige Rechnung		Falsche Rechnung	
		insgesamt	Probanden	Sekundärfälle	Geschwisterzahl	positive Fälle	Geschwisterzahl	positive Fälle
	x	$x+s$	x	s	$x(x-1)$	$x(x-1+s)$	$(x+s)(x-1)$	$(x+s)(x+s-1)$
1	7	2	1	1	$1 \cdot 6 = 6$	$1 \cdot (0+1) = 1$	$2 \cdot 6 = 12$	$2 \cdot 1 = 2$
2	6	1	1	—	$1 \cdot 5 = 5$	$1 \cdot (0+0) = 0$	$1 \cdot 5 = 5$	$1 \cdot 0 = 0$
3	8	3	1	2	$1 \cdot 7 = 7$	$1 \cdot (0+2) = 2$	$3 \cdot 7 = 21$	$3 \cdot 2 = 6$
4	5	1	1	—	$1 \cdot 4 = 4$	$1 \cdot (0+0) = 0$	$1 \cdot 4 = 4$	$1 \cdot 0 = 0$
5	7	2	2	—	$2 \cdot 6 = 12$	$2 \cdot (1+0) = 2$	$2 \cdot 6 = 12$	$2 \cdot 1 = 2$
6	8	1	1	—	$1 \cdot 7 = 7$	$1 \cdot (0+0) = 0$	$1 \cdot 7 = 7$	$1 \cdot 0 = 0$
7	9	3	2	1	$2 \cdot 8 = 16$	$2 \cdot (1+1) = 4$	$3 \cdot 8 = 24$	$3 \cdot 2 = 6$
8	1	1	1	—	$1 \cdot 3 = 3$	$1 \cdot (0+0) = 0$	$1 \cdot 3 = 3$	$1 \cdot 0 = 0$
9	2	2	1	1	$1 \cdot 1 = 1$	$1 \cdot (0+1) = 1$	$2 \cdot 1 = 2$	$2 \cdot 1 = 2$
10	1	4	1	3	$1 \cdot 11 = 11$	$1 \cdot (0+3) = 3$	$4 \cdot 11 = 44$	$4 \cdot 3 = 12$
Summa	54	20	12	8	72	13	134	30
		Falsches Verhältnis $20 : 54 = 37\%$			Verhältnis $13 : 72 = 18\%$		Falsches Verhältnis $30 : 134 = 22\%$	

Die falsche Rechnung entspricht der unzutreffenden Voraussetzung, es seien alle Merkmalträger Probanden.

Probanden auszugehen, sondern kann ebensogut von den Letztgeborenen oder von den Erfahrungen aller Knaben über ihre Geschwister ausgehen. Wenn FETSCHER glaubt, hier eine neue Methode aufgebracht zu haben, so ist dies irrig, weil auf diese generell schon von mir hingewiesen wurde und schon GEISSLER mit den Erstgeborenen als Probanden gearbeitet hat. Die von ihm bei den sächsischen Bergarbeitern gefundenen Zahlen waren aber so wenig auffallend, daß GEISSLER ihren trotzdem vorhandenen positiven Wert nicht erkannte. Bei dem Material von FETSCHER hat jedenfalls irgendeine einseitige Auslese stattgefunden, vielleicht nach der Lebensfähigkeit der Kinder, sonst hätte sich eine so starke Abweichung wie 124 Kn : 100 M, der etwa $\sigma = 0{,}230$ statt $0{,}016$ entspricht, nicht ergeben können[1]).

Weiterhin eignet sich die Probandenmethode auch zur Feststellung des Maßes der Stichprobenauslese. Wenn unter den Geschwistern von Probanden bei einer so sorgfältigen Familienforschung, wie sie RÜDIN durchführt, nur 20% der schizophrenen Geschwister nicht in Kliniken und damit nicht Probanden waren, so ergibt diese Feststellung auf genügend breiter Basis die Möglichkeit zur Berechnung der Zahl der überhaupt in einer Bevölkerung vorhandenen Schizophrenen (WEINBERG, noch nicht publiziert).

Endlich läßt sich die Geschwistermethode auch mit anderen Methoden kombinieren; einen Sonderfall dieser Art stellt ihre Kombination mit der von mir angegebenen Differenzmethode zur Feststellung von Unterschieden ein- und zweieiiger Zwillinge dar.

Wo Polymerie vorliegt, ergibt, wie bereits hervorgehoben, die Geschwistermethode höhere Werte als p, die Erwartung ist dabei aber ebenfalls von der erwarteten Vererbungsregel abhängig und variiert zwischen zwei Grenzwerten, von denen wieder einer stets auch der Hypothese der Monomerie, der andere derjenigen der Panmerie entspricht, welche WEINBERG aufgestellt hat (23)[2]).

Aus dem Bestehen einer Variabilität der Erbzahlen folgt nun, daß man einerseits den Grad einer vorhandenen Polymerie beim Menschen nicht genau bestimmen, andererseits aber auch keine genauen Prognosen stellen kann. In Wirklichkeit hat man nämlich wohl ausnahmslos mit Polymerie zu rechnen und die angenommene Monomerie ist stets eine Fiktion. Es empfiehlt sich daher, die Prognosen für die Vererbung bestimmter Merkmale, die ein praktisches Bedürfnis sind, lediglich auf die Erfahrung an unausgelesenem oder lediglich nach der Belastung durch die nächsten Verwandten, Eltern und Geschwister, aufzubauen. Wenn z. B. von den Kindern dementia-praecox-kranker Eltern durchschnittlich 6 bis 10% ebenfalls dieser Krankheit verfallen, so ist das praktisch wichtig genug, auch wenn wir ihre Vererbungsregel nicht genau kennen. Die notwendige theoretische Behandlung der Vererbungsstatistik ist deshalb nicht wertlos, weil sie nicht in allen Fällen zu eindeutigen Ergebnissen führt, und es ist auch wertvoll, daß wir uns der Grenzen unserer Erkenntnismöglichkeiten bewußt werden.

Auch der Vergleich der Nachkommenschaft eines Individuums aus zwei Ehen kann wertvolle Aufschlüsse liefern. Haben Träger eines Merkmals mit ihren Stiefgeschwistern einen Elter gemeinsam, der Träger einer einfach dominanten Anlage ist, so werden diese echten wie die Stiefgeschwister denselben Prozentsatz des Merkmals aufweisen, hingegen bei Recessivität des Merkmals erstere einen unter Umständen erheblich höheren. Durch Polymerie kann aber dieser Unterschied auch bei dominanten Anlagen verwischt werden. Mit dieser Methode hat besonders RÜDIN systematisch gearbeitet.

So lange man nicht in der Lage ist, an genügendem, nicht einseitig ausgelesenem Material wahre Erbzahlen für bestimmte phänotypische Kreuzungen zu berechnen, wird man sich der Probandenmethode bedienen und annehmen

---

[1]) Für die von GEISSLER gefundene Ausgleichstendenz liegt eine biologische Erklärung bis jetzt nicht vor.

[2]) Die Formeln für genealogisch gekennzeichnete Kreuzungen, für Halbgeschwister, für kompliziertere Erbregeln, für Belastung durch Verwandtenehen u. a. m. liegen derzeit bei RÜDIN und werden entweder in oder gleichzeitig mit seinem Werk über manisch depressives Irresein herauskommen. Berechnungen auf Grund derselben hat RÜDIN bereits mitgeteilt.

müssen, daß diese obere Grenzwerte liefert, die nur bei Monomerie genau zutreffen.

Ergibt nun diese Methode, wie bei den Schizophrenen nach RÜDIN, statt der Erwartung $^1/_4$ nur 4,5%, so beweist das allerdings nicht unbedingt Polymerie, es ist auch erklärbar durch Todesauslese vor der Zeit der Erkrankungsmöglichkeit, besonders auch in der Fötalperiode und vor der Befruchtung. Die letztere Ursache muß einerseits zu verminderter Fruchtbarkeit, andererseits dazu führen, daß zweieiige Zwillinge infolge der Einwirkung von Letalfaktoren erheblich seltener vorkommen als durchschnittlich. Eine Untersuchung hierüber muß aber als Erwartungsziffer die Häufigkeit von zweieiigen Zwillingen im kritischen Alter zugrunde legen (WEINBERG, noch unpubliziert).

Der Einfluß von Außenfaktoren kann ebenfalls die zu erwartende Erbzahl modifizieren. Die Theorie dieses Einflusses kann von zwei Grenzvorstellungen ausgehen. Nach der einen werden nur bestimmte Genotypen ein bestimmtes Erscheinungsbild (Phänotypus) liefern und nur dann, wenn bestimmte Außenbedingungen vorhanden sind. In diesem Falle werden die Erbzahlen bei gegebener Häufigkeit des Phänotypus kleiner ausfallen als nach der Erwartung. Die entgegengesetzte Hypothese besagt, daß alle Genotypen, wenn auch mit verschiedener Wahrscheinlichkeit, einen bestimmten Phänotypus liefern [WEINBERG (23)].

Die Theorie rechnet in beiden Fällen mit einem Außenfaktor von der Häufigkeit y. Dieser Außenfaktor läßt sich aber im allgemeinen nicht bestimmen. Der Einfluß von Außenfaktoren kann nun bei wirklich monomeren Merkmalen Polymerie vortäuschen, indem die Erbzahlen dabei niedrig ausfallen.

Bei Bestehen von Außenfaktoren ist aber auch mit einer Korrelation der Außenfaktoren bei Verwandten, insbesondere bei Geschwistern zu rechnen. Die Annahme einer rein zufälligen Verteilung der Außenbedingungen ist eine nur vorübergehend nützliche Fiktion.

Selbstverständlich kann auch das Auftreten von Mutationen die Erbzahlen beeinflussen. Aber Mutationen sind in letzter Linie auch die Folge von Außenfaktoren.

Zu den Außenfaktoren zählt fernerhin auch die Abhängigkeit der Entfaltung (Manifestation, von Erbanlagen von der Zeit. Bei Anlagen, die sich erst im Laufe des Lebens offenbaren, können die Erbzahlen von der mendelistischen Erwartung erheblich abweichen und namentlich zu klein ausfallen. Dieser Möglichkeit muß durch Berechnung von Morbiditätstafeln Rechnung getragen werden von der Art, wie sie WEINBERG für RÜDINS Schizophrenenmaterial herstellte. Diese Notwendigkeit kann sich sowohl für die Geschwister wie für die Deszendenzforschung ergeben. J. BAUER, der die Methode WEINBERGS offenbar übersehen hat, führte mit ASCHNER zusammen zwei diesem Zwecke dienende Methoden ein, die Kompensations- und Exklusionsmethode, und demonstrierte sie an Material über Magengeschwür. Diese beiden Methoden sind aber genau genommen nur Varianten der Ausführung eines uud desselben Gedankens und sie arbeiten mit einem logischen Fehler. Dieser besteht in der Verwechslung des Begriffes der Erkrankungsordnung mit dem der verschiedenen Gefährdung der verschiedenen Lebensalter. BAUER und ASCHNER machen also denselben Fehler, wie ihn HALLEY bei der Herstellung von Sterbetafeln aus der Absterbeordnung allein machte, wo die gleichzeitig lebenden Gesamtheiten unberücksichtigt blieben. Daher ist ihre Methode fehlerhaft, ihr Ergebnis weicht auch nicht unerheblich von dem einer Morbiditätstafel ab. Dieser Fall stellt also eine Warnung für den Kliniker dar, statistische Methoden ohne Kenntnis der allgemeinen Grundlage der statistischen Theorie zu erfinden.

Wertvolle Aufschlüsse über die Bedeutung der Vererbung ist die Zwillingsforschung zu liefern geeignet. Die von WEINBERG (11) angegebene Differenzmethode kann auf die Frage des Einflusses einer individuellen und erblichen Anlage bei ein- und zweieiigen Zwillingen angewandt werden und erlaubt die Verwendung bevölkerungsstatistischen Materials unter Umgehung der Bestimmung der Abstammung jedes einzelnen Falles aus einem oder zwei Eiern.

Haben die Mütter von Pärchen unter insgesamt x_2 weiteren Geburten y_2 weitere Zwillingsgeburten, und sind die entsprechenden absoluten Zahlen für Mütter Gleichgeschlechtlicher x und y, wobei jede Mutter mit ihren Erfahrungen jeweils so oft gezählt wird, als sie

Zwillinge der einen oder anderen Art hatte, so sind nach der Differenzmethode die Zahlen x_1 und y_1 für die Erfahrungen der Mütter eineiiger Zwillinge bestimmbar

$$\text{aus } x_1 = x - x_2$$
$$\text{,, } y_1 = y - y_2\,,$$

und es stellt dann das Verhältnis $y_2 : x_2$ und $y_1 : x_1$ die Wahrscheinlichkeit wiederholten Auftretens von Zwillingsgeburten in derselben Familie vor und nach zwei- und eineiigen Zwillingsgeburten dar.

WEINBERG fand für Stuttgart

$$x_2 = 3019 \qquad y_2 = 101$$
$$x\ = 6604 \qquad y\ = 143\,,$$

und somit $\qquad x_1 = 3585 \qquad y_1 =\ 42\,,$

und damit eine Wiederholungsziffer

$$\text{bei zweieiigen Zwillingsgeburten} = 1:30\,,$$
$$\text{,, eineiigen } \qquad \text{,,} \qquad = 1:85\,,$$

während nach den Stuttgarter Erfahrungen etwa auf 90 Geburten eine Zwillingsgeburt kommt. Man findet also nur bei den zweieiigen Zwillingsgeburten eine die Erwartung erheblich übersteigende Wiederholungsziffer. Dasselbe ergab sich auch für 28 Landgemeinden.

Dasselbe Verfahren läßt sich auch auf die Geburten der Mütter, Töchter und Schwestern von Zwillingsmüttern anwenden. Hier fand WEINBERG für Stuttgart

$$x_2 =\ 5296 \qquad y_2 = 106\,,$$
$$x\ = 10621 \qquad y\ = 166\,,$$

daher $\qquad x_1 = 5325 \qquad y_1 =\ 60$

und somit bei den Müttern, Töchtern und Schwestern von

$$\text{Frauen, die zweieiige Zwillinge hatten, eine Ziffer von } 1:53\,,$$
$$\text{,, ,, eineiige ,, ,, ,, ,, ,, } 1:89\,,$$

gegen $1:90$ der Erwartung, also nur bei ersteren einen erheblichen Überschuß über die Erwartung, dasselbe ergab sich auch für die Landgemeinden [WEINBERG (11) und (27)].

Für eine individuelle und erbliche Anlage ergeben sich also deutliche Anhaltspunkte nur bei zweieiigen, nicht aber bei eineiigen Zwillingen.

Die Methode eignet sich aber nur für großes bevölkerungsstatisches Material. Mit den Erfahrungen eines Dorfes oder gar eines Geschlechtes mit etwa 20 Zwillingsgeburten läßt sich auf diese Weise nicht arbeiten.

Die grundsätzlich von DAHLBERG gegen die Methode erhobenen Einwände sind hinfällig, wenn man überlegt, daß sie nur auf großes Material zugeschnitten ist.

Der Vorschlag von DAHLBERG, in Familien mit eineiigen Zwillingen mit 60% eineiigen Zwillingen zu rechnen, würde allerdings den Einfluß der Vererbung bei eineiigen Zwillingen annähernd so groß erscheinen lassen als bei den zweieiigen, aber es ist nicht sachlich begründet. Vielmehr hat DAHLBERG offenbar nur berechnet, welchen Prozentsatz man annehmen muß, um dieses Ergebnis zu erreichen. Das ist aber eine petitio principii, vor der sich der Statistiker vor allem hüten muß. Eine solche Annahme würde ein Vorkommen von ein- und zweieiigen Zwillingen in ein und derselben Familie erheblich seltener erscheinen lassen als der Wahrscheinlichkeit entspricht. Tatsächlich läßt sich aber die Übereinstimmung von Erwartung und Erfahrung bei den Zahlen über die Häufigkeit von Drillingen aus 1, 2 und 3 Eiern nachprüfen. Die zweieiigen sind nicht nur die häufigsten, sondern ungefähr so häufig als die Wahrscheinlichkeitsrechnung erfordert. Außerdem wird die Hypothese durch die untermäßige Häufigkeit eineiiger Zwillinge in Familien mit mehreren Zwillingsgeburtendirekt widerlegt.

Hingegen läßt sich die Differenzmethode noch weiter ausbauen, indem man bei den $y_2 y$ und y_1 weiteren Zwillingsgeburten die Zahlen $p_2 p$ und p_1 für die weiteren Pärchengeburten ermittelt und je $2 p_2$, $2 p$ und $2 p_1$ als Zahl der zweieiigen, und $y_2 - 2 p_2$, $y - 2 p$ und $y_1 - 2 p_1$ als eineiig in Rechnung stellt, dann ergeben $\dfrac{y_2 - 2 p_2}{x_2} \cdot \dfrac{y_1 - 2 p_1}{x_1}$, $\dfrac{2 \cdot p_2}{x_2}$ und $\dfrac{2 p_1}{x_1}$ die Wiederholungsziffern für ein- und zweieiige Zwillinge, die mit der Erwartung zu vergleichen sind. Eine exakte Untersuchung dieses Problems erfordert aber erheblich mehr Material als bis jetzt vorliegt.

Von DAVENPORT (2) ist die Lehre von einem väterlichen Einfluß auf die Entstehung von zweieiigen Zwillingen neu begründet worden. Theoretisch ist dagegen nichts einzuwenden, daß bei reichlich vorhandenen Samenzellen mit großer Lebensfähigkeit Zwillingsbefruchtungen leichter eintreten und leichter erhalten werden können. Aber die von WEINBERG mitgeteilten relativ großen Zahlen scheinen doch dafür zu sprechen, daß diesen Faktoren keine allzu große

Bedeutung zukommt. Nur Schwestern von Zwillingsmüttern weisen nach Weinberg einen erheblichen Überschuß von Zwillingen gegenüber der Erwartung auf; die Fähigkeit, gleichzeitig zwei Eier zu liefern, ist also doch von überragender Bedeutung [Weinberg (28)].

Der Vergleich der Erfahrungen an ein- und zweieigen Zwillingen ist weiterhin auch für die Untersuchung der besonderen Ähnlichkeit der eineiigen Zwillinge für das Problem der Polymerie und für die Messung des Einflusses der Außenfaktoren von Bedeutung.

Den Untersuchungen an eineiigen Zwillingen kommt eine Bedeutung für die Vererbungsforderung in mehrfacher Hinsicht zu. Sie beruht auf ihrer häufig sehr großen Ähnlichkeit und namentlich dem Zusammentreffen dieser Ähnlichkeit in bezug auf eine Reihe von Merkmalen. Allerdings können auch zweieiige Zwillinge in bezug auf jedes einzelne Merkmal größte Ähnlichkeit aufweisen, und deshalb ist eine einzelne Ähnlichkeit für die Zuweisung von Zwillingen fraglicher Abstammung zu einer oder der anderen Gruppe nicht beweisend; hingegen kommt eine hohe Beweiskraft dem Zusammentreffen zahlreicher Ähnlichkeiten zu.

Diese Ähnlichkeit dient namentlich der Untersuchung der Frage des Einflusses der Polymerie und des Einflusses der Außenfaktoren, sowie der Frage des Vergleichs der vergleichenden Bedeutung von Vererbung und Umwelt.

Niedrige Geschwisterziffern, d. h. solche, die bei dominanten Merkmalen wesentlich unter $1/2$, bei recessiven wesentlich unter $1/4$ liegen, sind, abgesehen von Selektionsvorgängen, wesentlich durch Polymerie oder einen Einfluß von Außenfaktoren zu erklären, der genotypische Anlagen an ihrem Sichtbarwerden verhindert. Bestehen solche niedrigen Erbzahlen bei Geschwistern überhaupt und speziell bei zweieiigen Zwillingen, so kann man untersuchen, wie es sich bei eineiigen Zwillingen verhält. Da diese genotypisch gleich sind, so muß bei Mangel eines großen Einflusses von Außenfaktoren die Geschwisterziffer erheblich höher sein als bei Geschwistern überhaupt und besonders bei zweieiigen Zwillingen, bei denen eine auf gemeinsamen Außenfaktoren beruhende Korrelation möglicherweise erheblich höher ist als bei Geschwistern überhaupt. Ein großer Unterschied der Ziffern bei eineiigen und sonstigen Geschwistern weist daher, wie Siemens und ich (28) unabhängig und gleichzeitig gefunden haben, auf Polymerie hin. Auch hier arbeitet man aber allerdings mit der Voraussetzung, daß Eineiigkeit das Auftreten eines Merkmals nicht besonders begünstige. Dies ist nicht ganz ausgeschlossen.

Nehmen wir aber diesen Fall aus, und setzen die Größe der sozialen Korrelation zwischen Geschwistern $= r_s$, und setzen wir ferner die Häufigkeit mit der die genotypische Anlage zu einem Merkmal sich phänotypisch offenbart $= y$, so ist die empirische Häufigkeit der Identität

bei eineiigen Zwillingen . . . . $s_{1y} = r + (1 - r)\,y,$

„ zweieiigen „ . . . . $s_{2y} = s\,\{r + (1 - r)\,y\},$

wobei s die Erwartung der genotypischen Identität bei Geschwistern überhaupt darstellt. Dann ergibt sich

$$s = \frac{s_{2y}}{s_{1y}},$$

und dieser Wert muß größer als $1/2$ bzw. $1/4$ sein, wenn einfache Dominanz oder Recessivität vorliegen soll. Es ist ferner

$$r_s = \frac{s_{1y} - y}{s - y},$$

um so größer, je kleiner y, d. h. je seltener die Außenbedingungen der Entfaltung des Merkmals oder je größer die Hindernisse dieser Entfaltung sind.

Der Wert y ist aber nur bestimmbar, wenn man die Erbregel des Merkmals und seine phänotypische Häufigkeit genau kennt. Mit der Hypothese der Panmerie erhält man den Mindestwert von y und den Höchstwert der sozialen Korrelation. Die gegenteiligen Grenzwerte hingegen erhält man mit einer Hypothese, welche den geringsten mit dem Wert s eben noch verträglichen Grad von Polymerie annimmt (Weinberg, noch nicht publiziert).

Die Größe der sozialen Korrelation läßt sich aber auch noch auf andere Weise bestimmen[1]).

---

[1]) Betrachtet man nämlich die Kreuzung zweier Phänotypen als Homozygotenkreuzung, so erhält man als Ergebnis an solchen Phänotypen den Höchstwert 1, wenn

Auf die Ähnlichkeit der eineiigen — oder identischen — Zwillinge hat schon GALTON hingewiesen und sie als einen Beweis für die Bedeutung der Vererbung betrachtet. Da eineiige Zwillinge als genotypisch identisch zu betrachten sind, so müßte der Ausdruck für ihre Ähnlichkeit ein Korrelationskoeffizient $= 1$ sein. Wenn er erheblich niedriger ist, so hat man darin einen Beweis und ein Maß der Bedeutung von Außenfaktoren zu erblicken.

Die Korrelationsmessung hat hier ein klassisches Feld der Betätigung. Aber ihre Ausführung hat nicht ganz die erwarteten Ergebnisse gezeitigt.

Nach meinen eigenen, bisher allerdings nur auf kleinem Material beruhenden Untersuchungen beträgt der Korrelationskoeffizient bei eineiigen Zwillingen in bezug auf Schizophrenie 0,5—0,75 und muß in Anbetracht der relativ späten Entwicklung des Bildes der Schizophrenie als hoch bezeichnet werden; vielleicht führt die weitere Untersuchung gerade bei geistigen Eigenschaften auf ähnlich hohe Ziffern. Unter Umständen könnte darin ein Beweis für die Unabhängigkeit geistiger Merkmale von der Umwelt erblickt werden.

Aber der Vergleich zwischen ein- und zweieiigen Zwillingen ergibt nicht durchweg sehr erhebliche Unterschiede der Ähnlichkeit. Darauf habe ich, allerdings ohne Anwendung von Korrelationsmessungen, schon 1901 hingewiesen. Eine inzwischen von Herrn LACHENMAYER auf meine Veranlassung ausgeführte Untersuchung (noch nicht publiziert) ergab als Korrelationskoeffizienten nach BRAVAIS

	für eineiige Zwillinge	für zweieiige Zwillinge
bei 215 Fällen Geburtsgewicht . .	$0{,}719 \pm 0{,}036$	$0{,}731 \pm 0{,}019,$
„ 727 „ Geburtslänge . . .	$0{,}857 \pm 0{,}018$	$0{,}852 \pm 0{,}010.$

Die Unterschiede sind nicht erheblich und liegen innerhalb des Bereichs des mittleren Fehlers.

Die Messung der Unterschiede bestätigte meine früheren Ergebnisse. Es betrug der

	Gewichtsunterschied	Längenunterschied
bei den eineiigen Zwillingen	331,3 g	21,5 mm,
„ „ zweieiigen „	311,1 g	18,1 mm.

Bei beiden Methoden ergibt sich keine größere Ähnlichkeit eineiiger Zwillinge. Diese zweifellose Enttäuschung der Erwartung, die sich auch sonst herausstellte, dürfte vielleicht auf Auslesewirkungen zurückzuführen sein. Zweieiige Zwillinge mit großen Wachstumsunterschieden entziehen sich leichter der statistischen Erfassung.

In bezug auf das Überleben der Geburt betrug nach meinen Untersuchungen der Korrelationskoeffizient für Sachsen

bei eineiigen Zwillingen	0,36,
„ zweieiigen „	0,18.

In bezug auf das Überleben des ersten Lebensjahres für die Lebendgeborenen fand ich

bei eineiigen Zwillingen	$r = 0{,}35,$
„ zweieiigen „	$r = 0{,}42.$

Nach dem 1. Lebensjahre betrugen bis zum 20. Lebensjahre die Korrelationskoeffizienten je etwa 0,20. Es findet also mit dem zunehmenden Alter eine Abnahme der Korrelation von Zwillingsgeschwistern statt.

Bei Kurzsichtigkeit fand ich auf Grund des Materials von JABLONSKY

bei eineiigen Zwillingen	$r = 0{,}37,$
„ zweieiigen „	$r = 0{,}42.$

Die Korrelation nimmt jedenfalls bei beiden Gruppen mit zunehmendem Lebensalter und der damit eintretenden Divergenz der Lebensbedingungen ab,

---

Außenfaktoren keine Rolle spielen, und somit ist die empirische Erbzahl $r = y$ gleich dem der Häufigkeit des günstigen Außenfaktors. Berechnet man aus demselben Material gleichzeitig die Geschwisterziffer s_r, so ist $s = \{r + (1 - r)\,y\}$ und kann daraus r berechnen. Man erhält mit diesem Verfahren den Mindestwert von y und damit den Höchstwert der sozialen Korrelation von Geschwistern.

Für die Berechnung ihres Mindestwertes gibt es, wenn überhaupt, so jedenfalls doch kein einfaches Verfahren.

Eine genaue Lösung der relativen Bedeutung von Vererbung und Umwelt ist daher sehr erschwert, wenn nicht unmöglich.

gerade das spricht aber dafür, daß anfangs eine hohe, auf Gleichheit der Außenfaktoren beruhende Korrelation der Zwillingsgeschwister beiderlei Geschlechts besteht und daß die genotypische Identität andererseits weder die einzige Ursache einer hohen Korrelation, noch ein Hindernis für das Zustandekommen einer relativ niedrigen im späteren Leben ist.

Die theoretische Untersuchung ergibt nun, daß die Korrelation zwischen eineiigen Zwillingen nicht unbedingt ein Maß der Bedeutung der Vererbung ist.

Die auf der Identität der Gene beruhende Ähnlichkeit der Eineiigen betrachten wir a priori $= 1$ und dürfen annehmen, daß sie auch praktisch diesem Werte entspricht. Aber die empirische Korrelation ist gleich dem Produkt der genotypischen Ziffer 1 und der sozialen Korrelation r_s, also $r = 1 \cdot r_s$, während bei zweieiigen Zwillingsgeburten die genotypisch bedingte Korrelationsziffer r_g und daher $r = r_g r_s$ ist und daher erheblich kleiner als bei Eineiigen sein kann. Das gilt auch für nicht aus derselben Geburt stammende Geschwister.

Für die theoretische Behandlung dieses Problems ist es gleichgültig, welcher Art die Außenfaktoren sind. Es macht z. B. dem Psychiater Schwierigkeiten, zu glauben, daß Außenfaktoren eine bedeutende Rolle spielen, er ist von der Zwangsläufigkeit, mit der sich geistige Erkrankungen durchsetzen, zu sehr überzeugt. Er übersieht aber dabei, daß zu den Außenfaktoren auch die Entwicklungsvorgänge und ihre Störungen und vor allem auch die Bedingungen der Beobachtung gehören. Jedenfalls darf man sich durch derartige Vorurteile nicht an der Aufstellung einer Theorie des Zusammenwirkens von Erbanlage und Umwelt beirren lassen, wenn die Zahlen dazu nötigen.

Selbstverständlich bedarf es großen Materials für die Untersuchung solcher Probleme und es ist vielleicht nicht unbedingt notwendig, die Befunde an eineiigen Zwillingen nur mit solchen an zweieiigen zu vergleichen. Auch Vergleiche mit den sonstigen Befunden von beliebigen Nichtzwillingsgeschwistern können von Wert sein und müssen herangezogen werden, wo die Erfahrungen bei zweieiigen Zwillingen zu geringes Material liefern, also eben da, wo niedere Geschwisterziffern in Betracht kommen. Nur wenn angenommen werden muß, daß die soziale Korrelation zwischen zweieiigen Zwillingen erheblich größer ist als die zwischen Geschwistern überhaupt, ist es nötig, sich auf den Vergleich von Zwillingen von beiderlei Abstammung zu beschränken. Aber zur Entscheidung dieser Frage fehlt es noch an einer empirischen Messung der sozialen Korrelation zwischen Geschwistern und an der Aufstellung einer Theorie über diese.

Die relativ hohen sozialen Korrelationswerte bei Eineilingen sprechen eine ganz andere Sprache als die Ergebnisse der Zusammenstellung von Korrelationskoeffizienten, die PEARSON gegeben hat, um die überwiegende Bedeutung der Vererbung zu beweisen. Zwei sie betreffende Tabellen seien hier angeführt:

Korrelationskoeffizienten nach PEARSON (*nach der Vierfeldertafel berechnet*) *zwischen Eltern und Kindern.*

In bezug auf	Speziell zwischen				Überhaupt
	Vater und Sohn	Vater und Tochter	Mutter und Sohn	Mutter und Tochter	
Körpergröße	0,51	0,51	0,49	0,51	—
Spannweite	0,45	0,45	0,46	0,45	—
Vorderarmlänge	0,42	0,42	0,41	0,42	—
Augenfarbe	0,55	0,44	0,48	0,51	—
Geschicklichkeit	0,49	—	—	—	—
Intelligenz	0,58	—	—	—	—
Lungentuberkulose (PEARSON) .	—	—	—		0,40—0,60
Geisteskrankheit (HERM)	—	—	—		0,53
Taubstummheit	—	—	—		0,54
Hornhautbrechung	—	—	—		0,60

durchschnittlich 0,49.

Korrelationskoeffizienten nach PEARSON (*nach der Vierfeldertafel berechnet*) *in bezug auf Außen-*
faktoren.

Sehschärfe und häusliches Milieu, gemessen an Reinlichkeit des Körpers und der Kleidung	+ 0,07
Augenkrankheit und Überbürdung	+ 0,05
„ „ ökonomische Lage der Familie	+ 0,03
„ „ physische Beschaffenheit der Eltern	− 0,06
„ „ moralische Beschaffenheit der Eltern	+ 0,02
Kurzsichtigkeit und Alter beim Lesenlernen	− 0,08
Anlage zu Phthise und Armut	+ 0,02
Sehschärfe und Personenzahl pro Zimmer	− 0,10
Kurzsichtigkeit und Personenzahl pro Zimmer	− 0,07
Refraktionsmenge der Kinder und moralische Beschaffenheit der Eltern	− 0,05
„ „ „ „ „ „ „ „	− 0,00
„ „ „ „ wirtschaftliche Lage der Familie	− 0,05
Sehschärfe der Kinder und moralische Beschaffenheit der Eltern	− 0,02
„ „ „ „ physische „ „ „	− 0,00
„ „ „ „ wirtschaftliche Lage der Familie	− 0,01
Gewicht der Kinder und Intelligenz	+ 0,04
Körpergröße der Kinder und Intelligenz	+ 0,08
Zustand der Zähne der Kinder und Intelligenz	+ 0,09
Zustand der Kleidung und Intelligenz { Knaben	+ 0,04
{ Mädchen	+ 0,24
Ernährungszustand und Intelligenz { Knaben	+ 0,01
{ Mädchen	+ 0,08
Reinlichkeit und Intelligenz { Knaben	+ 0,14
{ Mädchen	+ 0,07
Drüsen und Intelligenz	+ 0,08
Mandeln und Intelligenz { Knaben	− 0,01
{ Mädchen	− 0,11
Alkoholismus der Eltern und Gewicht der Kinder	+ 0,06
„ „ „ „ Körpergröße der Kinder	+ 0,06
„ „ „ „ Gesundheitszustand der Kinder	− 0,05
„ des Vaters „ Intelligenz der Kinder	− 0,06
„ der Mutter „ „ „ „	− 0,04
„ „ Eltern „ Kurzsichtigkeit der Kinder	− 0,12
„ des Vaters „ Augenleiden beim Kind	− 0,08
„ der Mutter „ „ „ „	+ 0,06
Sehschärfe und Zeit des Aufenthalts außerhalb des Hauses	0,00
Kurzsichtigkeit und Zeit des Aufenthalts außerhalb des Hauses	0,00
Ungesunder Beruf des Vaters und Gewicht der Kinder	+ 0,14
„ „ „ „ „ Körpergröße der Kinder	+ 0,07
Beschäftigung der Mutter und Gewicht des Sohnes	+ 0,11
„ „ „ „ „ der Tochter	+0,07
„ „ „ „ Körpergröße des Sohnes	+ 0,14
„ „ „ „ „ der Tochter	+ 0,11
„ „ „ „ Intelligenz des Sohnes	− 0,16
„ „ „ „ „ der Tochter	+ 0,11
„ „ „ „ Gesundheitszustand der Kinder	+ 0,08
Lohn des Vaters und Gewicht der Kinder	+ 0,10
„ „ „ „ Körpergröße der Kinder	+ 0,09
Zimmerzahl der Wohnung und Gewicht der Kinder	+ 0,11
„ „ „ „ Körpergröße der Kinder	+ 0,11

durchschnittlich + 0,03 (nach PEARSON),
richtiger ± 0,07 (nach WEINBERG).

Mit dieser Zusammenstellung soll die große Bedeutung der Vererbung gegenüber den Außenfaktoren, die wesentlich geringere Korrelationsziffern aufweisen,
veranschaulicht werden. Die höchste Ziffer ist bei Außenfaktoren im einen
Fall +0,24, während für die Vererbung bzw. familiäre Belastung sich durchschnittlich Werte über 0,49 ergeben. Für die Beziehungen zwischen Tuberkulose und Armut findet PEARSON Werte von 0,02, während mein eigenes Material,
nach PEARSON berechnet, über 0,19 ergab! Ohne ganz genauen Einblick in die

Art der Gewinnung des Materials ist aber ein Schluß aus diesen Gegenüberstellungen nicht möglich. Wir wissen vor allem nicht, wie weit das von PEARSON beigebrachte Material repräsentativ ist, andererseits spielt bei PEARSONS Vererbungsziffern auch Inzucht eine Rolle. Eine nur durch Vererbung bedingte Korrelation von Geschwistern bei Taubstummheit von 0,73 ist unmöglich ohne Inzucht erklärbar. Hingegen ist die von mir mitgeteilte Ziffer bei Tuberkulose (0,19) ohne jede Auslese gewonnen, also repräsentativ.

So wenig nun die Bedeutung der Vererbung dadurch in Frage gestellt wird, daß man bei seltenen Merkmalen unter Umständen einen niedrigen Korrelationskoeffizienten erhält, so wenig darf ein Urteil über die Bedeutung der Außenfaktoren von der Höhe der Korrelationsziffer allein abhängen.

Wesentlich ist vielmehr, ob Außenfaktoren neben der Vererbung eine notwendige Bedingung des Auftretens bestimmter Erscheinungen sind oder nur eine nebensächliche, gelegentliche Rolle spielen.

Wer den Phänotypus als Ergebnis einer Reaktion zwischen Erbanlage und Außenfaktoren betrachtet, für den ist die Frage bereits grundsätzlich in ersterem Sinne entschieden, und Zahlen sind in diesem Falle kaum imstande, eine solche Auffassung zu beeinflussen. Außenfaktoren sind aber leichter beeinflußbar als Erbanlagen; diesen ist künstlich nur durch Auslese im Sinne der Rassenhygiene beizukommen. Nur aus dem Grunde darf die Vererbung als die wichtigere Bedingung der Erscheinungen betrachtet werden, weil wir ihr beim einzelnen Individuum machtlos gegenüberstehen und vom Eindruck des Zwangsläufigen beherrscht werden.

Die Statistik hat auf diesem Gebiete nur den Wert, uns zu zeigen, daß bei beiden Arten der Bedingungen der Erscheinungen hohe und niedere Koeffizienten vorkommen können.

Anhang.

6. Technische Hilfsmittel bei der rechnerischen Bearbeitung des Materials.

Sowohl bei der Berechnung von Durchschnittszahlen, wie von Verhältniszahlen sind Multiplikationen und Divisionen nötig, die unter Umständen viel Zeit erfordern und auch Rechenfehler erzeugen.

Man kann sich hierbei, wie auch bei Additionen und Subtraktionen, der *Rechenmaschinen* verschiedener Art bedienen. Eine einfache Maschine dieser Art sind Rechenstäbe, deren es verschiedene Arten gibt. Sie bestehen im wesentlichen aus zwei aneinander verschiebbaren Skalen, ihre Einteilung ist für den Zweck von Multiplikationen und Divisionen so eingerichtet, daß sie dem System der Logarithmen entspricht, man addiert also bei der Verschiebung der beiden Skalen, wo es sich um Multiplikation, und subtrahiert, wo es sich um Division handelt. Außerdem gibt es Rechenmaschinen verschiedenster Art.

Diese Behelfe genügen aber nicht immer bei feineren Untersuchungen. Man muß sich dann fünf-, sieben- und selbst mehrstelliger Logarithmentafeln bedienen. Deren Handhabung ist aus den Anleitungen zu ihrem Gebrauch zu ersehen. Mit diesen Tafeln sind zumeist auch weitere Tafeln verbunden, z. B. solche, welche die Produkte drei- und vierstelliger Zahlen und durch Interpolation noch höherer abzulesen gestatten, außerdem Tafeln für Quadrat- und Kubikzahlen und ebensolche Wurzeln.

Für die Zwecke der Variations- und Korrelationsuntersuchungen findet man namentlich in der englischen und amerikanischen Literatur eine Reihe weiterer Tafeln, welche die teilweise sehr umständlichen Berechnungen erheblich erleichtern. Leider sind sie teuer und schwer zugänglich. Besonders sei auf die Zeitschrift Biometrica verwiesen.

Mit allen diesen Behelfen kann man Fehler machen, so gut wie bei Kopfrechnen.

Beim Addieren empfiehlt es sich, die einzelnen senkrechten Zahlenreihen je für sich zu addieren und dann erst die Ergebnisse zusammenzuzählen. Bei graphischen Darstellungen erhält man Summen als Flächeninhalte mittels des Planimeters.

7. Die Darstellung der Ergebnisse.

Wo es sich nicht um praktische Auswertung gewonnener Zahlen handelt, wie auf dem Gebiet der Versicherungsstatistik, ist das wichtigste das in Worten ausdrückbare Ergebnis.

Die zahlenmäßigen Unterlagen können sowohl in Form von Tabellen wie graphisch veranschaulicht werden. Erstere Darstellungsweise ist die wissenschaftlich wertvollere. Die Urzahlen sollen ebenfalls zum Zweck der Nachprüfung von Fehlern in irgendeiner Weise zugänglich sein, wenigstens in den Originalarbeiten. Daß man bei andersseitiger Verwertung der Originalien alle Urzahlen und Einzelheiten bloß im Interesse der Raumvergrößerung sklavisch abschreibt, ist selbstverständlich ein Unfug. Insbesondere ist das in Lehr- und Handbüchern, Realenzyklopädien usw. streng zu meiden. Leider sieht man aber nicht selten krasse Beispiele dieser Art.

Die graphische Methode erfüllt mehrere Zwecke.

Sie dient dem Sachverständigen zur raschen Übersicht der Ergebnisse, sie eignet sich ferner für belehrende Vorträge jeder Art. Nur darf man sich von dem dauernden Eindruck der Graphiken nicht zuviel versprechen, sie werden nur fruchtbringend wirken, wo die Aufnahmefähigkeit für ihren Sinn vorhanden ist, können diese aber nur in geringem Maße erzieherisch beeinflussen.

Praktische Zwecke hat hingegen die Graphik bei der Interpolation oder Extrapolation und neuerdings wird sie auch sonst in den Dienst wissenschaftlicher Untersuchungen gestellt, um die Berechnung komplizierterer Zahlengebilde zu erleichtern. Diese Methode hat als *Nomographie* bereits eine weitgehende Ausbildung erlangt.

Literatur.

ALTSCHUL: Studien über die Methode der Stichprobenerhebung. Arch. f. Rassen- u. Gesellschaftsbiol. Bd. 10. 1913. — ASCHER: Eine Gruppenmethode der Konstitutionsforschung. Dtsch. med. Wochenschr. 1923. — AUERBACH: (1) Die Variationskurve in der Biologie. Zeitschr. f. indukt. Abstammungs- u. Vererbungslehre Bd. 11. 1914. — (2) Die Furcht vor der Mathematik. Jena 1924. — BARRY: Report on an epidemic of smallpox. London 1889. — BAUSCHINGER: (1) Ausgleichungsrechnung. Enzyklopädie der mathematischen Wissenschaft Bd. I. 1906. — (2) Interpolation. Ebenda. — BECKER: Deutsche Sterbetafel 1871/72—1880/81. Statistik des Deutschen Reichs Bd. 11, S. 1. 1887. — Biometrica: London enthält zahlreiche methodologische Arbeiten. — BERWALD: Über die Weinbergsche Geschwistermethode. Skandinavisk Aktuarietidskrift 1924. — BLASCHKE: Vorlesungen über mathematische Statistik 1906. — BÖCKH: Sterbetafel für den preußischen Staat. Jahrb. f. Nat. Ök. u. Stat. Bd. 25. 1869. — BOHLMANN: Lebensversicherungsmathematik. Enzyklopädie der mathematischen Wissenschaft Bd. I. 1906. — BORTKIEWICZ: (1) Das Gesetz der kleinen Zahlen. Leipzig 1898. — (2) Anwendung der Wahrscheinlichkeitsrechnung auf Statistik. Enzyklopädie der mathematischen Wissenschaft Bd. I. 1906. — BOWLEY: Elements of statistics. London 1907. — BRUNS: Wahrscheinlichkeitsrechnung und Kollektivmaßlehre. Leipzig 1906. — CZUBER: (1) Wahrscheinlichkeitsrechnung und Kollektivmaßlehre. Leipzig 1924. — (2) Die statistischen Forschungsmethoden. Wien 1921. — (3) Die philosophischen Grundlagen der Wahrscheinlichkeitsrechnung. Leipzig 1923. — DAHLBERG: Twins and heredity. Hereditas Bd. 4. 1923. — DAVENPORT: (1) Statistical methods with special reference to biological variation. New York 1904. (Zahlreiche Literaturangaben über Biometrie.) — (2) Influence of the male in the production of human twins. Americ. naturalist Bd. 34. 1920. — EGGENBERGER und POLYA: Über die Statistik verketteter Vorgänge. Zeitschr. f. angew. Math. u. Mech. Bd. 3. 1923. — FAHLBECK: Der Adel Schwedens. Jena 1913. — FECHNER: Kollektivmaßlehre. Leipzig 1897. — FETSCHER: Zur Frage der Knabenziffer beim Menschen. Arch. f. Rassen- u. Gesellschaftsbiol. Bd. 15. 1924; Klin. Wochenschr. 1924. — FLORSCHÜTZ: Allgemeine Lebensversicherungsmedizin 1913. — FORCHER: Die statistische Methode als selbständige Wissenschaft. 1912. — FRIEDBERGER: Einfluß der Geburtenfolge auf die Sterblichkeit der Kinder. Inaug.-Dissert. Heidelberg 1916. — FUNK: Sterblichkeit nach sozialen Klassen in der Stadt Bremen. Mitt. a. d. Stat. Arch. Bremen 1913. — GALTON: Natural inheritance. London 1889. — (2) Über ähnliche Zwillinge. London 1875. — GEISSLER: (1) Beiträge zur Frage des Geschlechtsverhältnisses der Geborenen. Zeitschr. d. sächs. Stat. Bd. 35. 1889. — (2) Über die Vorteile der Berechnung nach prozentischen Graden. Allg. stat. Arch. Bd. 2. 1892. — GINI: (1) La distribuzione dei professori. Riv. ital. di sociol. Bd. 18. 1914. — (2) Nuovi contributi alla teoria delle relazioni statistiche. Venedig 1915. — (3) Indici di concordanza. Ebenda 1911. — (4) Sul criterio di concordanza tra due caratteri. Ebenda 1916. — (5) Delle relazioni tra le intensita congraduate di due caratteri. Ebenda 1917. — (6) Di una estenzione del concetto di scostamento medio. Ebenda 1918. — (7) Sull' utilita delle rappres entazioni grafiche. Giorn. dei Econ. Roma 1914. — Grotjahn: Milderung des Impfzwanges durch Einführung der Gewissensklausel. Dtsch. med. Wochenschr. 1923. — Gumbel: Berechnung des Bevölkerungsstandes durch Interpolation. Arch. f. soz. Hyg. u. Demogr. Erg.-Bd. II. 1916. — Hansen: Über die Minderwertigkeit der erstgeborenen Kinder. Arch. f. Rassen- u. Gesellschaftsbiol. Bd. 10. 1913. — Horsch: Das Familienregister in Württemberg. Zeitschr. f. Standesamtswesen Bd. 2. 1922. — Jablonsky: (1) Vererbung der Myopie. Klin. Monatsbl. f. Augenheilk. Bd. 68. 1922. — (2) Ein Beitrag zur Vererbung der Myopie. Arch. f. Augenheilk. Bd. 91. 1922. — Johannsen: Elemente der exakten Erblichkeitslehre. Jena 1913. — Just: Der Nachweis von Mendelzahlen bei Formen mit niederer Nachkommenzahl. Arch. f. mikr. Anat. Bd. 94 u. 97. 1921 u. 1924. — Karup und Gollmer: Aus der Praxis der Gothaer Lebensversicherungsbank. Jena 1902. — Kaup: (1) Volkshygiene oder selektive Rassenhygiene. Leipzig 1922. — (2) Korrelationskoeffizient und funktionale Abhängigkeit von Körpermassen. Sitzungsber. d. Ges. f. Morphol. u. Physiol., München 1923. — (3) Untersuchungen über die Norm. Münch. med. Wochenschr. 1922. — (4) Konstitution und Umwelt im Lehrlingsalter. München 1922. — Kiaer: Die repräsentative Untersuchungsmethode. Allg. stat. Arch. Bd. 5, S. 1. 1899. — Körösi: Kritik der Vaccinationsstatistik. Berlin 1890. — Lang: Experimentelle Vererbungslehre in der Zoologie. 1. Hälfte. Jena 1914. (Enthält eine sehr ausführliche Darstellung der Variationsstatistik.) — Lenz: (1) Bemerkungen zur Variationsstatistik und Korrelationsrechnung. Arch. f. Rassen- u. Gesellschaftsbiol. Bd. 15. 1915. — (2) Abschnitt 3—5 in Fischer-Bauer-Lenz, Grundriß der menschlichen Erblichkeitslehre und Rassenhygiene. Bd. II. 1923. — Lexis: Abhandlungen zur Theorie der Bevölkerungs- und Moralstatistik. Jena 1903. — (2) Abhandlungen zur Theorie und Technik der Statistik. Jena 1903. — Löwy: Versicherungsmathematik. Berlin 1924. — Ludwig: Die Messungen und Wägungen der Leipziger Volksschulkinder. Mitt. d. Stat. Amts Leipzig. Neue Folge. Bd. 5. 1922. — Lundborg: Medizinisch-biologische Familienforschungen. Jena 1913. — March: (1) Statistique des familles. Paris 1912. — (2) Einleitung zu Statistique internat. du mouvement de la population. Bd. II. 1901—1910, Statistique générale de la France. 1913. — Martius: Die numerische Methode. Virchows Arch. f. pathol. Anat. u. Physiol. Bd. 93. 1881. — v. Mayr: Statistik und Gesellschaftslehre. I. Theoret. Statistik. 1.—2. Teil. 1914. (Zur Zeit erscheint Neuauflage.) — Mehmke: Nomographie. Enzyklopädie der mathematischen Wissenschaft Bd. I. 1906. — Pearson: (1) On a form of spurious correlation. Proc. of the roy. soc. of London Bd. 60. 1897. — (2) Grammar of science. London 1900. — (3) On the correlation of characters not quantitatively measurable. Phil. trans. of the roy. of London, Ser. A, Bd. 195. 1909. — (4) On the systematic fitting of curves in observation and measurement, Biometrica 1902. — (5) On the theory of contingeney etc. London 1904. — (6) Nature and nurture. London 1910. — (7) Handicapping of the first born. London 1914. — (8) Über Zweck und Nutzen einer nationalen Rassenhygiene. Arch. f. Rassen- u. Gesellschaftsbiol. Bd. 5. 1908. — (9) Skew variation in homogenous material. Phil. trans. of the roy. soc. of London, Ser. A Bd. 116. 1903. — (10) On a generalised theory of alternative interitance with special reference to Mendels laws. Ebenda Bd. 203. 1904. (Weitere Literatur s. Davenport und Biometrica.) — Peters: Über Vererbung psychischer Fähigkeiten. Psychol. Forsch. Bd. 3. 1915. — Prinzing: (1) Handbuch der medizinischen Statistik. Jena 1906. — (2) Sterblichkeit der bürgerlichen Bevölkerung Deutschlands seit den Zeiten der Karolinger in Lindheim, Saluti senectutis. Wien 1909. — (3) Sterblichkeit der Ledigen und Verheirateten. Allg. stat. Arch. Bd. 5. 1899. — (4) Methoden der medizinischen Statistik in Abderhaldens Handb. der biol. Arbeitsmeth. 1924. — (5) Der Krebs in Württemberg. Zeitschr. f. Krebsforsch. Bd.14. 1914. — (6) Totgeburten, Kindersterblichkeit und Geschlechtsverhältnis der Geborenen in England und Japan. Zeitschr. f. soz. Med. Bd. 5. 1910. — (7) Eine notwendige Änderung in der Statistik des Kindbettfiebers. Dtsch. med. Wochenschr. 1914. — Przibram: Aufbau der mathem. Biologie. Abh. z. theor. Biol. Nr. 18. 1923. Berlin. — Raths: Zur Ermittlung der Kindersterblichkeit in Kriegszeiten. Dtsch. stat. Zentralbl. 1916. — (2) Deutsche Sterbetafeln 1891—1900. Stat. d. D. R. Bd. 200. 1910. — Rauber: Der Überschuß der Knabengeburten und seine biologische Bedeutung. Leipzig 1900. — Rauthmann: (1) Untersuchungen über die Norm. Jena 1921. — (2) Klinische Medizin und Variationsforschung. Münch. med. Wochenschr. 1923. — (3) Konstitutionsforschung und Kollektivmaßlehre. Zeitschr. f. Konstitutionsforsch. Bd. 9. 1922. — Reichenbach: Der Begriff der Wahrscheinlichkeit und die mathematische Darstellung der Wirklichkeit. Inaug.-Dissert. Leipzig 1916. Reitsma: Die Bevölkerungsregister in den Niederlanden. Arch. f. soz. Hyg. u. Demogr. Bd. 11. 1916. — Riebesell: Die mathematischen Grundlagen der Variations- und Vererbungslehre. Leipzig 1913. — Roesle: Graphisch-statistische Darstellungen und ihre Technik. Arch. f. soz. Hyg. u. Demogr. Bd. 8. 1912. — (2) Kritische Bemerkungen zur Statistik der Geschlechtskrankheiten. Ebenda Bd. 13. 1919. — Rüdin: Studien über Vererbung und Entstehung geistiger Störungen Bd. I. Berlin 1916. — Ruf: Familienbiologie eines Schwarzwalddorfes. Arch. f. Rassen- u. Gesellschaftsbiol. Bd. 15. 1924. — SALPETER: Einführung in die höhere Mathematik für Naturforscher und Ärzte. Jena 1913. — SCHOTT: Statistik. Leipzig 1913. — SHEPPARD: On the application of the theory of error to cases of normal ditribution and normal correlation. Phil. trans. of the roy. soc. of London, Ser. A Bd. 192. 1898. — SIEMENS: Zwillingspathologie. Berlin 1924. — SIMON: Normen für graphische Darstellungen. Dtsch. stat. Zentralbl. 1921. — SCHLOSSMANN: Vorschlag zur Abänderung des statistischen Ausdrucks der Säuglingssterblichkeit. Handb. f. Nat.-Ök. u. Stat. 3. Folge, Bd. 52. 1916 (Titel unrichtig!) — STEINMETZ: Der Nachwuchs der Begabten. Zeitschr. f. Sozialwiss. 1904. — TELEKY: (1) Vorlesungen über soziale Medizin Bd. I. Jena 1914. — (2) Aufgaben und Durchführung der Krankheitsstatistik der Krankenkassen. Veröff. a. d. Geb. d. Medizinalverwalt. Bd. 18. 1923. — TIETZE: Über das Schicksal gemischter Populationen nach den Mendelschen Vererbungsgesetzen. Zeitschr. f. angew. Math. u. Mech. Bd. 3. 1923. — TSCHUPROW: Über die mathematische Erwartung. Skandinav. Aktuarietskrift 1918. — VINCI: Sulla misura della concordanza tra caratteri quantitativi. Rom 1918. — VOGT: Organisation der Todesursachenstatistik in der Schweiz. Zeitschr. f. soz. Hyg. u. Demogr. Bd. 10. 1915. — WEINBERG: (1) Tur Technik familienstatistischer Untersuchungen. Allg. stat. Arch. Bd. 9. 1916. — (2) Beziehungen zwischen der Tuberkulose und Schwangerschaft, Geburt und Wochenbett. Beitr. z. Klin. d. Tuberkul. Bd. 5. 1906. — (3) Das mathematische Prinzip der scheinbaren Überfruchtbarkeit der Eltern ausgelesener Kinder. Arch. f. soz. Med. Bd. 4. 1909. — (4) Die rassenbiologische Bedeutung der Fruchtbarkeit. Arch. f. Rassen- u. Gesellschaftsbiol. 1910/11. — (5) Tuberkulose und Familienstand. Zeitschr. f. allg. Gesundheitspfl. 1906. — (6) Tuberkulose beider Ehegatten. Beitr. z. Klin. d. Tuberkul. Bd. 5. 1906. — (7) Die Kinder der Tuberkulösen. Leipzig 1913. — (8) Geburtenfolge in GROTJ-KAUP: Handwörterbuch der sozialen Hygiene, außerdem in (7) und das für RÜDIN geschriebene Kap. (s. RÜDIN). — (9) Minderwertigkeit der Erstgeborenen. Öffentl. Gesundheitspflege 1916. — (10) Über die Frage der Minderwertigkeit der Erstgeborenen. Arch. f. Rassen- u. Gesellschaftsbiol. Bd. 12. 1917. — (11) Beiträge zur Physiologie und Pathologie der Mehrlingsgeburten. Pflügers Arch. f. d. ges. Physiol. Bd. 88. 1901. — (12) Neue Beiträge zur Lehre von den Zwillingen. Zeitschr. f. Geburtsh. u. Gynäkol. Bd. 48. 1902. — (13) Einfluß von Alter und Geburtenzahl auf die Häufigkeit der eineiigen Zwillinge. Ebenda Bd. 65. 1909. — (14) Sterblichkeit, Lebensdauer und Todesursachen der Ärzte in Württemberg. Württ. Jahrb. f. Stat. u. Landeskunde 1897. — (15) Zur Korrektur des Einflusses der Lebensdauer und Todesauslese auf die Ergebnisse bestimmter Kreuzungen. — (16) Korrelationsmessung. Dtsch. stat. Zentralbl. 1916. — (17) Path. Vererbung und geneal. Statistik. Dtsch. Arch. f. klin. Med. Bd. 78. 1903. — (18) Über Methoden der Vererbungsforschung beim Menschen. Berl. klin. Wochenschr. 1912. — (19) Die familiäre Belastung der Tuberkulösen usw. Beitr. z. Klin. d. Tuberkul. Bd. 7. 1907. — (20) Vererbungsgesetze beim Menschen. Zeitschr. f. indukt. Abstammungs- u. Vererbungslehre Bd. 1—2. 1908/09. — (21) Weitere Beiträge zur Theorie der Vererbung (1—3). Arch. f. Rassen- u. Gesellschaftsbiol. — (22) Das Geschlechtsverhältnis bei Basedow und seine Ursachen. Münch. med. Wochenschr. 1921. S. 1157. — (23) Statistik und Vererbung. Öffentl. Gesundheitspfl. 1922. — (24) Weitere Beiträge zur Theorie der Vererbung (4). Methode und Fehlerquellen der Untersuchung auf Mendelsche Zahlen beim Menschen. Arch. f. Rassen- u. Gesellschaftsbiol. Bd. 9. 1912. — (25) Ausleseerscheinungen bei biol.-statistischen Problemen. Ebenda Bd. 10. 1913. Nachtrag dazu. Ebenda Bd. 11. 1914. — (26) Weitere Beiträge zur Theorie der Vererbung (5). Zur Vererbung der Anlage der Bluterkrankheit mit methodol. Ergänzungen meiner Geschwistermethode. Ebenda 1912. — (27) Vererbung und Außenfaktoren bei menschlichen Zwillingen. Ber. üb. d. 3. Jahresvers. d. Dtsch. Ges. f. Vererb.-Wiss. Zeitschr. f. indukt. Abstammungs- u. Vererbungslehre Bd. 33. 1921. — (28) Zur Theorie und Methodik der Vererbungsstatistik. Ebenda Bd. 33. 1923. — (29) Vererbung in GROTJ-KAUP Handwörterbuch der sozialen Hygiene. 1912. — (30) Medizinalstatistik. Ebenda. — (31) Über eine neue kombinatorische Ableitung des mittleren und durchschnittlichen Fehlers. Dtsch. stat. Zentralbl. 1921. Außer diesen im vorstehenden erwähnten Arbeiten enthalten methodologische Gesichtspunkte u. a. folgende: (32) Aufgabe und Methode der Familienstatistik bei medizinisch-biologischen Problemen. Offizielles Referat für den 14. internationalen Kongreß für Hygiene und Demographie. Zeitschr. f. soz. Med. Bd. 3. 1907 und Kongreßbericht. — Die württembergischen Familienregister und ihre Bedeutung als Quelle wissenschaftlicher Forschung. Württemb. Jahrbücher f. Statistik u. Landeskunde. 1907. — (33) Bemerkungen zur Ref. der deutschen Bevölkerungs- und Gesundheitsstatistik. — (34) Öffentl. Gesundheitspfl. 1919. — (35) Zum Ausbau der Geburtenstatistik. Ebenda 1920. — (36) Der Fragebogen der deutschen Gesellschaft für Bekämpfung der Geschlechtskrankheiten. Arch. f. soz. Hyg. u. Demogr. 1914. — (37) Seuchenstatistische Probleme. Dtsch. Vierteljahrsschr. f. öffentl. Gesundheitspfl. 1913. — (38) Vererbung und Soziologie. Berl. klin. Wochenschr. 1912. — (39) Zur Frage der Häufigkeit der Syphilis in der Großstadt (I u. II). Arch. f. Rassen- u. Gesellschaftsbiol. Bd. 11. 1914/15. — (40) Einfluß der sozialen Lage auf Krankheiten und Sterblichkeit der Frau in Krankheit und sozialen Lage von TUGENDREICH u. MOSSE. München 1912/13. — (41) Die Abnahme der Knaben-ziffer bei in männlicher Linie aussterbenden und erhaltenen Geschlechtern. Arch. f. Rassen-u. Gesellschaftsbiol. Bd. 11, S. 46. 1914. — (42) Auslesewirkungen der Sterblichkeit. Ebenda Bd. 11, S. 425. 1914. — (43) Statistik und Vererbung in der Psychiatrie. Klinik f. psychische und nervöse Krankh. Bd. 5. 1910. — (44) Über neuere psychiatrische Vererbungsstatistik. Arch. f. Rassen- u. Gesellschaftsbiol. Bd. 10. 1913. — (45) Methodologische Gesichtspunkte für die statistischen Untersuchungen der Dementia praecox. Zeitschr. f. d. ges. Neuroi. u. Psychiatrie Bd. 59. 1920. — (46) Zur Vererbung bei manisch-depressivem Irresein. Zeitschr. f. angew. Anat. u. Konstitutionslehre Bd. 6. 1920. — (47) Vererbungsstatistik und Dementia praecox. Münch. med. Wochenschr. 1920. — (48) Eine aussichtslose Methode der Vererbungs-statistik. Ebenda 1922. — (49) Zur Methodik der Vererbungsstatistik mit besonderer Berück-sichtigung der Psychiatrie. Ebenda 1922. — (50) Verwandtenehe und Geisteskrankheit. Arch. f. Rassen- u. Gesellschaftsbiol. Bd. 4. 1907. — (51) Stillfähigkeit und Alkoholismus. Öffentl. Gesundheitspfl. 1916. — (52) Anlage zur Mehrlingsgeburt beim Menschen und ihre Vererbung. Arch. f. Rassen- u. Gesellschaftsbiol. 1909. — (53) Tuberkulose und Schwanger-schaft. Med. Klinik 1907. — (54) Über die Fruchtbarkeit der Phthisiker beiderlei Geschlechts. Med. Reform 1908. — (55) Zur Frage der Lebensaussichten der Kinder Tuberkulöser. Ebenda 1908 u. 1909. — (56) Zur Statistik der Tuberkulose beider Ehegatten. Zeitschr. f. soz. Med. 1910. — (57) Zur Frage des Schicksals der Kinder tuberkulöser Mütter und des künstlichen Abortus. Beitr. z. Klin. d. Tuberkul. Bd. 10. 1908. — (58) Die Sterblichkeit der Kinder der Tuberkulösen. Arch. f. soz. Hyg. Bd. 6. 1910. — (59) Die Kinder der Tuberkulösen. Leipzig: S. Hirzel 1913. — (60) Die bösartigen Neubildungen in Stuttgart 1873—1902. (Gemeinschaft-lich mit Gastpar.) Zeitschr. f. Krebsforsch. Bd. 2. 1904 u. Bd. 4. 1906. — (61) Kritische Bemerkungen zur Breslauer Statistik des Cancer à deux. Ebenda Bd. 4. 1906. — (62) Die Beziehungen zwischen Krebs und Tuberkulose. Münch. med. Wochenschr. 1906. — (63) Krebs und soziale Stellung der Frau. Ebenda Bd. 11. 1911. — (64) Krebs und soziale Stellung der Frau. Ebenda Bd. 12. 1911. — (65) Zur Kritik der Krebsstatistik. Ebenda Bd. 12 u. 13. 1912. — (66) Zur Lehre vom multiplem Allelomorphismus. Münch. med. Wochenschr. 1921, S. 950. — (67) Zur Frage der Letalfaktoren beim Menschen. Zeitschr. f. indukt. Abstammungs-und Vererbungslehre. Bd. 34. 1924. — (68) Zur Grundformel der regelmäßigen Idio-phorie. Ebenda Bd. 34. 1924. — WESTERGAARD: Die Lehre von der Morbilität und Mortalität. (1) 1. Aufl. Jena 1881 (Anfängern ganz besonders zu empfehlen). (2) 2. Aufl. 1901 (für Fortgeschrittene). Viel Literatur. (3) Grundzüge der Theorie der Statistik. Jena 1890. — WINKLER: Statistik. Leipzig 1925. (Für Anfänger.) — WÜRZBURGER: Zur Nachprüfung der Selbstangaben bei Volkszählungen. Stat. Zentralbl. 1915. — YULE: Introduction to the theory of statistics. 2. Aufl. London 1912. — ZEUNER: Abh. aus der med. Statistik. 1869. (Literaturquelle.) — ZIZEK: (1) Grundriß der Statistik. München u. Leipzig 1921. — (2) Die statistischen Mittelwerte. Leipzig 1908.

Krankheiten und Sterblichkeitsverhältnisse in der Ortskrankenkasse für Leipzig und Umgebung. 4 Bde. Berlin 1910. — Suppl. to the 65th annual report of the registrar general for births deaths and marriages in England and Wales. Bd. II. London 1908.

Ältere Literatur siehe WESTERGAARD.

Nachträge.

APERT: Journ. of heredity. 1916. — BAUER, J.: Vorlesungen über allgemeine Kon-stitution und Vererbungslehre. Berlin 1924. — BERNSTEIN: Zusammenfassende Betrach-tungen über die Blutstrukturen beim Menschen. Zeitschr. f. indukt. Abstammungs- und Ver-erbungslehre. Bd. 37. 1925. — FETSHCER: Die Zweigruppenmethode, ein neuer Weg der Erblichkeitsforschung. Ebenda Bd. 37. 1925. — LENZ: Über Asymmetrie von Varia-bilitätskurven, ihre Ursachen und Messung. Arch. f. Rassen- u. Gesellschaftsbiol. Bd. 16. 1925. — MEYER, H.: Zur Biologie der Zwillinge. Diss. Stuttgart 1917. — Pearl In-troduction to medical biometry and statistres. Philadelphia und London 1923. (Ent-hält auch die oben S. 122 erwähnten Tafeln für die Berechnung des Pearsonschen Vier-felderkoeffizienten.) — SCHEIDT: Die Asymmetrie der Körpergrößen und die Annahme der Polymetrie. Arch. f. Rassen- u. Gesellschaftsbiol. Bd. 16. 1925.

Zahlreiche hier nicht genannte Arbeiten und Autoren findet man in meinen Arbeiten aufgeführt.

Die statistischen Grundlagen der sozialen Hygiene.

Von

F. PRINZING
Ulm.

Die soziale Hygiene befaßt sich nicht mit dem Einzelmenschen, sondern mit dem ganzen Volke und dessen gesellschaftlichen Gebilden. Ihre natürliche Grundlage ist daher die Statistik, die allein über die Beschaffenheit von Bevölkerungsmassen und über die in denselben sich vollziehenden Bewegungen Aufklärung geben kann. Soweit es sich um zahlenmäßig sicher feststellbare Erscheinungen und Ereignisse handelt, wie um Geschlecht, Alter, Beruf, Heirat, Geburt, Tod, ist sie ihrer Aufgabe gewachsen, wenn es sich aber dabei um Werturteile handelt, wie z. B. Feststellung der Konstitution, der Gesundheitsschädlichkeit der Wohnung, werden die statistischen Ergebnisse unsicher. Hier sollen der Anlage des Handbuchs entsprechend nur die wichtigsten Grundtatsachen mitgeteilt werden. Literaturangaben sind nur da gemacht, wo es nötig erschien, auf die Quellen, denen die Ziffern entnommen sind, hinzuweisen.

I. Der Bevölkerungsstand.

a) *Bevölkerungsdichtigkeit und Bevölkerungszunahme. Die Einwohnerzahl* eines Landes, eines Landesteiles, einer Stadt sind als Grundlage der Berechnung der Sterbe-, Geburtsziffer usw. benützt. Diese Zahl besagt aber nicht viel, und man muß in jedem Einzelfall sich in das innere Gefüge dieser Einwohnerschaft einen Einblick zu verschaffen suchen und in die Gliederung nach Alter, Geschlecht, nach der Art der Beschäftigung, der wirtschaftlichen Lage u. a., alles Dinge, die auf den Ablauf der Bevölkerungsbewegung von größtem Einfluß sind. Bei unzivilisierten Völkerschaften ist die Bevölkerung da am dichtesten, wo die natürlichen Verhältnisse einer größeren Zahl von Menschen den Lebensunterhalt möglich machen, die Zivilisation dagegen schafft Zentren der Verdienstmöglichkeit, die auf eine große Menge von Menschen eine starke Anziehungskraft ausüben, die in ihrer Heimat einen entsprechenden Verdienst nicht finden. So entstehen in den Kulturstaaten die *Menschenanhäufungen* in den Großstädten und Industriezentren. Als ein Beispiel dieser Anhäufung seien die folgenden Zahlen angeführt. Auf einen Quadratkilometer kommen Einwohner:

Tabelle 1.

	Ost-preußen	Pommern	West-falen	Rhein-land	Sachsen	Bayern	Württem-berg	Hessen	Deutsch-land
1816	23,9	22,6	52,7	70,7	78,8	48,5	72,3	66,7	45,9
1861	45,4	46,1	80,0	120,0	148,4	51,4	88,2	91,1	70,5
1880	52,3	51,1	101,1	150,9	198,3	69,7	101,0	104,2	83,6
1910	55,8	57,0	204,0	263,7	320,6	90,8	125,0	142,2	120,0

Während sich die Bevölkerung in Ostpreußen kaum um das $2^1/_2$fache und Baden nur um etwas mehr als das 2fache vermehrt, in Bayern und Württemberg nicht einmal verdoppelt hat, ist sie im Rheinland und Westfalen fast um das 4fache und in Sachsen um mehr als das 4fache gestiegen. Dies war nur dadurch möglich, daß aus den einen Landesteilen viele in andere abwanderten, in denen sie bessere Verdienstmöglichkeiten fanden, daneben vollzog sich, namentlich in den wirtschaftlich ungünstigen 80er Jahren des vorigen Jahrhunderts eine beträchtliche überseeische Auswanderung. Wir bekommen ein Bild dieser *Wanderungen*, wenn wir den Wanderungsgewinn bzw. -verlust durch den Zuschlag des Geburtenüberschusses von einer Volkszählung bis zu einer anderen verfolgen.

Tabelle 2.

	Volkszählung Dezember 1861	Geburtenüberschuß 1862—1910	Summe der beiden	Volkszählung Dezember 1910	Wanderungsverlust oder -gewinn
Ostpreußen	1 678 465	1 128 114	2 806 579	2 064 175	— 742 404
Pommern	1 389 910	1 040 279	2 430 189	1 716 921	— 713 268
Westfalen	1 618 065	2 127 007	3 745 072	4 125 096	+ 380 024
Rheinland	3 239 908	3 467 276	6 707 184	7 121 140	+ 413 966
Sachsen	2 225 240	2 307 629	4 532 869	4 806 661	+ 273 792
Bayern	4 657 323	2 765 412	7 422 735	6 887 291	— 535 444
Württemberg . . .	1 720 708	1 119 137	2 839 845	2 437 574	— 402 271
Baden	1 372 540	912 732	2 285 272	2 142 833	— 142 439
Deutschland . . .	38 137 410	30 288 342	68 425 752	64 925 993	— 3 499 759

Für diese 49 Jahre berechnet sich als jährlicher Bevölkerungszuwachs auf 100 Einwohner in

Ostpreußen	. . 0,42	Rheinland.	. . 1,52	Württemberg	. 0,71
Pommern	. . . 0,43	Sachsen	. . . 1,59	Baden.	 0,91
Westfalen	. . . 1,93	Bayern .	. . . 0,80	Hessen	 1,09

Da diese Anhäufungen von Menschen in manchen Landesteilen zugleich mit dem Eintritt in einen Beruf verbunden sind, der ungünstig auf die Gesundheit des Menschen einwirkt, so sind sie für die soziale Hygiene von besonderer Bedeutung, abgesehen davon, daß alle Menschenanhäufungen erhebliche Anforderungen an sie stellen, um eine Gefährdung der Gesundheit durch dieselben zu verhüten.

Diese Wanderungen dem besseren Verdienst nach verdanken die *Städte* ihre Zunahme. Wegen der Kleinheit vieler Städte und der Größe mancher industriellen Landgemeinden teilt man die Bevölkerung gewöhnlich nach der Größe der Wohnplätze und rechnet die Einwohnerschaften der Gemeinden mit mehr als 2000 Einwohnern als Stadtbevölkerung. In Deutschland gehörten zur

Tabelle 3.

	überhaupt		in Prozent	
	Stadtbevölkerung	Landbevölkerung	Stadt	Land
1871	14 790 798	26 219 352	36,1	63,9
1880	18 720 530	26 513 531	41,4	58,6
1890	23 243 229	26 185 241	47,0	53,0
1900	30 633 075	25 734 103	54,3	45,7
1910	38 971 406	25 954 587	60,0	40,0
1919	37 677 704	22 734 380	62,4	37,6

In den abgetretenen Gebieten ist die Landbevölkerung verhältnismäßig mehr vertreten als im übrigen Deutschland. Wie stark die Anziehungskraft der Großstädte ist, geht aus folgender Zusammenstellung hervor. Von 100 Einwohnern Deutschlands wohnten in Gemeinden

Tabelle 4.

Gemeinden mit	1871	1880	1900	1910	1919
100 000 und mehr Einwohner . . .	4,9	7,2	12,1	21,3	24,9
20 000—100 000 ,, . . .	7,7	8,9	13,4	13,4	12,9
5 000— 20 000 ,, . . .	11,2	12,6	12,6	14,1	13,5
2 000— 5 000 ,, . . .	12,4	12,7	16,2	11,2	11,2
unter 2 000 ,, . . .	63,9	58,6	45,7	40,0	37,5

Im Jahre 1871 hatte Deutschland nur 8 Großstädte, im Jahre 1910 48, 1919 waren es noch 43, da 3 Großstädte (Straßburg, Danzig, Posen) abgetreten werden mußten und 4 Großstädte, die bisher eigene Verwaltung hatten, mit Groß-Berlin vereinigt wurden, 1925 wieder 45.

b) *Der Bevölkerungsaufbau nach Geschlecht und Alter* ist von großer Bedeutung für die sozialen Verhältnisse. In Deutschland kamen 1910 auf 1000 männliche Personen 1028 weibliche, in Ländern mit großer Einwanderung dagegen besteht ein Männerüberschuß, in den Vereinigten Staaten z. B. kamen 1910 auf 1000 männliche Personen nur 958 weibliche, auch die Länder mit geringer Kultur, z. B. die Balkanländer, haben einen Männerüberschuß, da das weibliche Geschlecht zu schwerer Arbeit herangezogen wird und eine höhere Sterblichkeit hat. In den oben angeführten deutschen Landesteilen kamen auf 100 männliche Personen weibliche

Ostpreußen	 1057	Sachsen	 1068
Pommern	 1033	Bayern	 1038
Westfalen	 950	Württemberg	. . . 1044
Rheinland	 987	Baden	 1022

Trotzdem Sachsen eine starke Zuwanderung hat, besteht doch dort ein großer Frauenüberschuß, da die ausgebreitete Textilindustrie zahlreichen weiblichen Personen Arbeitsgelegenheit gibt.

Der *Frauenüberschuß* in den Kulturländern ist nicht nur Folge von Auswanderung, sondern rührt zum großen Teil von dem rascheren Absterben des männlichen Geschlechtes her. Berechnet man aus der deutschen Sterbetafel für 1901—1910, wie sich das Verhältnis der beiden Geschlechter in der stationär gedachten Bevölkerung verhielte, deren Bestand nur von der Sterblichkeit abhinge, wobei die ganze weibliche Sterbetafel auf einen Ausgang von 95 000 Personen statt von 100 000 umgerechnet werden muß, da auf 100 lebendgeborene Mädchen 105 Knaben kommen, so kann man daraus ersehen, wie ein Frauenüberschuß allein durch die Absterbeordnung entsteht. Je 1000 Personen der Bevölkerung Deutschlands im Jahre 1900 und der aus der Sterbetafel berechneten stationären Bevölkerung verteilten sich folgendermaßen nach Geschlecht und Alter:

Die viel raschere Abnahme mit zunehmendem Alter bei der Volkszählung hängt damit zusammen, daß die Geburtsjahrgänge, aus denen diese höheren Altersklassen stammen, viel kleiner sind; die Altersklasse von 0—10 Jahren stammt aus einer jährlichen Geburtenzahl von 1,96 Millionen, die von 50—60 Jahren aus einer solchen von nur 1,29 Millionen; bei der aus der Sterbetafel berechneten stationären Bevölkerung ist eine alljährlich gleich hohe Geburtenzahl angenommen. Während bei dieser das männliche Geschlecht noch bis zum

Tabelle 5.

Alter	Bevölkerungsaufbau Volkszählung 1900		Bevölkerungsaufbau nach der Sterbetafel für 1901—10	
	männlich	weiblich	männlich	weiblich
0—10 Jahre	122,5	122,0	84,5	82,3
11—20 ,,	99,2	98,7	79,2	78,3
21—30 ,,	84,5	85,2	75,9	75,1
31—40 ,,	65,1	66,2	71,6	70,8
41—50 ,,	49,2	51,9	64,9	65,6
51—60 ,,	36,4	41,1	54,8	58,4
61—70 ,,	23,1	27,4	39,5	45,2
71—80 ,,	10,1	12,7	19,6	24,2
über 80 ,,	2,0	2,7	4,3	5,8
zusammen	492,1	507,9	494,3	505,7

40. Lebensjahr höhere Ziffern aufweist, zeigt die Volkszählung schon nach dem 20. Jahr einen Frauenüberschuß, weil das Alter von 20—40 Jahren das hauptsächliche Alter der Auswanderung ist.

Durch Verlust von 2 Millionen Männern im besten Mannesalter im Krieg hat das Geschlechtsverhältnis eine große Verschiebung erlitten und ebenso die Altersgliederung infolge des riesigen Geburtenausfalls. Die Verhältnisse lassen sich aus Tabelle 6 ersehen.

Die Zuwanderung in die Städte und in die Industriegebiete bringt eine bedeutende Verschiebung der *Altersgliederung* der Bevölkerung in den einzelnen Teilen des Landes. Während bei einer natürlichen Entwicklung der Bevölkerung die Altersjahrgänge von Jahr zu Jahr an Zahl kleiner werden, werden sie in den Städten nach dem 15.—20. Lebensjahr rasch größer, beim weiblichen Geschlecht nach dem 15. Jahr wegen der zuziehenden Dienstboten, beim männlichen Geschlecht nach dem 20. Jahr wegen der zuwandernden Arbeiter. Wegen des rascheren Absterbens der Männer nach dem 50. Jahre in den Städten haben diese einen ganz beträchtlich höheren Frauenüberschuß als das Land. Um diese Verhältnisse zu zeigen, ist der Altersaufbau für Berlin und für den Regierungsbezirk Küstrin, der keine großen Städte enthält, nach der Volkszählung von 1900 berechnet:

Tabelle 6.

| Alter | Altersaufbau in Deutschland 1910 und 1919 | | | | Altersaufbau in Stadt und Land 1900 | | | |
| | 1910 | | 1919 | | Berlin | | Regierungsbezirk Küstrin | |
	männlich	weiblich	männlich	weiblich	männlich	weiblich	männlich	weiblich
0—10 Jahre	117,6	116,3	86,6	84,9	88,9	89,8	135,0	133,3
11—20 „	101,9	101,5	110,8	110,6	81,3	88,2	109,6	106,1
21—30 „	81,9	81,9	72,7	94,5	112,8	113,2	63,8	73,8
31—40 „	69,4	69,6	64,4	76,0	83,7	87,1	56,0	58,9
41—50 „	51,6	53,3	60,2	63,4	55,0	64,2	47,7	51,3
51—60 „	36,1	40,1	43,2	46,1	34,4	42,2	36,5	42,0
61—70 „	22,8	27,8	25,7	30,7	15,8	24,0	24,4	29,7
71—80 „	10,2	13,1	10,8	14,4	5,3	10,9	11,7	14,3
über 80 „	2,0	2,9	2,0	3,0	0,9	2,3	2,5	3,4
zusammen	493,5	506,5	476,4	523,6	478,1	521,9	487,2	512,8

Die große Verschiedenheit der Altersgliederung der Bevölkerung in Stadt und Land muß selbstverständlich einen großen Einfluß auf die Bevölkerungsbewegung, auf die Heirats-, Geburts- und Sterbeziffern haben. Dazu kommt, daß *die vom Lande Abwandernden meist kräftige Leute* sind, soweit nicht etwa schwächliche Jugendliche als Schneider, Schuhmacher u. dgl. in die Stadt in die Lehre gegeben werden.

Sichere statistische Beweise hierfür zu erbringen, ist leider nicht möglich, nicht nur deshalb, weil das Material zu einem Vergleich der Sterblichkeit der in den Landgemeinden Zurückgebliebenen und der in die Stadt Abgewanderten nicht vorhanden ist, sondern auch deshalb, weil die in die Stadt Zugewanderten in Verhältnisse hereinkommen, die zum Teil eine ungünstige Einwirkung auf die Gesundheit haben (Wohnung, Beruf, Lebensweise).

Groth[1]) hat das Problem in der Weise angefaßt, daß er für die bayrischen Regierungsbezirke den Rückgang des Prozentanteils der landwirtschaftlichen Bevölkerung und den Rückgang der Sterblichkeit in verschiedenen Altersklassen verglich; die Zahlen für die Altersklasse von 16—30 Jahren seien hier mitgeteilt:

Tabelle 7.

Bayrische Regierungsbezirke	Von 1000 Einwohnern gehörten zur Land- und Forstwirtschaft			Sterblichkeit im Alter von 16—30 Jahren					
				Männer			Frauen		
	1882	1907	Abnahme in %	1875—79	1905—09	Abnahme in %	1875—79	1905—09	Abnahme in %
Pfalz	46,6	30,4	34,8	7,2	4,7	34,7	7,1	5,1	28,2
Mittelfranken	43,0	30,9	28,1	7,1	4,5	36,6	6,1	4,4	27,9
Oberbayern .	44,6	32,2	27,8	6,9	4,5	34,8	6,4	4,7	26,6
Oberfranken.	47,4	38,3	19,2	6,3	4,4	30,2	5,4	4,7	13,0
Unterfranken	56,1	48,0	19,2	6,8	4,6	32,4	6,7	5,1	23,9
Schwaben . .	53,5	45,9	14,2	6,6	4,4	33,3	6,8	5,1	25,0
Oberpfalz . .	57,7	52,0	9,9	6,	5,1	21,5	5,5	5,2	5,5
Niederbayern	62,4	59,8	4,2	5,5	4,8	12,7	5,3	5,4	— 1,9

GROTH schließt aus diesen Zahlen, daß zwar die hygienischen Maßnahmen in den Städten erheblich umfassender waren als auf dem Lande, daß aber die auffallend geringe Abnahme der Sterblichkeit in der Oberpfalz und in Niederbayern, Bezirken, die eine Abwanderung haben, und die große Abnahme in den Bezirken, die eine große Zuwanderung haben, dadurch erklärt werden müsse, daß die Zuwanderung eine Auslese der körperlich Kräftigen darstelle.

In Ländern mit großer überseeischer Auswanderung kann es sehr stark zum Ausdruck kommen, daß die körperlich und geistig Bevorzugten abwandern, in Irland werden dadurch ganz abnorme Verhältnisse hervorgerufen; in den Jahren 1901—1910 hatte Irland einen Wanderungsverlust von 7,28%, England von 1,56%. Nach der Volkszählung von 1911 kamen auf 100 000 Einwohner unter 60 Jahren in England 420,8, in Irland dagegen 585,2 Schwachsinnige und Geisteskranke, Taubstumme in England 24,7, in Irland 68,4.

c) *Familienstand.* In Deutschland waren von 1000 Personen jeden Geschlechts im Alter von über 40 Jahren ledig

	männlich	weiblich		männlich	weiblich
1871. . .	98,3	124,4	1900 . . .	83,4	106,1
1881. . .	86,9	113,8	1910 . . .	80,9	105,3

Die westlichen Industriezentren mit ihrem Männerüberschuß haben eine höhere Ledigenquote der Männer. Von 1000 über 40 Jahre alten Einwohnern jeden Geschlechts waren 1900 ledig in

	männlich	weiblich		männlich	weiblich
Ostpreußen .	65,5	105,5	Sachsen . . .	50,2	69,6
Pommern . .	71,0	90,3	Bayern . . .	109,0	143,8
Westfalen . .	103,7	90,1	Württemberg	84,0	135,9
Rheinland .	123,6	128,3	Baden	100,2	147,2

In den Städten ist die Ledigenquote für die über 40 Jahre alten höher als auf dem Lande, sie war 1900 in Preußen in den Städten bei den Männern 84,2, bei den Frauen 120,3, auf dem Lande bei den Männern 78,4 und bei den Frauen 80,2.

In den Berufen, die eine langjährige Ausbildung zur Voraussetzung haben und deren Angehörige oft lange nachher erst in eine Stellung kommen, die eine Familiengründung gestattet, ist die Ledigenquote viel größer, auch im späteren Alter, da das erzwungene Hinausschieben der Eheschließung nicht selten die Ursache dauernden Junggesellentums wird. Aus der deutschen Berufsstatistik von 1907[2]) habe ich die folgenden Familienstandsziffern für erwerbstätige Männer berechnet:

Tabelle 8.

Berufsart	Von 1000 Berufstätigen sind ledig im Alter von		
	30—40 Jahren	über	
		40 Jahren	50 Jahren
Richter, Staatsanwälte	593,7	194,6	137,8
Rechtsanwälte, Notare	428,5	117,8	88,4
Hochschullehrer	412,8	150,2	116,2
Lehrer an Gymnasien und Realschulen	356,3	157,6	109,3
Zivilärzte	361,3	122,7	82,0
Militär- und Marineärzte	492,7	197,0	97,0
Offiziere	473,2	187,9	129,7
Apotheker (selbständige)	188,1	114,7	92,9
Volksschullehrer	152,8	51,1	45,3
Selbständige Landwirte	60,9	29,8	28,1
Landwirtschaftliche Arbeiter mit eigenem oder Pachtland	25,0	20,9	20,0
Landwirtschaftliche Tagelöhner ohne solches	277,2	183,8	168,4
Arbeiter und Gehilfen in Industrie und Gewerbe	150,5	79,1	72,6
Selbständige Bäcker und Konditoren	50,8	24,6	25,0
Selbständige Metzger	55,1	24,3	22,6
Selbständige Schneider	101,7	46,9	42,3
Selbständige Schuhmacher	100,1	47,0	40,4
Gastwirte	52,4	21,5	19,0
Alle erwerbstätigen Männer	176,5	81,7	73,6

Die Unterschiede sind außerordentlich groß. Von den Richtern und Staatsanwälten sind im Alter von 30—40 Jahren nur $^2/_5$ verheiratet, bei den Berufen, in denen die Frauen zugleich Gehilfinnen des Mannes sind, beim Landbau und beim Kleingewerbe ist die Zahl der Ledigen in diesem Alter klein, hier wird eben mit dem Selbständigwerden zugleich geheiratet. Sehr ungünstig stellen sich die landwirtschaftlichen Tagelöhner; es sind dies häufig Leute, die von Haus aus gar keinen Besitz haben und an ein unstetes Leben gewöhnt sind.

d) *Der Beruf.* In vielen Staaten wird mit jeder Volkszählung zugleich eine Bearbeitung nach dem Beruf verbunden, in Deutschland sind bisher besondere Berufszählungen veranstaltet worden. Aus diesen seien für die Hauptberufsgruppen, die dem Staate sein Gepräge verleihen, Ziffern mitgeteilt. Von 100 Personen der Gesamtbevölkerung entfallen auf die

	1882	1895	1907
Land- und Forstwirtschaft, Fischerei .	42,5	35,8	28,6
Industrie, Gewerbe und Bergbau . . .	35,5	39,1	42,8
Handel und Verkehr, Gastwirtschaft .	10,0	11,5	13,4

Während die Landwirtschaft 1882 weitaus an erster Stelle war, ist schon 1895, noch mehr aber 1907 Gewerbe und Industrie an die erste Stelle gerückt. Die Art der Beschäftigung verleiht vielen Gemeinden und Landesteilen ein besonderes soziales Gepräge, krasse Gegensätze sind rein landwirtschaftliche und fast rein industrielle Kreise oder Städte wie Chemnitz und Hannover.

Das weibliche Geschlecht ist seit zwei Jahrzehnten mehr in die Berufstätigkeit eingetreten. Genaue Zahlennachweise sind hierfür nicht zu liefern, da die früheren Berufszählungen den Nebenberuf, insbesondere bei der Landwirtschaft, nur unvollkommen erfaßten. Die Zunahme der weiblichen Mitglieder der Krankenkassen ist auch kein sicheres Maß, da der Kreis der Kassenpflichtigen durch Einbeziehung der Dienstboten sich sehr erweitert und die Fortführung der Mitgliedschaft der Frau im Falle der Verheiratung sich immer mehr eingebürgert hat. Es seien nur einige Zahlen aus der Berufszählung von 1907 mitgeteilt. Von den 21 205 912 Personen weiblichen Geschlechts von über 14 Jahren waren 9 350 643 erwerbstätig, davon kamen auf:

Tabelle 9.

	Land- und Forstwirtschaft	Gewerbe und Industrie	Handel und Verkehr	Gastwirtsgewerbe
Selbständige	328 230	342 603	177 131	69 502
Aufsichtführende	16 259	63 814	76 461	3 120
Heimarbeit	—	134 412	—	—
Mitarbeitende Familienangehörige	2 777 063	104 892	118 460	110 108
Arbeiterinnen, Tagelöhnerinnen .	1 385 340	1 444 405	217 115	155 531
zusammen	4 506 892	2 090 126	589 167	338 261

Die Heimarbeit beschränkt sich in der Hauptsache auf die Bekleidungsund Textilindustrie.

Das Augenblicksbild, das bei der Berufszählung vom 12. Juni 1907 für die weibliche Berufstätigkeit gewonnen wurde, gilt heute nicht mehr. Die Verhältnisse haben sich seither wesentlich geändert, da das weibliche Geschlecht während des Krieges und nachher in viel umfangreicherem Maße in das Erwerbsleben eingetreten ist.

II. Die Bevölkerungsbewegung.

a) Die Heiraten.

Die Häufigkeit der Eheschließungen steht in engem Zusammenhang mit den wirtschaftlichen Verhältnissen, Ungunst derselben drückt sie herab, gute Zeiten erhöhen sie. Solange Deutschland ein hauptsächlich agrarisches Land war, fielen gute Ernten und hohe und schlechte Ernten und niedere Heiratsziffern zusammen. Mit der Entwicklung der Industrie und des Verkehrs wurde dies anders, schon von 1865 an ist der gleichsinnige Verlauf nicht mehr zu erkennen. Die Gunst oder Ungunst der wirtschaftlichen Zustände läßt sich heute nicht mehr durch eine einfache Ziffer ausdrücken. In Deutschland und den drei größten Bundesstaaten kamen auf 1000 Einwohner Eheschließungen:

Tabelle 10.

	Preußen	Sachsen	Bayern	Deutschland		Preußen	Sachsen	Bayern	Deutschland
1841—50	8,6	8,6	6,6	8,1	1891—1900	8,3	9,1	7,7	8,2
1851—60	8,4	8,5	6,4	7,8	1901—10	8,0	8,3	7,5	8,0
1861—70	8,5	8,9	8,7	8,5	1911—14	7,6	8,3	7,1	7,6
1871—75	9,4	10,0	9,5	9,4	1915—18	—	—	—	4,6
1876—80	7,9	8,8	7,3	7,8	1919—20	13,9	13,8	14,3	14,0
1881—90	8,0	9,1	6,9	7,8	1921—22	11,4	12,0	10,1	11,2

In den Jahren 1915—1918 ist Elsaß-Lothringen nicht mehr einbezogen und 1919—1920 fallen die an Polen abgetretenen Landesteile aus. Die hohen Ziffern der Jahre nach dem Kriege sind durch nachgeholte Eheschließungen bedingt, in Deutschland war die Heiratsziffer 1919 13,3, 1920 14,4, 1921 11,7 und 1922 immer noch 10,8.

Die Statistik der Eheschließungen ist sehr kompliziert, da deren Häufigkeit nicht nur von der durch die wirtschaftlichen Verhältnisse stark beeinflußten Neigung, eine Ehe einzugehen, abhängt, sondern auch von dem Zahlenverhältnis der Verheirateten und Nichtverheirateten, von dem Geschlechtsverhältnis der für die Eheschließung besonders in Betracht kommenden Altersklassen und der Altersgliederung dieser selbst.

Das *mittlere Heiratsalter* ist beim weiblichen Geschlecht etwa 3 Jahre niedriger als beim männlichen, man berechnet gewöhnlich das mittlere Alter aller Eheschließenden, doch gibt das mittlere Alter der Ledigen hierbei einen besseren Einblick, leider fehlen hierzu häufig die zahlenmäßigen Grundlagen. In Deutschland war das mittlere Heiratsalter[3]:

Tabelle 11.

	Bei den Heiraten überhaupt		Bei den Heiraten Lediger	
	männlich	weiblich	männlich	weiblich
1901—05	28,9	25,8	—	—
1906—14	29,0	25,7	27,4	24,7
1915—18	30,2	26,6	27,9	25,3
1919	30,8	27,3	29,0	26,1

Bei den Ledigen ist der Altersunterschied geringer, da mehr Witwer als Witwen eine weitere Ehe eingehen und die Witwer sich lieber mit Ledigen verheiraten.

Die Zunahme des Heiratsalters bei den eben mitgeteilten Ziffern ist Folge des Krieges, es ist vor dem Kriege zurückgegangen, für ganz Deutschland stehen hierfür keine Ziffern zu Gebote.

In Preußen war das mittlere Alter aller Heiratenden 1876—1885 beim Manne 29,5, bei der Frau 26,7 und 1906—1910 beim Manne 28,9, bei der Frau 25,6. Diese Abnahme ist Folge der Industrialisierung des Landes, die frühzeitigere Heiraten mit sich brachte, Sachsen hat ein etwas kleineres, Bayern und Württemberg haben ein höheres mittleres Heiratsalter.

Das Alter, in dem die Ehe eingegangen wird, ist in hohem Grade vom Berufe abhängig. Die Ziffern, die v. Fircks für Preußen für 1881—1886 berechnet hat[4], gelten heute noch in gleicher Weise. Demnach war das mittlere Heiratsalter der Männer:

```
im Bergbau und Hüttenwesen . . . . . . . . . . 27,6 Jahre
bei Fabrikarbeitern . . . . . . . . . . . . . . . 27,7   „
 „  Erziehung und Unterricht . . . . . . . . . . 29,1   „
 „  Landwirtschaft, Gärtnerei . . . . . . . . . . 29,6   „
 „  Handel und Versicherungswesen . . . . . . . 30,9   „
 „  Gesundheits- und Krankendienst . . . . . . . 31,8   „
 „  Kirche und Gottesdienst . . . . . . . . . . 32,5   „
 „  Beamten . . . . . . . . . . . . . . . . . . 33,4   „
```

Aus den oben mitgeteilten Ziffern der Ledigen über 40 Jahre ist dasselbe zu ersehen.

b) Die Geburten.

Seit einigen Jahrzehnten hat in den europäischen Kulturstaaten ein Geburtenrückgang eingesetzt, in diesem Jahrhundert hat er eine solche Größe erreicht, daß er die allgemeine Aufmerksamkeit erregte. In Deutschland und den drei größten deutschen Bundesstaaten kamen auf 1000 Einwohner Geborene (einschließlich Totgeborene):

Tabelle 12.

	Preußen	Sachsen	Bayern	Deutschland		Preußen	Sachsen	Bayern	Deutschland
1841—50	38,2	41,3	35,2	37,6	1891—1900	38,0	40,8	37,6	37,3
1851—60	38,1	41,0	34,4	36,8	1901—10	34,7	33,3	35,6	34,1
1861—70	39,2	42,3	38,2	38,8	1911—14	29,5	26,0	30,0	28,6
1871—75	40,4	44,2	41,5	40,5	1915—18	—	—	—	16,5
1876—80	40,9	45,2	42,0	40,9	1919—20	23,9	22,3	25,2	23,7
1881—90	38,8	43,4	38,0	38,2	1921—22	24,4	22,6	26,7	24,3

Die Höhe der allgemeinen Geburtsziffer ist aber kein guter Maßstab der Fruchtbarkeit eines Volkes, da hierauf die Zahl der Zeugungs- und Gebärfähigen unter der ganzen Bevölkerung und das Verhältnis der Verheirateten unter diesen zu den Nichtverheirateten in diesem Alter von großem Einfluß ist.

Um den ersten Einfluß, den der verschiedenen Zahl der Gebärfähigen zu beseitigen, hat man die *allgemeine Fruchtbarkeit* berechnet, d. h. die Zahl der Geburten auf 1000 der gebärfähigen Bevölkerung, die man teils von 15—45, teils von 15—50 Jahren rechnet. Da die in diesem Alter stehenden weiblichen Personen fast in allen Staaten etwa 25% der ganzen Bevölkerung ausmachen, so entspricht die allgemeine Fruchtbarkeitsziffer einfach etwa dem vierfachen der Geburtsziffer und besagt nicht vielmehr als diese. Nur da, wo besonders starke Ansammlungen weiblicher Personen im gebärfähigen Alter stattfinden wie in den Städten oder Industriebezirken mit weiblicher Fabriktätigkeit, zeigt die allgemeine Fruchtbarkeitsziffer größere Verschiedenheiten von der Geburtsziffer.

Es ist daher besser, von dieser Ziffer abzusehen und die *eheliche Fruchtbarkeit*, d. h. die Zahl der ehelichen Geburten auf 1000 verheiratete Frauen im geburtsfähigen Alter zu berechnen. Um einen Einblick in diese Verschiedenheiten zu geben, seien einige Ziffern mitgeteilt:

Tabelle 13.

	Volks- zählungs- jahr	Auf 100 Einwohner kommen 15—50 j. weibliche	Auf 100 15—50 j. weibliche Personen verheiratet	1896—1905		
				Geburts- ziffer	Allgemeine Fruchtbar- keit	Eheliche Fruchtbar- keit
Deutschland .	1900	25,0	52,8	35,2	141	243
Niederlande .	1899	24,4	47,8	32,2	132	270
England . .	1901	27,5	49,2	28,6	104	203
Irland . . .	1901	25,7	33,0	23,3	90	267
Frankreich .	1901	25,7	57,7	21,8	85	134

Irland hat eine sehr hohe eheliche Fruchtbarkeit, aber eine sehr kleine Geburtsziffer, in den Niederlanden ist sie beträchtlich höher als in Deutschland, während die niederländische Geburtsziffer hinter der deutschen zurücksteht. Die Ursache dieser Unterschiede liegt in der verschiedenen Höhe des Prozentsatzes der Verheirateten unter den 15—50jährigen Frauen.

Man hat der ehelichen Fruchtbarkeitsziffer mit einer gewissen Berechtigung vorgeworfen, daß sie auch kein genaues Maß der Fruchtbarkeit sei, da die Altersgliederung der gebärfähigen verheirateten Frauen nicht überall dieselbe und die Fruchtbarkeit der jüngeren Gebärfähigen größer sei. Über letzteren Punkt gibt die deutsche Statistik keine Auskunft, man muß sich an einige Bundesstaaten halten. In Österreich wurden solche Ziffern seit 1895 und in den skandinavischen Staaten seit langer Zeit geliefert. Es seien einige Beispiele angeführt:

Tabelle 14.

Alter	8 kleine deutsche Staaten 1876—80	Sachsen			Hessen 1901—05	Österreich 1910
		1876—80	1901—02	1911—12		
15—20 Jahre	593	709	589	602	587	376
20—25 „	504	549	454	402	477	406
25—30 „	405	438	365	247	370	339
30—35 „	299	332	241	155	250	} 236
35—40 „	221	247	178	112	167	
40—45 „	102	} 62	77	44	73	} 62
45—50 „	13		8	4	8	
15—50 Jahre	254	277	224	150	223	221

Es ist demnach Vorsicht geboten bei der Beurteilung der ehelichen Fruchtbarkeitsziffern, da in Gebieten mit großer Zuwanderung die jüngeren Verheirateten zahlreicher vertreten sind. In größeren Gebietsteilen sind die Unterschiede gewöhnlich nicht so bedeutend, daß sie die eheliche Fruchtbarkeitsziffer stark beeinflussen, wohl aber in Gebietsteilen von der Größe eines Regierungsbezirks oder noch kleineren. So war z. B. in den Landbezirken der Provinz Ostpreußen und des Regierungsbezirks Arnsberg 1909—1912 die eheliche Fruchtbarkeit gleich groß, während sich bei Berücksichtigung der verschiedenen Altersgliederung der weiblichen Verheirateten des Alters von 15—50 Jahren ergibt, daß die Fruchtbarkeit in Ostpreußen-Land beträchtlich höher ist[5]).

Die eheliche Fruchtbarkeit, berechnet auf 15—50jährige weibliche Verheiratete, war in[6]):

Tabelle 15.

	Preußen	Sachsen	Bayern	Württemberg	Baden	Hessen	Berlin	Hamburg	Deutschland
1880—81	278,4	271,8	282,7	296,8	271,3	245,8	236,7	250,7	274,3
1890—91	274,3	261,8	268,1	264,1	252,0	234,7	195,2	234,3	266,5
1900—01	261,0	230,2	272,5	273,2	264,4	238,0	153,7	180,8	255,1
1910—11	209,0	156,2	219,9	214,6	250,1	176,7	111,2	130,9	200,7

Der Verlauf der ehelichen Fruchtbarkeit seit 1880 entspricht hier genau dem der Geburtsziffer, die kleine Erhöhung in den süddeutschen Staaten am Ende des vorigen Jahrhunderts zeigt sich auch, wenn man die Geburtsziffern der einzelnen Jahre verfolgt. Sie ist durch das Nachlassen der großen Abwanderung aus Süddeutschland bedingt.

Die eheliche Fruchtbarkeitsziffer gibt keinen Einblick darein, wie groß die *Kinderzahl in einer Familie* ist. Man könnte dies nur dann aus ihr berechnen, wenn für die Dauer der faktischen Fruchtbarkeit in der Ehe ein sicherer Wert bekannt wäre. Diese Dauer ist aber nach Ort und Zeit und nach der beruflichen und sozialen Schichtung der Bevölkerung außerordentlich verschieden. Siegel hat sie für die weniger bemittelte Bevölkerung von Freiburg i. B. und Oberbaden bei 453 Frauen, bei denen eine weitere Geburt wegen ihres Alters nicht mehr in Frage kam, auf 8 Jahre berechnet[7]). Man hat daher in verschiedenen Staaten bei der Volkszählung die Zahl der Kinder mit Einschluß der gestorbenen Kinder erhoben. Hierbei erhält man allerdings nur die Zahl der Geburten, die auf eine Familie kommen, für eine ziemlich weit zurückliegende Zeit. Die Dauer der Ehe und das Heiratsalter der Frau sind von weitgehendem Einfluß auf die Kinderzahl.

Das Heiratsalter des Mannes kann dabei unberücksichtigt bleiben, da es zum großen Teil durch das Heiratsalter der Frau zum Ausdruck kommt. Die mannigfachen Erhebungen, die von einzelnen Berufsständen über die Kinderzahl in der Ehe gemacht wurden, lassen gewöhnlich Ehedauer und Heiratsalter außer Betracht und sind daher vom statistischen Standpunkt aus nur vorsichtig zu beurteilen. Sehr genaue Berechnungen wurden hierüber in Schottland angestellt. Als Auszug einer von Burgdörfer[8]) mitgeteilten Tabelle seien die folgenden Zahlen angeführt. Als durchschnittliche Kinderzahl wurde in Schottland 1911 festgestellt:

Tabelle 16.

Ehedauer	Heiratsalter der Frau von … Jahren					
	15	20	25	30	35	15—45
5—6 Jahre	1,7	2,4	2,0	1,7	1,3	2,0
10—11 ,,	4,9	4,0	3,3	2,6	1,7	3,3
15—16 ,,	5,8	5,5	4,2	3,2	2,0	4,3
20—21 ,,	6,2	6,6	4,9	3,4	2,3	5,2
25—26 ,,	7,9	7,3	5,4	3,9	2,7	5,8
30—31 ,,	9,0	7,6	5,5	3,9	2,8	6,1
31 und mehr Jahre	8,6	8,1	6,2	4,6	2,9	6,8

Will man Vergleichszahlen haben, so sollen nur die Ehen mit abgelaufener Geburtsperiode hierzu gewählt werden. Ist diese Ausgliederung wegen geringen Umfangs des Materials nicht möglich, so kann eine Beschränkung auf die Ehen mit mehr als 15jähriger Dauer genügen.

Die Beachtung der *sterilen Ehen* ist für die soziale Hygiene wichtig. Die Statistik kann nur die kinderlosen Ehen erfassen, wenn auch eine Fehlgeburt sich ereignet; hat die volle Unfruchtbarkeit, also das Ausbleiben jeder Schwangerschaft läßt sich nur durch Einzeluntersuchungen feststellen. Der Prozentsatz der kinderlosen Ehen ist verschieden groß, er ist in den Städten größer als auf dem Lande. Da bei den nach dem 30. Lebensjahr geschlossenen Ehen die Zahl der sterilen Ehen rasch zunimmt, so muß bei einem Vergleich verschiedener Städte, Länder und Gesellschaftsschichten daran gedacht werden, ob größere Unterschiede betreffs des Alters der Eheschließenden zu vermuten sind. In Ehen mit einer Dauer von über 20 Jahren war der Prozentsatz der sterilen Ehen in Berlin (1885) 11,6, in Oldenburg (1876—1885) 10,1, in Kopenhagen (1890) 12,8, in Norwegen (1894) 7,1, in Ehen mit abgeschlossener Fruchtbarkeit in Schottland (1911) 11,5, nach SIEGEL im badischen Oberland bei wenig wohlhabender Stadt- und Landbevölkerung 6,9, bei wohlhabender 8,6, nach R. FISCHER[9]) bei deutschen Lehrern über 50 Jahre in Landgemeinden 3,8, in Großstädten 10,2. Die Unterschiede in Stadt und Land sind leicht zu begreifen, da neben den übrigen Einflüssen des städt. Lebens die Geschlechtskrankheiten in hohem Maße Unfruchtbarkeit bedingen, die Gonorrhöe der Männer durch Azoospermie nach Nebenhodenentzündung, die Syphilis durch die Häufigkeit der Fehlgeburt.

In Frankreich, wo seit einigen Jahrzehnten mit der Volkszählung eine Familienstatistik verbunden wird, ist der Prozentsatz der sterilen Ehen verhältnismäßig klein, er war 1906 bei einer Ehedauer von 25 und mehr Jahren 6,4, doch ist bei etwa 8% der Ehen die Kinderzahl nicht angegeben und es ist anzunehmen, daß gerade diese Lücken sich zum Teil auf kinderlose Ehen beziehen.

Von großer Bedeutung ist ferner die *Einkindsterilität*, da sie nicht selten Folge einer Tripperinfektion der Frau in der Ehe ist. Auf 100 Ehen von mehr als 20jähriger Dauer war der Prozentsatz der Familien mit einem Kind in Berlin 7,4, in Oldenburg 7,2, in Kopenhagen 8,3 und in Norwegen 5,8, und zwar in den Städten 6,4 auf dem Lande 5,6[10]). Um den Einfluß des Heiratsalters auf diese Ziffern zu zeigen, habe ich die folgende Tabelle für die Ehen mit einer Dauer von über 20 Jahren für Berlin (1885) und Norwegen (1894) berechnet:

Tabelle 17.

Heiratsalter der Frau	Berlin 1885				Norwegen 1894			
	Von 100 Ehen jeder Kategorie haben		Von 100 sterilen oder Einkindehen fallen auf das Heiratsalter		Von 100 Ehen jeder Kategorie haben		Von 100 sterilen oder Einkindehen fallen auf das Heiratsalter	
	0 Kinder	1 Kind	Sterile Ehen	Einkindehen	0 Kinder	1 Kind	Sterile Ehen	Einkindehen
15—20 Jahre	6,6	4,8	5,4	6,5	3,5	3.1	3,4	3,9
20—25 ,,	8,4	5,4	29,5	31,1	3,2	3,4	17,4	23,4
25—30 ,,	12,9	7,4	32,6	32,9	6,4	4,7	28,9	27,1
30—35 ,,	22,0	12,2	16,9	17,9	8,8	7,5	17,5	18,8
35—40 ,,	36,4	20,5	8,8	8,5	15,7	16,9	10,7	14,7
über 40 ,,	68,7	20,0	6,8	3,1	53,2	23,1	22,1	12,1
zusammen	11,6	7,4	100,0	100,0	7,1	5,8	100,0	100,0

Die Fruchtbarkeit der Ehen ist auf dem Lande größer als in den Städten; wenn früher die Geburtsziffer in den Städten gleich hoch oder höher war, so rührt dies nur von der großen Zahl der im gebärfähigen Alter stehenden Ehefrauen her. In den Jahren 1909—1912 kamen auf 1000 Ehefrauen im Alter von 15—50 Jahren in Preußen in den Städten 173, auf dem Lande 240, in Berlin 112 eheliche Geburten (mit Einschluß der Totgeborenen).

Die *höheren Bevölkerungsschichten* haben eine geringere Fruchtbarkeit. Die von Bertillon für einzelne Stadtbezirke von Berlin, Wien und Paris berechneten Ziffern sind bekannt[11]). Für die Standesamtsbezirke Berlins wurde von mir die folgende Tabelle der ehelichen Fruchtbarkeit nach dem statistischen Jahrbuch berechnet, dabei mußten die Bezirke mit größeren Gebäranstalten (IV, IX und XIIa) ausgeschaltet werden. Als Maßstab der Wohlhabenheit wurde der Prozentsatz der überfüllten Wohnungen gewählt und als überfüllt diejenigen angenommen, in denen 1905 mehr als 4 Personen auf ein heizbares Zimmer kamen[12]). Die eheliche Fruchtbarkeit ist mit Einschluß der Totgeborenen auf 1000 verheiratete Frauen von 15—50 Jahren berechnet.

Tabelle 18.

Standes-amts-bezirke	Eheliche Fruchtbarkeit 1909—12	Überfüllte Wohnungen in % 1905	Standes-amts-bezirke	Ehel.che Fruchtbarkeit 1909—12	Überfüllte Wohnungen in % 1905
II	60,3	3,8	VIII	114,1	11,0
I	80,4	6,9	V b	115,7	18,1
III	84,2	4,8	XII b	116,0	12,1
VI	84,9	5,9	X c	117,6	12,9
IV a	97,4	6,9	VII c	119,4	12,3
V a	104,0	10,0	VII b	121,3	12,4
X a	109,8	8,8	X b	125,1	12,4
XI	111,5	11,4	XIII b	136,2	15,5
VII a	112,9	9,9	XIII a	136,9	16,8
			Berlin	114,6	10,4

Daraus berechnet sich eine Korrelation von + 0,780, sie ist, da der mittlere Fehler ± 0,092 und das Dreifache desselben ± 0,276 ist, als eine sehr hohe zu bezeichnen. Die Unterschiede zwischen armen und reichen Bezirken sind größer als bei den von Bertillon für 1886 bis 1895 berechneten Ziffern, da die Fruchtbarkeit in den wohlhabenden Bezirken rascher zurückging als in den armen. Die Erhebungen bei den Postbeamten von 1912 sind bekannt, die mittlere Kinderzahl war bei den höheren Beamten 2,2, bei den mittleren 2,6 und bei den unteren 3,9.

In Dänemark fand 1901 eine familienstatistische Erhebung statt, aus der die folgenden Zahlen herausgehoben werden sollen. In den Ehen von mehr als 25jähriger Dauer war die durchschnittliche Kinderzahl[13])

Tabelle 19.

	Kopenhagen	Provinzstädte		Kopenhagen	Provinzstädte
Beamte, Ärzte usw. .	4,33	5,17	Kontoristen	4,60	5,62
Großkaufleute	4,26	} 5,08	Unterbeamte	4,92	5,98
Kleinkaufleute	4,68		Erdarbeiter	5,47	5,63

In den Landgemeinden war die Kinderzahl bei den Kaufleuten 5,40, Gutsbesitzern 5,49, Bauern 5,78, Tagelöhnern 5,68, Lehrern 6,26. Diese Fruchtbarkeit entspricht nicht der heutigen, sondern derjenigen vor 2—3 Jahrzehnten.

Bei der französischen Volkszählung wurde 1906 erstmals auch die Zahl der verstorbenen Kinder miterhoben. Auf einen Verheirateten kamen bei den Selbständigen, von denen $^3/_5$ Bauern sind, 2,92, bei den Angestellten 1,97 und bei den Arbeitern 2,81 Kinder. Im Jahre 1907 wurden in Frankreich Erhebungen über die Beamten und die im Staats- und Gemeindedienst beschäftigten Arbeiter angestellt[14]). Auf eine Familie kamen Kinder:

Tabelle 20.

	Beamte	Arbeiter
Paris	1,75	2,58
Übrige Städte über 50 000 Einwohner .	2,00	2,73
Städte von 5000—50 000 Einwohner. .	2,17	2,77
Gemeinden unter 5000 Einwohner . .	2,43	2,95
Überhaupt	2,03	2,74

Bei der schottischen Zählung vom Jahre 1911 wurden die Ehen, die mindestens 15 Jahre gedauert hatten, und in denen die Frau beim Eingehen der Ehe 22—27 Jahre alt war, nach dem Berufe eingeteilt. Die durchschnittliche Kinderzahl dieser Ehen war 5,82. Sie war bei den

Landw. Pächtern . . 7,04	Schneidern 5,68	Geistlichen 4,33
Bergarbeitern 7,01	Malern 5,57	Lehrern 4,25
Kohlenträgern 6,61	Spezereihdlg. 4,87	Rechtsanwälten . . . 3,92
Bauarbeitern 6,31	Apothekern 4,39	Ärzten 3,86
Landwirten 6,20	Beamten 4,38	Offizieren 3,76

Es handelt sich um Ehen, die ihrem Bestand nach wegen des günstigen Heiratsalters der Frau eine Höchstzahl von Kindern erwarten lassen.

Die *Fabrikarbeit der Frau* vermindert sicher die Geburtenzahl in der Familie, der statistische Nachweis ist schwer zu erbringen.

MARIE BERNAYS[15]) hat versucht, den Einfluß der Zunahme der Fabrikarbeit der verheirateten Frau in verschiedenen deutschen Landesteilen und Städten nachzuweisen, hat aber gefunden, daß dies nicht möglich ist, da auf die Zahl der Geburten viele andere noch wichtigere Faktoren von Einfluß sind, meint aber aus der Zunahme der weiblichen Fabrikarbeit auf eine raschere Abnahme der Geburtenzahl schließen zu können. Auch dieser Rückschluß ist nicht zwingend, da die Hauptgebiete weiblicher Fabrikarbeit stets Gebiete starker Industrialisierung sind, die einen größeren Geburtenrückgang haben. Ein von BURGDÖRFER gemachter Versuch, aus der schottischen Familienstatistik von 1911 die durchschnittliche Kinderzahl der erwerbstätigen und nicht erwerbstätigen Mütter festzustellen, hat zu keinem sicheren Ergebnis geführt, sie war bei je 5458 Ehen bei ersteren 2,36, bei letzteren 2,56. Es handelt sich aber dabei nur um Ehen von mehr als 15jähriger Dauer und zudem ist es fraglich, ob die nicht erwerbstätigen Mütter nicht eine bessere soziale Stellung haben.

Die Zahl der *Fehlgeburten* ist in den letzten zwei Jahrzehnten größer geworden. Sie schwankt sehr je nach dem Bevölkerungskreis, aus dem die Statistik stammt. SIEGEL z. B. hat für die oberbadische Bevölkerung 8,2%, AGNES BLUHM für Pastorenfamilien und für den gebildeten Mittelstand 7,5%, HAMBURGER für Berliner Arbeiterfamilien 17,9% Aborte unter den Empfängnissen gefunden, bei der Betriebskasse der Allg. El.-Ges. Berlin waren es 1916 sogar 37,9%. Die Abtreibung, die in Rußland seit der Revolution bis zum 3. Schwangerschaftsmonat gesetzlich gestattet ist, ist überall in Deutschland sehr häufig, besonders in Großstädten, BUMM nimmt für Berlin an, daß mindestens $^2/_3$, DÖDERLEIN für München, daß $^1/_3$ aller Fehlgeburten künstlich herbeigeführt sind.

c) Die Sterblichkeit.

1. Sterblichkeit im allgemeinen.

Die Sterblichkeit war in *früheren Jahrhunderten* außerordentlich groß; es sind zwar nur wenig brauchbare Angaben für die Zeit vor dem 18. Jahrhundert vorhanden, aber die langsame Bevölkerungszunahme trotz hoher Geburtsziffer beweist dies mit Sicherheit. Nach Berechnungen aus deutschen Fürstengeschlechtern, die ich früher angestellt habe[16]), und nach von Westergaard[17]) mitgeteilten Zahlen für Holland war die Sterblichkeit auf 1000 Lebende:

Tabelle 21.

	Deutsche Fürstenfamilien				Wohl-habende Holländer 1586—1670	Preußen 1891—1900	
	1501—1600		1651—1700				
	männlich	weiblich	männlich	weiblich	männlich	männlich	weiblich
10—20 Jahre	0,5	0,4	1,4	0,9	1,2	0,4	0,4
20—30 „	1,4	1,1	2,2	1,3	2,0	0,6	0,5
30—40 „	1,9	2,5	2,7	2,0	1,9	0,8	0,8
40—50 „	2,8	2,7	3,4	2,2	2,6	1,4	1,0
50—60 „	4,3	5,5	4,2	5,3	4,1	2,4	1,7
über 60 „	11,9	10,5	9,7	8,6	9,4	7,4	6,8

Die hohen männlichen Sterbeziffern 1651—1700 beim Alter von unter 50 Jahren sind die Folge der starken Beteiligung des deutschen Adels an den Türkenkriegen in Ungarn, wo viele am Fleckfieber starben. Besonders groß war früher die Sterblichkeit im Kindesalter; in Breslau starben 1687—1691 nach den Halleyschen Tafeln von den Lebendgeborenen 50,5% vor Ablauf des 15. Lebensjahres, nach Burckkardt[18]) in einer wohlhabenden Basler Familie 1551—1600 29,3, 1651—1700 32,7, 1701—1750 39,7, 1751—1800 30,1 und 1801 bis 1875 18%.

Außerordentlich hoch war die Sterblichkeit in den Städten, die trotz zahlreicher Geburten keinen Geburtenüberschuß hatten und nur durch die große Zuwanderung aus der umgebenden Landbevölkerung die Einwohnerzahl auf gleicher Größe erhalten konnten.

Die Sterblichkeit ist in der zweiten Hälfte des 19. Jahrhunderts in den Kulturländern sehr rasch zurückgegangen; dies ist allbekannt, es seien nur die Sterbeziffern (mit Einschluß der Totgeborenen und der Kriegsverluste) für Deutschland mitgeteilt. Sie waren:

1841—1845	. . . 27,5	1876—1880	. . . 27,7	1911—1913	 16,8
1846—1850	. . . 28,9	1881—1885	. . . 27,2	1914	 19,6
1851—1855	. . . 28,8	1886—1890	. . . 25,8	1915	 22,1
1856—1860	. . . 27,1	1891—1895	. . . 24,5	1916	 19,8
1861—1865	. . . 27,5	1896—1900	. . . 22,4	1917	 21,0
1866—1870	. . . 29,3	1901—1905	. . . 20,9	1918	 25,2
1871—1875	. . . 29,8	1906—1910	. . . 18,8	1919—1922	 15,4

Die Sterblichkeit ist im 1. Lebensjahre sehr groß, bleibt noch vom 2. bis 5. Lebensjahre auf ziemlicher Höhe, nimmt dann rasch ab, erreicht ihren Tiefstand bei 11—12 Jahren, steigt danach anfangs langsam, später schneller und erreicht erst bei etwa 80 Jahren dieselbe Höhe wie im 1. Lebensjahre. Der Rückgang der Sterblichkeit ist nicht in allen Altersklassen gleich groß. Aus den deutschen Sterbetafeln sind in der folgenden Tabelle Sterbeziffern nach Altersklassen unter Beziehung der Sterbefälle jedes Lebensabschnittes auf die gleichzeitig Lebenden, d. h. Überlebende minus der Hälfte der in dem betreffenden Lebensabschnitt Gestorbenen berechnet (s. Tab. 22).

Die Abnahme ist am größten im Alter von 5—10 Jahren (genauer im Alter von 2—10 Jahren), ist bei 15—20 Jahren erheblich kleiner und nachher wieder größer; bei 20—30 Jahren geht die Sterblichkeit beim weiblichen Geschlecht weniger zurück als beim männlichen, nach diesem Alter dagegen mehr. Im höheren Alter ist die Abnahme bei beiden Geschlechtern klein.

Tabelle 22.

	1871—1880		1891—1900		1901—1910		Abnahme in % von 1871/80 auf 1901/10	
	männlich	weiblich	männlich	weiblich	männlich	weiblich	männlich	weiblich
0— 5 Jahre	97,4	84,8	80,2	70,1	65,5	55,6	32,8	34,4
5— 10 „	8,8	8,7	6,9	5,5	3,8	3,9	56,8	55,1
10— 15 „	3,9	4,2	2,7	3,1	2,3	2,5	41,0	40,5
15— 20 „	5,3	4,9	4,3	3,9	3,8	3,5	28,3	28,6
20— 25 „	8,2	7,0	5,9	5,1	5,1	4,7	37,8	32,9
25— 30 „	8,8	8,9	6,1	6,4	5,3	5,6	39,8	37,1
30— 40 „	11,0	11,0	8,3	7,9	6,9	6,7	37,3	39,0
40— 50 „	16,7	13,1	14,0	10,4	12,2	8,7	26,9	33,6
50— 60 „	27,7	21,8	24,3	18,0	23,1	16,2	16,6	25,5
60— 70 „	54,2	48,8	48,6	42,4	46,5	38,7	14,2	20,7
70— 80 „	116,0	110,6	106,4	100,5	102,3	94,1	11,8	14,9
80— 90 „	235,7	227,9	266,4	217,2	220,0	206,0	—	—
90—100 „	419,1	432,0	451,6	393,5	450,1	382,9	—	—

Mit Hilfe der Sterbetafeln kann die *mittlere Lebensdauer* von jedem Altersjahre an berechnet werden. Die mittlere Lebensdauer war:

Das „Normalalter"
nach LEXIS, d. h. das
Altersjahr, auf welches
nach dem 15. Lebensjahr
die meisten Sterbefälle
kommen, war in Deutsch-
land (s. Tab. 24).

Die allgemeine Sterb-
lichkeit ist kein Maßstab

Tabelle 23.

	Bei der Geburt		Bei 15 Jahren	
	männlich	weiblich	männlich	weiblich
1871—1881	35,58	38,45	42,38	44,15
1881—1890	37,17	40,25	43,54	45,63
1891—1900	40,56	43,97	45,31	47,47
1901—1910	44,82	48,34	46,71	49,00

der Gesundheit, da sie in hohem Grade von der Altersgliederung der Bevölkerung
abhängt, nur da, wo diese sich gleich bleibt, zeigen zeitliche Änderungen eine
Besserung oder Verschlimmerung der gesundheitlichen Verhältnisse an. Wenn
also die Gesamtsterbeziffer auf dem Lande höher ist als in der Stadt, so darf

daraus nicht geschlossen werden, daß
die Lebensbedrohung auf dem Lande
eine höhere wäre. Im allgemeinen ist
das Gegenteil der Fall. Die Sterblichkeit ist zwar in der Kindheit und dann
im Alter der größten Zuwanderung in
den Städten kleiner, nachher zeigt sie
beim weiblichen Geschlecht in Stadt

Tabelle 24.

	Bei den Männern	Bei den Frauen
1871—1881	70 Jahre	72 Jahre
1891—1900	$71^3/_4$ „	$73^5/_6$ „
1901—1910	$71^{11}/_{12}$ „	$74^1/_2$ „

und Land nur kleine Unterschiede, beim männlichen dagegen ist sie in der Stadt
bedeutend höher als auf dem Lande. Um einen richtigen Maßstab der Sterblichkeit in Stadt und Land zu erhalten, muß die durch die Wanderungen bedingte Verschiedenheit der Altersgliederung ausgeschieden werden. Zu diesem
Zweck kann man die erwartungsmäßigen Sterbefälle oder, wie dies in England
schon lange der Brauch ist, die Standardsterblichkeit benützen. Noch besser ist
es, aus Sterbetafeln mittels des reziproken Wertes der mittleren Lebensdauer
bei der Geburt
eine korrigierte
Sterbeziffer zu
berechnen. Die
Ziffern waren
1901—1910 in:

Tabelle 25.

	Berlin		Deutschland	
	männlich	weiblich	männlich	weiblich
Rohe Sterbeziffer . . .	17,3	14,6	19,7	17,7
Korrigierte Sterbeziffer .	23,0	20,4	22,3	20,7

Während nach der rohen Sterbeziffer die Sterblichkeit in Berlin günstiger zu sein scheint, geht aus der korrigierten Sterbeziffer für das männliche Geschlecht das Gegenteil hervor, das weibliche Geschlecht hat in Berlin tatsächlich eine etwas geringere Sterblichkeit als in ganz Deutschland; der Unterschied ist aber viel kleiner, als man nach den rohen Sterbeziffern annehmen könnte.

Beim weiblichen Geschlecht ist die Sterblichkeit in den meisten Altersklassen kleiner als beim männlichen, nur im Alter von 25—40 Jahren ist die weibliche Sterblichkeit höher, in manchen Staaten auch bei 5—15 Jahren; hierbei sind in den einzelnen Ländern Verschiedenheiten nachzuweisen, auf die hier nicht eingegangen werden kann. Besonders in den Städten ist die weibliche Sterblichkeit günstiger als die männliche, so daß hieraus in den Städten ein erheblicher Frauenüberschuß entsteht.

2. Die Kindersterblichkeit.

Sie war in Deutschland 1872—1880 23,0, 1901—1910 18,6 und ist 1911—1920 auf 15,3 zurückgegangen. In Süddeutschland war die Kindersterblichkeit früher sehr groß, sie hat aber jetzt dort mit Ausnahme von Bayern einen viel günstigeren Stand erreicht. Über die Ziffern einzelner deutscher Landesteile gibt die folgende Tabelle Auskunft.

Tabelle 26.

	1871—80	1911—20		1871—80	1911—20
Ostpreußen	22,3	17,8	Hessen-Nassau . . .	17,2	10,1
Berlin	32,1	14,7	Rheinland	18,7	13,5
Brandenburg	24,2	16,3	Ganz Preußen . . .	21,4	15,2
Pommern	19,7	17,1	Bayern	30,9	18,7
Schlesien	26,3	19,0	Sachsen	28,2	15,1
Sachsen	22,1	16,2	Württemberg . . .	32,0	14,4
Schleswig-Holstein . .	15,0	12,6	Baden	26,2	14,1
Hannover	15,5	11,4	Hessen	19,6	10,5
Westfalen	16,2	12,5			
			Deutschland	23,0	15,3

Betreffs der Kindersterblichkeit in *Stadt und Land* bestand früher zwischen Nord- und Süddeutschland ein Unterschied in der Hinsicht, daß die Kindersterblichkeit in Süddeutschland in den Städten kleiner war als auf dem Lande, während im Norden das Gegenteil das Gewöhnliche war. Seit etwa 20 Jahren hat sich hierin allmählich ein Umschwung in Preußen vollzogen. Die Ursache liegt teils in der großen Bewegung, die nach 1900 in Deutschland zur Bekämpfung der hohen Kindersterblichkeit ins Leben gerufen wurde, teils in dem starken Rückgang der Geburten in den Städten. Dabei ist zu bemerken, daß die Städte in Preußen nur im 1., 2. und 4. Vierteljahr günstigere Ziffern haben, während in den Sommermonaten auch jetzt noch die Kindersterblichkeit in den Städten höher ist als auf dem Lande. Sie war in Deutschland:

Tabelle 27.

	Städte mit 15 000 und mehr Einwohnern	Ganz Deutschland
1901—05	20,2	19,9
1906—10	17,0	17,4
1911—14	15,7	16,4
1915—18	14,0	14,9
1919—21	12,7	13,7

Man kann es sich nur aus theoretischer Voreingenommenheit erklären, wenn man in einer hohen Kindersterblichkeit einen *selektorisch günstig wirkenden Vorgang* erblicken will. Alle sorgfältigen statistischen Untersuchungen lassen das Gegenteil ersehen. Die Frage läßt sich allerdings statistisch nicht einwandfrei erledigen, da hierzu eine Konstitutionsstatistik nötig wäre, die wir vorerst nicht haben. Aber schon rein theoretisch kann man voraussetzen, daß ein unnatürlicher Vorgang, wie es die künstliche Säuglingsernährung, die Hauptursache hoher Kindersterblichkeit, doch sicher ist, niemals eine günstige Wirkung auf die körperliche Entwicklung eines Volkskörpers haben kann. Nur in besonders wohlhabenden Kreisen gelingt es, lebensschwach geborene Kinder aufzuziehen, sie kommen für die Gesamtheit wegen ihrer geringen Zahl nicht in Betracht.

In England werden die Sterbefälle des 1. Lebensjahres häufig in *antenatale, natale und postnatale* geschieden. Eine solche Trennung ist nur da möglich, wo die Todesfälle nach einem ausführlichen Krankheitsverzeichnis mitgeteilt und die Todesursachen sorgfältig erhoben werden. Die angeborene Lebensschwäche nimmt unter den antenatalen Sterbefällen den ersten Platz ein, sie ist meist Folge von Frühgeburt, dann folgt die Syphilis.

Die Höhe der Kindersterblichkeit hängt in der Hauptsache von der *Art der Ernährung* ab, daneben sind die wirtschaftlichen Verhältnisse, die Höhe der Geburtsziffer und die Bildungsstufe von Einfluß. Ein einfacher statistischer Ausdruck des Einflusses der Stillhäufigkeit und der Stilldauer auf die Kindersterblichkeit ist nicht leicht zu finden, da die abgestillten und die nie gestillten Kinder sich gewöhnlich nicht auseinanderhalten lassen. In der folgenden Tabelle der Sterblichkeit der Kinder des 1. Lebensjahres sind sie unter den Nichtgestillten zusammengefaßt:

Nach einer auf Veranlassung von KRAUTWIG unternommenen und von HUBER[19]) bearbeiteten Erhebung in Köln für das Jahr 1908—1909, die sehr ins Einzelne geht, sind von mir die folgenden Ziffern der Kindersterblichkeit

Tabelle 28.

	Gestillte	Nichtgestillte
Berlin 1895—96 . .	7,1	38,6
Barmen 1904—08 .	8,3	39,3
Hannover 1911—12	10,0	33,8

nach dem Monat des Abstillens berechnet worden[20]). Danach war die Sterblichkeit der ehelichen Kinder

nie gestillt 23,2	im 6.	Monat abgestillt . . 11,9
im 2. Monat abgestillt 25,4	„ 7.	„	„	. . 11,2
„ 3. „	„	 22,0	„ 8.	„	„	. . 10,5
„ 4. „	„	 19,6	„ 9.	„	„	. . 8,1
„ 5. „	„	 16,0	„ 10.—12. „	„	. . 7,6
		stets gestillt 7,2

Wenn sich auch der Facharzt mit den monatlichen Unterschieden der Sterblichkeit der Gestillten und Nichtgestillten begnügen kann, so muß doch die Bevölkerungsstatistik einen Maßstab dafür haben, in welchem Maße die Aufwuchsziffer durch das Nichtstillen beeinflußt wird.

Der Einfluß der *wirtschaftlichen Lage* und der sozialen Stellung ist bekannt. Dabei gibt nicht so sehr die Armut den Ausschlag, sondern der Mangel an Verständnis für eine vernünftige Ernährung und Pflege des Kindes, denn auch in einer armen Bevölkerung wird die Kindersterblichkeit klein sein, wenn nur allgemein und genügend lange gestillt und keine unvernünftige Beinahrung gegeben wird. Die hohe Sterblichkeit der unehelichen Kinder ist eines der bekanntesten Beispiele der Folgen ungünstiger sozialer Lage. Von den zahlreichen Veröffentlichungen seien einige erwähnt. In Sachsen hatten eine Sterblichkeit der ehelichen Kinder 1899—1903[21]):

Beamte und freie Berufe . . . 11,1	Handwerker 24,7
Landwirte, Forstleute 22,0	Gewerbegehilfen 28,1
Landwirtschaftliche Arbeiter . 21,6	Fabrikarbeiter 31,6
Fabrikanten 20,7	Tagelöhner 33,5

SEUTEMANN hat für Hannover Absterbeordnungen nach sozialer Gruppierung und daraus die Kindersterblichkeit berechnet[22]). Sie war:

Tabelle 29.

	Brustkinder	Flaschenkinder
Selbständige, Angestellte	4,6	19,5
Gehilfen, Arbeiter, Unterbeamte	10,0	46,6
Einkommen über 1800 Mark . .	7,5	18,9
Einkommen unter 1800 Mark . .	9,5	36,0
Alle ehelichen Kinder	9,1	33,6

Ebenso zeigt sich die kleinere Kindersterblichkeit in Stadtteilen mit vorwiegend wohlhabender Bevölkerung. Wenn wir, wie bei der ehelichen Fruchtbarkeit in Berlin, die Zahl der überfüllten Wohnungen im Jahre 1905 als Maßstab der wirtschaftlichen Lage nehmen und dagegen die Kindersterblichkeit von 1909—1912 stellen, so haben wir für die beiden Bezirke mit dem geringsten Prozentsatz überfüllter Wohnungen und für die drei mit dem höchsten Prozentsatz die folgenden Ziffern:

Tabelle 30.

Standesamts-bezirke	Überfüllte Wohnungen in %	Kinder-sterblichkeit
II	3,8	9,2
III	4,8	10,8
XIII b	15,5	17,2
XIII a	16,8	20,0
V b	18,1	18,0

Es hat nicht viel Zweck, den Grad der wirtschaftlichen Lage und der sozialen Stellung auseinanderhalten zu wollen, da sie eng miteinander verknüpft sind und da die Kinderzahl in der Familie, in der sich meist zugleich die Sorge für die Nachkommenschaft ausspricht, von großem Einfluß auf die Kindersterblichkeit ist. Es mag dabei noch an den Einfluß der Wohnung auf die Säuglingssterblichkeit im Sommer erinnert werden, gegen den sich die Wohlhabenden viel besser schützen können als die Armen.

Die Zahl der Geburten in einer Familie und die Kindersterblichkeit stehen im Verhältnis zueinander. Örtliche Vergleiche sind im allgemeinen hier nicht möglich, da die Höhe der Kindersterblichkeit noch von ganz anderen Faktoren abhängig ist, vor allem von der Art der Ernährung; zwischen Höhe der Geburtsziffer und der Kindersterblichkeit kleiner Gebietsteile läßt sich daher nur in solchen Ländern eine Korrelation nachweisen, wo die Verhältnisse gleichartig sind, was z. B. für Preußen nicht zutrifft. Bessere Aufklärung geben die direkten Untersuchungen, von denen die von Marie Baum für 4 rheinische Städte erwähnt sei, die zugleich die Familien nach der Stilldauer trennt[23]).

Tabelle 31.

Geburtenzahl in der Familie	Stillfamilien		Nichtstillfamilien		Alle Familien	
	Zahl der Kinder	Kinder-sterblichkeit	Zahl der Kinder	Kinder-sterblichkeit	Zahl der Kinder	Kinder-sterblichkeit
4—6	906	5,3	343	31,8	3525	14,7
7—10	879	7,7	266	27,1	3455	14,9
über 10	169	7,7	141	44,7	1003	24,5
alle Familien	1954	6,60	750	32,5	7983	16,0

Man hat auch die Sterblichkeit der Kinder nach der *Geburtenfolge* berechnet, dabei muß aber daran erinnert werden, daß die ersten Geburtsnummern in Familien, die einen großen Kinderzuwachs haben, ebenfalls schon eine höhere Kindersterblichkeit aufweisen werden. Es muß also bei solchen Erhebungen gleichzeitig eine Trennung nach der Kinderzahl in einer Familie vorgenommen werden.

3. Die Kleinkindersterblichkeit.

Schon oben wurde bemerkt, daß die Sterblichkeit der Kinder von 2 bis 10 Jahren besonders stark gegen früher abgenommen habe, in der Gegenwart sind die Kinder dieses Lebensalters in den Kulturstaaten weniger gefährdet als in weniger kultivierten Ländern.

In England wird die Säuglingssterblichkeit als Maßstab unhygienischer Verhältnisse angesehen. BROWNLEE[24]) hat nachgewiesen, daß in England die Sterblichkeit der im 2. und 3. Lebensjahre stehenden Kinder in ganz regelmäßigem, durch eine mathematische Formel ausdrückbarem Verhältnis mit der Höhe der Säuglingssterblichkeit zunimmt, und zwar viel rascher als die letztere. Er hat für die Jahre 1891—1900 die englischen Distrikte nach der Höhe der Säuglings-sterblichkeit eingeteilt und dabei für das männliche Geschlecht die folgenden Zahlen gefunden:

Tabelle 32.

Säuglings-sterblichkeit	Sterblichkeit auf 1000 Lebende im Alter von			
	1—2 Jahren	2—3 Jahren	3—4 Jahren	4—5 Jahren
80—89	22,71	9,69	7,24	5,17
110—119	29,16	10,74	7,44	7,39
150—159	43,77	15,99	10,55	8,18
190—199	74,78	26,30	15,03	10,88
230—239	105,60	40,35	22,35	14,90

Dieser gleichmäßige Verlauf kann nur da angetroffen werden, wo in den einzelnen Bezirken nicht besondere Verhältnisse auf die Sterblichkeit der Klein-kinder wie z. B. verschiedene Häufigkeit der Sterbefälle an Infektionskrankheiten einwirken.

In Deutschland sind Beziehungen zwischen der Sterblichkeit dieses Lebens-alters und der Säuglingssterblichkeit ebenfalls nachzuweisen, die Zunahme der Sterblichkeit im 2. und 3. Lebensjahre ist aber bei steigender Säuglingssterblich-keit nicht so hoch wie in England. In den preußischen Regierungsbezirken be-steht eine hohe Korrelation zwischen der Sterblichkeit der Säuglinge und der Kinder des 2. und 3. Lebensjahres, aber auch noch eine beträchtliche im Alter von 3—5 Jahren. Der Korrelationskoeffizient war 1904—1913 für

Säuglingssterblichkeit und Sterblichkeit bei 1—2 Jahren = + 0,626
,,   ,,   ,, ,, 2—3 ,, = + 0,536
,,   ,,   ,, ,, 3—5 ,, = + 0,469

4. Umwelteinflüsse auf die Sterblichkeit der Erwachsenen.

Der Beruf und die soziale Stellung, die wirtschaftliche Lage und die eng damit zusammenhängende Art der Ernährung, die Wohnung, das Verständnis, Schädigungen der Umwelt zu vermeiden oder sich dabei bietende Vorteile aus-zunützen, alle diese Umstände haben einen großen Einfluß auf die Sterblichkeit der Erwachsenen. Leider können sie einzeln statistisch nicht herausgeschält werden, einige, wie der Ernährungszustand oder das verständnisvolle Verhalten sind statistisch nur schwer oder gar nicht zu erfassen. Es ist unrichtig, wenn zwischen der Sterblichkeit oder einer Todesursache und einem Ausschnitt aus der Umwelt, z. B. der Wohnung, eine starke Korrelation nachgewiesen wird, diesem Ausschnitt aus der Umwelt allein diesen Einfluß zuzuschreiben, der doch durch die ganze Umwelt bewirkt wird.

1. *Die wirtschaftliche Lage.* Über den Zusammenhang zwischen Wohl-habenheit und Sterblichkeit sind zahlreiche Arbeiten veröftentlicht worden, viele sind in dem großen Werke von MOSSE und TUGENDREICH „Krankheit und soziale Lage" zu finden. Hier seien nur die Ziffern von FUNK für Bremen (1901 bis 1910) angeführt, der Straßen mit Wohlhabenden, mit Mittelstandsangehörigen

und Arbeitern ausgesucht hat[25]). Die sozialen Unterschiede in diesen Straßen sind offenbar sehr groß. Für die ganze Sterblichkeit sind die folgenden Ziffern berechnet. Auf 1000 Lebende kamen Sterbefälle:

Tabelle 33.

Alter	Wohlhabende	Mittelstand	Arbeiter
0— 1 Jahre	48,9	90,9	255,8
1— 5 „	2,8	9,2	26,2
5—15 „	1,7	2,5	4,0
15—30 „	1,2	2,7	6,6
30—60 „	6,2	8,6	13,6
über 60 „	50,7	56,1	50,9

Die Ziffern für die Wohlhabenden von 15—30 Jahren sind offenbar zu klein, wahrscheinlich deshalb, weil die an Tuberkulose Erkrankten häufiger außerhalb des Hauses sterben. Die Ziffern an einzelnen Erkrankungen zeigen, zum Teil wegen der kleinen Grundzahlen, einen unregelmäßigen Verlauf. Unter den Krankheiten, die bei den Ärmeren mehr Opfer fordern, stehen in erster Linie die Tuberkulose und die Erkrankungen der Atmungsorgane, bei den Säuglingen die Magen- und Darmkrankheiten, bei den Kleinkindern die akuten Infektionskrankheiten. Der Krebs zeigt nach der Wohlstandsschichtung keine merklichen Verschiedenheiten, die Krankheiten der Kreislaufsorgane und die Zuckerkrankheit sind bei den Wohlhabenden häufiger.

Unter den Todesursachen ist die *Tuberkulose* besonders stark durch die wirtschaftlichen Verhältnisse beeinflußt. Die bekannten Erhebungen in Hamburg, Charlottenburg, Breslau, Amsterdam u. a. zeigen deutlich eine starke Zunahme der Tuberkulose mit der Abnahme des Einkommens, der Wohnungsmiete, mit der Zahl der übervölkerten Wohnungen usw. Die Unterschiede sind außerordentlich groß, da gerade die Schädlichkeiten, welche die Entstehung der Tuberkulose befördern, unhygienische Wohnung, enges Zusammenwohnen, ungenügende Ernährung, gefährliche Berufsart bei der ärmeren Bevölkerung zusammentreffen.

Es sei hier nur eine Arbeit von Hersch[26]) über die Sterblichkeit an Tuberkulose in Paris während der Jahre 1911—1913 erwähnt, er benützt als Maßstab der Wohlhabenheit der 20 Pariser Stadtbezirke den Prozentsatz der Familien, die keine Mobiliarsteuer, eine Art Mietsteuer, von der die Minderbemittelten befreit sind, zahlen müssen. Er bildet dazu 4 Gruppen von Stadtbezirken:

Tabelle 34.

Klassen der Bezirke	Von 100 Familien sind steuerfrei	Sterblichkeit	Kindersterblichkeit	Auf 10000 Einwohner Sterbefälle an Tuberkulose
reiche . . .	45,9	11,0	5,1	14,8
wohlhabende	64,1	13,0	6,9	26,8
arme	79,0	16,9	10,7	43,1
sehr arme .	89,2	22,4	15,1	58,6
Ganz Paris .	74,2	16,5	14,1	39,4

Hersch ist der Ansicht, daß eine Beseitigung der Armut die Tuberkulose zum Verschwinden bringen könne.

Man hat gegen solche Untersuchungen eingewendet, daß die Höhe der Tuberkulosesterblichkeit kein sicherer Maßstab der Häufigkeit der Tuberkuloseerkrankungen in verschiedenen Gesellschaftsklassen sei; hierüber könne nur eine richtige Erkrankungsstatistik Aufschluß geben. Soweit man nur an Infektion mit Tuberkulose denkt, mag das richtig sein; wir wissen aber, daß gerade die Umstände, die eine Erkrankung nach erfolgter Infektion begünstigen, auch auf den Verlauf der Krankheit von schlimmster Wirkung sind, und daß daher die Statistik der Tuberkulosesterbefälle wohl als Maßstab der Häufigkeit der Erkrankungen gelten kann, wenn auch zuzugeben ist, daß Wohlhabende eher in der Lage sind, eine erfolgte Erkrankung wieder zur vollen Ausheilung zu bringen.

2. *Die soziale Schichtung.* In der niederländischen Statistik der Berufssterblichkeit von 1908—1911 ist stets eine Trennung nach der Stellung im Beruf durchgeführt; aus den einzelnen Berufsarten habe ich früher die folgenden Ziffern für die *s*elbständigen und Arbeiter zusammengestellt[27]). Auf 1000 männliche Berufstätige starben 1908—1911:

Tabelle 35.

Alter	Sterbefälle überhaupt					Sterbefälle an Tuberkulose				
	bei der Landwirtschaft		bei Gewerbe und Industrie		Alle Berufstätigen	bei der Landwirtschaft		bei Gewerbe und Industrie		Alle Berufstätigen
	Selbständige	Arbeiter, Dienstboten	Selbständige	Arbeiter. Gehilfen		Selbständige	Arbeiter, Dienstboten	Selbständige	Arbeiter, Gehilfen	
18—24 Jahre	3,70	3,52	3,76	3,97	3,67	2,07	1,84	2,07	2,25	1,98
25—34 „	3,68	4,16	3,70	4,36	4,02	1,48	1,92	1,86	2,15	1,88
35—44 „	5,09	5,85	5,06	5,59	5,48	1,56	1,60	1,72	1,89	1,66
45—54 „	8,50	11,76	9,83	10,64	10,49	1,39	1,94	2,26	2,41	1,98
55—64 „	19,85	27,29	23,68	26,43	24,42	2,06	2,36	2,23	3,41	2,47
Standardsterblichkeit	6,62	8,24	7,28	8,08	7,60	1,68	1,90	1,99	2,30	1,93

Die Standardsterblichkeit ist aus allen Altersklassen unter Zugrundelegung der Altersgliederung sämtlicher Berufstätigen berechnet. Die Tuberkulosesterbegefahr ist bei der Landbevölkerung groß; dies rührt davon her, daß die Wohnungszustände auf dem Lande wegen der an vielen Orten noch üblichen Benützung der kastenartigen Schlafräume (Butzen) sehr verbesserungsbedürftig sind.

Bei der englischen Statistik der Berufssterblichkeit wurde 1910—1912 erstmals der Versuch gemacht, die ganze männliche berufstätige Bevölkerung nach sozialen Klassen zu teilen[28]), leider ist die Teilung nicht ganz glücklich, da die Selbständigen und die Arbeiter nicht voll getrennt worden sind. Eine große Mittelgruppe (die 2. soziale Gruppe) enthält neben der großen Gruppe der Ladeninhaber, die im Verkehr und im Gastwirtschaftsgewerbe Tätigen und die landwirtschaftlichen Pächter, wir haben aus ihr nur die Ladeninhaber herausgehoben. Die landwirtschaftlich Berufstätigen haben wir in eine Gruppe zusammengefaßt, selbständige Bauern gibt es in England nicht, es gibt nur Pächter und Gesinde und Arbeiter; die Sterblichkeit der beiden Gruppen zeigt keine großen Unterschiede. Die erste soziale Gruppe sind die Beamten, Pfarrer, Lehrer, Ärzte, Anwälte einerseits und der Handelsstand andererseits. Wir haben sie geteilt. Die Arbeiter sind in der englischen Statistik in 4 große Gruppen geteilt, die gelernten Arbeiter, eine Mittelgruppe, die Textilarbeiter und die ungelernten Arbeiter. Wir haben nur die letzteren als auf der niedersten sozialen Stufe stehend abgetrennt und die übrigen (ohne die Bergleute) zusammengefaßt. Auf 1000 männlich Lebende kamen in England 1910—1912 Sterbefälle (s. Tab. 36).

3. *Der Beruf.* Viele Berufe bringen große Gefahren für die Gesundheit durch Unfälle, Einatmung von Staub und giftigen Stoffen und Gasen, dauernde Arbeit in geschlossenen oder überhitzten Räumen, erzwungene schlechte Körperhaltung, beständige Gelegenheit zum Genusse alkoholischer Getränke u. a. Es ist aber bei einer allgemeinen statistischen Bearbeitung nicht möglich, die Berufsgefahren vollständig herauszuschälen, da die wirtschaftlichen und häuslichen Verhältnisse, die gesundheitliche Lage des Ortes, in dem der Beruf ausgeübt wird, die Neigung schwächlicher Konstitutionen zu gewissen Berufen mit von Einfluß auf die Höhe der Sterblichkeit sind. Auch ist daran zu erinnern, daß in manchen Berufen nur ein kleiner Teil der Arbeiter besonderen Berufsgefahren

ausgesetzt ist. In Deutschland sind wohl Einzeluntersuchungen über die Höhe der Sterblichkeit bei verschiedenen Berufen unternommen worden, aber eine allgemeine Aufbereitung der Berufssterblichkeit fehlt, da eine solche ohne Einbeziehung der Todesursachen nicht viel bietet und die Todesursachenstatistik

Tabelle 36.

Alter	Landwirtschaft	Beamte, freie Berufe usw.	Handelsstand	Ladeninhaber	Bergleute	Facharbeiter	Ungelernte Arbeiter	Alle Berufstätigen
15—20 Jahre . . .	1,29	1,69	2,06	1,78	3,14	2,17	2,68	2,20
20—25 ,, . . .	2,30	2,90	3,54	2,97	3,87	3,31	5,05	3,52
25—35 ,, . . .	3,14	3,27	4,47	4,06	4,47	4,32	6,91	4,71
35—45 ,, . . .	4,66	5,47	7,30	7,04	6,94	7,28	11,97	7,94
45—55 ,, . . .	8,22	10,68	14,18	13,14	12,97	13,99	21,14	14,62
55—65 ,, . . .	18,35	23,74	30,36	27,40	30,37	29,59	40,02	30,04
65—75 ,, . . .	47,03	54,82	64,36	63,90	82,29	67,60	85,75	67,52
über 75 ,, . . .	162,97	142,03	164,56	173,65	220,92	180,54	251,56	185,37
Standardsterblichkeit bei 25—65 Jahren								
überhaupt	6,69	7,91	10,80	9,97	10,44	10,59	15,79	11,13
an Tuberkulose . .	1,09	1,33	2,34	1,79	1,35	2,15	3,21	2,14

in Deutschland nicht so zuverlässig ist, um eine solche Bearbeitung zu ermöglichen. Man hat nur die Statistik der Leipziger Ortskrankenkasse, bei der aber nicht alle Sterbefälle erfaßt werden konnten.

Die Tuberkulosesterblichkeit nach dem Beruf hat Kölsch[29]) in einer schönen Arbeit für 1908 in Bayern untersucht, auf die hier verwiesen werden soll; leider konnten keine Sterbeziffern für die einzelnen Altersklassen gegeben werden, es sind nur die Prozentanteile derselben an der ganzen Tuberkulosesterblichkeit des Alters von 15—70 Jahren berechnet. Hervorragendes leistet England seit 1860 auf dem Gebiete der Berufssterblichkeit, die von Jahrzehnt zn Jahrzehnt besser ausgestaltet wurde. Leider kann hier wegen des zur Verfügung stehenden knappen Raumes auf Einzelheiten nicht eingegangen werden; die Ergebnisse der letzten Erhebung von 1910—1912 sind anderwärts von mir bearbeitet, worauf hier hingewiesen werden soll[30]).

4. *Ernährung.* Hungersnot und ungenügende Ernährung ist eine Quelle zahlreicher Krankheiten, ebenso wie Überernährung. Die Folgen der letzteren, besonders wenn sie mit reichlichem Alkoholgenuß einhergeht, sind starker Fettansatz, Herzleiden, frühzeitige Arterienverkalkung, Gehirnschlag u. a. Wie dauernde Unterernährung die Sterblichkeit emportreibt, hat sich früher in Europa bei den nicht seltenen Hungersnöten und in der Neuzeit immer wieder in China und Britisch-Indien gezeigt[31]). Der Weltkrieg, in dem Deutschland mit einer Bevölkerung von 68 Millionen, für welche die Heimat nicht genügend Nahrungsmittel erzeugt, jahrelang von der übrigen Welt in grausamster Weise abgesperrt wurde, hat uns allen die Folgen chronischer Unterernährung vor Augen geführt. Statistische Nachrichten über die Bevölkerungsverluste bei Hungersnot stehen uns aus früherer Zeit für Schweden und Finnland zur Verfügung.

In Schweden waren die Jahre 1771—1772 schlechte Erntejahre, so daß 1773 eine schwere Hungersnot herrschte. Die Sterblichkeit stieg in diesem Jahre von 26,4 während der Jahre 1766 bis 1770 auf 52,6. Nach verschiedenen Veröffentlichungen des schwedischen Statistikers Sundbärg kamen auf 1000 Lebende (bzw. Lebendgeborene im 1. Lebensjahr) Sterbefälle (s. Tab. 37). Die Zunahme der Sterblichkeit ist am größten beim Alter von 5—15 Jahren, am geringsten war sie im 1. Lebensjahre, im Greisenalter war sie klein.

Ebenso hatte in Finnland die Hungersnot 1866—1867 eine bedeutende Erhöhung der Sterblichkeit zur Folge[32]), leider hat die Teilung der Sterbefälle nach dem Alter gerade erst in diesem Jahre eingesetzt.

Tabelle 37.

Alter	1766—70	1773	Zunahme in %	Alter	1766—70	1773	Zunahme in %
0— 1 Jahre	210,4	285,9	35	20—30 Jahre	8,4	19,6	133
1— 3 „	50,1	120,9	141	30—40 „	11,4	24,4	114
3— 5 „	27,1	74,8	176	40—50 „	15,5	35,6	135
5—10 „	12,3	45,2	267	50—60 „	22,8	54,0	137
10—15 „	6,3	24,9	295	60—70 „	46,0	95,4	107
15—20 „	6,4	18,9	196	über 70 „	121,8	202,0	66

Der *Weltkrieg* brachte Deutschland die größten Ernährungsschwierigkeiten, die infolge der Mißernte des Jahres 1916 im Jahre 1917 zu einer schweren Hungersnot ausartete, die auf die Widerstandskraft des deutschen Volkes den weittragendsten Einfluß hatte. Leider lassen sich wegen des Mangels richtiger Volkszählungen zwischen 1910 und 1919 keine brauchbaren Sterbeziffern berechnen. Wegen des Rückgangs der Geburten waren die ersten Kinderjahre viel weniger stark besetzt; Berechnungen für die Zivilbevölkerung sind nur für das weibliche Geschlecht von Wert, da die Männer des waffenfähigen Alters im Felde standen und die Zurückgebliebenen dieses Alters eine Auslese körperlich Minderwertiger waren. Der Einfluß der Hungersnot läßt sich im Jahre 1918 wegen der Grippeepidemie nicht rein erkennen. Die Sterblichkeit war in Deutschland mit Einschluß der Heeresangehörigen:

	männlich	weiblich		männlich	weiblich
1913	15,7	14,3	1916	24,2	14,1
1914	22,3	14,8	1917	24,8	15,8
1915	27,8	14,5	1918	29,3	19,5

Um die Erhöhung der Sterblichkeit in den einzelnen Altersklassen zu ersehen, können für die 5 ersten Lebensjahre Absterbeordnungen aus den Lebendgeborenen berechnet werden, dabei gehören dann die Sterbefälle 2 Geburtsjahren an, z. B. die im Jahre 1918 im 5. Lebensjahre gestorbenen kommen aus den Geburtsjahren 1913 und 1914. Für Hessen sind hierfür die folgenden Ziffern berechnet[33]). Von je 1000 Lebendgeborenen bzw. 1000 Überlebenden beider Geschlechter zusammen starben im ... Lebensjahr:

Tabelle 38.

	Sterbewahrscheinlichkeit					Durchschnitt 1911—13 = 100				
	1. Jahr	2. Jahr	3. Jahr	4. Jahr	5. Jahr	1. Jahr	2. Jahr	3. Jahr	4. Jahr	5. Jahr
1911—13	103,7	37,4	8,4	5,5	4,1	100	100	100	100	100
1914	108,9	27,6	11,5	6,9	4,7	105	117	137	126	115
1915	101,1	27,8	11,5	7,5	5,4	98	117	137	136	132
1916	101,4	28,7	12,6	7,6	5,9	98	121	150	138	144
1917	106,9	33,5	15,7	9,6	6,7	103	141	187	175	163
1918	118,2	41,9	19,0	12,9	8,2	114	177	226	235	200

Für die über 5 Jahre alten Personen läßt sich die Zunahme nur so feststellen, daß man die absoluten Zahlen miteinander vergleicht; die durchschnittliche Sterblichkeit der beiden Jahre 1910—1911 ist als Meßzahl gewählt und = 100 gesetzt. So berechnen sich für das weibliche Geschlecht die folgenden Verhältnisziffern während der Kriegsjahre beim Alter von ... Jahren:

Tabelle 39.

	5—10 Jahre	10—15 Jahre	15—20 Jahre	20—40 Jahre	40—60 Jahre	über 60 Jahre
1910—11	100	100	100	100	100	100
1914	89	84	84	91	92	102
1915	121	104	112	92	106	105
1916	123	108	117	94	109	115
1917	139	120	176	119	125	133
1918	218	212	340	227	157	131
1919	113	151	200	138	130	121

Dabei ist zu bemerken, daß bei der Volkszählung von 1919 in keiner Altersklasse mit Ausnahme der von unter 10 Jahren gegenüber 1910 eine Abnahme zu verzeichnen war. Die Säuglingssterblichkeit hat sich nicht erhöht; wie in Schweden 1773, hat das Alter von 3—20 Jahren die größte Zunahme, sie ist aber auch bei 20—40 Jahren recht beträchtlich, da die Frauen in vielen gesundheitsschädlichen Berufen Verwendung fanden. Wie in Schweden ist die Zunahme im Greisenalter verhältnismäßig gering.

In einer sorgfältigen Arbeit hat Huber Zusammenstellungen über die Sterblichkeit in 61 deutschen Städten während des Krieges gemacht[34]).

Die große Zunahme der Tuberkulosesterblichkeit während des Krieges in Deutschland ist bekannt. Sie ist in der Hauptsache auf die mangelhafte Ernährung zurückzuführen. Auf 10 000 Lebende starben in Deutschland an Tuberkulose (mit Einschluß der Kriegsteilnehmer)[35]):

	männlich	weiblich		männlich	weiblich
1913	14,3	13,9	1916	16,4	15,9
1914	14,8	13,7	1917	20,9	20,2
1915	15,5	14,2	1918	23,0	22,8

Die starke Zunahme 1918 ist durch die Grippe mitbedingt. Nach den von Kirchner[36]) für Preußen mitgeteilten Ziffern war die Zunahme in Preußen beim männlichen Geschlecht besonders groß im Alter von 3—30 Jahren, beim weiblichen im Alter von 3—50 Jahren. Die Zunahme war in den Städten größer; in 266 deutschen Städten, über welche Nachrichten im Reichsgesundheitsamt zu erhalten waren, war die Tuberkulosesterblichkeit beim weiblichen Geschlecht 1916 17,1, 1917 22,7 und 1918 26,5. Sie war noch 1919 groß und ist dann rasch zurückgegangen[37]), sie war bei beiden Geschlechtern zusammen in allen Städten mit 15 000 und mehr Einwohner 1919 26,4, 1920 18,4 und 1921 15,8.

Ein ungewöhnlich guter Gesundheitszustand, insbesondere das Fehlen ausgebreiteter Epidemien der Kinderwelt seit Ende des Krieges, hat die Sterblichkeit niedrig gehalten. Man darf sich aber dadurch nicht täuschen lassen. Die Grundlagen der Ernährung der städtischen Bevölkerung sind andauernd unsicher, das Einkommen aller Stände, mit Ausnahme der Schieber und Spekulanten reicht kaum aus, die dringendsten Lebensbedürfnisse zu befriedigen. Bisher hat der Staat durch Zuschüsse für Brotverbilligung die Ernährung der städtischen Bevölkerung sicherstellen können, wenn seine Mittel hierzu nicht mehr ausreichen, so muß sich dies in einer Herabsetzung der Widerstandskraft der städtischen Bevölkerung äußern. Einen statistischen Maßstab hierfür gibt es noch nicht; die Sterblichkeit kann eine abnehmende Kurve darstellen, aber die Kurve der Erkrankungshäufigkeit, die wir nicht kennen, kann dabei horizontal verlaufen oder gar ansteigen.

III. Massenuntersuchungen des Gesundheitszustands.

Untersuchungen der Schulkinder finden in Deutschland seit Jahren statt. Während des Krieges wurden solche Untersuchungen für die Quäckerspeisungen in vielen Städten vorgenommen. Vor dem Kriege gaben die Militärmusterungen ein Bild der körperlichen Entwicklung der männlichen Jugend im Alter von 20 Jahren.

Eine statistische Verwertung der *Schulkinderuntersuchungen* war bisher kaum möglich. Mag man das Körpergewicht allein, das Zentimetergewicht, den Rohrerschen Index oder sonst einen Index anwenden, stets sind diese nur für einzelne Altersjahre oder Altershalbjahre und für dieselbe Körpergröße zu vergleichen. Dadurch entstehen lange Reihen, die wegen ihrer Unübersichtlichkeit die Vergleiche erschweren. Um solche zu ermöglichen, muß die Zahl der Abweichungen von einem Normalmittel für jede Körpergröße und jedes Lebensalter berechnet werden, diese Abweichungen sind in eine Form zu bringen, die eine Addition zuläßt, wie z. B. durch Berechnung der erwartungsgemäßen Fälle. Die vom Reichsgesundheitsamt bearbeitete Zusammenstellung der Plus- und Minusabweichungen vom Rohrerschen Index der bei Springer erschienenen Normaltafel gibt deshalb kein genaues Bild, weil die Gliederung der Schulkinder nach Alter und Geschlecht nicht überall dieselbe und die Zahl der Kinder in den einzelnen Altersklassen verschieden groß ist, und weil die Zahl und Größe der Abweichungen während des Wachstums mit dem Alter zunimmt. So war z. B. der Variationskoeffizient bei den Volksschulkindern in Leipzig 1921 für das Körpergewicht bei den Knaben von 6 Jahren 10,8, beim Alter von 13 Jahren 13,7, für die Mädchen 10,9 bzw. 16,4[38]).

Gar keine Vergleiche lassen die Erhebungen über Krankheiten und Gebrechen der Schulkinder zu, da die Zuteilung zu denselben nach ganz verschiedenen Grundsätzen erfolgt.

Über die *Musterungsergebnisse* ist vor dem Kriege viel geschrieben worden. Daß die Tauglichkeitsziffer der Landgeborenen eine bessere war als die der Stadtgeborenen, ist ohne weiteres begreiflich; heute, wo die Ernährungsverhältnisse in der Stadt so viel schwieriger sind, wäre der Unterschied zweifellos viel größer. Es sei noch kurz darauf hingewiesen, daß bei den Aushebungen in allen europäischen Ländern eine Zunahme der Körpergröße festgestellt werden konnte. MEINSHAUSEN[39]) ist dem für den Regierungsbezirk Frankfurt unter Vergleich der Aushebungen der Musterungsjahre 1892 und 1912 näher nachgegangen und hat eine Größenzunahme von 165,3 auf 166,5 cm im Durchschnitt gefunden, sie war in den Städten größer als auf dem Lande, dagegen hatten die Städter eine geringere Zunahme des Brustumfangs als die Landbewohner. Einen wertvollen Beitrag gibt die Untersuchung von 5000 Fortbildungsschülern in München im Alter von 15—17 Jahren für das Jahr 1913[40]).

In den Vereinigten Staaten sind von seiten der Lebensversicherungsgesellschaften *periodische Untersuchungen Gesunder* ins Leben gerufen worden, die allerdings einen bedeutenden Aufwand erfordern, da eingehende klinische Untersuchungen, Röntgendurchleuchtungen usw. nötig werden. Als Ergebnis einer solchen Untersuchung der Metropolitan Life Insurance Company von 517 757 Personen seien die folgenden Zahlen mitgeteilt. Auf 100 000 Lebende kamen 506,4 Kranke, und zwar litten an

Tuberkulose der Lungen	74,6	Organ. Herzleiden	62,6
Rheumatismus	164,4	Kr. der Kreislauforgane	18,0
Krebs	15,0	Kr. der Nieren	38,3
Gehirnschlag, Paralyse	65,8	Kr. des Magens (ohne Krebs)	67,7

Wenn diese Untersuchungen auch für den einzelnen sehr wertvoll sind, so eignen sie sich doch nicht zu einer statistischen Bearbeitung, da das subjektive Ermessen des Untersuchenden einen großen Spielraum hat. Es wird daher in Amerika mit Recht gefordert, daß für die periodischen Untersuchungen ein „Standard der Gesundheit" notwendig sei[41]).

Die Erfüllung der letzten Forderung ist die Grundbedingung der Möglichkeit einer *Konstitutionsstatistik.* Daß sie erfüllt werden kann, hat die Anleitung der deutschen Militärverwaltung zur Beurteilung der Tauglichkeit gezeigt. Auch die Lebensversicherungsgesellschaften haben ja gewisse Normen. Der Arzt braucht keine geschriebene Norm, um sich über den Einzelfall ein Urteil zu bilden, aber wenn er den Fall in eine Liste eintragen soll, die zu einer statistischen Verarbeitung führt, so muß er sich an eine geschriebene Norm halten können. Diese Normen müssen aus einer Gruppe kräftiger und gesunder Personen, nicht aus dem Durchschnitt einer ganzen Bevölkerung gewonnen werden. Man kann so ein ideales Mittel für die einzelnen Altersstufen erhalten. Aber das arithmetische

Mittel oder die mittlere quadratische Abweichung als Ausdruck dieser Normen genügt nicht, es muß auch die Zahl der Abweichungen von dem Normalmittel innerhalb des idealen Mittels in einer solchen Normaltafel enthalten sein.

IV. Die Erkrankungsstatistik.

Eine Statistik der Erkrankungen wäre für die soziale Hygiene von größter Bedeutung, da die Sterbefallstatistik nur für diejenigen akuten Erkrankungen, bei denen ein bestimmter Letalitätsprozentsatz angenommen werden kann, einen Anhaltspunkt für deren Häufigkeit gibt. Denn das Kranksein ist von großer wirtschaftlicher Bedeutung. Diese ist bei den verschiedenen Erkrankungen je nach ihrer Häufigkeit und Schwere für den einzelnen und für die Gesamtheit sehr ungleich. So bedeutet z. B. heute die Erkrankung an Typhus, der meist nur noch sporadisch auftritt, eine große wirtschaftliche Schädigung für den einzelnen, wegen seiner verhältnismäßigen Seltenheit aber nur eine geringe für die Gesamtheit, während die Mandelentzündung zwar für den einzelnen keine Nachteile bringt, wohl aber wegen ihrer großen Häufigkeit durch den Ausfall vieler Arbeitstage für die Gesamtheit. So kamen bei der Leipziger Ortskrankenkasse 1887 bis 1905 auf 100 000 Mitglieder

	Zahl der Erkrankungen	Krankheitstage
Typhus	125	4 125
Halsentzündung	1646	15 985

Die *Quellen der Krankheitsstatistik* sind bisher in geringem Umfang die Schulversäumnisse, die Statistik gewisser Berufsgruppen, z. B. des Militärs, die Anzeigepflicht bei übertragbaren Krankheiten, die Krankenkassen und die Krankenhausstatistik. Letztere bietet meist keine Ausbeute, da nie bekannt ist, wie viele der Krankheitsfälle in das Krankenhaus kommen; sie ist wichtig, um zu erfahren, ob die Versorgung der Bevölkerung mit Krankenhausbetten ausreichend ist und wieviel Sterbefälle an gemeingefährlichen Krankheiten, z. B. an Tuberkulose, in den Krankenhäusern erfolgen. In Rußland gibt es eine Krankheitsstatistik durch Erhebung aller in ärztliche Behandlung kommenden Erkrankungen[43]).

In den skandinavischen Ländern ist die Anzeigepflicht auch auf die *Tuberkulose* und die Geschlechtskrankheiten ausgedehnt. Aus den Anzeigen über frische Tuberkuloseerkrankungen wird dort ein Tuberkulosekataster zusammengestellt, der dauernd durch Registrierung der Abgehenden, Geheilten und Gestorbenen auf dem laufenden erhalten wird. Nach den dänischen Medizinalberichten[44]) sind Erkrankungen an Lungentuberkulose gemeldet worden:

Tabelle 40.

	Kopenhagen	Alle Städte	Landgemeinden	Ganzes Land	Sterbefälle an Lungentuberkulose in allen Städten	Gestorben auf 10 000 Einwohner in den Städten	Erkrankt in den Städten auf 10 000 Einwohner
1913	965	1746	1880	3626	1208	10,4	15,2
1914	846	1512	1774	3286	1267	10,8	12,9
1915	801	1476	1578	3054	1234	10,3	12,3
1916	1127	2030	1659	3689	1492	12,2	16,7
1917	1590	2580	1682	4262	1689	19,5	20,7

Man muß aus diesen Zahlen den Eindruck gewinnen, daß nur die schweren Erkrankungen zur Anzeige kommen. In Christiania scheinen die Tuberkuloseregister sehr sorgfältig geführt zu werden; die meisten Sterbefälle an Tuberkulose betreffen Personen, die in dem Register enthalten sind. So zählte z. B. am 1. Januar 1920 (1921) das Tuberkuloseregister 3564 (3527) Personen, dazu kamen 1920 (1921) Neuanmeldungen 734 (659); 532 (491) sind gestorben, 124 (160) symptomfrei abgemeldet, 115 (251) weggezogen, so daß am Schluß des Jahres 3527 (3284) registriert waren[45]). Die Zahl der überhaupt an Tuberkulose Gestorbenen war in Christiania 545 (459). Nimmt man als hohen Satz an, daß von den Weggezogenen noch $^{1}/_{3}$ im Jahr des Wegzugs gestorben sind, so kommt etwa auf 6 registrierte Kranke ein Todesfall; haben wir in Deutschland 100 000 Sterbefälle an Tuberkulose, so würde das 600 000 Erkrankungen oder einem Prozent der Bevölkerung entsprechen.

Bei der Verwertung der *Krankenkassenstatistik* ist große Vorsicht nötig, besonders wenn Vergleiche zwischen verschiedenen Kassen angestellt werden sollen. Die Berechnung von brauchbaren Verhältnisziffern ist von der Feststellung einer richtigen Durchschnittszahl der Mitglieder nach Altersklassen und Beruf abhängig, die bei Berufen mit wechselnder Besetzung am besten durch die Zahl der Mitgliedstage stattfindet. Bei der Statistik der Leipziger Ortskrankenkasse geschah dies durch Einführung der Personalkarte, die für jedes Mitglied über Dauer der bearbeiteten Zeit ausgefüllt wurde.

Bei den Krankenkassen können gewöhnlich nur die mit Erwerbsunfähigkeit verbundenen Krankheiten statistisch verwertet werden, wodurch das Bild sehr getrübt wird. Nur bei der Frankfurter Krankenkassenstatistik vom Jahre 1896 wurden auch die in ärztliche Behandlung gekommenen Erkrankungen, während deren der Beruf ausgeübt wurde, mit hereingenommen[46]). Auf 100 Mitglieder kamen:

Tabelle 41.

Alter	Erkrankungen (mit Verletzungen)				Erkrankungen ohne Verletzungen			
	überhaupt		mit Erwerbs-unfähigkeit		überhaupt		mit Erwerbs-unfähigkeit	
	männlich	weiblich	männlich	weiblich	männlich	weiblich	männlich	weiblich
—15 Jahre	100,0	97,6	43,5	38,8	80,7	92,8	31,9	36,1
15—20 „	101,7	115,8	35,1	39,0	89,1	110,7	27,5	36,5
20—30 „	101,7	120,5	35,1	37,5	86,9	116,0	27,5	36,0
30—40 „	103,5	129,4	43,9	46,4	91,1	126,2	35,3	44,8
40—50 „	112,3	108,1	52,6	40,2	98,5	103,0	43,5	37,7
50—60 „	130,3	124,4	63,5	48,3	114,0	118,1	53,2	44,7
über 60 „	121,9	93,3	56,0	56,7	112,0	91,6	50,0	56,6
Zusammen	104,1	118,2	39,9	39,3	90,3	113,7	31,8	37,4

Bei den Erkrankungen mit Einschluß der erwerbsfähig Erkrankten hat nach Ausschluß der Verletzungen das weibliche Geschlecht in allen Altersklassen höhere Ziffern mit Ausnahme der über 60 Jahre alten, die in Frankfurt a. M. an Zahl nur schwach vertreten waren. Bei der Ziffer für alle Altersklassen zusammen ist die verschiedene Altersgliederung bei den beiden Geschlechtern in Betracht zu ziehen. Das weibliche Geschlecht hat nur bei den erwerbsunfähig Erkrankten (mit Einschluß der Verletzungen) eine kleinere Gesamtziffer; wird diese umgerechnet auf die Altersgliederung des männlichen Geschlechts, so erhöht sich die Ziffer von 39,3 auf 41,8.

Die Erkrankungsziffern bei der Leipziger Ortskrankenkasse[47]) (nur Pflichtmitglieder) und bei der Berliner [alle Mitglieder[48])] waren die folgenden:

Tabelle 42.

Alter	Erkrankungsfälle auf 100 Mitglieder				Krankheitstage auf 1 Mitglied			
	Leipzig 1887—1905		Berlin 1915—17		Leipzig 1887—1905		Berlin 1915—17	
	männlich	weiblich	männlich	weiblich	männlich	weiblich	männlich	weiblich
15—24 Jahre	36,4	37,9	28,5	25,9	6,4	8,5	6,3	6,7
25—34 „	36,8	47,7	28,8	41,9	7,5	12,7	8,8	13,4
35—44 „	42,2	51,9	38,7	35,1	10,0	14,6	12,3	12,4
45—54 „	48,7	51,8	45,5	34,8	13,3	14,9	14,4	12,1
55—64 „	56,1	47,8	63,8	36,5	18,4	15,4	25,3	15,4
65 und mehr „	73,4	58,8	95,0	60,1	30,4	24,2	51,1	29,7
Zusammen	39,5	41,8	37,2	32,4	8,5	10,3	11,1	10,3

Die Berliner Ziffern stehen unter dem Einfluß der Kriegsjahre, das Jahr 1918 ist hier ausgelassen, wegen der die Morbidität beherrschenden Grippe.

Die Art der Erkrankungen, die eine Störung der Erwerbsfähigkeit hauptsächlich bedingen, ist aus der folgenden Tabelle ersichtlich. Sie bezieht sich auf 1000 versicherungspflichtige und freiwillige Mitglieder der Leipziger Ortskrankenkasse zusammen. Die beiden Geschlechter zeigen dabei große Verschiedenheiten, die Tuberkuloseziffern sind unvollständig, da viele Fälle unter den Erkrankungen der Atmungsorgane laufen.

Tabelle 43.

Erkrankungen	Männliches Geschlecht			Weibliches Geschlecht		
	15—34 Jahre	35—54 Jahre	55—74 Jahre	15—34 Jahre	35—54 Jahre	55—74 Jahre
Durch Schwangerschaft, Geburt	—	—	—	17,3	12,6	—
Tuberkulose	7,4	11,8	12,2	6,9	9,4	8,2
Venerische Erkrankungen	5,7	1,6	0,8	4,2	1,4	0,4
Andere Infektionskrankheiten	36,2	45,6	56,1	40,6	62,5	71,3
Blutarmut	3,5	1,6	1,3	77,3	37,7	9,2
Bleivergiftung	3,5	4,5	3,5	0,8	1,7	0,2
Andere Allgemeinkrankheiten	2,0	7,9	17,7	2,4	7,7	12,0
Krankheiten des Nervensystems	10,4	24,0	33,4	13,6	32,4	24,5
Krankheiten der Atmungsorgane	50,9	71,0	137,3	46,1	77,3	117,5
Krankheiten des Herzens	5,9	6,7	15,3	7,0	11,3	13,9
Krankheiten der Kreislaufsorgane	3,8	5,3	9,2	4,0	8,0	9,4
Halsentzündung	19,7	9,4	4,3	26,2	12,9	5,0
Krankheiten der Verdauungsorgane	41,3	52,4	74,2	60,8	89,1	88,2
Krankheiten der Harn- und Geschlechtsorgane	5,2	4,7	8,7	27,3	34,4	10,4
Zellgewebsentzündung	14,0	13,3	12,9	8,4	8,9	10,0
Panaritium	7,0	4,2	3,4	6,5	6,2	4,7
Andere Krankheiten der Haut	16,2	16,7	24,1	12,5	24,3	27,8
Muskelrheumatismus	25,6	54,8	76,9	14,7	47,0	67,4
Chronischer Gelenkrheumatismus	3,3	12,4	19,3	1,8	10,6	14,9
Andere Krankheiten der Bewegungsorgane	9,7	11,7	15,2	6,5	8,0	12,0
Krankheiten des Ohres	2,2	1,6	1,4	1,8	1,6	0,9
Krankheiten der Augen	8,3	8,9	11,1	6,7	9,1	15,8
Verletzungen	90,7	95,7	94,5	26,8	32,7	48,5
Unbestimmte Krankheiten	2,2	2,2	3,1	2,2	2,9	2,9
Zusammen	374,7	468,0	635,9	422,4	549,7	575,1

Die Morbiditätsstatistik der Krankenkassen muß sich notwendig auf den Beruf ausdehnen. Man sei sich aber stets dessen bewußt, daß die Ziffern der erwerbsunfähig Erkrankten in einem Beruf nicht der tatsächlichen Erkrankungshäufigkeit entsprechen, da die Möglichkeit, bei einer Erkrankung den Beruf weiter auszuüben, in hohem Grade von der Art des Berufs abhängt. Es wäre unrichtig, deshalb eine solche Statistik überhaupt zu verwerfen; sie führt, wenn sie gut angelegt und bearbeitet ist, zur Kenntnis vieler gesundheitlicher Übelstände in den einzelnen Berufen oder läßt die von irgendeiner Seite her gemachten Übertreibungen auf ihr wirkliches Maß zurückführen. Es gibt viele Berufe, die eine sehr kleine Morbidität, aber eine hohe Sterblichkeit haben, in Leipzig gehören hierher die Schneider, Schuhmacher, Kellner, die Arbeiter in der Tabak- und Metallwarenindustrie, wieder andere haben eine hohe Morbidität, aber kleine Sterblichkeit, wie die Schlosser, Schmiede, Arbeiter in Ziegeleien, Sägewerken, Tiefbauarbeiter u. a.

Aus diesem Grunde halte ich es nicht für richtig, wenn bei einer Krankenstatistik der Krankenkassen von einer Erfassung der Sterbefälle abgesehen würde, weil von ihnen nicht alle Sterbefälle erfaßt werden können. TELEKY hat besonders darauf hingewiesen[49]). In Deutschland ist der Ausfall nicht so groß, wie manchmal vermutet wird, da der § 202 der Reichsversicherungsordnung bestimmt, daß das Sterbegeld noch 1 Jahr nach Ablauf der Krankenhilfe gewährt wird, wenn der Tod an derselben Krankheit erfolgt, und da viele nach Ablauf der Krankenhilfe als freiwillige Mitglieder weiter in der Krankenkasse verbleiben. Die Gefahr, daß aus günstigen Krankheitsziffern falsche Schlüsse gezogen werden, ist so groß, daß auf die Möglichkeit einer raschen Richtigstellung und auf eine Vermeidung solcher großer Wert gelegt werden muß.

Durch das eifrige Betreiben TELEKYS ist zum erstenmal in Deutschland die Führung einer fortlaufenden Krankheitsstatistik durch die rheinischen Krankenkassen beschlossen worden[50]). Es ist zu wünschen, daß dieser Beschluß, wenn wieder geordnete Verhältnisse im rheinisch-westfälischen Industriegebiet eingetreten sind, allgemein dort zur Durchführung kommt.

V. Die Bevölkerungsentwicklung.

Die Entwicklung der Bevölkerung im Laufe der Jahre ist nach der Zahl und dem Wert der Bevölkerung zu verfolgen, man hat lange versäumt, auch dem letzteren genügend Beachtung zu schenken[51]).

1. *Die zahlenmäßige Entwicklung* wird in den Ländern, die keine größere Einwanderung haben, durch den natürlichen Bevölkerungszuwachs, die Zahl des Überschusses der Sterblichkeit über die Geburten, den Geburtenüberschuß, bedingt. Frankreich ist, von den Kriegsjahren abgesehen, das einzige Land in Europa, das nahezu keinen Geburtenüberschuß hat; seit 3 Jahrzehnten hat es dort immer wieder Jahre gegeben, in denen die Zahl der Sterbefälle über der der Geburten war. Die Ursache hiervon liegt neben der außerordentlich niedrigen Geburtsziffer auch darin, daß die Sterblichkeit weniger rasch zurückging als z. B. in Deutschland und England, sie war in England stets, in Deutschland seit 1896 niedriger, insbesondere ist die Sterblichkeit in den französischen Städten, vor allem die an Tuberkulose, nur langsam zurückgegangen. In den Jahren 1921—1922 war die Sterblichkeit in Deutschland 13,8, in Frankreich 17,6.

In Deutschland und den drei größten Bundesstaaten war der Geburtenüberschuß auf 1000 Einwohner:

Tabelle 44.

	Preußen	Sachsen	Bayern	Deutschland		Preußen	Sachsen	Bayern	Deutschland
1851—60	10,0	12,1	5,5	9,0	1901—05	15,2	14,5	13,1	14,7
1861—70	11,2	12,4	7,1	10,3	1906—10	15,0	13,1	12,7	13,8
1871—80	12,5	13,8	9,5	11,9	1911—13	13,0	10,5	11,5	12,2
1881—90	12,7	13,8	8,6	11,7	1914—19	—	—	—	—0,3
1891—1900	14,9	15,5	11,2	13,9	1920—22	9,9	9,7	11,0	10,1

Der Überschuß der Sterbefälle in der Kriegsperiode 1914—1919 erscheint etwas zu gering, weil die Geburtsziffer des Jahres 1914, die von normaler Höhe war, noch darin enthalten ist.

Der Geburtenrückgang, der in allen europäischen Staaten schon drei Jahrzehnte lang vor dem Kriege und besonders stark seit Beginn dieses Jahrhunderts zu beobachten war, ist seit Ende des Krieges, der allen beteiligten Staaten einen außerordentlichen Geburtenausfall brachte, nach der vorübergehenden aber ungenügenden Steigerung nach dem Kriege überall, auch in den nicht am Krieg beteiligt gewesenen Staaten, wieder in die Erscheinung getreten.

Auf 1000 Einwohner kamen Lebendgeborene:

Tabelle 45.

	1912—13	1921—22		1912—13	1921—22
Deutschland.	27,9	23,6	England . .	23,9	21,4
Schweiz . .	23,7	20,2	Schottland .	25,7	24,4
Niederlande .	28,1	26,7	Schweden .	23,5	20,5
Belgien . . .	22,6	21,1	Norwegen .	25,3	24,3
Frankreich .	18,9	20,0	Dänemark .	26,2	23,2

Der starke Abfall in Deutschland rührt zum kleinen Teil davon her, daß es sehr geburtenreicher Provinzen beraubt wurde, die Zunahme in Frankreich teils von der Einverleibung Elsaß-Lothringens mit seiner höheren Geburtsziffer, teils davon, daß die französischen Truppen später entlassen wurden und daher die Hauptzunahme der Heiraten erst 1920 stattfand. Das ist sicher, daß der Geburtenrückgang in den europäischen Staaten seinen Tiefstand noch nicht erreicht hat.

Über die Ursachen des Geburtenrückgangs ist so viel geschrieben worden, daß weitere Ausführungen darüber nicht nötig sind. Die Hauptursachen sind wirtschaftlicher und sittlicher Natur; daß sie nicht rein wirtschaftlicher Art sind, geht daraus hervor, daß die Kurven der Geburts- und Heiratsziffern nicht mehr so gleichartig verlaufen, wie dies früher der Fall war.

Wie sich die Bevölkerungsentwicklung künftig gestalten wird, darüber lassen sich nur Vermutungen von geringem Werte äußern. Schwankungen der Bevölkerungszahl haben in allen Ländern im Laufe der Jahrhunderte stattgefunden. Wenn wir diese überblicken, so finden wir, daß die großen Ereignisse der Weltgeschichte einen weittragenden Einfluß darauf haben, mögen diese durch einzelne Gewaltmenschen oder durch Ideen der Völker hervorgerufen sein. Unrichtig wäre es, weil Deutschland gerade jetzt sich in der unglücklichsten Lage befindet, eine Zunahme der Bevölkerung für ein Unglück zu halten; ein Volk, dessen Zahl nicht zunimmt oder gar zurückgeht, ist dem Untergang geweiht. Die Zunahme wird ja, solange die wirtschaftlichen Schwierigkeiten andauern, ganz von selbst eine geringe sein.

2. Ebenso wichtig ist es, daß ein Volk *seinen körperlichen und geistigen Eigenschaften nach wertbeständig* bleibt. Hiermit kommen wir auf den Begriff der *Entartung*. Diese wird ganz verschieden aufgefaßt, je nachdem man den Einfluß der Umwelt mitgelten läßt, oder, wie es das Richtige ist, die Erscheinungen, die auf Erbfaktoren beruhen, als Entartung bezeichnet. Leider läßt sie sich im letzteren Sinn statistisch nicht fassen. Zur Wertbeständigkeit einer Bevölkerung gehört es aber auch, daß nicht dauernd von Geschlecht zu Geschlecht wirkende Umwelteinflüsse geistige und körperliche Minderwertigkeit bedingen. Der Wertbestand einer Bevölkerung kann demnach beeinträchtigt werden:

1. Durch Einflüsse der Umwelt. Sie haben einen großen Einfluß auf die Körperbeschaffenheit der Menschen, TANDLER hat dies Kondition der Menschen genannt, ein Begriff, der sich nur bei theoretischen Erwägungen festhalten läßt. In den Großstädten wird auch der Teil der Bevölkerung, der aus dem kräftigen Nachwuchs des Landes hervorgeht, durch die hygienischen Nachteile des Stadtlebens körperlich minderwertig, ohne daß die Erbanlagen dadurch verschlechtert werden müssen, wenn nicht Alkohol und Syphilis dies besorgen. Einen Maßstab hierfür gab früher die größere Militärtauglichkeit der Landgeborenen.

2. Durch Zunahme derer, bei denen befürchtet werden muß, daß ihre Nachkommenschaft minderwertig ist. Diese Zunahme kann auf zwei Ursachen beruhen, auf einer stärkeren Fortpflanzung der Minderwertigen, die tatsächlich besteht und die bei dem Schutz, den sie im modernen Staate genießen, durch ein rascheres Absterben derselben nicht ausgeglichen wird, oder auf einem Verlust der Vollwertigen durch Krieg oder Auswanderung. Diese schlimme Seite der letzteren kommt gegenwärtig besonders zum Vorschein, da die Vereinigten Staaten alle Minderwertigen von der Einwanderung ausschließen.

Eine Statistik der Minderwertigen gibt es leider nicht, da bei der Beurteilung viel dem subjektiven Ermessen überlassen bleibt. Die Minderwertigkeit nimmt mit dem Alter zu, es wäre hauptsächlich eine Statistik derselben in der erwerbstätigen Lebenszeit nötig; man wäre auch dann freilich noch weit davon entfernt, eine Zunahme der Minderwertigkeit statistisch sicher feststellen zu können.

Ebenso läßt die *Statistik der Geisteskranken* im Stich. Die Zahlen, die bei deutschen Volkszählungen erhoben wurden, sind sicher viel zu klein. Im Jahre 1910 sind in Preußen auf 1000 Lebende 2,00 Schwachsinnige und Idioten und 1,98 Geisteskranke, in Sachsen 0,92 Schwachsinnige und 1,78 Geisteskranke gezählt worden. Man halte dem die Zahlen der sorgfältigen Erhebung im Kanton Bern[52]) vom Jahre 1902 entgegen, dort kamen auf 1000 Einwohner 4,34 Schwachsinnige, Idioten und 4,18 Geisteskranke. Wenn auch bezüglich der Idioten angenommen werden kann, daß ihre Zahl wegen der Verbreitung des Kretinismus im Kanton Bern größer ist als anderwärts, so wird doch niemand glauben, daß die Geisteskrankheit dort soviel häufiger wäre; die Annahme, daß die Zählung der Geisteskranken in Preußen und Sachsen etwa nur die Hälfte derselben erfaßt hat, ist daher gerechtfertigt.

Bei dieser Unzuverlässigkeit der Statistik kann eine etwaige Zunahme der Geisteskranken bei einer Zählung auf einer Vervollkommnung derselben beruhen. Die Zahl der in den Irrenanstalten Verpflegten hat allerdings zugenommen, dies beweist nichts für eine tatsächliche Zunahme. Es mag hier erwähnt sein, daß die deutschen Anstalten für Geisteskranke, Epileptiker, Idioten, Schwachsinnige und Nervenkranke Ende 1913 einen Krankenstand von 152 112 hatten, also 2,3 auf 1000 Einwohner, wobei die in den allgemeinen Krankenhäusern untergebrachten Geisteskranken nicht eingerechnet sind[53]). Nach einer Berechnung von K. E. MEYER[54]) sind im Aushebungsjahr 1907—1908, wenn die nach der Einstellung wieder Entlassenen mitgerechnet werden, 15‰ wegen Geistes- und Nervenleiden unbrauchbar gewesen, darunter 8‰ wegen Geisteskrankheit und geistiger Beschränktheit. Eine sorgfältige Zählung der schwachsinnigen, taubstummen und epileptischen Schulkinder im Kanton Appenzell A.-R.[55]) ergab 4,05% (nach Ausschluß der Kretinen 3,75%). Auf Grund von Erfahrungen an Göttinger Studenten schätzt A. CRAMER[56]) den Prozentsatz der Neurastheniker auf 4—6%. Die Epileptiker sollen 1‰ der Bevölkerung betragen[57]). Dazu kommt das Heer der Landstreicher und Gewohnheitsverbrecher, die zum großen Teil psychisch minderwertig sind. Nimmt man alle diese kleinen Ausschnitte, die doch nur Mindestzahlen sind, zusammen, so wird man dem wirklichen Sachverhalt am nächsten kommen, wenn man annimmt, daß etwa 10% der Bevölkerung psychisch nicht vollwertig sind.

Wenn sich auch ein Beweis für die Zunahme der Geisteskrankheiten nicht erbringen läßt, so wäre es doch unrichtig, sie deshalb ganz zu bestreiten. Man hat den Eindruck, daß, wie früher bei den körperlichen Erkrankungen der konstitutionelle Faktor gegenüber der Infektion fast völlig vernachlässigt wurde, umgekehrt bei den Geisteskranken der konstitutionelle Faktor zu sehr betont wird und die mitwirkenden anderen Umstände nicht genügend Berücksichtigung finden. Es ist eine erwiesene Tatsache, daß die Geisteskrankheiten in den Städten häufiger sind als auf dem Lande, und daß die gesteigerte und aufregende Tätigkeit, wie sie im modernen Leben Handel und Industrie und das städtische Treiben mit sich bringen, eine Geisteskrankheit auf einem konstitutionell geeigneten Boden leichter zur Entwicklung kommen läßt. In Anbetracht der riesigen Entfaltung der Großstädte ist daher eine Zunahme der Geisteskrankheiten durchaus wahrscheinlich.

Infolge der Menschenverluste des Krieges ist leider der Prozentsatz der körperlich und geistig Minderwertigen in den Geburtsjahresklassen der letzten drei Jahrzehnte des vorigen Jahrhunderts bedeutend gestiegen, da sie nicht felddienstfähig waren. Damit drohen Gefahren für den Nachwuchs, da ein großer Teil derselben auch genotypisch minderwertig ist. Dies wird nur teilweise dadurch ausgeglichen, daß das weibliche Geschlecht den Verlust der Vollwertigen nicht gehabt hat. Zur Sicherung des Fortbestandes des deutschen Volkes muß daher die Forderung einer Buchführung seiner körperlichen und geistigen Leistungsfähigkeit durch Untersuchungen der heranwachsenden Bevölkerung, ähnlich wie sie vor dem Kriege für das männliche Geschlecht alljährlich beim Musterungsgeschäft stattfand, immer wieder erhoben werden.

Literatur.

[1] Groth, A.: Über den Einfluß der beruflichen Gliederung des bayrischen Volkes auf die Entwicklung der Sterblichkeit und Fruchtbarkeit der letzten Jahrzehnte. Arch. f. Hyg. Bd. 77. 1912. — [2] Statistik des Deutschen Reichs Bd. 203; Berufsstatistik Abt. II. Berlin 1910. — [3] Bewegung der Bevölkerung in den Jahren 1914—1919. Statistik des Deutschen Reichs Bd. 276, S. 19. Berlin 1922. — [4] v. Fircks: Bevölkerungslehre und Bevölkerungspolitik S. 227. Berlin 1898. — [5] Prinzing: Eheliche und uneheliche Fruchtbarkeit und Aufwuchsziffer in Stadt und Land in Preußen. Dtsch. med. Wochenschr. 1918, Nro. 13. — [6] Bewegung der Bevölkerung im Jahre 1910. Statistik des Deutschen Reichs Bd. 246, S. 6. Berlin 1913. — [7] Siegel, P. W.: Gewollte und ungewollte Schwankungen der weiblichen Fruchtbarkeit. Berlin 1917. — [8] Burgdörfer, F.: Die schottische Familienstatistik von 1911. Allg. Stat. Arch. Bd. 9, S. 529. 1916; und Das Bevölkerungsproblem S. 119 ff. München 1917. — [9] Fischer, R.: Beitrag zur Statistik der deutschen Lehrerschaft. Berlin 1916. — [10] Kiaer, A. N.: Statistische Beiträge zur ehelichen Fruchtbarkeit. Kristiania 1903 und 1905. — [11] Prinzing, F.: Fruchtbarkeit. Grotjahn-Kaup; Handwörterbuch der sozialen Hygiene Bd. 1, S. 362. — [12] Die Grundstücksaufnahme von Ende Oktober 1905 in der Stadt Berlin. I. Abt., S. 51. Berlin 1910. — [13] Manschke, R.: Kinderzahl und Kindersterblichkeit. Zeitschr. f. Soz.-Wiss. N. F., Bd. 8, S. 144. 1917. — [14] Manschke, R.: Ist ein Zweikindersystem in Frankreich nachweisbar? Jahrb. f. Nat. u. Stat. 3. F., Bd. 52, S. 66. 1916. — [15] Bernays, Marie: Zusammenhang der Frauenfabrikarbeit und Geburtenhäufigkeit in Deutschland. Berlin 1916. — [16] Prinzing, F.: Die Sterblichkeit in der bürgerlichen Bevölkerung Deutschlands seit den Zeiten der Karolinger. In A. v. Lindheim, Saluti senectutis S. 194. Leipzig und Wien 1909. — [17] Westergaard, H.: Die Lehre von der Mortalität und Morbilität. 2. Aufl., S. 271. Jena 1901. — [18] Burckhardt, A.: Die Kinderzahl und jugendliche Sterblichkeit in früheren Zeiten. Zeitschr. f. schweiz. Stat. Jahrg. 42, Bd. 2. 1907. — [19] Huber, L.: Die Säuglingsernährung in Köln, Kölner Statistik Jahrg. 2, H. 2. Köln 1919. — [20] Prinzing, F.: Die Methoden der medizinischen Statistik. Abderhalden, Handbuch der biologischen Arbeitsmethoden Abt. 5, Bd. 2. Wien 1924. — [21] Lommatzsch, G.: Die Säuglingssterblichkeit in den Jahren 1899—1903 mit Rücksicht auf den Beruf der Eltern. Zeitschr. des sächs. stat. Landesamts Bd. 52, S. 129. 1906. — [22] Säuglingsernährung, Säuglingssterblichkeit und Säuglingsschutz in den Städten Hannover und Linden. Berlin 1913. — [23] Baum, M.: Ein Beitrag zur Frage der Beziehungen zwischen Kinderzahl und Kindersterblichkeit. Med. Ref. S. 235. 1910. — [24] Brownlee, J.: Mortality in childhood with reference to Hygiene. Journ. of hyg. Bd. 21, S. 126. 1922. — [25] Funk, J.: Die Sterblichkeit nach sozialen Klassen in der Stadt Bremen. Mitt. des Bremer Stat. Amtes 1911, Nr. 1. — [26] Hersch, L.: L'inégalité devant le mort d'aprés les statistiques de la Ville de Paris. Paris 1920. — [27] Statistiek van de sterfte onder de mannen van 18—65 jaar ect. Bijdr. tot de Stat. van Nederland N. V. 247, 's Gravenhage 1917; und F. Prinzing: Die Sterblichkeit nach

dem Beruf in den Niederlanden 1908—1911. Arch. f. soz. Hyg. u. Demogr. Bd. 13, S. 43. 1919. — [28]) Supplement to the 75. annual report of the Registrar General for England and Wales. Part. IV. London 1923. — [29]) KÖLSCH: Arbeit und Tuberkulose. Arch. f. soz. Hyg. Bd. 6. 1911. — [30]) PRINZING, F.: Die Sterblichkeit in England nach dem Beruf 1910—1912. Arch. f. soz. Hyg. u. Demogr. Bd. 15, S. 217. 1924. — [31]) KISSKALT, K.: Hungersnöte und Seuchen. Zeitschr. f. Hyg. u. Infektionskrankh. Bd. 78, S. 524. 1914. — [32]) GOTTSTEIN, A.: Tuberkulose und Hungersnot. Klin. Wochenschr. Bd. 1, S. 572. 1922. — [33]) Stand der Bevölkerung Hessens im Zeitraum 1910—1919. Mitt. der Hess. Zentralstelle f. d. Landesstat. 1920, Nr. 10. — [34]) HUBER, L.: Geburten und Sterbefälle in 61 größeren deutschen Städten während des Weltkrieges. Kölner Statistik Bd. 3—4, 1920—1921. — [35]) Veröff. d. Reichsgesundheitsamtes 1921, S. 572. — [36]) KIRCHNER: Die Zunahme der Tuberkulose während des Weltkrieges und ihre Gründe. Zeitschr. f. Tuberkul. Bd. 34, S. 228. 1921. — [37]) PRINZING, F.: Die Tuberkulose nach dem Kriege. Klin. Wochenschr. Bd. 1, S. 77. 1922. — [38]) Die Messungen und Wägungen der Leipziger Volksschulkinder vom Jahre 1921, gleichzeitig ein Beitrag zur Methodenfrage anthropometrischer Untersuchungen. Mitt. des Stat. Amts der Stadt Leipzig N. F., H. 5. Leipzig 1922. — [39]) MEINSHAUSEN: Die Zunahme der Körpergröße des deutschen Volkes vor dem Kriege, ihre Ursache und Bedeutung für die Wiederherstellung der deutschen Volkskraft. Arch. f. soz. Hyg. u. Demogr. Bd. 14, S. 28. 1920. — [40]) KAUP, J.: Konstitution und Umwelt im Lehrlingsalter. München 1922. — [41]) MARCH, E. H.: Thee need for periodic medical examination. Albany med. ann. Bd. 43, S. 426. 1922. — [43]) KURKIN, J.: Die Semstwostatistik des Moskauer Gouvernements, ihre historische Entwicklung und ihre gegenwärtigen Ergebnisse. Arch. f. soz. Hyg. u. Demogr. Ergänzungsh. 3. Leipzig 1916. — [44]) Medicinalberetning for den danske Stat, für die Jahre 1913—1917. Kopenhagen 1916—1919. — [45]) Beretning fra Kristiania sundhetskommission for aaret 1920; desgl. für 1921. — [46]) Frankfurter Krankheitstafeln. Beitr. z. Stat. der Stadt Frankfurt a. M. N. F., H. 4. — [47]) Krankheits- und Sterblichkeitsverhältnisse in der Ortskrankenkasse für Leipzig und Umgegend. Berlin 1910. — [48]) Krankheitsverhältnisse in der allgemeinen Ortskrankenkasse der Stadt Berlin in den Jahren 1915—1918. Veröff. d. Reichsgesundheitsamtes 1920, Nr. 16. — [49]) TELEKY, L.: Vorlesungen über soziale Medizin. 1. Teil: Die medizinalstatistischen Grundlagen. Jena 1914. — [50]) TELEKY, L.: Aufgaben und Durchführung der Krankheitsstatistik der Krankenkassen. Veröff. a. d. Geb. d. Medizinalverwalt. Bd. 18, H. 2. Berlin 1923. — [51]) ELSTER, AL.: Sozialbiologie. Berlin u. Leipzig 1923. — [52]) Ergebnisse der Zählung der Geisteskranken im Kanton Bern vom 1. Mai 1902. Bern 1903. — [53]) Ergebnisse der Heilanstaltsstatistik im deutschen Reiche für die Jahre 1911—1913 und 1914—1916. Med.-statist. Mitt. a. d. Reichsgesundheitsamt Bd. 21. Berlin 1920. — [54]) MEYER, K. E.: Die Frage der Zunahme der Nerven- und Geisteskrankheiten. Deutsche mil.-ärztl. Zeitschr. 1912, S. 881. — [55]) KOLLER, A.: Die Zählung der geistig gebrechlichen Kinder. Zeitschr. f. d. Erf. u. Beh. des jugendlichen Schwachsinns Bd. 4. 1911. — [56]) CRAMER, A.: Die Neurasthenie in Lewandowsky. Handb. d. Neurologie Bd. 5, S. 604. Berlin 1914. — [57]) HARTMANN, F.: u. H. DI GASPERO: Epilepsie. Ebenda Bd. 5, S. 598.

Vererbungsgeschichtliche Probleme der sozialen und Rassenhygiene.

Von

VALENTIN HAECKER
Halle a. S.

Vererbungsgeschichtliche Fragen kommen für den Sozialhygieniker im wesentlichen nur in Betracht, wenn er sich mit Aufgaben der sogenannten Rassenhygiene oder Eugenik beschäftigt. Bei der Beurteilung und Lösung dieser Aufgaben ist eine mehr als oberflächliche Kenntnis der Problemstellungen, Ergebnisse und Begriffsbildungen der allgemeinen und der menschlichen Erblichkeitsforschung unumgänglich nötig. Denn wenn man, wie dies jetzt in der Regel geschieht, als Aufgabe der Rassenhygiene die Hemmung der Fortpflanzung konstitutionell minderwertiger und die Förderung der Fortpflanzung überdurchschnittlich veranlagter Individuen sieht, so setzt dies nicht bloß voraus, daß die nichtgewünschten und gewünschten Veranlagungen wirklich als erblich-konstitutionell angesehen werden können, sondern daß auch über die Art der Erblichkeit etwas bekannt ist.

Auf dem weiten Gebiete der Vererbungsforschung sind im Laufe der letzten Jahrzehnte Pflanzen- und Tierzucht, Botanik und Zoologie, Anthropologie und Medizin miteinander in immer engere Fühlung getreten. Durch die von biologischer Seite ausgegangene Aufrollung des Problems der Vererbung erworbener Eigenschaften, durch die Ergebnisse der Keimzellenforschung, die Entdeckung der MENDELschen Regeln und die moderne Entwicklung des Mendelismus, neuerdings auch durch das Hereintragen vererbungs- und entwicklungsgeschichtlicher Fragestellungen hat die menschliche Erblichkeitsforschung immer wieder Anstöße und eine vielfache Bereicherung des Gedankenschatzes erhalten, andererseits aber haben Begriffsbildungen und Vorstellungen, die auf dem Boden der medizinischen Forschung gewachsen sind und sich hier weiterentwickelt haben, wie z. B. der Begriff der Konstitution und des Habitus, in der Tierzucht und in der allgemeinen Vererbungslehre schon lange Wurzel gefaßt und immer weitere Geltung gewonnen. Bei diesen engen Wechselbeziehungen zwischen den Sondergebieten der Erblichkeitsforschung mag es erlaubt sein, daß in einem Handbuch der Sozialhygiene ausnahmsweise nicht ein Mediziner, sondern auf Wunsch der Herren Herausgeber ein Biologe zu einigen Grund- und Spezialfragen vererbungstheoretischer Art Stellung nimmt. Damit ist von selber eine Beschränkung des Gegenstandes gegeben. Es soll und kann nur versucht werden, von einem mehr allgemein vererbungsgeschichtlichen Standpunkt aus einen Überblick über das vorliegende Material an gesicherten Tatsachen und Schlußfolgerungen zu geben und für die einzelnen, in familiärer Häufung beobachteten Anomalien und Krankheiten, je nach ihrer sozialhygienischen Bedeutung mit kurzen Worten oder

eingehender, die Frage der konstitutionellen Natur und Erblichkeit zu beantworten. Bei dem engen Zusammenhang zwischen den ätiologisch-entwicklungsgeschichtlichen Verhältnissen und der Vererbungsweise werden öfters auch *ätiologische* Fragen oder, wie man mit Rücksicht auf die angeborenen morphologischen
Anomalien allgemeiner sagen muß, Fragen der *entwicklungsgeschichtlichen Eigenschaftsanalyse* oder *Phänogenetik* zu berühren sein, dagegen muß natürlich von
einem Eingehen auf die rein ärztliche Seite, speziell auf die Frage der *Eheberatung*,
abgesehen und generell auf v. NOORDENS und KAMINERS Handbuch: Krankheiten und Ehe und auf die speziellen Lehrbücher der Medizin verwiesen werden.
Nur an einigen Stellen schienen einige Andeutungen wünschenswert zu sein.

Im Hinblick auf die verschiedene Bedeutung, welche die einzelnen Anomalien
und Krankheiten für die private und soziale Hygiene haben, ist der spezielle
Stoff in 3 Hauptteile (Kap. 2—4) gegliedert worden. Es wurden unterschieden[1]:

1. Angeborene Anomalien von seltenerem Vorkommen, die keine vitale Bedeutung für den Träger selbst und seine Nachkommen haben, welche Erwerbsfähigkeit und Lebensgenuß nur wenig einschränken und höchstens eine Untaug-
lichkeit für bestimmte Berufe bedingen oder als Schönheitsfehler gewisse Nachteile bringen (also im wesentlichen eine nur *privathygienische* Bedeutung haben);

2. Anomalien und Krankheiten von weiterer Verbreitung, welche wegen ihrer
Wirkung auf Fruchtbarkeit, Beschaffenheit der Nachkommenschaft und Lebensdauer oder wegen beträchtlicher Einengung der Berufswahl und Störung der
Berufstätigkeit teils beim Eingehen einer Ehe und beim Wunsch nach Nachkommenschaft, teils bei der Aufnahme in Lebensversicherungen stärker ins Gewicht fallen, also im wesentlichen ein *familienhygienisches*, z. T. wohl auch
schon ein sozialhygienisches Interesse beanspruchen;

3. eigentliche *Volkskrankheiten*, die wegen ihrer weiten Verbreitung, wegen
der Gefahren, welche für die Behafteten selbst und für die Nachkommenschaft
bestehen und wegen vielfachen Einflusses auf die nähere und weitere Umwelt
eine hervorragende *sozialhygienische* Bedeutung haben und an deren Eindämmung
das Volk als Ganzes und der Staat das größte Interesse haben.

Besonders eingehend ist dabei die Tuberkulose (Abschn. 16) behandelt worden, weil hier im Kampf um die Frage nach der Bedeutung der erblich-konstitu-
tionellen Faktoren die *Vielseitigkeit* des Konstitutions- und Vererbungsproblems
besonders deutlich zutage getreten ist, so daß gerade die Forschungen auf
diesem Gebiet von allgemein-methodologischer Bedeutung sind.

Es ist nicht ein reiner Zufall, wenn der hier gewählten Einteilung im ganzen
auch eine Einteilung vom vererbungsgeschichtlichen Standpunkte aus entspricht,
wenn wir also sehen, daß die Anomalien der ersten Gruppe zu einem großen Teile
solche sind, für welche ein klarer MENDELscher Vererbungsgang nachgewiesen
werden kann, während andererseits bei den Krankheiten der dritten Gruppe die
Bedeutung der Vererbung nicht feststeht oder jedenfalls keine regelmäßigen
Erblichkeitserscheinungen in offenkundiger Weise zutage treten.

Für die *erste* Gruppe ist ja der Zusammenhang zwischen sozialhygienischer
Bedeutung und Vererbungsmodus ohne weiteres ersichtlich. Es handelt sich
zum großen Teil um streng lokalisierte Bildungen und Prozesse, die einerseits
wegen ihrer autonomen, nicht durch Korrelationen gebundenen Entwicklung
den übrigen Körper und seine Leistungs- und Lebensfähigkeit kaum beeinflussen
und vielfach auch für die Behandlung leichter zugänglich sind, und welche andererseits, wie wir sehen werden, gerade wegen ihrer entwicklungsgeschichtlichen

---

[1] Es braucht kaum besonders betont zu werden, daß diese Einteilung *im einzelnen*
nicht streng durchgeführt werden kann.

Eigentümlichkeiten klare übersichtliche Vererbungserscheinungen zeigen. Auch bei der *dritten* Gruppe hängt nicht nur die Bedeutung für die Allgemeinheit, sondern auch das mehr unbestimmt-vererbungsgeschichtliche Verhalten mit entwicklungsgeschichtlichen Momenten zusammen. Die Schwierigkeit der Bekämpfung, auf welcher das Unheimliche und Allgemeingefährliche dieser Krankheiten und damit ihre sozialhygienische Bedeutung großenteils beruht, die Machtlosigkeit, mit welcher das ärztliche Wissen einem Teil von ihnen gegenübersteht, ist ja zu einem großen Teil bedingt durch die Komplexität der ätiologisch-entwicklungsgeschichtlichen Verhältnisse: durch das vielfache Ineinandergreifen rein konstitutioneller und konditioneller Momente, die Wechselbeziehungen zwischen Gesamtkonstitution und Teilkonstitutionen und die größere Bedeutung, welche entwicklungsgeschichtliche und physiologische Korrelationen für die Entfaltung und den Verlauf der Krankheit haben. Das sind aber alles Momente, mit denen, wie gezeigt werden kann, auch die Unübersichtlichkeit und Unregelmäßigkeit der Vererbungserscheinungen zusammenhängt.

Zum Schluß noch ein kurzes Wort über die herangezogene Literatur. Es wurden außer den zusammenfassenden vererbungsgeschichtlichen Darstellungen von J. BAUER, LENZ, SIEMENS u. a. hauptsächlich neuere Arbeiten, von denen aus eine weitere Orientierung möglich ist, und solche, welche spezielle, besonders interessante Verhältnisse zum Gegenstand haben, in den Anmerkungen zitiert. Es braucht wohl kaum ausdrücklich betont zu werden, daß ich, wo es irgend möglich war, auf die Originalquellen selber zurückgegangen bin.

I. Begriffliches.

Vererbung. Als *Vererbung* wird heute von den Biologen und der überwiegenden Zahl der Mediziner die Übertragung einer elterlichen Eigenschaft auf die Kinder nur dann bezeichnet, wenn anzunehmen ist, daß der betreffenden Eigenschaft *eine Besonderheit* (ein besonderer Zustand, ein besonderes Teilchen) *der Vererbungssubstanz, des Idio- oder Keimplasmas* der Keimzellen, also eine „*Anlage*" (Erbanlage) zugrunde liegt. *Erblich* ist also ein Merkmal nur dann zu nennen, wenn im Keimplasma irgendeine in seinem Bau oder Chemismus gelegene Ursache, irgendein Agens vorausgesetzt werden kann, welches dafür verantwortlich zu machen ist, daß bei der Entwicklung des Nachkommenindividuums dieselbe Eigenschaft in der nämlichen Weise, am nämlichen Ort und im ganzen auch zur nämlichen Zeit zum Vorschein kommt wie bei der Entwicklung des Elternorganismus. *Erbliche Unterschiede* zweier Individuen sind durch Unterschiede im Bau oder Chemismus des Keimplasmas bedingt, mit dem Wort *Erblichkeit* bezeichnet man die Übertragbarkeit eines Merkmals oder einer Merkmalsgruppe. Unter *erblicher Belastung* eines Individuums sind die positiven und negativen erblichen Einflüsse zu verstehen, unter denen ein Individuum auf Grund besonderer positiver oder negativer Veranlagungen der Aszendenten steht. Kommen speziell besondere Merkmale der *Eltern selbst* als belastende Momente in Betracht, so redet man von *direkter* Belastung. Von *heredo-familiären* Krankheiten spricht man, wenn sie gehäuft in einer Familie auftreten und die Annahme eines erblichen Zusammenhangs die nächstliegende ist.

In dem Bestreben, den Unklarheiten, welche im gewöhnlichen Sprachgebrauch den Bezeichnungen „*erblich*" und „*nichterblich*" anhaften, auszuweichen und eine unmißverständliche konstitutionspathologische Terminologie zu schaffen, nennt SIEMENS[1]) — in Anlehnung an den gleichbedeutenden JOHANNSENschen

---

[1]) Arch. f. Rassen- u. Gesellschaftsbiol. Bd. 12. 1916/17; Einf., S. 4.

Ausdruck *Genotypus* und an das NAEGELIsche Wort *Idioplasma* (s. o.) — die Gesamtheit der im befruchteten Keim gegebenen Erbanlagen *Idiotypus* und unterscheidet davon als *Paratypus* die Gesamtheit der nichterblichen, im Laufe des individuellen Lebens durch äußere Reize bewirkten Merkmale (*Modifikationen, Somationen*). Statt erblich im strengen Sinne des Wortes ist also *idiotypisch* (idiotypisch bedingt) zu sagen, statt nichterblich *paratypisch* (paratypisch bedingt). Der JOHANNSENsche Ausdruck *Phaenotypus* (Erscheinungsbild) würde dann die Gesamtheit der idiotypischen und paratypischen Merkmale eines Individuums umfassen.

Ich kann mich nicht überzeugen, daß die Ausdrücke idiotypisch und paratypisch besonders glücklich gewählt und daß sie dringend notwendig sind. Denn wenn auch das Wort Typus hier als gleichbedeutend mit „Bild" interpretiert wird, so haften ihm doch in der Biologie allerlei Unklarheiten und Nebenbedeutungen an (vgl. z. B. GOETHES oder CUVIERS Typen)[1], und andererseits hätte es, wie ich glaube, nur noch weniger Jahre oder Jahrzehnte bedurft, um die Ausdrücke *erblich* und *nichterblich* im *strengen*, von WEISMANN u. a. festgelegten Sinne endgültig einzubürgern. Gerade in der medizinisch-pathologischen Literatur der letzten Jahre ist dieser Prozeß einer scharfen Begriffabscheidung im vollen Gange gewesen (s. unten). Andererseits haben allerdings die von SIEMENS vorgeschlagenen Ausdrücke in der Literatur bereits einigen Boden gefaßt, so daß man auch in Zukunft mit einer mindestens doppelten Terminologie zu rechnen haben wird. So ist auch im folgenden der Ausdruck idiotypisch öfters verwandt worden.

Bleiben wir vorläufig bei dem Begriff der Vererbung stehen. Man spricht *nicht* von Vererbung, wenn irgendwelche Symbionten (einzellige Grünalgen beim Süßwasserpolypen u. a.) oder pathogene Parasiten (z. B. die einzelligen Erreger der Pébrinekrankheit der Seidenraupe) vom elterlichen Organismus durch Vermittlung der Fortpflanzungszellen auf die Nachkommen übertragen werden (*germinative Übertragung*), oder wenn durch das Blut der Mutter eine Übertragung eines Krankheitserregers oder der durch ihn gebildeten Toxine stattfindet (*placentare, intrauterine Übertragung*), oder wenn das nämliche durch Vermittlung der Milch erfolgt (*lacteale Übertragung*). Alle diese Möglichkeiten werden unter dem Begriff der *Scheinvererbung* oder *Pseudoheredität* zusammengefaßt, da hier keine speziellen Veränderungen im Bau und Chemismus des Keimplasmas in Frage kommen.

In der Medizin hat es ziemlich lange gedauert, bis diese Unterscheidung zu allgemeinerer Anerkennung durchgedrungen ist. Noch JACOB und PANNWITZ (1901, S. 193) sprechen von einer germinativen Vererbung, CORNET (1907, S. 432) sogar von einer Vererbung des Bacillus, ja sogar noch KLEMPERER (1922, S. 18) und MEINICKE[2] (1923) drücken sich in ähnlichem Sinne aus. Aber die Mehrzahl der führenden Pathologen und Konstitutionsforscher hat sich heute der biologischen Begriffsabgrenzung angeschlossen, wenn auch vielfach statt erblich die oben erwähnte SIEMENSsche Bezeichnung idiotypisch benutzt wird.

Eine besondere Stellung nimmt die Beeinflussung der Nachkommen durch *Keimverderbung* oder *Blastophthorie* (FOREL) ein. Eine solche liegt vor, wenn durch schwere Schädigung des Körpers, wie sie z. B. bei länger dauernder Giftwirkung oder bei Krankheiten erfolgen kann, auch die Keimzellen geschwächt werden und infolgedessen verkümmerte und lebensschwache Nachkommen entstehen. Die äußerlich hervortretenden Entwicklungshemmungen und Verbildungen stimmen dann in den beiden Generationen *nicht* überein, wenn auch in einigen Punkten *gelegentlich eine Kongruenz der Symptome* hervortreten kann.

---

[1] Einen gewissen Vorteil würden in dieser Hinsicht die PRELLschen Ausdrücke *idionom* (= vom Idiotypus bedingt) und *plastonom* bzw. *paranom* bieten (Stud. Mend., Brünn 1922; vgl. auch PRELL: Zur Begriffsbildung in der Phänogenetik. II. Arch. f. Entwicklungsmech. Bd. 52. 1923).

[2] Brauers Beitr. Bd. 56. 1923.

In welchem Zusammenhang die hier in Betracht kommenden Erscheinungen vermutlich mit der echten Vererbung stehen, wird unten erörtert werden.

Zum Schluß noch ein Wort über den in der medizinischen Sprache viel benutzten Begriff *angeboren* oder *kongenital*. Unter angeborenen oder kongenitalen Anomalien oder Krankheiten werden alle diejenigen abnormen Organisationen und Funktionsweisen (Reaktionen) verstanden, die von Geburt an zutage treten oder sich wenigstens von frühster Jugend an manifestieren, mag es sich dabei um intrauterine Erwerbungen handeln (z. B. Extremitätenmißbildungen, die durch einschneidende Amnionstränge hervorgerufen werden; angeborene Syphilis auf Grund placentarer Infektion u. a.) oder mögen Abänderungen keimplasmatischer Natur zugrunde liegen. *Angeboren* und *kongenital* sind also als die weiteren, *hereditär* und *pseudohereditär* als die engeren Begriffe anzusehen.

Konstitution, Disposition. In dem großen Gebiete vererbungsgeschichtlicher Problemstellungen, mit denen sich die menschliche und speziell die menschlich-pathologische Erblichkeitsforschung beschäftigt, bilden, ganz ähnlich wie in der Tierzuchtwissenschaft der Begriff der erblichen Konstitution und die Frage der Gültigkeit der Mendelschen Regeln, zwei Gegenpunkte.

Der Begriff der *Konstitution* gehört zu denjenigen, die in der menschlichen Pathologie selbst gewachsen sind[1]). Sehen wir zunächst von der Frage der Erblichkeit ab, so stimmen die neuerdings gegebenen Definitionen im ganzen gut miteinander überein, nur daß die Fassung bald eine rein physiologische ist, bald auch das anatomische Verhalten berücksichtigt[2]). So will z. B. F. Kraus[3]) die Konstitution von funktionellen Gesichtspunkten aus verstanden wissen, und zwar als (originäre oder modifizierte) Anlage, auf äußere Einflüsse in bestimmter, individuell-abweichend charakterisierter Weise zu reagieren, als Reaktionsnorm im Verhalten gegenüber Reizen, und Hemmeter[4]) versteht unter Konstitution den Grad der Fähigkeit, Schwierigkeiten zu überwinden und Entbehrungen zu ertragen, die mehr oder weniger große Resistenz gegen äußere Einflüsse, die Fähigkeit, Schäden auszugleichen.

Gegenüber diesen rein physiologischen Fassungen verstehen Hart[5]) und vor und mit ihm viele andere unter Konstitution die Summe aller Faktoren, von denen im wesentlichen die größere oder kleinere Widerstandskraft des Organismus gegen von außen kommende Schäden bedingt ist: einerseits die *anatomisch* sichtbare, meßbare und wägbare Beschaffenheit des Körpers und seiner Organe und Gewebe und andererseits die *funktionelle,* innere und äußere Leistungsfähigkeit, die Art und Fähigkeit der Reaktion auf jeden einzelnen Reiz.

Noch mehr als in bezug auf den allgemeineren Sinn des Wortes gehen die Ansichten der Forscher auseinander, sobald die Frage der *Erblichkeit* berücksichtigt wird. Nicht wenige Autoren, wie Martius, Pfaundler, Lubarsch, F. Kraus, Tendeloo, Lenz, Rössle, Siemens[6]) u. a., verstehen unter Konstitution sowohl die erblichen Anlagen als auch alle erworbenen Änderungen und

---

[1]) Während man früher unter Konstitution sehr verschiedene Dinge verstand (vgl. H. Günther, 1922, S. 8), sind seit F. W. Beneke (seit 1875), Martius u. a. dem Begriffe mehr und mehr die jetzigen Formulierungen gegeben worden.

[2]) Eine im ähnlichen Sinne gegensätzliche Auffassung des Konstitutionsbegriffes wie in der menschlichen Pathologie findet sich bei den Tierzüchtern. Man vergleiche einerseits Kronacher (Allg. Tierz., 3. Abt., Berlin 1917, S. 106), andererseits Hansen (Pusch-Hansen: Lehrb. d. allg. Tierz., 7.—9. Aufl., S. 164. Stuttgart 1922).

[3]) Path. Pers., S. 106.

[4]) Med. record Bd. 100. 1921.

[5]) Ergebn. d. allg. Pathol. u. pathol. Anat. Bd. 20, S. 150. 1922.

[6]) Vollständigere Listen dieser Forscher und ihrer Gegner finden sich bei J. Bauer: Einf., S. 5 u. 7.

Störungen des Körpers, also im wesentlichen das, was die moderne Vererbungslehre als Phaenotypus zusammenfaßt oder was J. BAUER u. a. als *Körperverfassung* bezeichnen. Zugunsten einer solchen weiteren Fassung werden vor allem praktische Bedürfnisse geltend gemacht. So sagt z. B. PFAUNDLER[1]: Soll Konstitution ein klinisch verwertbarer Begriff bleiben oder erst recht werden, dann muß sie am Objekt selbst und unmittelbar prüfbar, in ihren vielfältigen Kundgebungen meßbar, überhaupt ziffernmäßig faßbar sein, und das kann sie ausschließlich dann, wenn sie als am *Phaenotypus* haftend und diesem eigentümlich anerkannt wird. Vielfach wird auch darauf hingewiesen, daß sich die Einflüsse der Umwelt schon von den ersten Entwicklungsstadien an geltend machen können, daß Ererbtes und Erworbenes von Anfang an durchflochten sind und nicht eine einfache Summe, sondern, wie RÖSSLE sagt, eine *Amalgamierung* bilden, so daß eine Scheidung im gegebenen Fall praktisch oft nicht durchführbar ist.

Trotz dieser Schwierigkeiten, denen sich auch die Anhänger eines engeren Konstitutionsbegriffes nicht verschließen[2]), wird man doch immer wieder dazu geführt, auch terminologisch eine Scheidung zwischen Ererbtem und Erworbenem anzustreben, sobald man überhaupt in der Konstitutions- und Krankheitslehre dem erblichen Moment eine größere Aufmerksamkeit schenkt. Auch die Vertreter des weiteren Konstitutionsbegriffes sehen sich immer wieder vor die Notwendigkeit gestellt, trotz der betonten praktischen Schwierigkeiten wenigstens eine *begriffliche* Scheidung vorzunehmen, wie denn z. B. SIEMENS zwischen einer idiotypischen und paratypischen Konstitution unterscheidet.

Um zu einer möglichst einfachen Terminologie zu gelangen, hat nun eine große Anzahl von Forschern, wie TANDLER, J. BAUER, P. MATHES, HART, GROTE, TOENNIESSEN, RICH. KOCH u. a., den Begriff der Konstitution ausschließlich auf ererbte, im befruchteten Ei vorbestimmte Eigenschaften beschränkt, während alles, was im individuellen (intra- und extrauterinen) Leben hinzukommt, also sämtliche durch besondere Außenfaktoren (Einflüsse der Ernährung, soziale Lage, frühere Krankheiten) herbeigeführten Abweichungen von der „Norm" unter der Bezeichnung *Kondition* zusammengefaßt wird. Konstitution (i. e. S.) und Kondition zusammen bilden nach BAUER die *Körperverfassung*. Auch mit TENDELOOS Bezeichnung *Konstellation* ist im wesentlichen das nämliche gemeint.

Freilich kommt bei der obigen Fassung der Begriffe zu den bereits erwähnten praktischen Schwierigkeiten noch der Mißstand hinzu, daß der Vorstellung des *Normalen*, die man entweder tatsächlich in die Definition einführt oder von der wenigstens bewußt oder unbewußt ausgegangen wird[3]), erhebliche Unsicherheiten zugrunde liegen, die nur schwer auf variationsstatistischem oder entwicklungsgeschichtlichem Wege behoben werden können. Und diese Unsicherheiten werden in Zukunft eher noch vermehrt werden, wenn sich die Anschauung durchringt, daß in der Entwicklung des Individuums nicht nur diesem selbst, sondern auch jedem einzelnen Organgebiet auf Grund der stofflichen Beschaffenheit des Artplasmas eine *größere, im allgemeinen aber begrenzte Zahl von Potenzen, Entwicklungs- oder Reaktionsmöglichkeiten* zukommt (*Pluripotenzhypothese*), so daß wenigstens in vielen Fällen von einer Norm überhaupt nicht gesprochen werden kann. So ist auch hier die letzte Phase der Begriffsentwicklung noch nicht erreicht, und es werden wohl noch manche neue terminologische Vorschläge gemacht werden[4]).

---

[1]) Klin. Wochenschr. Jg. 1. 1922; vgl. auch SIEMEBS: Einf., S. 10.

[2]) Vgl. z. B. FR. MÜLLER: Konstitution und Individualität. (Rektoratsantrittsrede.) München 1920.

[3]) J. BAUER (Konst. Disp., S. 4) spricht von „anlagegemäßem Entwicklungsverlauf"; vgl. hierzu auch J. KAUP: Münch. med. Wochenschr. 1922, S. 189.

[4]) Vgl. auch die Zusammenstellung der Termini bei J. BAUER: Einf., S. 6, und SIEMENS: Einf., S. 15 u. 94.

Von Wichtigkeit ist die Unterscheidung, welche MARTIUS zwischen der *Gesamtkonstitution* und den *Teilkonstitutionen* der einzelnen Gewebe und Organe vorgenommen hat. Ferner wird neuerdings immer mehr die wechselseitige Koordination und Regulation der Gewebe und Organe, die gegenseitige Beeinflussung, „Ordnung" oder „Integration" der den lebenden Organismus bestimmenden inneren Faktoren als eine wesentliche Seite der Konstitution betont[1]).

Mit der Konstitution kann eine bestimmte *Disposition* (*Prädisposition*) gegeben sein, d. h. eine abnorme Empfänglichkeit für bestimmte Reize, aus der sich eine erhöhte Gefahr, vor allem auch eine örtliche Krankheitsbereitschaft ergibt (HART). Weitaus die meisten Forscher stimmen darin überein, daß auch alle *erworbenen* Änderungen und Störungen der Organisation und Funktion des Körpers und seiner Teile, soweit sie die Entstehung von Krankheiten begünstigen, unter den Begriff der Disposition fallen. Demgemäß wird zwischen *erblicher* (*konstitutioneller, idiotypischer*) und *erworbener* (*konditioneller, paratypischer*) Disposition unterschieden[2]).

In manchen Fällen ist eine Körperverfassung und speziell die erbliche Konstitution durch einen bestimmten Komplex von äußeren Kennzeichen charakterisiert. Man spricht dann von einem *Habitus*, wobei man also die äußere Erscheinungsform, die morphologischen Verhältnisse, welche die Konstitution zur Anschauung bringen, im Auge hat, während bei dem Ausdruck *Status* in der Regel an eine Konstitutionsanomalie allgemeinerer Art einschließlich der anatomischen *und* funktionellen Verhältnisse gedacht wird, so daß also nach einer Richtung hin der Begriff Status der weitere ist. Nach einer anderen Richtung ist aber Habitus der umfassendere Begriff, insofern darunter auch „*normale*", den Anthropologen interessierende Körpertypen verstanden werden, während Status wenigstens bisher ein rein *medizinischer* Begriff gewesen ist und einen Symptomenkomplex bedeutet, von dem das Verhalten des Patienten gegenüber von Krankheiten abhängig ist[3]).

Anatomische Varianten, welche erfahrungsgemäß als „äußere Zeichen einer weiterreichenden Anomalie des Organismus" (J. BAUER) angesehen werden können, werden *Stigmata* oder *Degenerationszeichen* genannt.

Unter *Diathese* versteht man in der Regel eine Konstitutionsanomalie rein *funktioneller* Art, bei welcher, wie W. HIS sagt, physiologische Reize abnorme Reaktionen hervorrufen und durch solche Lebensbedingungen, welche von der Mehrzahl der Gattung schadlos ertragen werden, krankhafte Zustände ausgelöst werden. Als *Idiosynkrasie* bezeichnet man die konstitutionelle Überempfindlichkeit gegenüber normalerweise unschädlichen Agenzien von ganz bestimmter Art [v. BEHRING][4]).

Scharfe Grenzen können bezüglich der meisten dieser Begriffe nicht gezogen werden. Einerseits haben nicht bloß die vier von französischen Forschern (SIGAUD, CHAILLOU und MACAULIFFE) unterschiedenen, auf der Betrachtung der Körperproportionen begründeten Habitusformen oder „Typen" (*Typus respiraorius, digestivus, muscularis, cerebralis*) nicht bloß eine anthropologische, sondern auch eine gewisse klinische Bedeutung, andererseits werden auch umgekehrt Habitusformen, die zunächst vom Gesichtspunkt des Klinikers aus aufgestellt

---

[1]) Vgl. GÜNTHER, F. KRAUS, TENDELOO sowie K. H. BAUER: Zeitschr. f. Konstitutionslehre Bd. 8, S. 155. 1922.

[2]) Über den Unterschied zwischen *genereller* und *individueller* Disposition, desgleichen über die hierher gehörigen Begriffe der *Organschwäche* und des *Locus minoris resistentiae* vgl. den Abschnitt über Tuberkulose.

[3]) Vgl. z. B. J. BAUER: Konst. Disp., S. 9, 41, 64; SIEMENS: Einf., S. 10, 12.

[4]) Vgl. J. BAUER, S. 12; SIEMENS, S. 14.

wurden wie diejenigen von KRETSCHMER (*asthenischer, athletischer* und *pyknischer Typus*), zu Rassenformen in Beziehung gebracht[1]). Insbesondere ist der „*Habitus*" oder „*Status*" *asthenicus* (siehe Kap. 4, Abschn. 16) als Eigentümlichkeit oder extreme Variante der nordischen Rasse charakterisiert worden[2]). Auch sonst wird vielfach zwischen Habitus und Status kein Unterschied gemacht[3]).

Erblichkeit der Habitus- und Statusformen. Eine wichtige Frage ist die, ob die Habitus- und Statusformen *als solche* erblich übertragbar sind, doch ist darüber leider nur wenig Sicheres bekannt. Die Schwierigkeiten einer Beantwortung dieser Frage liegen u. a. in der ungenügenden Abgrenzung der Konstitutionen, Habitus- und Statusformen und in dem Überwiegen der Mischformen (SIEMENS).

Für den *Habitus asthenicus* wird wohl allgemein eine Erblichkeit angenommen, was auch bei seinen nahen Beziehungen zu bestimmten Rassentypen begreiflich ist. LENZ (I, S. 219) gibt nach PAULSEN zwei Stammbäume wieder, die auf eine Dominanz des Anlagenkomplexes gegenüber dem normalen Verhalten hinweisen. In der einen Familie alternieren der asthenische und „apoplektische" Habitus. Auch für den *lymphatischen Status* bringt LENZ (I, S. 212) zwei von PFAUNDLER mitgeteilte Stammbäume, die ebenfalls eine Dominanz der abnormen Veranlagung wahrscheinlich machen[4]). In einer der Familien wurde vielfach eine besondere Neigung zu Schleimhautkatarrhen beobachtet. Vererbbar im allgemeinen Sinne ist auch der *Arthritismus*, auf dessen Boden verschiedene Stoffwechselerkrankungen (Gicht, Fettsucht, Diabetes, Steinbildungen, prämature Atherosklerose, Rheumatismus, Neuralgie, Migräne, Asthma bronchiale, Ekzem u. a.) in variabler Kombination beim einzelnen Individuum und bei den verschiedenen Mitgliedern einer Familie auftreten können[5]).

Innerhalb der z. T. schwer abzugrenzenden „*großen Konstitutionen*" oder „*kombinierten Diathesen*" läßt sich vielfach die Vererbung kleinerer, bald stärker, bald schwächer miteinander verankerter *Zeichenkreise, Zeichengruppen* oder *Teilbereitschaften* genauer verfolgen, wie dies PFAUNDLER[6]) für die Konstitutionen des Kindesalters nachzuweisen versucht hat. Es liegen hier offenbar, wie auch LENZ angenommen hat, Verhältnisse vor, wie bei den Merkmalskomplexen (Haar-, Augen- und Hautfarbe, Schädel- und Gesichtsform, Statur usw.), welche für die Rassen des Menschen charakteristisch sind und deren Elemente ebenfalls bald stärker, bald schwächer untereinander „gekoppelt" sein können.

Eng damit verbunden ist die Frage, inwieweit überhaupt die einzelnen Merkmale eines Habitus, z. B. des Hab. asthenicus, auf einem *komplexen*, mit *epigenetischen*[7]) Wirkungen verbunden und durch verschlungene Zusammenhänge verwickelten *Entwicklungsmechanismus*, also auf *echter Korrelation* beruhen, oder inwieweit die nebeneinander auftretenden Merkmale durch *Konnexion* verknüpft sind, d. h. durch *mehrseitige* Ausstrahlung ein- und derselben (nach PLATE *pleiotropen*, nach SIEMENS *polyphänen*) Erbeinheit oder mehrerer „*eng gekoppelter*"

---

[1]) Vgl. STERN-PIPER: Arch. f. Psychiatrie u. Nervenkrankh. Bd. 67. 1923. Die drei KRETSCHMERschen Typen berühren sich sehr eng mit den drei Typen GIOVANNIS (H. phthisicus, athleticus, plethoricus). Vg. BAUER: l. c. S. 43.

[2]) WENCKEBACH: Wien. klin. Wochenschr. 1918, Nr. 14, S. 379. Vgl. hierzu LENZ: I, S. 220.

[3]) Auch bei der Übertragung der Ausdrücke auf zoologisches Gebiet glaubte ich beide Ausdrücke im gleichen Sinne anwenden zu dürfen (Pluripotenzersch., Jena 1925).

[4]) Vgl. hierzu auch SIEMENS: Einf., S. 246.

[5]) BAUER: Konst. Disp., S. 58; vgl. jedoch LENZ, I: S. 240.

[6]) Zeitschr. f. Kinderheilk. Bd. 4, S. 182. 1912. Vgl. LENZ: I, S. 213 u. SIEMENS: Einf., S. 246.)

[7]) D. h. von Organ zu Organ gehenden.

Erbeinheiten zustande kommen[1]). Mag nun ein echt korrelativ bedingter oder ein konnektiver (additiver) Habitus vorliegen, mögen beide Typen miteinander vermischt sein oder mögen *Konstitutionserschütterungen allgemeinster Art* zugrunde liegen, auf alle Fälle wird die Vererbung ein mehr unregelmäßiges, schwer übersichtliches Bild gewähren (s. u.). Man wird daher vor allem versuchen müssen, zunächst die einzelnen Konstitutionssymptome auf ihre Erblichkeit zu untersuchen, „ein bisher so gut wie unbearbeitetes Gebiet konstitutionspathologischer Forschung" (SIEMENS), das im Rahmen der *Phänogenetik* (s. u.) gelegen ist.

  Mendelsche Vererbung. Das vollkommene Gegenstück zu den in unregelmäßiger Weise sich vererbenden großen Konstitutionen und Habitusformen, bilden diejenigen Anomalien, welche in mehr oder weniger strenger Weise den MENDELschen Regeln folgen. Charakteristisch für die MENDELsche Vererbungsweise ist, daß die beiden elterlichen Merkmale (d. h. korrespondierende Varianten derselben Körpereigenschaft), mögen sie in der ersten Nachkommengeneration zu einem *intermediären* Typus zusammentreten oder mag die eine vollkommen *dominieren* oder mag ein *Kreuzungsrückschlag* in Erscheinung treten, in den später folgenden Nachkommengenerationen in ganz regelmäßigen Zahlenverhältnissen wieder zum Vorschein kommen (*Merkmalsspaltungen*). Zur Erklärung dieser Regelmäßigkeiten wird bekanntlich angenommen, daß den beiden elterlichen Merkmalen zwei verschiedene Varianten ein und derselben Erbeinheit (Determinante, Gen) zugrunde liegen und daß bei der Bildung der Fortpflanzungszellen der Nachkommen, soweit letztere *heterozygot* sind, d. h. von ihren Eltern zwei verschiedenartige Anlagenvarianten übernommen haben, diese letzteren sich voneinander trennen, so daß jede Fortpflanzungszelle immer nur eine der beiden Anlagevarianten erhält (*Anlagenspaltung*). Charakteristisch ist ferner für den MENDELschen Vererbungsmodus die große *Unabhängigkeit* und gegenseitige *Unbeeinflußbarkeit*, welche die einzelnen übertragbaren Eigenschaften, bzw. die einzelnen Variantenpaare in vielen Fällen in ihrem Erbgang zeigen (*Unabhängigkeitsregel*).

  Besonders deutlich tritt die MENDELsche Vererbungsweise dann hervor, wenn das eine Merkmal dominant, das andere rezessiv ist. *Dominant* wird ein Merkmal (eine Eigenschaftsvariante) genannt, wenn die ihm zugrunde liegende Anlage beim Zusammentreffen mit der Anlage eines korrespondierenden Merkmals während der Ontogenese die Wirkung der letzteren vollkommen unterdrückt und allein zur Manifestation kommt. Die nicht zur Entfaltung kommende Eigenschaftsvariante wird als *rezessiv* bezeichnet. Man spricht auch von *dominanten* und *rezessiven Erbeinheiten* oder *Anlagen*.

  Die Möglichkeit, daß eine erbliche Anomalie als *dominant* zu betrachten ist, liegt dann vor, wenn die Anomalie *kontinuierlich* in den aufeinanderfolgenden Generationen von den Vorfahren auf die Nachkommen übertragen wird, und wenn in allen Einzelfamilien, in welchen der *eine* Elter von dem *einen* Großelter her affiziert ist, durchschnittlich die *Hälfte* der Kinder gleichfalls affiziert ist. Von einer *unregelmäßigen Dominanz* spricht man hauptsächlich dann, wenn die Vererbung *im allgemeinen* eine kontinuierliche ist, wenn jedoch gelegentlich einmal eine Generation *übersprungen* wird. Der Verdacht, daß eine Anomalie *rezessiv* ist, besteht besonders dann, wenn in Einzelfamilien, in denen beide Eltern normal sind, eine größere Anzahl von Kindern scheinbar unvermittelt die Anomalie aufweisen, und wenn außerdem eine *Blutsverwandtschaft* der Eltern nachweisbar ist. Eine recessive Anlage kann ja nur dann zur Entfaltung kommen, wenn sie von beiden Eltern her in einen Keim gelangt, wenn also der Keim *homo-*

---

zygot-rezessiv bezüglich dieser Anlage wird. Es ist aber klar, daß, wenn es sich um *seltenere Anomalien rezessiver Natur* handelt, ein mit der recessiven Anlage Behafteter im allgemeinen kaum in die Lage kommt, einen Ehepartner mit der gleichen Anlage zu finden, wenn er sich mit Angehörigen *anderer* Sippen verbindet. An und für sich wird also bei seltenen Anomalien die Wahrscheinlichkeit sehr gering sein, daß homozygote Keime gebildet werden. Die Wahrscheinlichkeit wird indessen wesentlich größer, wenn der Behaftete eine Person aus seiner *eigenen*, mit der recessiven Anlage behafteten Sippe heiratet. Daraus geht aber auch hervor, daß *Konsanguinität* (*Inzucht*) besonders bei Vorhandensein von Anlagen *rezessiver* Natur eine Gefährdung der Nachkommen mit sich bringen kann. Leider ist es jedoch in vielen Fällen nur sehr schwer möglich, das Vorhandensein einer rezessiven Anlage bedenklicher Natur in einer Sippe festzustellen.

Manche Merkmale zeigen im Erbgang regelmäßige Beziehungen zum Geschlecht, ohne daß, wie es bei den sekundären Geschlechtscharakteren der Fall ist, ihre Manifestation regelmäßig nur in dem einen Geschlecht erfolgt. Sogenannte *dominant-geschlechtsgebundene* Anomalien oder Krankheiten sind vor allem dadurch gekennzeichnet, daß bei affiziertem Vater sämtliche Töchter affiziert, sämtliche Söhne gesund und bei affizierter Mutter die Hälfte aller Söhne und Töchter krank sind. Weibliche Individuen sind doppelt so häufig affiziert als die männlichen.

Für *rezessiv-geschlechtsgebundene* Merkmale gelten folgende Kriterien: Sind beide Eltern normal, so ist die Hälfte der Söhne affiziert; ist der Vater affiziert, so sind sämtliche Söhne gesund, während die sämtlichen Töchter als Überträgerinnen der Anlage (*Konduktoren*) anzusehen sind; die betreffenden Anomalien oder Krankheiten finden sich viel häufiger bei Männern; bei seltenen Leiden, wenn also die Verbindung zwischen einem affizierten Mann mit einer Anlagenträgerin und ebenso eine Ehe zwischen zwei kranken Gatten eine äußerst geringe Wahrscheinlichkeit hat, sind solche Merkmale ausschließlich auf das männliche Geschlecht beschränkt[1]).

Von einer (*dominant-*) *geschlechtsbegrenzten* Vererbung wird dann gesprochen, wenn bestimmte (normale oder anomale) Anlagen in beiden Geschlechtern vorhanden sind, aber nur bei einem derselben zur Entfaltung kommen. Die in dieser Weise übertragbaren *normalen* Eigenschaften werden als *sekundäre Geschlechtscharaktere* bezeichnet. Bei Anomalien kommt es häufig vor, daß sie in dem einen Geschlecht stärker ausgeprägt sind (Habsburger Familientypus) oder regelmäßiger zur Entfaltung kommen (einige Hautleiden). Man spricht dann von *unvollständiger geschlechtsbegrenzter Vererbung.*

Eine *polyphäne* Vererbung liegt vor, wenn mehrere normale oder pathologische Merkmale *konnektiv* verbunden sind (s. o. S. 189). Von einer *polymorphen* (nach Siemens *heterophänen*) Vererbung spricht man, wenn sich je nach den besonderen äußeren Bedingungen ein 'und dieselbe Krankheitsanlage bald in dem einen, bald in dem andern Krankheitsbild äußert.

In vielen Fällen wird ein erbliches Leiden bei den Nachkommen in einem früheren Lebensalter beobachtet als bei den Vorfahren. Ein Beispiel für eine solche *Antizipation*, deren wirkliches Vorkommen übrigens nicht unbestritten ist (vgl. Abschn. 15), zeigt beifolgender, von Lawford[2]) gegebener Stammbaum

---

[1]) Bezüglich weiterer Kriterien sowie hinsichtlich der zellphysiologischen Begründung sei auf die Lehrbücher der Vererbungspathologie (Siemens: Einf., S. 110ff.) und allgemeinen Vererbungslehre hingewiesen. — Plate hat die Fälle, in denen die Krankheit im weiblichen Geschlecht nicht manifest wird, die weiblichen Individuen aber als Überträger (Konduktoren) dienen können, als *gynephore* Vererbung bezeichnet.

[2]) R. London Ophth. hosp. reports Bd. 17. 1907 (zitiert nach Abelsdorff, v. N. u. K., S. 464).

einer mit Glaukom behafteten Familie (die beigefügten Zahlen geben die Zeit an, in welcher das Leiden auftrat):

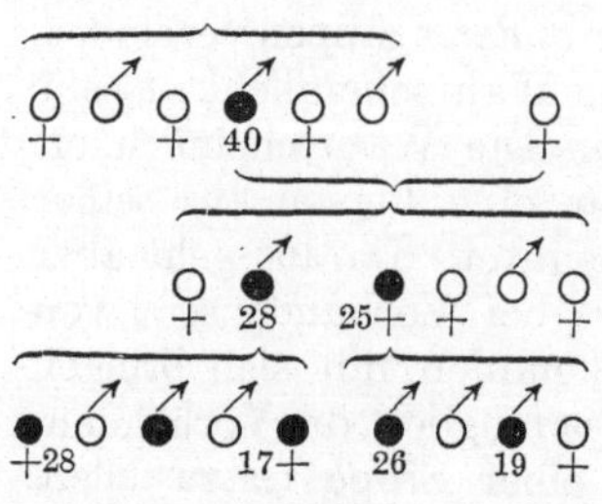

Die entwicklungsgeschichtliche Vererbungsregel und ihre medizinische Formulierung. Wir kommen nun nochmals auf den Gegensatz zwischen der unübersichtlichen oder unregelmäßigen Erblichkeit habitusartiger Merkmalskomplexe und der streng regelmäßigen MENDELschen Übertragung mancher Anomalien zurück. Wenn man mit den Methoden der *entwicklungsgeschichtlichen Eigenschaftsanalyse* oder *Phänogenetik* die Entstehung der normalen Eigenschaften und Anomalien während der Ontogenese verfolgt und dabei besonders auf die Frage achtet, welche Differenzierungen, entwicklungsgeschichtlich betrachtet, relativ einfach- und welche relativ komplex-verursacht sind, und ferner, welche Merkmale auf Selbstdifferenzierung, also autonomer Entwicklung beruhen und welche sich im engen korrelativen Zusammenhang mit anderen Merkmalen entfalten, so kommt man zur Aufstellung der *entwicklungsgeschichtlichen Vererbungsregel.* Nach dieser Regel[1]) weisen Merkmale mit relativ einfachverursachter, ausgesprochen autonomer Entwicklung klare Spaltungsverhältnisse auf, dagegen zeigen Merkmale mit komplexverursachter, durch Korrelationen gebundenen Entwicklung bei Kreuzungen größere oder kleinere Abweichungen vom MENDELschen Schema, u. a. unregelmäßige Dominanz, ungewöhnliche Zahlenverhältnisse, Kreuzungsvariabilität, und im Fall, daß es sich um eigentliche Anomalien pathologischer Art handelt, vielfach Gleichzeitigkeit oder Alternanz mit anderen Anomalien.

Die entwicklungsgeschichtliche Vererbungsregel will nur einen Tatbestand wiedergeben. Sie behält ihre Gültigkeit unabhängig davon, wieweit der Bereich der MENDELschen Regeln geht und unabhängig davon, inwieweit die zahlreichen Ergänzungshypothesen des Mendelismus sich als zutreffend erweisen werden, so z. B. die *Polymeriehypothese,* d. h. die Vorstellung, daß manche Merkmale in ihrer Erscheinungsform und Erblichkeit bedingt sind durch das Zusammentreffen einer wechselnden Zahl gleichgerichteter Erbeinheiten, oder die verschiedenen Hilfsannahmen, die zur Erklärung unregelmäßiger Zahlenverhältnisse gemacht worden sind. Die zweite Hälfte unserer Regel umfaßt auch die uns hier besonders interessierenden *Konstitutions-* oder *Habitusformen,* also Zustände von unregelmäßig-erblicher Art, mögen diesen *echtkorrelative* Zusammenhänge oder ausgesprochen *konnektive* Merkmalsverknüpfungen oder *Konstitutionserschütterungen allgemeiner Art* zugrunde liegen (s. oben S. 189). In allen diesen Fällen wird das äußere Bild infolge der verwickelten Wirkung der Innen- und Außeneinflüsse von Individuum zu Individuum wechseln und schon aus diesem Grunde auch der Erbgang ein unregelmäßiger sein.

Für die Konstitutions- und Krankheitsforschung gilt die *medizinische Formulierung* der entwicklungsgeschichtlichen Vererbungsregel[2]). Danach kommt eine regelmäßige MENDELsche „Vererbung" einer Krankheit namentlich dann vor, wenn diese auf ein Organ von stark ausgeprägter erblicher Minderwertigkeit lokalisiert ist und wenn die Organanomalie ihrerseits infolge einer einfach verursachten, autonomen Entwicklung und wegen der Stabilität der zugrunde liegenden Keimplasmamutation regelmäßige Erblichkeitsverhältnisse aufweist.

---

[1]) Vgl. A. V., S. 304; Aufg. Phän., S. 102.
[2]) Dtsch. med. Wochenschr. 1918, Nr. 5; A. V., S. 337; Aufg. Phän., S. 295.

Dagegen zeigt eine Krankheit eine unregelmäßige Vererbung, einen nur im allgemeinen heredo-familiären Charakter, wenn ihr keine einfachverursachte autonome Organanomalie erblicher Art zugrunde liegt, wenn vielmehr die bedingenden konstitutionellen und entwicklungsgeschichtlichen Faktoren komplexerer Natur sind und korrelative Bindungen zeigen, insbesondere auch, wenn eine stärkere, in einem bestimmten Habitus zutage tretende Konstitutionsabweichung oder eine Konstitutionserschütterung noch allgemeinerer Art, eine labile Beschaffenheit des Keimplasmagefüges die Unterlage bildet. In diesen Fällen ist häufig auch ein gleichzeitiges oder vikarierendes Vorkommen mehrerer Anomalien oder Krankheiten zu beobachten.

Die entwicklungsgeschichtliche Vererbungsregel in ihrer medizinischen Formulierung dürfte geeignet sein, wenigstens eine vorläufige Übersicht über die zur Beobachtung gelangenden Verhältnisse zu geben, ohne unsere Vorstellungen zu sehr mit Hypothesen zu belasten. So hat denn auch eine ganze Reihe von Konstitutionsforschern, wie J. BAUER, GROTE, GÜNTHER, HART, SIEMENS auf die Regel Bezug genommen, während die Biologen, wenigstens bis vor kurzem, großenteils geneigt waren, *auch bei unregelmäßigen Vererbungserscheinungen*, wie sie gerade auf dem Gebiet der menschlichen Pathologie besonders oft vorkommen, *verkappte, durch besondere Verhältnisse verdeckte Mendelprozesse anzunehmen* und daher eine Gegenüberstellung, wie sie in der entwicklungsgeschichtlichen Vererbungsregel versucht ist, als eine Verwischung und Trübung eines angeblich geschlossenen Bildes, als den Verzicht auf eine Vereinheitlichung unserer Vorstellungen zu betrachten.

Die Habitus-Mendelomreihe. Die Verallgemeinerung mendelistischer Vorstellungen ist aber nicht der einzige Weg, um eine einheitliche Auffassung aller Vererbungserscheinungen anzubahnen. Man kann nämlich, wie ich zu zeigen versucht habe[1]), auch in der Weise zu einer Zusammenfassung der verschiedenartigen Bilder gelangen, daß man zunächst rein deskriptiv eine Reihe aufstellt, in welcher die großen Habitusformen des Menschen mit ihrem nur allgemein heredo-familiären Charakter den *einen*, die einfachen Spaltungsvorgänge, einschließlich der wirklich beweisbaren Polymeriefälle und der klaren „Faktorenaustauscherscheinungen", den *anderen* Flügel bilden. Den Habitusformen stehen also gewissermaßen am andern Pol die rein spaltenden *Mendelmerkmale* oder nach PLATES Terminologie die *Mendelome* gegenüber, so daß man von einer *Habitus-Mendelomreihe* reden kann. Es ist dabei bemerkenswert, daß die Ergebnisse, zu denen die Morganschule bei der vererbungsgeschichtlichen Untersuchung der Fruchtfliege (Drosophila) gelangt ist und welche von vielen gewissermaßen als die Krönung des Mendelismus betrachtet werden, von einem veränderten Standpunkt aus als ein besonders wichtiges *Zwischenglied* jener Kette betrachtet werden können.

In unserer Reihe stehen die großen Habitusformen des Menschen nicht allein. Mit ihnen bilden, vererbungs- und entwicklungsgeschichtlich betrachtet, mehrere andere Vorkommnisse eine engere Gruppe. Dahin gehört die auffällige Erscheinung, daß verhältnismäßig sehr häufig eine nahezu vollkommene, bis ins einzelne gehende und häufig auf morphologische, gesundheitliche und psychologische Einzelheiten sich erstreckende *Familienähnlichkeit zwischen Vater und Sohn, zwischen Mutter und Tochter* oder *zwischen verschiedenalterigen Geschwistern* besteht. Ein solches Verhalten scheint der üblichen mendelistischen Annahme zu widersprechen, daß der Statur, dem Gesicht, den Begabungen usw. je *eine große Anzahl* selbständiger Erbeinheiten zugrunde liegt, denn dann wäre nach der

---

[1]) Pluripotenzersch., S. 104ff., 113, 139. Jena 1925.

Wahrscheinlichkeitsrechnung eine so häufige Wiederholung vollkommen gleicher Kombinationen nicht zu erwarten. Vermutlich liegen in solchen Fällen nicht absolute, sondern *fakultative Anlagenkoppelungen* vor, und, da sehr weitgehende Ähnlichkeiten besonders dann vorzukommen scheinen, wenn der betreffende Familientypus einem „Rassentypus“ nahesteht, so kann man daran denken, daß die Erbeinheiten, welche speziell den Merkmalen des Gesichtes und der Statur zugrunde liegen, um so mehr zu einer engeren Koppelung und gemeinschaftlichen Übertragung neigen, je mehr solche Komplexe den alten, reinen, durch jahrtausendelange Selektionsprozesse modellierten Rassen der europäischen Völker entsprechen[1]).

Weitere, mit den großen Konstitutionen verwandte Erscheinungen auf anderen Gebieten sind die *Habitusformen der Nachtkerze* (Oenothera), denen nach RENNER und DE VRIES relativ festgekoppelte, in sich geschlossene Anlagenkomplexe zugrunde liegen, sowie die als *Individualpotenz* bezeichnete Fähigkeit einzelner Zuchttiere, ihre Eigenschaften in besonders starkem Maße auf die Nachkommen zu übertragen, ein Verhältnis, mit dem die Tierzuchtlehre, trotz aller Zugeständnisse an den Mendelismus, auch heute noch rechnen zu müssen glaubt[2]).

An die großen Konstitutionen und die ihnen verwandten Vorkommnisse schließen sich als nächstes Glied der Reihe die *kleinen Konstitutionen* oder *Habitusformen* an, d. h. seltenere Konstitutionsstörungen, die sich auf eine *kleinere* Anzahl von anatomischen und physiologischen Merkmalen aus *verschiedenen* Organgebieten erstrecken. Speziell von den großen Konstitutionen des Menschen unterscheiden sie sich dadurch, daß bei ihnen eine geringere Anzahl von Eigenschaften abgeändert erscheint und daß sich im allgemeinen der Einfluß auf die verschiedenen Lebensleistungen nicht so stark ausprägt, von der folgenden Gruppe (den fakultativen Merkmalsverbindungen) hauptsächlich dadurch, daß sie, wie erwähnt, mehrere Organgebiete umfassen können. Zu den kleinen Konstitutionen sind zu rechnen der nichtautonome Albinismus des Menschen (RAYNAUDS Habitus albinoticus), die Achondroplasie, die beim Menschen fast regelmäßig mit Wachstumshemmungen der Schädelbasis und mit Zeichen von Hypergenitalismus, bei Haussäugern mit Mopsköpfigkeit einhergeht[3]), die Rothaarigkeit beim Menschen, die vielfach mit Sommersprossenbildung und mit der Disposition zu besonderen Formen der Tuberkulose verbunden ist, der Albinoidismus des Axolotls (Amblystoma), die Fuchsfarbigkeit und der Isabellismus der Pferde, der Flavismus der Mäuse u. a.[4]). Die Erblichkeitsverhältnisse sind nicht einheitlicher Art: in einigen Fällen, wie beim nichtautonomen Albinismus des Menschen, sind sie noch unaufgeklärt, bei der Achondroplasie des Menschen ist der Erbgang mitunter regelmäßig dominant, in anderen Fällen unregelmäßig und unübersichtlich [SIEMENS[5])], auch beim Albinoidismus des Axolotls, beim Flavismus der Mäuse und, einigen Angaben zufolge, auch bei der Fuchsfarbigkeit der Pferde treten

---

[1]) Phän., S. 277; Aufg. Phän., S. 232.

[2]) Vgl. HANSEN in PUSCH-HANSEN: Lehrb. d. allg. Tierz., 7.—9. Aufl., S. 324. Stuttgart 1922. HANSEN selbst denkt an die Möglichkeit, daß die einzelnen Erbfaktoren eine individuell wechselnde Potenz (Valenz) haben und daß der großen Vererbungskraft einzelner Tiere eine besonders starke Potenz bestimmter Erbfaktoren zugrunde liegt.

[3]) Vgl. bes. J. BAUER: Einf., S. 321; K. H. BAUER: Klin. Wochenschr. 1923, Nr. 14, S. 624; STOCKARD: Americ. journ. of anat. Bd. 31, S. 264 ff. 1923; ADAMETZ: Arb. Lehrkanzel Tierz., 2. Bd., S. 53. Wien: Gerold 1923; über [die Erblichkeit der menschlichen Achondroplasie vgl. SIEMENS: Einf., S. 258.

[4]) Bezügl. des Mongolismus, den ich früher hierher rechnete, bestehen Zweifel, ob ihm wirklich eine konstitutionelle Veranlagung zugrunde liegt. Vgl. LENZ: B.-F.-L. I, S. 216.

[5]) Nach STOCKARD (l. c., S. 266) soll Achondroplasie ein mendelndes Merkmal sein, das aber nur in heterozygotem Zustand lebensfähig ist.

trotz der im ganzen MENDELschen Vererbungsweise Unregelmäßigkeiten verschiedener Art auf.

Das dritte Glied in unserer Reihe bilden die *fakultativen Merkmalsverbindungen*. Sie sind speziell beim Menschen dadurch gekennzeichnet, daß *mehrere Anomalien des gleichen Organgebietes oder auch des gleichen Keimblattes* in einigen Familien kombiniert, in anderen dagegen isoliert auftreten und besonders in diesem Fall klare MENDELsche Spaltungen erkennen lassen. Dies gilt z. B. für manche Extremitätenanomalien: so kann z. B. die *Polydaktylie* in den gleichen Familien zusammen mit *Syndaktylie* oder *Brachydaktylie* vorkommen, wobei erstere die führende Rolle spielt und im ganzen einen dominanten Erbgang aufweist, während die anderen Anomalien scheinbar ohne Regel auf die polydaktylen Individuen verteilt erscheinen[1]). In anderen Familien dagegen tritt die *Polydaktylie isoliert*, und zwar in einer ganz bestimmten Form von Fingerverdoppelung auf und wird dann als ausgesprochen dominantes Merkmal weitervererbt[2]). Auch Syndaktylie und Brachydaktylie können in einzelnen Familien als autonome Merkmale mit streng dominantem Erbgang nachgewiesen werden. Ähnliche Verhältnisse zeigen vermutlich die Kombinationen Lippen- und Gaumenspalte (s. Abschn. 3), Otosklerose — Knochenbrüchigkeit — blaue Sclera (s. Abschn. 15) u. a.

Gegenstücke finden sich nicht bloß auch sonst auf menschlich-pathologischem, sondern auch auf zoologischem Gebiet, insbesondere können die „losen Merkmalskoppelungen" bei Drosophila zum Vergleich herangezogen werden, nur daß hier die Anomalien sich auf verschiedene Organgebiete erstrecken können.

Das letzte Glied unserer Reihe bilden die *ausgesprochen autonomen Anomalien*, die im Zusammenhang mit ihrer einfach verlaufenden, durch keine Korrelation verwickelten Ontogenese reine MENDELsche Spaltungsvorgänge zeigen. Auch solche Varianten, die im Verband eines habitusartigen Symptomkomplexes oder einer fakultativen Koppelung gefunden werden, können, wie schon angedeutet, ebensogut auch als autonom sich entwickelnde, isoliert vererbbare Bildungen vorkommen, womit die enge Zusammengehörigkeit aller dieser Verhältnisse erwiesen wird. Eines der bekanntesten Beispiele ist der autonome Albinismus des Menschen, der in manchen Familien, abgesehen von einigen konstanten Begleitphänomenen vermutlich sekundärer Art (Fehlen der Fovea und Nystagmus), ganz selbständig auftritt und bei der Vererbung alle Anzeichen eines ausgesprochen rezessiven MENDELschen Merkmals, insbesondere gleichzeitiges Auftreten bei mehreren Geschwistern und Konsanguinität der Eltern, erkennen läßt.

Als die *gemeinschaftliche genetische Grundlage* aller dieser Vorkommnisse sind Veränderungen des Gleichgewichtszustandes (Idiostatus) des Keimplasmas anzusehen, die bald in Form einer allgemeineren oder mehr bestimmtgerichteten Labilität auftreten, bald als scharf ausgeprägte, ausgesprochen mutative Änderungen bestimmter Teile oder „Seiten" des Keimplasmas zu denken sind, und je nachdem in der Ontogenese ein weiteres oder ein eng umschriebenes Gebiet von Zellenlinien und Zellenfeldern beeinflussen.

Sozialhygienische Bedeutung, Entwicklung und Vererbung. Wie schon in der Einleitung angedeutet wurde, läuft das entwicklungs- und vererbungsgeschichtliche Verhalten der Konstitutionsanomalien und Krankheiten im ganzen auch ihrer *sozialhygienischen Bedeutung* parallel. Die in der ersten Gruppe (Kap. II) aufzuführenden seltenen Anomalien haben im allgemeinen keine weitgehende

---

[1]) Vgl. die Stammbäume von PFITZNER, GROTE, ASLAUG, SVERDRUP (Pluripotenzerscheinungen, S. 110).

[2]) BONNEVIE: Norsk magaz. f. laegevidenskaben 1919; KATHE: Med. Klinik 1918, Nr. 26, S. 642; vgl. auch Phän., S. 247; Pluripotenzersch., S. 109ff.

sozialhygienische Bedeutung, wenn sie auch vielleicht die Ausübung bestimmter Berufe verhindern und, falls sie das Äußere verunstalten, die Heiratsmöglichkeit des einzelnen verringern können. Es wird sich zeigen, daß gerade *sie* zu einem großen Teil autonome, auf bestimmte Organe und Organteile lokalisierte Bildungen sind und in ihrer Entwicklung in keine engeren Wechselbeziehungen zu anderen Gestaltungen treten. Eben aus diesem Grunde finden sich aber unter ihnen die schönsten Beispiele einer MENDELschen Spaltung.

Das vollkommene Gegenstück bilden die im IV. Kapitel behandelten weitverbreiteten, schwer in das Leben des Individuums und in sein Zusammenleben mit den Mitmenschen eingreifenden Krankheiten, deren Einschränkung und Bekämpfung eine der wichtigsten Aufgaben der sozialen Hygiene bildet (Neubildungen, Psychosen, Tuberkulose). Aus Gründen, die allerdings nicht gleichartiger Natur sind, ist gerade ihre Ätiologie von sehr komplizierter Art und deshalb haben, entsprechend der entwicklungsgeschichtlichen Vererbungsregel, die Erblichkeitsverhältnisse, sofern überhaupt von einer erblichen Konstitution gesprochen werden kann, einen mehr unbestimmten und unübersichtlichen Charakter.

Eine Zwischenstellung nehmen die im III. Kapitel besprochenen Krankheiten ein, die, wie schon in der Einleitung bemerkt wurde, im wesentlichen ein familienhygienisches, z. T. auch ein erhebliches sozialhygienisches Interesse haben und, was die entwicklungsgeschichtlichen (ätiologischen) und vererbungsgeschichtlichen Verhältnisse anbelangt, ein wechselndes Bild aufweisen.

Chromosomentheorie der Vererbung. Besonders auf dem Gebiete der geschlechtsgebundenen Anomalien kann man versuchen, sich die Vererbungsvorgänge zu veranschaulichen, indem man die bei anderen Organismen (Hemipteren, Heuschrecken, Drosophila) gewonnenen Anschauungen über die Bedeutung der Chromosomen und speziell der „Geschlechtschromosomen" auf die Verhältnisse beim Menschen überträgt. Im Zusammenhang damit ist immer wieder die Spermatogenese des Menschen untersucht worden, um nicht nur die Zahl der Chromosomen endgültig festzustellen, sondern vor allem auch zu ermitteln, ob auch beim Menschen besondere Geschlechtschromosomen vorkommen. Bekanntlich sind aber die Zellen und Teilungsfiguren der menschlichen Gewebe, verglichen mit den wunderbar klaren Verhältnissen bei manchen Tieren, sehr klein und so sind alle diese Fragen für den Menschen noch nicht endgültig gelöst[1]). Auch mit den neusten Untersuchungen von OGUMA und KIHARA[2]) dürfte hier noch nicht das letzte Wort gesprochen sein. So sehr also auch der Wunsch bestehen mag, in der cytologischen Begründung der Vererbungsforschung zu einheitlichen Ergebnissen und Anschauungen zu gelangen — auch der Verfasser dieser Abhandlung ist seit über 30 Jahren bemüht gewesen, in dieser Hinsicht einige Beiträge zu liefern —, so sehr scheint mir zur Zeit bei Verallgemeinerungen Vorsicht geboten zu sein. Und abgesehen von der Frage, ob man überhaupt den Geschlechtschromosomen eine *unmittelbare* vererbungsphysiologische Rolle zuweisen soll, ist es wohl noch zu früh, mit LENZ u. a.[3]) mit dem Vorhandensein von Geschlechtschromosomen beim Menschen wie mit einer gesicherten Tatsache zu rechnen oder mit J. BAUER[4]) von einer Chromosomalpathologie zu sprechen.

Vererbung erworbener Eigenschaften[5]). Hinsichtlich der Frage, ob im Sinne LAMARCKS Abänderungen, die während des individuellen Lebens erworben wurden,

---

[1]) Meth. d. Vererbungsforsch. beim Menschen. ABDERHALDENS Handb., Abt. IX, Tl. 3, S. 184ff.

[2]) Arch. de biol. Bd. 33. 1923.

[3]) LENZ: B.-F.-L. I, S. 168.

[4]) Beihefte z. Med. Klinik 1925, Nr. 1.

[5]) Vgl. Dtsch. med. Wochenschr. 1924, Nr. 28; A. V., Kap. 14—17.

auf die Nachkommen übertragen werden, gehen die Ansichten auch heute noch auseinander. Wenige Forscher, besonders Tierzüchter, nehmen im Sinne des Lamarckismus an, daß nicht nur Gebrauchswirkungen, sondern auch die Wirkungen von Traumen vererbt werden können. Andere, wie ORTH, R. FICK u. a., halten ebenfalls ohne die Annahme einer Vererbbarkeit von Tätigkeitsanpassungen und ihrer Wirkungen die stammesgeschichtliche Entstehung von zweckmäßigen Einrichtungen für undenkbar. Da aber der Reiz der neuen Körpereigenschaften auf das Keimplasma zu schwach sei, um vererbungsfähig sein zu können, wird vielfach die Ansicht verteidigt, daß sich eine z. B. durch Gebrauch erworbene Fortbildung des Organismus nur dann vererben könne, wenn diese Fortbildung bei zahlreichen Individuen und Generationen immer und immer wieder stattfinde. Eine dritte Gruppe von Forschern steht auf dem Standpunkt, daß für die Möglichkeit einer LAMARCKschen Vererbung *eine* Voraussetzung erfüllt werden müsse: es muß das von den Eltern Erworbene innerhalb der Anpassungsbreite der Spezies gelegen, oder, anders ausgedrückt, es muß schon vorher als *virtuelle Potenz* im Artplasma gewissermaßen vorbereitet sein. In diesem Fall wäre sogar eine *wirkliche*, durch einen einzelnen abgeänderten Teil des elterlichen Organismus hervorgerufene „*somatische Induktion*" der Keimzellen und die Wiederkehr der gleichen Abänderung bei den Nachkommen wenigstens in gewissen Fällen, z. B. bei Reizwirkungen einfachster Art, *theoretisch* auszudenken. Vor allem aber könnte man sich eine *somatisch-physiologische* oder *indirekte Parallelinduktion* in dem Sinne vorstellen, daß die äußeren Reize durch Vermittlung der Sinnesorgane, des Nervensystems oder des innersekretorischen Apparates zunächst *primär* den Chemismus des Blutes und des ganzen Körpers verändern, und daß *erst von hier aus* einerseits in bestimmten Körperzellen, andererseits in den Keimzellen *dieselben virtuellen Potenzen* geweckt werden. Die in den Keimzellen hervorgerufene Umstimmung (sein Übergang aus einem Gleichgewichtszustande in einen anderen, virtuell vorhandenen) würde das Wiederauftreten der elterlichen Abänderung bei den Nachkommen erklären. Werden durch einen äußeren Reiz im elterlichen Organismus und in seinen Keimzellen *Gleichgewichtsstörungen mehr allgemeiner Art* hervorgerufen, so können aus den geschwächten Keimzellen Nachkommen hervorgehen, welche allerlei Aberrationen aufweisen, die *gelegentlich — fakultativ* — mit denjenigen identisch sind, die durch äußere Reize im elterlichen Organismus direkt hervorgerufen werden (*fakultativ-identische Vererbung*). Von Erscheinungen dieser Art führen alle Übergänge zur FORELschen *Keimverderbung* oder *Blastophthorie*, bei welcher infolge schwerer Schädigung des Körpers (z. B. auf Grund einer längerdauernden Giftwirkung) die Keimzellen in hohem Maße geschwächt werden und infolgedessen verkümmerte, lebensschwache Nachkommen entstehen, wobei, falls diese überhaupt am Leben bleiben, ebenfalls eine *gelegentliche Kongruenz der Symptome* in beiden Generationen zutage tritt.

II. Erbliche Anomalien und Krankheiten von geringer sozialhygienischer Bedeutung.

1. Erbliche Anomalien und Krankheiten der Haut.

Die erblichen Anomalien und Krankheiten der Haut und Hautbildungen haben nicht nur zu den ersten gehört, für welche mit großer Sicherheit eine MENDELsche Vererbung nachgewiesen werden konnte[1]), sondern sie bilden wohl auch dasjenige Gebiet der menschlichen Pathologie, auf welchem z. Zt. der

---

[1]) GOSSAGE: Quart. journ. of med. 1908, S. 331; HAMMER: Verhandl. d. 10. Kongr. d. dtsch. dermatol. Ges. 1908; Münch. med. Wochenschr. 1911, S. 1782.

MENDELsche Vererbungsmodus durch die größte Zahl von Beispielen belegt werden kann. In der Tat geht besonders aus den verdienstvollen, kritisch abgefaßten Arbeiten von H. W. SIEMENS[1]) hervor, daß ein großer Teil der heredofamiliären Hautanomalien und Hautleiden diesem Erbgang folgt, sei es in regelmäßiger Weise, sei es mit geringen Abweichungen. Phänogenetisch betrachtet ist diese Erscheinung wohl zu verstehen: weisen doch verschiedene Beobachtungen auf eine *relativ große entwicklungsgeschichtliche Autonomie* der Haut und speziell auch der Epidermis und der Epidermisbildungen hin, so z. B. die große Unabhängigkeit, welche die Wachstumsordnung der Haut und die von ihr abhängige Pigmentierung und Zeichnungsordnung gegenüber der allgemeinen Körpermetamerie der Wirbeltiere zeigt[2]); die Tatsache, daß sich bei den Säugern im Gegensatz zu niederen Wirbeltieren (Urodelen) die Pigmentierung fast ganz auf die epidermalen Schichten konzentrieren kann; das rassenmäßige Vorkommen von Defektanomalien, die über die ganze Haut verbreitet sind, ohne daß andere, in entwicklungsgeschichtlicher Hinsicht fernerstehende Organbildungen oder Funktionen erkennbare Abweichungen zeigen (totaler Albinismus der Maus, autonomer Albinismus beim Menschen, Haarlosigkeit) usw. Auch dann, wenn die Erkrankungen der Haut als sekundäre Manifestationen innerer Anomalien und Störungen zu betrachten sind, lassen sich in einzelnen Fällen entwicklungsgeschichtliche Ursachen relativ einfacher Art (Störungen des vasomotorischen Systems der Haut, Anomalien bestimmter innerer Drüsen) wahrscheinlichmachen, so daß auch dann ein einfacher MENDELscher Erbgang einleuchtend ist. Die relative Selbständigkeit speziell der vasomotorischen Innervierung der Haut ist dabei besonders in Betracht zu ziehen[3]).

Da alle einzelnen Haupttypen des MENDELschen Vererbungsmodus bei den Hautanomalien und -erkrankungen vorkommen und sogar bei den gleichen oder bei ähnlichen Krankheitsbildern mehrere verschiedene Typen auftreten können, so sieht sich gerade auf diesem Gebiete der menschlichen Pathologie die Phänogenetik vor besonders zahlreiche und interessante entwicklungs-vererbungsgeschichtliche Fragen gestellt, wie u. a. die bisherige entwicklungsgeschichtliche Untersuchung der Naevi zeigt[4]). Sicher werden beim Verfolgen dieser Zusammenhänge allerlei Beziehungen regelmäßiger Art zum Vorschein kommen, auch wird es dann und wann, ähnlich wie auf anderen Gebieten der Pathologie[5]), möglich sein, aus dem entwicklungs- und vererbungsgeschichtlichen Verhalten Rückschlüsse auf die Ätiologie zu ziehen. Ohne dem Fachmann im einzelnen vorgreifen zu wollen, möchte ich daher im folgenden den Versuch machen, den Kreis der Fragestellungen auch nach dieser Richtung hin etwas zu erweitern.

Die verhältnismäßige Klarheit, welche schon jetzt bezüglich des Erbganges vieler Hautkrankheiten gewonnen werden konnte, und andererseits die vielfachen ätiologischen Unsicherheiten legen es nahe, nach dem Vorgang von SIEMENS den Stoff nicht nach ätiologischen, sondern nach vererbungsgeschichtlichen Gesichtspunkten einzuteilen. Es sollen dabei nur die wichtigeren Erscheinungen berücksichtigt werden.

Ein *regelmäßig dominantes* Verhalten zeigt, außer der vielbesprochenen *weißen Stirnlocke* (Blässenbildung, Poliosis circumscripta) und einigen Fällen

---

[1]) Münch. med. Wochenschr. 1921, S. 1487; Virchows Arch. f. pathol. Anat. u. Physiol. Bd. 238. 1922; Einf., S. 212ff.; Die Zwillingspathologie. Berlin: Julius Springer 1924; ferner LENZ: B.-F.-L. I, S. 187ff.

[2]) Phän., S. 179, 202, 219; MEIROWSKY: Arch. f. Dermatol. u. Syphilis Bd. 127, S. 29ff. 1919.

[3]) Vgl. E. WEBER: Einfluß psych. Vorgänge auf den Körper usw. Berlin: Julius Springer 1910.

[4]) MEIROWSKY: l. c., S. 6ff., 151ff.

[5]) Med. Klinik 1918, Nr. 40; Aufg. Phäe., S. 296.

von *unregelmäßiger Scheckung*[1]), vor allem die *Keratosis palmaris et plantaris*, bei welcher schon in den ersten Lebenswochen eine übermäßige Verhornung der Hand- und Fußflächen auftritt. In vielen Fällen wurde eine kontinuierliche Übertragung durch 3 bis 5 Generationen beoachtet (HAMMER, GOSSAGE u. a.), doch sind auch Familien mit anscheinend *rezessivem* Verhalten der Anomalie[2]) und, wie z. B. auf der Insel Meleda in Dalmatien, abweichende Formen mit *unregelmäßigem* Vererbungsgang beobachtet worden[3]). Sehr interessant ist ein Fall, in welchem, offenbar in teils konnektiver, teils korrelativer Weise, Keratosis palm. et plant. mit Hypotrichosis, Nagelveränderungen und Trommelschlägelfingern (Verdickungen der Endphalangen) in 5 Generationen verbunden war[4]).

Auch die *Epidermolysis bullosa* in ihren einfachen Formen (Neigung zu Blasenbildung der Haut auf geringfügige mechanische Reize hin) zeigt meistens einen dominant-kontinuierlichen Erbgang, wenn auch das Überspringen von Generationen gelegentlich, namentlich bei weiblichen Personen, vorkommt[5]). Die *dystrophische*, mit Narbenbildungen und Verkümmerung der Nägel verbundene Form ist nach SIEMENS *rezessiver* Natur; in einem auch klinisch-atypischen (mit Hypotrichosis kombinierten) Falle scheint *rezessiv-geschlechtsgebundene* Vererbung vorzuliegen[6]).

Eine *dominante*, aber *unvollständig-geschlechtsbegrenzte* (*androkline*) Vererbung wie sie bei der Epidermolysis bullosa angedeutet ist, findet sich bei *Porokeratosis mibelli* (kreisförmige Keratosen mit atrophischen Zentren)[7]). Von Haaranomalien zeigt die *Moniletrichosis* (Perlschnurhaare) nach GOSSAGE ziemlich regelmäßige *dominante* Vererbung mit gelegentlichem Überspringen einer Generation.

In allen diesen Fällen haben wir es offenbar mit autochthonen (autonomen und einfach-verursachten) Anomalien der Epidermis und Epidermisgebilde zu tun. Für die blonde Haarlocke und die Scheckzeichnung, für die Keratosis und Moniletrichosis ist dies wohl kaum zweifelhaft, auch die Epidermolysis bullosa hat vermutlich (im Gegensatz zu den höchsten, mit Quaddelbildung einhergehenden Graden des „roten" Dermographismus, der auf einer gesteigerten Erregbarkeit der Vasomotoren beruht) in den Hautzellen selbst ihren Sitz[8]). Auch die Porokeratosis kann man sich als eine autonome und einfach-verursachte Hautanomalie vorstellen, wenn man eine Störung der *regelmäßig-polyzentrischen Wachstumsordnung* der Epidermis[9]), und zwar ein disharmonisches Verhältnis,

---

[1]) PEARSON, NETTLESHIP u. USHER: Monograph on albinism in man. London: Dulau 1911; MAZZINI: Riv. di biol. Bd. 6. 1924.

[2]) GOSSAGE: l. c.; JADASSOHN: Korrespondenzbl. f. Schweiz. Ärzte 1910, S. 1168; SIEMENS: Einf., S. 218 u. a. a. O.

[3]) NEUMANN: Arch. f. Dermatol. u. Syphilis Bd. 42, S. 167. 1898 (Taf. 16: in einem Stammbaum sind beide Eltern gesund, die Kinder z. T. krank, z. T. gesund); vgl. auch GASSMANN: Ebenda 1904, Ergänzungsheft.

[4]) FISCHER, H.: Dermatol. Zeitschr. Bd. 32, S. 114. 1921.

[5]) GOSSAGE: l. c., S. 339; SIEMENS: Arch. f. Dermatol. u. Syphilis Bd. 139, S. 45. u. 80. 1922; Einf., S. 119, 152, 215. Über verminderte Arbeitsfähigkeit vgl. LEDERMANN: v. N. u. K., S. 522.

[6]) SIEMENS: Arch. f. Dermatol. u. Syphilis Bd. 143, S. 390. 1923; Einf., S. 215 (S. 148, Fig. 66).

[7]) GOSSAGE: l. c.; FULDE: Arch. f. Dermatol. u. Syphilis Bd. 144. 1923; SIEMENS: Einf., S. 220.

[8]) BETTMANN: in Schwalbes Morphol. der Mißbildungen, III. Teil; MEIROWSKY: l. c., S. 179; J. BAUER: Konst. Disp., S. 614, wo auch die von SPIETHOFF beobachtete Mononucleose und Lymphocytose als Sekundärphänomene gedeutet werden.

[9]) Auf ein solches weist die Beobachtung von TOLDT jun. hin, daß das Haarkleid der Säugetierföten zunächst aus einzelnen kleinsten Haargebieten zusammengesetzt ist, die je um ein Leithaar gruppiert sind. Haargebiete höherer Ordnung fand BOLK (Bijdr. tot de dierk., Festnummer für KERBERT, 1919, S. 63) beim Schimpansenfoetus.

ein abnormes Gefälle zwischen den früh sich verbrauchenden Wachstumszentren und der hypertrophischen Peripherie *der einzelnen Wachstumsfelder* annimmt. Im ganzen läßt es sich also wahrscheinlich machen, daß bei den genannten Hautleiden streng Mendelsche Vererbung und einfache Verursachung miteinander Hand in Hand gehen. Im übrigen sei nochmals hervorgehoben, daß ähnlich wie z. B. auf dem Gebiete der Skelettanomalien, auch in dieser ersten Gruppe von Hautkrankheiten fakultative Merkmalsverbindungen vorkommen können, wobei es sich wohl überwiegend um Anomalien handelt, die auf dem gleichen epidermalen Mutterboden entstehen.

Ausgesprochenere *Unregelmäßigkeiten im dominanten Erbgang* zeigen nach Siemens *Ichthyosis vulgaris* (fischschuppenähnlich aussehende Haut mit übermäßig dicker Hornschicht), das Quinckesche *Ödem* (periodenweise auftretende Hautschwellungen), das *chronische Ödem* (kongenitale Elefantiasis), *Dermatochalasis* (abnorme Weite und Schlaffheit der Haut, besonders an den Augenlidern), *Atherome* (Grützbeutel) u. a. Auch *Keratosis pilaris* (übermäßige Verhornung der Haarbälge), *Hyperidrosis palmaris et plantaris* (Schweißhände und Schweißfüße), *Epheliden* (Sommersprossen), *Xanthomatose* (Einlagerung von Cholestearinfettsäureestern in der Haut) und *Teleangiektasien* (Erweiterung der feinsten Blutgefäße der Haut) gehören nach Siemens mit größerer oder geringerer Wahrscheinlichkeit in diese Gruppe.

Bei einigen der genannten Krankheiten, wie beim Quinckeschen Ödem und bei Ichthyosis vulgaris, äußert sich die Unregelmäßigkeit speziell auch im *Überspringen von Generationen,* so daß hier ein Anschluß an die erste Gruppe gegeben ist, in welcher gelegentlich ebenfalls ein solches vorkommt. Auch bei phänogenetischer Betrachtung ergibt sich die Verwandtschaft beider Gruppen, denn wenigstens in einigen Fällen, so bei Ichthyosis vulgaris und bei Keratosis pilaris, liegen vermutlich ausgesprochen autonome Anomalien der Epidermis und Epidermisgebilde vor. Andere, wie das Quinckesche Ödem, werden allerdings zu den Angioneurosen gerechnet[1]), wieder andere, wie die Epheliden, scheinen vielfach im Rahmen einer breiteren Konstitutionsstörung aufzutreten, wie die bekannten Beziehungen zur Rothaarigkeit zeigen.

Für eine große Anzahl von Hautanomalien und -krankheiten ist ein *rezessiver* Erbgang mit Sicherheit oder doch mit großer Wahrscheinlichkeit anzunehmen, wobei unvermitteltes Auftreten bei mehreren Geschwistern und Konsanguinität der Eltern als wichtige Kriterien dienen. Dies gilt für den *autonomen Albinismus* (S. 191), für *Xeroderma pigmentosum* [Fleckig- und Dünnerwerden der Haut mit Bildung bösartiger Epitheliome[2])], *Ichthyosis congenita*[3]) und die ihr nahe verwandte *Erythrodermia ichthyoformis congenita,* ferner für viele Fälle von *Epidermolysis bullosa* und einige von *Keratosis palm. et plant.* u. a. Eine *rezessivgeschlechtsgebundene* Vererbung konnte von Siemens für *bullöse,* mit Unterbehaarung verbundene *Dystrophie,* für *Anidrosis* (völliges Fehlen der Schweißsekretion), *Keratosis follicularis* und *Hydroa aestivale sive vacciniforme* (Blasenbildung bei starkem Sonnenlicht) und einige Fälle von *Keratosis follicularis* mit großer Wahrscheinlichkeit nachgewiesen werden. Auch für die rezessive und rezessiv-geschlechtsgebundene Vererbung würde sich wohl die genauere Untersuchung des Zusammenhangs zwischen den entwicklungsgeschichtlichen Grundlagen und der Vererbungsweise lohnen. Mindestens in einigen

---

[1]) Bauer, J.: Konst. Disp., S. 196, 202.
[2]) Vgl. Siemens u. Kohn: Zeitschr. f. indukt. Abstammungs- u. Vererbungsl. Bd. 38, S. 1. 1925.
[3]) Vgl. besonders Siemens: Einf., S. 217, u. Bauer, J.: Konst. Disp., S. 622.

Fällen ist wohl eine autonome Entwicklungsstörung der Haut anzunehmen[1]).

Bei einigen wenigen Hautleiden läßt sich *geschlechtsbegrenzte* (*androkline*) Vererbung wahrscheinlich machen, so bei *vorzeitiger Kahlköpfigkeit* (Alopecia praesenilis) und bei einer eigentümlichen, in der englischen Familie *Lambert* beobachteten *universellen Keratosis*[2]).

Einige Vorkommnisse von *polyphäner* Vererbung sind schon im Vorhergehenden kurz erwähnt worden (z. B. H. FISCHERS Keratosisfamilie); in anderen Fällen, so wenn in derselben Familie neben tuberöser Hirnsklerose alternierend gehäufte Naevi und Adenoma sebaceum vorgefunden werden, liegt *heterophäne* Vererbung vor[3]).

Zum Schluß sei noch kurz die Frage berührt, inwieweit bei einigen wichtigen *Infektionskrankheiten* das konstitutionelle Moment eine Rolle spielt. Für *Lepra* ist das Vorhandensein einer spezifischen Disposition auszuschließen, dagegen könnte wohl an eine angeborene Minderwertigkeit der Descendenz gedacht werden, die in der großen Mortalität der Kinder lepröser Eltern und in verminderter Widerstandsfähigkeit gegen andere Krankheiten ihren Ausdruck findet. Auch das Vorkommen einer intrauterinen Übertragung wird für möglich gehalten[4]). In der Anamnese *Lupuskranker* spielt Skrofulose eine große Rolle, auch kann angenommen werden, daß eine elterliche, auf andere Organe lokalisierte Tuberkulose den Kindern eine gewisse Disposition zu Lupuserkrankung verleiht[5]).

2. Seltenere oder leichtere erbliche Entwicklungsanomalien insbesondere nichtprogressiver Natur bei Augen und Ohren.

Unter den zahlreichen Augenleiden, für welche eine Erblichkeit nachgewiesen werden kann, sollen hier diejenigen gesondert und in aller Kürze[6]) behandelt werden, welche teils wegen ihres seltenen Vorkommens, teils wegen ihres leichteren Charakters kein größeres sozialhygienisches Interesse haben. Allerdings sind gerade unter den seltenen Anomalien einige, die für den Träger eine schwere Beeinträchtigung der Leistungsfähigkeit oder der äußeren Erscheinung bedeuten, und auch unter den leichteren, häufiger vorkommenden sind verschiedene, die zwar die Lebensfähigkeit nicht herabmindern, aber das Aussehen entstellen oder für manche Berufe untauglich machen (z. B. die Rotgrünblindheit für den Marine- und Eisenbahndienst). Aber im ganzen haben sie für die Gesamtheit nur ein geringeres Interesse als einige andere Gruppen von weitverbreiteten oder auch besonders schweren Augenleiden, die im Anschluß an die

---

[1]) Bei Anidrosis werden nicht nur Entwicklungsstörungen der Haare, Zähne, Talg-, Tränen- und Speicheldrüsen (vgl. J. BAUER: l. c., S. 622), sondern auch Ozaena (Stinknase) als Begleiterscheinung genannt. Daß auch bei dieser letzteren disponierende konstitutionelle Verhältnisse (Aplasien der Innenorgane der Nase) eine wichtige Rolle spielen, steht wohl außer Zweifel, doch ist die Ätiologie noch nicht genügend geklärt, um die genannten Korrelationen verständlich zu machen (J. BAUER: l. c., S. 431). In dem von SIEMENS analysierten LAMMERSschen Fall war Keratosis follicularis außer mit Hypertrichosis und Degeneratio corneae mit Unterkieferhypoplasie kombiniert.

[2]) Zitiert nach SIEMENS: Einf., S. 217.

[3]) SIEMENS: Einf., S. 171.

[4]) v. DÜRING: Lepra 1910; G. ARMAUER HANSEN: Lepra 1912; LEDERMANN: v. N. u. K., S. 496.

[5]) LEDERMANN: l. c., S. 499.

[6]) Ausführlichere Darstellungen der Erblichkeitsverhältnisse finden sich bei NETTLESHIP: Transact. of the ophth. soc. London Bd. 29. 1909; ABELSDORFF: Beziehungen der Ehe zu Augenkrankheiten mit bes. Berücks. auf Vererb. v. N. u. K., S. 450; GROENOUW: Erbl. Augenkrankheiten. Graefe-Saemischs Handb., 3. Aufl., Abt. 1, Bd. 11, S. 670. 1920; SIEMENS: Einf., S. 223ff.; LENZ: B.-F.-L. I, S. 161ff. Über Korrelation zwischen verschiedenen Augenanomalien vgl. STREBEL u. STEIGER: Arch. f. Augenheilk. Bd. 78, S. 230ff. 1915.

Erkrankungen des Nervensystems, zu welchen manche von ihnen gehören, besprochen werden sollen.

Wie bei zahlreichen Hautkrankheiten, so können auch bei vielen der hier zu behandelnden Augenleiden MENDELsche Spaltungen nachgewiesen oder wahrscheinlich gemacht werden, und da es sich großenteils um streng lokalisierte Entwicklungshemmungen handelt, so sind wohl ähnliche Zusammenhänge zwischen Ätiologie und Vererbungsweise wie für die Hautleiden anzunehmen. Auch diesmal soll die Gruppierung des Stoffes nach vererbungsgeschichtlichen Gesichtspunkten erfolgen.

Ein *dominanter* Erbgang ist für folgende Augenanomalien mit größerer oder geringerer Wahrscheinlichkeit als regelmäßig anzunehmen: für *Ptosis* der Lider und *Epicanthus*[1]), die beide auch vergesellschaftet auftreten können, für *Distichiasis* (Ausbildung einer zweiten Reihe von Haaren hinter den Wimpern des Oberlides), einige Fälle von *Degeneratio corneae* (familiäre Hornhautentartung), *Astigmatismus*, *Ectopia lentis* (Verlagerung der Linse), *Aniridie* (Fehlen der Regenbogenhaut), *Kolobom der Iris*, *Heterochromie* (verschiedene Irisfarbe der Augen), *Gerontoxon* (präseniler Greisenbogen) und *Ophthalmoplegie* (Lähmung sämtlicher äußerer Augenmuskeln), sowie für einige Formen des *Nystagmus* oder *Augenzittern* (s. Abschn. 13). Endlich ist die *Hemeralopie* (*Nachtblindheit*) in der berühmten Hemeralopenfamilie *Nougaret* als dominantes Merkmal anzusehen[2]).

Einen *rezessiven* Erbgang scheinen manche Fälle von *Mikrophthalmus* und *Anophthalmus* (abnorme Kleinheit und völliges Fehlen der Augen) aufzuweisen. Dasselbe gilt für *Hydrophthalmus* (Stauung der inneren Augenflüssigkeit infolge Fehlens des an der Grenze von Sklera und Cornea liegenden Sinus venosus Schlemmi) und *Ectopia lentis et pupillae* (Linden- und Pupillenverlagerung). Ziemlich bestimmt kann für *totale Farbenblindheit* (*Tagesblindheit*) Rezessivität angenommen werden, auch einzelne Fälle von Hemeralopie gehören hierher.

Ein *rezessiv-geschlechtsgebundenes* Verhalten zeigen der *Albinismus des Auges* (bei normaler Haut- und Haarfarbe)[3]), ferner mehrere Fälle von *Megalocornea* (ungewöhnliche Größe der Hornhaut) und *Hemeralopie* (in diesem Falle kombiniert mit Myopie). Ausgeprägt *rezessiv-geschlechtsgebunden* ist die *Rotgrünschwäche* und *Rotgrünblindheit*.

Nicht selten werden in der nämlichen Familie mehrere der genannten Anomalien nebeneinander vererbt, so Epicanthus und Ptosis (s. o.), Mikrophthalmus und Anophthalmus usw. Iriskolobome können mit Aniridie, aber auch mit anderen Augenleiden (Kolobom der Chorioidea, Astigmatismus), sowie mit Herzfehlern im gleichen Individuum oder in der gleichen Familie kombiniert sein.

Ganz kurz sei der erblichen Anomalien des *äußeren Ohres* gedacht, von denen manche ebenfalls ein familiäres Vorkommen aufweisen. Für das *angewachsene Ohrläppchen*, das eine Zeitlang für ein Stigma gehalten wurde, wird bald ein dominanter, bald ein rezessiver Erbgang angenommen[4]).

---

[1]) Auch die dem Epicanthus nahestehende *Mongolenfalte* der mongolischen Rasse und der Hottentotten scheint sich als dominantes Merkmal zu vererben. In einer von BRÜCKNER beobachteten Familie könnte rezessiv-geschlechtsgebundene Vererbung des Epicanthus vorliegen. Vg. SIEMENS: Einf., S. 225.

[2]) Der von NETTLESHIP vervollständigte, 2116 Personen umfassende Stammbaum ist bei SIEMENS (Einf., S. 128) wiedergegeben worden.

[3]) Über ähnliche zoologische Vorkommnisse und deren phänogenetische Bedeutung vgl. HAECKER u. WERDENBERG: Dtsch. landw. Tierz. 1925, Nr. 13.

[4]) CARRIÈRE: Zeitschr. f. indukt. Abstammungs- u. Vererbungslehre Bd. 28, S. 238. 1922; HILDÉN: Hereditas Bd. 3, S. 351. 1922.

3. Erbliche Skelettanomalien.

Für eine Reihe von erblichen Mißbildungen des Skelettes trifft das Nämliche zu wie für die bisher besprochenen Anomalien. Teils wegen ihrer Seltenheit, teils wegen ihres geringen Einflusses auf die Leistungsfähigkeit der affizierten Personen haben sie großenteils mehr ein familien- als ein allgemein-sozialhygienisches Interesse. Viele der hierher gehörigen Anomalien lassen in besonders klarer Weise ein hereditäres Verhalten erkennen und sind Gegenstand einer systematischen, auf ein großes Material sich stützenden genealogischen Durchforschung gewesen (Gaumenspalten, Extremitätenanomalien), weshalb sie auch in methodologischer Hinsicht von Wichtigkeit sind.

Von den *Wuchsformen*, welche möglicherweise direkt keimplasmatisch bedingt sind, also nicht durch primäre Störungen der inneren Drüsen hervorgerufen werden, tritt der *echte Zwergwuchs* (*Nanosomia primordialis*), welcher neben abnormer Kleinheit normale Körperproportionen aufweist und so eine Miniaturausgabe des Genus homo darstellt (Daniel und Philippe), vielfach bei mehreren Mitgliedern einer Familie auf und bevorzugt das männliche Geschlecht[1]). Über die Erblichkeit des *infantilen Zwergwuchses* (*N. infantilis*, Paltaufscher Typus), der nicht immer vom echten Zwergwuchs unterschieden wird, sowie der verschiedenen Formen des *Riesenwuchses* ist nichts Sicheres bekannt. Die Frage der Vererbung der *Achondroplasie* (*Chondrodystrophie*, vielfach auch *Mikromelie* genannt) ist schon früher (S. 194) kurz besprochen worden.

Von anderen, das Gesamtskelett betreffenden Anomalien ist für die *Osteopsathyrosis idiopathica* (Knochenbrüchigkeit) wiederholt familiäres Vorkommen berichtet worden. Nach einigen Autoren ist eine *dominante* Erbanlage anzunehmen; eine Form, die mit einer charakteristischen, durch Verminderung der Stützfasern hervorgerufenen *Blaufärbung der Sclera* und z. T. auch mit anderen Degenerationserscheinungen verbunden ist, wird meist durch weibliche Familienmitglieder übertragen[2]). Ein ausgesprochen heredofamiliäres Vorkommen zeigen die *multiplen Exostosen* und *Enchondrome*[3]), die besonders an Rippen, langen Röhrenknochen und Phalangen vorkommen, vielfach mit anderen Anomalien vergesellschaftet sind und nicht selten auch malign entarten. Im ganzen ist *dominanter* Erbgang anzunehmen, jedoch kommt nicht selten ein Überspringen von Generationen vor

Die mit abnormer Kleinheit des Gehirns verbundene *Mikrokephalie*, sowie einige Formen von *Turmschädelbildung* können in familiärer Häufung vorkommen[4]), auch sind *symmetrische Defekte* in den *Scheitelbeinen* in einer Familie durch fünf Generationen (mit gelegentlichem Überspringen einer Generation) beobachtet worden[5]).

Bei *Lippenspalte* (*Hasenscharte*) und *Gaumenspalte* (*Wolfsrachen*) wird häufig familiäres Auftreten beobachtet[6]). Sie können beim gleichen Individuum oder

---

[1]) Vgl. J. Bauer: Konst. Disp., S. 304; Lenz: B.-F.-L. I, S. 221. Hanhart (Schweiz. med. Woch. 1924, Nr. 50) beschrieb drei Sippen mit rezessivem „heredodegenerativem‘‘ (vermutlich hypophysär bedingtem) Zwergwuchs.

[2]) Conrad u. Davenport: Eug. rec. off. bull. Nr. 14, New York 1915; Bauer, K. H.: Dtschr. Zeitschr. f. Chir. Bd. 160, S. 289. 1920; weitere Literatur bei Bauer, J.: Konst. Disp., S. 329.

[3]) Vgl. Bauer, J.: l. c., S. 348; Siemens: Einf., S. 251.

[4]) Vgl. Siemens: l. c., S. 258; Bauer, J.: l. c., S. 245, 332ff.

[5]) Goldsmith: Journ. of heredity Bd. 13, S. 69. 1922.

[6]) Rischbieth: Hare-lip and cleft palate. Treas. of hum. inh. Bd. 4, S. 79. London 1910; Helbing: Krankheiten der Knochen und Gewebe, und Gutzmann: Die Vererbung von Sprachstörungen. v. N. u. K., S. 421 u. 481 (mehrere Stammbäume); Bauer, J.: l. c., S. 429, 477; Siemens: l. c., Fig. 86, S. 170 (Kombination von Hasenscharte und Gaumenspalte nach Raylay) u. S. 251.

in der gleichen Familie nebeneinander vorkommen[1]), auch mit anderen Ano-malien (Zahndefekten, steiler Gaumen, aber auch Polydaktylie u. a.) in der ver-schiedensten Weise kombiniert sein. Die Erblichkeitsverhältnisse zeigen vielfach das unübersichtliche, individuell wechselnde Bild komplex-verursachter Merk-male. Die schweren Fälle von vollständiger Spaltbildung (Hasenscharte und Wolfsrachen) bedeuten eine erhebliche Störung von Gesundheit und Leistungs-fähigkeit.

Die *Progenie* (*Prognathismus inferior*), d. h. die übermäßig starke Entwick-lung des Unterkiefers, scheint an und für sich erblicher Natur zu sein. In Kom-bination mit starker Entwicklung der Unterlippe, kräftiger Ausbildung der Nase und wohl auch Makroglossie bildet die Progenie den sogenannten *Habsburger Familientypus*, der, besonders beim männlichen Geschlecht hervortretend, als offenbar *dominant*-mendelndes Merkmal durch mindestens $4^{1}/_{2}$ Jahrhunderte hin-durch weitervererbt worden ist[2]). Diese regelmäßige Übertragung einer an und sich für komplexen Gesichtsbildung ist so zu erklären, daß hier unter den zahl-reichen Entwicklungsfaktoren *ein einzelner übergeordneter, zusammenfassend-regu-lierender Faktor*, vermutlich eine abwegige innersekretorische Funktion der Hypo-physe, gegenüber dem Einfluß aller Spezialfaktoren stark prävaliert und sämt-liche genannte Gesichtsteile nach einer *bestimmten* Richtung hin, nämlich im Sinne einer starken Vergrößerung, umgestaltet. Das, was als abgeänderte Eigen-schaft zum Vorschein kommt und weitervererbt wird, ist also auch hier ein *relativ einfaches Verhältnis*, nämlich der *Wachstumsexzeß* der unteren Gesichtsteile.

Skoliose (seitliche Verkrümmung der Wirbelsäule) ist öfter in familiärer Häufung beobachtet worden. Dasselbe gilt für *Luxatio coxae congenita* (ange-borene Hüftverrenkung). Bei ersterer liegt *unregelmäßige Dominanz* mit Über-springen von Generationen vor, bei letzterer ist der Erbgang unsicher, in 85% der Fälle ist das weibliche Geschlecht betroffen[3]). Auch für *Spina bifida* (mangel-hafte Vereinigung der paarigen Anlagen der Wirbelbogen) wird familiäres Auf-treten (u. a. auch bei Zwillingen[4]) angegeben).

Ein viel behandeltes Gebiet der Vererbungsforschung sind die *Extremitäten-anomalien*. Hier treten, wie dies schon oben (S. 195) speziell für die Polydaktylie gezeigt wurde, interessante Varianten im erblichen Verhalten auf, insofern die nämliche Anomalie bald in bestimmter Form, in autonomer Weise und in regel-mäßig dominantem Erbgang, bald in weniger bestimmter Form, in Kombination mit anderen Anomalien der Extremitäten oder auch anderer Organe und mit weniger übersichtlichem Vererbungsmodus übertragen wird[5]). Dies gilt besonders für *Polydaktylie* (Vielfingrigkeit), *Brachydaktylie* (die teils als *Brachyphalangie* oder *Minor-Brachydaktylie* mit Längenreduktion einzelner Phalangen, teils als *Hypophalangie* mit vollkommenem Ausfall einzelner Phalangen auftritt) und *Syndaktylie* (Verbindung einzelner Finger und Zehen durch Hautfalten), in zweiter Linie kommen hier die ausgeprägteren Formen von *Ektromelie* (Fehlen einzelner Finger oder Zehen), die uns als *Spalthand* oder *Spaltfuß* entgegentreten, in Be-

---

[1]) Vgl. die Stammbäume von Ch. J. Trew (Brüning-Schwalbe: Handb. d. allg. Pathol. u. pathol. Anat. d. Kindesalters Bd. 1, S. 311. Wiesbaden 1912, und Raylay (Sie-mens: Einf., S. 170).

[2]) Haecker: Zeitschr. f. indukt. Abstammungs- u. Vererbungslehre Bd. 6. 1911; Aufg. Phän., S. 226; Strohmayer: Arch. f. Rassen- u. Gesellschaftsbiol. Bd. 8 u. 9. 1911/12; Kantorowicz: Dtsch. Monatsschr. f. Zahnheilk. 1915, S. 105.

[3]) Roch: Zentralbl. f. Chir. 1921, Nr. 36, S. 1314; vgl. den Narathschen Stammbaum bei Helbing: l. c., S. 423.

[4]) Siemens: l. c., S. 257.

[5]) Aufg. Phän., S. 247; Pluripotenzersch., S. 109ff., 114, 117; vgl. auch J. Bauer: l. c., S. 340ff.; Lenz: l. c., S. 198ff.; Siemens: l. c., S. 250ff.

tracht. Ätiologisch sind diese Varianten wohl so zu verstehen, daß in den einen Fällen streng autonome Störungen in der Wachstums- und Gliederungsordnung der mesenchymatischen Grundlage des Extremitätenskelettes, der sogenannten Vorknorpelplatte, vorliegen, Störungen, die, wie zahlreiche andere streng lokalisierte Entwicklungsanomalien, in ausgeprägter Weise der MENDELschen Spaltungsregel folgen; daß aber in anderen Fällen Wachstumsstörungen allgemeinerer Art und mannigfache korrelative Beziehungen die Grundlage für das Auftreten der wechselnden Bilder abgeben[1]). Die letzte gemeinsame Wurzel haben all diese Vorkommnisse wohl darin, daß eine und dieselbe Veränderung des Keimplasmas (eine und dieselbe pleiotrope oder polyphäne Erbeinheit) *in schwächeren und stärkeren Wirkungsstufen* auftreten kann und dementsprechend in der Ontogenese (vielleicht stoß- oder quantenweise) bald nur eine, bald eine größere Anzahl von Entwicklungslinien oder Zellgebieten beeinflußt. Von hier aus bestehen graduelle Übergänge zu einer allgemein degenerativen, labilen Gesamtkonstitution[2]).

Auch bei den Skelettanomalien treten übrigens die wiederholt angedeuteten Beziehungen zwischen Ätiologie, Vererbungsmodus und hygienischer Bedeutung hervor. So sehen wir z. B., daß in der von MOHR und WRIEDT[3]) untersuchten norwegischen Brachyphalangiefamilie die Anomalie in autonomer Weise auf die zweite Phalange des zweiten Strahls konzentriert ist und keine weiteren Extremitätenanomalien in der Familie vorkommen, daß ferner die Anomalie einen streng dominanten Erbgang zeigt, und daß endlich, wie ausdrücklich betont wird, die Brachyphalangie den Gebrauch der Hand in keiner besonderen Richtung zu beeinträchtigen scheint und die Familienmitglieder die verschiedensten Berufsarten ausüben. Wenn speziell in der ebenfalls norwegischen, von A. SVERDRUP untersuchten Polydaktyliefamilie die Extrafinger gerade dann, wenn sie nur schwach angedeutet waren, vielfach gleich nach der Geburt wegoperiert wurden, so dürften in erster Linie kosmetische Gründe, nicht aber eine befürchtete Berufsbehinderung die Hauptrolle gespielt haben[4]). Auf der anderen Seite können natürlich in Fällen von Spaltfuß und Spalthand Unregelmäßigkeiten und Korrelationen verschiedener Art, Abweichungen vom dominanten Erbgang und andrerseits schwere Behinderungen in der Beweglichkeit und Leistungsfähigkeit der Organe zusammentreffen.

Ein *dominanter*, vielfach *unregelmäßig-dominanter* Erbgang wird auch für *Hyperphalangia pollicis* (Dreigliedrigkeit des Daumens), *Kamptodaktylie* (Krummheit besonders des kleinen, z. T. auch des Ringfingers) und *Klinodaktylie* (Abbiegung der Endphalangen der Finger) angegeben. Nach POL[5]) handelt es sich bei Klinodaktylie nicht, wie meist angenommen wird, um eine ankylotische Gelenkversteifung, sondern um Vergröberung einer auf Gelenkhypoplasie beruhenden Phalangenstellung, die auch physiologischerweise an der 5. Zehe und am 5. und 2. Finger angedeutet zu sein pflegt. Kombinationen mit anderen Anomalien kommen auch bei diesen Mißbildungen vor.

Wichtiger ist das heredofamiliäre Vorkommen von *Klumpfuß*, für welchen eine rezessive, bzw., da wesentlich mehr männliche Individuen betroffen werden,

---

[1]) Vgl. z. B. die Fälle von GROTE: Zeitschr. f. Konstitutionslehre Bd. 9. 1923.

[2]) Aufg. Phän., S. 248; Pluripotenzersch., S. 118.

[3]) Carn. inst. Wash. publ. Nr. 295. 1919.

[4]) Journ. of genetics Bd. 12, S. 221, 223, 237. 1922; vgl. auch S. 233, wo von einem im Kirchspiel allgemein bekannten Manne gesagt wird, daß er den lose anhängenden Extrafinger gewöhnlich in der geschlossenen Faust verbarg.

[5]) Virchows Arch. f. pathol. Anat. u. Physiol. Bd. 229, S. 406. 1921 (Literaturverzeichnis); vgl. auch J. BAUER: Konst. Disp., S. 346.

eine rezessiv-geschlechtsgebundene oder geschlechtsbegrenzte Vererbung angenommen wird[1]), doch kommen auch Fälle vor, die für einen dominanten Erbgang sprechen. Auch für *Plattfuß* (Pes varus) ist in vielen Fällen eine erbliche Anlage anzunehmen, wofür auch sein relativ häufiges Vorkommen bei einzelnen Rassen (Juden und Negern) hinweist. Schließlich sei bemerkt, daß in einzelnen Fällen ein *symmetrisches Fehlen der Patella* und angeborene *Luxation der Patella* in familiärer Häufung beobachtet wurden[2]).

Von Infektionskrankheiten, bei welchen wahrscheinlich auch die konstitutionelle Disposition eine Rolle spielt, ist hier vor allem der *Gelenkrheumatismus* zu nennen. Wenigstens ist bei der akuten Form von LOEWY und STEIN[3]) in 26,5% der Fälle heredofamiliäres Auftreten beobachtet worden.

III. Wichtigere, konstitutionell bedingte oder mitbedingte innere Krankheiten.

4. Stoffwechselkrankheiten.

Zuckerkrankheit, Diabetes mellitus[4]). Einige Formen von abnormen Zuckerausscheidungen (Glykosurien) sind harmloser Art. Unter ihnen wird die echte (nicht-alimentäre) *Pentosurie* (Ausscheidung von Pentosen, meist der optisch inaktiven, razemischen Arabinose) öfters bei mehreren Mitgliedern einer Familie beobachtet.

Auch für den *Diabetes mellitus* kann nach VON NOORDEN nicht bezweifelt werden, daß er in manchen Familien mit auffallender Häufigkeit vorkommt und daß die Zugehörigkeit zu solchen Familien die Wahrscheinlichkeit, an Diabetes zu erkranken, erhöht. Vererbt wird dabei natürlich nur die Krankheitsbereitschaft im Sinne PFAUNDLERS, eine konstitutionelle Schwäche des pankreatischen Inselsystems, die so ausgeprägt sein kann, daß der Diabetes auch ohne Hinzukommen einer besonderen Schädlichkeit zum Ausdruck kommt. In einigen Stammbäumen zeigt die Zuckerkrankheit eine kontinuierliche Vererbung und im ganzen auch die Zahlenverhältnisse *dominanter* mendelnder Eigenschaften[5]). Bemerkenswert ist aber, daß v. NOORDEN in 10 Fällen beobachtete, daß mehrere Geschwister in annähernd gleichem jugendlichem Alter dem Diabetes anheimfielen, und daß die Kinder aus Ehen zwischen nahen Verwandten stammten. Von einer Erkrankung der Vorfahren war dabei nichts bekannt. Solche Fälle scheinen zu beweisen, daß es auch *rezessive* Formen des Diabetes gibt, denn für rezessive Krankheiten sind ja gerade das unvermittelte gleichzeitige Auftreten bei mehreren Geschwistern und die Konsanguinität der Eltern charakteristisch. Das Vorkommen rezessiver Diabetesformen erklärt vielleicht auch die starke Verbreitung des Diabetes bei Juden, insofern gerade bei ihnen Verwandtenehen besonders häufig sind und früher wohl noch viel häufiger gewesen sein mögen, so daß die pankreatische Minderwertigkeit zu einer weitverbreiteten Rasseneigentümlichkeit geworden ist [v. NOORDEN[6])].

---

[1]) Vgl. FETSCHER: Arch. f. Rassen- u. Gesellschaftsbiol. Bd. 14, S. 39. 1922; SIEMENS: Einf., S. 253; LENZ: I, S. 200. Für Dominanz sprechen u. a. die Fälle von DOLLINGER (Wien. med. Wochenschr. 1887, Nr. 48/49) und JOACHIMSTHAL (zitiert bei HELBING: l. c., S. 423).

[2]) Vgl. SIEMENS: l. c., S. 255.

[3]) Zeitschr. f. Konstitutionslehre Bd. 8. 1921; vgl. J. BAUER: l. c., S. 357.

[4]) v. NOORDEN: Stoffwechselkrankheiten und Ehe. v. N. u. K., S. 294ff. (hier Lit.-Verz.); J. BAUER: Konst. Disp., S. 278ff.

[5]) PICK, F.: Dtsch. med. Wochenschr. 1912, Nr. 11; Verhandl. d. dtsch. Kongr. f. inn. Med., Wiesbaden 1911; SIEMENS: l. c., S. 191 (Fig. 94), 243; LENZ: I, S. 235.

[6]) Vgl. hierzu J. BAUER: l. c., S. 282.

Der Umstand, daß für dieselbe Stoffwechselanomalie bald ein dominanter, bald ein rezessiver Charakter anzunehmen ist, bereitet keine theoretischen Schwierigkeiten. Denn abgesehen davon, daß auch sonst in der menschlichen Pathologie derartige Fälle vorkommen (vgl. z. B. unter den Hautleiden Keratosis palm. et plant., S. 199 f), kennen wir auch auf anderen Gebieten der Vererbungs- und Geschlechtsbestimmungslehre eine ganze Anzahl von Erscheinungen, die mit einem solchen Wechsel der Dominanzverhältnisse direkt oder indirekt vergleichbar sind.

Im ganzen fehlt es, wie auch Lenz bemerkt, für den Diabetes noch an systematischen Untersuchungen des Erbganges. Ihre Ergebnisse dürften, wie bei anderen Stoffwechselerkrankungen, auch in ätiologischer Hinsicht nicht ohne Interesse sein, insofern ja aus dem Vererbungsmodus gewisse Rückschlüsse auf die relative Einfachheit oder Komplexität der entwicklungsgeschichtlichen Ursachen einer Krankheit gezogen werden können[1]).

Ein noch größeres Interesse würde aber die Rassenhygiene an der Förderung dieses Hereditätsproblems haben, denn besonders wegen seiner weiten Verbreitung, wegen der starken Beeinflussung der sexuellen Funktionen und der Herabsetzung der Erwerbsfähigkeit gehört der Diabetes zu den in sozialhygienischer Hinsicht wichtigsten Krankheiten, so daß gerade bei ihm eine Klärung der Erblichkeitsverhältnisse von großer Bedeutung wäre. Inwieweit die modernen Erfolge der Insulintherapie bezüglich der Wichtigkeit des konstitutionellen Momentes etwas zu ändern vermögen, kann wohl noch kaum übersehen werden.

Fettsucht (*Adipositas*). Hier sind exogene Formen (alimentäre, Mast-, Faulheitsfettsucht) und endogene (konstitutionelle) zu unterscheiden[2]). Unter letzteren sind die wichtigsten die primäre thyreogene Form, die auf selbständigen Zustandsänderungen der Schilddrüse beruht, und mehrere andere, denen konstitutionelle Anomalien des Pankreas, der Keimdrüsen oder der Hypophyse zugrunde liegen, wobei diese Anomalien direkt oder durch Vermittlung der Schilddrüse den Fettstoffwechsel beeinflussen. Recht häufig sind nach v. Noorden die Mischformen, bei welchen konstitutionelle Faktoren den Boden vorbereiten, so daß dann äußere Faktoren leichter, als dies bei Personen mit normalen Energieumsatz der Fall ist, zur Fettsucht führen.

Inwieweit nun bei rassenmäßigem oder familiärem Auftreten von Fettsucht exogene Momente, wie klimatische Verhältnisse oder die Übertragung von Lebensgewohnheiten der Eltern und ganzer Familien auf die Nachkommenschaft, die Hauptrolle spielen, oder ob stets eine konstitutionelle Stoffwechselvariante der obengenannten Art, vielleicht gelegentlich auch ein erblicher Mangel an Sättigkeitsgefühl (Siemens) mitwirkt, wird nicht immer leicht zu entscheiden sein. Jedenfalls liegt bei ausgeprägt endogenen Formen der Fettsucht in weitem Umfang Erblichkeit vor, die dann im wesentlichen auf einer vererbbaren Schwäche im System der inneren Drüsen beruht, und die Gefahr, daß sich die zugrunde liegende Minderwertigkeit des endokrinen Apparates in der einen oder anderen Form auf die Nachkommenschaft überträgt, muß als außerordentlich groß betrachtet werden (v. Noorden). Einige Stammbäume scheinen für *dominanten* Erbgang zu sprechen, auch an *dominant-geschlechtsgebundene* Vererbung ist gedacht worden[3]). Doch liegt schwerlich in allen Fällen eine regelmäßige Vererbung vor, worauf schon die häufige Kombination von Fettsucht, Diabetes, Gicht usw. in derselben Familie (s. den Abschnitt über Gicht) hinweist.

---

[1]) Z. B. bei Diabetes insipidus (Med. Klinik 1918, Nr. 40; Aufg. Phän., S. 296).
[2]) Vgl. v. Noorden: Die Fettsucht. 2. Aufl. Wien 1910; v. Noorden: Stoffwechselkrankheiten und Ehe. v. N. u. K., S. 225ff.; J. Bauer: l. c., S. 285.
[3]) Vgl. Weitz, zitiert bei Lenz, I: S. 238; Siemens, I: S. 244.

Die *Gicht* (*Arthritis uratica*) ist eine ausgesprochen konstitutionelle Krankheit, die im wesentlichen auf einer Störung des Purinstoffwechsels (des Abbaus von Nucleinsäuren in Purinbasen und Harnsäure) und einer Erhöhung des Harnsäurespiegels im Blute und in den Geweben beruht. Da verschiedene innere Drüsen einen Einfluß auf den Purinstoffwechsel haben (z. B. ruft Adrenalin eine vermehrte Purinkörperausscheidung hervor) und da wahrscheinlich noch bestimmte Faktoren in Knochen, Gelenken und Haut hinzukommen müssen, um die Ablagerung krystallinischer Harnsäure herbeizuführen, da überdies äußere Einflüsse (Alkohol- und Bleivergiftung, starker Fleischgenuß mit reichlicher Zufuhr von Nucleinsäure aus tierischen Zellkernen) von großer Bedeutung sind, so handelt es sich zweifellos um eine komplex-verursachte Krankheit.

In einigen Familien scheint ein *dominanter* oder *unregelmäßig-dominanter* Erbgang vorzuliegen. Die schon oben berührte Tatsache, daß Gicht sehr häufig in der gleichen Familie vorkommt wie andere Stoffwechselerkrankungen (Diabetes, Fettleibigkeit, Gallensteinbildung usw.), macht es wahrscheinlich, daß nicht immer eine spezifische Anlage zur Gicht, sondern eine *Diathese allgemeinerer Art* (*Arthritismus, Status arthriticus*) weitervererbt wird. Es sind verschiedene Versuche gemacht worden[1]), mit Hilfe mendelistischer Grundvorstellungen (heterophäne Vererbung, fakultative Koppelung) das bald isolierte, bald kombinierte Vorkommen von Diathesen verständlich zu machen, indes ist das vorliegende Tatsachenmaterial für speziellere Betrachtungen kaum ausreichend, und man wird sich vorläufig damit begnügen müssen, die Zusammenhänge zwischen den Gleichgewichts- und Strukturänderungen des Keimplasmas und den Änderungen der Ontogenese und des Phänotypus in der früher (S. 195) angegebenen allgemeineren Weise zu formulieren.

Im Gegensatz zu den bisher genannten Stoffwechselkrankheiten, bei welchen der Erbgang nur in einzelnen Familien eine größere Regelmäßigkeit aufweist, scheint bei der *Alkaptonurie* einfache MENDELsche Vererbung vorzuliegen. Die Alkaptonurie beruht auf der Unfähigkeit des Organismus, den Benzolring des Eiweißmoleküls über die Homogenitinsäurestufe hinaus abzubauen, so daß der Homogenitinsäure enthaltende Harn braun gefärbt ist. Gelegentlich tritt auch eine Braunfärbung des Knorpelgewebes (*Ochronose*) auf, was auf einer Überschwemmung des Blutkreislaufes mit Melaninvorstufen in Form von Phenolderivaten beruht. Der Erbgang ist offenbar ausgesprochen *rezessiv*[2]), was vermutlich mit der einfachen Verursachung (Fehlen eines die Homogenitinsäure spaltenden Fermentes) zusammenhängt. Vielleicht ist die Anomalie durch bestimmte fermentative Insuffizienzen sämtlicher Körperzellen, oder wenigstens aller am Eiweißstoffwechsel beteiligten Gewebe bedingt. Solche „*euryëdrische*" Merkmale folgen aber, ähnlich wie die streng lokalisierten, vielfach sehr genau der Spaltungsregel[3]).

Auch die *Cystinurie*, bei welcher der schwefelhaltige Bestandteil des Eiweißes in Form einer schwefelhaltigen Aminose, des Cystins, im Harn erscheint, scheint in einigen Fällen in regelmäßiger Weise als *dominantes* Merkmal übertragen zu werden[4]). Doch kann sie trotz ihrer weitgehenden Spezifität mit Diabetes alternieren[5]).

---

[1]) Vgl. PFAUNDLER: Zeitschr. f. Kinderheilk. 1912; LENZ, I: S. 213, 240.

[2]) GARROD: Lancet 1902, S. 1916; Pflügers Arch. f. d. ges. Physiol. Bd. 97. 1903; Inborn errors of metabolism. Oxf. univ. press 1909; EBSTEIN: Münch. med. Wochenschr. 1918, Nr. 14, S. 369; TOENNIESSEN: Zeitschr. f. indukt. Abstammungs- u. Vererbungslehre Bd. 29, S. 26. 1922.

[3]) Phän., S. 306; Aufg. Phän., S. 155, 293; BAUER, J.: Konst. Disp., 2. Aufl., S. 223.

[4]) COHN: Berlin. klin. Wochenschr. 1899, S. 503 (Cystinurie bei Mutter und 6 Kindern); ABDERHALDEN: Hoppe-Seylers Zeitschr. f. physiol. Chem. Bd. 38, S. 557. 1903.

[5]) UMBER u. BÜRGER: Dtsch. med. Wochenschr. 1913, S. 2337; vgl. J. BAUER: Konst. Disp., 3. Aufl., S. 274.

Der *Diabetes insipidus*, der mit dem Diabetes mellitus die Ausscheidung abnorm großer Harnmengen, nicht aber die Zuckerausscheidung gemeinsam hat, tritt in mehreren ätiologisch verschiedenen Formen auf. In vielen Fällen ist ein heredofamiliäres Vorkommen und zwar ein *dominant*-mendelndes Verhalten beobachtet worden. Wenigstens in einigen dieser Fälle handelt es sich um eine verhältnismäßig harmlose Konstitutionsanomalie, die sogenannte *erbliche Polyurie*, die auf einer primären Anomalie des Nierenparenchyms und einer mangelnden Konzentrationsfähigkeit der Nieren für harnfähige Stoffe beruht. Den schwereren Fällen liegen primäre Änderungen der nervösen Zentren im Hypothalamus und in der Oblongata oder, wie vielfach angegeben wird, Störungen in der inneren Sekretion der Hypophyse zugrunde[1]). Inwieweit bei diesen Formen die Vererbung eine Rolle spielt[2]) und ob der Erbgang irgendwelche Regelmäßigkeiten zeigt, ist nicht bekannt.

Im ganzen treten auch auf dem Gebiete der Stoffwechselkrankheiten die öfters berührten Zusammenhänge zwischen den ätiologisch-entwicklungsgeschichtlichen Verhältnissen und der Vererbungsweise hervor, wie namentlich die Alkaptonurie und die erbliche Polyurie im Gegensatz zu Diabetes mellitus, Fettsucht und Gicht zeigen. Auch hier sind es wieder hauptsächlich die in familien- und rassenhygienischer Hinsicht weniger bedeutsamen Formen, welche einen klaren Erbgang zeigen.

5. Erkrankungen der endokrinen Drüsen (inneren Drüsen, Blutdrüsen)[3]).

Zwischen den Stoffwechselerkrankungen, welchen primäre erbliche Veränderungen der endokrinen Drüsen zugrunde liegen, und den „Erkrankungen der Blutdrüsen" sind natürlich keine scharfen Grenzen zu ziehen, zumal bei letzteren sich keineswegs immer anatomisch nachweisbare Veränderungen der Drüsen selbst vorfinden, vielmehr häufig nur an funktionelle Anomalien gedacht werden kann.

Die enge Zusammengehörigkeit beider Krankheitsgruppen geht auch aus der vererbungsgeschichtlichen Tatsache hervor, daß häufig in der nämlichen Familie Krankheiten der einen und der anderen Gruppe nebeneinander vorkommen, so z. B. Diabetes, Fettsucht und Morbus Basedowii (s. u.). In verallgemeinerter Form läßt sich nach v. NOORDEN[4]) sagen, daß „degenerative Schwäche in den Systemen der Drüsen mit inneren Sekreten stark vererbbar zu sein scheint — nicht etwa so, daß in der Descendenz wieder die gleichen Systeme wie bei den Ahnen erkranken müssen; aber die Gefahr, daß die eine oder andere Blutdrüse bei den Nachkommen minderwertig ausfällt, ist in den Fällen, wo die Generationskraft erhalten blieb, doch recht groß".

Die wichtigste sozialhygienische Bedeutung hat unter den Blutdrüsenkrankheiten der auf einer Entartung[5]) der Schilddrüse beruhende *endemische Kropf (Struma)*. Als Ursache ist wohl ein noch unbekanntes, viel eicht im Trinkwasser oder in den Nahrungsmitteln enthaltendes Agens anzusehen, doch muß angesichts des verschiedenen Grades, in welchem in einer Kropfgegend die

---

[1]) FRANK, E.: Berlin. klin. Wochenschr. 1912, Nr. 9; BAUER, J.: l. c., S. 585.

[2]) v. NOORDEN: v. N. u. K., S. 242.

[3]) Vgl. besonders BIEDL: Inn. Drüsen; FALTA: Blutdr.; J. BAUER: Konst. Disp., Kap. III; v. NOORDEN: Stoffwechselkrankheiten und Ehe. v. N. u. K., S. 194; PORGES, O.: Erkrankungen der endokrinen Drüsen und Ehe. v. N. u. K., S. 247; ZIEHEN, TH.: Geisteskrankheiten des Kindesalters. 3. Aufl. Leipzig: Hirzel 1925.

[4]) v. N. u. K., S. 241; vgl. BAUER, J.: l. c., S. 115.

[5]) Es liegt keine Hyperplasie des Schilddrüsengewebes vor, sondern eher eine Atrophie, indem an Stelle des Drüsengewebes Gallertknoten, Bindegewebswucherungen, Kalkeinlagerungen usw. treten (ZIEHEN: l. c., S. 137, 139).

einzelnen Familien befallen werden, an die Mitwirkung einer konstitutionellen Komponente gedacht werden. In vererbungsgeschichtlicher Hinsicht kann wenig Sicheres gesagt werden. Es scheint, daß die Nachkommenschaft kropfkranker Eltern auch sonst zu Schilddrüsenkrankheiten disponiert ist (Porges), wie denn auch A. Kocher[1]) in Kropffamilien häufig als Zeichen minderwertiger Schilddrüsenanlage nicht vollkommen differenzierte Zellrelikte in der Thyreoidea fand. Vor allem wird auch der ebenfalls auf Ausfall der Schilddrüsenfunktion beruhende *Kretinismus* mit der Kropfkrankheit der Eltern in Zusammenhang gebracht, sei es, daß Kropf und Kretinismus koordinierte primäre Wirkungen derselben Schädlichkeit sind (Bircher), oder daß die fragliche Noxe primär den Kropf erzeugt und der Kretinismus eine Sekundärerscheinung ist (Kocher).

Für den *sporadischen Kropf* ist Heredität in ausgesprochener Weise nachzuweisen. Nach den beiden vorliegenden Stammbäumen[2]) vererbt er sich als *dominant-geschlechtsbegrenztes* Merkmal, und zwar mit Begrenzung auf das weibliche Geschlecht, so daß durch gesunde Männer die Krankheit von Großmutter auf Enkelin übertragen werden kann.

In familienhygienischer Hinsicht kommen außer der ausgesprochenen Heredität die Gefahren in Betracht, die durch die Schwangerschaftsvergrößerung der Schilddrüse entstehen[3]).

Eine zweite Form der Hyperthyreose, die *Basedowsche Krankheit*, hat in sehr vielen Fällen einen sicher hereditären Charakter[4]), auch ist von Th. Kocher u. a. auf eine deutliche Rassendisposition hingewiesen worden[5]). Möglicherweise liegt auch hier die *dominant-geschlechtsgebundene* Vererbung vor[6]), worauf das starke Überwiegen der weiblichen Basedowkranken (im Verhältnis von 6 : 1 bis 8 : 1) hinweist. Bemerkenswert ist auch, daß nicht nur die Basedowkranken selbst öfters Zeichen degenerativer Körperskonstitution aufweisen, sondern daß auch die Nachkommen zu Neuropathien und Psychosen verschiedener Art, zu Diabetes, Gicht, Addison und Schilddrüsenerkrankungen neigen[7]).

Auch für das *Myxödem* (sporadischer Kretinismus), das als *angeborenes Myxödem* auf Schilddrüsenaplasie beruht und zu welchem bei späterer Entwicklung (*infantiles Myxödem*) besonders Individuen mit hypothyreotischer Konstitution disponiert zu sein scheinen, ist heredofamiliäres Vorkommen nachweisbar[8]). Von Interesse sind besonders die von Petschacher demonstrierten 14jährigen Zwillingsbrüder mit myxödematösem Habitus und Genitalhypoplasie. Daß eine größere Zahl von Frauen befallen werden (4 : 1), mag z. T. darin seinen Grund haben, daß die normalen Geschlechtsverhältnisse bei der Frau eine bedeutende Belastung der Schilddrüsenfunktion bedingen[9]).

Bei *Tetanie* der Erwachsenen und bei *spasmophiler Diathese* der Kinder, den beiden Haupterscheinungen der *Hypoparathyreose*, also einer konstitutionellen Minderwertigkeit der *Epithelkörperchen* oder *Nebenschilddrüsen*, ist ebenfalls

---

[1]) Schweiz. med. Wochenschr. 1923, S. 223, Nr. 9.

[2]) Siemens: Zeitschr. f. indukt. Abstammungs- u. Vererbungslehre Bd. 18, S. 65. 1917; Bluhm, Agnes: Arch. f. Rassen- u. Gesellschaftsbiol. Bd. 14. 1922. Vgl. Siemens: Einf., S. 157, Fig. 77 u. 78.

[3]) Porges: l. c., S. 248f.

[4]) Lit. bes. bei J. Bauer: l. c., S. 123.

[5]) Kocher, Th.: Arch. f. klin. Chir. Bd. 87, S. 139 f. 1908; Bd. 96, S. 409. 1911.

[6]) Lenz: I, S. 226; Siemens: Einf., S. 143, 242.

[7]) Porges: l. c., S. 252; vgl. auch Bauer: l. c., S. 123ff.

[8]) Curschmann: Dtsch. Zeitschr. f. Nervenheilk. Bd. 68/69, S. 40. 1921; Sturgis: Med.-clin. of North-America, Boston, Bd. 5. 1922; Petschacher: Klin. Wochenschr. 1922, Nr. 32, S. 1628.

[9]) Falta: Blutdr., S. 86.

in manchen Familien ein gehäuftes Vorkommen beobachtet worden[1]). Werden die Kinder erkrankter Mütter ausgetragen, so zeigt sich auch bei ihnen eine Disposition zu tetanieartigen Zuständen. Bei Tierversuchen konnte ferner gezeigt werden, daß die Nachkommen parathyreopriver tetanischer Mütter eine erhöhte Disposition für Tetanie aufweisen[2]), eine Erscheinung, die an die vieldiskutierten Brown-Séquardschen Beobachtungen über Vererbung erworbener Epilepsie bei Meerschweinchen erinnert. Vielleicht kommt in beiden Fällen fakultativ-identische Vererbung (S. 197) in Betracht.

Daß eine hereditäre Disposition zu *Hypophysenerkrankung* auf die Nachkommen übertragen wird, scheint aus verschiedenen Beobachtungen hervorzugehen. Speziell für *Akromegalie* liegen zahlreiche Angaben über familiäres und vermutlich hereditäres Auftreten vor[3]). Auch für einige „*akromegaloide*" Formen, die vielleicht ebenfalls auf einer erblichen Variation der Hypophysenfunktion beruhen, wird ein familiäres Vorkommen berichtet[4]). Dies gilt vor allem für die oben (S. 204) besprochene *Progenie* (*Prognathismus inferior*), der als „*Habsburger Familientypus*" durch viele Generationen weitervererbt wurde und dabei offenbar die Merkmale eines dominanten unvollständig-geschlechtsbegrenzten Merkmals aufweist.

Die Frage, ob der Addisonschen Krankheit eine Hypoplasie der Nebennieren im Sinne eines Locus minoris resistentiae zugrunde liegt, und wie weit eine solche Disposition erblicher Natur ist, ist noch nicht endgültig entschieden, aber die Tatsache, daß bei der häufigsten, durch tuberkulöse Erkrankung der Nebennieren hervorgerufenen Form der Addisonschen Krankheit *beide* Nebennieren erkrankt sind, während gerade diese Organe sonst bei tuberkulöser Erkrankung anderer Organe nur ganz ausnahmsweise betroffen sind, und mehrere Fälle von ausgesprochen familiärer Häufung des an und für sich doch seltenen Morbus Addisonii machen es im hohen Grade wahrscheinlich, daß beide Fragen zu bejahen sind[5]).

6. Blutkrankheiten.

Unter den Blutkrankheiten tritt die *Bleichsucht* (*Chlorose*) nicht selten familiär auf[6]). Dasselbe wird auch für die als *hereditäre hämorrhagische Thrombasthenie* bezeichnete Form der haemorrhagischen Diathese angegeben[7]). Hier ist im Gegensatz zur echten Hämophilie das weibliche Geschlecht viel häufiger als das männliche behaftet.

Um ein altes, viel umstrittenes vererbungsgeschichtliches Problem handelt es sich bei der *Bluterkrankheit* (*Hämophilie*)[8]). Dieses Leiden, das im wesentlichen

---

[1]) v. Frankl-Hochwart u. a., zitiert bei J. Bauer: l. c., S. 135; Stolte: Jahrb. f. Kinderheilk. Bd. 73, S. 164. 1911.

[2]) Iselin: Dtsch. Zeitschr. f. Chir. Bd. 93, S. 378. 1908. (Sie sterben nach Excision der Epithelkörperchen rascher als die Nachkommen nichtoperierter Mütter.)

[3]) Porges: l. c., S. 259, und besonders J. Bauer: l. c., S. 137 (ausführl. Lit.-Verz.).

[4]) Über familiäre Fälle von akromegaloidem Habitus vgl. Scheffer: Psychiatr. en neurol. bladen Bd. 21, S. 211. 1917; Ehrmann: Zeitschr. f. physikal. u. diätet. Therapie 1918, Nr. 8/9; Oehme: Dtsch. med. Wochenschr. 1919, Nr. 8, S. 207; Stockard (Publ. Cornell univ., Med. coll., Dep. anat. Bd. 9, S. 272. 1921/22) unterscheidet von der pathologisch-anatomischen Akromegalie eine teilweise ebenfalls familiär auftretende anatomische oder normale Akromegalie.

[5]) Vgl. J. Bauer: l. c., S. 154ff., und andererseits Schur: Zeitschr. f. Konstitutionslehre Bd. 1, S. 458. 1914.

[6]) Vgl. bes. J. Bauer: l. c., S. 238; Siemens: l. c., S. 242; Lenz, I: S. 242.

[7]) Glanzmann: Jahrb. f. Kinderheilk. Bd. 88, S. 1. 1918; Krömeke: Dtsch. med. Wochenschr. 1922, Nr. 33, S. 1102; vgl. Siemens: l. c., S. 243; Lenz, I: S. 232.

[8]) Vgl. bes. Bulloch u. Fildes: Haemophilia, Treas. hum. inh. V, VI. London: Dulau 1911 (Lit.-Verz. mit 911 Nummern und 235 Stammbäumen); Lenz, F.: Die krankh.

auf verzögerter Blutgerinnung infolge Fehlens eines Fermentes (Thrombokinase) beruht (SAHLI u. a.)[1]), dessen Abgrenzung aber gegen andere hämorrhagische Diathesen nicht immer leicht ist, ist in ausgesprochener Weise erblich, wie es denn auch schon wiederholt bei eineiigen Zwillingen beobachtet worden ist (K. H. BAUER). Die Vererbungsweise ist aber noch keineswegs endgültig geklärt, allgemein anerkannt wird nur, daß echte Hämophilie nur (fast nur) bei Männern manifest wird, daß also speziell die Mütter der Bluter nicht selber krank sind, sondern nur als „Konduktoren" der Anlage dienen. Die alte Regel von NASSE (1820) und HORNER (1876), wonach der Bluter die Krankheit durch seine gesunde *Tochter* auf die Enkel überträgt, scheint für die Hämophilie keine Gültigkeit zu haben, denn man findet in den Stammbäumen stets nur, daß sich die Krankheit durch die *Schwestern* der Bluter, nicht aber daß sie sich durch die Töchter weitervererbt (LOSSENsche Regel), wie beistehender aus LENZ entnom-

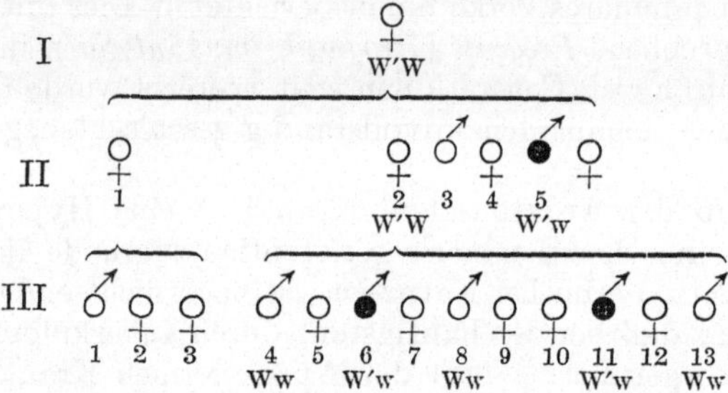

mener (etwas abgeänderter) Ausschnitt aus einem Bluter-Stammbaum zeigt. Ob allerdings diese Art der Übertragung die einzige ist, ist nicht ganz sicher, denn das merkwürdige Verhältnis, daß die Krankheit anscheinend nicht durch die Töchter weitergegeben wird, könnte, wie LENZ hervorgehoben hat, darauf beruhen, daß die behafteten Männer oft ganz jung sterben oder unvermählt bleiben, jedenfalls aber nur selten eine größere Anzahl von Nachkommen hinterlassen.

Von den verschiedenen Deutungsversuchen, die gemacht worden sind, ist zur Zeit die Annahme einer *rezessiv-geschlechtsgebundenen* Vererbung die am meisten bevorzugte. Der Erbgang würde sich dann in folgender Weise erklären lassen. Nach der gewöhnlichen Annahme ist das weibliche Geschlecht homozygot, das männliche heterozygot bezüglich einer dem weiblichen Geschlecht zugrunde liegenden Erbeinheit W, des *Weiblichkeitsfaktors*. Für das erstere Geschlecht gilt also die Erbformel WW, für das letztere die Zusammensetzung Ww, wobei w das Fehlen einer „Dosis" W oder, positiv ausgedrückt, den Männlichkeitsfaktor bedeutet. Das weibliche Geschlecht bildet also nur solche Eizellen, welche W enthalten, dagegen führt die Hälfte der Samenzellen den Faktor W, die andere w mit sich. Die Anlagenspaltung erfolgt daher nach dem Schema

Weibliches Geschlecht WW   Männliches Geschlecht Ww

Eizellen   W   W   Samenzellen   W   w

Nun soll, wie gesagt, die Anlage zur Hämophilie *geschlechtsgebunden* und *rezessiv* gegenüber der normalen Anlage sein. Das erstere bedeutet, daß die Anlage mit

---

Erbanlagen des Mannes usw. Jena 1912; PLATE, Vererb., S. 381ff. (mit histor. Überblick); BAUER, K. H.: Dtsch. Zeitschr. f. Chir. Bd. 176, S. 109. 1922; Allg. Konstitutionslehre in Kirschner-Nordmanns Chirurgie, S. 325. Berlin u. Wien; BAUER u. WEHEFRITZ: Arch. f. Gynäkol. Bd. 121, S. 462. 1924.
   [1]) Vgl. bes. BAUER u. WEHEFRITZ: l. c., S. 468. GLADSTONE (Lancet 21. 3. 1925, S. 602) nimmt ein Stehenbleiben des Blutplasmas auf embryonalem Zustand an.

dem Weiblichkeitsfaktor eng „gekoppelt" ist, also nur in solche Keimzellen übergeht und von solchen Keimzellen übertragen wird, welche W enthalten. W-Gameten, welche statt der „Anlage zur normalen Gerinnungsfähigkeit" die eng mit W gekoppelte Anlage zur Haemophilie enthalten, werden kurz als W'-Gameten bezeichnet, womit die enge Koppelung der Weiblichkeits- und Hämophilieanlage angedeutet wird.

Die Anlage für Haemophilie ist ferner rezessiv, d. h. sie wird, wenn sie bei der Amphimixis mit der gesunden Anlage zusammentrifft, von dieser „überdeckt", so daß sie keinen Einfluß auf den Gang der Ontogenese gewinnt. Es wird also ein weibliches Individuum, welches die Komposition WW' aufweist, äußerlich gesund erscheinen, jedoch als Konduktor die Anlage zur Hämophilie übertragen können. Männliche Individuen mit der Zusammensetzung W'w werden die Krankheit äußerlich manifestieren, da der Anlage W' keine stärkere (epistatische) Anlage W gegenübersteht.

Auf Grund dieser verschiedenen Annahmen würden sich die Erblichkeitsverhältnisse in unserem Stammbaum in folgender Weise erklären: die Stammmutter hatte die Zusammensetzung W'W. Der W'-Komplex ist mindestens auf ihre zweite (gesunde) Tochter (II, 2) und den kranken Sohn (II, 5) übergegangen. Diese beiden Geschwister haben also, da der Vater vermutlich gesund war (Ww), die Formeln W'W und W'w. Ferner müssen die beiden kranken Enkel (III, 6 und 11) von ihrer Mutter die Anlage W', die gesunden Enkel (III, 4, 8 und 13) das gesunde W übernommen haben, während die Enkelinnen (III, 5, 7, 9, 10, 12) z. T. mit W'W, z. T. mit WW ausgestattet sein können.

Ebenso wie bei früheren Deutungsversuchen eine nur teilweise oder vollständige Befruchtung oder Lebensunfähigkeit der Samenzellen, welche die Anlage zur Hämophilie enthalten, vermutet wurde (PLATE, LENZ), so nimmt neuerdings auch K. H. BAUER zur Erklärung des Umstandes, daß bei Frauen die Krankheit nicht manifest wird, an, daß dem rezessiv-geschlechtsgebundenen Hämophiliefaktor im homozygoten Zustand eine „letale" Wirkung zukommt.

Von den schweren Blutkrankheiten kann auch die *lymphatische* (rundkernige) und ebenso die *myeloide* (gelapptkernige) Form der *Leukämie* ein familiäres Auftreten aufweisen[1]. Während diese Krankheit, die auf einer schrankenlosen Vermehrung der weißen Blutkörperchen beruht und daher mit bösartigen Geschwülsten wesensverwandt ist, von einigen Forschern als im wesentlichen konstitutionell betrachtet und darauf zurückgeführt wird, daß die betreffenden Individuen bei septischen Infektionen eine abnorme Reaktion der Blutbildungsapparate zeigen (J. BAUER), wird von anderen Autoren äußeren Einflüssen, u. a. auch spezifischen Eigentümlichkeiten der Erreger, eine wichtige Bedeutung zugeschrieben[2].

Auch für die *perniziöse Anämie* ist familiäres Vorkommen in zahlreichen Fällen nachgewiesen worden. Dies gilt sowohl für die Anämie, die bei Infektion mit dem breiten Bandwurm (Bothriocephalus) zustande kommen kann[3], als auch für die echte BIERMERsche *Anämie*[4]. Wie hier eine konstitutionelle Minderwertigkeit der Blutbildungsstätten als Unterlage anzunehmen ist, so gilt dies auch für den *hämolytischen Ikterus*, der ebenfalls ein heredofamiliäres Auftreten, und zwar einen dominanten Erbgang aufweisen kann[5].

---

[1] ROSENHAUPT: Wien. klin. Wochenschr. 1912, S. 293 (famil. Vork. von lymphat. Leuk.); BAUER, J.: l. c., S. 255ff.

[2] MARCHAND, nach J. BAUER: l. c., S. 256; vgl. auch LENZ, I: S. 242.

[3] SCHAUMANN, O.: Finska läkaresällskapets handl. Bd. 60, S. 526. 1918.

[4] PATEK: Journ. of the Americ. med. assoc. Bd. 56, S. 1315. 1911; weitere Lit. bei J. BAURE: l. c., S. 240.

[5] MEULENGRACHT: Der chron. hered.-hämolyt. Ikterus. Leipzig: W. Klinkhardt 1922; GAENSSLEN: Dtsch. Arch. f. klin. Med. Bd. 140, S. 210. 1922.

Im Anschluß an die Blutkrankheiten sei auch auf die familiäre Häufung verschiedener *Menstruationsanomalien* [z. B. Blutungen in der Gravidität[1])] hingewiesen. Daß bezüglich des normalen Eintritts der Menstruation die erbliche Konstitution eine sehr wichtige Rolle spielt, geht besonders aus der Beobachtung hervor, daß speziell in Niederländisch-Indien die Menarche der Mischlingsmädchen dem Typus der europäischen Rasse folgt, also eine deutliche erbliche Bedingtheit zeigt[2]).

7. Krankheiten des Gefäßapparates.

Angeborene Herzfehler sind, wie schon Meckel erkannt hat, zum großen Teil durch Entwicklungshemmungen, d. h. durch ein Stehenbleiben auf einer früheren ontogenetischen bzw. phylogenetischen Stufe bedingt, wie sie denn auch sehr häufig von anderen Bildungsfehlern ähnlicher Art begleitet sind (persistierende Kiemengangreste, Meckelsche Divertikel, Kryptorchismus usw.)[3]).

Ein ausgesprochen familiäres Vorkommen ist für den *offenen Ductus botalli* beschrieben worden[4]), ferner für *Defekte im Septum*[5]) und für *Duroziers „reine"* (nicht mit Klappeninsuffizienz verbundene) *Mitralstenose*, deren konstitutioneller Charakter allerdings nicht unbestritten ist[6]). Endlich wird auch für *Hypoplasie des Zirkulationsapparates* und einige ihrer Folgeerscheinungen (Aortenruptur infolge von Aortenenge, Hirnblutungen bei Jugendlichen) ein familiäres Vorkommen angegeben[7]).

Von den *erworbenen* Herzfehlern sind hier vor allem die auf Endokarditis beruhenden *Klappenfehler* zu nennen. Ihr häufig familiäres Auftreten und das familiäre Zusammentreffen mit angeborenen Herzdefekten weist darauf hin, daß ein erblich übertragbarer Locus minoris resistentiae gegeben ist, der natürlich nicht immer grob morphologisch erkennbar sein muß[8]). Sehr bezeichnend ist in dieser Hinsicht die familiäre Disposition zu Herzerkrankungen, die bei Dextrokardie beobachtet wurde[9]). Nach Herz[10]) findet meist Übertragung durch die Mutter statt, es könnte also dominant-geschlechtsgebundene Vererbung vorliegen. Auch für *Herzneurosen* (paroxysmale Tachykardie, Extrasystolie) wird heredofamiliäres Auftreten angegeben[11]).

Unter den Gefäßerkrankungen ist die *Arteriosklerose* (*Atherosklerose*) als eine vielfach konstitutionell bedingte Krankheit anzusehen. Mag nun eine angeborene

---

[1]) Vogt: Zentralbl. f. Gynäkol. 1919, S. 1273.

[2]) Moszkowski: v. N. u. K., S. 119, 149.

[3]) Vierodt: Die angeborenen Herzkrankheiten. Nothnagels Handb. d. spez. Pathol. u. Therapie Bd. 15, Abt. 2. 1901; Berblinger, W.: Brüning-Schwalbes Handb. d. allg. Pathol. usw. des Kindesalters Bd. 2, S. 902, 907. München u. Wiesbaden 1921.

[4]) de la Camp, nach His u. Külbs: Krankheiten des Gefäßapparates und Ehe. v. N. u. K., S. 326. Patienten mit offenem Ductus botalli sterben meist vor der Pubertät, doch können sie auch ein höheres Lebensalter erreichen (Bäumler: Zentralbl. f. Herz- u. Gefäßkrankh. 1919, S. 109).

[5]) Burwinkel, nach His u. Külbs: l. c., S. 326; über völliges Fehlen des Kammerseptums bei einer 22jährigen Frau (Fall Mann) vgl. Berblinger: l. c., S. 907.

[6]) Bauer, J.: l. c., S. 373; Siemens: l. c., S. 247. Nach Teissier (zit. bei J. Bauer) spielt hereditäre Belastung mit Tuberkulose insofern ein Rolle, als bei Kindern tuberkulöser Mütter die durch das tuberkulöse Gift hervorgerufene Neigung zur Entwicklung fibrösen Gewebes schon im Embryonalleben zum Ausdruck kommt.

[7]) Bauer, J.: l. c., S. 389 f.

[8]) Bauer, J.: l. c., S. 369, 409; vgl. auch Lenz: I, S. 243. Sehr bemerkenswert ist auch das familiäre und auf die einzelnen Individuen sich erstreckende Zusammentreffen von Klappenfehlern infektiösen Ursprungs und angeborener Linsenverlagerung (Ectopia lentis, S. 202), vgl. Strebel u. Steiger: Arch. f. Augenheilk. Bd. 78, S. 208. 1915.

[9]) Foggie: Edinburgh med. journ. Bd. 5. 1910.

[10]) Münch. med. Wochenschr. 1912, Nr. 8, S. 419; vgl. Strebel u. Steiger: l. c.

[11]) Nach Leusser, Herz, A. Hoffmann. Vgl. Bauer: l. c., S. 404, 417.

Hypoplasie des arteriellen Gefäßsystems und stärkere Neigung zu Bindegewebs-proliferationen, mag eine Überregbarkeit der Vasomotoren oder mögen Störungen im Cholesterinstoffwechsel oder andere mit Blutdrüsen zusammenhängende Ver-hältnisse im Vordergrund stehen, auf alle Fälle handelt es sich um sehr komplexe biologische Verhältnisse, zumal die Lebenslage eine sehr wichtige Rolle spielt[1]). Vermutlich im Zusammenhang mit dieser komplexen Verursachung ist es un-möglich, die Frage der Heredität generell zu beantworten. Nur soviel kann man sagen, daß es Familien gibt, in welchen eine örtliche und zeitliche Übereinstimmung und ein gleichartiger Verlauf der Krankheit in mindestens zwei aufeinander-folgenden Generationen angetroffen wird[2]). Auch rassenmäßige Unterschiede werden angegeben[3]).

Auch bei *Krampfadern* (*Varices*) und *Hämorrhoiden* wird familiäres Vor-kommen beobachtet. Bei beiden dürften konstitutionelle Momente mitbedingend sein, wie sie denn auch von französischen Forschern mit Arthritismus in Zusam-menhang gebracht werden. Auch hier wird über rassenmäßige Verschiedenheiten berichtet[4]).

8. Krankheiten des Atmungsapparates.

Unter den Krankheiten der Atmungsorgane wird die *Tuberkulose* als aus-gesprochene Volkskrankheit im 4. Kapitel (Abschn. 16) besprochen werden. Die Frage der Heredität kommt außer bei dieser hauptsächlich noch bei *Bronchial-asthma* in Betracht. Seit EPPINGER und HESS[5]) wird das Bronchialasthma unter die Erscheinungsformen der Vagotonie eingereiht, J. BAUER[6]) macht auch auf die vielfach gleichzeitig bestehende Übererregbarkeit des Sympathicus aufmerk-sam und bezeichnet das Bronchialasthma als eine im Bereich des Bronchial-systems lokalisierte krankhafte Manifestation einer generellen Erregbarkeit des vegetativen Nervensystems überhaupt. Zweifellos sind aber jeweils verschiedene konstitutionelle und konditionelle Faktoren beteiligt, und wegen dieser Kom-plexität der Ätiologie ist auch, wie J. BAUER andeutet, irgendeine Regelmäßigkeit in der Erblichkeit nicht zu erwarten. Bemerkenswert sind aber die Beobach-tungen von TROUSSEAU und SIEGEL[7]) über asthmatische Zwillingsbrüderpaare mit ausgesprochenen homochronen Anfällen. Im Hinblick auf einige Fälle von familiärer Häufung ist an einen dominanten Erbgang (MUDGE) oder auch, da das Asthma überwiegend bei Männern in Erscheinung tritt, an eine rezessiv-geschlechtsgebundene Vererbung gedacht worden[8]).

Auch bei *Lungenemphysem* ist familiäre Häufung beobachtet worden[9]).

9. Krankheiten des Verdauungsapparates.

Bezüglich der erblichen Mißbildungen von Lippe, Gaumen und Unterkiefer sei auf Kap. 2, Abschn. 3 hingewiesen, auf die Korrelation oder Konnexion von Spitzbogengaumen und asthenischem Habitus wird im Abschnitt über Tuber-kulose eingegangen werden.

---

1) Vgl. J. BAUER: l. c., S. 422.
2) BAUER, J.: l. c., S. 424.
3) BAUER, J.: l. c., S. 423, u. GUTMANN, zitiert bei LENZ: I, S. 230.
4) NOBL: Der variköse Symptomenkomplex. Berlin u. Wien 1910; vgl. J. BAUER: l. c., S. 427f.
5) Die Vagotonie. v. Noordens Samml. klin. Abh. Nr. 9 u. 10. 1910.
6) BAUER, J.: l. c., S. 442.
7) SIEGEL, W.: Das Asthma. Jena 1912.
8) MUDGE: Proc. of the roy. soc. of med. II. 1909, S. 126; LENZ: I, S. 268.
9) ZINN: Die dtsch. Klinik am Eingang d. 20. Jahrh. Bd. 4, S. 309f. 1907.

Zahnanomalien leichterer Art sind häufig ausgesprochen hereditär, so erwähnt z. B. Kantorowicz (s. S. 204) die Erblichkeit des *Diastema* (Lücke zwischen den beiderseitigen mittleren Schneidezähnen). Nicht selten sind auch Vorkommnisse korrelativer oder konnektiver Art. So kann eine *Unterzahl der Zähne* (z. B. Mangel der seitlichen oberen Incisivi) mit familiär-hereditärer Hypertrichosis lanuginosa (persistierender Lanugobehaarung), aber auch mit Hypoplasie oder Aplasie des Haarkleides, der Schweiß- oder Talgdrüsen verbunden sein[1]). Auch bei eigentlichen Zahnkrankheiten, speziell bei hochgradiger *Zahncaries* und bei der auf vorzeitige Atrophie der knöcheren Alveolen zurückzuführenden *Alveolarpyorrhöe* ist hereditäres Vorkommen eine bekannte Erscheinung. Die weite Verbreitung der Caries bei Kulturvölkern wird wohl mit Recht auf mangelnde Auslese zurückgeführt[2]).

Von anderen konstitutionellen Anomalien und Erkrankungen des Verdauungstraktus und seiner Anhangsdrüsen zeigen besonders die *Lingua geographica* (rote, hellumsäumte Flecke auf der Zungenoberfläche), *Parotisschwellung*, *Rumination* (Wiederkäuen), *Achylie, Ulcus ventriculi* und *duodeni, Appendicitis, Rectumpolypen, kindliche Lebercirrhose, Gallensteinbildung* (*Cholelithiasis*) u. a. in manchen Fällen ein ausgesprochen familiäres, vielfach wohl hereditäres Vorkommen[3]). Die *Neubildungen* sollen im folgenden Kapitel besprochen werden.

Für die meisten der genannten Leiden können keine genaueren Angaben über die Vererbungsweise gemacht werden, überhaupt liegen nur für das *Magen-* und *Duodenalgeschwür* eingehende Untersuchungen bezüglich der Erblichkeit vor[4]). Zunächst ist zu sagen, daß für Ulcus ventriculi und ebenso für konstitutionelle Superacidität, welche die Entstehung des Magengeschwüres begünstigt, regionäre Verschiedenheiten im Vorkommen angegeben werden, die vielleicht auf Heredität beruhen[5]). Für die Frage der Heredität ist es vor allem auch von Wichtigkeit, ob das Magengeschwür verhältnismäßig häufig mit anderen Krankheiten verbunden ist, bzw. mit Vorliebe im Rahmen eines bestimmten Habitus in Erscheinung tritt. In der Tat weist das häufige Vorkommen von anderen Magenerkrankungen, insbesondere von Magencarcinom, in der Familie Ulcuskranker darauf hin, daß allen diesen Leiden eine konstitutionelle Minderwertigkeit des Magens zugrunde liegen kann. Es ist auch vermutet worden, daß diese Organminderwertigkeit einen recessiven Erbgang aufweist, aber nur bei etwa der Hälfte aller recessiv-homozygoten Individuen infolge Hinzutretens anderer Bedingungen phänotypisch sich manifestiert[6]).

Auch Beziehungen des Ulcus zu bestimmten Habitusformen sind angenommen worden. So sind manche Forscher der Ansicht, daß das Magengeschwür zum Symptomkomplex des Habitus asthenicus gehört und daß speziell die Ptosis und Atonie, die der Magen bei typischen Stillerschen Formen zeigt, für das Ulcus prädisponiere. Da andererseits, wie vielfach angenommen wird, engere Zusammenhänge zwischen Asthenie und Lungentuberkulose bestehen (4. Kap.,

---

[1]) Paulsen: Berlin. klin. Wochenschr. 1916, Nr. 40, S. 1096; Mense: Beitr. z. pathol. Anat. u. z. allg. Pathol. Bd. 68, S. 486. 1921.

[2]) Lenz: II, S. 16.

[3]) Vgl. Bauer: l. c., S. 479, 480, 486, 496, 507—511, 532, 534, 543, 544; sowie Lenz: I, S. 244 ff.; Siemens: l. c. S. 241 ff.

[4]) Spiegel: Dtsch. Arch. f. klin. Med. Bd. 126, S. 45. 1918; Hart, C.: Mitt. a. d. Grenzgeb. d. Med. u. Chir. Bd. 31, S. 350. 1919; Grote, L.: Über den Einfluß der Konstitution auf die Pathogenese der Magen- und Darmerkrankungen. S. 39 (Ulcus). Halle: Marhold 1920; Strauss: Münch. med. Wochenschr. 1921, Nr. 9, S. 274 (Ulcus); Bauer, J. u. B. Aschner: Klin. Wochenschr. 1922, Nr. 25/26; Bauer, J.: l. c., S. 507 ff.

[5]) Bauer, J.: l. c., S. 500; Grote,: l. c., S. 28, 39.

[6]) Bauer, J.: l. c., S. 510; vgl. auch Grote: l. c., S. 40.

Abschn. 16), so lag es nahe, auch zwischen Magengeschwür und Lungentuberkulose Beziehungen anzunehmen (STILLER, R. SCHMIDT). Auf Grund statistischer Befunde neigt auch GROTE der Ansicht zu, daß das persönliche Behaftetsein mit einer floriden oder latenten Tuberkulose die Bildung eines Magengeschwürs begünstige und daß eine *gehäufte* Belastung mit Tuberkulose eine gewisse Bedeutung für die Geschwürsbildung haben könne. Auch dem Status lymphaticus[1]) und der neuropathischen Konstitution[2]) wird eine wichtige Bedeutung für die Ulcusbildung zugeschrieben.

Angesichts dieser wechselnden Zusammenhänge liegt auch die Möglichkeit vor, daß Altersunterschiede eine Rolle spielen und daß bei jüngeren Individuen das konstitutionelle Moment, besonders das Bestehen einer der genannten Konstitutionen von Wichtigkeit ist, während bei zunehmendem Alter in immer höherem Grade konditionelle Faktoren (namentlich Gefäßschädigungen)[3]) in Frage kommen (HART, GROTE).

10. Anomalien und Krankheiten der Nieren[4]).

Inwieweit die kongenitalen, großenteils auf Entwicklungshemmungen beruhenden Nierenanomalien, von denen einige zu Nephritis, Tuberkulose, Tumorenbildung prädisponieren (Dystopien, Verschmelzung beider Nieren zu Hufeisen- oder Kuchennieren, rudimentäre Beinieren usw.), ein heredofamiliäres Auftreten zeigen, ist bisher nicht bekannt. Nur für die *Cystenniere* (polycystische Degeneration), die ebenfalls durch eine Entwicklungshemmung bedingt ist (mangelhafte Vereinigung des Systems der Nierenkanälchen und des Nierenbeckensystems), sind zahlreiche Fälle einer erblichen Übertragung bekannt. Häufig liegt kontinuierliche Vererbung vor. Hier wie bei anderen Konstitutionsanomalien der Niere, besonders bei Dystopien, findet sich vielfach Koinzidenz mit sonstigen Bildungsfehlern.

Von funktionellen Konstitutionsanomalien der Nieren kommt *renaler Diabetes* (Ausscheidung von Zucker im Harn bei normalem Kohlehydratstoffwechsel) namentlich bei neuropathischer Belastung in familiärer Häufung vor. In einigen Fällen kann dominanter Erbgang vermutet werden[5]). Für die *konstitutionelle Albuminurie*, die im wesentlichen wohl auf einer Organminderwertigkeit der Nieren selber beruht[6]), ist wiederholt familiäres Auftreten festgestellt worden, ebenso für *Nephritis*, die vielfach mit ersterer in derselben Familie alterniert. So sind Fälle von stark gehäufter Glomerulonephritis und von familiärer Disposition zu Scharlachnephritis beschrieben worden[7]). Auch *Nierenschrumpfung*, insbesondere die sklerotische Form und *genuine Nephrose* (Fall VOLLHARD), wurde in familiärer Häufung beobachtet[8]).

---

[1]) STÖRK: Dtsch. med. Wochenschr. 1913, S. 496.

[2]) v. BERGMANN, WESTPHAL u. a.; vgl. J. BAUER: l. c., S. 503ff.

[3]) BENEKE, R.: Verhandl. d. dtsch. pathol. Ges. Bd. 12, S. 284. 1908, u. a.

[4]) Vgl. P. F. RICHTER: Nierenkrankheiten und Ehe. v. N. u. K., S. 411; BAUER, J.: l. c., S. 560.

[5]) BRUGSCH u. DRESEL: Med. Klinik 1919, H. 39, S. 972. Vgl. auch SALOMON: Wien. klin. Wochenschr. 1919, Nr. 35, S. 871.

[6]) BAUER, J.: l. c., S. 567. Auf dem gleichen Boden einer mehr allgemeinen degenerativen Körperverfassung, auf welchem eine Minderwertigkeit der Nieren und damit die Neigung zu Albuminurie entsteht, können auch diejenigen Faktoren gegeben sein, welche die *Manifestation* der Albuminurie zu begünstigen scheinen, so z. B. die zur *Lordose* führende Hypotonie des Muskelapparates und Schlaffheit des Bandapparates und ebenso die auf zirkulatorischem Wege schädigende, in der Pubertätszeit auftretende Herzinsuffizienz (v. STRÜMPELLS *Cardiopathia adolescentium*). Vgl. hierzu J. BAUER: l. c., S. 572.

[7]) PEL: Zeitschr. f. klin. Med. Bd. 38, S. 127. 1899; LENZ, I, S. 241 (mit Stammbaum).

[8]) LENZ, I, S. 228, 240; BAUER, J.: l. c., S. 583; VOLLHARD: Die doppelseitigen hämatog. Nierenerkrankungen. S. 326, 328. Berlin 1918.

Über das familiäre Auftreten von *Diabetes insipidus*, dem in vielen Fällen eine primäre Anomalie des Nierenparenchyms zugrunde liegt, ist schon früher (S. 209) berichtet worden.

Harnsteine zeigen nicht selten ein heredofamiliäres Vorkommen, wobei sogar die besondere Form (Harnsäure-, Oxalatsteine) erblich sein kann. Beim Zustandekommen der Steinkrankheit (Urolithiasis) spielen zweifellos zum großen Teil konstitutionelle Momente teils renaler, teils metabolischer Natur eine Rolle. Regelmäßigkeiten in der Vererbung sind daher nicht zu erwarten. Inwieweit bei regionärem Auftreten (Ungarn, Holland, Zentralrußland usw.) geologische Verhältnisse oder Lebensgewohnheiten von Bedeutung sind, kann noch nicht übersehen werden[1]).

Endlich ist bei *essentieller Hämaturie* (Nierenblutungen bei anatomisch intakten Nieren und Gefäßen) ein ausgesprochen hereditäres Auftreten beobachtet worden (Fall Guthrie u. a.)[2]).

11. Erbliche Anomalien des Genitalapparates.

Für *Hypospadie* (Harnröhrenöffnung an der Unterseite des Penis) und die ihr nahestehenden Formen des *Pseudohermaphroditismus* (Ps. masculinus externus)[3]) ist nicht selten heredofamiliäres Vorkommen nachgewiesen worden, für erstere insbesondere auch übereinstimmendes Auftreten bei homologen Zwillingen[4]). Hypospadie zeigt anscheinend dominant-geschlechtsbegrenzte Vererbung, jedoch kommt Überspringen einer Generation auch in männlicher Linie vor[5]). Auch *Hyperthelie* (überzählige Brustwarzen) ist mehrere Generationen hindurch in einer Familie beobachtet worden.

Wiederholt wurde auch bei *Pubertas praecox* (geschlechtliche Frühreife) heredofamiliäres Vorkommen festgestellt[6]). Dabei kann sowohl die erbliche Übertragung einer anomalen Veranlagung der primären und sekundären Geschlechtscharaktere oder auch die Vererbung von Störungen des endokrinen Systems (Epiphyse, Nebennierenrinde) in Betracht kommen[7]).

Von *Neubildungen* sind vor allem *Uterusmyome* in heredofamiliärer Häufung, z. T. alternierend mit Carcinom, angetroffen worden[8]). Auch rassenmäßige Unterschiede in der Neigung zur Myombildung scheinen vorzukommen[9]). Ferner ist ein häufiges Zusammentreffen von Myom und Struma wiederholt beobachtet worden[10]).

Endlich ist die Anlage zu *Mehrlingsgeburten* (meist Zwillingsgeburten) erblich[11]). Speziell gilt dies für die Neigung zur Erzeugung *zweieiiger Zwillinge*, die

---

[1]) Bauer, J.: l. c., S. 594.

[2]) Bauer, J.: l. c., S. 595.

[3]) Unter Pseudohermaphroditismus versteht man allgemein die Verbindung der Geschlechtsdrüsen des einen Geschlechtes mit Geschlechtsmerkmalen des anderen. Vgl. z. B. Falta: Blutdr., S. 316.

[4]) Rumpel, zit. bei Siemens: l. c., S. 252.

[5]) Bulloch: Treas. hum. inher., Bd. 3. 1909; Lingaard: zit. nach Blumreich: v. N. u. K., S. 699; vgl. auch Lenz, I, S. 203f.

[6]) Lit. bei J. Bauer: l. c., S. 151.

[7]) Vgl. auch Falta: l. c., S. 270, 296f.

[8]) Bauer, J.: l. c., S. 606.

[9]) Theilhaber (Monatsschr. f. Geburtsh. u. Gynäkol. Bd. 32, S. 455. 1910) hat eine solche Neigung für die jüdische Rasse wahrscheinlich gemacht.

[10]) Bauer, J.: l. c., S. 606.

[11]) Weinberg: Arch. f. Rassen- u. Gesellschaftsbiol. Bd. 6. 1909 (vgl. auch Weinbergs Beitrag zu diesem Handbuch); Newman, H.: The Biology of Twins, Chicago 1917; Bonnevie: Norsk magaz. f. laegevidenskaben Bd. 80. 1919 (mit englischer Zusammenfassung); Davenport: Americ. naturalist Bd. 54. 1920; Dahlberg: Hereditas Bd. 4, S. 27. 1923; Siemens: Zwillingspathologie. Berlin: Julius Springer 1924.

wohl auf der Fähigkeit der Ovarien, gleichzeitig zwei Eier zu bilden, beruht und möglicherweise einem recessiven Erbgang folgt. Von einigen Forschern wird auch die erbliche Veranlagung zur Geburt *eineiiger Zwillinge* als mindestens wahrscheinlich angenommen (DAVENPORT, DAHLBERG), wie denn auch bei Tieren (Gürteltiere, Dasypus) die Spaltung des Keimes in eine bestimmte Anzahl von Sekundärkeimen artmäßig fixiert erscheint (NEWMAN).

IV. Konstitutionell bedingte und mitbedingte Krankheiten von großer sozialhygienischer Bedeutung (Volkskrankheiten).

Es kann kein Zweifel sein, daß die in diesem Kapitel noch zu behandelnden konstitutionellen oder konstitutionell-mitbedingten Krankheiten diejenigen sind, welche die größte sozialhygienische Bedeutung haben. Dies findet einen sichtbaren Ausdruck in der Tatsache, daß in allen Kulturländern besondere Heilanstalten für Nerven- und Geisteskranke, Asyle und Schulen für Taubstumme und Blinde, Lungenheilstätten und vielfach auch Institute für Krebsforschung und Krebsbehandlung bestehen. Speziell die Neubildungen, die Tuberkulose und die anhangsweise zu besprechenden syphilitischen Erkrankungen sind als eigentliche Volkskrankheiten zu bezeichnen. Im Gegensatz zu vielen streng lokalisierten Anomalien und Erkrankungen der Haut, der Sinnesorgane und des Skelettsystems, die großenteils im 1. Kapitel behandelt wurden, liegen hier komplexe ätiologische Verhältnisse und weniger übersichtliche Erblichkeitserscheinungen vor, und es darf vielleicht nochmals darauf hingewiesen werden, daß zwischen der weitertragenden sozialhygienischen Bedeutung dieser Krankheiten und den entwicklungsgeschichtlich - vererbungsgeschichtlichen Verhältnissen gewisse tieferliegende Zusammenhänge bestehen (S. 183, 195).

12. Neubildungen[1]).

Zehn Prozent aller Personen, die das Kindesalter überleben, gehen an bösartigen Neubildungen zugrunde, z. T. in einem Alter, in welchem andere Menschen auf der Höhe ihrer Leistungsfähigkeit und sozialen Bedeutung stehen. Schon darin zeigt sich die ungeheure sozialhygienische Wichtigkeit speziell auch des Krebses, der als eine der allerschlimmsten Volkskrankheiten anzusehen ist, um so mehr, als neuerdings eine Zunahme in allen Altersklassen nachgewiesen wurde (BLUMREICH). Auch hier geht, wie oben angedeutet, mit der hohen sozialhygienischen Bedeutung die Kompliziertheit der ätiologischen und die Unübersichtlichkeit der vererbungsgeschichtlichen Verhältnisse Hand in Hand.

Die Hypothese von der *parasitären* Natur des menschlichen Krebses scheint zur Zeit nur wenige Anhänger zu haben[2]), wenn auch das Rätsel der Krebshäuser, Krebsgassen und Krebsdörfer noch nicht gelöst ist und ebenso das Vorkommen bestimmter Krebsformen bei Ehegatten (cancer a deux)[3]) auf eine Kontaktinfektion hinzuweisen scheint. Kein Zweifel besteht aber darüber, daß *exogene* Einflüsse, insbesondere *chronische Reizwirkungen*, einen wichtigen Einfluß auf die Entwicklung von Neubildungen haben können. Die Lippenkrebse der Pfeifenraucher, das Epitheliom der Bauchwand, das bei den Bewohnern Kaschmirs an

[1]) WOLFF, J.: Die Lehre von der Krebskrankheit. Jena 1907/15; BLUMREICH: Frauenkrankheiten usw. und Ehe. v. N. u. K., S. 719; GROTE: Albus Samml. Abh. a. d. Geb. d. Verd.- u. Stoffwechselkrankh. Bd. 6, H. 7/8. 1920; STRAUSS, A.: Med. Klinik 1925, Nr. 15; BAUER, J.: Konst. Disp., S. 102ff.

[2]) Vgl. BLUMENTHAL: Ztschr. Krebsforsch. 21, 1924; 22, 1925; GYE u. BARNARD: Lancet 18. 7. 25.

[3]) GUEILLOT, CZERNY, zit. bei BLUMREICH: l. c., S. 720; BEHLA: Dtsch. med. Wochenschrift 1902, Nr. 26, S. 427.

der Stelle auftritt, wo ein irdenes, korbumhülltes Wärmegefäß (Kangri) getragen wird[1]), der Blasenkrebs bei der ägyptischen Wurmkrankheit (Bilharziose) und der durch Spiropterenfütterung hervorgerufene Magenkrebs der Ratten (FIBIGER), der Scrotumkrebs der Schornsteinfeger, die Krebse der Anilin- und Paraffinarbeiter, die Röntgensarkome sind hier anzuführen.

Bezüglich der Heredität stehen sich, ähnlich wie bei der Tuberkulose (s. Abschn. 16), zwei Ansichten gegenüber. Nach einigen Forschern spielen Konstitution und Heredität, wenn überhaupt, nur eine geringe Rolle. Dafür scheinen nicht nur die Ergebnisse der allgemeinen Krebsstatistik[2]) zu sprechen, die meist nur in etwa 10% aller Krebsfälle eine erbliche Belastung durch Krebs erkennen lassen, sondern auch die Beobachtung, daß bei Anwendung genügend starker Reize jedes Individuum und vielleicht jede Zelle sich als „krebsfähig" herausstellen kann (Röntgensarkom, Hautcarcinome nach Teerpinselung bei Maus und Kaninchen). Auf der anderen Seite steht die Meinung, daß die Krebsentwicklung, in einem Maße, wie dies kaum bei einer zweiten Krankheit der Fall ist, an eine persönliche Disposition gebunden sei (J. WOLFF, J. BAUER, GROTE). Eine Stütze findet diese Auffassung in der familiären Häufung, welche bestimmte Formen von Neubildungen nicht selten zeigen, so besonders Magen-, Mastdarm-, Uterus-, Mammacarcinome, Lymphosarkome, Retinagliome. Auch auf das familiäre Vorkommen der Leukämie (S. 213) und auf die im Anschluß an das erbliche Xeroderma pigmentosum bei Sonnenwirkung auftretenden Hautkrebse (S. 200) sei in diesem Zusammenhang nochmals hingewiesen[3]). Wiederholt wurden auch bei Zwillingen übereinstimmende Neubildungen angetroffen. Bemerkenswert ist endlich der Nachweis einer Vererbbarkeit der Geschwulstdisposition bei Mäusen[4]).

Im ganzen häufen sich die Beobachtungen, die für eine größere Bedeutung der Konstitution und der erblichen Veranlagung sprechen. So sind denn auch seit ROKITANSKY und F. W. BENEKE immer wieder Versuche gemacht worden, bestimmte Konstitutionen und Diathesen (Lymphatismus bei Jugendlichen, Arthritismus, Typus musculorespiratorius und musculodigestivus der französischen Forscher, konstitutionelle Bindegewebsschwäche nach RÖSSLE usw.) als einen die Krebsentwicklung begünstigenden Boden nachzuweisen, jedoch liegen bisher noch keine anerkannten Ergebnisse vor. Bemerkenswert ist jedenfalls, daß Tumorbildung vielfach im Zusammenhang mit Entwicklungshemmungen, Dystopien und anderen Bildungsfehlern auftritt[5]), eine Erfahrung, die mit der bekannten COHNHEIMschen Theorie von der embryonalen Keimversprengung in Einklang gebracht werden kann.

Auch über den Erbgang kann nichts Sicheres gesagt werden. Da die Neubildungen und besonders auch die Carcinome in ätiologischer Hinsicht komplexverursachte Prozesse sind und geradezu als klassisches Paradigma einer komplexen Verursachung zu gelten haben (v. HANSEMANN, RIBBERT, J. BAUER), so

---

[1]) BASHFORD: Third scient. Rep. Imp. Canc. Res. Fund., London 1908, S. 19; vgl. die Angaben über Krebsbildungen infolge des Druckes der Brille am Nasenrücken oder hinterm Ohr (Lancet 11. XI. 1925, S. 776).

[2]) WEINBERG u. GASTPAR: Zeitschr. f. Krebsforsch. Bd. 2, S. 195. 1904; WEINBERG: Münch. med. Wochenschr. 1906, S. 1473, u. a.; vgl. J. BAUER: l. c., S. 105.

[3]) Vgl. J. BAUER: l. c., S. 103f.; LENZ, I, S. 261; GROTE: Grundl. ärztl. Betrachtung. S. 56 (Magenkrebs). Berlin 1921; BETHKE: Inaug.-Dissert. Kiel 1918 (Retinagliom); LITTLE u. STRONG: Journ. of exp. Zool. Bd. 41, S. 93, 1924 (erbliche, dem MENDELschen Modus folgende Empfänglichkeit für transplantierte Adenocarcinome bei Mäusen).

[4]) SLYE, MAUD: Journ. of cancer research Bd. 6, S. 139. 1921.

[5]) Vgl. ROESSLE: Zeitschr. f. angew. Anat. u. Konstitutionslehre Bd. 5, S. 127. 1919, u. MATHIAS: Virchows Arch. f. pathol. Anat. u. Physiol. Bd. 236. 1922, der die von überzähligen (als Atavismen aufzufassenden) Organanlagen ausgehenden Geschwülste als *Progonoblastome* bezeichnet.

wird man von vornherein keine regelmäßige, durchsichtige Vererbungsweise zu erwarten haben, wenn auch manche der oben erwähnten Fälle eine Ähnlichkeit mit dominanter mendelnder Übertragung haben. Nach J. BAUER würden bei der Entwicklung eines Carcinoms mindestens zwei Erbeinheiten beteiligt sein, eine bezüglich ihres Erbgangs noch nicht näher bekannte *neoplastische Anlage*, die unmittelbar oder mittelbar, d. h. vielleicht durch Beeinflussung allgemeiner Stoffwechselvorgänge eine blastomatöse Wucherung in Gang setzt und die möglicherweise auch durch irgendeine exogene Schädigung ersetzbar ist, und mindestens eine *zweite* Erbanlage, die für eine *konstitutionelle Organminderwertigkeit* und damit für die *Lokalisation der Neubildung* verantwortlich ist. GROTE, welcher ähnliche Gedankengänge verfolgt, hat dabei auf die entwicklungsgeschichtliche Vererbungsregel (S. 192) Bezug genommen, wie ich auch selbst versucht habe, die Erblichkeit streng lokalisierter Neubildungen mit den entwicklungsgeschichtlichen Verhältnissen in Zusammenhang zu bringen[1]).

Zum Schluß sei nochmals auf die im letzten Abschnitt besprochenen *Uterusmyome* und ihr häufig familiäres Vorkommen hingewiesen.

13. Nervenleiden mit vorwiegend körperlichen Symptomen.

Hier sollen solche Erkrankungen des Nervensystems zusammengefaßt werden, welche sich überwiegend in körperlichen Erscheinungen äußern und z. T. mit schweren, progressiven organischen Veränderungen verbunden, z. T. nur rein funktioneller Art sind. Im ganzen kann ihnen, teils wegen ihrer relativen Seltenheit, teils wegen ihres leichteren Charakters, keine größere sozialhygienische Bedeutung zugesprochen werden. Sie hätten also eigentlich, mit Ausnahme vor allem der Epilepsie, die eine wirkliche Volksgeißel ist, im vorgehenden Kapitel Erwähnung finden sollen. Um jedoch die auf Störungen des zentralen und peripheren Nervensystems zurückführbaren Krankheiten im Zusammenhang behandeln zu können und die Beziehungen zu den im 15. Abschnitt zu besprechenden schweren Augen- und Gehörleiden zum Ausdruck zu bringen, ist das Kapitel an dieser Stelle eingeschoben worden.

Bei der *progressiven Muskeldystrophie*, die, obwohl die Nerven äußerlich normal zu sein scheinen, doch als Nervenkrankheit zu betrachten ist, sind klinisch und wohl auch idiotypisch verschiedene Formen zu unterscheiden. In der Regel ist der Verlauf innerhalb derselben Familie der nämliche. Fälle mit dominantem und zwar unvollständig-geschlechtsbegrenztem, solche mit recessivem und solche mit recessiv-geschlechtsgebundenem Erbgang sind wiederholt beschrieben worden[2]). Mehrfach sind bei den Patienten kongenitale Muskeldefekte, auch überzählige Muskeln angetroffen worden, auch eine vorausgegangene Poliomyelitis des Kindesalters kann den zur progressiven Muskeldystrophie führenden abiotrophischen Prozeß begünstigen[3]).

Auch bei der *progressiven Muskelatrophie*, bei welcher auch die betreffenden Nerven (neurale Form), bzw. die Ganglienzellen der Vorderhörner und ihre Neuriten (spinale Form) zugrunde gehen, kommen verschiedene Vererbungstypen vor[4]). Bei der neuralen Form ist ein dominanter oder recessiv-geschlechtsgebundener, bei der spinalen ein recessiver Erbgang anzunehmen. Bei der *Bulbärparalyse* (Atrophie der Muskeln im oberen Gebiet des Nahrungsrohres infolge

---

[1]) Phän., S. 299, 305; Dtsch. med. Wochenschr. 1918, Nr. 5.
[2]) KEHRER: Inaug.-Dissert. Heidelberg 1908; WEITZ: Dtsch. Zeitschr. f. Nervenheilk. 1921; GOWERS: Brit. med. journ. 1908; JENDRASSIK: Lewandowskys Handb. d. Neurol. Bd. 2, S. 321—445. 1911; vgl. auch LENZ, I, S. 268; SIEMENS: l. c., S. 234.
[3]) BAUER, J.: l. c., S. 208ff.
[4]) LENZ, I, S. 270; SIEMENS: l. c., S. 233.

222   VALENTIN HAECKER: Vererbungsgeschichtl. Probleme d. sozialen u. Rassenhygiene.

von degenerativen Prozessen in der Oblongata) ist ein Vorkommen bei mehreren
Geschwistern beobachtet worden.

Bei *spastischer Spinalparalyse* (Rückenmarkslähmung), die auf Degeneration
der Pyramidenseitenstrangbahnen beruht, wurde bald ein kontinuierlicher (dominanter) Erbgang, bald eine Affektion mehrerer Geschwister bei Blutsverwandtschaft der Eltern beobachtet[1]). Wie bei Muskeldystrophie pflegen die
dominanten Formen leichter, die recessiven schwerer zu verlaufen (BREMER).

Ferner finden sich Angaben über familiäres Auftreten der *amyotrophischen Lateral-*
sklerose, über idiotypische progressive Formen der *cerebralen Kinderlähmung*, über erbliches
Vorkommen der *fortschreitenden spastischen Paraplegie* (*Diplegie*) und der *Pelizaeus-Merz-*
bacherschen Aplasia axialis extracorticalis congenita[2]).

Auch die auf Proliferationen undifferenzierter Neuroepithelialzellen beruhende *tuberöse*
Hirnsklerose, die mit Hauterscheinungen (Adenoma sebaceum, Naevi), mit tumorartigen
Bildungen an Herz und Nieren, mit Entwicklungshemmungen verschiedener Art und Schwachsinn kombiniert sein kann, und die ihr nahestehende RECKLINGHAUSENsche *Neurofibromatose*,
ferner die als WILSONsche *Pseudosklerose* bezeichneten Herderkrankungen des Gehirns, die
mit Lebercirrhose verbunden sind, und die *multiple Sklerose*, die auf Wucherungen der
Neuroglia oder auf herdförmig auftretenden Markscheidenzerfall zurückgeführt wird, wurden
in familiärer Häufung beobachtet. Die mendelistische Deutung ist im allgemeinen noch
unsicher. Bei multipler Sklerose wurde auch an eine Spirochäteninfektion gedacht[3]).

Wie bei den eben genannten Krankheiten wurde auch bei der FRIEDREICHschen *Rücken-*
marksataxie und bei der MARIEschen *Kleinhirnataxie*, denen eine Degeneration der centri-
petalen Bahnen zugrunde liegt, eine familiäre Häufung beobachtet. Die mendelistischen
Deutungsversuche gehen bezüglich der ersteren auseinander, meist scheint aber Recessivität
vorzuliegen; für die MARIEsche Krankheit ist wohl ein dominanter Erbgang anzunehmen.
Die FRIEDREICHsche Krankheit kann mit Infantilismus oder Syringomyelie verbunden sein[4]).

Bei *Paralysis agitans* ist in einigen Fällen ein recessiver (LUNDBORG), in anderen ein
dominanter Erbgang (GÜNTHER) wahrscheinlich[5]), für HUNTINGTONS *Chorea* [erblicher Veits-
tanz[6])] ist dominanter Erbgang mit großer Wahrscheinlichkeit nachgewiesen worden, ebenso
für viele Fälle von *Myotonie* (THOMSENsche Krankheit) und *Paramyotonie* [erbliche Kälte-
lähmung[7])] und einige Fälle von *Myoplegie* [*paroxysmale Lähmung*[8])] und *erblichem Tremor*[9]).
Unsicher ist der Erbgang für die häufig mit Star verbundene *myotonische Dystrophie* (vgl.
Abschn. 15 unter Linsentrübungen)[10]).

Zu den erblichen Nervenleiden, bei welchen am frühesten eine mendelistische
Deutung versucht worden ist, gehört das *Augenzittern (Nystagmus)*, das nicht

---

[1]) BREMER: Arch. f. Psychiatrie u. Nervenkrankh. Bd. 66, S. 477. 1922; PFAUNDLER:
zit. bei LENZ, I, S. 271f.; vgl. auch JENDRASSIK: l. c., S. 383.

[2]) Vgl. LENZ, I: S. 272; KRETSCHMER: Dtsch. med. Wochenschr. 1920, S. 1241 (3 Brüder
mit cerebrospinaler Kinderlähmung); MERZBACHER: Arch. f. Rassen- u. Gesellschaftsbiol.
Bd. 6. 1909.

[3]) Vgl. für diese Krankheiten LENZ, I: S. 273f.; SIEMENS: l. c., S. 239f.; BAUER, J.:
l. c., S. 221ff.; DAVENPORT: Proc. of the nat. acad. of sciences (U. S. A.) Bd. 4. 1918 (Neuro-
fibromatosis); MEIROWSKY u. LEVEN: Tierzeichnungen usw. S. 15. Berlin: Julius Springer
1921 (Neurofibrom. auf degen. Boden).

[4]) Vgl. zu den hereditären Ataxien: LENZ, I: S. 274f.; SIEMENS: l. c., S. 235f.;
BAUER, J.: l. c., S. 34, 210, 220; HANHART: Schweiz. med. Woch. 1924, Nr. 50.

[5]) LUNDBORG: Neurol. Zentralbl. 1912, S. 219; GÜNTHER: Dtsch. Zeitschr. f. Nervenheilk. Bd. 47, S. 192. 1913. Vgl. SIEMENS: l. c., S. 239.

[6]) DAVENPORT: Proc. of the nat. acad. of sciences (U. S. A.) 1915; ENTRES: Monogr.
a. d. Gesamtgeb. d. Neurol. u. Psychiatrie, Heft 27. Berlin: Julius Springer 1921; HARMS
ZUM SPRECKEL: Zeitschr. f. d. ges. Neurol. u. Psychiatrie Bd. 66, S. 327. 1921; vgl. LENZ,
I, S. 276; SIEMENS: l. c., S. 233; BARRETT: l. c., S. 25; HUGHES, ESTELLA, M.: Am. Journ.
of Psychiatr. Bd. 4, S. 537, 1925.

[7]) Vgl. LENZ, I: S. 277; SIEMENS: l. c., S. 238f.; BAUER, J.: l. c., S. 184. Bei Myotonie
und Paramyotonie kommt auch Überspringen einer Generation vor.

[8]) SIEMENS: l. c., S. 238; JENDRASSIK: l. c., S. 410.

[9]) Vgl. JENDRASSIK: l. c., S. 415; BERGMAN: Hereditas Bd. 1, S. 98. 1920.

[10]) FLEISCHER: Arch. f. Rassen- u. Gesellschaftsbiol. Bd. 14, S. 3. 1922 (Andeutungen
einer gewissen Progression); VOGT, A.: Schweiz. med. Wochenschr. 1921, S. 669; vgl. LENZ,
I, S. 277; SIEMENS: l. c., S. 235.

nur als Begleiterscheinung des allgemeinen Albinismus, des Albinismus des Auges, der Retinitis pigmentosa und der Tagblindheit, sondern auch mehr oder weniger selbständig auftreten kann (reiner hereditärer Nystagmus). In den erstgenannten Fällen folgt das Augenzittern dem recessiven bzw. recessiv-geschlechtsgebundenen Erbgang des Hauptleidens, der reine Nystagmus dagegen verhält sich im ganzen als dominantes Merkmal mit gelegentlichem oder mehr regelmäßigem Überspringen weiblicher Individuen[1]).

Auch *Facialislähmung*, z. T. in Verbindung mit erblicher *Ophthalmoplegia externa* (s. S. 202), und *Radialislähmung* ist in familiärer Häufung beobachtet worden[2]). Besonders ist das offenbar erbliche Vorkommen *rheumatischer*, durch Erkältungen ausgelöster *Facialislähmung* längst bekannt.

Eine familiäre Häufung tritt auch bei *Enuresis (Bettnässen)* auf. In vielen Fällen scheint dieses Leiden mit Entwicklungsanomalien anatomischer Art (Verknöcherungsdefekten des Kreuzbeins, Hypoplasie der Prostata) zusammenzuhängen. Es kann sich aber auch um rein funktionelle, psychogene Anomalien handeln, wie denn Enuresis speziell bei Schwachsinnigen und Epileptikern nicht selten vorkommt[3]).

Viele *Sprachstörungen* sind ebenfalls als erblich-bedingte, auf Anomalien des Zentralnervensystems beruhende Leiden zu betrachten, bei denen die Heredität eine Rolle spielt. Dies gilt mindestens in vielen Fällen für *Hörstummheit* (mangelhafter Sprechtrieb bei Kindern), *Stottern*, *Stammeln* (Unfähigkeit, bestimmte Laute richtig auszusprechen) und *Lispeln* (speziell *Sigmatismus lateralis*, seitliches Ausstoßen der Zischlaute). Schon das vielfach gleichzeitige Vorkommen mit Linkshändigkeit, Epilepsie, Hysterie, Schwachsinn weist auf den konstitutionellen Charakter hin. Bei Stottern und Lispeln ist auch die Gelegenheit zur Nachahmung ätiologisch wichtig[4]).

An der Grenze zwischen den am Anfang dieses Abschnitts behandelten schweren organischen Erkrankungen des Nervensystems und den im folgenden zu besprechenden Psychosen steht die *Epilepsie*. Den ersteren steht sie deshalb nahe, weil die Intelligenz sich zunächst völlig normal entwickeln und sogar normal bleiben kann. Mit den Defektpsychosen aber zeigt sie nicht bloß darin eine engere Berührung, daß häufig epileptische, mit Störungen der Ideenassoziation (mit Dissoziation) verbundene Dämmerzustände vor oder nach den Krampfanfällen oder auch ohne nachweisbaren Zusammenhang mit den Krampfanfällen auftreten, sondern vor allem auch darin, daß bei einer großen Zahl von Epileptikern (bei 60% der Erwachsenen) leichter Schwachsinn, in vielen anderen Fällen (bei weiteren 20% der erwachsenen Epileptiker; im Kindesalter noch viel häufiger) Verblödung zustande kommt (*epileptischer Schwachsinn, Dementia epileptica*). Wenigstens in den letzteren Fällen sind bei der Sektion Veränderungen der Hirnrinde, besonders Gliawucherungen, nachweisbar. Schon im Kindesalter wird vielfach Ammonshornsklerose gefunden.

---

[1]) NETTLESHIP: l. c., S. 1911; vgl. PLATE: Vererb., S. 367, 380; ENGELHARD: Zeitschr. f. d. ges. Neurol. u. Psychiatrie, Orig., Bd. 28, S. 319. 1915; SIEMENS: Einf., S. 229.

[2]) SIEMENS: l. c., S. 235, und besonders BAUER, J.: l. c., S. 230f.

[3]) Vgl. besonders BAUER, J.: l. c., S. 169f., 227, 597.

[4]) Vgl. GUTZMANN: Die Vererbung von Sprachstörungen. v. N. u. K., S. 483ff.; BAUER, J.: l. c., S. 185. — Bemerkenswert ist, daß nach GUTZMANN bei Hörstummheit und Stammeln die Angehörigen immer mit großer Bereitwilligkeit die anatomischen Angaben über erbliche Veranlagung machen (ganz im Gegensatz z. B. zu den Fällen von angeborenen Gaumenspalten). Offenbar wünschen die Eltern, daß das Stammeln der Kinder nicht als Geistesschwäche angesehen wird, und sie weisen daher gern darauf hin, daß auch sonst in der Familie ein verzögertes, später aber vollkommen korrigiertes Sprechen vorkommt.

Die *genuine Epilepsie*[1]), bei welcher im Gegensatz zur traumatischen und Alkohol-Epilepsie äußere Anlässe für die mit Bewußtseinsverlust verbundenen, öfters wiederkehrenden tonisch-klonischen Krämpfe nicht nachweisbar sind, ist wohl in den allermeisten Fällen erblich konstitutionell bedingt. Die Ätiologie ist unsicher, nach Ansicht einiger Forscher liegt ihr in letzter Linie ein besonders hoher Grad einer allen Menschen gemeinsamen, sonst nur bei Traumen, Alkoholismus usw. sich äußernden „epileptischen Reaktionsfähigkeit" zugrunde. Beweisend für die Erblichkeit ist u. a. ein Fall von symptomatologisch vollkommen gleichartiger Epilepsie bei 16jährigen („auffallend ähnlichen") Zwillingen (HERRMANN). Erbliche Belastung ist nach SNELL bei 81,26% nachweisbar, während bei psychotischen Personen im allgemeinen und bei Gesunden die Prozentsätze 77 bzw. 67 betragen. Vielfach wird bei den gleichen Individuen oder in den gleichen Familien Schwachsinn angetroffen (DAVENPORT und WEEKS). Dasselbe gilt für Linkshändigkeit (STEINER) und für Sprachstörungen, wie Stottern und Stammeln. Häufig sind auch endokrine Störungen nachweisbar (BARRETT), wie auch im Tierversuch derartige Zusammenhänge hervortreten. In der Regel wird ein recessiver Erbgang angenommen, doch scheinen auch andere Übertragungsweisen vorzukommen, worauf u. a. die stärkere Anfälligkeit des männlichen Geschlechtes hinweist. Für die *epileptische psychopathische Konstitution*, die durch Zorn- und Angstaffekte gekennzeichnet ist („violent temper") und mit Epilepsie alternieren kann, gilt anscheinend ein dominanter Erbgang (DAVENPORT)[2]).

Für die *Myoklonus-Epilepsie*, eine besondere Form der genuinen Epilepsie, bei welcher die Muskelzuckungen so kurz sind, daß größere Bewegungen nicht zustande kommen, ist von LUNDBORG[3]) bei seinen berühmt gewordenen, an schwedischem Material ausgeführten Untersuchungen ein recessiver Erbgang so gut wie sichergestellt worden.

Eine gewisse ätiologische Ähnlichkeit mit der Epilepsie hat die *Migräne*, wofern nicht anatomische Verhältnisse (Stenose des Foramen Monroi nach SPITZER), sondern vasomotorische Vorgänge, die zur Schwellung des Plexus chorioideus und zur Drucksteigerung im Ventrikel führen, die Hauptursache bilden. Auch bei diesem Leiden ist familiäre Häufung beobachtet worden und zwar ist, wenigstens z. T., ein dominanter Erbgang anzunehmen[4]). Auch bei *doppelseitigem Kopfschmerz* kommt familiäres Auftreten vor.

14. Erkrankungen des Nervensystems mit mehr oder weniger starker Beteiligung des seelischen Lebens[5]).

Bei der ungeheuren und rassen- und sozialhygienischen Bedeutung der Psychosen und psychopathischen Konstitutionen ist es begreiflich, daß die Erblichkeitsfrage schon lange auf ein großes Interesse gestoßen ist. Wie auf anderen Gebieten der

---

[1]) Vererbungsgeschichtliches bei DAVENPORT u. WEEKS: Journ. of nerv. a. ment. dis. 1911; HERRMANN: Med. Klinik 1919; BARRETT: Arch. f. Neurol. u. Psychiatrie Bd. 2, S. 628. 1919; STEINER: Zeitschr. f. d. ges. Neurol. u. Psychiatrie Bd. 22, S. 314. 1914; SNELL: Ebenda Bd. 70, S. 1. 1921; STÜBER: Zentralbl. f. d. ges. Neurol. u. Psychiatrie Bd. 25, S. 361. 1921.

[2]) Journ. of nerv. a. ment. dis. Bd. 42, S. 593. 1915.

[3]) Zeitschr. f. d. ges. Neurol. u. Psychiatrie Bd. 9, S. 353. 1912, und Med.-biol. Familienforschungen. 4°. Jena 1913.

[4]) BUCHANAN: Med. record Bd. 98, S. 807. 1920 u. New York med. journ. Bd. 113, S. 45. 1921; STROHMAYER: Med. Klinik 1920, Nr. 28, S. 724; EBSTEIN: Münch. med. Wochenschrift 1922, S. 199 (Familiengeschichte OTTO ROQUETTES).

[5]) BARRETT, A. M.: Hered. and familiar factors in the development of the psychoses. Arch. of neurol. a. psychiatry Bd. 13, S. 1—25. 1925; HOCHE, A.: Geisteskrankheit und Ehe. v. N. u. K., S. 798; HOFFMANN, H.: Die Nachkommenschaft der endogenen Psychosen. Monogr. a. d. Gesamtgeb. d. Neurol. u. Psychiatrie, Nr. 26. Berlin: Julius Springer 1921; HOFFMANN, H.: Vererbung und Seelenleben. Berlin: Julius Springer 1922; JENDRASSIK, E.:

Erblichkeitsforschung haben auch hier rein statistische Untersuchungen eine erste Unterlage geschaffen. So ist von J. Koller und Diem[1]) die Frage untersucht worden, ob bei psychotischen Personen die erbliche Belastung mit Psychosen, Charakteranomalien u. a. größer sei als bei nichtpsychotischen Individuen. Koller fand bei 76,8% der psychotischen, bei 59% der nichtpsychotischen Personen belastende Momente. In der Aszendenz psychotischer Personen finden sich am häufigsten Psychosen und Charakteranomalien, während Apoplexien, senile Demenz und ein großer Teil der sogenannten Nervenkrankheiten keine belastende Bedeutung zu haben scheinen. Zu ähnlichen Ergebnissen gelangte Diem. Auf statistischem Wege wurde auch der Nachweis versucht, daß die Mutter die Krankheit häufiger als der Vater und besonders häufig auf die Töchter überträgt[2]), indessen ist hier, wie auch Barrett bemerkt, eine Verallgemeinerung nicht angängig, vielmehr ist an die Möglichkeit zu denken, daß einzelne spezifische Krankheitstypen einen geschlechtsgebundenen Erbgang aufweisen und auf diese Weise die Gesamtstatistik beeinflussen.

Viel behandelt ist die Frage, inwieweit auf dem Gebiete der Psychosen eine *gleichartige* oder *ungleichartige (polymorphe)* Vererbung vorkommt. Während Féré, Crocq, Moebius, Schüle, Krafft-Ebing, Binswanger[3]), Schuppius[4]), Rosanoff[5]) u. a. das Vorkommen ungleichartiger Vererbung hervorheben und z. T. eine einheitliche, aber in ihrer Wertigkeit schwankende, in ihrer Manifestation von den auslösenden Ursachen abhängige psychoneuropathische Disposition annehmen, betonen andere, wie Sioli, Harbolla, Jolly, Barrett u.a. die Häufigkeit gleichartiger Vererbung und glauben, das alternierende Vorkommen mehrerer verschiedenartiger Psychosen in derselben Familie im wesentlichen auf die Kreuzung verschieden belasteter Stämme zurückführen zu können. So hat es denn auch nicht an Versuchen gefehlt, die Mendelschen Regeln auch auf einzelne Formen von Psychosen anzuwenden. Hierher gehören die Arbeiten von Davenport und Weeks (Epilepsie in Verbindung mit Schwachsinn), Rüdin (Dementia praecox) u. a.

Vielleicht lösen sich manche Widersprüche, wenn man auch hier wieder auf das bald habitusartige, bald isolierte, rein-spaltende Vorkommen von Extremitätenanomalien (S. 204) hinweist, wenn man dementsprechend in den einen Fällen eine psychopathische Konstitution mehr labiler Art als Boden für das Auftreten verschiedener Krankheitsformen, in anderen Familien eine autonome Vererbung ganz bestimmter Anlagen annimmt und die Möglichkeit offen läßt, daß beide Extreme durch Übergänge verbunden sind. So weist auch Myerson[6]) auf die Tatsache hin, daß in manchen Familien paranoide Zustände oder manisch-depressive Psychosen gefolgt sein können von Dementia praecox, daß aber in

<hr>

Die hereditären Krankheiten. Lewandowskys Handb. d. Neurol. Bd. 2, S. 321—445. 1911; Jolly, Ph.: Die Heredität der Psychosen. Arch. f. Psychiatrie u. Nervenkrankh. Bd. 52. 1913; Kretschmer, E.: Körperbau und Charakter. 4. Aufl. Berlin: Julius Springer 1925; Lundborg, H.: Med.-biol. Familienforschungen. Jena 1913; Rüdin, E.: Studien über Vererbung und Entstehung geistiger Störungen. Bd. I (Dementia praecox). Leipzig 1916; Sioli: Über direkte Vererbung von Geisteskrankheiten. Arch. f. Psychiatrie u. Nervenkrankh. Bd. 16. 1885; Ziehen, Th.: Geisteskrankheiten des Kindesalters. 3. Aufl. Leipzig: Hirzel 1925; Ziehen, Th.: Psychiatrie. 4. Aufl. Leipzig: Reuther & Reichard 1911.

   [1]) Koller, Jenny: Arch. f. Psychiatrie u. Nervenkrankh. Bd. 27, S. 268. 1895; Diem: Arch. f. Rassen- u. Gesellschaftsbiol. Bd. 2. 1905; vgl. hierzu Rüdin: Zentralbl. f. d. ges. Neurol. u. Psychiatrie Bd. 29, S. 172. 1922.

   [2]) Mott: Eugenics rep. Bd. 2, S. 257. 1910/11.

   [3]) Zitiert nach Jolly: l. c., S. 13.

   [4]) Zeitschr. f. d. ges. Neurol. u. Psychiatrie Bd. 13, S. 217. 1912.

   [5]) Americ. journ. of insanity Bd. 70. 1913.

   [6]) Americ. journ. of insanity Bd. 73, S. 355. 1916/17.

anderen Dementia praecox „breeds true“ und daß *„clearly incomplicated“* Fälle von manisch-depressivem Irresein eine gleichartige Vererbung zeigen. Schon Sioli (l. c.) war zu dem Schlusse gekommen, daß die Seelenstörung der Aszendenz dann die Tendenz zu ähnlicher oder identischer Übertragung habe, wenn die Form der Seelenstörung eine möglichst *einfache und reine, den typischen Formen der Seelenstörung entsprechende* sei. Je atypischer die Psychose des Aszendenten sei, um so atypischer und z. T. auch ungleichartiger sei die Psychose des Descendenten. Das sind durchaus modern klingende Gedankengänge, die sich mit dem Inhalt der entwicklungsgeschichtlichen Vererbungsregel (S. 192) berühren.

Von großer sozialhygienischer Bedeutung ist auch die Frage, ob, wie Morel annahm, eine *progressive Vererbung* der geistigen Störungen in dem Sinne vorkommt, daß im Laufe von einigen Generationen die Erscheinungen sich so verschlimmern, daß schließlich, etwa in der vierten Generation, Idiotie und Aussterben der Familie auftritt. Die meisten Psychiater nehmen wohl nach dem Vorgang von Meynert an, daß eine solche progressive Vererbung im allgemeinen nicht vorkommt[1]), doch muß darauf hingewiesen werden, daß auf anderen Gebieten der menschlichen Pathologie Andeutungen eines solchen Vorgangs nachzuweisen sind[2]). Auch an die nahestehende Erscheinung der Antizipation sei erinnert, zumal sie auch bei Psychosen häufiger vorkommen soll (vgl. S. 191, sowie unten Abschn. 15).

Wie schon aus dem Vorstehenden hervorgeht, ist auch auf unseren Gebieten die Erblichkeitsforschung mehr und mehr von der allgemein-statistischen Methodik zu *genealogischen* Untersuchungen übergegangen, wie denn auch schon Binswanger und Strohmayer noch vor dem Auferstehen der Mendelforschung dafür eingetreten sind, daß es am wichtigsten sei, *Individualstammbäume* zu studieren[3]). Auf dem Wege genealogischer Forschung sind denn auch, wie aus dem Folgenden hervorgeht, wichtige Anhaltspunkte für die Auffassung gewonnen worden, daß in vielen Fällen die Vererbung auch der Psychosen in *regelmäßiger* Weise erfolgt. Auch die Frage der *Korrelationen*, besonders die Frage nach dem Zusammenhang zwischen seelischer und körperlicher Konstitution (Kretschmer) und der Bedeutung der *„Entartungszeichen“* (*Stigmata*) ist in der letzten Zeit in mancher Hinsicht geklärt worden[4]). Die große Schwierigkeit, angesichts einer „erblichen Belastung“ die Prognose für die Nachkommenschaft zu stellen (vgl. Hoche), ist aber auch durch die neueren Forschungsergebnisse nicht wesentlich gemildert worden. Besonders kommt hier auch der Umstand in Betracht, daß gerade in belasteten Familien hochstehende geistige Begabungen keine seltene Erscheinung sind und daß selbst beim gleichen Individuum geniale Leistungen und geistige Erkrankung zusammentreffen können, wie dies neuerdings besonders von Lenz (I, S. 397ff.) ausgeführt worden ist.

a) Psychosen.

Der *Schwachsinn (Imbezillität im weiteren Sinne)* tritt in drei Graden auf, die als *Debilität, Imbezillität i. e. S.* und *Idiotie (Blödsinn)* bezeichnet werden. Eines der wichtigsten Symptome ist der *Intelligenzdefekt*, der sich als Gedächtnisdefekt, Defekt der Begriffsbildung und Urteilsdefekt äußert (Ziehen), auch lassen

---

[1]) Vgl. Jolly: l. c., S. 12 f., 271.

[2]) Vgl. den Fall von Struthers (zit. bei Orth: v. N. u. K., S. 27), in welchem im Laufe von 4 Generationen eine einseitige (auf eine Hand beschränkte) Polydaktylie sich zur totalen Polydaktylie (an beiden Händen und Füßen) weiterentwickelte.

[3]) Vgl. Strohmayer: Münch. med. Wochenschr. 1901, S. 1784, ferner die von Hoche (v. N. u. K., S. 819) betonten Fehlerquellen der statistischen Untersuchung, sowie Davenport u. Rosanoff: Eugenics rec. off., Bull. 11. 1914.

[4]) Vgl. Bauer, J.: l. c., S. 212; Lenz, I: S. 303; Ziehen: Psychiatrie, 4. Aufl., S. 220ff.

sich bei der Sektion stets krankhafte Veränderungen der Großhirnrinde nachweisen. Deshalb werden die hierhergehörigen Psychosen auch als *Defektpsychosen*
oder *organische Psychosen* bezeichnet. Während bei der Debilität und Imbezillität
noch die Ausübung eines Berufes oder wenigstens die Erziehung zu nützlicher
Beschäftigung möglich ist, wobei sich jedoch der Mangel an ethischen Begriffen
und Gefühlen und bei Imbezillität das Triebartige in den Handlungen geltend
macht, sind bei Idiotie alle Handlungen im psychologischen Sinne (mit Ausnahme
etwa der Eßbewegungen) ausgeschlossen.

Zahlreiche Fälle des Schwachsinns sind *erworben*, d. h. auf Ernährungsstö-
rungen oder traumatische Schädigungen des Foetus oder auch auf postfötale
Stoffwechselstörungen (besonders Rachitis) oder chronische Alkoholvergiftung
des Kindes zurückzuführen. Auch bei kropfiger Entartung und Aplasie der
Schilddrüse können schwere Fälle von erworbener Imbezillität auftreten, die zu
den Symptomkomplexen des *Kretinismus* und des *infantilen Myxödems* gehören
(S. 209 f.).

Sehr viele andere Fälle von Schwachsinn beruhen auf verschiedenen Formen
der *Scheinvererbung* (S. 185). Speziell von den schweren Schwachsinnsfällen ist
ein großer Teil (nach KRAEPELIN mindestens $1/3$) durch angeborene Syphilis
bedingt. Besonders wichtig ist ferner der Alkoholismus der Eltern und überhaupt
der Aszendenten. Sein belastender Einfluß scheint größer als bei anderen Psychosen zu sein[1]). Weiter kommen in Betracht Bleivergiftung und Morphinismus
der Eltern sowie die *autotoxische Belastung*, d. h. die Vergiftung des Keimplasmas
durch toxische Substanzen, die vor allem bei Diabetes im Organismus selbst
gebildet werden (ZIEHEN).

Ein sehr erheblicher Teil der Schwachsinnsfälle dürfte schließlich *ausgesprochen idiotypischer* Natur sein. Daß Vererbung wirklich in Frage kommt,
zeigt besonders die Tatsache, daß identische Zwillinge im Fall von Schwachsinn
Übereinstimmung zeigen (SIEMENS). Ausgedehnte statistische Untersuchungen
haben ferner zu dem Ergebnis geführt, daß (direkte und indirekte) erbliche Belastung durch Psychosen und Nervenkrankheiten in sehr vielen Fällen vorkommen,
nach BAILEY und HABER, welche amerikanische Rekruten untersuchten, bei
29,9% aller Schwachsinnigen. REITER und OSTHOFF fanden sogar, daß die
schwachsinnigen Kinder der Rostocker Hilfsschulen in mindestens 67,6% aller
Fälle mit Schwachsinn eines der Eltern oder beider Eltern belastet waren[2]).
Speziell bei leichteren Formen kindlicher Geistesschwäche läßt sich in einem
sehr hohen Prozentsatz auch bei den Eltern Geistesschwäche nachweisen, während in Fällen schwerer Idiotie eine solche Belastung meist nicht vorliegt (ZIEHEN).
Es ist daher die Annahme gemacht worden, daß bei *schweren* Idiotieformen ein
recessiver, bei *leichten* ein *dominanter* Erbgang vorkommen kann (LENZ, SIEMENS),
ähnlich wie dies vielleicht bei einigen Neurosen der Fall ist (S. 222). Die Erfahrung,
daß erbliche Belastung von seiten der Mutter häufiger ist, spricht vielleicht auch
für das Vorkommen geschlechtsgebundener Erbanlagen (LENZ).

Im Hinblick auf die öfters erwähnten Zusammenhänge zwischen Vererbungsmodus und Entwicklungsgeschichte ist es bedeutsam, daß, ähnlich wie bei anderen
Psychosen, in der Hirnrinde erwachsener Idioten Elemente von ausgesprochen

---

[1]) Nach BAILEY und HABER (Ment. hyg. Bd. 4, S. 564. 1920) bei 31,9% aller Schwachsinnigen; VÖLKER und RIZOR (Anstalt Langenhagen) geben 20,3% an (ZIEHEN: Geisteskr.
des Kindesalters, S. 15).

[2]) Zeitschr. f. Hyg. u. Infektionskrankh. Bd. 94. 1921; GODDARD: Feeble mindedness,
its causes and consequences. New York: Macm. 1914 (vgl. den von ZIEHEN, l. c., S. 10,
aus GODDARDS Arbeit übernommenen Stammbaum, der eine besondere Häufung der Schwachsinnsfälle zeigt).

fötalem Charakter als Ausdruck einer Entwicklungshemmung vorkommen, so im Großhirn CAJALsche Fötalzellen (horizontal gelagerte Ganglienzellen mit parallel zur Rindenoberfläche laufenden Fortsätzen), im Kleinhirn zweikernige PURKINJEsche Zellen, wie sie nicht selten bei Embryonen gefunden werden[1]). Vielfach ist mit Schwachsinn ein größerer oder geringerer Grad von Microcephalie verbunden.

Ob beim *Mongolismus*, der ebenfalls mit Debilität oder Imbezillität i. e. S. verbunden zu sein pflegt, erbliche Momente eine Rolle spielen, ist unbekannt, auch seine Ätiologie ist ja ganz unsicher. Über die Erblichkeit der bei *Erwachsenen* auftretenden Schwachsinnformen (*Dementia praesenilis*, *Dementia senilis* oder *Altersverblödung* und *D. arteriosclerotica*) liegen nur wenige Angaben vor. Nach RUEDIN[2]) spielt bei seniler Demenz die Vererbung keine Rolle. Ob eine hereditäre Tendenz zu arteriosklerotischen Psychosen besteht, wie eine solche bis zu einem gewissen Grade für die Arteriosklerose an und für sich anzunehmen ist (S. 214), ist unbekannt.

Zu den mit organischen Veränderungen der Ganglienzellen verbundenen Defektpsychosen ist auch die *Schizophrenie (Dementia praecox, Hebephrenie, Dementia hebephrenica, „Jugendirresein")*[3]) zu rechnen, eine im jugendlichen oder mittleren Lebensalter einsetzende, in der Regel zu geistiger Schwäche führende Psychose, die in ätiologischer Hinsicht vermutlich nicht einheitlicher Natur ist. Auch das Krankheitsbild ist wechselnd, und die Klassifikation ist sehr strittig. Unter Hinweis darauf, daß sich in den Familien Schizophrener häufig Personen finden, welche Anomalien zeigen, die auch in den präpsychotischen Phasen der Schizophrenie beobachtet werden, wird von vielen Forschern eine *schizoide Konstitution* unterschieden. Als schizoide Psychopathen werden ungesellige Sonderlinge bezeichnet, die unfähig sind, sich der äußeren Wirklichkeit anzupassen, die in ihren eigenen Träumen und Einbildungen leben („spinnen") und dabei vielfach geniale Persönlichkeiten sind. Nach KRETSCHMER bestehen erbliche Korrelationen zwischen der schizoiden Konstitution und dem asthenischen, athletischen und dysgenital-degenerativen Körperbau, während die zirkuläre Konstitution (s. u.) Beziehungen zum pyknischen Habitus zeigt. Während einige Forscher für Schizophrenie einen recessiven bzw. da die Zahl der behafteten Geschwister weit unter der theoretischen Erwartung zu bleiben pflegt, einen doppelt-recessiven Erbgang annehmen (RUEDIN, HOFFMANN), ist neuerdings die Ansicht ausgesprochen worden, daß die Anlage zum schizophrenen Prozeß recessiv sei, daß aber für das Zustandekommen der Schizophrenie eine dominante schizoide Veranlagung hinzukommen muß (KAHN). LENZ vermutet, daß es auch dominante Erbanlagen zu schizoider Seelenverfassung gäbe. Bei der *Paraphrenie*, welche

---

[1]) BAUER, J.: l. c., S. 162, 164.

[2]) Zentralbl. f. d. ges. Neurol. u. Psychiatrie Bd. 29, S. 172. 1922; vgl. auch BARRETT: l. c., S. 24.

[3]) Der Ausdruck *Katatonie* wird bald im weiteren Sinne zur Bezeichnung der ganzen Gruppe von Krankheitsbildern, bald im engeren Sinne für eine durch das Auftreten schwerer Hemmungen ausgezeichnete Form angewandt.

Vererbungsgeschichtliche Lit. (chronol. geordnet): JOLLY: l. c., S. 103ff. (ältere Lit.); RUEDIN: Studien über Vererbung und Entstehung geistiger Störungen. I (Dem. praecox). Leipzig 1916; BLEULER: Schweiz. Arch. f. Neurol. u. Psychiatrie Bd. 1, S. 19. 1917; BERGE: Die hered. Beziehungen der Dem. praecox. Leipzig 1919; HEISE: Zeitschr. f. d. ges. Neurol. u. Psychiatrie Bd. 64, S. 229. 1921; KAHN: Ebenda Bd. 57, S. 280. 1920, u. Erbbiol. Einleitung. Handb. d. Psychiatrie, Allg. Teil, Abt. 1, Teil 3. 1925; HOFFMANN: Die Nachkommenschaft usw. (s. oben S. 224); SCHREIDER: Allg. Zeitschr. f. Psychiatrie Bd. 79, S. 375. 1924 (Lit. über MENDELsche Vererbung d. Dem. praecox); CLAUDE, BOREL u. ROBIN: The schizoid constitution. L'Encéphale Bd. 19. 1924; LENZ: I, S. 283ff.; SIEMENS: l. c., S. 234.

eine durch mehr systematische und beständige Wahnbildungen gekennzeichnete Form der D. praecox darstellt, scheint recessiver Erbgang vorzuliegen.

Die mit Erblindung einhergehende *amaurotische Idiotie* der Kinder zeigt offenbar einen einfach-recessiven Erbgang[1]). Sie soll fast nur bei Juden vorkommen, wie auch die D. praecox bei diesen, vermutlich infolge der vielen blutsverwandten Ehen, verhältnismäßig häufig ist. Als entwicklungsgeschichtliche Grundlage des Leidens ist eine generelle Unterentwicklung und Deformation der Nervenzellen und mangelhafte Myelinisation der Nervenfasern festgestellt worden[2]).

Die folgenden Geisteskrankheiten werden von ZIEHEN als *Psychosen ohne Intelligenzdefekt* oder *funktionelle Psychosen* zusammengefaßt, da es sich bei ihnen nicht um den Ausfall von Vorstellungen und Vorstellungsverknüpfungen, sondern um Abnormitäten des Vorstellungsablaufs, der Stimmung usw., nicht um Zerstörungen der Elemente selbst, sondern um Störungen ihrer Tätigkeit oder Funktion handelt.

Die *Paranoia* oder *Verrücktheit*, die nach einigen Forschern zur Schizophrenie und besonders zur Paraphrenie engere Beziehungen zeigt, scheint, da die Eltern meist geistig gesund sind, in irgendeiner Form recessiv zu sein (SIEMENS). Einen Übergang zum normalen Verhalten bildet die *paranoide psychopathische Konstitution*. Die *paranoiden Psychopathen* zeigen eine starke Tendenz zu Wahnbildung und sind durch maßlose Selbstüberschätzung und Mißtrauen charakterisiert. Es scheint, daß eine paranoide Konstitution der Vorfahren von Schizophrenie bei den Nachkommen gefolgt sein kann (MYERSON, ROSANOFF). Eine besonders enge Beziehung zur Schizophrenie zeigt die *Paranoia querulans (Querulantenwahn)*; so leiden unter den Kindern der Querulanten bis zu 30% an D. praecox[3]). Querulantenwahn scheint sich häufig direkt zu vererben (HOFFMANN).

Beim *manisch-depressiven Irresein (Parathymie* nach LENZ) mit seinen verschiedenen Hauptformen (*Melancholie, Manie, periodisches* oder *zirkuläres Irresein*) ist unter allen Psychosen am häufigsten eine hereditäre Belastung im allgemeinen Sinne (durch Psychosen, Nervenkrankheiten usw.) zu beobachten [nach KRAEPELIN und SÜNNER in 80 bzw. 84% aller Fälle[4])], wie überhaupt hier die Bedeutung der erblichen Veranlagung am ausgesprochensten unter allen Geisteskrankheiten in Erscheinung tritt (LENZ). Auch hier kommen in Form von *manisch-depressiver Psychopathie (zykloide, zyklothymische, zirkuläre Konstitution)* Übergänge zum normalen Verhalten vor, die z. T. in derselben Familie mit ausgeprägten Formen des manisch-depressiven Irreseins alternieren. Die vielfach zu beobachtende kontinuierliche Vererbung und die verhältnismäßig hohe Zahl von manisch-depressiven Kindern bei manisch-depressiver Erkrankung eines der Eltern (HOFFMANN) weist auf einen dominanten Erbgang hin. Vielleicht gilt eine solche Übertragung zunächst für die Anlage zur manisch-depressiven Psychopathie, während besondere Ursachen hinzukommen müssen, durch welche die Anfälle schweren manisch-depressiven Irreseins ausgelöst werden. Auch an die Möglichkeit einer dominant-geschlechtsbegrenzten oder geschlechtsgebundenen Vererbung kann in manchen Fällen gedacht werden. Bei Juden ist manisch-depressives Irresein relativ häufig, und zwar scheinen gewisse besondere Formen zu überwiegen[5]).

Bei *Amentia* (MEYNERT) scheinen erbliche Einflüsse ohne Bedeutung zu sein (JOLLY).

---

1) FELDMANN: Klin. Monatsbl. f. Augenheilk. Bd. 63, S. 641. 1919; v. STARCK: Monatsschrift f. Kinderheilk. Bd. 18, S. 139. 1920 (in einer Familie 3 affizierte Töchter und 2 gesunde Söhne).
2) BAUER, J.: l. c., S. 163; ORTON: Arch. of neurol. a. psychiatry Bd. 13. 1925.
3) v. ECONOMO: Münch. med. Wochenschr. 1922, Nr. 7, S. 227.
4) SÜNNER: Zeitschr. f. d. ges. Neurol. u. Psychiatrie Bd. 77, S. 453. 1922.
5) LANGE: Münch. med. Wochenschr. 1921, Nr. 42, S. 1357.

b) Psychopathische Konstitutionen.

Es handelt sich hier im Gegensatz zu den vollentwickelten Psychosen um psychische Krankheitszustände, welche nur leichtere, wenn auch oft sehr mannigfaltige psychische Krankheitssymptome darbieten und nur hier und da und vor allem nur vorübergehend zu schwereren Krankheitsformen führen (ZIEHEN). Es sind meist chronische Zustände, welche tief in der ganzen psychischen Organisation des Individuums begründet sind und sich oft nur in bestimmten *psychopathischen Tendenzen* äußern (Tendenz zu bestimmten Stimmungen oder Affekten, zu Sinnestäuschungen, zu Wahn- und Zwangsvorstellungen). Sie bilden also ein Grenzgebiet zwischen Geistesgesundheit und Geisteskrankheit.

Die Einteilung ist umstritten. Die schizoide, paranoide und zykloide oder zirkuläre psychopathische Konstitution wurden schon oben erwähnt. ZIEHEN nimmt neben einer Reihe von spezialisierten Konstitutionen (hysterische, neurasthenische, epileptische, depressive und hyperthymische, paranoide psychopathische Konstitution u. a.)[1] eine *allgemeine degenerative psychopathische Konstitution* (leichteste Form der Folie héréditaire MAGNANS) an. Diese ist fast stets von körperlichen Degenerationszeichen (Formabweichungen des Schädels, Zahn-, Haar-, Augen-, Ohr-, Extremitätenanomalien u. a.) und angeborenen Innervationsanomalien (Enuresis u. a.) begleitet und äußert sich schon beim Kinde im Auftreten von Sinnestäuschungen (Halluzinationen und Illusionen), abnormen Sexualempfindungen, Affektschwankungen, Wahnideen u. a.

Wohl bei allen psychopathischen Konstitutionen spielt die Erblichkeit eine große Rolle, wie dies schon aus dem oben erwähnten Alternieren der schizoiden und zykloiden Konstitution mit vollwertigen Psychosen hervorgeht. Von großer Bedeutung ist nach ZIEHEN die Heredität für die allgemeine degenerative psychopathische Konstitution. Nicht bloß Fälle einer direkten und gleichartigen Übertragung lassen sich hier nachweisen, es kann auch durch konvergente Belastung sehr mannigfaltiger Art mit oder ohne Konsanguinität der Eltern eine degenerative psychopathische Konstitution ins Leben gerufen werden[2]).

Hier sei auch die *Homosexualität* erwähnt, die, wie andere Perversionen des Geschlechtes, auf dem Boden einer degenerativen psychopathischen Degeneration schon im Kinderalter sich bemerkbar machen kann und gelegentlich in familiärer Häufung auftritt[3]).

Wie LENZ hervorgehoben hat, sind diese psychopathischen Konstitutionen, über deren Anzahl und Abgrenzung die Ansichten, wie angedeutet, auseinandergehen, für das soziale Leben ungleich bedeutungsvoller als die eigentlichen Geisteskrankheiten. „Denn während die Geisteskranken in der Regel ziemlich bald aus dem sozialen Leben ausscheiden, beeinflussen die Psychopathen das Leben der Gesellschaft in der allereinschneidendsten Weise."

---

[1]) So ist z. B. die epileptische psychopathische Konstitution nicht eine vollentwickelte Psychose, vielmehr äußert sie sich in einer langsam fortschreitenden, oft die Grenzen des physiologischen Geisteslebens kaum überschreitenden Veränderung der Intelligenz und des Charakters (ZIEHEN: Psychiatrie, 4. Aufl., S. 314). Vgl. zu dem Gegenstande auch LENZ, I, S. 293ff.; J. BAUER: l. c., S. 191, 205, 235.

[2]) In seltenen Fällen ist nach ZIEHEN bei der Entstehung dieser Konstitution auch an die Möglichkeit der *Keimfeindschaft* im Sinne von MOEBIUS zu denken, d. h. es können die an sich gesunden Keimplasmen der Eltern gewissermaßen nicht zueinander passen, so daß ihre Konjugation zu pathologischen Produkten führt. Inwieweit in solchen Fällen auch an ein Zusammentreffen zweier recessiver Anlagen gedacht werden kann, mag dahin gestellt sein.

[3]) PILTZ: Zentralbl. f. d. ges. Neurol. u. Psychiatrie Bd. 26, S. 76. 1921; GAUPP: Klin. Wochenschr. 1922, Nr. 21, S. 1033 (1037).

Von einer Reihe von Forschern werden zu den psychopathischen Konstitutionen auch die krankhaften Formen der Neurasthenie und Hysterie gerechnet, d. h. es wird auch terminologisch keine eigentliche Grenze gezogen zwischen der neurasthenischen bzw. hysterischen Konstitutionsanomalie und den eigentlichen Erkrankungen, zu welchen diese disponieren.

Die *Neurasthenie* oder *Nervosität* (nach JANET *Psychasthenie*), die in einer krankhaften Erschöpfbarkeit im zentralen Nervensystem und in krankhafter Reizbarkeit besteht, ist offenbar vielfach ausgesprochen erblich-konstitutioneller Art (endogene Neurasthenie). Nach LENZ stammt etwa ein Drittel der Neurastheniker von psychopathischen Eltern ab. Genaueres ist über den Erbgang nicht bekannt.

Die *Hysterie*[1]), deren Symptome aus einer *abnorm gesteigerten Wirksamkeit gefühlsbetonter, latenter* (aus dem bewußten Denken zurückgetretener) *Vorstellungen* hervorgehen (ZIEHEN) und die sich in typischen Fällen, in einer mehr oder weniger unbewußten oder unwillkürlichen Nachahmung von Krankheitsbildern äußert (LENZ), ist zweifellos, wenigstens was die im Kindesalter auftretenden Formen anbelangt, zum weitaus überwiegenden Teil erblich veranlagt. Sehr oft ist die erbliche Belastung gleichartig, d. h. Vater oder Mutter haben gleichfalls an Hysterie gelitten (ZIEHEN). LENZ nimmt einen dominanten Erbgang an, doch liegen eingehendere Untersuchungen nicht vor.

15. Weitverbreitete oder schwere Augen- und Gehörleiden zum Teil nervösen Ursprungs.

Die hier zu behandelnden Augen- und Gehörleiden haben teils, weil es sich um schwere Störungen vielfach progressiver Art handelt, teils wegen ihrer weiten Verbreitung eine viel größere sozialhygienische Bedeutung als die im 2. Abschnitt (S. 201) zusammengestellten Augenleiden. In ätiologischer Hinsicht schließen sie sich z. T. an die organischen Erkrankungen des Nervensystems an. Die Erblichkeitsverhältnisse sind in der Regel nicht so übersichtlich, wie dies bei vielen unter den früher besprochenen, auf streng lokalisierten Defekten beruhenden Augenanomalien der Fall ist.

Die *Netzhautatrophie* (*Retinitis pigmentosa*) ist eine von der Peripherie zum Zentrum fortschreitende, mit Pigmenteinwanderung verbundene Degeneration der Netzhaut, die in chronischer Weise zur Erblindung führt. Der Erbgang[2]) ist ein verschiedener, woraus unseren derzeitigen Anschauungen gemäß entnommen werden kann, daß bei wesentlich gleichem Krankheitsbild (Phänotypus) mehrere idiotypische Formen bestehen. Gleichzeitiges Vorkommen des Leidens bei mehreren Kindern gesunder Eltern und häufiges Auftreten im Gefolge von Verwandtschaftsehen dürften darauf hinweisen, daß verhältnismäßig oft eine recessive Vererbung vorkommt, seltener scheint eine recessiv-geschlechtsgebundene oder eine dominante Übertragung vorzuliegen. Kombinationen mit Infantilismus (nach J. BAUER), Idiotie, Schwerhörigkeit, Taubstummheit und Polydaktylie wurden beobachtet. Einem recessiven Erbgang folgt auch die *Retinitis*

---

[1]) Da gerade über den Begriff der Hysterie in weiten Kreisen Unklarheiten bestehen, so soll hier ein von ZIEHEN gegebenes Beispiel folgen. Wenn ein hysterisch veranlagtes Kind bei einem Unfall strauchelt, ohne eine organische Verletzung zu erleiden, so wird die Vorstellung des Unfalles infolge des begleitenden Schreckens stark gefühlsbetont sein können. Dank der hysterischen Veranlagung wird diese Vorstellung in abnormer Weise nachwirken, auch wenn sie bereits latent geworden ist, und es wird beispielsweise eine hysterische Lähmung der Beine auftreten können.

[2]) Nach NETTLESHIP, MÜCKE (Klin. Monatsbl. f. Augenheilk. Bd. 66. 1920) u. a.; vgl. ABELSDORFF: v. N. u. K., S. 461; GROENOUW: Graefe-Saemischs Handb., 3. Aufl., Abt. 1, Bd. 11. 1920 (2. Aufl. 1904); LENZ, I, S. 171; SIEMENS: l. c., S. 231.

punctata albescens und z. T. auch die *Degeneration der Macula lutea*. Unsicher ist der Vererbungsmodus des *Retinaglioms*. Bemerkenswert ist ein von Fuchs beschriebener Fall; von drei Geschwistern gingen zwei an einem Retinagliom zugrunde, während das dritte ein Iris-Chorioidealkolobom aufwies[1]). *Netzhautablösung* kann als Begleiterscheinung hochgradiger erblicher Myopie auftreten.

Bei *Sehnervenschwund* (*Atrophia nervi optici*, *Neuritis optica*, Lebersche *Krankheit*), einem zum Erlöschen des zentralen (direkten) Sehens führenden Leiden, kann in einigen Fällen ein recessiv-geschlechtsgebundener Erbgang wahrscheinlich gemacht werden[2]), doch scheinen auch recessive Formen vorzukommen.

Das *Glaukom* (*grüner Star*), das auf einer abnormen Drucksteigerung (? Sekretionsneurose des Ciliarkörpers nach Laqueur) beruht, und zur Netzhautatrophie führt, scheint sowohl in seiner akuten („entzündlichen"), als auch in seiner chronischen („einfachen") Form in vielen Fällen dem dominanten Erbgang zu folgen. Es soll in jüdischen Familien besonders häufig auftreten. Schon Albrecht v. Graefe, der die Iridektomie als ein Heilmittel für das Glaukom erkannt hat, hat auf die Erscheinung der Antizipation (s. o. S. 191) in Glaukom-Stammbäumen hingewiesen, indessen hat Lenz (I, S. 175) Bedenken gegen die Anschauung erhoben, daß es sich hier um ein biologisch begründetes Verhältnis handelt. Er vermutet, daß ein statistisches Trugbild vorliegt.

Die idiotypischen Formen der *Linsentrübung* oder des *Stars* (*Cataracta*) scheinen sich größtenteils als dominant mendelnde Merkmale zu verhalten. Dies gilt sowohl für angeborene Starformen (Schichtstar, vorderer und hinterer Polstar), als auch für den präsenilen und Altersstar[3]). Linsentrübungen können auch in Kombination mit Diabetes und chronischer Tetanie, sowie als frühzeitiges Symptom in Familien auftreten, in welchen myotonische Dystrophie (Krampfzustände in einigen, Atrophie in anderen Muskelgruppen) in übrigens unregelmäßiger Weise vererbt wird[4]). Auf das phänogenetische Interesse, welches die angeborenen Starformen haben (vererbungs- und entwicklungsgeschichtliche Ähnlichkeit mit anderen, auf ektodermalem Boden wurzelnden Anomalien), ist von mir an anderer Stelle (Phä., S. 77ff., 287) hingewiesen worden.

Die *Kurzsichtigkeit* (*Myopie*) wird jetzt nach dem Vorgang von Steiger[5]) zum großen Teil auf erbliche Momente zurückgeführt. Nach den Untersuchungen von Fleischer und Crzellitzer[6]) können dominante Erbanlagen angenommen werden, nach Clausen[7]) u. a. kommt auch recessive, nach den Zusammenstellungen bei Groenouw rezessiv-geschlechtsgebundene Vererbung vor.

Für *Übersichtigkeit* (*Hyperopie*) wird ein dominanter Erbgang angegeben (Lenz, Siemens), das gleiche gilt für solche Fälle des *Schielens* (*Strabismus*), die mit Übersichtigkeit zusammenhängen. In einer Familie ist ein recessiv-geschlechtsgebundener Erbgang für einen mit Myopie kombinierten Strabismus nachgewiesen worden[8]). Das *Augenzittern* (*Nystagmus*) ist schon früher (S. 222) besprochen worden.

---

[1]) Bauer, J.: l. c., S. 104.

[2]) Barth: Klin. Monatsbl. f. Augenheilk. Bd. 66. 1920; Fleischer: Arch. f. Rassen-u. Gesellschaftsbiol. Bd. 13. 1921; vgl. Lenz, I, S. 173; Siemens: l. c., S. 223.

[3]) Harman: Treas. hum. inh., Part V (Eugenics lab. mem. XI). London 1910. Nach Groenouw (2. Aufl., S. 434) vererbt der Vater vorwiegend auf den Sohn, die Mutter gleich häufig auf Söhne und Töchter.

[4]) Vogt: Schweiz. med. Wochenschr. 1921, Nr. 29.

[5]) Die Entstehung der sphär. Refraktion des menschl. Auges. Berlin 1913.

[6]) Fleischer: 34. Versamml. d. opth. Ges. Heidelberg 1907, S. 238; Crzellitzer: Berlin. klin. Wochenschr. 1912, S. 2070 (Crzellitzer selbst läßt die Frage der Dominanz unentschieden).

[7]) Münch. med. Wochenschr. 1921, S. 532.

[8]) Oswald: Brit. med. journ. 1911, S. 19; vgl. im übrigen Lenz, I, S. 169; Siemans: l. c., S. 232, u. Crzellitzer: l. c.

Die mit zunehmender *Schwerhörigkeit* verbundene *Otosklerose* ist ätiologisch nicht einheitlich[1]). Die auf Acusticusatrophie beruhende Form von Schwerhörigkeit (HAMMERSCHLAG) und ebenso die Labyrinthschwerhörigkeit (ALBRECHT) scheinen dominante Merkmale zu sein. Auch eine Verbindung mit Osteopsathyrose und blauer Sclera (S. 203) bei offenbar dominantem Erbgang ist beobachtet worden[2]).

Auch die im Anschluß an Infektionskrankheiten auftretende *Mittelohreiterung* (*Otitis media*) scheint in manchen Familien besonders günstigen Boden zu finden.

Die Erblichkeit der *Taubstummheit* ist vielfach Gegenstand statistischer, z. T. von Regierungen und anderen Behörden veranlaßter Untersuchungen gewesen [MYGIND, MYGGE, UCHERMANN, GUTZMANN, ENGELMANN u. a.[3])]. Das Material ist nicht gleichwertig. Es scheint sich aber doch als Tatsache herauszuheben, daß Taubstummheit, Taubheit und Schwerhörigkeit verhältnismäßig oft bei den Geschwistern der Taubstummen vorkommen und daß Verwandtschaft der Eltern (nach HAMMERSCHLAG bei Taubgeborenen in 30—40% aller Fälle) eine große Rolle spielt. So neigen denn neuere Forscher der Ansicht zu, daß idiotypische Taubstummheit ein recessives Leiden darstellt[4]). Idiotypisch und angeboren fallen hier, wie betont werden soll, nicht zusammen, da es u. a. eine intrauterine, auf syphilitischer Basis erworbene Taubstummheit gibt. Wie andere recessive Leiden kommt Taubstummheit verhältnismäßig häufig bei Juden vor, was größtenteils auf der Häufigkeit der Verwandtenehen in Gegenwart und Vergangenheit beruhen dürfte. Die in Verbindung mit den bekannten Drehbewegungen auftretende *Taubheit der japanischen Tanzmäuse*, bei welchen Schwund der Stria vascularis, Atrophie des CORTISchen Organes, der Ganglien, Oktavuswurzeln und -zentren gefunden werden, vererbt sich zusammen mit dem Tanzmauscharakter als recessives Merkmal[5]).

16. Tuberkulose[6]).

Es ist bekannt, daß gerade die Tuberkuloseforschung den hauptsächlichsten Boden gebildet hat, auf welchem der Konstitutionsbegriff geformt und weitergebildet und auf dem über die Bedeutung der Konstitution und das Vorhandensein einer konstitutionell bedingten Disposition für Krankheitsentwicklung und Krankheitsverlauf am meisten gestritten worden ist. In der Tat ist ROKITANSKYS[7]) Lehre vom Habitus phthisicus der erste Versuch gewesen, das materielle Wesen einer Krankheitsdisposition zu begründen. Es folgte F. W. BENEKE[8]), der die skrophulo-phthisische Konstitutionsanomalie im Gegensatz zum carcinomatösen,

---

[1]) KÖRNER: Zeitschr. f. Ohrenheilk. Bd. 50, S. 98. 1905; HAMMERSCHLAG: Ebenda Bd. 61, S. 225. 1910; ALBRECHT: Münch. med. Wochenschr. 1922, S. 294.

[2]) VAN DER HOEVE u. DE KLEIJN: Ref. in Dtsch. med. Wochenschr. 1917, Nr. 20, S. 633 (bei 11 von 22 Familienmitgliedern in 4 Generationen); vgl. auch HASS: Med. Klinik 1919, Nr. 45, S. 1112 (Schwerhörigkeit, Knochenbrüchigkeit und blaue Sclera kommen in derselben Familie bald zu dreien, bald zu zweien, bald erstere für sich allein vor).

[3]) Vgl. GUTZMANN: Die Vererbung von Sprachstörungen. v. N. u. K., S. 470.

[4]) LUNDBORG: Arch. f. Rassen- u. Gesellschaftsbiol. Bd. 9, S. 133. 1912; Hereditas Bd. 1, S. 35. 1920.

[5]) Vgl. T. KUYPERS große Arbeit über die Tanzmaus (Rotterdam 1913, 4°) und mein Referat (Zeitschr. f. indukt. Abstammungs- u. Vererbungslehre Bd. 21, S. 57. 1919), sowie LUNDBORG: l. c.

[6]) Allgemeine Literatur am Schluß des Beitrags.

[7]) Handb. d. allg. pathol. Anat., Wien 1846. Ich folge in diesem historischen Abschnitt im wesentlichen J. BARTELS: Zentralbl. f. d. ges. Tuberkuloseforsch. Bd. 17, S. 389 bis 399. 1921.

[8]) Die anatom. Grundlagen der Konstitutionsanomalien des Menschen. Marburg 1878.

rhachitischen Typus anatomisch zu definieren suchte, während MARTIUS[1]) vom Gesichtswinkel des Klinikers aus es unternommen hat, den Konstitutionsbegriff auf dem Wege der Funktionsprüfung zu begründen und in physiologischer Hinsicht weiterzubilden. Ähnlich wie auch der Hygieniker HUEPPE betont MARTIUS, ebenfalls unter hauptsächlicher Bezugnahme auf die Tuberkulose[2]), daß es, ebenso wie von der Natur und Kraft des Erregers, von der Natur und Konstitution des infizierten Organismus abhänge, ob eine Infektion vom Ausbruch der Krankheit gefolgt sei. Zur Prädisposition und zur Höhe der pathologischen Schädlichkeit kommt natürlich noch die Summe der Außenbedingungen. Eine wesentliche Stütze erhielt die ,,Dispositionslehre'' auch durch Vertreter der pathologischen Anatomie, wie RIBBERT, ORTH, v. HANSEMANN, offenbar weil, wie BARTELS sagt, das Obduktionsbild es besonders nahelegt, den Dispositionsbegriff wachzurufen und zu stützen.

Infolge der Entdeckung des Tuberkuloseerregers durch R. KOCH wurde das Konstitutionsproblem eine Zeitlang stark zurückgedrängt, ja, von nicht wenigen Forschern wurde das Vorhandensein einer ererbten, individuellen und spezifischen, d. h. gerade dem Angriff des Tuberkuloseerregers ausgesetzten Disposition energisch in Abrede gestellt. Auch von pathologisch-anatomischer Seite her erhielt dieser skeptische Standpunkt Unterstützung. So hat noch ganz neuerdings[3]) RÖSSLE die Anschauung ausgesprochen, daß im Vergleich zu der mächtigen *generellen* menschlichen Disposition für Tb. das *individuelle* Plus oder Minus, was dazukommt, entweder keine Rolle spiele oder zur Zeit nicht nachweisbar sei. Andererseits hat aber schon mit Beginn des neuen Jahrhunderts eine Abkehr von der ,,orthodoxen Infektionslehre'' stattgefunden, so daß eine dritte Phase in der Entwicklung der Konstitutionslehre begann. Wie BARTEL hervorhebt, mußte gerade KOCHS Entdeckung den Umschwung bringen, da sie gefolgt war von einer mächtigen Entwicklung der *immunbiologischen* Forschung. Die Frage nach der Bedeutung der konstitutionellen Momente und der Wirkung einer ererbten oder erworbenen Disposition rückte damit wieder mehr in den Vordergrund, so daß vielfach eine immunbiologische Fassung des Konstitutions- und Dispositionsbegriffes angestrebt wurde. Bemerkenswert sind die vorsichtigen, vorausschauenden Worte, welche KOCH[4]) selbst in dieser Frage geäußert hat. Wenn auch ein großer Teil der unter dem Ausdruck Disposition zusammengefaßten Erscheinungen sich auf einfache und leicht erklärliche Verhältnisse (Schädigung des schützenden Epithels der Respirationsschleimhaut durch Masern, Keuchhusten, Bronchitis, mangelhafte Bewegung der Flimmerhaare, Adhäsionen, schlechte Entwicklung des Thorax u. a.) zurückführen lasse, so bleiben nach KOCH dennoch einige schwer oder gar nicht zu deutende Tatsachen, welche uns zwingen, vorläufig die Annahme einer Disposition bestehen zu lassen, so die auffallenden Unterschiede im Verlauf der Tb. bei Kindern und Erwachsenen, sowie die unverkennbare Prädisposition mancher Familien für Erkrankungen.

Wie erwähnt, ist der Konstitutionsbegriff wenigstens auf dem Gebiete der Tb.-Forschung ein im wesentlichen anatomischer gewesen. Speziell der STILLERsche *Habitus oder Status asthenicus (Asthenie)*, dem heute von einer großen Zahl von Forschern eine disponierende Bedeutung zugeschrieben und dessen prä-

---

[1]) Konstitution und Vererbung in ihren Beziehungen zur Pathologie. Berlin: Julius Springer 1914.
[2]) Tb. bedeutet im folgenden Tuberkulose, T.-B. Tuberkelbacillen.
[3]) Ber. wiss. Verhandl. Vereinig. Lungenheilanstaltsärzte, Jena 1923.
[4]) Zitiert nach JACOB u. PANNWITZ: Entstehung und Bekämpfung der Lungentuberkulose, Bd. 1, S. 199. Leipzig: Thieme 1901.

gnanteste Form als *Hab. phthisicus* oder *paralyticus* bezeichnet wird[1]), ist in erster
Linie durch ein gruppenweises Zusammentreten einer Anzahl von anatomischen
Konstitutionsanomalien gekennzeichnet, von denen der lange flache Thorax[2]), die
Costa decima fluctuans, das kleine oder schwache, steilgestellte Herz, die Enge
der arteriellen Gefäße und die Ptosis der Baucheingeweide die wichtigsten sind[3]).
In allen neuen Definitionen nehmen aber auch physiologische Momente (Hypotonie der gesamten Muskulatur, neuropathische Veranlagung, Übererregbarkeit
des vegetativen Nervensystems, vor allem auch eine Schwächung des Binde-
gewebes) einen wichtigen Platz ein. Verschieden sind die Meinungen bezüglich
des näheren Zusammenhangs zwischen Asthenie und Krankheit. Nach SORGO[4])
besteht die dispositionelle Wichtigkeit des Hab. phthisicus darin, daß es sich um
eine morphologische Degenerationserscheinung handelt, die mit physiologischer
Minderwertigkeit und verminderter Widerstandskraft verbunden ist. HART[5])
meint, daß die Asthenie *nicht als Gesamtkonstitution* die Disposition zu einer
bestimmten Krankheit erklären kann, daß vielmehr nur das im Rahmen dieser
Konstitution gegebene örtliche, anatomisch und funktionell wirksame Moment
in Frage komme. Mit dem Nachweis spezieller Momente sind in der Tat, wie
wir sehen werden, auch jetzt noch zahlreiche Forscher beschäftigt.

Der Hab. asthenicus und speziell der Hab. phthisicus ist im Kindesalter
noch nicht ausgeprägt[6]). Schon aus diesem Grunde konnte, zuerst von COHN-
STAMM, noch vor der Entdeckung des T. B. behauptet werden, daß der phthisische
Habitus nicht die Disposition für die Tb., sondern ihr *Produkt* sei, indem das
im Körper vorhandene tuberkulöse Virus die Entwicklung des Körpers beeinflusse und so den phthisischen Habitus erzeuge. Auch heute nehmen nicht wenige
Forscher, u. a. FR. MÜLLER[7]) an, daß der Hab. phthisicus mit seiner charakteristischen Thoraxbildung wenigstens größtenteils als *Folge*, nicht aber als Ursache
einer seit der Kindheit bestehenden schleichenden Tb. aufzufassen ist. Andere
geben beide Möglichkeiten zu[8]).

Ein Teil der anatomischen und physiologischen Merkmale des Hab. asthenicus hat deutlich den Charakter von *Entwicklungshemmungen*. Ganz allgemein
sagt BAUER[9]), daß hypoplastische oder mißgebildete Organe einen besonders
guten Nährboden bilden, während allerdings „reine Hypoplastiker" einen großen
Schutz gegen die Entstehung der Schwindsucht in ihrer Neigung zu bindegewebiger Hyperplasie haben sollen (s. u.). Im Einklang mit der erwähnten Auffassung BAUERS steht, daß speziell auch der asthenische Typus des Brustkastens,
dem ja eine hohe disponierende Bedeutung zugeschrieben wird, und der damit

---

[1]) Nach BAUER (Wien. klin. Wochenschr. 1924, Nr. 42 u. a. a. O.) stellt der Status
asthenicus gewissermaßen eine Spezialform (vielleicht besser: eine mildere, weniger extreme
Form) des *Status degenerativus* dar, welcher als Konstitutionsanomalie universellster und
extremster Art natürlich an und für sich eine verminderte Widerstandskraft gegen Infektionskrankheiten aufweist. Vgl. auch die Abbildungen des Habitus asthenicus bzw. Thorax
phthisicus und paralyticus bei J. BAUER: Konst. Disp., S. 63, und in Bacmeisters Lehrb.,
S. 35.

[2]) GOTTSTEIN (Med. Reform 1905) hebt als disponierend den im Verhältnis zur Körpergröße geringen Brustumfang hervor.

[3]) Für BENEKES skrophulo-phthisische Konstitutionsanomalie sollten kleines Herz,
enges Gefäßsystem, weite Pulmonalis, große Lungen, kleine Leber, schwach entwickeltes
Muskel- und Knochensystem die Merkmale bilden.

[4]) Wien. med. Wochenschr. Jg. 73. 1923.

[5]) Konstitution und Disposition. Ergebn. d. allg. Pathol. u. pathol. Anat. Bd. 20. 1922.

[6]) BRÜCKNER: Zeitschr. f. Schulgesundheitspfl. u. soz. Hyg. Bd. 34. 1921.

[7]) Konstitution und Individualität (Rektoratsrede). München 1920.

[8]) HART: Über den Loc. min. res. Zeitschr. f. ärztl. Fortbild. Bd. 19. 1922; KLEM-
PERER: l. c., S. 19.

[9]) Zeitschr. f. Tuberkul. Bd. 34, S. 619. 1921.

korrelativ verbundene „hohe Gaumen" (Spitzbogengaumen) als Ausdruck einer hypoplastischen Skelettentwicklung aufgefaßt werden kann[1]), und daß Kretsch-mer[2]) ein Hauptmerkmal des Hab. asthenicus (einschließlich des Hab. phthisicus) in dem Mißverhältnis zwischen großer, schlanker Nase und zurückweichendem, hypoplastischem Kinn sieht.

Mit dem Gesagten berührt sich sehr nahe die Anschauung, daß zwischen Tb. und *Infantilismus* enge Beziehungen bestehen. So stellt Fr. Müller[3]) eine häufige Koincidenz der Tb. mit Infantilismus fest und zwar sieht er den Infanti-lismus, ebenso wie den Hab. asthenicus, als eine Folge der Tb. an. Auch Bauer, der den eigentlichen Hab. asthenicus als primär gegeben betrachtet, denkt an die Möglichkeit, daß Infantilismen verschiedener Art, sogenannte Kümmer-formen, das Ergebnis der entwicklungsstörenden Wirksamkeit der Tb. sind[4]). Ebenso ist Hart (l. c.) geneigt, die Stenose der oberen Thoraxapertur zum par-tiellen Infantilismus, nicht zur Asthenie zu rechnen.

Seit Rokitansky und Beneke einen Antagonismus zwischen Tb. und Krebs nach-zuweisen versucht haben, und letzterer der skrophulo-phthisischen die carcinomatöse Ano-malie (kräftiges Herz, weites arterielles Gefäßsystem, enge Pulmonalis, kleine Lungen, gut-entwickelte Leber, kräftiges Muskel- und Knochensystem, reichliches Fettgewebe) gegen-übergestellt hat, ist diese Frage immer wieder behandelt, aber verschieden beantwortet worden. Während z. B. Hirschowitz[5]) einen Antagonismus innerhalb gewisser Grenzen zugibt und das seltene Vorkommen von Carcinom bei aktiver Tb. betont, wird von anderer Seite ein solcher Gegensatz mehr oder weniger entschieden in Abrede gestellt[6]). Die oft beobachtete Koinzidenz von Tb. und Ulcus ventriculi beruht vielleicht darauf, daß für beide die asthe-nische Konstitution günstig ist[7]), andererseits gibt Hart[8]) an, daß bei Magengeschwür selten eine fortschreitende Tb. vorkommt und daß für beide eine verschiedene konstitutionelle Grundlage anzunehmen ist. Das Vorhandensein von Ichthyosis und nichttuberkulösen Nasenaffektionen soll stark disponierend wirken[9]), unsicher ist die Begünstigung tuberku-löser Erkrankung durch „hereditäre" Syphilis[10]).

Wir kommen zur Frage, welche Konstitutionen einen ungeeigneten Boden für die Entwicklung der Krankheit bilden. In erster Linie pflegt hier der Lympha-tismus (Paltaufs Status thymicolymphaticus, nach Bartel „Teilsymptom" eines allgemeineren Status hypoplasticus) genannt zu werden[11]). So sind nach Bauer Lymphatiker mit Hyperplasie besonders des lymphatischen Rachenringes verhältnismäßig resistent, während sie andererseits allerdings Neigung zu unge-wöhnlicher Lokalisation (Urogenitaltrakt, Nebenniere, Gehirn) zeigen. Nach Sorgo gilt der große Schutz, den die Lymphatiker gegen die Entstehung der Schwindsucht in der Neigung zu bindegewebiger Hyperplasie besitzen, nicht für die Mischformen von asthenischem und lymphatischem bzw. hypoplastischem Habitus. Es dürfte also die Fähigkeit des Lungengewebes zur rechtzeitigen und

---

[1]) Blumenfeld: Beitr. z. Klin. d. Tuberkul. Bd. 50. 1922; vgl. auch J. Bauer: Konst. Disp., S. 477.

[2]) Körperbau und Charakter, 4. Aufl., S. 47.

[3]) Münch. med. Wochenschr. Jg. 69. 1922.

[4]) Die Erbanlagen des Kindes in bezug auf Tb. Beitr. z. Klin. d. Tuberkul. Bd. 59, S. 485. 1924.

[5]) Zeitschr. f. Tuberkul. Bd. 35. 1921; vgl. Weinberg: Münch. med. Wochenschr. 1906, S. 1473.

[6]) Torfs: Vlaamsch geneesk. tijdschr. Bd. 3. 1922; Cornet: Tub., S. 509.

[7]) Vgl. J. Bauer: Konst. Disp., S. 513.

[8]) Hart, C.: Die Lehre vom Stat. thym.-lymph. München: Bergmann 1923.

[9]) Rivers: Three clin. studies in tubercul. praedisp. London 1920.

[10]) Munro: Lancet, 6. 12. 1924, S. 1173.

[11]) Bauer, J.: Zeitschr. f. Tuberkuloseforsch. Bd. 34. 1921; Bartel, J.: Zentralbl. f. d. ges. Tuberkuloseforsch. Bd. 17, S. 389—399. 1922; Sorgo: Wien. med. Wochenschr. Jg. 73. 1923; Hart, C.: l. c. Über die Schwierigkeit, auf Grund anatom. Merkmale die Dia-gnose auf den Stat. thym.-lymph. zu stellen, vgl. Joffe u. Wiesbader: Klin. Wochenschr. 1925, Nr. 11.

ausreichenden Bindegewebsbildung nicht einfach als Teilerscheinung irgendeines der uns bekannten Konstitutionstypen betrachtet werden, vielmehr müsse dieser Fähigkeit eine viel selbständigere Rolle zugewiesen werden. Die von manchen in die Nähe des Status thymico-lymphaticus gestellte arthritische Diathese scheint selten mit Tb. verbunden zu sein, bzw. eine günstige Prognose zu bilden[1]), Diabetiker sind gleichfalls selten von Tb. befallen, andererseits finden sich bei ihnen besonders bösartige Formen[2]).

Verhältnismäßig häufig sind mit bestimmten Konstitutionen Bildungsfehler mehr lokalisierter z. T. erblicher Natur, sogenannte *Degenerationszeichen* oder *Stigmen*, koordiniert, so daß man an eine gemeinschaftliche keimplasmatische Wurzel, speziell an Konnexion oder lose Koppelung (S. 189, 195) denken kann. Wenn nun bei der Tb. wirklich ein konstitutionelles Element mitspielt und wenn sie also auf dem Boden einer bestimmten Konstitution besonders leicht zur Entwicklung kommt, so würde es zu verstehen sein, wenn auch bei tuberkulösen Personen verhältnismäßig häufig die mit den betreffenden Konstitutionen koordinierten Anomalien vorgefunden werden, ohne daß diese in einem direkten oder indirekten kausalen Zusammenhang mit der Krankheit stehen. Konstitutionsanomalien dieser Art sind z. B. abnorme Pigmentierungen, Warzen, Naevi, Polymastie, Ohranomalien, besonders unregelmäßige Entwicklung des Ohrläppchens, asymmetrische Ausbildung paariger, erst am Ende der Fötalzeit endgiltig sich gestaltender Organe (RICOCHON, FOURNIER), die Costa decima fluctuans (STILLER), Entwicklungsstörungen des Uterus (HEGAR), Keimdrüsenveränderungen (BRACK) u. a.[3]) In sehr vielen Fällen kann hier nicht von Feststellungen gesprochen werden, die den wissenschaftlichen Ansprüchen genügen. So konnte neuerdings für die Costa dec. fluct. gezeigt werden, daß diese auch bei Nichttuberkulösen häufig vorkommt[4]). SIEMENS[5]) fordert daher eine genaue, systematisch vorgehende Erforschung der Korrelation zwischen bestimmten Stigmen und Tb., etwa nach der sogenannten WEINBERGschen Gattenmethode, wobei die Häufigkeit des Stigmas bei den Kranken und gleichzeitig bei ihren gesunden Ehegatten untersucht wird. Es hat diese Methode den Vorzug, daß sich bei einem solchen Material Altersverhältnisse und soziale Gliederung im wesentlichen entsprechen.

Während in den oben aufgezählten Fällen im allgemeinen nur Konnexionen zwischen Stigmen und Tb. in Frage kommen, kann man bei anderen Vorkommnissen an direkte kausale Zusammenhänge zwischen Anomalie und Krankheit, bzw. an echt korrelative Beziehungen zwischen einem sogenannten Stigma und der eigentlichen, die Krankheit bedingenden Konstitutionsanomalie denken. Gibt es nun in der Tat lokalisierte, im Rahmen eines allgemeinen Habitus liegende Eigentümlichkeiten der Organisation, also *Organschwächen* oder *Organminderwertigkeiten*, für welche Zusammenhänge dieser Art anzunehmen sind? Bedeutsam war hier die Beobachtung TURBANS[6]), daß verhältnismäßig häufig (in 80% der beobachteten Fälle) bei Eltern und Kindern bzw. bei Geschwistern dieselbe Seite der Lunge ausschließlich oder vorwiegend (primär) an Tb. erkrankt. Es scheint sich also eine für Tb. besonders disponierende Organschwäche, ein *Locus minoris resistentiae hereditarius*, in erblicher Weise übertragen zu können. Damit

---

[1]) BORCHARDT: Dtsch. med. Wochenschr. Jg. 47, S. 1159; 1921; MÜLLER, FR.: Münch. med. Wochenschr. Jg. 69. 1922.

[2]) MÜLLER: l. c.

[3]) Vgl. EICHWALD: Zeitschr. f. Tuberkuloseforsch. Bd. 34. 1921; zum letztgenannten Punkte auch BRACK: Beitr. z. Klin. d. Tuberkul. Bd. 60. 1925.

[4]) FREY, H.: Korrespondenzbl. f. Schweiz. Ärzte 1918, Nr. 44.

[5]) Beitr. z. Klin. d. Tuberkul. Bd. 43. 1920.

[6]) Zeitschr. f. Tuberkul. u. Heilstättenwesen Bd. 1. 1900.

schien „zum ersten Male in der Frage der Heredität der Lungentuberkulose an die Stelle der rätselvollen Vermutungen eine greifbare Tatsache gesetzt" (EDEL). Die Anschauung TURBANS, die auch in BREHMERS Aufstellung der „*Erkrankung im korrespondierenden Lebensalter*" (homochrone Vererbung) eine Stütze fand, erhielt vielseitige Bestätigung, so von EDEL (Übereinstimmung bei 71,40%), A. E. MAYER (72,32%), STRANDGARD (72%), KUTHY (71,4%) u. a.[1]). Auch eine morphologische Übereinstimmung, nämlich eine *Familienähnlichkeit der Hiluszeichnung*, konnte nachgewiesen werden (A. E. MAYER), doch ist natürlich in diesen und in anderen Fällen nicht immer zu erwarten, daß der L. m. r. notwendig anatomisch gekennzeichnet ist, vielmehr kann er ausschließlich in funktionellen Anomalien zum Ausdruck kommen. So hat WASSERMANN[2]) darauf hingewiesen, daß Tb. des Zentralnervensystems und speziell tuberkulöse Meningitis besonders in solchen Familien auftritt, in welchen eine *funktionelle* Minderwertigkeit des Zentralnervensystems zu beobachten ist. Neben den konstitutionellen können natürlich auch konditionelle, durch Traumen, vorangegangene Erkrankungen u. a. entstandene Minderwertigkeiten ein Organ oder einen Organteil zu einem L. m. r. werden lassen.

Bezüglich der Frage, weshalb gerade die *Lunge* und besonders die *Lungenspitzen* einen L. m. r. bilden können, muß unterschieden werden zwischen der *generellen*, für das ganze Menschengeschlecht oder wenigstens für die Hauptrassen geltenden Disposition der Lungen und speziell Lungenspitzen[3]) und den *individuellen* konstitutionellen Verhältnissen. Was die generelle Prädisposition speziell der Lungenspitzen anbelangt, so ist hauptsächlich die Lehre von BIRCH-HIRSCHFELD und TENDELOO zu erwähnen, wonach der im Gegensatz zu den übrigen großen Bronchien steile Verlauf des *hinteren apikalen Bronchus* die Bewegungsenergie des in- und exspiratorischen Luftstroms derart verändert, daß eine Ansiedlung von Bakterien besonders leicht erfolgt[4]). Die Ursache für eine individuelle Disposition kann nach FREUND[5]) und HART[6]) in einer Erkrankung und mangelhaften Entwicklung des *ersten Rippenknorpels* und in der damit zusammenhängenden frühzeitigen Verengerung und Erstarrung der *oberen Thoraxapertur* gesehen werden. Durch Umschnürung und Kompression der Lungenspitzen[7]) wird dann deren Funktion behindert und die Ansiedlung eingeatmeter bzw. eingeschwemmter T. B. begünstigt. Das Auftreten der Spitzentuberkulose in der *Pubertätszeit* wird damit erklärt, daß erst zu dieser Zeit die Lungenspitzen sich in den stärker neigenden und starrer werdenden ersten Rippenring

---

[1]) EDEL, W.: Brauers Beitr. Bd. 50. 1922; MAYER, A. E.: Zeitschr. f. Tuberkuloseforsch. Bd. 29. 1918; weitere Lit. bei KUTHY u. WOLFF-EISNER: l. c., S. 96. Über die Nebennieren als Locus min. resist. vgl. S. 211.

[2]) Wien. med. Presse 1904, Nr. 43.

[3]) Bekanntlich ist die Lunge nicht bei allen Haustierarten das am meisten prädisponierte Organ.

[4]) BIRCH-HIRSCHFELD: Arch. f. klin. Med. Bd. 64; TENDELOO: Studien über die Ursachen der Lungenerkrankungen. Wiesbaden: Bergmann 1902; vgl. auch CORNET: Tub., S. 299 ff., 408 ff. Über die anatomischen Ursachen der Bevorzugung der rechten Lungenspitze (größere Weite des rechten Apikalbronchus usw.) vgl. NARATH: Der Bronchialbaum der Säugetiere und des Menschen. Bibl. med., Abt. A, Anat., Heft 3. Stuttgart: Naegele 1901. Bezüglich einer anderen Auffassung der Prädisposition der Lungenspitzen (Stärke der Ventilation der mittleren und unteren Lungenpartien, daher bessere Übung in der Abwehr von Reizen und Erhöhung der Resistenz gegenüber den Lungenspitzen) vgl. MEINICKE: Brauers Beitr. Bd. 56, S. 169. 1923.

[5]) Berlin. klin. Wochenschr. 1902, Nr. 33; Über primäre Thoraxanomalien usw. Berlin: Karger 1906.

[6]) Die mech. Disposition der Lugenspitze zur tub. Phthise. Stuttgart 1906.

[7]) Über die damit zusammenhängende „SCHMORLsche Furche" vgl. Münch. med. Wochenschr. 1901, Nr. 50.

hinaufschieben und daß sich so eine Funktionsbeeinträchtigung gerade der obersten Teile geltend macht. Diese Lehre von der *mechanischen Disposition*, welche abgesehen von ihrer allgemeinen konstitutionstheoretischen Bedeutung erstmals eine *entwicklungsmechanische* Erklärung auch für das *zeitliche* Auftreten der Tb. zu geben versucht, hat zahlreiche Anhänger, aber auch Gegner[1]) gefunden, jedenfalls ist aber z. Z. das Interesse für diese anatomischen, entwicklungsgeschichtlichen und Korrelationsprobleme etwas zurückgedrängt durch die Weiterbildung des Konstitutionsbegriffes in *physiologischem* und namentlich in *immunbiologischem* Sinne.

Es handelt sich dabei um die Frage, ob außer „*nicht-spezifischen*" (nicht speziell auf die T. B. bezüglichen) angeborenen Abwehrkräften des Organismus[2]) und neben einer *generellen*, d. h. *für das ganze Menschengeschlecht gültigen relativen Immunität* der Lungenspitzen gegenüber der Tb. noch eine *individuelle* oder *rassenmäßig variierende*, in der angeborenen Konstitution begründete Immunität anzunehmen ist, welche „spezifischer" Art[3]), d. h. speziell auf den T. B. eingestellt ist und auf irgendwelchen humoralen oder allgemein-zellphysiologischen Grundlagen beruht. Mehrfach findet man auch in der Literatur die spezielle Frage gestellt, inwieweit eine angeborene *vollständige* Immunität bei einzelnen Individuen besteht, und andererseits, ob eine *besondere* individuelle Disposition überhaupt für die Erkrankung *notwendig* ist. Auch ist an die Möglichkeit gedacht worden, daß eine etwa vorhandene rassenmäßige Immunität auf ganz bestimmte T. B.-Stämme beschränkt sein könnte[4]).

Während auf pathologisch-*anatomischem* Gebiete die Frage einer primären, *angeborenen* Konstitution und Disposition im Vordergrund des Interesses steht, rechnen die Immunbiologen im allgemeinen weniger mit einer ererbten als mit einer *individuell-erworbenen Immunität*. Die Kernfrage lautet dann: Wirkt die weit verbreitete, im Kindesalter erfolgende *Erstinfektion* für eine spätere Re- oder Superinfektion *disponierend*, wie Behring angenommen hat, oder hat nicht vielmehr, worauf besonders die später zu besprechenden ethnologischen Erscheinungen sowie die Ergebnisse von Tierexperimenten hinweisen[5]), die Primärinfektion und die ihr folgende Skrofulose oder Bronchialdrüsentuberkulose eine *immunisierende* Wirkung? Wohl die Mehrzahl der Forscher neigt bekanntlich der letzteren Ansicht zu. So hat Brauer in bestimmter Form die Kindertuberkulose als die Immunisierungskrankheit der Tb. bezeichnet[6]). Wer mit seiner Bronchialdrüsentuberkulose davonkommt, ist danach immun, d. h. er verfügt über ein höheres Maß von Immunkräften, und wenn bei solchen Individuen eine spätere Neuinfektion erfolgt, so verläuft die Krankheit in der verhältnismäßig gutartigen chronischen Form. In anderen Fällen, z. B. beim Auftreten der Miliartuberkulose, sind eben nicht genügende oder gar keine Abwehrkräfte vorhanden. Eine sekundäre Frage ist die, ob etwa die von den Eltern oder überhaupt von den Vorfahren erworbene Immunität auf placentarem oder auch auf germinativem (idiokinetischem) Wege den Nachkommen mitgeteilt werden kann, ein allgemein-vererbungstheoretisches Problem, auf das später noch einmal zurückzukommen ist.

---

[1]) Vgl. W. Neumanns Röntgenbefunde (Brauers Beitr. Bd. 40. 1918; hier ausführliche Literatur); Wenckebach: Wien. klin. Wochenschr. 1918, Nr. 12, S. 519.

[2]) Müller, Fr.: Münch. med. Wochenschr. 1922.

[3]) Spezifisch bedeutet also hier, wie in der biologischen Terminologie, *artmäßig*, insofern eine bestimmte Art von Erregern in Betracht kommt.

[4]) Vgl. Meinicke: l. c., S. 165ff.

[5]) Vgl. hierzu Klemperer: l. c., S. 28f.; Bauer, Jul.: Konst. u. Vererb., S. 615; Rössle: l. c., S. 179, u. a.

[6]) Vgl. hierzu Much, H.: Einige Tb.-Fragen. Sonderbeil. z. Med. Klinik, Heft 1. 1925.

Auch bei Tierexperimenten hat sich herausgestellt, daß die Erstinfektion eine gewisse Immunität hinterläßt und daß sich die chronische Lungentuberkulose nur bei vorhandener relativer Immunität entwickelt[1]).

Sehr nahe berührt sich mit dem Immunitätsproblem die Frage nach der Bedeutung des *endokrinen* Apparates. Wie besonders Bauer hervorhebt, bildet die „konstitutionelle Blutdrüsenkonstellation", die „persönliche Blutdrüsenformel" (eine zunächst freilich noch sehr abstrakte Größe) einen sehr gewichtigen Faktor, der den Resistenzgrad eines Individuums gegenüber der Tb. mitbestimmt. So wird angegeben, daß die Schilddrüse die immunisatorischen Abwehrkräfte des Organismus fördert und daß der als erblich erweisbare primäre Hyperthyreoidismus einen gewissen Schutz für die Tb. bedeutet[2]).

Sehr bemerkenswert ist auch ein entwicklungsgeschichtlicher Hinweis Sorgos: Da Schwindsucht eine Krankheit des zur vollen Entwicklung heranreifenden und des eben ausgereiften Alters ist und da in dieser Zeit die Tätigkeit des endokrinen Systems zur höchsten und bedeutsamsten Entfaltung kommt, so liegt der Schluß nahe, daß die Funktion dieses Systems auch an der Ausbildung der vermuteten, in ihrem Wesen noch ganz unbekannten „Schwindsuchtsanlage" ihren bedeutsamen Anteil hat. Auch die innersekretorische Keimdrüsenfunktion ist von Einfluß auf das Bild der Tb.: wie auch Erfahrungen an kastrierten Frauen (Warnekros) und kastrierten Meerschweinchen (H. Mauthner) bestätigten, übt Hypogenitalismus einen günstigen Einfluß auf die Tb. aus.

Ehe wir nun von hieraus zum eigentlichen Hereditätsproblem übergehen, muß noch kurz die Frage einer Übertragung auf *pseudo-hereditärem* Wege besprochen werden. In ziemlicher Übereinstimmung wird angenommen, daß eine *germinative* Übertragung der T. B. durch Ei oder Samenzellen zwar denkbar sei, aber praktisch nicht in Frage komme, während eine *placentare* Übertragung im allgemeinen als zwar seltener, aber doch sicher anzunehmender Vorgang betrachtet wird[3]). Auch ist die Annahme gemacht worden, daß in ähnlicher Weise, wie auf placentarem Wege Jodkali, Methylenblau usw. von der Mutter auf den Foetus übertragen werden, auch eine Intoxikation durch Bakteriengifte auf diese Weise möglich ist, und daß infolgedessen Aborte zustande kommen können oder lebensschwache, unter dem Bild des Marasmus oder der Atrophie zugrunde gehende Früchte geboren werden (Reiche). Solche Vorkommnisse würden in das Gebiet der *Keimverderbung* oder *Blastophthorie* gehören. Auch wäre es denkbar, daß die Kinder infolge angeborener Schwäche eine allgemeine Bereitschaft zur Phthise (Reiche) aufweisen[4]), und daß ein Bild entsteht, ähnlich denjenigen, die bei „*fakultativ-identischer Vererbung*" (S. 197) zustande kommen.

Wiederholt sind auch mit Meerschweinchen und Kaninchen Experimente nach der einen oder anderen der genannten Richtungen ausgeführt worden, ohne daß jedoch eindeutige Resultate erzielt wurden[5]).

Heredität. Wenn wir nun zur Frage übergehen, ob und in welchem Umfange disponierende Konstitutionen als erblich betrachtet werden können, so

---

[1]) Koch, Rob., Behring; Roemer: Brauers Beitr. Bd. 13. 1909; Bd. 17. 1910; Bd. 22. 1922; vgl. auch Klemperer: l. c., S. 29.

[2]) Vgl. auch Schultz, W.: Beitr. z. Klin. d. Tuberkul. Bd. 56, S. 156. 1923; Bauer: Konst. u. Tb., S. 619; Konst. Disp., S. 92, und andererseits Müller: Tb. u. Konst. (s. oben).

[3]) Jacob u. Pannwitz: l. c., S. 193; Cornet: l. c., 1. Hälfte, S. 432 (hier ausführliche Lit.); Langendorfer: Zeitschr. f. d. ges. Tuberkuloseforsch. Bd. 32. 1920; Klemperer: l. c., S. 18; Meinicke: l. c.; Reiche: Brauers Beitr. Bd. 54. 1923.

[4]) Cornet: l. c., S. 473 ff.

[5]) Vgl. Jacob u. Pannwitz: l. c., S. 195 f.; Govaerts: Eugenics record office Cold Spring Harbour. Americ. review of tubercul. Bd. 6. 1922 (vgl. Ref. von Güterbock in Zentralbl. f. d. ges. Tuberkuloseforsch. Bd. 19, S. 157. 1923).

ist zunächst festzustellen, daß offenbar das Menschengeschlecht als Ganzes eine außerordentlich große *generelle Empfänglichkeit* für Tb. besitzt, und zwar beschränkt sich diese generelle Disposition nicht bloß auf die Lungen und speziell auf die Lungenspitzen, vielmehr sieht man namentlich dann, wenn die Tb. gewissermaßen in unberührte Gebiete einbricht und Völkerschaften befällt, in denen sie noch nicht heimisch war, daß das gesamte Drüsensystem, die serösen Häute und das parenchymatische Gewebe in gleicher Weise befallen werden (MEINICKE). Gleich hier sei bemerkt, daß bei anderen Organismen und speziell bei den Haussäugern der Grad der Empfänglichkeit sehr verschieden groß ist. So zeigen schon die bekannten Versuchstiere Unterschiede. Ratten sind gegen Tb. sehr wenig empfänglich, Kaninchen sind im Vergleich zum Menschen ebenfalls verhältnismäßig wenig disponiert, sind aber ebenso wie die Meerschweinchen für hochvirulente T. B.-Stämme hochempfindlich. Hunde sind im allgemeinen wenig disponiert, zeigen aber große individuelle Schwankungen.

Die Abnahme einer generellen Disposition des Menschen findet eine Hauptstütze in den Sektionsbefunden. NAEGELI (Zürich)[1] und BURKHARDT (Dresden)[2] fanden bei Sektionen Erwachsener in 90—100% aller Fälle anatomische Merkmale einer früheren Tb.-Infektion. Die Prüfung der Ergebnisse durch LUBARSCH, ORTH, BEITZKE und HART ergab geringere Zahlen (60—70%), indessen konnte mit Hilfe der VON PIRQUETschen Cutanprobe gezeigt werden, daß wenigstens in manchen Großstädten, so in Wien nach HAMBURGER, die große Mehrzahl der Kinder schon im 12. Lebensjahr tuberkulös infiziert ist. Selbst bei Kindern Wohlhabender wurden im 12.—13. Lebensjahr bis 60—70% positive Reaktionen gefunden, und auch in kleinen Orten, in denen kaum ein Phthisiker lebt, wurde noch ein Viertel bis ein Drittel der Kinder als tuberkulös infiziert nachgewiesen[3]. In anderen Großstädten wurden ungefähr in der nämlichen Altersklasse (11 bis 14 Jahre) z. T. etwas niedrigere Zahlen gefunden, so von UMBER in Charlottenburg 66% (gegenüber 56% vor dem Kriege), von SANDER in Dortmund 68,2%, von HOFFA[4] in Barmen 63,1%.

Der Grund dafür, daß trotz dieser weitverbreiteten Infektion die Tb. nicht bei einer größeren Zahl von Menschen zur Entfaltung kommt, als dies wirklich der Fall ist, wird heute von der Mehrzahl der Forscher darin gesehen, daß, wie schon oben besprochen wurde, durch die im Kindesalter erfolgende primäre Infektion in den meisten Fällen ein gewisses Maß von individueller Resistenz geschaffen wird. Viele nehmen auch an, daß speziell bei den europäischen Kulturvölkern infolge der allgemeinen Durchseuchung eine allmähliche Umstimmung stattgefunden hat, so daß sie insbesondere für die schweren Formen der Tb. weniger zugänglich sind[5]. Dabei könnten Selektionsprozesse und Panmixie mitgewirkt haben (s. u.).

In vererbungsgeschichtlicher Hinsicht besonders wichtig ist die Frage, ob sich wirklich im Menschengeschlechte *rassenmäßige Verschiedenheiten* bezüglich der Disposition und Immunität vorfinden, ähnlich wie, um ein bekanntes Beispiel anzuführen, beim Getreide hinsichtlich der Rostkrankheit immune und nichtresistente „Biotypen" nachgewiesen werden können. Auch in dieser Hinsicht liegt einiges Vergleichsmaterial auf zoologischem bzw. tiermedizinischem Gebiete vor.

---

[1] Virchows Arch. f. pathol. Anat. u. Physiol. Bd. 160. 1901; Verhandl. d. 24. Kongr. f. inn. Med. 1907.

[2] Zeitschr. f. Hyg. u. Infektionskrankh. Bd. 53; Münch. med. Wochenschr. 1903, S. 1275.

[3] HILLENBERG: Tuberculosis Bd. 7. 1911; KLEMPERER: l. c., S. 10, 28.

[4] Klin. Wochenschr. Jg. 1. 1922. Die anderen Angaben nach KLEMPERER und HOFFA.

[5] Vgl. z. B. MEINICKE: l. c., S. 161.

So wird angegeben, daß japanische Rinderrassen gegen Perlsucht und menschliche T.-B. sehr widerstandsfähig, die importierten und Mischrassentiere dagegen sehr empfindlich sind[1]). Inwieweit hier echt-rassenmäßige, auf der mutativen oder idiokinetischen Abänderung einer Erbeinheit beruhende Verschiedenheiten vorliegen, mag dahingestellt sein. In anderen Fällen sind jedenfalls die Aufzuchtsverhältnisse von maßgebender Bedeutung. Wenn z. B. die ungarischen Büffel, das ungarische Steppenvieh, das österreichische und schweizerische Alpenvieh in hohem Maße tuberkulosefrei sind[2]), so dürften hier der freie Weidegang und günstige klimatische Verhältnisse von ausschlaggebender Bedeutung sein.

Wichtiger sind die Ergebnisse von Impfversuchen, die mit Meerschweinchen und Rindern angestellt wurden. Nachdem Hamburger und neuerdings Kleinschmidt[3]) bei ersteren große individuelle Differenzen in der Reaktionsweise festgestellt hatten, konnten Wright und Lewis[4]) zeigen, daß es sich um Unterschiede erblicher Natur handelt und daß die große Resistenz bestimmter Familien durch Kreuzung auf andere Familien übertragen werden kann. Zu ähnlichen Ergebnissen ist Guerin bei Rindern gekommen[5]).

Wie erwähnt, ist bei den Europäern, speziell bei den Bewohnern der Großstädte, Frühinfektion eine sehr weitverbreitete Erscheinung. Auch wird offenbar durch die Primäraffektion eine gewisse Immunität erworben, was zur Folge hat, daß die bei Heranwachsenden oder Erwachsenen infolge einer Reinfektion zur Entfaltung kommende Tb. in der relativ gutartigen chronischen Form auftritt. In sehr übereinstimmender Weise wird nun für Naturvölker und solche, die mehr an der Peripherie des europäischen Kulturkreises gelegen sind, ein ganz anderes Bild beschrieben. Während des Weltkrieges wurde allgemein beobachtet, daß die aus Tb.-freier Umwelt kommenden Hilfstruppen, besonders Senegalneger und andere Afrikaner, ferner die anatolischen Truppen der türkischen Armee und jedenfalls ein Teil der russischen Kontingente eine verhältnismäßig viel größere Disposition zur Infektion zeigten und daß die Krankheit bei ihnen mit Vorliebe einen akuten Verlauf nahm[6]). So betrug bei 1 500 000 britischen Soldaten die Tb.-Sterblichkeit 5,7%, bei 11 000 Afrikanern über 56%. Ganz ähnliche Beobachtungen sind bei den Negern und Indianern Nordamerikas[7]), bei den Landbewohnern der argentinischen Pampas[8]), ferner bei den Kalmücken[9]) und bei den Bewohnern von Neuguinea[10]) gemacht worden. Fast immer wird angegeben, daß in solchen Fällen vorwiegend die akuten Tb.-Formen, Miliartuberkulose und käsige Pneumonien vorkommen, während die relativ gutartige, chronisch verlaufende Lungen-Tb. nur da angetroffen wird, wo sie seit längerer Zeit verbreitet ist. In einigen Fällen wird auch ausdrücklich das Vorkommen von Skrofulose bei Erwachsenen hervorgehoben (Külz).

Nur vereinzelt werden diese Erscheinungen als Ausdruck eigentlich rassenmäßiger, durch spontane Keimplasmavariationen hervorgerufener Unterschiede gedeutet, so wie z. B. die nichtresistenten Getreidearten auf mutative Abänderungen der Erbeinheiten zurückzuführen sind. Die meisten Forscher nehmen

---

[1]) Kitasato, vgl. Cornet: l. c., S. 490.
[2]) Prettner: Beiträge zur Rassenimmunität. Zentralbl. f. Bakteriol., Parasitenk. u. Infektionskrankh. Bd. 27; Karlinsky: Zeitschr. f. Med. Bd. 8. 1904.
[3]) Dtsch. med. Wochenschr. 1923, Nr. 42, S. 1324.
[4]) Americ. naturalist Bd. 55. 1921.
[5]) Nach Mino: Minerva medica Bd. 3, Nr. 4 u. 7. 1923 (zit. bei Jul. Bauer).
[6]) Meinicke: l. c., S. 171; Dobbie: Public health journ. Bd. 12. 1921; vgl. auch Joltrains Bericht in Presse méd. 26. XI. 1924 über die französischen Besatzungstruppen (Dtsch. med Wochenschr. 3. IV. 1925).
[7]) Popenoe, P.: Heredity and Tuberculosis. Journ. of heredity Bd. 14. 1923; Hutchinson: New York a. Philad. med. journ. 1907.
[8]) Roemer, Ph.: Brauers Beitr. Bd. 11. 1908.
[9]) Metschnikoff: Ann. de l'inst. Pasteur 1911, Nr. 11.
[10]) Külz: Brauers Beitr. Bd. 44. 1920.

vielmehr zunächst nur an, daß bei den Naturvölkern eine allgemeine Durchseuchung noch nicht vorliegt, und daß infolgedessen die in der Kindheit eintretende Primärinfektion mit ihrer immunisierenden Wirkung nicht in so allgemeiner Weise verbreitet ist wie bei den Naturvölkern. Inwieweit dabei die verschiedenen, bei der Rassenbildung mitwirkenden Verhältnisse, also mutative und idiokinetische Veränderungen des Erbgutes, Selektionsprozesse, Kreuzungen usw. außerdem eine Rolle spielen, ist zunächst eine sekundäre Frage.

In besonderen Fällen mögen auch weniger Rassen- oder Immunisierungsunterschiede des Menschen als Rassenverschiedenheiten der T.B. eine Rolle spielen[1]). So erwähnt MEINICKE eine Beobachtung von PLANNER-WILDINGHOF, der in sibirischen Gefangenenlagern zahlreiche deutsche, österreichische und ungarische Gefangene einer rapid verlaufenden, vorwiegend das Drüsensystem ergreifenden Tb. zum Opfer fallen sah, weil sie anscheinend gegen die bei den umwohnenden Mongolen herrschende Bacillenrasse mit ihrer besonderen Affinität zu Drüsen und serösen Membranen nicht von Hause aus immunisiert waren. Erfahrungen ähnlicher Art sind nach MEINICKE auch auf tierzüchterischem Gebiete gemacht worden. Nach Vorpommern importierte englische Lincolnschafe erlagen, obwohl immun gegen die englische Schaftuberkulose, fast durchweg den deutschen T.B.-Stämmen, bis durch Kreuzung mit den relativ immunen pommerschen Landschafen eine Besserung erzielt werden konnte.

Eine größere rassenkundliche Bedeutung als die bisher besprochenen Beobachtungen haben die Untersuchungen von LUNDBORG[2]). Dieser fand bei Untersuchung schwedischer Seminaristen und Wehrpflichtiger, daß in Schweden dunkeläugige Personen öfter von Lungentuberkulose angegriffen werden als helläugige. Dunkeläugigkeit ist in Schweden als Zeichen von Rassenmischung aufzufassen, diese aber ruft infolge vermehrter Heterozygose („Genenchaos") Konstitutionserschütterungen und im Zusammenhang damit eine Neigung zur Ausbildung des Hab. asthenicus sive paralyticus und damit eine Längenzunahme des Körpers hervor (man vgl. das „Luxurieren" besonders bei pflanzlichen Bastarden). Solche hochgewachsene Individuen werden aber häufiger von Tb. befallen. Andauernde Inzucht (Konsanguinität) vermindert nach LUNDBORG die Disposition für Tb.

Im Gegensatz hierzu ist DAVIS[3]) durch Beobachtungen auf der Insel Man zur Ansicht geführt worden, daß durch Inzucht den Kindern eine gewisse somatische Minderwertigkeit, verbunden mit Empfänglichkeit für die Infektion mit T.B., mitgeteilt wird, und ADAMS[4]) nimmt in ähnlicher Weise, wie schon REIBMAYR an, daß durch Panmixie, also wahllose Vermischung der Tuberkulösen, tuberkulös Veranlagten und Gesunden, eine allgemeine Durchseuchung, erhöhte Widerstandskraft, das Auftreten leichterer Formen und das allmähliche Verschwinden der Tb. erreicht wird. Erinnert man sich daran, daß nach den neueren Ergebnissen und Anschauungen sowohl der genealogischen als der tierzüchterischen Forschung die Inzucht offenbar eine verschiedene Wirkung haben kann, je nach der Zusammensetzung der Erbmasse, die in den betreffenden Familien oder Stämmen weitervererbt wird, so lassen sich vielleicht doch die Ergebnisse in Schweden und auf der Insel Man miteinander in Einklang bringen.

Im allgemeinen liefert, wie wir sehen, die ethnologische Betrachtung keine ganz bestimmten Anhaltspunkte bezüglich der Frage, ob im Verhalten gegenüber

---

[1]) MEINICKE: l. c., S. 165 ff. Vgl. hierzu auch BAUER, JUL.: Die Erbanlagen des Kindes, S. 480.

[2]) Svenska läkaresällskapets handl. Bd. 46. 1920; Hereditas Bd. 2. 1921.

[3]) Ber. d. Versamml. d. Brit. med. assoc. Lancet, 18. VIII. 1900.

[4]) Heredity in tuberculosis. Tubercle, Jan. 1921. Vgl. auch MAYER, A. E.: l. c.

der Tb. wirklich rassenmäßige Unterschiede bestehen. Allerdings kann z. B. angeführt werden, daß die „asthenischen" Friesen trotz ihres Körperbaues weniger chronische Tb. der Lungenspitzen aufweisen als die untersetzten Alemannen (Wenckebach), was vielleicht als eine Rasseneigenschaft gedeutet werden könnte, und auch im Hinblick auf die Ergebnisse von Külz, Roemer u. a. (s. o.) könnte an biotypische (rassenmäßige) Unterschiede in der Fähigkeit zur Bildung von Abwehrkörpern und an die Beeinflussung dieser Verschiedenheiten durch Ausleseprozesse gedacht werden[1]). Aber andererseits ist hervorgehoben worden, daß im Weltkriege die „asthenischen" Senegalneger ebenso an den akuten Formen der Kriegstuberkulose erkrankten wie die vollgebauten, meist fettleibigen Anatolier, was gegen einen größeren Einfluß konstitutioneller Unterschiede spricht, auch ist darauf hinzuweisen, daß die Verschiedenheiten im Verhalten speziell der Europäer einerseits und der „unberührten" Naturvölker andererseits auch durch die Annahme erklärt werden könnte, daß die ersteren durch eine *persönlich erworbene* Immunität geschützt seien. Auf alle Fälle dürfte auch in diesen Punkten das letzte Wort noch nicht gesprochen sein.

Um nun die Frage der Heredität weiter zu verfolgen, können zwei andere Wege beschritten werden, die allgemein-statistische Methode und die genaue genealogische und klinische Beobachtung einzelner Familien. Wie auf anderen Gebieten der menschlichen Erblichkeitsforschung, so können auch hier Massenstatistik und genealogische Untersuchung zunächst ihre eigenen Wege gehen[2]), und so ist schon oft versucht worden, auf rein statistischem Wege die „Belastung" der tuberkulösen Kranken festzustellen, also nachzuweisen, ob bei den Eltern und weiterhin in der ganzen Deszendenz und Koszendenz eine größere Anzahl Tuberkulöser vorkommt als bei den Eltern und überhaupt in den Familien gesunder Personen. In diesem Falle würde man wenigstens an die *Möglichkeit* denken können, daß die Disposition zur Phthise im strengen Sinne des Wortes hereditär ist. Nun schwanken aber die älteren Angaben über die Häufigkeit einer Belastung außerordentlich, nämlich zwischen 10 und 85%[3]). Allerdings sind, wie schon Cornet hervorgehoben hat, die angewandten statistischen Methoden durchaus ungenügend, vor allem nehmen die meisten Untersucher keinerlei Rücksicht auf den Zeitpunkt, zu welchem die Eltern erkrankt waren, ob vor oder nach der Geburt der betreffenden Nachkommen usw. Wird auf diese und andere Fehlerquellen geachtet, so ergeben sich auf statistischem Wege nicht ohne weiteres Anhaltspunkte für die Annahme einer Heredität. So konnten Jacob und Pannwitz[4]) bei 3295 sicher Tuberkulösen nur in einer verschwindend kleinen Anzahl von Fällen feststellen, daß beim Vater, bei der Mutter oder bei beiden Eltern schon vor der Geburt des Patienten Tb. bestand. Bemerkenswert ist auch, daß unter den an Feldzugsanstrengungen erkrankten Schwindsüchtigen verhältnismäßig selten eine erbliche Belastung nachweisbar war[5]). Es würde dies nach Hayek und J. Bauer so zu erklären sein, daß besonders auch solche Männer im Kriege an Tb. erkrankten, die vorher noch nicht infiziert und mehr oder weniger erkrankt, also noch nicht immunisiert waren und bei konditionell herabgesetzter Resistenz der gesteigerten Expositionsgefahr zum Opfer fielen.

---

[1]) Vgl. Blumenfeld in seinem Referat über Siemens: Zentralbl. f. d. ges. Tuberkuloseforsch. Bd. 16. 1922.

[2]) Vgl. Haecker: Methoden der Vererbungsforschung beim Menschen. Abderhaldens Handb. d. biol. Arbeitsmethoden, Abt. IX, Teil 3, S. 94.

[3]) Vgl. Cornet, I, S. 466 ff.; Kuthy u. Wolff-Eisner: l. c., S. 94. Vgl. auch Brauers Beitr. Bd. 56, S. 178. 1923 (Diskussion auf der Jenaer Tagung der Lungenheilanstaltsärzte).

[4]) J. u. P., S. 207.

[5]) Zadek, Reiche (Beitr. z. Klin. d. Tuberkul. Bd. 54, S. 400. 1923), Ranke u. Elisabeth Seiler (ebenda Bd. 50, S. 483. 1922). Vgl. hierzu Bauer, J.: Konst. Disp., S. 464.

Im ganzen kann gesagt werden, daß die statistische Untersuchung der *Aszendenz* zu sehr wenigen einheitlichen Ergebnissen geführt hat. Etwas eindeutiger scheinen die Beobachtungen zu sein, die von kranken und gesunden Elternpaaren ausgehen und deren *Deszendenz* ins Auge fassen. Danach scheinen tatsächlich die Nachkommen Tuberkulöser verhältnismäßig häufig zu erkranken. So fand z. B., um eine ältere Angabe herauszuheben, Squire[1]), daß von den Nachkommen gesunder Eltern später 24,87% tuberkulös werden, während bei tuberkulösem Vater 31,8%, bei tuberkulöser Mutter 34,40% und im Falle beiderseitiger Belastung 39,45% erkrankten. Auch haben neuere Erfahrungen in der Bonner Medizinischen Klinik ergeben, daß von den Nachkommen Tuberkulöser 52,2% tuberkulös werden[2]), und ebenso sind in neuerer Zeit von amerikanischen Forschern Untersuchungen ausgeführt worden, die für die Bedeutung der Belastung sprechen[3]). Aber die Mehrzahl der Forscher neigt wohl zu der Ansicht, daß bei diesen hohen Zahlen die vermehrte Exposition mindestens eine sehr große Rolle spielt. Unterstützt wird diese Anschauung durch den statistisch geführten Nachweis Weinbergs[4]), daß bei tuberkulöser Erkrankung der Mutter die Infektion, offenbar infolge stärkerer Exposition der Kinder, leichter stattfindet als bei Erkrankung des Vaters, sowie durch die Beobachtung, daß sich bei den weiblichen Nachkommen ein größerer Prozentsatz belasteter Individuen herausstellt als unter den männlichen [nach Reiche[5]) 44,4% gegen 28,6%], was auf die erhöhte Exposition der Mädchen im Haushalt und bei der Krankenpflege zurückgeführt werden kann. So sieht denn auch Roemer[6]) in der „hereditären Belastung" nichts als eine in der Familie erworbene, schwere infantile Infektion, und Klemperer, der selber eine Erblichkeit der Anlage nicht bestreitet, steht auf dem Standpunkt, daß wenigstens ein großer Anteil an der „erblichen Belastung" auf die gesteigerte Ansteckungsgefahr fällt. Freilich stehen auch der Expositionstheorie mancherlei Schwierigkeiten im Wege. So fand Falk (Hamburg-Eppendorf) bei cutaner und subcutaner Prüfung von Kindern, deren Eltern an offener Tb. litten, daß ein erheblicher Prozentsatz von Säuglingen, die offenbar der Infektion durch ihre Eltern in hohem Maße ausgesetzt sind, nicht infiziert wird[7]).

Nicht bloß für die Infektion, sondern auch für den *Ablauf* der Affektion soll statistischen Untersuchungen zufolge die sog. elterliche Belastung, also die Tatsache einer elterlichen Phthise, vollkommen belanglos sein. So waren nach Reiche von 1720 unbelasteten Lungentuberkulösen nach rund 22 Jahren voll erwerbsfähig 28%, von 113 durch *beide* Eltern belasteten Kranken 29%, was auf eine nahezu gleiche Abwehrleistung schließen läßt[8]). Reiche stellt denn auch den Satz auf, daß die Konstitution (i. e. S., d. h. unter Fortlassung der konditionellen Momente) bei belasteten und unbelasteten Individuen durchaus die gleiche ist. Auch Turban erzielte bei Nichtbelasteten 44,8%, bei Belasteten 49,6% und bei Doppelbelasteten sogar 50% Dauererfolge. Danach scheint sogar für die Belasteten eine etwas günstigere Prognose zu bestehen, was auch von

---

[1]) Brit. med. journ. Bd. 2. 1894.

[2]) Langendorfer: Zeitschr. f. d. ges. Tuberkuloseforsch. Bd. 32. 1920.

[3]) Govaerts: Americ. review of tubercul. Bd. 6. 1922; Popenoe: Journ. of heredity Bd. 14. 1923; Pearl: Americ. journ. of hyg. Bd. 3. 1923.

[4]) Die Kinder der Tuberkulösen. Leipzig 1913.

[5]) Reiche: Med. Klinik Bd. 20. 1924.

[6]) Tuberculosis 1910.

[7]) Beitr. z. Klin. d. Tuberkul. Bd. 57. 1924. Daß die Gefahr der Ansteckung der Ehegatten unter sich verhältnismäßig gering ist, wurde neuerdings wieder durch Rowland (Lancet 1924, S. 1224) gezeigt.

[8]) Beitr. z. Klin. d. Tuberkul. Bd. 54. 1923; Med. Klinik Bd. 20. 1924.

anderer Seite erwähnt wird. So bieten nach Scherer[1]) erblich belastete Tuberkulöse bessere Heilungsaussichten, erzielen nachhaltigere Erfolge und werden auch schneller gesund als Nichtbelastete.

Im ganzen hat also die statistische Untersuchung, ebenso wie die ethnologische, zu keinen eindeutigen Ergebnissen geführt, und angesichts der ungeheuer komplexen und mannigfaltig sich äußernden Lebenserscheinung, welche in diesem Falle den Gegenstand vererbungsgeschichtlicher Forschung bildet, kann mit Fug und Recht ein einfaches, klares Resultat überhaupt nicht erwartet werden. Es bleibt also, da auf diesem Gebiete, wie überhaupt in der menschlichen Vererbungsforschung, das Experiment nicht zur Anwendung kommen kann und da ferner die Ergebnisse der Tierversuche nur mit großer Vorsicht ausgenutzt werden dürfen und daher nur einen teilweisen Ersatz bieten[2]), nur ein Weg übrig, um in der Frage der Heredität zum Ziele zu kommen: die Erweiterung der klinischen Kasuistik nach streng genealogischen Grundsätzen. So wie z. B. hinsichtlich der Vererbung menschlicher Extremitätenanomalien der genealogische Weg zu einer Anzahl sicherer Ergebnisse geführt hat, so wird in der Zukunft auch in der Dispositionslehre langsam ein Stein an den andern gefügt werden können.

Vorläufig scheinen nach zwei Richtungen hin die Aussichten, im Heredität- problem mit genealogischen Methoden weiterzukommen, günstig zu liegen. Die erste Möglichkeit ist der weitere Ausbau der von Brehmer, Turban u. a. begründeten Homochronie-, Homotopie- und Homologielehre auf dem Gebiete der Tb.-Forschung. Wie schon oben besprochen wurde, hat Brehmer speziell im Hinblick auf die Tb. das „Gesetz von der Erkrankung im korrespondierenden Lebensalter" aufgestellt, während Turban, A. E. Mayer, Edel u. a. in überzeugender Weise nachweisen konnten, daß innerhalb einer Familie eine örtliche Übereinstimmung (Homotopie) des Leidens bestehen kann, welche auf die erbliche Übertragung eines Loc. min. res. hinweist. Sehr beweiskräftig ist z. B. auch die von Wassermann[3]) veröffentlichte Krankengeschichte von 3 Patienten, die alle mit Meningitis tuberculosa behaftet waren und in der Aszendenz verschiedene Fälle von Paralyse und anderen Gehirnkrankheiten aufwiesen, sowie ein von Kretschmer[4]) beschriebener Fall, der gleichzeitig die Homochronie vor Augen führt: es handelt sich um vierzehnjährige Zwillingsschwestern, die beide an Nierentuberkulose erkrankten. Auf die von Mayer im Röntgenbild festgestellte Familienähnlichkeit in der Hiluszeichnung sei hier nochmals hingewiesen. Auch eine Homologie, d. h. ein gleichartiger Verlauf der Krankheit, wie er öfters bei verschiedenen Mitgliedern einer Familie beobachtet wird, spricht natürlich für konstitutionelle Zusammenhänge erblicher Art. In manchen Fällen von Homotopie und Homologie wird man freilich an die Möglichkeit denken können, daß die Übereinstimmung im Krankheitsbild auf der Infektion durch ganz bestimmte T.B.-Stämme beruht (s. o. S. 243), aber das Gewicht der Tatsachen ist nachgerade so groß, daß kaum ein Zweifel darüber bestehen kann, daß in vielen Fällen die Übereinstimmung in der Erkrankung der Familienangehörigen durch erblich-konstitutionelle Verhältnisse bedingt ist[5]).

---

[1]) Zeitschr. f. d. ges. Tuberkuloseforsch. Bd. 36. 1922 (Verhandl. d. dtsch. Tub.-Konf., Bad Kösen 1922); vgl. auch Ziegler-Heidehaus (Jenaer Tagung der Lungenheilanstaltsärzte. Beitr. z. Klin. d. Tuberkul. Bd. 56, S. 178. 1923).

[2]) Vgl. auch Much: l. c., S. 50.

[3]) Wien. med. Presse 1904, Nr. 43. Bei einem der Patienten, der 5 taubstumme Verwandte besaß, hatte die tuberkulöse Erkrankung ihren Sitz hauptsächlich in der Gegend des linken Schläfenlappens.

[4]) Zitiert nach J. Bauer: Die Erbanlagen des Kindes, S. 784.

[5]) Vgl. auch G. Schreiber: Deux cas d'hérédo-dystrophie tuberculeuse d'origine paternelle. Bull. de la soc. de pédiatr. de Paris Bd. 20. 1922.

Die zweite Möglichkeit liegt auf immunbiologischem Gebiete. ALTSTÄDT (Lübeck)[1] hat die große familiäre Ähnlichkeit der Immunitätsbilder bei intracutaner Prüfung nach DEYKE-MUCH und damit die Bedeutung besonderer, in der Erbanlage gegebener Reaktionsweisen nachweisen können, und Ähnliches ist nach J. BAUER von SCHILD gefunden worden[2].

Faßt man alle ethnologischen, statistischen und genealogischen Beobachtungen zusammen, so scheinen sich bezüglich der Frage der Heredität zunächst große Widersprüche zu ergeben. Während die ethnologischen Beobachtungen nicht notwendig zur Annahme erblicher, wirklich rassenmäßiger Unterschiede bezüglich der Disposition und Immunität führen, und während die Ergebnisse der statistischen Forschung im ganzen eher *gegen* als *für* eine ausgesprochene Erblichkeit zu sprechen scheinen, liegen eine ganze Anzahl von klinisch- genealogischen Beobachtungen vor, welche kaum anders als im positiven Sinne verwertet werden können. Vielleicht finden diese Widersprüche eine Auflösung, wenn man die entwicklungsgeschichtliche Vererbungsregel (S. 192) heranzieht. Danach läßt, wie wir sahen, eine Krankheit keine Vererbung oder nur im allgemeinen einen heredo-familiären Charakter erkennen, wenn sie auf dem Boden einer Konstitutionserschütterung mehr allgemeiner Art entstanden ist, wenn also Störungen der entwicklungsgeschichtlichen, korrelativen und konnektiven Zusammenhänge der Organe und Organfunktionen vorliegen, die eine Minderwertigkeit nach verschiedenen, im ganzen mehr unbestimmten Richtungen hin zur Folge haben. Wenn dagegen eine Krankheit in einem Organ von stark ausgeprägter erblicher Minderwertigkeit einen besonders günstigen Boden findet, so wird, da lokalisierte Organdefekte sehr häufig eine regelmäßige MENDELsche Vererbungsweise zeigen, auch die auf solcher Unterlage herausgewachsene Krankheit den Anschein einer regelmäßigen Übertragung aufweisen. Handelt es sich um *Infektionskrankheiten*, so gilt das obige natürlich nur für den konstitutionellen Anteil, auch wird infolge der Variabilität der konditionellen Momente selbst bei Vorhandensein lokalisierter, prädisponierender Organschwächen der Vererbungsmodus nicht immer klar hervortreten.

Speziell für die Tb. gilt dann, wie ich glaube, folgendes. „Während diese häufig auf universell-degenerativem Boden oder auch im engeren Rahmen des Hab. asthenicus entsteht und dann eine Heredität, wenn überhaupt, nur ganz im allgemeinen zutage tritt, ist in anderen Fällen die Vererbung ausgesprochen homotop, homochron und homolog: Die Krankheit geht dann bei den einzelnen Familienmitgliedern vom gleichen Lungenflügel oder von einer noch bestimmteren Stelle aus, und die Zeit der ersten Manifestation sowie der Verlauf ist ein übereinstimmender. In solchen Fällen von erblicher, streng lokalisierter Organschwäche scheint aber eine regelmäßige, und zwar *kontinuierliche* Vererbung häufig vorzukommen", in ähnlicher Weise, wie dies z. B. auch bei Atherosklerose, beim peptischen Magengeschwür, bei frühzeitiger Schrumpfniere u. a. vorzukommen scheint[3]. Auch J. BAUER vertritt in immer schärfer gefaßter Form einen ähnlichen Standpunkt. Wenn er z. B. den Satz ausspricht: „Es gibt da Übergänge von einer ganz speziellen zu einer ganz allgemeinen Krankheitsbereitschaft, einer generellen biologischen Minderwertigkeit", so geht aus dem ganzen Zusammenhang hervor, daß ihm die nämlichen Gedanken vorschweben[4].

---

[1] Immunbiologische Untersuchungen über Tuberkulosedisposition und Immunisierungsmechanismus. Beitr. z. Klin. d. Tuberkul. Bd. 39. 1918.
[2] Vgl. BAUER, J.: Erbanl. des Kindes, S. 487.
[3] HAECKER, V.: A. V., S. 339.
[4] Die Erbanl. des Kindes. Beitr. z. Klin. d. Tuberkul. 1924, S. 479.

Man könnte versuchen, hier eine noch engere Fühlung mit mendelistischen Anschauungen zu nehmen und sich die Frage vorlegen, ob man in den Fällen einer ausgesprochen homotopen und homochronen „Vererbung" der Tb. über Zahl und Wirkungsweise der Erbeinheiten etwas auszusagen imstande ist. GOVAERTS (l. c.) hat auf Grund von Tierversuchen die Meinung vertreten, daß die Annahme eines einzigen antagonistischen Paares von Erbeinheiten für die Erklärung der Erscheinungen genüge. Der „Widerstandsfaktor" soll über „Empfänglichkeit für Tb." dominant sein. Andererseits hat z. B. J. BAUER betont, daß bei der Übertragung einer besonderen Tb.-Disposition unter keinen Umständen einfache MENDELsche Proportionen erwartet werden können. Sicherlich handle es sich nicht um ein einheitliches Ganzes, welches allein oder fast ausschließlich für den Grad der Krankheitsbereitschaft bei der Tb. maßgebend ist, sondern um einen Komplex von Erbanlagen, die sich auf die allgemeinere zelluläre Reaktionsweise, auf die Widerstandsfähigkeit und Funktionskraft der regionären Lymphdrüsen, die zelluläre und humorale Antikörperbildung, die Durchblutungsverhältnisse, also Herz-Gefäß-System und dessen nervöse Steuerung, die Relation zwischen Herz und Lunge, Milzfunktion, Blutdrüsenkonstellation, biologische Wertigkeit der einzelnen Organe im Sinne eines eventuellen Loc. min. res. usw. erstrecken[1]). Dabei darf man wohl immerhin die Frage offen lassen, ob nicht doch in einzelnen Fällen schon ein einseitiger (entwicklungsgeschichtlich betrachtet „einfacher"), funktioneller Defekt eines Organes dieses zu einem Loc. min. res. speziell der Tb. stempeln könne, so daß wirklich die Bedingungen für eine regelmäßige Vererbungsweise gegeben sein könnten.

Eine andere vererbungsgeschichtliche Frage ist die nach der *Entstehung* erblicher Dispositionen. Wohl jede individuelle Disposition, die gegenüber der generellen Empfänglichkeit des Menschengeschlechtes ein Plus bedeutet, dürfte nach dem früher Gesagten auf eine Organschwäche zurückzuführen sein, die ihrerseits als eine Entwicklungshemmung aufzufassen ist. Nun sind aber nach allgemeiner Annahme lokalisierte Entwicklungshemmungen erblicher Natur auf mutative Prozesse im Keimplasma zurückzuführen, und so wird man annehmen dürfen, daß in vielen Fällen auch ein Loc. min. res., welcher für Tb. prädisponiert, auf *mutativem* Wege zustande kommt. Die weitere theoretische Möglichkeit, daß bei Erkrankungen der Eltern das Keimplasma eine *Erschütterung allgemeinerer Art* erfährt und daß infolgedessen die Kinder auf Grund angeborener Schwäche eine größere Bereitschaft für Tb. zeigen, ist schon oben (S. 240) angedeutet worden.

Praktisch wichtiger könnten folgende Fragen sein. Kann eine *Immunisierung der Eltern*, die im Anschluß an eine Primär- oder Superinfektion zustande gekommen ist, auch eine Umstimmung ihrer Keimzellen und damit die Entstehung *immuner Nachkommen* zur Folge haben, so wie man früher die Übertragung erworbener Giftfestigkeit, die EHRLICH bei Mäusen beobachtet hat, auf eine Beeinflussung der Keimzellen der immunisierten Mütter zurückzuführen geneigt war? Oder kann vielleicht eine Übertragung der Immunität auf placentarem Wege bewirkt werden, und ist dann die Ansicht richtig, daß je mehr Generationen schon mit der Tb. erfolgreich gekämpft haben, die Aussicht besteht, daß die Nachkommen widerstandsfähiger sind[2])? Im ganzen stehen heute die Forscher derartigen Anschauungen nicht günstig gegenüber. So spricht sich z. B. auch FR. MÜLLER[3]) gegen die Ansicht aus, daß Volkskrankheiten, wie die Tuberkulose, Malaria u. a. durch eine fortschreitende Immunisierung auf dem Wege einer

---

[1]) BAUER: l. c., S. 482.
[2]) Vgl. z. B. REIBMAYR: l. c., S. 29.
[3]) Konstitution und Individualität. München 1920.

Vererbung erworbener Eigenschaften eine Milderung erfahren können. Eher könnte man, wie dies bereits oben (S. 241) angedeutet wurde, daran denken, daß auch im Menschengeschlecht nebeneinander Biotypen von verschiedener Widerstandskraft bestehen und daß durch *Selektionsprozesse* die am meisten Widerstandsfähigen begünstigt werden oder durch *Panmixie* die Immunität überallhin getragen wird[1].

Es wurde gleich zu Anfang des Abschnittes der Gegnerschaft gedacht, die sich gegen die Annahme einer dominierenden oder doch sehr wichtigen Bedeutung der Konstitution und Disposition hinsichtlich der Erstinfektion und des Verlaufs der Erkrankung erhoben hat. Nun wird neuerdings in der Regel mit dem Konstitutionsbegriff ohne weiteres die Vorstellung der Erblichkeit verknüpft, und daher vertreten selbstverständlich die Forscher, welche der Konstitution (i. e. S.) im Vergleich mit der Exposition eine geringe oder gar keine Rolle zuweisen (EICHWALD, RÖSSLE, REICHE usw.), zugleich die Annahme, daß auch der Heredität keine Bedeutung zukomme. In der Tat wird auch heute immer wieder der Einfluß der „erblichen Belastung" bestritten: eine elterliche Phthise soll danach weder auf das *Auftreten* einer Primäraffektion, noch auf den *Ablauf* der kindlichen Primärerkrankung oder einer Erkrankung, die bei den Nachkommen durch Reinfektion entsteht, eine hereditäre Bedeutung irgendwelcher Richtung ausüben. Speziell auch die französischen Forscher[2] scheinen sich in der Mehrzahl gegen die Bedeutung hereditärer Momente auszusprechen, während andererseits in England und Amerika der Konstitutions- und Erblichkeitsgedanke offenbar einen stärkeren Rückhalt findet[3]. Auch solche Forscher, welche der erblichen Konstitution eine wichtige Bedeutung zuweisen, sind vielfach der Ansicht, daß es im wesentlichen doch auf die Expositionsgefahr in früher Kindheit und auf andere konditionelle Momente ankommt, ob eine Erkrankung erfolgt und welchen Verlauf sie nimmt.

Entsprechend dieser verschiedenen Stellungnahme, welche die Forscher in der Konstitutions- und Hereditätsfrage einnehmen, wird natürlich, wie hier noch kurz angedeutet werden soll, in der Frage der Eheberatung von den Fachärzten ein sehr verschiedener Standpukt eingenommen. Während auf der einen Seite dringend gefordert wird, Heiratslustige und Unverheiratete aufzuklären, daß es nicht im Interesse der Volksgesundheit und Volkswirtschaft liegt, daß Tuberkulöse sich in zu großem Umfang fortpflanzen, wird von anderer Seite immer wieder darauf hingewiesen, daß erblich belastete Tuberkulöse im ganzen bessere Heilungsaussichten bieten als nichtbelastete, und daß es daher unangebracht sei, die Zeugung und Geburt erblich belasteter Kinder verhindern zu wollen[4]. Im ganzen scheint aber die vorsichtigere Auffassung bedeutend mehr Anhänger zu haben, wie denn auch KAMINER[5] im Hinblick auf die Gefahren für die Nachkommenschaft den Standpunkt vertritt, daß man im allgemeinen die Ehen

---

[1] Vgl. zu dem Gegenstand A. E. MAYER: l. c.

[2] Vgl. SCHREIBER: l. c. (der aber selbst für die Annahme einer Vererbung eintritt), sowie DEBRÉ und LEPLANE: Nourrisson Bd. 10. 1922 („L'hérédité tuberculeuse n'existe pas").

[3] Vgl. BULLOCH u. GREENWOOD: Proc. of the roy. soc. of med., Mai 1911; PEARL, R. P.: The relat. influence of the constit. factor in the etiol. of tub. Americ. review of tubercul. Bd. 4, S. 688. 1920 (vgl. Americ. journ. of hyg. Bd. 3, S. 71. 1923); DROLET: Americ. review of tubercul. Bd. 10. 1924.

[4] Vgl. GEISSLER (Höchst a. M.) und SCHERER (Magdeburg) auf der dtsch. Tub.-Konf. in Bad Kösen 1922 (Zeitschr. f. d. ges. Tuberkuloseforsch. Bd. 36, S. 580 u. 583. 1922).

[5] Krankheiten der Atmungsorgane, in v. N. u. K., S. 352 ff.; vgl. auch SCHÄFERS (München-Gladbach) Ausführungen über die Ehen schwer Lungenkranker. Zeitschr. f. Tuberkuloseforsch. Bd. 36. 1922.

wirklich Tuberkulöser zu verhindern suchen müsse. Auch führende Sozial- und Rassenhygieniker (GROTJAHN, LENZ) stehen in ihrer ganzen Tendenz dieser Auffassung nahe[1]).

17. Konstitutionelle Elemente bei der Syphilis.

Auch bei der zweiten großen Volkskrankheit infektiösen Ursprungs, bei der Syphilis oder Lues, kommen, wenn auch vielleicht in etwas geringerem Maße als bei der Tuberkulose, Fragen der Konstitution und Erblichkeit in Betracht. Was zunächst die *Scheinheredität*[2]) anbelangt, so ist eine Keiminfektion durch Vermittlung des Eies oder gar des Spermatozoons in hohem Maße unwahrscheinlich. Dagegen ist die Möglichkeit einer *Plazentarinfektion* des Fötus kaum zu bezweifeln, wie u. a. aus dem mikroskopischen Nachweis von Spirochäten im mütterlichen und fötalen Teil der Placenta hervorgeht (BAISCH, TRINCHESE). Daß die Syphilis sowohl der Mutter als des Vaters einen *keimschädigenden, depravierenden Einfluß auf die Fortpflanzungszellen* und damit auf die Frucht ausüben kann, wird heute ebenfalls von den meisten Forschern angenommen.

Eine eigentliche vererbungsgeschichtliche Frage ist die nach dem Vorhandensein einer besonderen Disposition für bestimmte Formen der Syphilis[3]), insbesondere für die Erkrankungen des Zentralnervensystems, welche syphilitischen Ursprungs sind.

Daß eine konstitutionelle, familiär auftretende Disposition für *Tabes dorsalis* bestehen kann, scheinen mancherlei Vorkommnisse zu beweisen[4]). Nach R. STERN[5]) würde die asthenische Konstitutionsanomalie eine disponierende Bedeutung haben, wie denn auch Tabes häufig mit Lungentuberkulose kombiniert ist. Aber auch der emphysematöse oder apoplektische Habitus soll einen großen Prozentsatz von Tabikern stellen. Auch ist bei Tabikern eine Häufung von degenerativen Stigmen, besonders das Vorkommen von Ependymwucherungen im Umkreis des Zentralkanals des Rückenmarkes beobachtet worden[6]).

Auf vielleicht etwas festerem Boden scheint die Forschung bezüglich der *progressiven Paralyse* zu stehen[7]). Auch hier sind Fälle von familiärer Häufung bekannt, auch sind besondere Rassendispositionen (so bei Magyaren, nordamerikanischen Negern) anzunehmen. Ferner scheint der muskulöse-adipöse Breitwuchs (R. STERN), der sich im ganzen wohl mit dem Arthritismus deckt, für Paralyse zu disponieren, womit die angebliche Immunität der Paralytiker gegen Tuberkulose im Einklang stehen könnte. Die Mehrbelastung der Paralytiker mit psychotischen und psychopathischen Störungen gegenüber der Belastung der Nichtparalytiker ist sehr gering, aber die Tatsache, daß bei Paralytikern vielfach kongenitale morphologische Anomalien des Zentralnervensystems angetroffen werden, läßt sich nur erklären, wenn erblich-konstitutionelle Momente tatsächlich mitwirken. So wurde beobachtet, daß bei Paralytikern höhergradige Hetero-

---

[1]) GROTJAHN, H.: Leitsätze zur soz. und generellen Hygiene. 2. Aufl. Karlsruhe 1922; LENZ: B.-F.-L., II, S. 33.

[2]) MULZER: Arch. f. Dermatol. u. Syphilis Bd. 113. 1912; LEDERMANN: Syphilis und Ehe. v. N. u. K., S. 555; BAISCH: Münch. med. Wochenschr. 1909, Nr. 38, S. 1929; TRINCHESE: Ebenda 1910, Nr. 11, S. 570. NEISSER hat an einen *Transport* der Spirochäten durch die Spermatozoen gedacht (vgl. auch MULZER).

[3]) Vgl. die Angaben über die konst. Momente bei sog. maligner Lues (LEDERMANN: l. c., S. 543).

[4]) BAUER, J.: l. c., S. 214.

[5]) Über körperl. Kennzeichen der Disposition zur Tabes. Wien: Deuticke 1912; vgl. auch J. BAUER: l. c., S. 215.

[6]) Vgl. BAUMGART: Zeitschr. f. d. ges. Neurol. u. Psychiatrie, Orig. Bd. 71, S. 321. 1921; ROLLY: Dtsch. Zeitschr. f. Nervenheilk. Bd. 21, S. 355. 1902.

[7]) Vgl. zum Folgenden auch J. BAUER: l. c., S. 218, sowie JOLLY: l. c., S. 243 ff.

topien (atypische Lagerungen bestimmter Zellelemente), Anomalien in der Entwicklung des Zentralkanals des Rückenmarks, bei jugendlichen Individuen auch zwei- und mehrkernige Ganglienzellen und CAJALsche Fötalzellen mehr oder weniger häufig vorkommen[1]). So wird man wohl sagen dürfen, daß auch für die paralytische Erkrankung gewisse erblich-konstitutionelle Voraussetzungen gegeben sind.

V. Vererbung von normalen psychischen Eigenschaften[2]).

Wenn wirklich eine Hauptaufgabe der praktischen Rassenhygiene in der Förderung der Fortpflanzung überdurchschnittlich tüchtiger, insbesondere auch geistig hochwertiger Menschen besteht, so gilt für jede Maßnahme, mag sie auch noch so allgemeiner oder provisorischer Natur sein, als Hauptvoraussetzung, daß über die Erblichkeitsverhältnisse auch der geistigen Begabungen und überhaupt der psychischen Beanlagungen einigermaßen Klarheit besteht. Wir sind heute noch weit davon entfernt, bei der Behandlung der praktischen Fragen auf sicherem Boden zu stehen, und man kann höchstens davon reden, daß über die psychischen Eigentümlichkeiten der großen „Rassen‟ des Menschen und einiger ausgesprochener Mischrassen eine ziemlich weitgehende Übereinstimmung besteht (vgl. besonders LENZ, I, S. 406), die aber zunächst mehr für den Historiker als für den Volkswirt Interesse hat. Bei dieser Sachlage genügt es, an dieser Stelle mit wenigen Worten einen Überblick über die Methoden der Forschung und über die bisher gewonnenen Hauptergebnisse zu bringen.

Die ersten Untersuchungen waren auch hier, wie auf anderen Gebieten der Vererbungsforschung, *statistischer* Art. GALTON und PEARSON sind auch auf dem Gebiete der psychischen Vererbung in der Ausbildung der statistischen Methodik vorangegangen. Es sind hauptsächlich die intellektuellen Veranlagungen (Verstandesbeanlagungen)[3]), welche mit Hilfe der statistischen, aber auch der anderen vererbungsgeschichtlichen Methoden noch am leichtesten untersucht werden können, weil bei ihnen in vielen Fällen ein ausgeprägter Gegensatz zwischen positiver und negativer Beanlagung zutage tritt und so einen bequemen Angriffspunkt für die erste Untersuchung bietet, und weil diese Begabungen in höherem Grade wohl als die affektiven und volitiven Veranlagungen (Gefühls- und Willensbeanlagungen) einer systematischen, auch mit experimentellen Methoden durchführbaren Individualuntersuchung zugänglich sind. Als Beispiel für eine solche Untersuchung sei die Arbeit von PETERS genannt, welcher durch Vergleich der Schulzeugnisse von 1162 Kindern mit denjenigen der Eltern, Großeltern und Geschwister die Korrelation zwischen den intellektuellen Fähigkeiten Blutsverwandter geprüft hat. Dabei wurden auch die Schulleistungen von Eltern und Kindern in *verschiedenen* Unterrichtsfächern verglichen.

Schwieriger gestaltet sich die Untersuchung, wenn es sich nicht um bestimmtgerichtete intellektuelle Begabungen, sondern um die Erblichkeit allgemeinerer Qualitäten und Züge des Intellekts, Gefühls und Willens handelt. Hier haben HEYMANS und WIERSMA eine breitere Grundlage zu gewinnen versucht,

---

[1]) PICK, A.: Beiträge zur Pathologie und pathologischen Anatomie des Zentralnervensystems. S. 305. Berlin: Karger 1898; SIBELIUS: Beitr. z. pathol. Anat. u. z. allg. Pathol. Bd. 51, S. 318. 1911, u. a.

[2]) Ein allgemeines Literaturverzeichnis findet sich am Schluß des Beitrags.

[3]) ZIEHEN, TH.: Über das Wesen der Beanlagung und ihre math. Erforschung. 3. Aufl. Manns Pädagog. Mag., Heft 683, S. 8 u. 15. Langensalza 1923. — Die Ausdrücke *Be-* und *Veranlagung* sind synonym. Der Ausdruck *Begabung* wird zweckmäßig für eine positive Beanlagung gebraucht, bezügl. des Ausdruckes *Belastung* vgl. S. 184.

indem sie an 3000 holländische Ärzte Fragebogen verschickten, von denen mehr als 400 beantwortet wurden. Die Fragebogen enthielten eine große Anzahl bestimmter Fragen, im ganzen 90, und zwar berührten diese alle drei Hauptgebiete des psychischen Lebens. Sie waren zum großen Teil als Alternativen gestellt, z. B.: Ist die betreffende Person beweglich und geschäftig (Gestikulieren, leicht vom Stuhl aufspringen, im Zimmer hin- und hergehen) oder gesetzt und ruhig? Ist sie geneigt, Arbeiten, zu denen sie verpflichtet ist, zugunsten nichtpflichtmäßiger Arbeiten (Liebhabereien, Vereinswesen usw.) zu vernachlässigen oder nicht? usw. In bezug auf die meisten Eigenschaften schien die Statistik auf eine Erblichkeit, und zwar eine gleichgeschlechtliche Übertragung hinzuweisen. In einzelnen Fällen konnte ein überwiegender Einfluß des Vaters auf Söhne und Töchter, in anderen Fällen ein stärkerer Einfluß der Mutter wahrscheinlich gemacht werden.

Neben die rein statistischen Untersuchungen, die im wesentlichen nur das Vorhandensein einer Erblichkeit im allgemeinen wahrscheinlich machen und höchstens gewisse Andeutungen bezüglich des Erbganges geben können (vgl. die Ergebnisse von Heymans und Wiersma), sind bald *genealogische* Arbeiten getreten, die das Verhalten bestimmter psychischer Qualitäten innerhalb eines einzelnen größeren Familienkreises zum Gegenstand haben. Erwähnt sei aus dem Schülerkreise Davenports die Arbeit von Miß Key, welche eine deutsche Einwandererfamilie mit Bezug auf die soziale Tauglichkeit ihrer Mitglieder, und diejenige von Estabrook, welcher die berühmte Verbrecherfamilie der *Jukes* genealogisch untersucht hat. In neueren Arbeiten ist bei der statistischen und genealogischen Untersuchung die Frage, inwieweit die einzelnen Eigenschaften dem Mendelschen Erbgang folgen, mehr und mehr in den Vordergrund getreten. So hat z. B. Davenport die Erblichkeit der Temperamente und des Wandertriebs (Nomadismus) in diesem Sinne behandelt. Die Temperamente ließen deutlich eine alternierende Vererbungsweise erkennen. Das Fehlen einer Hemmung für den im ganzen Menschentum vorhandenen Wandertrieb scheint nach Davenport ein geschlechtsgebundenes Merkmal zu sein.

Es muß natürlich versucht werden, auf dem Gebiete der psychischen Qualitäten, wie überhaupt der menschlichen Eigenschaften, die *statistische, genealogische* und *mendelistische* Methodik weiter auszubauen[1]). So haben Th. Ziehen und ich in unserer Arbeit über die Komponenten, die Erblichkeitsverhältnisse, die Entwicklung und die korrelativen Beziehungen der *musikalischen Begabung* vor allem methodologische Ziele im Auge gehabt. Die musikalische Veranlagung ist, wie z. B. auch die mathematische Begabung, keine einfache Einheit, sondern aus mehreren Komponenten zusammengesetzt, unter denen für die Vererbungsforschung hauptsächlich die sensorielle und motorische Komponente, die retentive Komponente, d. h. das Gedächtnis für Qualitäten, Intensitäten und Längen von Tönen, Tonkomplexen und Tonreihen (im besonderen auch das absolute Tongedächtnis), die affektive, rhythmische und kompositorische Begabung in Betracht kommen. Zwischen sensorieller und motorischer Begabung pflegt eine enge (auch hirnanatomisch und physiologisch verständliche) Korrelation zu bestehen (s. u.), die aber auch gebrochen sein kann, so daß beide Komponenten unabhängig voneinander vererbt werden. Im ganzen ist wenigstens für die Bevölkerung des nördlichen Thüringens ein dominantes Verhalten der positiven

---

[1]) Vgl. hierzu auch F. Bernsteins Beiträge zur mendelistischen Anthropologie (Sitzungsber. d. preuß. Akad. d. Wiss. 1925, V, S. 61), der aber ein physiologisches und ein morphologisches Merkmal (Klangcharakter der Singstimme und Drehsinn des Kopfhaarwirbels) behandelt hat.

musikalischen Begabung als solcher mit großer Wahrscheinlichkeit nachweisbar[1]). Was die höchsten Grade der musikalischen Begabung anbelangt, so zeigen weibliche Individuen seltener als die männlichen eine „ungewöhnliche musikalische Veranlagung", sie vererben sie aber, wenn eine solche vorliegt, in besonders wirksamer Weise, und zwar in stärkerem Maße auf das empfänglichere, bzw. entfaltungsfähigere männliche Geschlecht. Entwicklungsgeschichtlich ist von Interesse, daß in manchen Fällen die musikalische Veranlagung erst gegen das Ende der Pubertät manifest zu werden scheint. Im männlichen Geschlecht besteht wahrscheinlich eine gewisse Korrelation zwischen musikalischer und zeichnerischer, eine noch größere zwischen musikalischer und dichterischer Begabung. In einer neueren Arbeit über die musikalische Vererbung in der Familie von ROBERT SCHUMANN wurde die Methodik nach der genealogischen Richtung hin ausgebaut. Es ergab sich bei der Untersuchung, daß SCHUMANN seine hohe musikalische Begabung nach der sensoriellen und motorischen Seite hin sehr wahrscheinlich von der Mutter, dagegen seine kompositorisch-musikalische und poetische Begabung vom Vater, bzw. von der Großmutter väterlicherseits geerbt hat. Die Möglichkeit, daß SCHUMANN trotz seiner überragenden musikalischen Begabung bezüglich der beiden ersten Komponenten heterozygot war, ist ernstlich ins Auge zu fassen.

Zu ähnlichen Ergebnissen ist auch Miß STANTON hinsichtlich der musikalischen Begabung gelangt. Die nächsten Schritte auf diesem Gebiete würden einerseits die *physiologische Prüfung der Einzelindividuen* sein, die uns aus äußeren Gründen nur in einigen Fällen von absolutem Tongedächtnis möglich war, andrerseits die *entwicklungsgeschichtlich-phänogenetische* Betrachtung, die heute schon bezüglich einzelner Vorkommnisse, z. B. des Korrelationsbruchs zwischen sensorieller und motorischer Komponente, einige Aussichten gewährt. Es sei in dieser Hinsicht nur bemerkt, daß eine Lokalisation des musikalisch-sensoriellen und des Phonationszentrums allerdings bisher noch nicht möglich ist. Es kann aber darauf hingewiesen werden, daß auf dem Parallelgebiet der Sprechfunktion eine entwicklungsgeschichtliche Abhängigkeit des motorischen BROCAschen Zentrums von dem sensoriellen WERNICKEschen Zentrum besteht, und daß es also denkbar ist, daß im Fall eines Korrelationsbruchs zwischen sensorieller und motorischer Komponente auch entsprechende anatomische und entwicklungsgeschichtliche Verhältnisse nachgewiesen werden können[2]).

Mit der erbgeschichtlichen Analyse mehr oder weniger psychopathischer Veranlagungen, wie sie namentlich von der DAVENPORTschen Schule mit großer Energie betrieben wird, und mit den eben angedeuteten ersten phänogenetischen Versuchen trifft die vererbungsgeschichtliche Erforschung der normalen Begabungen mit den im Abschn. 14 behandelten Fragegebieten zusammen. Das gleiche gilt in besonderem Maße auch für die Untersuchungen, welche die Tübinger Psychiater KRETSCHMER und H. HOFFMANN bezüglich der Zusammenhänge zwischen Temperament und körperlicher Konstitution angestellt haben. Indem sie von den beiden großen Formenkreisen geistiger Entartung, dem manisch-depressiven Irresein und der Schizophrenie (Dementia praecox), ausgehen, geben sie zunächst eine Charakterologie der *Übergangsformen* zwischen krankem und gesundem Zustand, also des zykloiden und schizoiden Typus, wobei auch eine

---

[1]) HURST (Trans. Leicester soc. Bd. 12. 1908) war in *England* zu dem Ergebnis gekommen, daß musikalische Begabung ein rezessives Merkmal sei. Bemerkenswert ist, daß bei einer größeren Anzahl von Familien, in welchen unsere Ergebnisse *Abweichungen* von dem Hauptresultat zeigten, mindestens einer der Eltern *niederdeutscher* Herkunft war (vgl. auch den alten Spruch: Frisia non cantat).

[2]) Vgl. unsere erste Arbeit, S. 113.

ausgesprochene Korrelation zwischen der psychischen Konstitution und dem Körperbau nachgewiesen wird (S. 228). Von hier aus führt aber ein gerader Weg zu den Haupttypen des *normalen* Menschen, zum Kreise der *zyklothymen* und der *schizothymen Temperamente*, jedoch treten auch, und zwar sehr häufig, *Kombinationen* aus den beiden Kreisen, „Konstitutionslegierungen", auf. In weitgehendem Einklang mit den Ergebnissen von DAVENPORT wird eine erbliche Übertragung auch der Temperamente des normalen Menschen festgestellt, wobei alternierende Vererbung, aber auch eine Mischung der elterlichen Temperamentseigenschaften zutage getreten ist.

Trotz aller dieser Ergebnisse müssen wir im ganzen aber doch sagen, daß wir noch nicht sehr viel über die ersten Anfänge hinausgelangt sind, was die Frage der Vererbung der einzelnen psychischen Qualitäten anbelangt. *Ein allgemeines Ergebnis hebt sich allerdings immer deutlicher heraus, nämlich die Feststellung, daß auch auf dem Gebiete der menschlichen Begabungen und anderer psychischer Eigenschaften das Moment der Erblichkeit für die Gestaltung des Einzellebens mindestens einen ebenso wichtigen Faktor bildet wie die Einflüsse der Erziehung.* Das ist aber eine Erkenntnis, welche gerade für die Rassenhygiene die größte Bedeutung hat.

Literatur[1]).

Allgemeines.

BAUER, J.: Die konstitutionelle Disposition zu inneren Krankheiten. 3. Aufl. Berlin: Julius Springer 1924 (Konst. Disp.). — BAUER, K. H.: Allgemeine Konstitutionslehre. Kirschner-Nordmanns Chirurgie. S. 297. Berlin u. Wien: Urban & Schwarzenberg. — BIEDL, A.: Innere Sekretion. 3. Aufl. Wien u. Berlin: Urban & Schwarzenberg 1916; 4. Aufl., 4. Bd. (Lit.-Verz.). 1922. — FALTA, W.: Die Erkrankungen der Blutdrüsen. Berlin: Julius Springer 1913. — GÜNTHER, H.: Die Grundlagen der biol. Konstitutionslehre. Leipzig: Thieme 1922. — HAECKER, V.: Allgem. Vererbungslehre. 3. Aufl. Braunschweig 1921 (A. V.). — HAECKER, V.: Entwicklungsgeschichtl. Eigenschaftsanalyse (Phänogenetik). Jena 1918 (Phän.). — HAECKER, V.: Methoden der Vererbungsforschung beim Menschen. Abderhaldens Handb. d. biol. Arbeitsmethoden, Abt. IX, Teil 3. 1923. — HAECKER, V.: Aufgaben und Ergebnisse der Phänogenetik. Bibliogr. genetica (s'Gravenhague: M. Nijhoff) Bd. 1, S. 93—314. 1925 (Aufg. Phän.). — KRAUS, F.: Allgemeine und spezielle Pathologie der Person. Leipzig: Thieme 1919 (Path. Pers.). — KRETSCHMER, E.: Körperbau und Charakter. 4. Aufl. Berlin: Julius Springer 1925. — LENZ, F.: Die krankhaften Anlagen, und: Menschl. Auslese und Rassenhygiene, in BAUR-FISCHER-LENZ: Menschl. Erblichkeitslehre. I u. II, 2. Aufl. München: Lehmann 1923 (Lenz, I u. II). — MARTIN, R.: Lehrbuch der Anthropologie. Jena 1914. — MARTIUS, F.: Konstitution und Vererbung in ihren inneren Beziehungen zur Pathologie. Berlin: Julius Springer 1914. — v. NOORDEN, C. u. S. KAMINER: Krankheiten und Ehe. 2. Aufl. Leipzig 1916 (v. N. u. K.). — PLATE, L.: Vererbungslehre. Leipzig: Engelmann 1913 (Vererb.). — SIEMENS, H. W.: Einführung in die allgemeine und spezielle Vererbungspathologie des Menschen. 2. Aufl. Berlin: Julius Springer 1923 (Einf.). — TENDELOO, N. TH.: Konstellationspathologie und Erblichkeit. Berlin: Julius Springer 1921 (vgl. auch Berlin. klin. Wochenschr. 1921, S. 1).

Zum Abschnitt 16: Tuberkulose.

BACMEISTER, A.: Entstehung der menschl. Lungenphthise. Berlin: Julius Springer 1914. — BAUER, J.: Konstitution und Tuberkulose. Zeitschr. f. Tuberkuloseforsch. Bd. 34. 1921. — CORNET, G.: Die Tuberkulose. 2. Aufl. Wien 1907. — JACOB, P. u. G. PANNWITZ: Entstehung und Bekämpfung der Lungentuberkulose. Bd. 1. Leipzig: Thieme 1901. — KAMINER, S.: Krankheiten der Atmungsorgane und Ehe. v. N. u. K., 2. Aufl., 1916, S. 332. — KLEMPERER, F.: Die Lungentuberkulose, ihre Pathogenese, Diagnostik und Behandlung. 2. Aufl. Berlin u. Wien: Urban & Schwarzenberg 1922. — KUTHY, D. O. und WOLFF-EISNER: Die Prognosenstellung bei der Lungentuberkulose. Berlin u. Wien: Urban & Schwarzenberg 1914. — POPENOE, P.: Heredity and tuberculosis: A Review. Journ. of

---

[1]) Die öfters herangezogenen Werke sind im Texte mittelst der in Klammern beigefügten Abkürzung gekennzeichnet.

heredity Bd. 14. 1923. — Reibmayr, A.: Die Ehe Tuberculoser und ihre Folgen. Leipzig
u. Wien: Deuticke 1894; sowie die oben genannten Werke von J. Bauer (Konst. Disp.),
Kretschmer, Lenz, Siemens, Tendeloo u. a.

Zu Kapitel V: Vererbung von normalen psychischen Eigenschaften.

Ältere Arbeiten (in *chronol.* Ordnung): Galton: Hereditary genius. London: Macm.
1869. — Wilser: Vererbung geistiger Eigenschaften (Festschr. Illenau). Heidelberg 1892.
— Oelzelt-Newin: Über sittliche Disposition. Graz 1892. — Ribot: L'Hérédité psycho-
logique. Paris 1887. (Deutsch von Kurella. Leipzig 1895). — Thorndike: Heredity,
Correl. and Sex. Differences, Columb. Univ. Contr. to Philosophy, Psych. and Education.
1903. — Pearson: The Inh. of Mental and Moral Characters etc. Journ. of the anthropol.
inst. Great Britain a. Ireland Bd. 33, S. 179. 1903, u. Biometrika Bd. 3, S. 131. 1904; vgl.
auch ebenda Bd. 5, S. 105. 1907; Bd. 12, S. 347. 1919 (vgl. hierzu Betz: Zeitschr. f. angew.
Psychol. Bd. 3, S. 73. 1910). — Heymans u. Wiersma: Beiträge zur speziellen Psychologie
auf Grund einer Massenuntersuchung. Zeitschr. f. Psychol. u. Physiol. d. Sinnesorg. Bd. 42,
S. 81 u. 258. 1906; Bd. 43, S. 321. 1906; Bd. 45, S. 1. 1907; Bd. 46, S. 321. 1908; Bd. 49,
S. 414. 1908; Bd. 51, S. 1. 1909. — Moebius: Über die Anlage zur Mathematik. 2. Aufl.
Leipzig 1907. — Schuster u. Elderton: The Inh. of Ability. Eugenic lab. mem. 1. London
1907. — Schuster u. Elderton: The Inh. of Psych. Characters. Biometrika Bd. 5, S. 460.
1907. — Ziermer: Geneal. Studien über Vererbung geistiger Eigenschaften. Arch. f. Rassen-
u. Gesellschaftsbiol. Bd. 5, S. 178. 1908. — Sommer, R.: Goethe im Lichte der Vererbungslehre. Leipzig 1908. — Josefovici: Arch. f. d. ges. Psychol. Bd. 23, besonders S. 81 u. 108 ff.
1912. — Rath: Über die Vererbung von Dispositionen zum Verbrechen. Stuttgart 1914.

Neuere Arbeiten, großenteils in *mendelistischer* Fassung (in *alphabetischer* Ordnung):
Davenport: The Feebly Inhibited. Eugenics rep. off. bull. Nr. 12, Cold Spring Harbour
1915, u. Carn. Inst. Wash. Publ. Nr. 259. 1919. — Estabrook: The Jukes in 1915. Ebenda
Nr. 240. 1916. — Ewald: Temperament und Charakter. Berlin 1924. — Haecker u. Ziehen:
Über Erblichkeit der musikal. Begabung. Zeitschr. f. Psychol. u. Physiol. d. Sinnesorg.
Bd. 88, S. 265. 1922; Bd. 89, S. 274. 1922; Bd. 90, S. 204. 1922 (unter dem Titel: „Zur Ver-
erb. u. Entw. der musikal. Begabung" auch selbständig erschienen bei J. A. Barth, Leipzig
1923). — Haecker u. Ziehen: Über die musikal. Vererbung in der Deszendenz von Rob.
Schumann. Zeitschr. f. indukt. Abstammungs- u. Vererbungslehre Bd. 38. 1925. — Hoff-
mann, Herm.: Vererbung und Seelenleben. Berlin 1922. — Key, Miß W. E.: Heredity
and Social Fitness. Carn. Inst. Wash. Publ. Nr. 296. 1920. — Kretschmer: Körperbau und
Charakter. 4. Aufl. Berlin: Julius Springer 1925. — Lenz: I u. II (s. oben), bes. I, 5. Abschn.,
S. 371. — Peters: Über Vererbung psychischer Fähigkeiten. Fortschr. d. Psych. u. ihrer
Anwendungen Bd. 3, S. 185. 1915. Peters: Vererbung und Persönlichkeit. Ber. d. 8. Kongr.
f. Psych. in Leipzig 1923. Jena 1924. — Poyer: Les problèmes généraux de l'hér. psych.
Paris 1921. — Seashore: Psychology of musical talent. Boston 1920. — Sommer, G.:
Geistige Veranlagung und Vererbung. Leipzig und Berlin: Teubner 1916. — Sommer, R.:
Familienforschung und Vererbungslehre. 2. Aufl. Leipzig 1922. — Sommer, R.: Methoden
der Familienforschung. Abderhaldens Handb. d. biol. Arbeitsmethoden, Abt. IX, Teil 3,
Heft 1. Berlin und Wien 1923. — Stanton, Miß H. M.: The inh. of spec. mus. capacities.
Eugenics rec. off. bull. Nr. 22. 1922.

Speziell über *Korrelationen* zwischen verschiedenen geistigen Eigenschaften vgl. noch
Krüger, F. u. C. Spearman: Die Korrelation zwischen verschiedenen geistigen Fähigkeiten.
Zeitschr. f. Psychol. u. Physiol. d. Sinnesorg. Bd. 44. 1907. — Heymans: Über einige psych.
Korrelationen. Zeitschr. f. angew. Psychol. Bd. 1, S. 313. 1908. — Pannenborg, H. J.
u. W. A.: Zeitschr. f. Psychol. u. Physiol. d. Sinnesorg. Bd. 73, S. 91. 1915.

Anthropometrie

Von

RUDOLF MARTIN †

München.

Mit 19 Abbildungen.

Die Bedeutung, welche die Anthropometrie für die medizinische Konstitutionslehre gewonnen hat und immer noch mehr gewinnen wird, macht es notwendig, ihr auch in dem Handbuch der Sozialhygiene ein besonderes Kapitel zu widmen. Nur gestützt auf die Kenntnis von der biologischen Beschaffenheit und Zusammensetzung großer Bevölkerungsmassen wird sich die Sozialhygiene Erfolg von ihrer ersprießlichen Tätigkeit erwarten dürfen. Diese Kenntnis kann aber nicht auf Grund allgemeiner Eindrücke einzelner Beobachter erreicht werden, sondern dazu bedarf es umfassender statistischer Erhebungen, die in methodisch einwandfreier Weise angestellt werden müssen.

Die Sozialhygiene ist insofern keine rein medizinische, sondern vielmehr eine biologische Disziplin, als sie nicht an die Erforschung des Krankhaften gebunden ist. Darum bildet die Anthropometrie oder Körperbaulehre einen wissenschaftlich und praktisch wichtigen Teil der Sozialhygiene. Die Anthropometrie (Somatometrie) hat die Aufgabe, 1. den körperlichen Merkmalkomplex der einzelnen Individuen genau, wenn möglich zahlenmäßig, zu erforschen und 2. deren Stellung und Verteilung innerhalb einer bestimmten Population festzustellen, um auf solche Weise diese selbst in ihrem Aufbau und ihrer Zusammensetzung zu erkennen und auf sie wirken zu können.

Der Sozialhygieniker muß also einen anderen Weg einschlagen als der Kliniker und der Psychiater. Er wird nicht versuchen, wenige besonders auffallende, durch pathologische Merkmalkomplexe charakterisierte Körperbautypen herauszuarbeiten, sondern er muß bestrebt sein, sämtliche innerhalb einer Bevölkerung vorhandenen Körperbautypen zu erfassen, ihre prozentuale Beteiligung und ihre physiologische Eignung zu erforschen. Darum ist es besser, zunächst von allen von klinischer Seite aufgestellten Körperbauformen abzusehen und vorurteilslos mit exakten Methoden an die gesamte Bevölkerung oder an einzelne Gruppen derselben heranzutreten und sie einer gleichmäßigen Untersuchung zu unterziehen. Wenn es einmal gelingen sollte, solche Erhebungen, wenn auch in kleinem Ausmaß und mit Beschränkung auf die wesentlichsten Merkmale anläßlich einer Volkszählung vorzunehmen, dann erst werden wir die ideale Grundlage bekommen, die uns einen sicheren Überblick über die körperliche Beschaffenheit unserer Bevölkerung zu geben imstande ist.

Die erste oben bezeichnete Aufgabe ist eine technische, die zweite eine statistische; nur die erstere kann hier behandelt werden. Die Kenntnis der anthropometrischen Technik wird aber nicht nur von dem statistisch arbeitenden

Sozialhygieniker verlangt werden müssen, sondern sie wird besonders im Hinblick auf die Frage der Berufseignung auch den Ärzten der Berufsberatungsämter, dem Fortbildungsschularzt und dem Fabrikarzt von Nutzen sein. Schon längere Zeit findet sie Anwendung in der Säuglingsfürsorge, Schulgesundheitspflege und Versicherungsmedizin, bedarf aber auf allen diesen Gebieten einer Verbesserung nach verschiedenen Seiten hin.

Die heute üblichen Methoden, durch Messung und Beschreibung einen exakten Ausdruck für die morphologischen Merkmale eines Menschen zu finden, sind von der Anthropologie zum Zwecke des Studiums fremder Menschenrassen ausgearbeitet worden. Dadurch wurden praktische Anhaltspunkte gewonnen, und die anthropometrische Technik hat heute einen Grad der Genauigkeit erreicht, der kaum mehr zu übertreffen sein wird. Bedingung für eine erfolgreiche Arbeit ist aber allerdings 1. die Benutzung wissenschaftlich einwandfreier Instrumente, 2. gewissenhafte Befolgung der technischen Vorschriften und 3. genügende Übung und Erfahrung des Beobachters.

Ganz anders aber als in der Rassenkunde ist die Fragestellung in der *Sozialhygiene*. Es kann sich bei der letzteren nur um solche Merkmale handeln, durch die der allgemeine Körperbautypus charakterisiert wird. Danach ist die Auswahl der Maße zu treffen, die wieder im Hinblick auf spezielle Fragen wird eingeschränkt oder ausgedehnt werden müssen. Ein gedankenloses Drauflosmessen hat keinen Sinn, sondern jedes Maß muß entweder für sich allein oder in Beziehung zu einem anderen irgendein wichtiges Verhältnis des Körpers zum Ausdruck bringen. Irrig ist die Vorstellung, daß durch Messung nur die äußere Körperform, der Habitus, festgelegt werden könne. Viele unserer Meßpunkte liegen am Skelet, und die von diesem ausgehenden Maße erfassen daher auch den Aufbau des Knochengerüstes, während andere, besonders Umfangmaße, die Beteiligung der Muskulatur und des Fettpolsters an der Zusammensetzung des Körpers erkennen lassen. Allerdings, die einzelne Zahl an sich ist oft tot und nichtssagend und bedarf zum Verständnis der erläuternden Beschreibung und Erklärung.

Daß eine Einheitlichkeit in der Technik, d. h. in der Gewinnung der einzelnen Maße die Grundbedingung ist, um die Resultate verschiedener Beobachter miteinander vergleichen und zusammen statistisch verarbeiten zu können, versteht sich von selbst. Die in den folgenden Blättern mitgeteilten Vorschriften beruhen auf einer 30jährigen Erfahrung; sie sind wiederholt und von vielen Seiten nachgeprüft worden und haben heute eine fast allgemeine Verbreitung gefunden. Es sollte daher an ihnen nichts geändert werden, wenn nicht ganz spezielle Gründe dafür vorliegen.

Zur Erforschung der quantitativen Merkmale des menschlichen Körpers kommen in Betracht:

    1. geradlinige Maße, entweder direkte oder projektivische;

    2. Umfänge, Kurven und Bogen;

    3. Winkel;

    4. Gewichte, in erster Linie das Körpergewicht;

    5. Volumina;

    6. die Berechnung der Körperoberfläche.

Instrumentarium.

Zur Feststellung dieser verschiedenen Maßverhältnisse, wobei die unter 1, 2 und 4 aufgezählten die wichtigsten sind, sind besondere Instrumente notwendig, die zunächst kurz beschrieben werden sollen.

Zur Abnahme der geradlinigen Maße, d. h. der Höhen, Breiten und Durchmesser des Körpers in verschiedenen Ebenen, dienen das Anthropometer, der Stangenzirkel, der Gleitzirkel und der Tasterzirkel.

1. Das Anthropometer. Es gestattet, die Höhenlage irgendwelcher Körperpunkte über der Stand- oder Sitzfläche in Projektion auf die vertikale Körperachse mit absoluter Sicherheit zu bestimmen.

Das Anthropometer besteht aus einem runden, nur an einer Seite etwas abgeflachten, 2 m langen Hohlstab aus Messing, der in 4 Teile zerlegbar ist. Der Stab besitzt eine doppelte Millimeterskala. Die eine erstreckt sich, am unteren Stabende beginnend, von 0—2000 mm über alle 4 Teilstücke, die andere ist auf der entgegengesetzten Seite des Stabes angebracht und läuft in umgekehrter Richtung, mit dem Nullpunkt am oberen Ende des Anthropometers beginnend, nur über die beiden oberen Teilstücke des Stabes. Diese letztere Skala kommt für die Höhenmessungen nicht in Betracht. Dem Anthropometer sind außerdem zwei 28 cm lange, schmale, an dem einen Ende spitz auslaufende und auf einer Seitenfläche mit Millimetereinteilung versehene Stahllineale beigegeben, die bei den neueren Instrumenten mit den römischen Ziffern *I* und *II* bezeichnet sind.

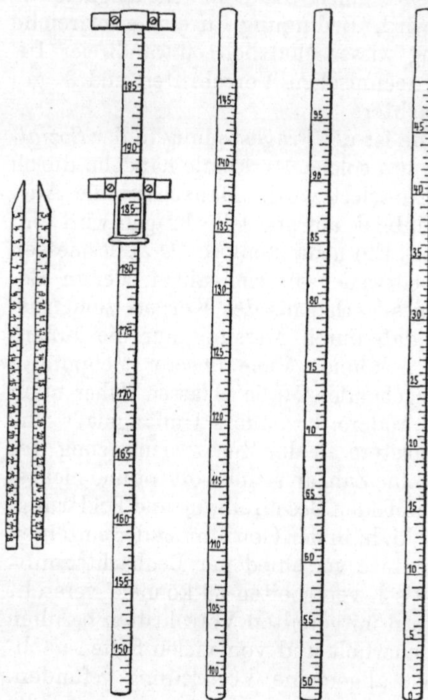

Abb. 1. Anthropometer, in seine 4 Teile auseinander genommen. Daneben die beiden Lineale. ¹/₆ n. Gr.

Vor Beginn einer Messung steckt man die vier genau ineinandergepaßten Teilstücke unter Beachtung der beiden Skalen sorgfältig und fest ineinander, so daß die Gradeinteilungen an keiner Stelle unterbrochen sind.

An dem Anthropometerstab gleitet in sicherer Führung ein Metallschieberkästchen mit einem Fensterausschnitt, das an seinem oberen Ende eine Querhülse trägt, in welcher das eine (mit *I* bezeichnete) Stahllineal horizontal verschiebbar ist. Das Lineal muß so in die Schieberhülse eingesteckt werden, daß, wenn man auf den Fensterausschnitt des Schieberkästchens blickt, die Spitze nach links und unten gerichtet und dem Beschauer die nicht eingeteilte Fläche des Lineals zugekehrt ist. (Nur das eine der beiden Lineale entspricht dieser Anforderung.) Ist das Lineal richtig in die Hülse eingeführt, so liegt seine Spitze und Unterkante in einer Linie mit dem Oberrand des Schieberfensters, so daß an diesem die Höhe eines jeden von der Linealspitze oder dem Linealunterrand berührten Körperpunktes über der Stand- oder Sitzfläche abgelesen werden kann. Das Instrument ist jetzt für die Abnahme der Höhenmessungen zum Gebrauch fertig.

Wenn von Höhenmessungen nur die Körpergröße in Betracht kommt, so kann man auch eine gewöhnliche Meßlatte mit Winkelhaken verwenden, wie sie meist in Schulen gebraucht werden. Diese aus Holz gearbeiteten Meßlatten haben aber in der Regel den Nachteil, daß der an ihnen gleitende Winkelhaken zuviel Spielraum hat, so daß das Maß je nach der Handhabung zu klein oder zu groß ausfällt. Meßlatten, die mit einem Sitz verbunden sind, gestatten auch noch die Feststellung der Stammlänge (Sitzhöhe). Bessere Resultate als die Meßlatte mit Winkelhaken gibt ein einfacher, in Millimeter eingeteilter, an der Wand befestigter Meterstab, an dem entlang man einen genau gearbeiteten Holzwinkel herabführt. Dieser letztere muß mindestens 2—3 cm dick sein und 15 cm Seitenlänge haben, damit man ihn bequem mit der Hand fassen und fest an die Wand andrücken kann, wobei er zugleich mit breiter Fläche auf dem Scheitel des Kopfes aufruht.

2. Der Stangen- oder Schieberzirkel, der zur Feststellung der Körperbreiten oder anderer kürzerer Maße, wie z. B. der Fußlänge und Fußbreite, dient. Aus Sparsamkeitsgründen wird als Stangenzirkel einfach das oberste Teilstück des Anthropometers benutzt. Will man größere Körperdimensionen messen, so können auch die beiden oberen Teilstücke des Anthropometers als Stangenzirkel dienen. Zu diesem Zwecke wurde an dem Kopfende des obersten Teilstückes eine zweite, der Schieberhülse entsprechende und mit ihr parallel gerichtete Hülse angebracht, die für das zweite (mit *II* bezeichnete) Lineal bestimmt ist. Dieses wird, unter der Voraussetzung, daß man wieder wie vorhin den Fensterausschnitt des Schiebers und damit die bis 2 m durchlaufende Skala des Stabes gegen sich gerichtet hat, so in die

Hülse eingesteckt, daß es, dem Schieberlineal entgegengesetzt, mit der Spitze zwar auch nach abwärts, aber nach rechts sieht. Auch an diesem Lineal muß wieder die nichtgraduierte Fläche dem Beschauer zugekehrt sein, sonst ist das Lineal unrichtig eingesetzt. Es ist vorteilhaft, gleich vor Beginn einer Messung beide Lineale in der angegebenen Weise an dem Stabe anzubringen.

Geht man beim Messen von den Höhenmaßen zu den Breitenmaßen über, d. h. will man das Anthropometer in einen Stangenzirkel umwandeln, so hebt man einfach das oberste Teilstück des Anthropometers mit dem Schieberkästchen ab, muß aber nun das Schieberlineal so umstecken, daß es dem oberen Lineal gleichgerichtet ist. Dies geschieht mit einem Griff am raschesten und bequemsten dadurch, daß man, das Stabstück in der linken Hand haltend, das Lineal mit der rechten Hand an seinem hinteren Ende faßt und herauszieht und dann den Stab um seine Längsachse um 180° dreht, so daß jetzt der Fensterausschnitt des Schiebers dem Beschauer abgewendet ist. Hierauf wird das Lineal von neuem von derselben Seite her, d. h. von rechts nach links, so in die Hülse eingeführt, daß seine Spitze nach oben und links schaut. Jetzt sind an beiden Linealen die graduierten Breitseiten gegen den Beschauer gerichtet und die Linealspitzen einander zugekehrt. Zur Abnahme direkter Maße werden beide Lineale gleich lang ausgezogen, d. h. auf dieselbe Millimeterzahl eingestellt. Bei projektivischen Messungen bilden die beiden Lineale zwei rechtwinklige Ordinaten, der Stab des Stangenzirkels die Abszisse, auf die die beiden Endpunkte der zu messenden Linie projiziert werden.

Das Ablesen der Entfernung der beiden Linealspitzen erfolgt beim Stangenzirkel natürlich an der von oben beginnenden Skala, und zwar an dem Oberrand der Schieberhülse, also an der dem Fensterausschnitt entgegengesetzten Seite des Schiebers.

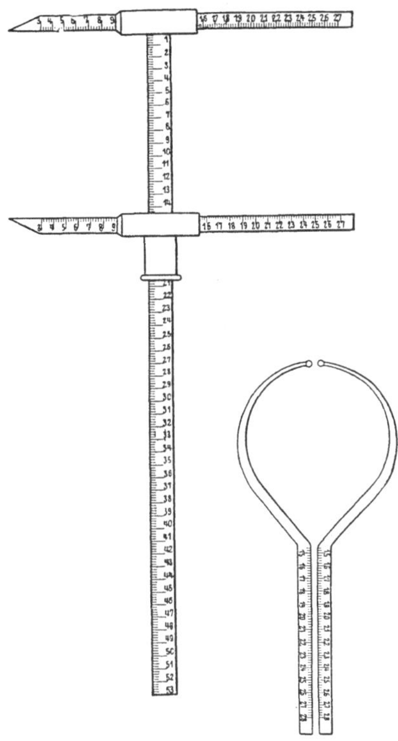

Abb. 2. Stangenzirkel (oberstes Teilstück des Anthropometers) mit eingesteckten Linealen, zum Gebrauch fertig. Daneben die beiden Lineale mit Tasterarmen. $^1/_6$ n. Gr.

Statt der geraden Lineale kann man auch solche mit einer tasterförmigen Ausbiegung verwenden, was besonders bei Tiefendurchmessern, z. B. beim sagittalen Brustdurchmesser, von Vorteil ist.

Anthropometer und Stangenzirkel müssen leicht transportabel sein, um die Untersuchungen überall vornehmen zu können. Zu diesem Zwecke wird der Stab, wie oben schon bemerkt, in 4 Teile zerlegt, die samt den Linealen in Ösen einer Segeltuchtasche eingesteckt und zusammengerollt nur wenig Raum wegnehmen und vor Feuchtigkeit geschützt sind.

3. **Der Gleitzirkel.** Er stellt vor allem für die feineren Gesichts- und Winkelmessungen ein sehr handliches Instrument dar, ist der Schiebelehre der Mechaniker nachgebildet und unterscheidet sich von dem Stangenzirkel nur durch seine geringe Größe und die Unverschiebbarkeit seiner Arme. Er besteht aus einem 250 mm langen, beiderseitig mit Millimetereinteilung versehenen Stahllineal, an dessen einem Ende ein 120 mm langer Querarm mit einem zugespitzten und einem stumpfen, abgeplatteten Ende befestigt ist. Ein an dem Stahllineal gleitender Schieber trägt einen zweiten, genau gleich gebauten und gleich langen Querarm. Die Gradeinteilung beginnt mit dem Nullpunkt an der Basis des festen Armes, und der Abstand der Zirkelspitzen resp. der Innenflächen der Querarme wird an einer abgeschrägten Stelle des Schiebers abgelesen. An diesem Instrumente erlaubt

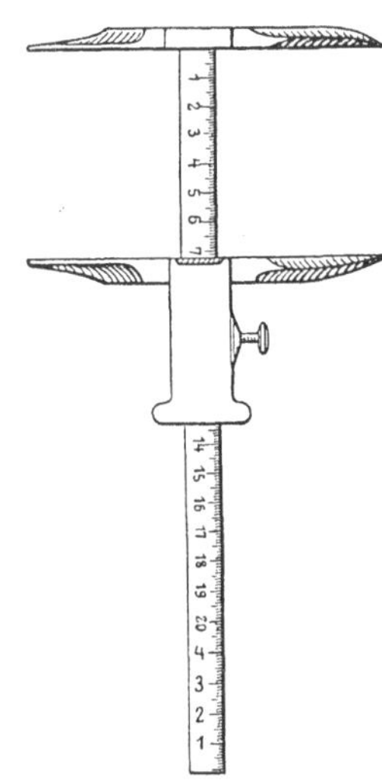

Abb. 3. Gleitzirkel. $^1/_4$ n. Gr.

eine kleine Schraube an der unteren Schmalseite des Schiebers, diesen letzteren in jeder beliebigen Lage durch eine rasche Schraubendrehung festzustellen.

4. **Der Tasterzirkel.** Er dient vor allem zur Feststellung der Kopfmaße, soweit sie nicht projektivisch genommen werden müssen. Der Tasterzirkel besteht aus zwei durch ein Gelenk verbundenen Stahlschenkeln, die in ihrem unteren Abschnitt gerade, in ihrem oberen aber seitlich ausgebogen und mit birnförmig abgerundeten Enden versehen sind. Der eine Schenkel trägt an der Stelle, wo die Abbiegung beginnt, den Drehpunkt eines mit Reduktionstellung versehenen Stahllineals, welches in einem am anderen Schenkel drehbar angebrachten Führungskästchen mit Index hin- und hergleitet. Die maximale ablesbare Entfernung der Zirkelspitzen beträgt 300 mm. Die Ablesung erfolgt an der abgeschrägten Kante des Index des Führungskästchens. Eine kleine Schraube an der Unterseite des letzteren gestattet, die Tasterarme in jeder Lage zu fixieren und damit die Richtigkeit des abgelesenen Maßes zu kontrollieren. In geschlossenem Zustande kann das Instrument bequem in die Tasche gesteckt werden; das Stahllineal liegt dann auf den sich mit ihren Enden berührenden Tasterarmen. Will man die Messung beginnen, so zieht man die beiden Arme soweit auseinander, daß man das Lineal in das Führungskästchen einstecken kann. Die Schraube des letzteren wird dann so gestellt, daß eine halbe Umdrehung genügt, um das Lineal zu fixieren.

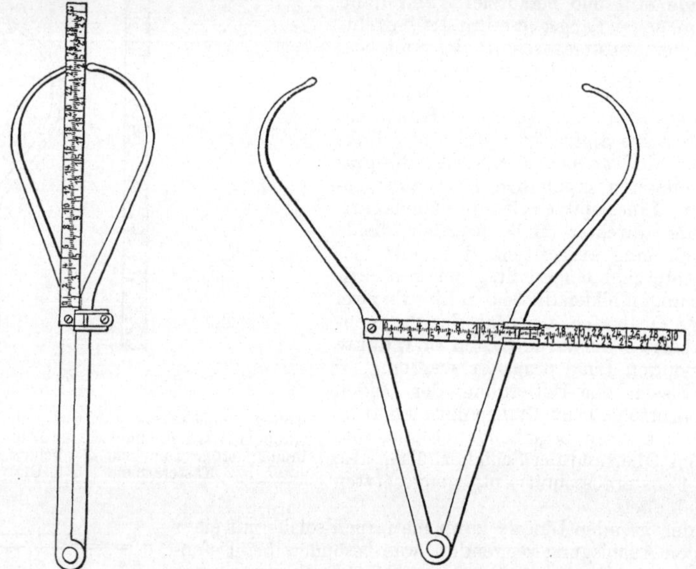

Abb. 4. Tasterzirkel, geschlossen und geöffnet. $^1/_4$ n. Gr.

5. **Das Bandmaß.** Dasselbe dient zur Messung von Kurven und Umfängen. Für anatomisch-medizinische Zwecke kommt nur ein Stahlbandmaß von 150—200 cm Länge in Betracht. Bandmaße aus gewebtem Stoff differieren infolge der schlechten Einteilung unter sich und vom Normalmetermaß oft um 10 mm und dehnen sich außerdem im Gebrauch.

Die 3 letztgenannten Instrumente, Gleitzirkel, Tasterzirkel und Bandmaß werden zugleich mit einem Dermographen und einem Bleistift in einer leicht transportablen Segeltuchmappe, die auch noch eine Tasche für die Beobachtungsblätter enthält, geliefert. Als Fabrikant für anthropologische Apparate kam früher nur die feinmechanische Werkstätte von P. Hermann, Rickenbach & Sohn in Zürich in Betracht; seit 3 Jahren werden die oben genannten Instrumente aber auch von Alig & Baumgärtel, Präzisionsmeßwerkzeugfabrik in Aschaffenburg, hergestellt und können direkt von dort bezogen werden.

6. **Das Ansteckgoniometer.** Es gestattet die Abnahme verschiedener Winkel am Körper, z. B. die Neigung des Brustbeines zur Vertikalen, die Neigung der Gelenk- und Beckenachsen zur Horizontalen, und besonders die Messung von Kopf- und Gesichtswinkeln. Es besteht aus einem Metallgradbogen mit Zeiger, der sowohl an den oberen Arm des Gleitzirkels wie an das Lineal des Stangen- oder Tasterzirkels angesteckt werden kann. Zu diesem Zweck wird das Lineal in die an der Hinterfläche des geraden Transporteurrahmens angebrachte Hülse eingesteckt und mittels zweier Schrauben festgeschraubt. Die Ablesung erfolgt ent-

weder an der Spitze des Zeigers, oder an der Strichmarke des Fensterausschnittes, der am hinteren Ende des Zeigers angebracht ist. Das Instrument muß natürlich immer in einer bestimmten Ebene gehalten werden, da es den einen Schenkel des zu messenden Winkels darstellt.

7. Die Wage. Zur Feststellung des Körpergewichtes dienen am besten amtlich geeichte Personenwagen mit Laufgewichtsanordnung von 200 kg Wiegekraft, die entweder mit Standbrücke oder mit Sitz eingerichtet sind. Einfache Dezimalwagen sind auch verwendbar, erfordern aber bei Massenuntersuchungen durch das beständige Auswechseln der Gewichte zuviel Zeit. Zeigerwagen, die das Gewicht durch Zusammendrücken einer Feder oder durch Pendelausschlag anzeigen, geben nach längerem Gebrauch ungenaue Resultate, da die Elastizität der Feder im Laufe der Zeit nachläßt.

Unerläßlich ist eine beständige Kontrolle der Wage, eigentlich vor dem Beginn einer jeden größeren Reihenwägung und besonders nach Ortsveränderungen. Man verwendet dazu ein Normalgewicht, das mindestens $^1/_{10}$ der Wiegekraft der Wage betragen muß. Man prüfe auch die richtige Stellung der Wage mittels Senkblei und Wasserwage und lasse den zu Wiegenden sich stets genau auf die Mitte der Brücke stellen.

Volumen- und Körperoberflächenmessungen kommen nur für Spezialfragen in Betracht, so daß die für deren Bestimmung verwendeten Methoden übergangen werden können.

Körpermaße.

In den folgenden Blättern sollen nur diejenigen Körpermaße behandelt werden, die für die Kenntnis des Körperbaues am wichtigsten und die zugleich auch die gebräuchlichsten sind. Auf die genaue Befolgung der hier gegebenen Vorschriften ist zu achten, da jede Änderung der Technik auch das Resultat

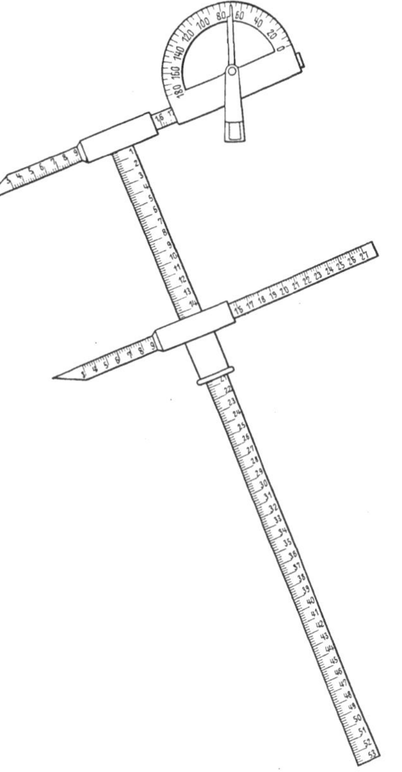

Abb. 5.   Ansteckgoniometer, an dem Stangenzirkel angebracht. $^1/_6$ n. Gr.

beeinflußt. Vor dem Beginn größerer Messungen muß die notwendige Übung erworben werden, was nur durch wiederholte Messungen an einzelnen Individuen erreicht werden kann. Sämtliche Messungen sind am unbekleideten Individuum vorzunehmen, höchstens das Anlegen einer die Schamteile bedeckenden Binde kann gestattet werden. Jedes weitere Kleidungsstück aber, und sei es nur ein Hemd oder ein Badeanzug, beeinträchtigt die Genauigkeit der Bestimmung der Meßpunkte und macht die Beobachtung des so wichtigen äußeren Körperreliefs unmöglich. Beobachter, die mit dem nötigen Takt und mit wissenschaftlicher Sachlichkeit vorgehen, werden keinen Widerständen begegnen. Schulkinder sollten unbekleidet aber nur einzeln, nicht in Anwesenheit ihrer Genossen, gemessen werden. Man erledige, um das Individuum nicht zu ermüden, sämtliche Messungen in rascher Folge hintereinander, was dadurch erleichtert wird, daß man die gefundenen Zahlenwerte einem Gehilfen zuruft, der sie zur Kontrolle wiederholt und in das Beobachtungsblatt einträgt. Die Reihenfolge der Maße muß derart sein, daß im Interesse möglichster Zeitersparnis ein Maß praktisch leicht nach dem anderen genommen werden kann, und daß ein wiederholtes Auswechseln der Instrumente vermieden wird. Bei unruhigen Personen, bei welchen die Möglichkeit besteht, daß sie ihre Körperhaltung während des Messens verändern, wird man vorteilhafterweise sämtliche Meßpunkte, ehe man mit den Messungen beginnt, aufsuchen und mit dem Dermographen auf der Haut durch kleine Kreuzchen oder dünne kurze Striche markieren. Bei dieser Aufzeichnung der Punkte achte man sorgfältig darauf, daß man die Haut nicht während der Palpation auf ihrer Knochenunterlage verschoben hat.

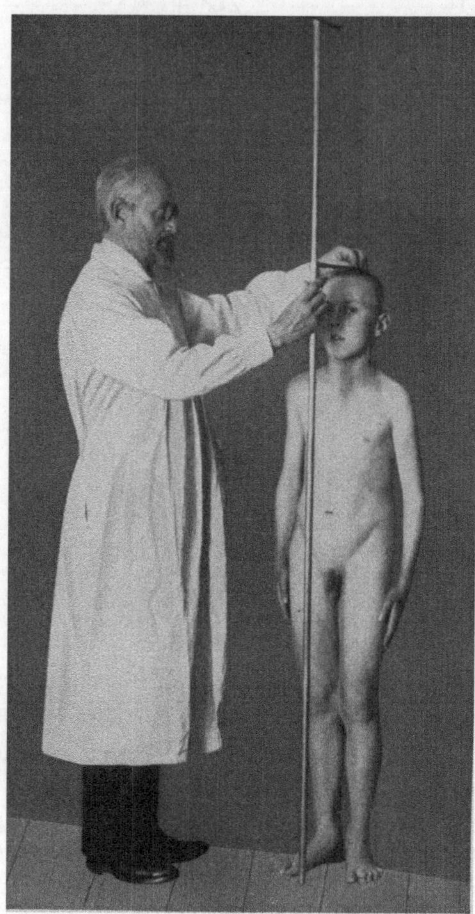

Abb. 6. Messung der Körpergröße mit dem Anthropometer.

Körpergewicht [Nr. 71][1]. Für wissenschaftlich brauchbare Untersuchungen kommt ausschließlich das Nacktgewicht in Betracht. Alle durch Abzug von Kleidergewichten berechneten Körpergewichte geben nur ganz approximative, für individuelle Fälle durchaus wertlose Zahlen, denn das Gewicht der Kleider unterliegt bei unserer Bevölkerung je nach Geschlecht, sozialem Stand und Jahreszeit großen Schwankungen. Wo unüberwindliche Schwierigkeiten die Abnahme des Nacktgewichtes unmöglich machen, wird man schließlich das Individuum mit dem Hemd bekleidet wiegen müssen. Als mittleres Hemdgewicht wird bei erwachsenen Männern durchschnittlich 350 g, bei Frauen durchschnittlich 160 g in Abzug gebracht werden müssen. Wo kein Abzug gemacht wird, ist auf dem Meßblatt anzugeben: Gewicht im Hemd. Die Wägung selbst muß auf 100 g genau festgestellt und das Gewicht in Kilogramm eingetragen werden. Bei wiederholten Wägungen des gleichen Individuums ist die Tageszeit zu berücksichtigen, da unter normalen Verhältnissen das Körpergewicht im Laufe des Tages regelmäßig zunimmt.

Körpergröße [Nr. 1]. Sie ist gleich der vertikalen Entfernung des Scheitels von der Bodenfläche beim aufrechtstehenden Individuum. Zur Bestimmung der Körpergröße und der folgenden Höhenmaße wird das Individuum aufrecht in guter natürlicher Haltung so an eine senkrechte Wand gestellt, daß es diese mit den Fersen, mit Gesäß und Rücken, jedoch nicht mit dem Hinterkopf berührt. Der Kopf darf nicht nach der Seite geneigt und muß von dem Beobachter so eingestellt werden, daß der leicht palpierbare Unterrand der Orbita und die Oberränder der beiden Ohrecken (Tragus) in eine Horizontale zu liegen kommen. Es genügt in der Regel die Bestimmung der Ohr-Augenhorizontalen an der einen, am bequemsten an der rechten Kopfseite. Die Schultern dürfen nicht hochgezogen werden, und die möglichst gestreckten Arme hängen an den Seiten des Körpers herab, so daß die Handteller gegen die Seitenflächen der Oberschenkel sehen. Nun stellt sich der Beobachter an die rechte Seite der zu messenden Person, indem er das Anthropometer nur mit 3 Fingern seiner rechten Hand am Unterrand des Schieberkästchens festhält. Das Instrument muß dabei senkrecht und genau in der Medianebene vor dem Individuum, und das langausgezogene

---

[1] Die in eckigen Klammern beigefügten Zahlen beziehen sich auf die Nummern in der somatometrischen Technik des von dem Verf. herausgegebenen Lehrbuches der Anthropologie. Jena: Fischer 1914.

Schieberlineal einige Zentimeter über dem Scheitel des Individuums stehen. Jetzt schiebt man das Schieberkästchen langsam herab, bis der Unterrand des Lineals den Scheitel (Vertex) berührt, was mit Daumen und Zeigefinger der linken Hand kontrolliert wird, und liest die Körpergröße auf Millimeter genau am Oberrand des Fensterausschnittes ab. Auch bei allen folgenden Höhenmessungen hält man das Anthropometer in der rechten Hand, während man mit der linken Hand je nach Bedürfnis das Schieberlineal auszieht oder zurückschiebt und die Meßpunkte palpiert. Das Vertikalhalten des Instrumentes macht nur dem Anfänger einige Schwierigkeit, die aber nach kurzer Übung überwunden wird. Im übrigen kann man die unteren 10 cm des Anthropometers auch in eine Fußplatte mit Hülse einlassen, wodurch das Instrument von selbst senkrecht stehen bleibt.

In einzelnen, besonders klinischen Fällen kann die Bestimmung der Körpergröße und der anderen Höhenmaße am Aufrechtstehenden unmöglich sein. Man ist dann genötigt, die Messungen am Liegenden vorzunehmen in der Art, wie man Leichenmessungen ausführt, wozu wieder das Anthropometer verwendet werden kann. Allerdings muß die Unterlage durchaus eben sein. Messungen im Bett oder auf einer nachgiebigen Matratze sind unbrauchbar. Dagegen genügt irgendein Tisch, auf den man das Individuum mit dem Rücken der Länge nach ausgestreckt legt und an dessen unterem Ende man ein senkrechtes Brett anbringt, an das die Fußsohlen angestemmt werden. An den oberen Abschnitt dieses ungefähr 35 cm hohen und 40 cm breiten Brettes wird eine 6 cm lange, horizontal gestellte, halbierte Metallhülse angebracht, in die man das untere Ende des Anthropometers legt, so daß der Nullpunkt des Stabes der Fußplatte entspricht. Ein gleich hohes Stativ mit entsprechender halbierter Metallhülse wird an das Kopfende gestellt und ist dazu bestimmt, den oberen Teil des Instrumentes aufzunehmen. Der Stab des Anthropometers liegt nun genau horizontal in der Medianebene über dem zu Untersuchenden, und man braucht das Schieberlineal nur von oben herunter auf die Meßpunkte zu führen, um die entsprechenden Höhen ablesen zu können. Unter den Kopf wird ein Kissen gelegt, weil jetzt die Ohr-Augenebene senkrecht zur Tischfläche stehen muß (vgl. Lehrbuch Abb. 30, S. 114).

Ich möchte aber ausdrücklich darauf hinweisen, daß die am Liegenden gewonnenen Maßzahlen nicht mit den im Stehen ermittelten verglichen und zusammen verarbeitet werden dürfen. Nach eigenen Beobachtungen an mittelgroßen Individuen konnte ich durchschnittliche Unterschiede von 14—55 mm für die einzelnen Höhen bei großen individuellen Schwankungen feststellen. Es sind eben im Liegen die Stellung des Beckens und die Krümmungen der Wirbelsäule ganz andere als im Stehen. Auch werden im Liegen die Schultern hochgezogen, und durch die Verlagerung der Eingeweide verändert sich auch die äußere Form des Abdomens und Brustkorbes und damit Nabel- und Mammillenlage. Es ergibt sich also eine ganz andere äußere Körpertopographie als beim Stehenden.

Stammlänge (Sitzhöhe) [Nr. 23]. Sie entspricht der vertikalen Entfernung des Scheitels von der Sitzfläche, d. h. der Tubera ischiadica bei aufrechter Körperhaltung. Das Individuum muß auf einem 40 cm hohen Hocker mit gebeugten und geschlossenen Beinen und in straffer, aufrechter Haltung sitzen. Der Kopf ist wieder in die Ohr-Augenebene einzustellen. Man nimmt das Maß in der Weise, daß man das Anthropometer senkrecht in der Mitte des Rückens des zu Messenden auf die Sitzfläche stellt und das Schieberkästchen soweit herabführt, bis die Unterkante des Lineals auf dem Scheitel aufliegt.

Die Methode, die DREYER[1]) zur Messung der Stammlänge (von ihm fälschlich als Rumpflänge bezeichnet) anwendet, wobei das Individuum mit leicht angezogenen Beinen auf dem Boden sitzt, mit dem Rücken gegen eine Wand bzw. die Meßlatte, ergibt andere Resultate als die von mir vorgeschriebene Technik. Dagegen ist die von PIRQUET[2]) angewandte Methode der meinen identisch, nur daß der PIRQUETsche Schieber der Meßlatte, wie bei allen ähnlichen Meßlatten, ein etwas großes Spiel besitzt, wodurch eine nicht leicht zu kontrollierende Fehlerquelle gegeben ist. Bei Säuglingen und kleinen Kindern wird die Messung der Stammlänge am besten liegend auf einer Meßbank vorgenommen, wobei Scheitel und Gesäß zwischen 2 vertikale Holzplatten eingespannt werden.

Zur richtigen Abnahme der im folgenden aufgezählten Maße ist die genaue Kenntnis einiger Meßpunkte nötig, die meistens durch die Skeletunterlage gegeben sind. Um die Beschreibung, über die im einzelnen keine Zweifel bestehen werden, zu unterstützen, ist Abb. 7 beigegeben, auf welcher diese Meßpunkte durch kleine Punkte bezeichnet sind.

Rumpflänge. Als zuverlässigstes Maß, das wir feststellen können, empfehle ich die *Länge der vorderen Rumpfwand* [Nr. 27], weil alle an der Rückenfläche des Körpers gewonnenen Rumpfmaße infolge der individuell wechselnden Ausbildung und Richtung der

---

1) DREYER, G.: The Assessment of Physical Fitness, S. 5—6. New York 1921.
2) PIRQUET, C. v.: System der Ernährung, S. 50. Berlin 1917.

Dornfortsätze unsichere Resultate ergeben. Das Maß kann direkt mit dem Stangenzirkel [Nr. 27 a] oder indirekt mit dem Anthropometer genommen werden. Dazu sind 2 Maße nötig:

a) *Höhe des oberen Brustbeinrandes über dem Boden* [Nr. 4]. Als Meßpunkt dient das Suprasternale, das ist derjenige Punkt am Oberrand der Incisura jugularis, der von der Medianebene geschnitten wird. Der Punkt ist bei den meisten Menschen durch eine deutliche Grube charakterisiert. Das Maß wird am besten direkt nach der Feststellung der Körpergröße genommen. Zu diesem Zwecke läßt man das Anthropometer ruhig an seiner

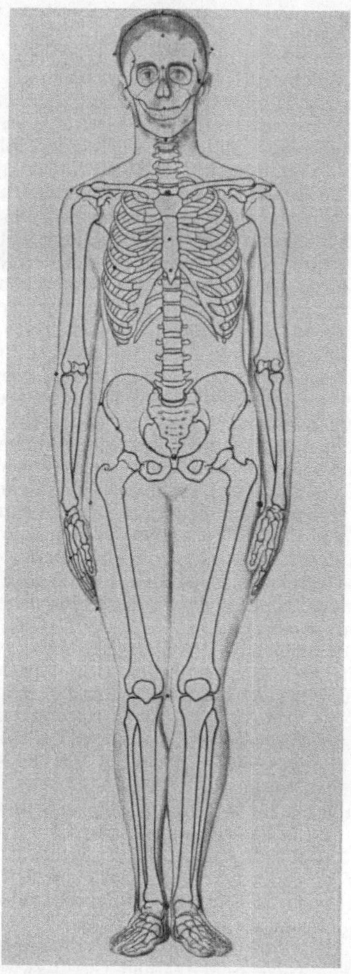
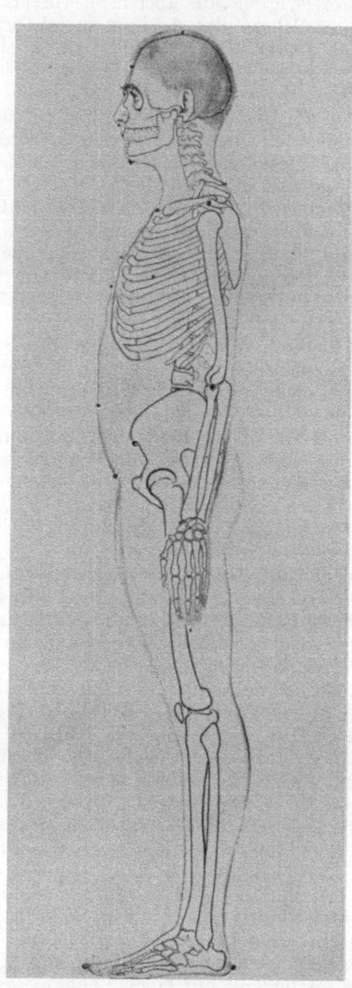

Abb. 7. Umrißfigur eines Mannes mit eingezeichnetem Skelet in Vorder- und Seitenansicht. Die kleinen Punkte stellen die Meßpunkte dar, an denen die Maße genommen werden müssen.

ursprünglichen Stelle stehen, neigt es nur ein wenig nach außen, stößt das Schieberlineal leicht zurück, um das Schieberkästchen am Gesicht des zu Messenden vorbei bis in die Höhe des oberen Brustbeinrandes (Incisura jugularis) herabführen zu können. Nun zieht man das Schieberlineal bei senkrecht stehendem Anthropometer wieder soweit aus, daß die Spitze auf dem als Suprasternale bezeichneten Meßpunkt aufliegt, was mit dem Zeigefinger der linken Hand leicht kontrolliert werden kann.

b) *Höhe des oberen Symphysenrandes über dem Boden* [Nr. 6]. In gleicher Weise, wie eben beschrieben, d. h. ohne das Anthropometer von seinem Platze zu rücken, zieht man das Schieberkästchen bis in das Niveau des Oberrandes der Symphysis ossium pubis herab. Der hier gelegene Meßpunkt (Symphysion) wird leicht gefunden, wenn man die flache Hand mit gestreckten Fingern auf die vordere Bauchwand des zu Messenden legt und unter leichtem Druck nach innen soweit nach abwärts führt, bis die Spitze des 3. Fingers auf eine harte Unterlage stößt. Hier ist der gesuchte Meßpunkt, der meist im Niveau der oberen Schamhaargrenze resp. einer kleinen transversalen Beugungsfurche liegt, die besonders bei Kindern den Schamberg deutlich nach oben begrenzt. Das Symphysion entspricht also stets dem höchsten Punkte der Symphyse in der Medianebene und darf nicht auf der Vorderfläche oder gar in der Nähe der äußeren Geschlechtsteile gesucht werden.

Durch Abzug des letzteren von dem vorletzten Maß berechnet man die *Länge der vorderen Rumpfwand* [Nr. 27], oder man setzt die beiden Spitzen der Lineale des Stangenzirkels an Suprasternale und Symphysion an und liest das Maß direkt ab. Die indirekte Messung ist aber vorzuziehen, weil man dadurch zugleich die Höhenlage wichtiger Körperpunkte über dem Boden erhält, was für die Konstruktion einer Proportionsfigur (s. weiter unten) notwendig ist.

OEDER (Zeitschr. f. Versich.-Med. Bd. 2, S. 15—16. 1909) bestimmt zur Berechnung einer Oberlänge und Unterlänge des Körpers und einer sog. proportionellen Körpergröße die *Höhe der Mitte der Symphyse über dem Boden.* Sie liegt ungefähr 2 cm tiefer als der Oberrand, ist aber nach meinen Erfahrungen nur schwer genau zu bestimmen. Die Messung eines so nahe an den äußeren Geschlechtsteilen liegenden Punktes wird auch meist als sehr unangenehm empfunden.

Zur weiteren Charakterisierung des Rumpfes dienen die folgenden Maße:

Breite zwischen den Akromien (Schulterbreite) [Nr. 35]. Geradlinige Entfernung der beiden Akromialpunkte voneinander. Der zur Messung einzig verwendbare Akromialpunkt liegt ungefähr in der Mitte des Seitenrandes des von hinten unten nach vorn oben ansteigenden Akromion und ist gewöhnlich zwischen zwei etwas divergierenden Ursprungsportionen des M. deltoideus leicht zu fühlen. Frontalschnitte durch das Schultergelenk beweisen, daß ein auf diese Weise bestimmter Punkt nur 3—5 mm höher als der Oberrand des Humeruskopfes gelegen ist. Man faßt den horizontal gehaltenen Stangenzirkel mit der rechten Hand von oben her an seinem oberen Ende, mit der linken am Schieberkästchen, nachdem man die Stahllineale der Länge der Zeigefinger entsprechend ungefähr 90 mm ausgezogen hat. Ich palpiere zuerst beide Meßpunkte mit den Fingerbeeren der auf den Stahllinealen aufliegenden, ausgestreckten Zeigefinger. Hierauf lege ich die Spitze des oberen Stahllineals an den Seitenrand des linken Akromion und schiebe das Schieberlineal langsam an das rechte Akromion. Man kann bei dieser Technik leicht mit den Fingerspitzen feststellen, ob die Lineale wirklich den Meßpunkten richtig anliegen. Die Ablesung des Maßes erfolgt, wie bereits erwähnt, auf der oben angegebenen Maßskala, und zwar am Oberrand des Schieberkästchens. Eine an den stärksten seitlichen Ausladungen der Mm. deltoidei gemessene Schulterbreite ist mit der Akromialbreite natürlich nicht vergleichbar.

Breite zwischen den Darmbeinkämmen [Nr. 40], d. h. zwischen den beiden am meisten seitwärts ausgeladenen Punkten der Cristae iliacae. Handhabung des Instruments wie bei der Bestimmung der Akromialbreite, nur müssen bei korpulenten Personen die Lineale länger ausgezogen werden. Man drücke die Lineale nur leicht an den Körper an und hüte sich vor allem davor, das Maß oberhalb statt an den Seitenrändern der Darmbeinkämme zu nehmen, da die größte Breitenentwicklung gemessen werden soll.

Größte Hüftbreite [Nr. 42a]. Es handelt sich bei diesem Maße um die Feststellung der größten Breite in der Hüftregion, die sich bei mageren Personen mit der Breite zwischen den großen Rollhügeln (Trochanterbreite) deckt. Bei muskulösen und fettleibigen Individuen wird das Maß aber durch die seitlich über den Trochanteren vorspringenden Muskel- resp. Fettmassen bedingt. An diese seitlichen Ausladungen werden die Lineale des horizontal gehaltenen Stangenzirkels fest, aber ohne einzudrücken, angelegt.

Zwei weitere Breitenmaße des Rumpfes sind für die allgemeine Topographie der vorderen Rumpfwand wichtig:

Breite zwischen den Brustwarzen (Mammillardistanz) [Nr. 35]. Das Maß wird mit dem Stangenzirkel genommen, wobei man sich nur davor hüten muß, mit den Spitzen des Stangenzirkels die Brustwarzen selbst zu berühren. Bei Frauen mit Descensus mammae hat es keinen Sinn, dieses Maß zu nehmen.

Breite zwischen den vorderen oberen Darmbeinstacheln [Nr. 41]. Geradlinige Entfernung der beiden Iliospinalia superiora voneinander. Als Meßpunkt dient der am meisten abwärts gerichtete Punkt der Spina iliaca ant. sup. Er ist leicht zu finden, wenn man die 4 Finger der Hand auf den Darmbeinkamm legt und mit dem Daumen in der Leistengegend von unten und innen nach außen und oben palpiert, bis man auf die knöcherne Unterlage stößt. Man überzeuge sich durch Verschieben der Haut, daß man wirklich die Spitze, d. h. den

am tiefsten stehenden Punkt gefunden hat. Er ist nicht identisch mit der am meisten vor-
gewölbten Stelle des nach vorn abfallenden Darmbeinkammes.

Wichtiger aber als diese Maße sind die Durchmesser und Umfänge des Brustkorbes.

Transversaler Brustdurchmesser [Nr. 36]. Diesen Durchmesser mißt man wie die vorhergehenden mit horizontal gehaltenem Stangenzirkel, indem man die Lineale an die seitliche
Thoraxwand an die Stelle der größten seitlichen Ausladungen anlegt. Man achte darauf,
daß der Durchmesser in einer Mittelstellung zwischen Inspiration und Exspiration genommen
wird. Die größten seitlichen Ausladungen liegen ungefähr in der Höhe des Unterrandes des
Corpus sterni. Nimmt man das Maß statt mit dem Stangenzirkel mit einem großen Taster,
so muß man darauf achten, daß die Tasterspitzen auf die Rippen, nicht in einen Inter-
costalraum aufgesetzt werden.

Der sagittale Brustdurchmesser [Nr. 37] wird in der gleichen Höhe senkrecht zum transversalen bestimmt. Da dieses Maß infolge der seitlichen Vorwölbungen des Brustkorbes
und des Vorstehens der Schulterblätter über die Mittellinie nicht mit den geraden Linealen
des Stangenzirkels genommen werden kann, so müssen diese durch Lineale mit Tasterarmen
ersetzt werden, oder das Maß wird mit einem großen Tasterzirkel genommen. Dabei wird
die eine Zirkelspitze auf das untere Ende des Corpus sterni, die andere auf den in der gleichen
Horizontalen gelegenen Dornfortsatz der Brustwirbelsäule aufgesetzt. Auch dieser Durchmesser soll in der Atempause genommen werden. Man kann aber natürlich auch beide
Maße in Inspirations- und Exspirationsstellung nehmen, nur ist dies dann anzugeben.

Brustumfang a) bei ruhigem Atmen [Nr. 61], b) bei Inspiration [Nr. 61 a] und c) bei
Exspiration [Nr. 61 b]. Von den verschiedenen Methoden, den Brustumfang zu messen,
empfehle ich diejenige, bei welcher das Bandmaß hinten direkt unter den unteren Schulter-
blattwinkeln, seitlich hoch in der Achselhöhle und vorn genau oberhalb der Mammillen
über die Warzenhöfe verläuft. Beim Anlegen des Bandmaßes sollen die Arme des zu Messenden
nur so weit, daß man eben das Bandmaß unter den Achselhöhlen durchziehen kann, aber
nicht bis zur Horizontalen, gehoben werden und während der Messung selbst lose herab-
hängen. Im weiblichen Geschlecht muß bei stärker ausgebildeter und nicht gesenkter Mamma
das Bandmaß etwas höher angelegt werden; es ist daher vorteilhaft, noch ein zweites Maß
direkt unter den Mammae, ungefähr in der Höhe der Basis des Processus xiphoideus, horizontal
um den Thorax zu nehmen. Dieses Maß, bei Inspiration und Exspiration festgestellt, orientiert
uns auch über die Größe der Flankenatmung. Es wäre überhaupt angezeigt, mehr als bisher
auch die verschiedenen Atmungstypen zu beachten. Die bei den militärischen Aushebungen
übliche Art, den Brustumfang mit seitwärts horizontal ausgestreckten Armen zu messen,
hat den Vorteil, daß die unteren Schulterblattwinkel höher stehen, aber den Nachteil, daß
die bei abduziertem Arm stark vorspringenden, vom M. pectoralis major und M. latissimus
dorsi gebildeten Wandungen der Achselhöhle mitgemessen werden. Um ein richtiges Maß
der respiratorischen Exkursionsbreite zu bekommen, muß man bei Ungeübten das Aus-
und Einatmen mehrere Male ausführen lassen.

Bei der Beurteilung der absoluten Größe des Brustumfanges ist auch die Entwicklung
des zu Untersuchenden mit zu berücksichtigen. Eine Zunahme des Brustumfanges kann
in einzelnen Fällen (mit zunehmendem Alter) einzig und allein auf einer Vermehrung des
Panniculus adiposus beruhen.

Zieht man die gefundene Zahl des Brustumfanges bei tiefster Exspiration von derjenigen bei maximaler Inspiration ab, so bekommt man als Differenz die sog. *Exkursionsbreite* oder den *Atmungsspielraum*, d. h. den zahlenmäßigen Ausdruck für die mechanische
Atmungsfunktion. Es sei aber hier noch ausdrücklich auf die weiter unten angegebenen
relativen Werte des Thorakalindex, des prozentualen Brustumfanges und des Respirations-
index hingewiesen.

Noch genauer ist die Feststellung der *Vitalkapazität* der Lunge. Man bedient sich
dazu des bekannten Spirometers von HUTCHINSON, der im Prinzip aus einer Gasometer-
glocke besteht, die über Wasser im Gleichgewicht aufgehängt und dazu bestimmt ist, die
ausgeatmete Luft aufzunehmen. Das Individuum stellt sich aufrecht vor das Spirometer,
inspiriert so tief als möglich und exspiriert dann so vollständig als möglich in einen mit
Mundstück versehenen Schlauch, der die ausgeatmete Luft in das Spirometer führt. Man
achte sorgfältig darauf, daß keine Luft neben dem Mundstück durch die Mundspalte oder
durch die Nase entweicht.

Die Technik der Exspiration muß geübt werden, ehe man den maximalen Wert der
Vitalkapazität erreicht. Es wird daher auch vorgeschlagen, 10 Inspirationen und Ex-
spirationen hintereinander vorzunehmen, den gefundenen Wert jedesmal zu notieren, sämtliche Werte zu summieren und durch 10 zu dividieren, um einen Durchschnitt zu erhalten.
Die Erfahrung lehrt aber, daß dieses Verfahren zu zeitraubend und für viele Individuen
eine relativ große Anstrengung bedeutet. Die Vitalkapazität ist, wie die verschiedenen
Brustdurchmesser, abhängig von Alter, Geschlecht, Körpergröße, Körpergewicht, Rumpflänge, allgemeinem Körperbautypus, Beruf und Gesundheitszustand.

Als ein weiterer Umfang des Rumpfes kommt noch in Betracht:

Kleinster Umfang der Hüfte (Taillenumfang) [Nr. 62]. Umfang des Abdomens ohne Rücksicht auf die sehr verschiedene Nabellage in der Höhe der am meisten eingezogenen Seitenkontur des Rumpfes, also zwischen unteren Rippenbogen und Darmbeinkämmen.

Neuerdings finden zur Feststellung von Unterschieden im Bau des Rumpfes bei den verschiedenen Körperbautypen noch die folgenden Rumpfmaße Verwendung:

Thoraxlänge. Geradlinige Entfernung der Clavicula vom unteren Rand der 10. Rippe, in der Medioclavicularlinie gemessen.

Abdomenlänge. Projektivische Entfernung des Nabelmittelpunktes vom Oberrand der Symphyse in der Medianlinie (Symphysion). Stangenzirkel mit vertikal gehaltenem Stab und verschieden weit ausgezogenen Linealen.

Nabeljugularabstand. Projektivischer Abstand des Oberrandes des Manubrium sterni (Suprasternale) vom Mittelpunkt des Nabels. Technik wie bei dem vorhergehenden Maß. Die beiden letztgenannten Maße können auch indirekt mit dem Anthropometer als Höhen des Suprasternale bzw. des Nabels über dem Boden gemessen und durch Abzug berechnet werden.

Von Halsmaßen seien hier nur der

Umfang des Halses erwähnt, der mit dem Bandmaße so gemessen wird, daß dieses hinten in der tiefsten Einsattlung der Nackenkonkavität, vorn über den Schildknorpel verläuft, also mehr oder weniger horizontal zu der etwas nach vorn und oben geneigten Halsachse gerichtet ist. Bei strumatischen Veränderungen ist es empfehlenswert, noch einen zweiten Halsumfang zu nehmen, bei dem das Bandmaß hinten seine Lage beibehält, aber vorn über die stärkste Erhebung der Wucherung verläuft. Das zweite Maß ist naturgemäß immer etwas größer als das erste, aber ein Vergleich der beiden Maße erlaubt doch einen annähernden Rückschluß auf die Ausbildung des Kropfes und zeigt bei wiederholten Messungen am gleichen Individuum in der Regel eingetretene Veränderungen an.

Zur Charakterisierung der Entwicklung der Extremitäten ist sowohl die Abnahme von Längen- als von Umfangsmaßen notwendig. Die ersteren können wieder direkt oder indirekt genommen werden. Ich empfehle aus den gleichen, oben für den Rumpf angegebenen Gesichtspunkten die indirekte Messung. Es ist vorteilhaft, alle Extremitätenmaße an der rechten Körperseite zu nehmen; nur wenn es sich um die Feststellung von Asymmetrien oder Anomalien der Körperhaltung handelt, wird man die Messung auf beiden Körperseiten vornehmen müssen.

Höhe des rechten Akromion über dem Boden [Nr. 8]. Man stelle das Anthropometer vor die rechte obere Extremität des zu Beobachtenden und verfahre im übrigen wie oben beschrieben. Die rechte Hand des Beobachters hält das Anthropometer und führt zugleich den Schieber, während die linke die Meßpunkte palpiert. Wichtig ist, daß der Arm des zu Messenden gestreckt und ruhig an der Seitenfläche des Körpers anliegt, ohne daß die Schulter hochgezogen wird. Als Meßpunkt dient der oben (S. 265) beschriebene Akromialpunkt. Man achte sorgfältig darauf, daß die Unterkante des Schieberlineals an der Umschlagskante der oberen Seitenfläche des Akromion anliegt d. h. daß das Lineal nicht *auf* das Akromion zu liegen kommt. Die Topographie der seitlichen Schultergegend zeigt große individuelle Variabilität, und eine sorgfältige Orientierung über die Lage des Meßpunktes sollte der Messung vorausgehen.

Höhe der rechten Ellenbogengelenkfuge über dem Boden [Nr. 9]. Das Schieberkästchen des Anthropometers wird jetzt so weit herabgeführt, daß die Spitze des Lineals den als Radiale bezeichneten Meßpunkt, d. h. den Oberrand des Capitulum radii berührt. Die Fuge der Articulatio humeroradialis verläuft annähernd horizontal in einem mehr oder weniger vertieften, stets deutlich sichtbaren Grübchen. Ich markiere den Punkt mit dem Fingernagel des linken Zeigefingers und lege die Linealspitze direkt auf die Nagelplatte dieses Fingers auf. Um dieses und die folgenden Maße zu nehmen, muß sich der Beobachter selbst auf ein Knie niederlassen.

Höhe des Griffelfortsatzes des rechten Radius über dem Boden [Nr. 10]. Der Meßpunkt (Stylion) entspricht dem tiefsten Punkt des Proc. styloideus, der in der von den Endsehnen der Mm. abductor pollicis und extensor brevis und des M. extensor pollicis longus gebildeten dreieckigen Vertiefung (Tabatière) leicht gefunden wird, wenn man mit der Nagelplatte des Daumens von unten her gegen die Spitze des Griffelfortsatzes drückt.

Höhe der rechten Mittelfingerspitze über dem Boden [Nr. 11]. Die Hand der zu messenden Person muß zur Abnahme dieses Maßes ganz gestreckt werden, ohne aber den Arm in seiner Lage zum Körper zu verändern. Hierauf wird die Spitze des Lineals an den Unterrand der Fingerbeere des Mittelfingers (Dactylion) angelegt und die Höhe abgelesen.

Durch Abzug der 4 letztgenannten Maße voneinander berechnet man sowohl die *ganze Armlänge* [Nr. 45], als auch die *Länge des Oberarmes* [Nr. 47], *des Unterarmes* [Nr. 48] und der *Hand* [Nr. 49]. Will man auf die Teilkomponenten des Armes verzichten, so bestimmt man nur die Höhe des Akromion und der Mittelfingerspitze. Oberarm-, Unterarm- und Handlänge können auch direkt mit dem Stangenzirkel gemessen werden, doch stimmen diese direkten Maße nicht ganz genau mit den projektivischen überein.

Von Umfängen der oberen Extremität kommen im wesentlichen nur die folgenden in Betracht:

Größter Umfang des rechten Oberarmes a) *bei Streckung* [Nr. 65] und b) *bei Beugung* [Nr. 65 (1)]. Das Bandmaß wird zuerst in der Höhe der stärksten Vorwölbung des M. biceps horizontal um den lose herabhängenden Arm gelegt und das Maß abgelesen. Hierauf läßt man den Oberarm nach vorn bis zur Horizontalen heben und den Unterarm mit geballter Faust und größter Kraftanstrengung gegen die Schulter beugen, bis die maximale Kontraktion des M. biceps erreicht ist. Nun verschiebt man das Bandmaß, bis es über der Kuppe des Bicepswulstes liegt. Die Differenz der beiden Maße gibt einen Einblick in die Massenentfaltung der Oberarmmuskulatur.

Größter Umfang des rechten Unterarmes [Nr. 66]. An dem schlaff herabhängenden supinierten Unterarm mit dem Beschauer zugewandter Vola wird das Bandmaß horizontal um die stärkste seitliche durch den M. brachioradialis bedingte Vorwölbung gelegt. Die Hand darf nicht zur Faust geballt werden.

Kleinster Umfang des rechten Unterarmes [Nr. 67]. In der Höhe der schwächsten Stelle, aber stets proximalwärts der Proc. styloidei radii und ulnae bei gleicher Haltung des Armes wie bei dem vorhergehenden Maße. Irrtümlicherweise wird von manchen Autoren der kleinste Umfang distal von den Proc. styloidei gemessen, ein Maß, das richtiger als Umfang der Handwurzel bezeichnet werden müßte.

Zur Beurteilung der Stärkenentwicklung des Knochenbaues sind gelegentlich auch Breitenmaße genommen worden.

Breite der unteren Humerusepiphyse (fälschlich als Breite des Ellenbogengelenkes bezeichnet). Das Maß entspricht der geradlinigen Entfernung der beiden am meisten vorragenden Punkte des Epicondylus med. und lat. voneinander. Bei mageren, muskelschwachen Individuen kann es bei hängendem, supiniertem Arm mit dem Gleitzirkel genommen werden; bei muskelstarken Individuen verschwindet aber der Meßpunkt des Epicondylus lat. hinter dem M. brachioradialis, und man muß infolgedessen den Arm beugen lassen oder bei hängendem Arm den Tasterzirkel verwenden.

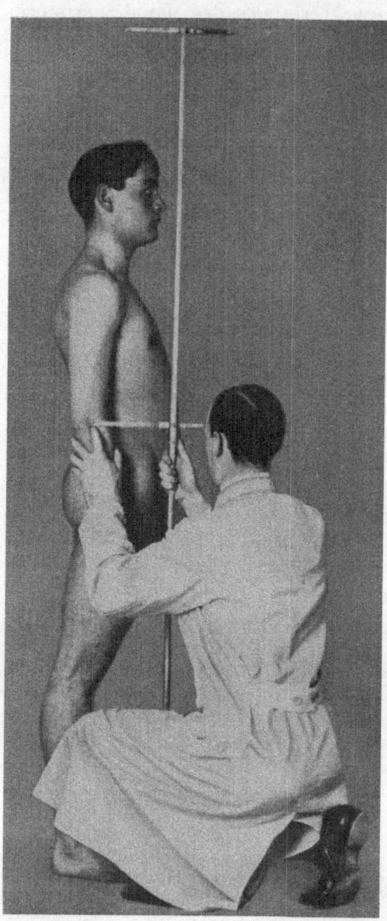

Abb. 8. Messung der Höhe der rechten Ellenbogengelenkfuge.

Untere Radio-ulnarbreite (fälschlich Breite des Handgelenkes genannt). Direktes Maß. Größte Breite zwischen den beiden seitlich am meisten vorragenden Stellen oberhalb (proximalwärts) der Proc. styloidei ulnae und radii. Das Maß wird am besten von der Dorsalseite her mit dem Gleitzirkel genommen. Es verläuft nicht genau rechtwinklig zur Längsachse des Unterarmes, sondern steht etwas schief dazu.

Wo es sich um Berufsunterschiede handelt, sind außer der oben erwähnten Handlänge auch noch folgende Handmaße empfehlenswert:

Breite der gestreckten rechten Hand [Nr. 52]. Direktes Maß. Geradlinige Entfernung des seitlich am meisten vorragenden Punktes des Metacarpale laterale von dem entsprechenden Punkt des Metacarpale mediale bei gestreckten Fingern über dem Handrücken gemessen.

Gleitzirkel. Bei der Handbreite ist also der Daumen ausgeschlossen. Wird das Maß bei geballter Hand genommen, so ergeben sich andere Dimensionen.

Breite der Handwurzel [Nr. 52 (2)]. Infolge der Weichteilauflagerung ein ziemlich unsicheres Maß. Man erhält die konstantesten Werte, wenn man bei horizontal gehaltenem Unterarm die Hand stark beugt und schlaff nach abwärts hängen läßt. Dann mißt man mittels des Gleitzirkels von dem tiefsten Punkte unterhalb des Proc. styloideus ulnae bis zum entsprechenden tiefsten Punkt unterhalb des Proc. styloideus radii, der zwischen der Endsehne des M. extensor pollicis longus und des M. abductor pollicis longus bzw. des M. extensor pollicis brevis gelegen ist.

Länge des Handrückens [Nr. 50]. Direktes Maß. Vom Handgelenk bis zur Mitte der Articulatio metacarpo-phalangea des Mittelfingers. Das Handgelenk wird dadurch bestimmt, daß man die Spitzen der beiden Proc. styloidei durch eine Querlinie mittels des Dermographen über den Handrücken miteinander verbindet. Die Mitte dieser Linie stellt den gesuchten Meßpunkt dar.

Länge der Finger [Nr. 51]. Sie wird als direktes Maß an dem Handrücken der gestreckten Hand bestimmt. Als proximaler Meßpunkt dient stets die Articulatio metacarpo-phalangea, die bei gebeugten Fingern leicht seitlich von den Sehnen der Strecker festzustellen ist. Man markiert am besten vor dem Messen den Punkt durch einen Fingernageleindruck oder mittels des Dermographen. Der distale Meßpunkt entspricht der stärksten Vorwölbung der Fingerbeerkuppe. Gleitzirkel. In der Regel beschränkt man sich auf die Messung des Mittelfingers. Ganz falsch sind die Fingerlängen, die bei gebeugter Hand genommen werden, da in diesen auch die Dicke der Köpfchen der Metacarpalia inbegriffen sind.

Im Anschluß an die Maße der oberen Extremität sei noch die *Spannweite der Arme* (Klafterbreite) [Nr. 17] erwähnt, obwohl sie ein komplexes Maß darstellt, an dem sich die Armlänge (allerdings nicht im oben angegebenen Sinne) und die Schulterbreite beteiligen. Das Maß zeigt während des Wachstums im Verhältnis zur Körpergröße eine stetige Umwandlung. Am sichersten läßt sich die Messung ausführen, wenn sich der Beobachter mit horizontal gehaltenem Anthropometer dicht vor das zu messende, mit wagrecht ausgestreckten Armen an der Wand stehende Individuum stellt, dessen rechte Mittelfingerspitze mit der eigenen linken Hand am Nullpunkt des Instrumentes festhält und mit der linken Mittelfingerspitze das Schieberkästchen an dessen vorstehendem Unterrand soweit als möglich hinausschieben läßt. Das Instrument muß, um das Maximalmaß zu erreichen, in der Höhe des Manubrium sterni und der Schlüsselbeine liegen. Die gewonnene Zahl wird natürlich jetzt am Unterrand des Schiebers, an dem die Fingerspitze anlag, nicht am Fensterausschnitt, abgelesen. Man kann das Maß auch im Rücken des Individuums bestimmen, indem man durch einen Assistenten das Instrument im Rücken des zu Messenden so festhalten läßt, daß dieser zugleich die Mittelfingerspitze am Nullpunkt kontrolliert. Der Beobachter selbst schiebt dann das Schieberkästchen an die Mittelfingerspitze der anderen Hand an. Verfügt man über kein Anthropometer, so kann man auch das zu messende Individuum mit dem Rücken und mit seitwärts horizontal ausgestreckten Armen an die Wand stellen, an die man vorher ein in Zentimeter eingeteiltes Papier (oder Wachstuch nach BERTILLON) befestigt hat. Die im Rücken des Individuums gemessenen Spannweiten entsprechen aber nicht den an der Vorderseite festgestellten.

Zur Längenmessung der unteren Extremität dienen die folgenden Maße:

Höhe des rechten vorderen Darmbeinstachels über dem Boden [Nr. 13]. Der Meßpunkt (Iliospinale ant.) ist wie oben S. 265 bei der Breite der vorderen oberen Darmbeinstacheln bereits ausgeführt, leicht zu finden. Da der Oberrand des Femurkopfes beim Lebenden mit keinem Instrument erreichbar ist, und der Trochanter major infolge seiner Ausdehnung und seiner Beziehungen zu den straffen Endsehnen der Mm. glutaei med. und min. einen schlechten Meßpunkt darstellt, so muß aus der Spinalhöhe auch die

Ganze Beinlänge [Nr. 53] berechnet werden. Individuell schwankt beim Erwachsenen die vertikale Entfernung vom Iliospinale zur Femurkopfkuppe zwischen 9 und 52 mm, je nach der Körpergröße, Beckenneigung und Form der Beckenschaufeln. Man muß daher, um die Beinlänge zu erhalten, von der Höhe des vorderen Darmbeinstachels einen bestimmten Betrag abziehen, und zwar

<pre>
bei einer Körpergröße bis zu   130 cm . . . . . . 15 mm
   „   „   „   von 131—150 „   . . . . . . 20 „
   „   „   „   151—165 „   . . . . . . 30 „
   „   „   „   166—175 „   . . . . . . 40 „
   „   „   „   über 176   „   . . . . . . 50 „
</pre>

Es ist selbstverständlich, daß man auf diese Weise nur approximative Werte für die Beinlänge erhält, doch ist der Fehler in der Mehrzahl der Fälle, wie Untersuchungen am Skelet ergaben, nur gering.

An Stelle der Höhe des vorderen Darmbeinstachels wird von manchen Autoren auch die Höhe des rechten großen Rollhügels (sog. Trochanterhöhe) zur Messung der Beinlänge benutzt. Die Kuppe (nicht die größte seitliche Ausladung) des Trochanter major, die den gesuchten Meßpunkt darstellt, ist aber bei Frauen mit stark entwickeltem Panniculus adiposus und bei Männern mit kräftiger Muskulatur nicht genau festzustellen, wodurch das Maß durchaus unsicher wird.

Vielfach wird die Beinlänge einfach durch Abzug der Stammlänge von der Körpergröße bestimmt. Es handelt sich hier aber um ein Maß, das niemals die wahre Beinlänge wiedergeben kann, da als oberer Meßpunkt die Tubera ischiadica angenommen sind. Es kann daher nur dann als Ersatz gelten, wenn es technisch unmöglich ist, die wahre Beinlänge zu messen. Ganz schlecht ist die Bestimmung der Beinlänge als Entfernung des Spaltes von der Spitze des Malleolus internus, ein Maß, das leider auch bei den Erhebungen in der amerikanischen Armee angewendet wurde.

Höhe der rechten Kniegelenkfuge über dem Boden [Nr. 15]. Der Meßpunkt (Tibiale) liegt am inneren Gelenkrand des Tibialkopfes vor dem Lig. collaterale tibiale. Die Orientierung ist durch die Patella und vor allem durch das Lig. patellare gegeben. Faßt man dieses zwischen Daumen und Zeigefinger der rechten Hand und schiebt mit dem letzteren die Haut einmal in der Vertikalen und dann in der Horizontalen etwas hin und her, dann wird man deutlich den Gelenkspalt fühlen, da die Gelenkkapsel hier ziemlich dünn ist. Nur bei Frauen mit starkem Panniculus adiposus kann die Auffindung des Punktes Schwierigkeiten bereiten. Man hüte sich aber, den Punkt zu tief, d. h. an dem Unterrand des Condylus medialis tibiae, oder zu hoch, in der seichten Vertiefung unter dem Epicondylus medialis femoris, zu suchen. In Zweifelsfällen lasse man das rechte Bein für einen Augenblick im Knie leicht beugen. Um die rechte Hand für die Feststellung dieses wichtigen Meßpunktes freizubekommen und die Spitze des Lineals richtig aufsetzen zu können, bitte ich den zu Messenden, den Stab des Anthropometers mit einer Hand (natürlich wie bisher in der Medianebene und vertikal) zu halten. Dies ist selbst bei Kindern leicht zu erreichen.

Höhe der rechten inneren Knöchelspitze über dem Boden [Nr. 16]. Auch hier muß, wie bei dem Darmbeinstachel, der Meßpunkt ganz an die wirkliche Spitze des Malleolus med. gelegt werden. Man sucht ihn daher am leichtesten von unten und etwas von hinten her, indem man hinter dem Lig. calcaneo-tibiale mit der Nagelplatte des Daumens dagegendrückt. Legt man dann die Spitze auf die letztere auf, so berührt man zugleich auch die Spitze des Malleolus. Die auf diese Weise festgestellte *Fußhöhe* unterliegt je nach der Ausbildung des Fußgewölbes großen individuellen Schwankungen. Durch Abzug der 3 letztgenannten Maße voneinander erhält man die *Länge des Oberschenkels* [Nr. 55] und des *Unterschenkels* [Nr. 56].

Größter Umfang des rechten Oberschenkels [Nr. 68]. Das Bandmaß muß an der Stelle der stärksten medialen Ausladung unterhalb der Nates, nicht in der Glutaealfalte selbst, horizontal um den rechten Oberschenkel gelegt werden. Um bei starker Muskel- oder Fettentwicklung die richtige Stelle zu finden, läßt man das linke Bein etwas seitwärts stellen, bis man das Bandmaß angelegt hat, dann aber wieder in die ursprüngliche Lage zurücknehmen. Erst jetzt liest man, am besten an der äußeren Seite des Oberschenkels, um nicht mit den Geschlechtsteilen in Berührung zu kommen, das Maß ab.

Größter Umfang des rechten Unterschenkels (Wadenumfang) [Nr. 69]. Ohne das Bandmaß von dem Bein wegzunehmen, führt man es nach unten bis an die Stelle der stärksten Ausladung der Wadenmuskulatur, die bei der individuell stark variierenden Dicken- und Längenausbildung der Mm. gastrocnemii sehr verschieden hoch liegen kann.

Kleinster Umfang des rechten Unterschenkels [Nr. 70]. Dieser Umfang ist gewöhnlich direkt über dem Malleolus medialis gelegen, wird aber durch Richtung und Ansatz des Tendo calcaneus, die zu beachten sind, mehr oder weniger beeinflußt.

Epicondylenbreite des rechten Oberschenkels [Nr. 68 (4)] (auch als Breite des Kniegelenkes bezeichnet). Direktes Maß gleich größte Breite in der Höhe der Epicondylen des Femur.

Von speziellen Fußmaßen sind zu empfehlen:

Länge des rechten Fußes [Nr. 58]. Die Stange des Instrumentes muß parallel dem medialen Rande des etwas vorgestellten und belasteten rechten Fußes auf den Fußboden gelegt werden, worauf man das feste Stahllineal an dem am meisten nach hinten vorspringenden Punkte der Ferse anlegt und das Schieberlineal an die Kuppe der vorstehendsten Zehe (erste oder zweite) anschiebt. Man achte darauf, daß das ganze Körpergewicht auf den rechten Fuß übertragen wird, was am besten dadurch geschieht, daß man den linken Fuß zurückstellen läßt.

Breite des rechten Fußes [Nr. 59]. Ähnlich wie bei der Messung der Handbreite wird der Stangenzirkel mit senkrecht gerichteten Linealen quer über den belasteten Fuß gehalten und dann durch Anlegen der Lineale an die vorspringendsten Punkte in der Gegend der Köpfchen der Metatarsalia I und V die geradlinige Entfernung dieser beiden Punkte von-

einander festgestellt. Die so gemessene Fußbreite steht also nicht senkrecht auf der Fußlänge.

Höhe des rechten Fußes. Sie entspricht dem oben genommenen Maße, Höhe der rechten
inneren Knöchelspitze über dem Boden.

Kopfmaße.

Von den Kopfmaßen seien nur die wichtigsten behandelt. Sie haben bisher
wenig Berücksichtigung gefunden, dürfen aber von der Konstitutionsforschung
nicht vernachlässigt werden, einmal weil ganz bestimmte Korrelationen zwischen
Kopf- und Körperwachstum bestehen, und ferner auch, weil es mehr als wahrscheinlich ist, daß die Rassenzugehörigkeit auch in unserer stark gemischten
europäischen Bevölkerung den Körperbautypus beeinflußt, was aus Untersuchungen an fremden Menschenrassen unzweideutig hervorgeht.

Zur Ausführung sämtlicher Kopfmessungen läßt man den zu Beobachtenden
derart auf einem Hocker oder Stuhl Platz nehmen, daß man von allen Seiten
bequem an ihn herantreten kann. Dabei muß volles Licht auf die Skala der
Meßinstrumente fallen. Von denselben finden das Bandmaß, der Tasterzirkel,
der Stangenzirkel und evtl. auch der Gleitzirkel Verwendung.

Horizontalumfang des Kopfes [Nr. 45][1]. Man hält den Nullpunkt des Bandmaßes mit
der linken Hand auf der Glabella fest. Als Glabella wird diejenige Erhebung am unteren
Teil der Stirne bezeichnet, die oberhalb der Nasenwurzel und zwischen den härenen Augen-
brauen gelegen ist. Dann führt man das Bandmaß mit der rechten Hand über die linke
Kopfseite bis zu dem vorspringendsten Punkt des Hinterkopfes (nicht über die meist viel
tiefer gelegene Protuberantia occipitalis) und von da über die rechte Kopfseite zurück zur
Glabella, wo man es ebenfalls mit der linken Hand faßt. Dadurch wird die rechte Hand frei,
um zu kontrollieren, ob das Bandmaß gleich hoch an beiden Kopfseiten und wirklich über
den vorspringendsten Punkt des Hinterkopfes läuft. Nur bei einer derartig sorgfältigen Technik
kann man maximale Umfänge des Neurokraniums erhalten.

Die nächstfolgenden Maße werden mit dem Tasterzirkel genommen. Man faßt die
Zirkelarme an ihren vorderen Enden mit beiden Händen, und zwar so, daß der Daumen
auf die obere, der Zeigefinger auf die untere Seite der abgerundeten Zirkelenden zu liegen
kommt. Auf diese Weise kann man mit den Fingerspitzen die Zirkelenden auf die Meßpunkte aufsetzen und am Kopfe festhalten, ohne die Haut einzudrücken. Die Ableseskala
bleibt dabei immer sichtbar.

Größte Kopflänge [Nr. 1]. Geradlinige Entfernung der Glabella von dem am meisten
in der Medianebene vorragenden Punkte des Hinterhauptes (Opisthokranion). Man stellt
sich an die rechte oder linke Seite (je nach der Lichtquelle) der auf einem Hocker sitzenden
Person, hält, wie eben beschrieben, das linke Zirkelende zwischen Daumen und Zeigefinger
auf der Glabella fest und fährt mit dem anderen Zirkelende langsam in der Medianebene
am Hinterhaupt auf und nieder, bis der Index am Maßlineal den maximalen Wert anzeigt.
Will man sich von der Richtigkeit der Messung überzeugen, so stellt man mittels der Schraube
das Lineal bei der gefundenen Zahl fest und macht nun mit dem festgestellten Instrument eine
Kontrollmessung. Man hüte sich, die Spitzen des Instrumentes zu fest in die Haut einzu-
pressen, da dies schmerzhaft ist und außerdem das Maß dadurch verkleinert wird. Eine
Kopflänge von der Nasenwurzel aus, wie sie nach dem System Bertillon genommen wird,
ist nicht empfehlenswert, da die Nasenwurzel individuell sehr verschieden tief gelegen ist
und außerdem keinen Punkt des Gehirnschädels darstellt.

Größte Kopfbreite [Nr. 3], die größte Breite des Gehirnschädels senkrecht zur Medianebene, wo sie sich findet. Die Meßpunkte (Eurya) müssen in *einer* Horizontal- und Frontalebene liegen. Man stellt sich vor das zu messende Individuum, so daß das Scharnier des
Tasters in die Medianebene seines Kopfes zu liegen kommt, und führt dann die Zirkelspitzen,
in der oben beschriebenen Weise zwischen den Fingern haltend, so lange in senkrecht gerichteten Zickzacklinien an der seitlichen Kopfwand auf und ab, bis der größte gerade Durchmesser gefunden ist. Die Tasterspitzen müssen zwischen den Haaren bis auf die Kopfhaut
vordringen. Man hüte sich vor schiefen Durchmessern; die Linie, welche die beiden Tasterspitzen verbindet, muß stets horizontal und senkrecht auf die Medianebene gerichtet sein.
Die Lage des Breitendurchmessers hängt von der Kopfform ab.

---

[1] Die kephalometrische Technik hat eine eigene Numerierung.

Kleinste Stirnbreite [Nr. 4]. Man suche zunächst mit den Zeigefingern diejenigen oberhalb des Jochfortsatzes des Stirnbeins am meisten nach vorn und innen gelegenen Punkte der Linea temporalis (Frontotemporalia). Legt man die Zeigefingerspitzen an die an dieser Stelle befindlichen, vom M. temporalis bedeckten kleinen Vertiefungen und schiebt die Zirkelspitzen auf die oben erwähnten Punkte der Linea temporalis, so kann man die Breite an der Skala ablesen. Verschieben der Haut, Runzeln der Stirne und Zusammenbeißen der Zähne macht das Maß unsicher. Diese vordere Kopfbreite ist vor allem für die Beurteilung der Frontalhirnentwicklung von Bedeutung.

Jochbogenbreite [Nr. 6]. Geradlinige Entfernung der beiden am meisten vorstehenden Punkte der Jochbogen (Zygia) voneinander. Es soll der größte Abstand der beiden Jochbogen voneinander gemessen werden, der beim Europäer meist weit nach hinten, nur 2—3 cm vor dem Tragus gelegen ist. Man faßt zu diesem Zwecke den Tasterzirkel in der oben angegebenen Weise und schiebt die Tasterspitzen leicht auf dem Jochbogen vor- und rückwärts, indem der Daumen am Oberrand, der Zeigefinger am Unterrand des Jochbogens entlang streicht. Durch diese Haltung wird ein Abgleiten des Instrumentes vom Knochen unmöglich gemacht. Man achte sorgfältig darauf, daß vor dem Ablesen des Maßes die Haut nicht verschoben wird, und daß die Zirkelspitzen genau in einer Frontalebene liegen.

Die früher von VIRCHOW empfohlene *Jochbeinbreite*, die der Entfernung der beiden unteren Jochbeinwinkel bzw. Jochbeinhöcker entspricht, ist zu verwerfen, da diese Punkte nur schwer durch die Dicke der Wangenhaut hindurch festzustellen sind.

Unterkieferwinkelbreite [Nr. 8]. Es handelt sich um die Feststellung der geradlinigen Entfernung der beiden Unterkieferwinkel voneinander. Die Tasterspitzen sind nicht hinten, sondern seitlich an die Unterkieferwinkel anzusetzen, weil die größte Ausladung (Gonia) gemessen werden soll. Das Instrument wird am besten so gehalten, daß die Zeigefingerbeeren, auf denen die Tasterspitzen aufruhen, von hinten und unten her die Unterkieferwinkel umgreifen. Der M. masseter darf nicht kontrahiert werden.

Ein Vergleich der 4 aufgeführten Breitenmaße gibt einen guten Einblick in den Aufbau von Gehirn- und Gesichtsschädel. Ergänzt können sie noch durch 2 weitere Maße werden:

Breite zwischen den inneren Augenwinkeln [Nr. 9]. Geradlinige Entfernung derjenigen Punkte an der medialen Seite der Augenspalte, an welcher die oberen und unteren Lidränder zusammentreffen. Der Punkt ist also nach innen von der Caruncula lacrimalis gelegen. Man hält mit der rechten Hand den Gleitzirkel, die abgeflachten stumpfen Arme des Instrumentes nach oben gerichtet, in der Art horizontal vor das Gesicht des zu Beobachtenden, daß die Enden der Arme im Niveau der Lidspalte stehen. Um die Augenwinkel nicht direkt mit dem Instrument berühren zu müssen, stemmt man den festen Arm des Gleitzirkels gegen die linke Hand, die ihrerseits an die linke Wange des untersuchten Objektes angelegt wird. Dadurch ist eine ruhige Haltung des Gleitzirkels möglich. Der Blick des zu Messenden muß gegen den Beobachter gerichtet sein.

Für gewisse, auch klinische Beobachtungen wichtig ist ferner auch die *Pupillardistanz* [Nr. 12]. Sie entspricht der geradlinigen Entfernung der beiden Pupillenmittelpunkte voneinander. Die Handhabung des Instrumentes ist dieselbe wie bei der Abnahme der Breite zwischen den inneren Augenwinkeln.

Zur Charakterisierung der Nase dient die *Breite der Nase* [Nr. 13]. Sie ist gleich der geradlinigen Entfernung der beiden am meisten seitlich ausgeladenen Punkte der Nasenflügel (Alaria) voneinander. Man faßt den Gleitzirkel am Schieber mit der rechten Hand und legt ihn so an das Gesicht an, daß die Innenseiten der flachen Zirkelarme die verlangten Punkte eben berühren.

Eine Ergänzung erfahren die Kopfmaße noch durch eine Reihe von Höhenmaßen, zunächst die *Ganze Kopfhöhe* [Nr. 16], die der projektivischen Entfernung des Scheitels vom Unterrand des Kinnes (Gnathion) entspricht. Sie wird am besten mit dem Stangenzirkel gemessen, indem man sich seitlich neben den zu Messenden stellt oder kniet. Nachdem der Kopf in der Ohr-Augenebene orientiert ist, legt man das langausgezogene obere Lineal auf den Scheitel, hält es hier mit der linken Hand fest und schiebt mit der rechten Hand den Schieber mit dem kurzausgezogenen unteren Lineal in der Medianebene an den unteren Kinnrand. Dabei muß der Stab des Stangenzirkels senkrecht zur Ohr-Augenebene stehen, also vertikal gehalten werden.

Man kann die ganze Kopfhöhe auch indirekt bestimmen, indem man nach der Abnahme der Körpergröße mittels des Anthropometers die Höhe des unteren Kinnrandes über dem Boden feststellt und dann diese Höhe von der Körpergröße abzieht. Man muß dabei nur darauf achten, daß der Kopf des zu Beobachtenden bei der Abnahme beider Höhenmaße in der Ohr-Augenebene eingestellt bleibt. Das Maß dient hauptsächlich zur Berechnung, wie viele Kopfhöhen in der Körpergröße enthalten sind.

Physiognomische Gesichtshöhe [Nr. 17]. Geradlinige Entfernung der vorderen Stirnhaargrenze (Trichion) von dem Unterrand des Kinnes. Als oberer Meßpunkt ist die physiognomisch wirksame Haargrenze in der Medianlinie anzunehmen. Wo nach Haarausfall die Haargrenze nach oben verschoben ist und nur noch approximativ festgestellt werden kann, verzichtet man besser auf die Abnahme dieses Maßes.

Morphologische Gesichtshöhe [Nr. 18]. Projektivische Entfernung der Stirnnasennaht (Nasion) von dem eben genannten Kinnpunkt. Der Verlauf der Sutura naso-frontalis läßt sich trotz des Nahtgewebes und des meist sehr dünnen M. procerus auch am Lebenden leicht feststellen. Der Meßpunkt entspricht also der Nasenwurzel, nicht dem stets tiefer gelegenen Nasensattel. Die Handhabung des Instrumentes ist die eben beschriebene; man muß nur zuvor das obere Lineal kurzstellen und seine Spitze mit Zeigefinger und Daumen der linken, auf dem Kopf des zu Messenden aufruhenden Hand an das Nasion anlegen. Der Kopf muß wieder genau in der Ohr-Augenebene stehen und der Stab des Stangenzirkels vertikal gehalten werden. Das Maß entspricht der auch am Schädel festzustellenden Höhe des Splanchnokraniums. An dieses Maß schließt man am besten die

Höhe der Nase [Nr. 21] an, die als Entfernung der Stirnnasennaht (Nasion) von dem Nasenboden, d. h. dem einspringenden Winkel, der von dem Unterrand der Nasenscheidewand und der Integumentaloberlippe gebildet ist (Subnasale), gemessen wird. Technik und Haltung des Stangenzirkels wie eben beschrieben.

Um auch einen Ausdruck für die Höhenausdehnung des Neurokranium am Lebenden zu gewinnen, mißt man die

Ohrhöhe des Kopfes [Nr. 15]. Sie entspricht der projektivischen Entfernung des Scheitels vom Oberrand des Tragus (Tragion). Zur Abnahme dieses Maßes stellt man sich vor den zu Messenden, den Stangenzirkel in der rechten Hand haltend. Hierauf wird das langausgezogene obere Lineal horizontal auf den Scheitel, die Spitze des nur ganz kurz ausgezogenen Schieberlineals aber an den linken Traguspunkt angelegt. Eine Schwierigkeit in der Abnahme dieses Maßes beruht darin, daß man zugleich sowohl die vertikale Richtung des Stabes des Stangenzirkels als auch die Lage der Schieberlinealspitze auf dem Traguspunkt kontrollieren muß. Erleichtert wird die Messung, wenn man den Traguspunkt zuerst mit dem Dermographen anzeichnet und sich der sog. Ohrhöhennadel, die parallel zum Stab des Stangenzirkels verläuft, bedient (vgl. MARTIN: Lehrbuch S. 163). Das Maß ist nur nach einiger Übung genau abzunehmen.

Am Gesicht kann auch die Bestimmung einiger Winkel von Wichtigkeit sein. In erster Linie der

Profilwinkel, der am besten als *Obergesichtswinkel* [Nr. 42] gemessen wird. Der Winkel gibt die Neigung der Profillinie des Oberkiefers in der Medianebene zur Ohr-Augenhorizontalen an. Je mehr das Gesicht vorspringt, um so kleiner der Winkel.

Zur Abnahme des Maßes befestigt man das Ansteckgoniometer, wie in Abb. 5 angegeben, an den Stangenzirkel (oder Gleitzirkel), zieht die beiden Lineale genau gleich weit aus, was durch die auf diesen angebrachten Skalen erleichtert wird. Hierauf faßt man den Stab des Stangenzirkels mit der rechten Hand und setzt die Spitze des oberen Lineals auf das Nasion (s. oben) und diejenige des unteren auf das Prosthion (unteres Ende des Alveolarfortsatzes zwischen den beiden oberen mittleren Schneidezähnen) auf. Ist der Kopf des zu Messenden genau in der Ohr-Augenebene eingestellt, so kann man am Goniometer direkt die Größe des Winkels ablesen.

Verhältniszahlen und Indices.

Die durch die vorstehenden Messungen gewonnenen absoluten Zahlenwerte charakterisieren nur das Individuum, und selbst dieses nur in ungenügender Weise. Denn es kommt bei der Feststellung des Körperbautypus nicht so sehr auf die absolute Größe des einzelnen Maßes, als vielmehr auf das gegenseitige Verhältnis verschiedener Maße zueinander an.

Es handelt sich beim Habitus des Einzelnen stets um einen „Merkmalkomplex", der durch eine bestimmte Korrelation der Teile festgelegt ist. Auf die Erfassung des Gesamtorganismus, in welchem die einzelnen Teile und Organe in einem konstanten meßbaren Verhältnis zueinander stehen, kommt es also an. Dies zu erkennen muß das Ziel jeder Konstitutionsforschung sein. Allerdings wird es bei der Kompliziertheit des menschlichen Organismus nie gelingen, durch eine Reihe von Formeln seine Konstitution restlos zum Ausdruck zu bringen.

Ferner sind die absoluten Maßzahlen des Einzelnen nur in beschränktem Maße zu Vergleichen verwendbar. Man kann sie wohl dazu benutzen, wenn es sich darum handelt, den Einzelnen mit einem Durchschnitt zu vergleichen, der aus Massenbeobachtungen einer Gruppe rechnerisch erhalten wurde, der das Vergleichsindividuum vermöge seiner Abstammung, seiner sozialen Lage usw. als zugehörig zu betrachten ist. Je gewissenhafter diese Bedingung der Zugehörigkeit erfüllt ist, um so biologisch richtiger und wertvoller wird der Vergleich sein.

Aber die Körpermaße verschiedener Individuen sind nur dann unter sich vergleichbar, wenn sie auf einen gleichen Maßstab gebracht wurden, wenn z. B. die so sehr variierende Körpergröße ausgeschaltet wird. Denn es ist ohne weiteres einleuchtend, daß irgendein absolutes Maß, z. B. ein Brustumfang von 80 cm bei einem Menschen von 160 cm Körpergröße eine andere Bedeutung haben muß als der gleiche Umfang bei einem solchen von 180 cm. So sind ferner auch die Proportionsfiguren zweier Individuen (s. S. 300, Abb. 18) unter sich nur vergleichbar, wenn bei beiden die Körpergröße = 100 gesetzt wird.

Es ist üblich geworden, die einzelnen Körperdimensionen vor allem in Prozenten der Körpergröße auszudrücken, also die letztere, die ja eine außerordentlich große individuelle Variabilität aufweist, gleichsam auszuschließen. Da die Körpergröße aber ein komplexes Maß ist, auf dessen absoluten Wert die Längenentwicklung der unteren Extremitäten einen großen Einfluß ausübt, so ist es zweckmäßig, besonders wo es sich um die relative Entwicklung einzelner Dimensionen des Rumpfes (Umfänge, Durchmesser) oder um die Massenentwicklung innerer Organe handelt, auch die Stammlänge (Sitzhöhe) oder unter Umständen die Länge der vorderen Rumpfwand als Vergleichsmaß beizuziehen, d. h. die einzelnen Dimensionen in Prozenten einer dieser beiden Längen auszudrücken. Dabei gilt als Richtschnur für die Berechnung des Index:

$$\frac{\text{kleineres Maß} \times 100}{\text{größeres Maß}}.$$

Es wird also in der Regel, wenn nicht besondere biologische Gründe entgegenstehen, das kleinere Maß in Prozenten des größeren ausgedrückt[1]).

Daß neben dem relativen Maß auch die absolute Zahl stets ihre Bedeutung behält, ja oft erst die Erklärung für die Verhältniszahl geben kann, sei nur nebenbei bemerkt.

Es empfiehlt sich, in allererster Linie zu berechnen:

In Prozenten der Körpergröße:

die Stammlänge,	die Breite zwischen den vorderen Darmbeinstacheln,
die Länge der vorderen Rumpfwand	
die Armlänge	$^{1}/_{2}$ Akromien- $+$ $^{1}/_{2}$ Beckenbreite,
die Oberarmlänge	$^{1}/_{2}$ Akromien- $+$ $^{1}/_{2}$ Hüftbreite,
die Unterarmlänge	den Brustumfang bei ruhigem Atem,
die Handlänge,	den Atmungsspielraum,
die Spannweite,	den Bauchumfang,
die Beinlänge,	den Oberarmumfang, gestreckt,
die Oberschenkellänge,	den Oberarmumfang, gebeugt,
die Unterschenkellänge,	den größten Umfang des Unterarmes,
die Fußlänge,	den kleinsten Umfang des Unterarmes,
die Akromienbreite,	den größten Umfang des Oberschenkels,
die Beckenbreite,	den größten Umfang des Unterschenkels.
die Hüftbreite,	

---

[1]) Zur Vereinfachung der Berechnung aller Verhältniszahlen empfiehlt sich, wo nicht besondere Berechnungstabellen zur Verfügung stehen, die Benutzung des einfachen Rechenschiebers. Für die statistische Verarbeitung eines größeren Materials wird man, um Zeit zu sparen, eine Rechenmaschine nicht entbehren können. Eine ausgezeichnete Rechenmaschine wird von der Firma Grimme, Natalis u. Co. in Braunschweig in Form der Brunswiga, System Trinks, Type MR hergestellt. Sämtliche Berechnungen im Anthropologischen Institut der Universität München werden seit Jahren mit diesen Rechenmaschinen ausgeführt.

In Prozenten der Stammlänge:

die Armlänge,
die Oberarmlänge,
die Unterarmlänge,
die Beinlänge,
die Oberschenkellänge,

die Unterschenkellänge,
die Länge der vorderen Rumpfwand,
den Brustumfang bei ruhigem Atem,
die Akromienbreite,
die Beckenbreite.

In Prozenten der Länge der vorderen Rumpfwand:

die Armlänge,
die Oberarmlänge,
die Unterarmlänge,
die Beinlänge,
die Oberschenkellänge,
die Unterschenkellänge,
den Brustumfang bei ruhigem Atem,

den transversalen Brustdurchmesser,
den sagittalen Brustdurchmesser,
die Akromienbreite,
die Beckenbreite,
den Nabeljugularabstand,
den Nabelsymphysenabstand,
die Thoraxlänge.

Natürlich brauchen nicht in jedem Falle alle diese Verhältniszahlen ausgerechnet zu werden, während man auf der anderen Seite noch eine Menge anderer Maße in Prozenten der drei angegebenen Längen ausdrücken kann. Man wird aber die Berechnung nicht mehr ausdehnen, als im gegebenen Falle zur Feststellung wichtiger Körperrelationen notwendig ist.

Einen Begriff über die Körperproportion in der Längsachse des Körpers gibt auch die Berechnung, wie oft die ganze Kopfhöhe in der Körpergröße enthalten ist. Als normales Verhältnis für den Erwachsenen gelten 7—8 Kopfhöhen.

Die Größenstufen bei Bevölkerungen verschiedener Durchschnittsgrößen. Nach EMIL SCHMIDT.

Durchschnittsgröße einer Bevölkerung in cm	Zwerge	Sehr Kleine	Kleine	Untermittelgroße	Mittelgroße	Übermittelgroße	Große	Sehr Große	Riesenwüchsige
150	x—118	119—135	136—144	145—148	149—150	151—154	155—163	164—180	181 u. mehr
151	x—119	120—136	137—145	146—149	150—152	153—155	156—164	165—181	182 ,, ,,
152	x—120	121—137	138—146	147—150	151—153	154—156	157—165	166—183	184 ,, ,,
153	x—121	122—138	139—147	148—151	152—154	155—157	158—166	167—184	185 ,, ,,
154	x—121	122—139	140—148	149—152	153—155	156—158	159—167	168—186	187 ,, ,,
155	x—122	123—140	141—149	150—153	154—156	157—159	160—168	169—187	188 ,, ,,
156	x—123	124—141	142—150	151—154	155—157	158—160	161—169	170—188	189 ,, ,,
157	x—124	125—142	143—151	152—155	156—158	159—161	162—170	171—189	190 ,, ,,
158	x—125	126—143	144—152	153—156	157—159	160—162	163—171	172—191	192 ,, ,,
159	x—125	126—144	145—153	154—157	158—160	161—163	164—172	173—192	193 ,, ,,
160	x—126	127—144	145—154	155—158	159—161	162—164	165—173	174—193	194 ,, ,,
161	x—127	128—145	146—155	156—159	160—162	163—165	166—175	176—194	195 ,, ,,
162	x—128	129—146	147—156	157—160	161—163	164—166	167—176	177—195	196 ,, ,,
163	x—128	129—147	148—157	158—161	162—164	165—167	168—177	178—197	198 ,, ,,
164	x—129	130—148	149—158	159—162	163—165	166—168	169—178	179—198	199 ,, ,,
165	x—130	131—149	150—159	160—163	164—166	167—169	170—179	180—199	200 ,, ,,
166	x—131	132—150	151—160	161—164	165—167	168—170	171—180	181—200	201 ,, ,,
167	x—132	133—151	152—161	162—165	166—168	169—171	172—181	182—201	202 ,, ,,
168	x—132	133—152	153—162	163—166	167—169	170—172	173—182	183—203	204 ,, ,,
169	x—133	134—153	154—163	164—167	168—170	171—173	174—183	184—204	205 ,, ,,
170	x—134	135—154	155—164	165—168	169—171	172—174	175—184	185—205	206 ,, ,,
171	x—135	136—154	155—165	166—169	170—172	173—175	176—186	187—206	207 ,, ,,
172	x—135	136—155	156—166	167—170	171—173	174—176	177—187	188—207	208 ,, ,,
173	x—136	137—156	157—167	168—171	172—174	175—177	178—188	189—209	210 ,, ,,
174	x—137	138—157	158—168	169—172	173—175	176—177	178—189	190—210	211 ,, ,,
175	x—138	139—158	159—169	170—173	174—175	176—178	179—190	191—211	212 ,, ,,

Da die absolute Körpergröße innerhalb der einzelnen menschlichen Populationen großen Schwankungen unterliegt, so muß die Beurteilung der individuellen

Körpergröße von der auf Grund statistischer Erhebungen festgestellten Durchschnittsgröße abhängig gemacht werden. Die entsprechenden Einteilungen sind in der vorhergehenden von Emil Schmidt entworfenen Tabelle enthalten.

Zur Charakterisierung bestimmter Ausdehnungsverhältnisse einzelner Teile oder Abschnitte des Körpers, unabhängig von den drei obengenannten Längsdimensionen, ist es auch gebräuchlich, zwei oder mehr einzelne Körpermaße zueinander in Beziehung zu bringen, d. h. sog. Indices zu berechnen.

Besonders wichtig zur Charakterisierung der Massenentwicklung des Körpers ist das *Verhältnis von Körpergröße zu Körpergewicht.*

Von den vorgeschlagenen und heute verwendeten Formeln ist keine weder mathematisch noch biologisch von so überwiegender Bedeutung, daß sie als einzig brauchbare empfohlen werden könnte. Vom mathematischen Standpunkt aus lassen sich irgendwelche Zahlenverhältnisse (Maße verschiedener Körperdimensionen) in Zusammenhang bringen, aber an sich wertvoll ist nur diejenige Formel, die auf Grund der Empirie auch ein biologisches Verhältnis klar zum Ausdruck bringt. Dieses letztere bezieht sich nicht nur auf die Form, sondern auch auf die Funktion. Es braucht hier nur an das gestaltlich funktionelle Gleichgewicht, auf das Roux so oft hinweist, erinnert zu werden, das auch durch die Existenz besonderer Körperbautypen, wie sie selbst in den einzelnen Sporttypen gegeben sind, bewiesen wird.

Die wichtigsten Körpergrößen-Gewichtsverhältnisse sind die folgenden:

Das *Streckengewicht* oder *Zentimetergewicht* (Quetelet) $= \dfrac{G}{Kgr}$[1]).

Der Quotient besagt, wieviel eine mittlere 1 cm hohe Scheibe des Körpers wiegt, bzw. wie groß der Flächeninhalt dieser Scheibe ist. Es liegt der Berechnung die Vorstellung zugrunde, daß der menschliche Körper einen Zylinder von durchwegs gleichem Querschnitt darstellt oder wenigstens als ein solcher gedacht werden kann. Daß dabei die unteren Extremitäten, Hals und Kopf in gleicher Weise wie der Rumpf in Rechnung gestellt werden, spricht gegen die biologische Bedeutung dieses Index. Da der menschliche Körper mit dem Alter und mit wachsender Körpergröße auch an Gewicht zunimmt, so steigt dementsprechend auch das Zentimetergewicht mit beiden Faktoren. Bei sonst gleicher Körperbeschaffenheit wird von zwei Individuen das größere auch immer das größere Zentimetergewicht haben.

Der *Körperbauindex* (Quetelet), auch von Gould verwendet und neuerdings wieder von Davenport[2]) (besonders für jugendliche und erwachsene männliche Individuen) und Kaup eingeführt:

$$\frac{G}{Kgr^2} \quad \text{oder auch:} \quad \frac{Q}{L} \quad \text{geschrieben[3]).}$$

Es handelt sich hier also um den Quotienten zwischen dem mittleren Körperquerschnitt und der Körpergröße. Quetelet (Soziale Physik, nach der Ausgabe letzter Hand, 1869, übersetzt von V. Dorn und eingeleitet von H. Waentig, Bd. 2, S. 90) hat bereits festgestellt, ,,daß die Gewichte bei den ausgewachsenen Personen von verschiedener Größe ungefähr wie die Quadrate der Größe sich verhalten. Hieraus folgt naturgemäß, daß der Querdurchschnitt, der die Breite und die Dicke umfaßt, sich einfach wie die Höhe der Menschen verhält. Man

---

[1]) $G =$ Körpergewicht; $Kgr =$ Körpergröße.
[2]) Davenport, C. B. (1920) bezeichnet diesen Index als den besten Height-Weight-Index of Build. Vgl. Americ. Journ. of Physical Anthrop. Bd. 3, Nr. 4, S. 467, bes. S. 475.
[3]) $Q =$ Körperquerschnitt; $L =$ Körperlänge.

schließt daraus auch noch, daß die Dicke, besonders bei Personen von kleinem Wuchs, verhältnismäßig vorwiegt." Nach KAUP stellt dieser Index eine konstante Größe dar, die bei biologisch Vollwertigen 2,3 beträgt. Ein niedererer Wert von etwa 2,0 besagt, daß die Querschnittsentwicklung im Vergleich zur Längenentwicklung eine ungenügende ist.

Der *Index der Körperfülle* (Height-Weight-Index of Build) [BUFFON, ROHRER, BARDEEN[1])]:

$$\frac{G}{Kgr^3}.$$

Diese Verhältniszahl ist ein reiner Staturindex, dessen Berechnung von der Vorstellung ausgeht, daß die beiden zu vergleichenden Maße von gleicher Dimension sein sollten. Das Gewicht ist dabei gleich dem schwer zu bestimmenden Körpervolumen gesetzt. Der Index gibt einen genauen zahlenmäßigen Ausdruck für die Massenentwicklung des Körpers im Verhältnis zu seiner Längenausdehnung, der am besten auch dem allgemeinen Eindruck entspricht. Er sinkt daher von der frühesten Kindheit mit leichten Schwankungen bis zum Erwachsenen, wo er im männlichen Geschlecht im Mittel beim Europäer, je nach der Rassenzusammensetzung, ungefähr 1,22—1,35 beträgt, aber eine individuelle Schwankung von 0,85 (Astheniker) bis 2,68 (Berufsringer) aufweist. Zur Beurteilung des Index sei eine Tabelle eingefügt, die die Durchschnittswerte von 3076 Turnern (Messungen anläßlich des 13. Deutschen Turnfestes in München 1923) enthält. Aus der folgenden Tabelle ist ersichtlich, daß auch beim Erwachsenen die Körpergröße zu berücksichtigen ist.

Deutsche Turner.

Körper-größe in cm	Körpergewicht in kg			Index der Körperfülle		Körper-größe in cm	Körpergewicht in kg			Index der Körperfülle	
	n	M	V	M	V		n	M	V	M	V
151	7	51,9	47—56	1,51	1,37—1,63	168	208	63,6	50—87	1,34	1,05—1,83
152	7	52,4	47—57	1,49	1,34—1,62	169	188	65,1	55—95	1,35	1,14—1,97
153	9	52,4	46—59	1,46	1,28—1,65	170	196	65,6	53—80	1,34	1,08—1,63
154	17	53,5	45—60	1,46	1,23—1,64	171	204	66,6	56—86	1,31	1,12—1,72
155	20	53,4	49—60	1,43	1,32—1,61	172	176	66,8	51—86	1,31	1,00—1,63
156	27	53,8	46—62	1,42	1,21—1,63	173	180	67,9	58—86	1,31	1,12—1,66
157	39	54,9	48—62	1,42	1,24—1,60	174	169	68,7	57—91	1,30	1,08—1,73
158	49	55,7	48—67	1,41	1,22—1,70	175	136	70,0	58—89	1,31	1,08—1,66
159	62	55,2	46—75	1,37	1,12—1,87	176	143	69,4	57—98	1,27	1,05—1,80
160	100	56,7	48—68	1,38	1,17—1,66	177	102	70,6	60—85	1,27	1,08—1,53
161	104	57,6	46—70	1,38	1,10—1,68	178	86	70,4	60—81	1,25	1,06—1,44
162	124	58,8	48—70	1,38	1,13—1,65	179	72	71,3	61—84	1,24	1,06—1,47
163	153	59,8	51—75	1,38	1,18—1,76	180	52	72,7	65—84	1,25	1,12—1,44
164	155	60,6	51—70	1,37	1,13—1,61	181	38	72,8	63—86	1,23	1,06—1,45
165	177	60,5	49—72	1,35	1,09—1,60	182	31	74,5	60—90	1,24	1,00—1,49
166	177	61,8	43—80	1,33	0,94—1,75	183	25	75,2	64—86	1,23	1,04—1,40
167	163	62,9	53—81	1,35	1,14—1,74	184	11	77,5	67—91	1,24	1,08—1,46

Anläßlich der Schülerspeisungen ist der Index der Körperfülle von vielen Seiten zur Beurteilung individueller Fälle als unbrauchbar und irreleitend bezeichnet worden. Diese Kritik ist aber unberechtigt. Der Irrtum beruht einmal darauf, daß der Index als ein untrüglicher Maßstab des Ernährungszustandes aufgefaßt wurde (was er der Natur seiner Zusammensetzung nach gar nicht

---

[1]) Vgl. C. R. BARDEEN: The Height-Weight-Index of Build in Relation to Linear and Volumetric Proportions and Surface-Area of the Body During Post-Natal Development. Publ. 272 of the Carnegie Inst. of Washington S. 483—554, o. J.

sein kann), und dann daß kleine Abweichungen von einer aufgestellten Norm als Zeichen von Unterernährung gewertet wurden. Der Ernährungszustand eines Menschen ist eine so komplexe Größe, daß er niemals aus zwei Maßen erschlossen werden kann. Ferner wurde dieselbe Indexzahl als für alle Altersklassen gleichwertig betrachtet, während der Index nur unter Berücksichtigung des chronologischen Alters *und* der Körpergröße im Vergleich zur Durchschnittsgröße der betreffenden Altersklasse verwendet werden darf.

Im einzelnen Fall, auch beim Erwachsenen, zeigt der Index jede eingetretene Veränderung der Massenentwicklung im Verhältnis zur Körpergröße als Unter- bzw. Übermaßigkeit im Hinblick auf Masse und Größe ohne weiteres an; ob beim wachsenden Menschen der Ausschlag im Index durch eine Vermehrung bzw. Verminderung des Gewichtes (der Körpermasse) oder durch eine Zunahme bzw. ein Stehenbleiben im Längenwachstum bedingt ist, vermag natürlich nur ein Vergleich mit absoluten Durchschnittsmaßen zu lehren. Im Zusammenhang mit dem Rumpfbreitenindex (s. S. 282) gewinnt der Index der Körperfülle noch an Genauigkeit.

Der Index ponderalis (LIVI):

$$\frac{1000 \sqrt[3]{\text{Körpergewicht}}}{\text{Körpergröße}}.$$

Der Index stellt in gewissem Sinne eine Umkehr des Index der Körperfülle dar, da hier das Gewicht durch Berechnung der Kubikwurzel auf eine lineare Größe reduziert wird.

Unabhängig von Körpergröße und Geschlecht soll

OEDERS Index ponderis

sein. OEDER verwandte für die Berechnung seiner Formel, d. h. eines Normalgewichtes nicht die als Standhöhe gemessene Körpergröße, sondern eine sog. „proportionelle Körpergröße", die der doppelten Oberlänge, d. h. dem doppelten Scheitel-Symphysenmittenabstand (s. oben S. 265) gleichkommt, um die variable Länge der unteren Extremität auszuschalten, weil die Masse des Rumpfes das Körpergewicht mehr beeinflußt wie die Beinlänge.

Seine Formeln lauten:

Normalgewicht $= (P\,Kgr - 100)$ kg (ohne Kleider), wobei $P\,Kgr$ proportionelle Körpergröße bedeutet.

Ferner unter Beiziehung des Brustumfanges (für weibliche Individuen):

$$\text{Normalgewicht} = \frac{(P\,Kgr - 100) + \dfrac{(+\,P\,Kgr \cdot C)}{200}}{2}.$$

$C =$ arithmetisches Mittel des Brustumfanges in Zentimetern bei tiefster Ein- und Ausatmung (oberhalb der Mammae gemessen).

Das Normalgewicht OEDERS entspricht also nicht einem allgemeinen arithmetischen Durchschnittsgewicht, sondern vielmehr dem Gewicht bei normalem Ernährungszustand, wie es an Individuen in seiner diätetischen Kuranstalt in Dresden festgestellt wurde.

OEDER, der durch seine Gewichtsverhältniszahl einen möglichst einfachen Ausdruck für den Ernährungszustand Erwachsener geben will, berechnet also einfach:

$$\frac{\text{Istgewicht}}{\text{Sollgewicht}}.$$

Das Istgewicht wird durch Wägung ohne Kleider, und zwar als höchstes Tagesgewicht am Abend, festgestellt; für die Berechnung des Sollgewichtes ist die Messung der Oberlänge erforderlich. Der Index ponderis ist also eine Art spezifische Ernährungsgewichtszahl, die darüber orientiert, wie sich das tatsächliche Gewicht eines Individuums zu dem Gewicht desselben Individuums bei „zentralnormaler" Ernährungszustandsstufe verhält.

OEDER kommt dabei zu folgender Indexeinteilung für verschiedene Ernährungsstufen Erwachsener[1]):

$$
\begin{array}{lll}
\text{s. m.} & = \text{sehr mager} \ldots & (0,693)-0,811 \\
\text{m.} & = \text{mager} \ldots & 0,793 - 0,890 \\
\text{m. m.} & = \text{mäßig mager} \ldots & 0,860 - 0,947 \\
\end{array} \right\} \text{mager } 0,500-0,924
$$

$$
\begin{array}{lll}
\text{f. n.} & = \text{fast normal} \ldots & 0,913 - 0,985 \\
\text{c. n.} & = \text{zentralnormal} \ldots & 0,963 - 1,039 \\
\text{ü. n.} & = \text{übernormal} \ldots & 1,017 - 1,079 \\
\end{array} \right\} \text{normal } 0,925-1,075
$$

$$
\begin{array}{lll}
\text{m. f.} & = \text{mäßig fett} \ldots & 1,056 - 1,174 \\
\text{f.} & = \text{fett} \ldots & 1,148 - 1,257 \\
\text{s. f.} & = \text{sehr fett} \ldots & 1,260 -(1,500) \\
\end{array} \right\} \text{fettleibig } 1,076-(1,700)
$$

Zentralzahl der Mittelstufe = 1,000; sie entspricht der Mittelstufe zwischen Magerkeit und Fettleibigkeit.

Die OEDERsche Formel ist nur für Erwachsene über 1,40 m Körpergröße gültig.

Viel einfacher ist die Berechnung des *Normalgewichtes* nach BROCA (eigentlich von ROBERT und ALLAIRE eingeführt):

$$\text{Normalgewicht} = (\text{Körpergröße [in cm]} - 100)\ \text{kg}.$$

Mit Recht haben BRUGSCH und SCHWIENING darauf hingewiesen, daß diese Formel nur für Körpergrößen von 155—165 cm (im Mittel 160 cm) Gültigkeit hat. Bei Kleinwüchsigen übersteigt das Normalgewicht die Zentimetergewichtszahl um 3 kg; bei einer Körpergröße von 184 cm bleibt das Normalgewicht um 6,1 kg hinter der verlangten Größe von 84 kg zurück. Bei steigender Körpergröße bleibt also das Normalgewicht immer mehr hinter dem Zentimetergewicht zurück, bei sinkender Körpergröße nimmt es dagegen immer mehr zu.

Daher hat BRUGSCH folgenden Abänderungsvorschlag gemacht:

Für Körpergrößen von 155—164 cm ist das Normalgewicht = (Körpergröße [in cm] — 100) kg,
„ „ „ 165—174 cm „ „ „ = („ „ „ — 105) kg,
„ „ „ 175—185 cm „ „ „ = („ „ „ — 110) kg.

Es kann sich hier aber nur um runde Zahlen handeln, die im Einzelfalle unrichtige Resultate ergeben müssen.

Statt der Körpergröße, wieder um die Beinlänge auszuschalten und um nur das Längenmaß des die inneren Organe umschließenden Rumpfes zu berücksichtigen, verwendet v. PIRQUET

die *Stammlänge* oder *Sitzhöhe* zur Berechnung einer Verhältniszahl.

Seine Formel lautet:

$$\text{Pelidisi} = \frac{\sqrt[3]{10 \cdot \text{Gewicht}}}{\text{Stammlänge}}.$$

(Der Name setzt sich zusammen aus **P**ondus, **d**ecies, **l**ineare, **d**ivisio, **s**edentis altitudo. Zur Berechnung dieser Formel sind Berechnungstabellen vorhanden; vgl. C. v. PIRQUET: System der Ernährung. 2. Teil. S. 288—291. Berlin: Julius Springer 1919. Auch separat mit englischem Text: Pelidisi-Table. Wien und Leipzig: Josef Safár 1921.)

---

[1]) Nach privater Mitteilung aus einem noch nicht veröffentlichten Manuskript.

Außerdem schätzt v. Pirquet noch den Blutgehalt der Haut, ihren Fettgehalt, ihren Turgor und endlich die Stärke der Muskulatur. Zur schematischen Aufschreibung werden die Anfangsbuchstaben dieser Qualitäten verwendet: bl = Blutgehalt, f = Fettgehalt, t = Turgor, m = Muskulatur. Die quantitativen Abstufungen werden durch Vokale ausgedrückt, welche den genannten Konsonanten angehängt werden, und zwar erfolgt die Abstufung in der Reihenfolge der Klanghöhe: i, e, a, o, u. Es bedeutet i = übermäßig, e = reichlich, a = mittel oder normal, o = vermindert, u = sehr gering oder fehlend; z. B. heißt: blo = Blutgehalt vermindert, mu = Muskulatur sehr gering. Näheres vgl. l. c. 1919, S. 284 ff.

Gilt die Methode von v. Pirquet zunächst auch nur für Kinder, so ist sie doch auch für Erwachsene anwendbar, bei denen allerdings die Fettentwicklung der Glutaealregion die Stammlänge etwas beeinflussen kann.

Statt des Gewichtes oder neben demselben wird auch der Brustumfang zur Berechnung von Indices beigezogen. Am einfachsten ist der

Erismann-Index:

$^1/_2$ Körpergröße — Brustumfang (in der Atempause gemessen).

Der Brustumfang soll mindestens die Hälfte der Körpergröße ausmachen. An Stelle dieses Index empfiehlt Brugsch den

Proportionellen Brustumfang (s. oben S. 266):

$$= \text{Brustumfang} \cdot 100 : \text{Körpergröße}.$$

Er charakterisiert durch diesen Index die Individuen nach ihrer Breitenentwicklung und bezeichnet Individuen mit Brustumfang unter 50 als engbrüstig, von 51—54 als normalbrüstig und über 55 als weitbrüstig.

Rein empirisch gewonnen sind die Indices von Pignet und Bornhardt:

Konstitutions-Index (auch Coefficient de robusticité und Indice numérique genannt) von Pignet:

Körpergröße (in cm) — Brustumfang (in cm) + Gewicht (in kg).

Berechnet wird also die Differenz zwischen der Körpergröße und der Summe von Brustumfang und Gewicht. Leider ist nicht angegeben, wie der Brustumfang gemessen werden soll.

Nach Pignet nehmen bei normaler Entwicklung bei einer Körpergröße zwischen 154 und 195 cm Brustumfang und Gewicht regelmäßig zu, so daß sich ein fast konstanter Index ergibt, der zwischen 21,4 und 25,9 schwankt. Je kleiner der Index, um so besser die Konstitution. Da sich bei großen Beobachtungsreihen Erwachsener aber Schwankungen von 0—37 ergeben können, wird folgende Einteilung vorgeschlagen:

unter 10 sehr kräftige Konstitution,
von 11—15 starke Konstitution,
von 16—20 gute Konstitution,
von 21—25 mittelmäßige Konstitution
von 26—30 schwächliche Konstitution,
von 31—36 sehr schwache Konstitution,
über 36 schlechte Konstitution.

Für Jugendliche hat obige Einteilung keine Gültigkeit. Florschütz erachtet ein Individuum nur dann für versicherungsfähig, wenn sein Index 10 oder weniger beträgt.

Der *Bornhardtsche Index* wird berechnet:

$$\frac{\text{Gewicht} - \text{Brustumfang} \cdot \text{Körpergröße}}{240}.$$

Ursprünglich nur für 20jährige russische Rekruten verwendet, wurde die Einteilung des Index von GUTTMANN, der ihn als ausschließlichen Ernährungsindex auffaßt, auf männliche Individuen von der Geburt bis zum 30. Lebensjahr erweitert.

Klassifikation des Ernährungszustandes männlicher Individuen nach dem Bornhardtschen Index[1].

Alter in Jahren	Zahl der gemessenen Individuen	Ma Maximum fett	$M + f$ sehr gut	$M + r$ gut von	M Arithmetisches Mittel gut über	$M - r$ gut bis	$M - f$ genügend	Mi Minimum mager
Neugeborene	100	− 3 bis	− 3,7 bis	− 4,0	− 4,7	− 5,4	bis − 5,7	bis − 7,0
1	100	0 ,,	− 2,1 ,,	− 2,4	− 3,1	− 3,8	,, − 4,1	,, − 6,0
2	100	0 ,,	− 2,5 ,,	− 2,9	− 3,6	− 4,3	,, − 4,7	,, − 7,0
3	100	− 1 ,,	− 2,8 ,,	− 3,3	− 4,4	− 5,5	,, − 6,0	,, − 8,0
4	100	− 2 ,,	− 3,5 ,,	− 3,9	− 4,7	− 5,5	,, − 5,9	,, − 8,0
5	100	+ 2 ,,	− 3,2 ,,	− 3,6	− 4,9	− 6,2	,, − 6,6	,, − 8,0
6	100	0 ,,	− 3,5 ,,	− 4,0	− 5,1	− 6,2	,, − 6,7	,, − 8,2
7	125	+ 2 ,,	− 3,2 ,,	− 3,8	− 5,0	− 6,2	,, − 6,8	,, − 9,0
8	155	+ 3 ,,	− 2,6 ,,	− 3,2	− 4,5	− 5,8	,, − 6,4	,, − 9,0
9	143	+ 5 ,,	− 1,7 ,,	− 2,3	− 3,7	− 5,1	,, − 5,7	,, − 10,0
10	236	+ 8 ,,	− 1,2 ,,	− 1,9	− 3,4	− 4,9	,, − 5,6	,, − 14,0
11	679	+ 6 ,,	− 1,6 ,,	− 2,4	− 3,7	− 5,0	,, − 5,8	,, − 9,0
12	1098	+ 14 ,,	− 1,2 ,,	− 1,9	− 3,4	− 4,9	,, − 5,6	,, − 11,0
13	1169	+ 13 ,,	+ 0,3 ,,	− 0,6	− 2,5	− 4,0	,, − 4,9	,, − 9,0
14	1064	+ 16 ,,	+ 2,4 ,,	+ 1,3	− 1,0	− 3,3	,, − 4,3	,, − 10,0
15	998	+ 21 ,,	+ 4,0 ,,	+ 2,9	+ 0,4	− 1,7	,, − 2,8	,, − 8,0
16	841	+ 24 ,,	+ 5,5 ,,	+ 4,4	+ 2,2	0,0	,, − 1,1	,, − 7,0
17	718	+ 27 ,,	+ 6,9 ,,	+ 5,8	+ 3,4	+ 1,0	,, − 0,1	,, − 7,0
18	700	+ 24 ,,	+ 7,9 ,,	+ 6,6	+ 4,0	+ 1,4	,, + 0,1	,, − 6,0
19	492	+ 27 ,,	+ 9,2 ,,	+ 7,8	+ 5,0	+ 2,2	,, + 0,8	,, − 5,0
20	300	+ 25 ,,	+ 9,3 ,,	+ 8,0	+ 5,3	+ 2,6	,, + 1,3	,, − 4,0
21	216	+ 28 ,,	+ 11,0 ,,	+ 9,5	+ 6,3	+ 3,1	,, + 1,6	,, − 5,7
22	183	+ 29 ,,	+ 11,2 ,,	+ 9,7	+ 6,5	+ 3,3	,, + 1,8	,, − 1,3
23	138	+ 28 ,,	+ 12,3 ,,	+ 10,6	+ 7,0	+ 3,4	,, + 1,7	,, − 4,3
24	152	+ 25 ,,	+ 12,0 ,,	+ 10,1	+ 6,8	+ 3,5	,, + 1,9	,, − 4,3
25	155	+ 23 ,,	+ 11,5 ,,	+ 9,9	+ 6,6	+ 3,3	,, + 1,7	,, − 4,5
26	141	+ 23 ,,	+ 11,1 ,,	+ 9,6	+ 6,5	+ 3,4	,, + 1,9	,, − 4,5
27	108	+ 21 ,,	+ 11,9 ,,	+ 10,3	+ 7,0	+ 3,7	,, + 2,1	,, − 4,0
28	127	+ 23 ,,	+ 12,9 ,,	+ 11,1	+ 7,5	+ 3,9	,, + 2,1	,, − 4,0
29	114	+ 22 ,,	+ 13,5 ,,	+ 11,8	+ 8,3	+ 4,8	,, + 3,1	,, − 2,5
30	115	+ 24 ,,	+ 14,7 ,,	+ 12,9	+ 9,1	+ 5,3	,, + 3,5	,, − 1,4

Aus der Tabelle geht hervor, daß der BORNHARDTsche Index ähnlich wie der Index der Körperfülle nur im Zusammenhang mit dem chronologischen Alter des Individuums beurteilt werden darf. Der Index beginnt in der frühen Kindheit auch bei dem gut ernährten Durchschnittstypus mit negativen Werten,

---

[1] Es bedeuten $f = \pm\sqrt{\dfrac{\sum \delta^2 \nu}{n - 1}} = \pm 33 =$ mittlere Abweichung des Einzelwertes, $r = \pm 0,6745 \cdot f = \pm 2,2 =$ wahrscheinliche Abweichung des Einzelwertes, wobei $\delta =$ Abweichung des Einzelwertes von M und $\nu =$ absolute Zahl der Fälle für jede Stufe sind.

um in der Pubertätszeit nach der positiven Seite umzuschlagen, und dann beim gut ernährten Erwachsenen dauernd positiv zu bleiben.

FLORSCHÜTZ verwendet statt des Brustumfanges den Bauchumfang. Seine Formel lautet:

$$\text{Körpergröße} : 2 \cdot \text{Bauchumfang} - \text{Körpergröße}.$$

Diese Formel wird vor allem von der Versicherungsmedizin benutzt, da eine fehlende Korrelation von Bauchumfang und Körpergröße als ein Symptom einer schlechten Konstitution angesehen wird.

In ähnlicher Weise zieht LENNHOFF neben dem Bauchumfang die Länge der vorderen Rumpfwand zur Berechnung bei.

Lennhoffscher Index:

$$\text{Länge der vorderen Rumpfwand} \cdot 100 : \text{Bauchumfang}.$$

Am umständlichsten ist die

Konstitutionsformel von DE LA CAMP, weil hier neben Körpergröße, Körpergewicht, Brustumfang und Atmungsspielraum auch die Herzgröße in Rechnung gestellt wird.

Der Index lautet:

$$\frac{t_h \cdot K_1 \cdot K_2}{u} \cdot \frac{G}{Kgr - k_3}.$$

Dabei sind: $t_h = $ transversaler Herzdurchmesser, $K_1 = \dfrac{t_b}{t_h}$, wobei t_b transversaler Brustdurchmesser bei mittlerer Atmung bedeutet,

$$K_2 = \frac{u_1 + (u_2 - u_3)}{t_b}.$$

Es sind: $u_1\ \ $ = Brustumfang bei mittlerer Atmung,
$u_2\ \ $ = Brustumfang bei tiefster Einatmung,
$u_3\ \ $ = Brustumfang bei tiefster Ausatmung,
$G\ \ $ = Körpergewicht (Nacktgewicht),
Kgr = Körpergröße.
$k_3\ \ $ = Körpergröße — Körpergewicht (Konstante).

Wenig verwendet und geprüft sind bis jetzt die Formeln von OPPENHEIMER, SPERK u. a., so daß sie hier übergangen werden können.

Andere wichtige Indices sind:

Thorakalindex:

$$\frac{\text{Sagittaler Brustdurchmesser} \cdot 100}{\text{Transversaler Brustdurchmesser}}.$$

Brustumfang bei Exspiration : Brustumfang bei Inspiration.
Beckenbreite : Schulterbreite.
Breite zwischen den Darmbeinstacheln : Breite zwischen den Darmbeinkämmen.
Rumpfbreitenindex: Breite zwischen den Darmbeinkämmen : Akromienbreite.
Stammbreitenindex: Hüftbreite : Akromienbreite.
Rumpfvolumen (nach BRUGSCH):

$$\frac{\text{Länge der vorderen Rumpfwand} \cdot \text{Brustumfang}^2}{4\,\pi}.$$

Oberarm, Unterarm, Handlänge : Ganze Armlänge.
Unterarmlänge : Oberarmlänge.
Oberarmumfang gestreckt : Oberarmlänge.

Größter Oberarmumfang : Größter Unterarmumfang.
Kleinster Unterarmumfang : Größter Unterarmumfang.
Armlänge : Beinlänge.
Oberschenkel, Unterschenkel, Fußlänge : Ganze Beinlänge.
Unterschenkellänge : Oberschenkellänge.
Oberschenkelumfang : Oberschenkellänge.
Größter Unterschenkelumfang : Größter Oberschenkelumfang.
Kleinster Unterschenkelumfang : Größter Unterschenkelumfang.

Ferner ist es wichtig, folgende Kopfindices zu berechnen, da bestimmte Korrelationen zwischen Kopf und Körperwachstum bestehen, und weil die Rassenzugehörigkeit, für welche Kopf- und Gesichtsform von besonderer Wichtigkeit sind, selbst in unseren stark gemischten europäischen Populationen nicht ohne Einfluß auf die Körperbautypen zu sein scheinen.

Horizontalumfang des Kopfes : Körpergröße.

$$Längen\text{-}Breitenindex\ des\ Kopfes = \frac{Gr\,KB \cdot 100}{Gr\,KL}.$$

Die für diesen Index gebräuchliche Terminologie lautet:

dolichokephal = lang- bzw. schmalköpfig . . . .   x—75,9
mesokephal = mittelköpfig . . . .   76,0—80,9
brachykephal = kurzköpfig . . . .   81,0—85,4
hyperbrachykephal = sehr kurzköpfig bzw. breitköpfig .   85,5—x

Längen-Höhenindex:

$$\frac{Ohrhöhe\ des\ Kopfes \cdot 100}{Größte\ Kopflänge}.$$

Einteilung:

chamaekephal = niedrigköpfig . . . .   x—57,9
orthokephal = mittelköpfig . . . .   58,0—62,9
hypsikephal = hochköpfig . . . .   63,0—x

Transversaler Frontoparietalindex:

$$\frac{Kleinste\ Stirnbreite \cdot 100}{Größte\ Kopfbreite}.$$

Der Index bringt das Verhältnis der Stirnentwicklung zur parietalen Kopfbreite gut zum Ausdruck, kann aber natürlich absolut durch beide Maße beeinflußt werden.

Physiognomischer Gesichtsindex:

$$\frac{Physiognomische\ Gesichtshöhe \cdot 100}{Jochbogenbreite}.$$

Morphologischer Gesichtsindex:

$$\frac{Morphologische\ Gesichtshöhe \cdot 100}{Jochbogenbreite}.$$

Die Einteilung ist die folgende:

hypereuryprosop = sehr kurzgesichtig . . . .   x—78,9
euryprosop = kurz- oder breitgesichtig . . . .   79,0—83,9
mesoprosop = mittelgesichtig . . . .   84,0—87,9
leptoprosop = lang- oder schmalgesichtig . . . .   88,0—92,9
hyperleptoprosop = sehr schmalgesichtig . . . .   93,0—x

Nasenindex:

$$\frac{\text{Nasenbreite} \cdot 100}{\text{Nasenhöhe}}.$$

Einteilung:

hyperleptorrhin = sehr schmalnasig	x—54,9
leptorrhin = schmalnasig	55,0—69,9
mesorrhin = mittelnasig	70,0—84,9
chamaerrhin = breitnasig	85,0—99,9
hyperchamaerrhin = sehr breitnasig	100,0—x

Jugofrontalindex:

$$\frac{\text{Kleinste Stirnbreite} \cdot 100}{\text{Jochbogenbreite}}.$$

Jugomandibularindex:

$$\frac{\text{Unterkieferwinkelbreite} \cdot 100}{\text{Jochbogenbreite}}.$$

Durch die beiden letzteren Indices wird die Gesichtskontur in der Norma frontalis charakterisiert.

Schließlich kann auch die *Kapazität des Schädels* aus äußeren Maßen annähernd bestimmt werden: Als mittlere Formeln zur Berechnung seien diejenigen von Lee-Pearson empfohlen. Als Maß benötigt man dazu die größte Länge, die größte Breite und die Ohrhöhe. Da die Kopfmaße zunächst aber auf Schädelmaße reduziert werden müssen, so sind von jedem Maß vor der Berechnung 11 mm abzuziehen. Die Formeln lauten daher:

für Männer: Kapazität = 0,337 (Länge — 11) (Breite — 11) (Ohrhöhe — 11) + 406,01,
für Frauen: Kapazität = 0,400 (Länge — 11) (Breite — 11) (Ohrhöhe — 11) + 206,60.

Beschreibende Merkmale.

Von denjenigen Merkmalen, die durch einfache Beschreibung oder durch Schemata festgestellt werden, seien hier nur kurz die wichtigsten angegeben. Die Einführung von Schemata hat den Vorteil, daß unklare oft vieldeutige sprachliche Ausdrücke vermieden werden und eine Einheitlichkeit in der Terminologie erreicht wird, und daß, was besonders zu beachten ist, die betreffenden Merkmale dadurch auch einer quantitativen statistischen Verarbeitung zugänglich gemacht werden können.

Zunächst ist es notwendig, die Ausbildung der Komponenten kurz zu charakterisieren, auf denen die Körpermasse, d. h. das Körpergewicht zum großen Teil beruht. Das Gewicht der inneren Organe entzieht sich beim Lebenden einer genauen Bestimmung.

1. Die Entwicklung des Knochenbaues.

Es ist wichtig, sich durch Inspektion davon einen gewissen Eindruck zu verschaffen. Am besten unterscheidet man als einzelne Kategorien: 1. sehr grob, 2. grob, 3. mittel, 4. fein, 5. sehr fein, wobei vor allem auch auf die Entwicklung der Gelenke (von rachitischen Veränderungen abgesehen) zu achten ist. Ergänzend können hier die oben S. 268 und 270 angegebenen Breitenmaße (untere Radio-ulnarbreite und Epicondylenbreite unter Berücksichtigung der Längenentwicklung der betreffenden Knochen) beigezogen werden.

2. Die Entwicklung der Muskulatur.

Hier ist auf drei verschiedene Momente zu achten:

a) auf die Ausbildung: 1. sehr kräftig (athletisch), 2. kräftig, 3. gut, 4. mittel, 5. schwach, 6. sehr schwach;

b) auf das Relief: 1. stark hervortretend, 2. mittel hervortretend, 3. schwach hervortretend;

c) auf den Tonus: 1. straff, 2. mittelmäßig, 3. schlaff. Man kann dafür auch die TANDLERschen Ausdrücke: hypertonisch, normaltonisch, hypotonisch verwenden. Eine einfache exakte Methode, den Muskeltonus zu messen, gibt es noch nicht.

Bei einzelnen Habitusformen, besonders bei bestimmten Sporttypen, kann die Ausbildung der Muskulatur auffallende und typische regionale Unterschiede aufweisen.

In allen 3 Kategorien ist die Reihenfolge eine absteigende, so daß z. B. a 1, b 1, c 1 eine sehr kräftige, dagegen a 5, b 3, c 3 eine schlechte Entwicklung der Muskulatur anzeigt.

3. Die Entwicklung des Unterhautfettes.

Zur allgemeinen Charakterisierung, soweit das subcutane Fettpolster in Betracht kommt, genügt wohl die Einteilung in die folgenden Gruppen: 1. sehr fett, 2. fett, 3. mittel, 4. mager, 5. sehr mager.

Will man nach objektiven Kriterien urteilen, so kann man auch nach dem Vorgange OEDERS, PEISERS, BATKINS, NEUMANS, FEHRS u. A. direkt die Dicke des Unterhautfettes an der vorderen Bauchwand durch Messung feststellen. Natürlich muß die Beobachtung immer an derselben Körperstelle durchgeführt werden, und zwar am besten an der vorderen Bauchwand, rechts oder links neben dem Nabel beim aufrechtstehenden Individuum. Man fasse eine der Körperlängsachse parallel laufende Hautfalte zwischen Daumen und Zeigefinger der linken Hand, wobei die Falte gleichmäßig und kräftig von der Muskelfascie abgehoben werden muß. Hierauf mißt man mittels Gleit- oder Tasterzirkel die maximale Dicke dieser Hautfalte an deren Basis, wobei die Zirkelspitzen aber nur mit leichtem Druck auf die Haut aufgesetzt werden dürfen. Selbstverständlich gibt der gefundene Wert die doppelte Dicke des subcutanen Fettpolsters an, und zwar sind die mittels des Tasters festgestellten Dicken in der Regel um 1—2 mm kleiner als die mit dem Gleitzirkel gefundenen, weil die Spitzen der Tasterarme sich leicht etwas tiefer in die Haut eindrücken als die flachen und breiten Arme des Gleitzirkels.

Es lassen sich mit dieser Methode vor allem auch zeitliche Veränderungen der Fettpolsterdicke (Vermehrung bzw. Verminderung) ziemlich genau feststellen.

Nicht immer aber geht es an, die Dicke des Fettpolsters an der vorderen Bauchwand neben dem Nabel als maßgebend für die allgemeine Entwicklung des Unterhautfettes anzusehen, weil häufig bedeutende und ganz charakteristische regionale Unterschiede in der Fettablagerung bestehen, die unbedingt zu beachten sind. Prädilektionsstellen für stärkeres Fettpolsterlager sind im allgemeinen die Hüften, das Gesäß und die vordere Bauchwand, letztere besonders im höheren Alter, und zwar mit Zunahme der Schichtdicke vom Nabel abwärts bis zum Schamberg. An anderen Körperstellen, z. B. am Rücken, besonders in der Schultergegend und an den Unterarmen, ist die Fettschicht bedeutend geringer.

Bekannt ist die sexuelle Differenz und die als Steatopygie, d. h. Fettsteiß, bezeichnete Fettbildung der Hottentotten und Buschmänner, die sich vorwiegend über Hüfte, Gesäß und Oberschenkel erstreckt; sie kommt auch bei reifen europäischen, besonders südosteuropäischen, Frauen nicht ganz selten vor. J. BAUER hat sie als „Reithosentypus" bezeichnet. Gelegentlich beobachtet man auch in der Kinnregion, am Hals (besonders im Nacken), an der Brust und am Unterschenkel starke Fettablagerungen. Bei kleinwüchsigen bayrischen und sächsischen

Frauen bzw. Mädchen habe ich besonders starke Fettansammlung am Ober-
und Unterschenkel beobachtet, während der Rumpf relativ fettarm war.

Bei Unterernährung oder Erkrankung können die Fettreserven überraschend
rasch eingeschmolzen werden (z. B. während der Kriegsjahre bei älteren Individuen).

Bei diesen zeitlich großen Schwankungen der Fettentwicklung und damit
auch des Körpergewichtes ist es dringend notwendig, bei der Beurteilung bestimmter Körpermaße, z. B. des Brustumfanges, des Bauchumfanges, oder bestimmter Relationen wie beim Verhältnis von Körpergröße zu Körpergewicht auf
den Grad der Entwicklung des Unterhautfettes Rücksicht zu nehmen. Aus diesen
Gründen empfiehlt sich der OEDERsche Index ponderis, der das zentralnormale
Körpergewicht in Rechnung stellt. Die Stärke des Unterhautfettpolsters direkt
mit dem Ernährungszustand gleichzusetzen, geht natürlich nicht an, aber sie ist
doch ein wichtiges Moment für die Beurteilung des Habitus und in vielen Fällen
auch des Gesundheitszustandes. Tritt bei einem Individuum stärkere Abmagerung
auf, so pflegt auch meist ein Verlust an körperlicher und geistiger Leistungsfähigkeit
damit verbunden zu sein, während umgekehrt eine Neubildung von Fettreserven
z. B. in der Rekonvaleszenz einen Anstieg der Arbeitsfähigkeit bedingt.

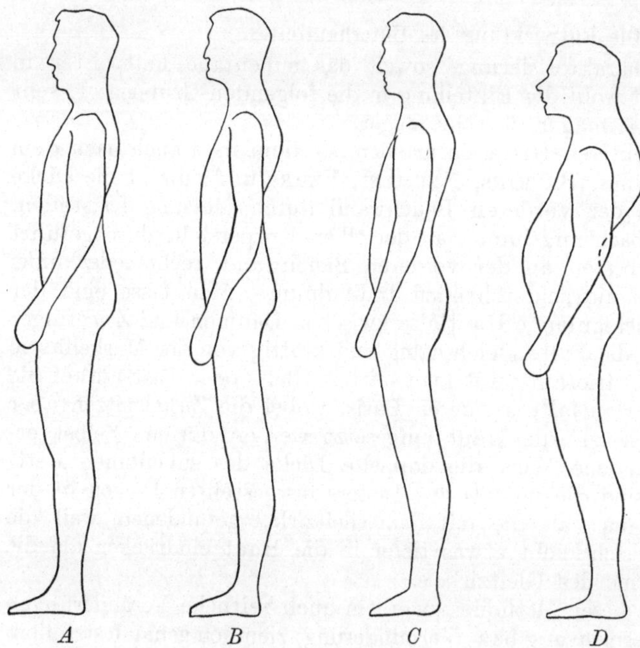

Abb. 9. Haltungstypen junger Männer. Schema nach LLOYD T. BROWN.

Im Zusammenhang mit der Ausbildung der Muskulatur und indirekt der
Wirbelsäule, des Brustkorbes und des Beckens steht auch die

Körperhaltung. Es unterliegt keinem Zweifel, daß sie nur zum Teil genotypisch bedingt, zum großen Teil aber erst durch paratypische Einflüsse (Berufsarbeit, Gewohnheit usw.) erworben wird und daher auch beeinflußbar ist.
Darum ist ihr besondere Beachtung zu schenken. Für die Feststellung kommt
nur die gewohnheitsmäßige Körperhaltung, wie sie am ruhigen und ungezwungen
aufrechtstehenden Individuum beobachtet wird, in Betracht. Am besten bedient man sich der im Jahre 1916 von LLOYD T. BROWN aufgestellten 4 Haltungstypen, die empirisch an 700 Studenten der Harvard-University gewonnen
wurden.

Typus A stellt die beste Körperhaltung dar. Kopf-, Rumpf- und Beinachse liegen in derselben Geraden. Der Brustkorb ist hochgezogen und gut
gewölbt, das Abdomen eingezogen oder flach, die Rückenkurven sind mäßig
ausgebildet.

Typus B zeigt eine leichte Abknickung der 3 Achsen. Die Kopf- und die Beinachse sind etwas nach vorn, die Rumpfachse ist leicht nach hinten geneigt. Der Kopf wird etwas nach vorn genommen, die Brust ist nicht mehr so hoch und nicht mehr so gut gewölbt, die obere Rückenkurve tritt etwas stärker hervor.

Typus C besitzt alle diese Merkmale in gesteigertem Maße. Die Brust ist flach, die vordere Bauchwand erschlafft und vorgewölbt, die Lendenlordose stark ausgesprochen, die Beinachse noch mehr nach vorn geneigt.

Typus D zeigt die schlechteste Haltung. Der Kopf wird stark nach vorn genommen und steht über die Brust vor. Diese ist flach, das Abdomen dagegen schlaff und vorgewölbt. Zur Korrektur der stark nach vorn geneigten Beinachse werden Brustkyphose und Lendenlordose stark übertrieben.

Zur Feststellung des Haltungstypus wird der zu Beurteilende aufgefordert, sich aufrecht, aber in ungezwungener, gewohnheitsmäßiger Körperhaltung so hinzustellen, daß dem Beobachter seine linke Körperhälfte im Profil zugewandt ist. Die Beurteilung erfolgt aus einer Entfernung von mindestens 2 m durch Vergleich mit dem Schema, wobei auf alle oben bezeichneten Merkmale (Kopf, vordere Brustwand, Abdomen, Rückenkurven, Beinstellung) Rücksicht zu nehmen ist.

Zu den wichtigeren beschreibenden Merkmalen gehört auch noch die *Komplexion*. Obwohl in unseren europäischen, seit Jahrtausenden stark gemischten Populationen durch fortgesetzte Kreuzungen (Hybridisation) die ursprünglichen Pigmentkorrelationen stark gelockert sind, so ist der Pigmentcharakter doch noch als ein wesentliches konstitutionelles Merkmal zu betrachten, weil er ohne Zweifel genotypisch bedingt ist. Aber als maßgebend darf nur die Pigmentierung des Erwachsenen betrachtet werden, weil die Färbung der Haut, der Iris und der Haare sich im Laufe der Entwicklung verändert und der ererbte Charakter, besonders bei den beiden letztgenannten, erst beim Erwachsenen zur vollen Ausprägung kommt. Andererseits spielen auch peristatische Einflüsse schon von frühester Jugend an beim Färbungscharakter des Menschen eine Rolle, so daß bei Spezialfragen, z. B. Berufseinwirkung u. dgl. eine Reihe von Momenten zu beachten sind. Oberflächliche Beobachtungen haben hier weniger Wert als gar keine, weil sie falsche Urteile hervorrufen.

1. *Haarfarbe.* In der Regel wird darunter nur die Färbung des Kopfhaares verstanden, die von verschiedenen Momenten (Pigment, Luftgehalt, Dicke der Rindenschicht, Bau der Cuticula) abhängt, und die weder am einzelnen Haar, noch an sämtlichen Stellen des Kopfes vollständig identisch ist. Fast regelmäßig ist die Färbung in der Nähe des Haarbodens dunkler als an den Spitzen des Haares, wo häufig eine leichte Bleichung oder ein fuchsiger Rotschimmer auftritt, und außerdem meist dunkler am Hinterkopf als an den Schläfen und am Scheitel.

Handelt es sich nur um eine allgemeine Charakteristik der Haarfarbe, so betrachte man das Mittelstück des Haares, d. h. einer Haarsträhne. Danach kann man unterscheiden: a) rein schwarz, b) braunschwarz, c) dunkelbraun, d) rötlichbraun, e) hellbraun, f) dunkelblond, g) gelblich hellblond, h) aschblond, i) rot, k) albinotisch. Die erstgenannte Farbe kommt bei der europäischen Bevölkerung kaum vor.

Will man die Haarfarbe nach einem Schema bestimmen, so verwendet man dazu am besten die Haarfarbentafel von E. FISCHER.

Nach FISCHER unterscheidet man 2 Farbenreihen, die beide von ganz hellen Tönen zu dunklen ansteigen, in welchen die Helligkeitsgrade durch Pigmentvermehrung immer mehr abnehmen. In einer ersten, der sog. grauschwarzen Reihe fehlt die gelbe oder rötliche Komponente, und alle Töne spielen daher in Grau. Die zweite, die gelbbraune Reihe umfaßt dagegen alle Töne von einem hellen Weißgelb bis zu einem tiefen Schwarzbraun, und allen hellen Farben ist eine Rotkomponente beigemischt. Sie alle zeigen daher bei schräg auffallendem Licht einen mehr oder weniger deutlichen Schimmer ins Rötliche. Es gibt dann noch eine Reihe von rein roten Haarfarben, von denen in der Farbentafel aber nur 3 Proben enthalten sind. Die Grenze zwischen der grauen und der gelben Reihe liegt zwischen den Nummern 20 und 21. Was man gewöhnlich als hell- bis mittelblond zu bezeichnen pflegt, erstreckt sich über die Nummern 9—26. Dunkelblond ist eigentlich nur Nr. 8, während die Töne 4—7 gewöhnlich als braun bezeichnet werden.

Bei unserer Bevölkerung überwiegen die Töne der gelbbraunen Reihe, aber graue, jede Rotkomponente entbehrende Haare sind nach meinen Erfahrungen bei bayrischen Kindern doch nicht so selten, wie gewöhnlich angenommen wird.

Um die Haarfarbe eines Individuums festzustellen, nimmt man den Bügel mit den Haarsträhnen aus dem Metalletui heraus, hält die Strähnenreihe an den Kopf, so daß Haare und Probesträhnen sich fast mischen. Hierauf notiert man

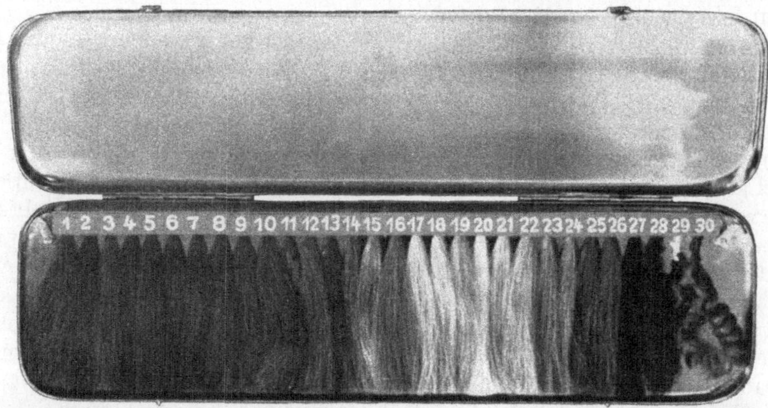

Abb. 10. Haarfarbentafel nach E. Fischer, in Nickeletui, geöffnet. ¹/₄ n. Gr.

die Nummer der Probe, die am meisten der Farbe des Haares entspricht. Natürlich kann man auch Zwischennummern wählen, was besonders in der Rotreihe notwendig ist. Die Feststellung der Haarfarbe kann nur bei gutem Licht gemacht werden.

2. Die *Hautfarbe* des Menschen zeigt einerseits bei jedem Individuum große angeborene regionale Differenzen und wird andererseits so mannigfach durch peristatische Momente beeinflußt, daß es notwendig ist, die Feststellung stets auf die gleichen Körperstellen zu beschränken. Von bedeckt getragenen Körperstellen eignen sich am besten die vordere Bauchwand oder die Beugeseite des Oberarmes, von unbedeckt getragenen die Stirne zur Beobachtung. Die Wangenregion ist infolge der sehr wechselnden Durchblutung und bei Männern infolge der Bartbehaarung dafür weniger geeignet. Bei der Beurteilung der Gesamtfärbung der Stirne darf man sich durch die bei Hellhäutigen im Sommer häufig auftretenden Epheliden (Sommersprossen) nicht beeinflussen lassen.

Ziemlich allgemein sind die folgenden Termini gebräuchlich: a) grauschwarz, b) schwarzbraun, c) rein dunkelbraun, d) rötlich dunkelbraun, e) rötlichbraun, f) reinbraun, g) hellbräunlich, h) olivengelb, i) gelblich, k) gelblichweiß, l) carmin·weiß, m) fahlweiß. Für Europäer, selbst bei starker Nachdunkelung, die bei gewissen Individuen nach Sonnenbädern und Bergtouren außerordentliche Grade erreichen kann, kommen nur die Töne d bis m in Betracht.

Aber auch für die Hautfarbe gibt es Schemata exakterer Abschätzung als die einfache Beschreibung. Verwendet wird entweder die Hautfarbentafel von v. Luschan oder diejenige von Fritsch. Die erstere enthält 36 Steinchen aus opakem Glas, die, in 2 Reihen angeordnet, fortlaufend numeriert, beidseitig in einem Blechrahmen eingelassen sind und in einem einfachen Blechetui untergebracht werden können. Die Nummern 1—5 entsprechen den Farben anämischer Europäer, die Nummern 6—35 den Farbtönen blutreicher Haut, von den hellsten (6) bis zu den dunkelsten (35) Tönen. Als Nr. 36 ist noch ein reinschwarzes Farbsteinchen aufgenommen, um daran den Unterschied auch der dunkelsten wirklich vorkommenden Hautfarbe vom reinen Schwarz beurteilen zu können. Die Oberflächen der farbigen Glasflüsse zeigen bisweilen störende Reflexe; man muß daher die Tafel bei der Aufnahme der Hautfarbe eines Individuums derart halten, daß diese Reflexe möglichst vermieden werden, oder man kann die zu beobachtende Hautstelle etwas anfeuchten, um ihr einen der Tafel ähnlichen Glanz zu verleihen. Bei der Fritschschen Hautfarbentafel sind die einzelnen Hautfarben in kleinen Feldern von 25 : 14 mm Größe nebeneinander auf feste Kartonstreifen aufgeklebt. Diese letzteren können unmittelbar über die zu vergleichenden Hautstellen gespannt werden. Die gewählten Farben sind unveränderliche Ölfarben, die den matten Glanz der menschlichen Haut besser zum Ausdruck bringen als die reflektierenden Glasflüsse der v. Luschanschen Tafel. Ein feines Korn des gefärbten Papieres gibt auch die Struktur der menschlichen Haut gut wieder. Die Tafel, die in Originalgröße von 21 : 13^1/$_2$ mm bequem in der Instrumententasche mitgeführt werden kann, besteht aus je 6 Kartonstreifen mit je 7 Farbfeldern, denen noch ein Ergänzungsstreifen beigegeben ist. Die Bezeichnung des einzelnen Farbtones erfolgt in der Weise, daß die Streifen mit I—VI, die Farbfelder jeweils mit 1—7 angegeben werden. So zeigt die Bezeichnung I 6 oder IV 3 also einen ganz bestimmten Farbton an, der jederzeit an der Farbtafel identifiziert werden kann. Für europäische Nordländer kommt vor allem der Farbstreifen I Nr. 1—7, für Südländer Farbstreifen II Nr. 1—7 in Betracht.

3. Auch die *Augenfarbe* (Färbung der Iris) bleibt nicht während des ganzen Lebens konstant, abgesehen von pathologischen Veränderungen aller Art, die hier nicht behandelt werden können. Die tiefblaue Irisfärbung der meisten europäischen Neugeborenen, die auf einer noch geringen Menge des Pigmentes und der Dünne des Irisstroma beruht, geht allmählich in ein helles Blau oder in ein Grau oder in ein Braun über, je nach der Erbanlage. Außerdem ist die Innenzone der Aureole häufig durch mannigfache Einsprenkelungen von Farbflecken und Farbstreifen in ihrem Grundton stark verändert, so daß eine genaue Feststellung der Augenfarbe zu den schwierigsten Aufgaben der anthropologischen Analyse gehört. Man wird sich daher auf die allgemeine Grundfärbung beschränken müssen, wie sie vor allem in der Randzone zur Geltung kommt, wenn man das gut beleuchtete Auge aus einiger Entfernung betrachtet. Am meisten verwendet man heute die folgende Einteilung: a) schwarzbraun, b) dunkelbraun, c) braun, d) hellbraun, e) grünlich, f) dunkelgrau, g) hellgrau, h) dunkelblau, i) blau, k) hellblau, l) albinotisch. Natürlich gibt es auch hier eine Reihe von Zwischentönen, die durch zwei oder mehr Nummern charakterisiert werden können.

Als Schema für die genaue Charakterisierung der Augenfarbe sei auf die Augenfarbentafel von R. Martin hingewiesen.

Die Augenfarbentafel von R. Martin besteht aus 16 naturgetreu mit wissenschaftlicher Genauigkeit hergestellten Glasaugen in natürlicher Größe. Die einzelnen Farben, von einem tiefen Braun bis zu einem lichten Blau fortschreitend, sind mit Nummern von 1—16 bezeichnet. Da die individuelle Variabilität der Irisfärbung eine ganz außerordentliche ist, so sind nur die erfahrungsgemäß am häufigsten wiederkehrenden Haupttöne in die Tafel aufgenommen worden. Die Augen liegen auf Watte in kreisförmigen Ausschnitten eines Holzrahmens und sind von einer mattierten Aluminiumplatte, in welche die Lidspalten und die Form der umgebenden Weichteile des Auges eingestanzt sind, bedeckt. Die Grundfarbe dieser Platte ist ein indifferenter neutraler Ton, und zwar ein mattes Grau, damit die Tafel bei allen Hautfarben vom dunkelsten Braun bis zum fahlsten Weiß verwendet werden kann.

Die Glasaugen samt der Aluminiumbedeckung sind zum Schutze gegen Staub und Feuchtigkeit in ein schwarzlackiertes Blechkästchen von $18 \times 13 \times 3$ cm

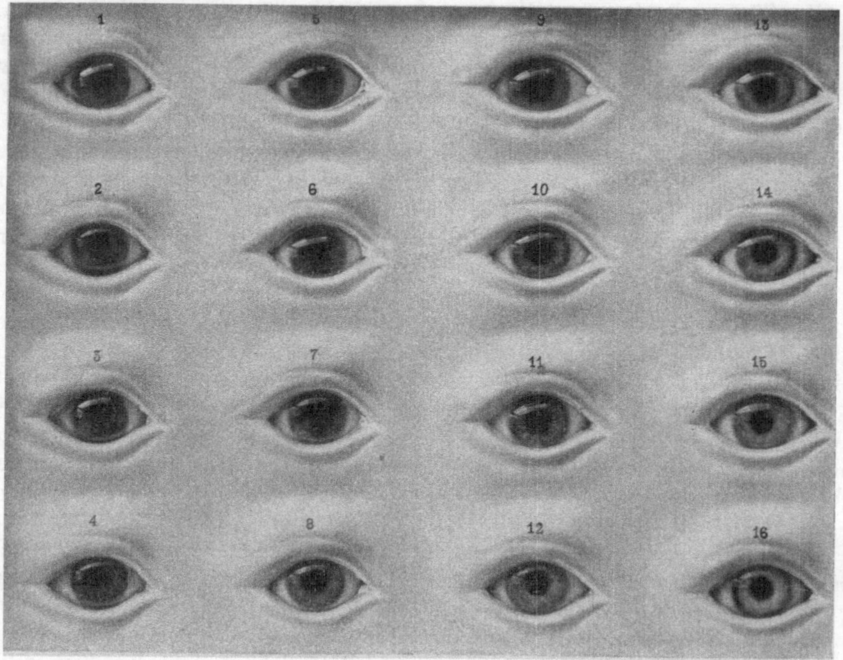

Abb. 11. Augenfarbentafel nach R. MARTIN. Ohne Metallkasten, nur mit der Aluminiumplatte bedeckt. $^2/_3$ n. Gr.

Größe eingelassen, dessen Deckel vor jeder Untersuchung ganz herausgezogen werden muß. Sollte sich ein Auge beim Transport auf Reisen etwas verschieben, so kann man es mittels der Fingerspitze durch leichten Druck durch den Augenschlitz hindurch wieder an seine Stelle rücken. Will man die Augen herausnehmen, was aber nur im Notfall geschehen sollte, so biegt man einfach die 4 Metallzungen, welche die Aluminiumplatte niederhalten, zurück, worauf man die letztere leicht abheben kann.

Zur Feststellung der Augenfarbe stellt man das zu beobachtende Individuum in einer Entfernung von 30—40 cm von sich so auf, daß das volle Tageslicht (nicht direkte Sonne) in dessen auf den Beobachter gerichtete Augen fällt. Dann hält man die Farbentafel je nach der vorliegenden Augenfarbe an die rechte oder linke Wange des Individuums und sucht durch Vergleich die passendste Nummer auf. Hierbei ist hauptsächlich auf den Grundton der Iris zu achten, wie er besonders in der peripheren Zone zum Ausdruck kommt; die kleinen

Einsprenkelungen der Aureole berücksichtige man nur insoweit, als sie den Grundton beeinflussen. Durch Bezeichnung von zwei Nummern können auch intermediäre Nuancen angegeben werden. Ferner bezeichnet man, wo es auf noch genauere Untersuchung ankommt, durch einen Strich oberhalb der Nummer einen etwas dunkleren, durch einen Strich unterhalb einen etwas helleren Ton. So ergibt sich die Möglichkeit folgender Charakterisierung:

$$\text{Nr. } \overline{1} = \text{dunkler als Nr. 1,}$$
$$\text{„ } 1 = \text{Vorlage,}$$
$$\text{„ } \underline{1} = \text{etwas heller als Nr. 1,}$$
$$\text{„}1-\overline{2} = \text{zwischen Nr. 1 und 2,}$$
$$\text{„ } \overline{2} = \text{etwas dunkler als Nr. 2,}$$
$$\text{„ } 2 = \text{Vorlage,}$$
$$\text{„ } \underline{2} = \text{etwas heller als Nr. 2 usw.}$$

Für die Bearbeitung des Materials kann man die Nummern 1—6 als braun, die Nummern 7—12 als meliert und 13—16 als blau zusammenfassen. Wo es sich um feinere Rassenunterschiede handelt, müssen aber kleinere Gruppen, z. B. auch die grauen Augen, für sich betrachtet werden.

Als weiteres deskriptives Merkmal sei hier noch die *Haarform* erwähnt. Als Schema bediene man sich der folgenden Einteilung:

a) straff ⎫ lissotrich, geradlinig,
b) schlicht ⎭

c) flachwellig ⎫
d) weitwellig ⎪ kymatotrich, wellighaarig,
e) engwellig ⎬
f) lockig ⎭

g) gekräuselt ⎫
h) locker kraus ⎪
i) dicht kraus ⎬ ulotrich, kraushaarig.
k) fil-fil ⎪
l) spiralig ⎭

Als Ergänzung sei hier noch beigefügt, daß sowohl das straffe wie auch das schlichte Haar zur Gruppe der geradlinig verlaufenden Haare gehören, und daß beide nur in ihrem Querschnitt verschieden sind. Straffe Haare mit großem Querschnitt, wofür als typisches Beispiel das Chinesenhaar genannt werden kann, kommen in Europa fast nicht vor. Ferner zeigen Haare, die wie bei Männern kurzgeschnitten sind, durchaus den geradlinigen Charakter, während sie bei langem Wuchs, also im weiblichen Geschlecht, oft einen flachwelligen Charakter annehmen. Auch das ursprünglich kymatotriche Haar kann durch Behandlung mit Ölen und Pomaden flachwellig werden. Lockiges Haar zählt durchaus zu den welligen Haarformen.

Auch bei der Beurteilung der Haarform kommt es nur auf den Gesamtcharakter und zunächst nur auf das Kopfhaar an. Recht verschieden ist auch die Stärke resp. Fülle des Kopfhaarkleides, die Art der Haarbegrenzung an der Stirne und die Neigung zur Glatzenbildung an Stirne, auf dem Scheitel, an den Schläfen und am Hinterkopf.

Nicht unbeachtet sollte die *Behaarung* des Körpers bleiben. Hier bestehen allerdings mannigfache individuelle und sexuelle Unterschiede, so daß es schwer hält, davon eine kurze Beschreibung zu geben. Man notiere jedenfalls diejenigen Körperstellen, an denen stärkere sekundäre Behaarung beobachtet wird. Es sind dies, abgesehen von der Bartbildung im männlichen Geschlecht, die vordere Brustwand, die Bauchwand oberhalb des Schamberges, der Rücken längs der Wirbelsäule, der Nacken und die Schulterblattgegend, ferner die Kreuzbeingegend, Unterarm, Oberschenkel und Unterschenkel. Es kann vorkommen, daß einzelne Menschen, selbst Kinder, bei denen der allgemeine Behaarungscharakter sehr schwach ist, doch z. B. am Unterarm und in der Ellenbogengegend, am Unterschenkel und am Nacken ein ganz deutliches Haarkleid zeigen. Manchmal ist nur eine dieser Regionen, gelegentlich sind mehrere derselben behaart. In allen solchen Fällen lohnt es sich, auch auf den Haarstrich (die Haarströme)

zu achten. weil sich darin interessante Reminiszenzen an frühere Entwicklungsstadien erhalten haben. Fälle von wirklicher totaler Hypertrichosis lanuginosa
müssen natürlich auch notiert werden.

Aufmerksam machen möchte ich noch auf die Wichtigkeit des *Hautleisten-
reliefs von Palma und Planta*, vor allem auf die Bedeutung der Hautleistenfiguren an den Fingerbeeren, denen ja von gerichtlich-medizinischer Seite großer
Wert beigelegt wird. Es hat sich herausgestellt, daß die feineren Reliefverhält-
nisse der Haut, die sog. Tastfiguren an den Fingerbeeren während der Dauer
des ganzen Lebens eines Individuums konstant bleiben und daher leicht zur
Identifizierung der Person benutzt werden können.

Diese Hautleistenfiguren an den Fingerspitzenballen sind infolge der Zahl
und Anordnung der einzelnen Leisten ziemlich kompliziert, aber es lassen sich
im ganzen doch leicht 4 Haupttypen unterscheiden, die in Abb. 12 nach Original-
abdrücken wiedergegeben sind.

Zur Herstellung solcher Abdrücke verwendet man mit Erfolg eine polierte
Kupferplatte oder einen Lithographenstein, den man mittels einer kleinen Walze
oder Reibrolle (Satinierrolle der Photographen) mit einer gleichmäßig dünnen
Schicht von Druckerschwärze oder Farbe überzieht. Auf diese setzt man dann
die Fingerflächen (evtl. auch die Fußsohle) mit leichtem Druck auf und drückt

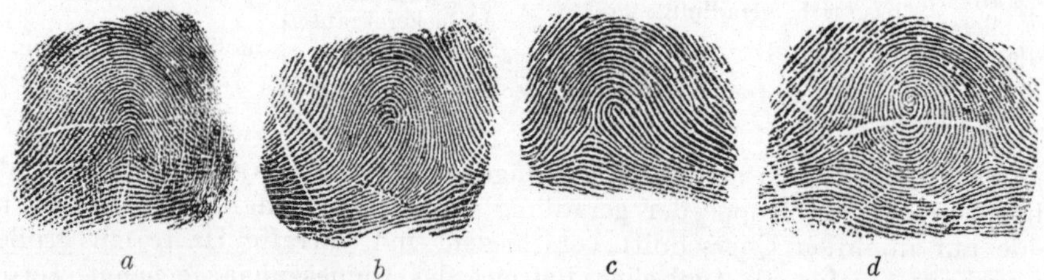

Abb. 12. Leistenfiguren der Fingerspitzenballen von Europäern, a) Boden (Arcus), b) daumenwärts gerichtete
Schleife (Sinus radialis), c) kleinfingerwärts gerichtete Schleife (Sinus ulnaris), d) Wirbel (Vortex).

die aufgenommene Farbe auf einen weißen Karton ab. Handelt es sich nur um die
Abdrücke der Fingerbeeren, d. h. der letzten Fingerglieder, so drückt man einen
Finger nach dem anderen ab, indem man sie sowohl auf dem Farbstein als auf dem
weißen Karton oder Papier von einer Seite nach der anderen abrollt. Will man
auch einen Abdruck der Hohlhand und der Konkavität der Sohle erhalten,
so betupft man die vertieft liegenden Stellen vorher etwas mit Farbe und legt
unter die Mitte des Abdruckpapiers eine kleine Unterlage aus Watte, die jenen
Konkavitäten entspricht. Wichtig ist es auch, die Hand nach der ulnaren Seite
hin abzurollen, um auch einen Abdruck des Kleinfingerballens zu erhalten.
Die durch die Farbe beschmutzten Hautstellen lassen sich nachher leicht mit
Terpentin oder Sandseife reinigen.

Bei gewissen Berufsarten, um den funktionellen Einfluß des Berufes auf
die Endglieder der Extremitäten festzustellen, pflegt man auch Umrißzeichnungen der Hand und des Fußes herzustellen. Legt oder stellt man diese Teile
flach auf ein untergelegtes Papier, so kann man sie mit einem genau zur Unter-
fläche senkrecht gehaltenen, der Länge nach halbierten Bleistifte rings herum
umfahren und erhält auf diese Weise ein leidlich gutes Umrißbild. Will man
an dem Handumriß die Fingerlängen messen, so müssen die Finger beim Zeichnen
aneinandergeschlossen sein und die Achse des Mittelfingers mit einer vorher
aufgezeichneten Geraden zur Deckung gebracht werden. Man erhält auf diese
Weise also Umrißzeichnungen in geometrischer Projektion, an denen, wie schon
erwähnt, auch nachträglich noch Messungen vorgenommen werden können.

Das Beobachtungsblatt.

Um die oben angegebenen metrischen und deskriptiven Merkmale eines Individuums eintragen zu können, muß man sich eines sog. Beobachtungsblattes bedienen, auf dessen Ausgestaltung die größte Sorgfalt zu verwenden ist. Ich widerrate nach vielfachen Erfahrungen die Verwendung von Listen, in welche die Maße von vielen Individuen eingetragen werden, und empfehle angelegentlichst die Anlage von Individualkarten (Zählkarten), weil nur diese eine vielseitige statistische Verarbeitung zulassen, ohne daß die Zahlen wieder abgeschrieben werden müssen.

Zu diesem Zwecke ist es aber notwendig, die deskriptiven Merkmale und die Maße getrennt voneinander zu behandeln. Die letzteren sind derart auf die Blätter aufzuschreiben, daß sie sich leicht zu Listen zusammenlegen lassen. Bei allen von mir entworfenen Beobachtungsblättern werden die Maßzahlen in rechteckige kleine Felder an die Ober- und Unterränder des Blattes geschrieben. Zur statistischen Verarbeitung werden dann alle, oder eine bestimmte Anzahl individueller Beobachtungsblätter derartig dachziegelförmig übereinandergelegt, daß nur die zu verarbeitende Zahlenreihe frei bleibt, und es kommen infolgedessen die gleichen Maße sämtlicher Individuen in Vertikalkolonnen zu stehen. Sie sind auf diese Weise sehr übersichtlich angeordnet und können leicht statistisch verarbeitet werden. Wo es sich um zahlreiche Messungen handelt, sind, um die Beobachtungsblätter nicht zu groß zu machen, die Zahlenwerte außer am Ober- und Unterrand auch in zwei horizontalen Reihen in der Mitte des Blattes angebracht, das dann zur Verarbeitung bloß in der Mitte zwischen den beiden Zahlenreihen nach rückwärts umgeknickt werden muß.

Daß jedes Beobachtungsblatt den genauen Namen (Vor- und Zunamen) des betreffenden Individuums, Geburtsort, Wohnort, Geburtstag, Alter, soziale Stellung, ferner Tag der Beobachtung und Namen des Beobachters enthalten muß, versteht sich wohl von selbst. Verschiedene Arten solcher Beobachtungsblätter sind vorrätig gedruckt vorhanden und können käuflich erworben werden. Ich nenne von eigenen Beobachtungsblättern die folgenden:

1. Das somatologische Beobachtungsblatt. Ausgegeben mit dem Lehrbuch der Anthropologie. Jena: Fischer 1914.

2. Das somatologische Beobachtungsblatt für Konstitutions- und Typenforschung. Neue Ausgabe 1925.

3. Das Beobachtungsblatt für klinisch-psychiatrische Typenforschung. Ausgegeben 1922.

4. Das Beobachtungsblatt für Leibesübungen und Ernährungsfürsorge. Herausgegeben vom gemeinsamen Ausschuß der Universität und Technischen Hochschule für Leibesübungen, Amt für Leibesübungen an den Münchener Hochschulen und Verein Studentenhaus (besonders für ärztlich-anthropometrische Erhebungen bei Studierenden).

5. Das Beobachtungsblatt für Schulerhebungen. In verkleinertem Maßstab abgedruckt in den von mir herausgegebenen „Richtlinien für Körpermessungen und deren statistische Verarbeitung mit besonderer Berücksichtigung von Schülermessungen". München: Lehmanns Verlag 1924. S. 12/13.

In der Anlage mit meinen Beobachtungsblättern übereinstimmend, wenn auch für spezielle Zwecke bestimmt, sind u. a. noch folgende Zählkarten:

1. Familienanthropologisches Beobachtungsblatt; beigegeben der „Familienkunde" von W. Scheidt. München: Lehmanns Verlag 1923.

2. Sportärztliches Untersuchungsblatt der Deutschen Hochschule für Leibesübungen Berlin.

3. Beobachtungsblatt für sportärztliche Untersuchungen und Körpermessungen an der Technischen Hochschule Darmstadt.

4. Fragebogen des Institutes für Leibesübungen der Universität Marburg.

5. Sportärztliches Untersuchungs- und Prüfungsblatt unter Leitung des Institutes für Physikalische Therapie des Anthropologischen Institutes und der Medizinischen Poliklinik der Universität Zürich.

6. Beobachtungsblatt zur anthropologischen Untersuchung des Ober-Emmentales (unter Leitung von Prof. Dr. O. SCHLAGINHAUFEN, Zürich).

Veranschaulichung der Resultate.

Die Aufgabe der Anthropometrie samt den sie ergänzenden Beschreibungen besteht, wie schon erwähnt, darin, die Charakteristik des Körpers in seiner Totalität zu erfassen. Der Weg, der zu diesem Ziele führt, ist zunächst die Analyse der Einzelformen, die nach bestimmter Technik und möglichst genau zu erfolgen hat. Aber wir dürfen dabei nicht stehen bleiben. Auf die Analyse hat die Synthese zu folgen, die nicht in einer einfachen Summation der einzelnen Maßverhältnisse, sondern in einer Erkenntnis der gegenseitigen Korrelationen besteht. Dies kann nur auf rechnerischem Wege geschehen. Zur Veranschaulichung des Gesamtresultates gibt es 3 Methoden, die in ihrer heutigen Ausbildung kurz beschrieben werden sollen. Es sind:

1. die zeichnerische oder besser photographische Reproduktion des Körpers in drei rechtwinklig aufeinanderstehenden Normen oder Ansichten, die eine plastische Vorstellung des Körpers ermöglicht;

2. die Konstruktion von Proportionsfiguren;

3. die Aufstellung von graphischen Abweichungstabellen.

Die photographische Aufnahme eines Individuums hat natürlich ganz bestimmte Bedingungen zu erfüllen, wenn sie wissenschaftlich brauchbare und vergleichbare Bilder liefern soll. Leider entsprechen nur wenige in sonst wertvollen Werken reproduzierte Photographien diesen Anforderungen. Nur Objektive mit großer Tiefenschärfe, großer Brennweite und großem Bildwinkel, die infolgedessen keine Randverzeichnungen geben, sind für solche wissenschaftliche Aufnahmen verwendbar. Gut geeignet ist z. B. ein Doppelanastigmat Zeiss Tessar F = 30 cm, Lichtstärke 1:4,5. Als Aufnahmeapparat eignet sich jede stabile Kamera mit doppeltem Auszug und Höhenregulierung.

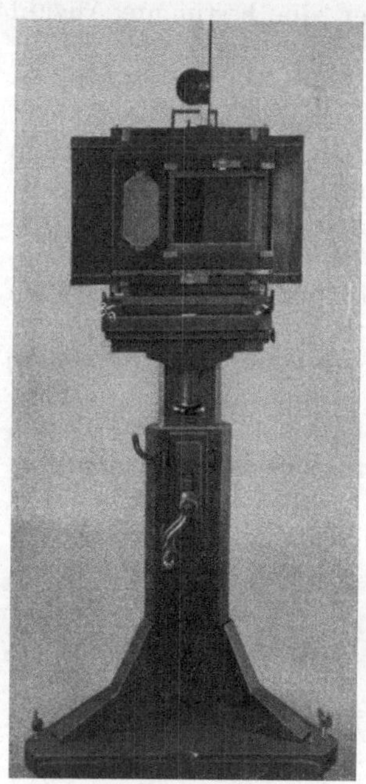

Abb. 13. Photographische Kamera von hinten mit einem Rahmen, der eine dreiteilige Aufnahme gestattet. $^{1}/_{18}$ n. Gr.

Alle Aufnahmen müssen in gleicher Verkleinerung gemacht werden. Eine Plattengröße 13:18 erlaubt 3 Aufnahmen der ganzen Figur nebeneinander auf einer Platte in $^{1}/_{18}$ natürlicher Größe (vgl. Abb. 14).

Als Aufnahmen der ganzen Figur kommen Vorder-, Seiten- und Rückenaufnahme, die genau rechtwinklig zueinander stehen müssen, in Betracht. Immer muß in der Einstellungsebene ein Maßstab mitphotographiert werden, um auch an dem photographischen Abzug noch Messungen ausführen zu können. Für

die Brustaufnahme empfiehlt sich neben der üblichen Vorder- und Seitenansicht
noch eine Eindrittelseitenansicht, denn die letztere enthüllt wichtige Eigentümlichkeiten der Gesichtsbildung, die weder Vorder- noch Seitenansicht geben
können. Am besten erreicht man die genaue Orientierung der einzelnen Aufnahmen mit Hilfe einer Drehscheibe, auf der kreuzweise zwei sich rechtwinklig

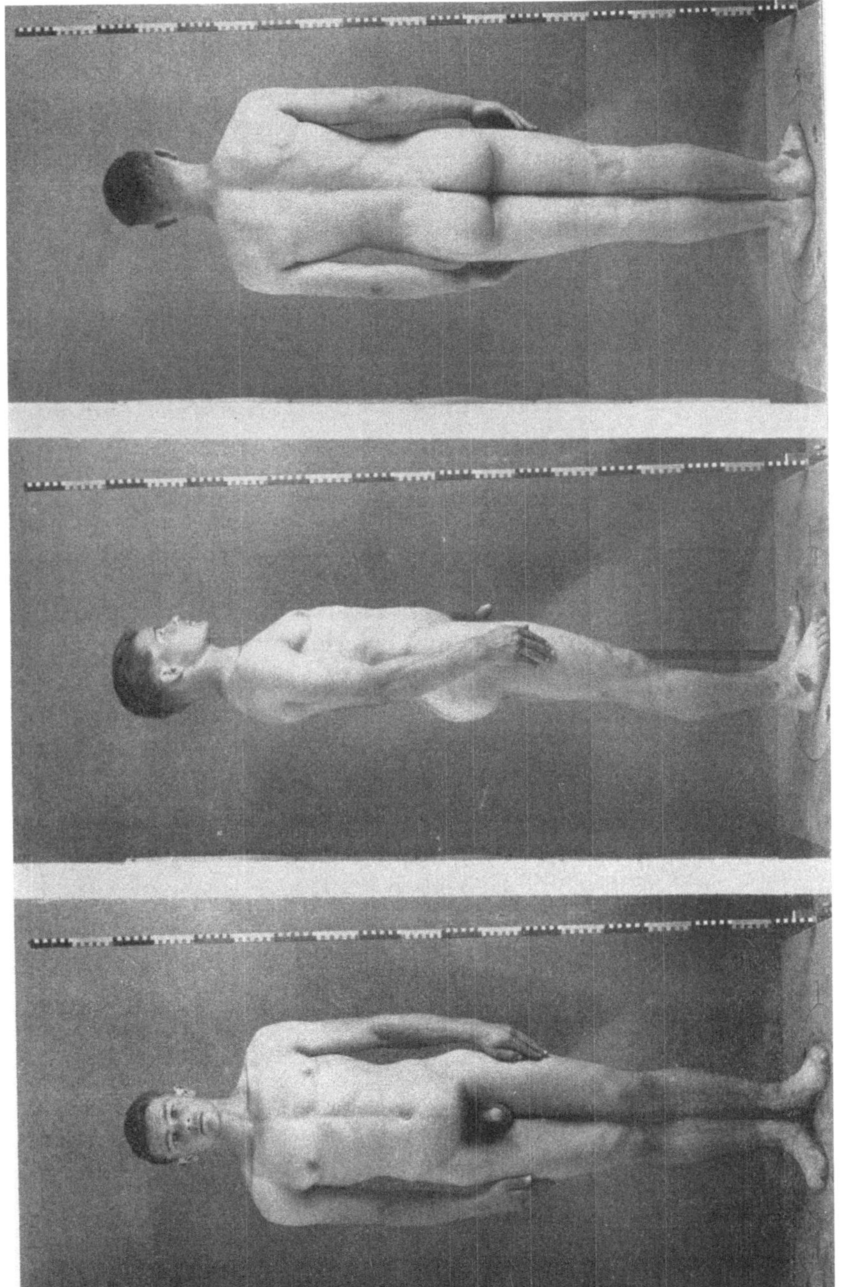

Abb. 14. Dreiteilige Aufnahme eines jungen Mannes in Vorder-, Seiten- und Rückenansicht. $^{1}/_{18}$ n. Gr.

schneidende Striche mit Ölfarbe angebracht sind, und auf der das Individuum für sämtliche drei Aufnahmen in der gleichen Stellung verharrt, wobei der Kopf stets in der Ohr-Augenebene eingestellt bleiben muß.

Als erste Aufnahme empfiehlt sich die Rückenansicht. Der Aufzunehmende wird mit dem Gesicht gegen einen einheitlich grauen Hintergrund bzw. mit

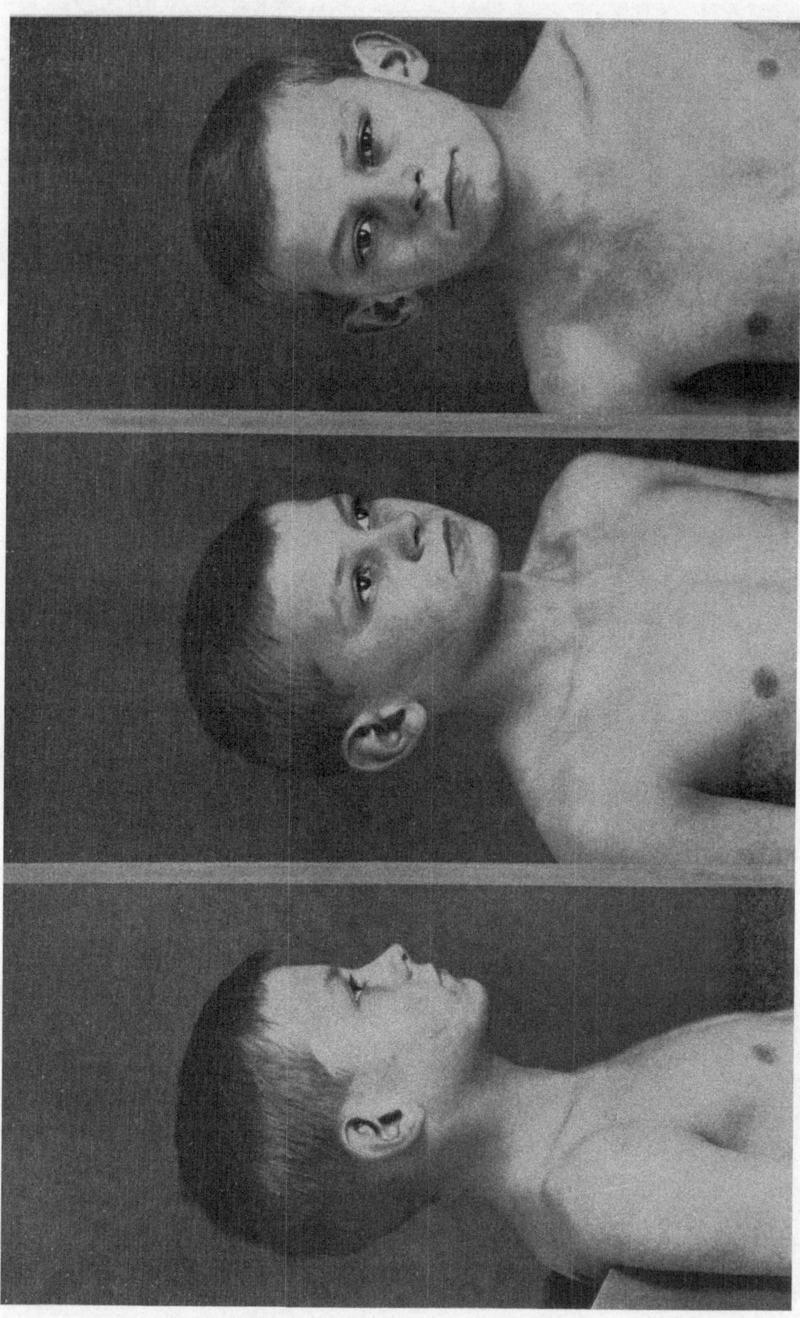

Abb. 15. Dreiteilige Brustaufnahme eines Knaben in Seiten-, Eindrittel- und Vorderansicht. $^1/_5$ n. Gr.

dem Rücken gegen die Kamera derart auf die Drehscheibe gestellt, daß der eine sagittal gerichtete Strich genau in der Mitte zwischen den Füßen des Individuums hindurchläuft, also in der Medianebene liegt. Der andere rechtwinklig dazu gerichtete Strich soll genau die Mitte der Fußachsen schneiden. Die letzeren sollen parallel gerichtet sein oder leicht nach vorn divergieren je nach der individuell so verschiedenen gewohnheitsmäßigen Stellung der unteren Extremität.

Ist die Rückenaufnahme gemacht, so wird ein Messinghalter, der die Drehscheibe fixiert, gelöst, diese letztere um 90° gedreht und der Hebel von neuem in eine entsprechende Vertiefung gelegt, um die Drehscheibe in dieser Lage festzuhalten. Das Individuum bleibt während der Drehung ruhig auf der Scheibe

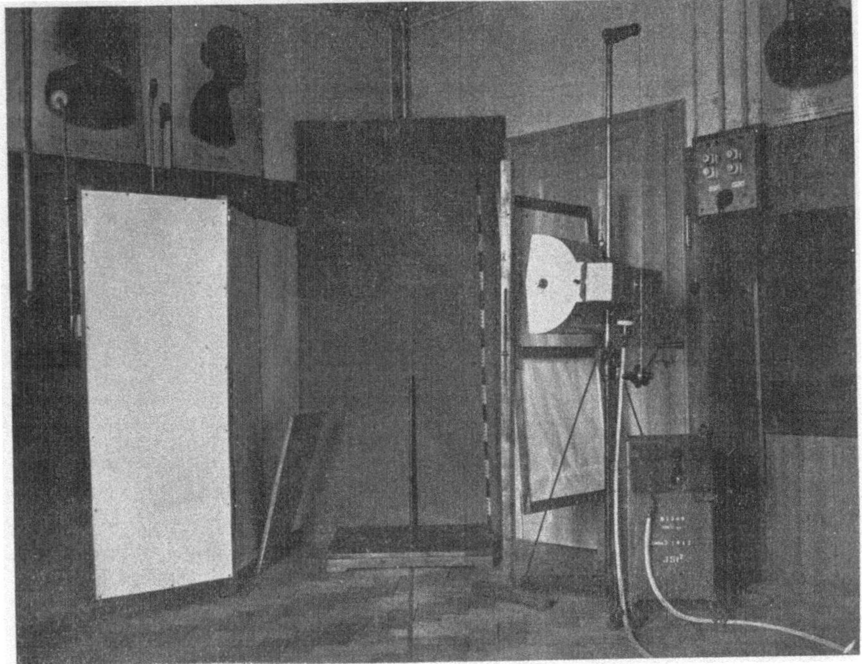

Abb. 16. Photographische Einrichtung zur Herstellung wissenschaftlicher Körperaufnahmen.

stehen. Hierauf wird die Seitenaufnahme gemacht. Eine dritte Aufnahme, die die Vorderansicht der Person wiedergibt, wird durch eine weitere Drehung der Scheibe um 90° erreicht. Jetzt sieht der Aufzunehmende direkt in die Kamera.

Auf der Kopie der Platte kommen die Aufnahmen dann natürlich in umgekehrter Reihenfolge, wie das Abb. 14 zeigt.

Für Brustaufnahmen wird in derselben Weise verfahren, nur werden vorher in 4 kleinen Vertiefungen der Drehscheibe die 4 Füße eines Stuhles mit Rücklehne eingesetzt. Die Drehung der Scheibe erfolgt bei den Brustaufnahmen jeweils aber nur um 45°, um drei Aufnahmen in der Vorder-, Eindrittel- und Seitenansicht zu erhalten. Man beginnt mit der Aufnahme der Vorderansicht. Die entsprechenden Vertiefungen, in die der kleine Metallhebel eingelassen werden muß, um die Scheibe jeweils in der verlangten Stellung zu fixieren, sind am Rande der Scheibe angebracht. Zur richtigen Haltung des Kopfes muß an der Rücklehne des Stuhles eine beliebig verstellbare Kopfstütze vorhanden sein.

Um jederzeit Aufnahmen machen zu können, ist künstliche Beleuchtung
vorzuziehen. Ich bediene mich dazu einer 2000 kerzigen Jupiterbogenlampe des
Photo- und Kinospezialhauses Frankfurt a. M., die auf der einen Seite des Aufzunehmenden hinter einem Zerstreuungsschirm, der die Beleuchtung möglichst
plastisch gestalten soll, aufgestellt ist. Man kann sich aber auch der Quarzlicht-
lampe (Simplizissimuslampe Modell I für 6 Amp. von H. Traut in München)
bedienen, doch reicht dieselbe nur für Brustaufnahmen aus. Den Hintergrund
bildet eine Wand mit grauem Papier oder grauer Leinwand überzogen. Auf

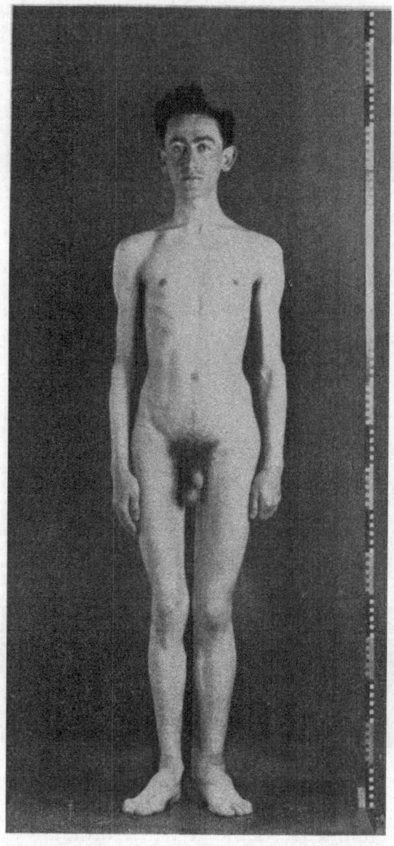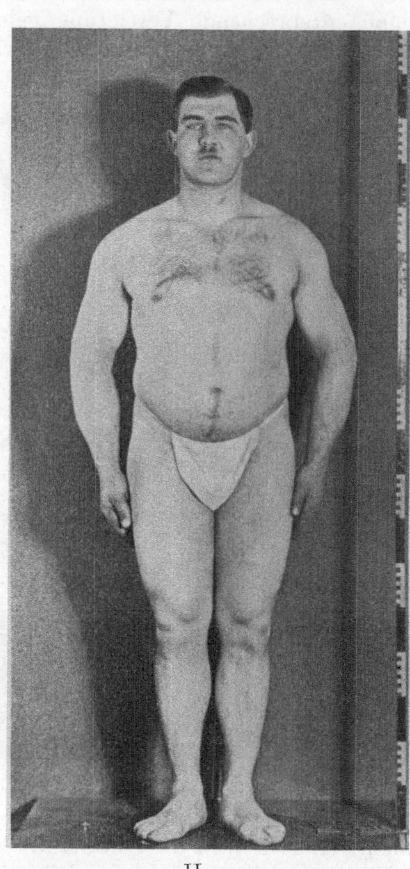

Abb. 17. Junger Mann (I) und Schwerathlet (II) in Vorderansicht. ¹/₁₈ n. Gr.

der der Lampe entgegengesetzten Seite steht ein weißer Wandschirm, der als
Reflektor dient, und an dem sich noch ein besonderer kleinerer Schirm in
einem Winkel von weniger als 90° gegen den Fußboden geneigt befestigt
findet, um die Füße des Aufzunehmenden noch besonders aufzuhellen (vgl.
Abb. 16).

Die zweite Art, sich die Proportionen eines Menschen anschaulich zu machen,
ist die Konstruktion einer Proportionsfigur. Sie kann sowohl auf Grund individueller
Maße zur Darstellung eines individuellen Körpertypus als auch, wo es sich um
Vergleiche mit Gruppen handelt, auf Grund von errechneten arithmetischen
Mitteln erfolgen. Allerdings sind die absoluten Werte dazu nicht verwendbar,

wenn Mensch mit Mensch bzw. Mensch mit Gruppe verglichen werden soll.
Zu diesem Zwecke sind die einzelnen zur Konstruktion der Figuren notwendigen
Maße zunächst in Prozenten der Körpergröße auszurechnen, was oben S. 274
angegeben wurde. Die Berechnung muß für die in der folgenden Liste erwähnten Maße vorgenommen werden.

Ich verweise außerdem zur Erklärung auf die Abb. 17 und 18, in welchen
die beiden gleichen Männer sowohl in photographischer Vorderansicht als auch
als Proportionsfiguren dargestellt sind.

Maß	I		II	
	cm	%	cm	%
1. Körpergröße	165,2	100	168,0	100
2. Stammlänge	86,0	52,1	88,0	52,0
3. Ganze Kopfhöhe	22,7	13,7	22,1	13,3
4. Höhe des Akromion ü. d. B.	133,2	80,7	134,3	80,0
5. Schulterbreite	37,8	22,9	41,5	25,0
6. Höhe der Ellenbogengelenkfuge ü. d. B.	103,2	62,5	102,4	61,0
7. Oberarmlänge	30,0	18,2	31,9	19,0
8. Höhe des Griffelfortsatzes ü. d. B.	79,7	48,3	76,0	45,0
9. Unterarmlänge	23,5	14,2	26,4	15,7
10. Höhe der Mittelfingerspitze ü. d. B.	61,7	37,4	58,1	35,0
11. Handlänge	18,0	10,9	17,9	10,3
12. Höhe der Symphyse ü. d. B.	85,2	51,6	86,2	51,0
13. Beckenbreite	26,7	16,2	34,0	20,2
14. Höhe des vorderen Darmbeinstachels ü. d. B.	91,9	55,1	93,3	55,5
15. Oberschenkellänge	43,0	26,1	45,6	27,1
16. Höhe der Kniegelenkfuge ü. d. B.	45,9	27,8	43,7	26,0
17. Unterschenkellänge	37,9	23,0	38,4	22,8
18. Höhe der inneren Knöchelspitze ü. d. B.	8,0	4,8	5,3	3,2
19. Rumpflänge	50,0	30,3	50,0	30,0
20. Armlänge	71,5	43,3	76,8	45,0
21. Beinlänge	88,9	53,9	89,3	53,0

Zur Zeichnung einer solchen Proportionsfigur verfährt man am besten in
der Weise, daß man zuerst auf Millimeterpapier einen Fußstrich anbringt. Zur
Erleichterung des Abstechens der Maße wählt man am besten die Körpergröße = 100 mm oder ein Vielfaches dieser Zahl. Der 100 mm über dem Fußstrich in einer Vertikalen des Millimeterpapiers zuerst eingezeichnete Punkt
entspricht also dem Scheitel. Hierauf trägt man vom Scheitelpunkt aus die
Stammlänge ab, dann die übrigen Maße in der folgenden Reihenfolge:

Ganze Kopfhöhe.
Höhe des Akromion.
Schulterbreite (die je zur Hälfte rechts und links von der Stammlänge in der Höhe
　des Akromion abgetragen wird).
Höhe der Ellenbogengelenkfuge (oder die Oberarmlänge), in einer von den End-
　punkten der Schulterbreite nach abwärts gezogenen Senkrechten abzutragen.
Höhe des Griffelfortsatzes (oder die Unterarmlänge).
Höhe der Mittelfingerspitze (oder die Handlänge).
Höhe der Symphyse.
Beckenbreite (die je zur Hälfte rechts und links von der Symphyse abgetragen wird).
Höhe des vorderen oberen Darmbeinstachels, an einer in den Endpunkten der Becken-
　breite errichteten Senkrechten abzutragen.
Höhe der Kniegelenkfuge (oder die Oberschenkellänge).
Höhe der inneren Knöchelspitze (oder die Unterschenkellänge).

An die Seiten der abgestochenen Punkte werden die errechneten Zahlen
geschrieben.

Ferner kann man an der linken Seite der Abbildung (vgl. Abb. 18) die ganze
Armlänge, die ganze Beinlänge und die Rumpflänge aufschreiben, um alle wichtigen Proportionsmaße direkt an der Proportionsfigur ablesen zu können.

Natürlich sind bei der gewählten Verkleinerung (Körpergröße = 100 mm) die absoluten Unterschiede zwischen 2 Körperbautypen gering, aber trotzdem entsprechend zu werten. Die Massenentwicklung des Körpers kommt allerdings in den Proportionsfiguren nicht zum Ausdruck, da fast alle Maße an Knochenpunkten angreifen.

Am leichtesten aber wird die spezifische körperliche Ausbildungsform eines Menschen erkannt, wenn man ihn mit dem Durchschnitt der Gruppe vergleicht, der er zuzurechnen ist (s. S. 301). Man hüte sich aber davor, die arithmetischen Mittelwerte der Gruppe als „Normal"-Werte zu betrachten. Sie sind nichts weiter als ein Maßstab, an dem die Abweichungen der Individuen gemessen werden können. Allgemein gültige Normalzahlen gibt es nicht.

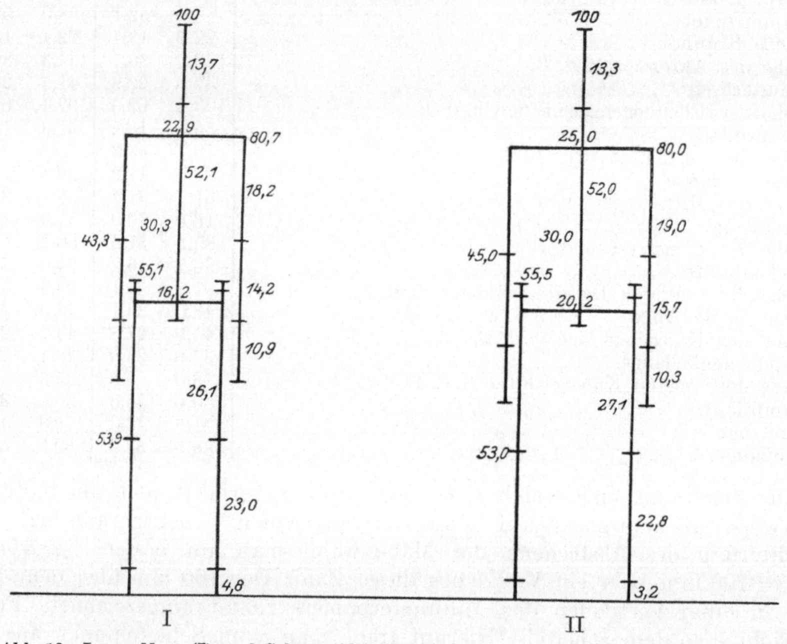

Abb. 18. Junger Mann (I) und Schwerathlet (II), Proportionsfiguren. Die Körpergröße ist bei beiden Figuren = 100 gesetzt.

Aber diese Durchschnittswerte im Zusammenhang mit der festgestellten physiologischen Variabilität der einzelnen Maße und deren prozentualer Verteilung auf die einzelnen Maßgrößen ersetzen die subjektive und je nach der Erfahrung notwendigerweise beschränkte Beobachtung des Einzelnen und geben einen objektiven Maßstab für die Beurteilung der Körperentwicklung des Menschen. Als geeignetste Methode dafür empfehle ich die sog. *Abweichungstabelle*, die in graphischer Form einen außerordentlich bequemen Überblick über die spezifischen Körperverhältnisse eines Menschen gibt. Ich habe die Methode zur Anlage einer solchen Tabelle in meinen „Richtlinien für Körpermessungen und deren statistische Verarbeitung mit besonderer Berücksichtigung von Schülermessungen", 1924, München, Lehmanns Verlag, S. 56 ff., genau beschrieben. Eine solche Abweichungstabelle kann sich auf beliebig viele Merkmale erstrecken. In dem hier gewählten Beispiel (Abb. 19), die die beiden in Abb. 17 reproduzierten Individuen in ihren Abweichungen von einem gemeinsamen Durchschnitt (arithmetisches Mittel) zur Darstellung bringt, sind nur 10 Merkmale gewählt, und zwar 8 absolute und 2 relative.

Man muß für jedes dieser Merkmale zunächst die mittlere oder stetige Abweichung berechnen. Sie ist das Maß der Variabilität, und zwar die Quadratwurzel aus dem Durchschnittsquadrat der Abweichungen vom Mittelwert. Die

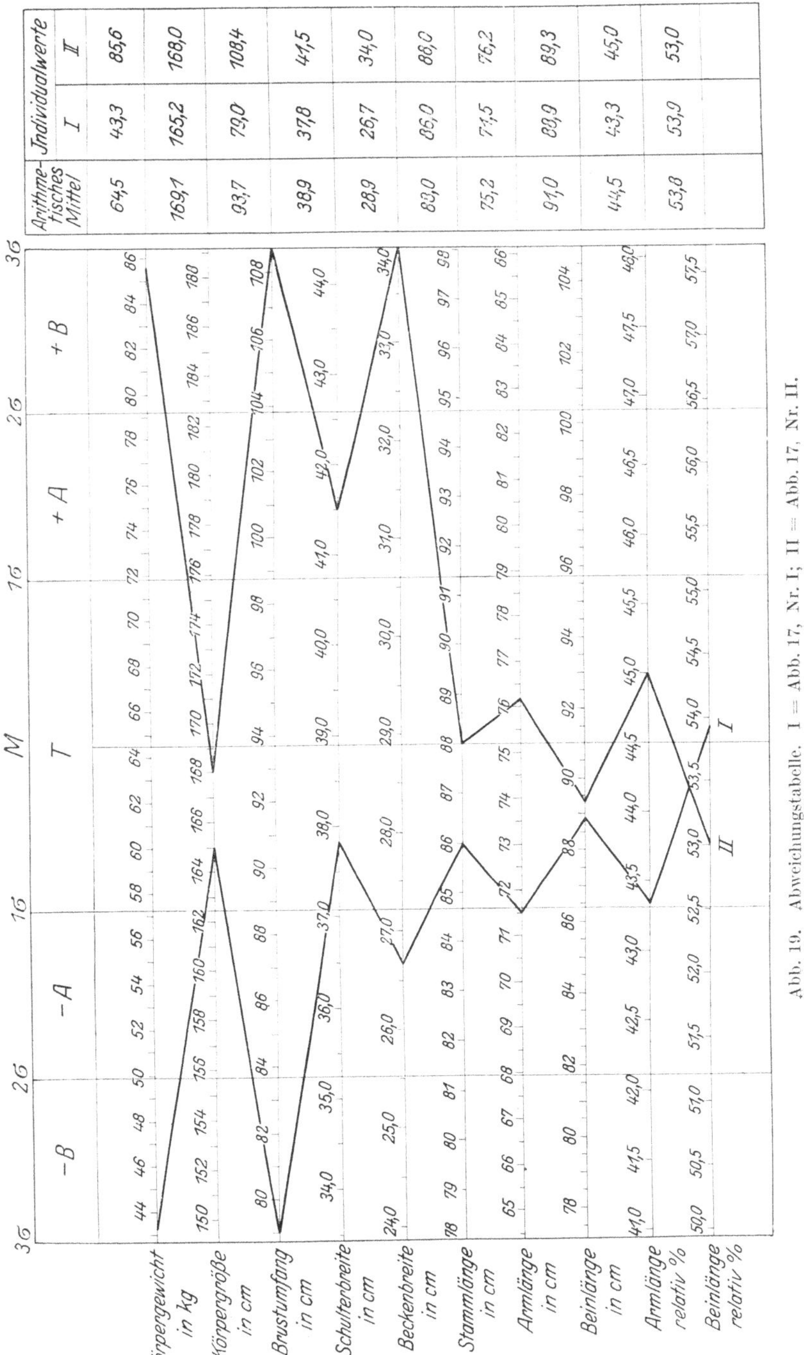

Abb. 19. Abweichungstabelle. I = Abb. 17, Nr. I; II = Abb. 17, Nr. II.

Berechnung der mittleren Abweichung auf Grund einer Häufigkeitsreihe ist relativ einfach. Die Formel lautet:

$$\sigma = \pm \sqrt{\frac{\sum p \, \varepsilon^2}{n}},$$

wobei $\sum$ das Additionszeichen ist,

p die Häufigkeit einer Klassengröße,

ε die Abweichung einer Klassengröße vom arithmetischen Mittel,

ε^2 die zweite Potenz von ε und

n die Gesamtzahl der beobachteten Varianten oder Einzelfälle bedeuten.

Man ordnet nun alle Merkmale, die man zum Vergleich beiziehen will, Horizontalen zu, die in gleichen Abständen voneinander gezogen sind (vgl. Abb. 19). Die diese Horizontalen in der Mitte schneidende Senkrechte repräsentiert den Durchschnitt, als T bezeichnet. Von diesem aus trägt man nach rechts und links zur Festsetzung der weiteren Grenzen je 1 bzw. 2 bzw. 3 σ des betreffenden Maßes ab und erhält so 5 Gruppen, die als $-B$, $-A$, T, $+A$, $+B$ bezeichnet werden. Die Grenzen dieser Gruppen werden durch Parallele zu der Mittellinie markiert. Will man nur 1 oder 2 Individuen, wie es auf Abb. 19 geschehen ist, mit dem Durchschnitt vergleichen, so punktiert man die für dieselben gefundenen Zahlen auf den Horizontalen der betreffenden Maße ab, verbindet diese Punkte durch gerade Linien und erhält auf diese Weise eine Zickzacklinie (es handelt sich nicht um eine eigentliche Kurve), die in einfacher und klarer Weise nicht nur die Abweichungen als solche, sondern auch die relative Größe dieser Abweichungen angibt. Bewegt sich die Zickzacklinie innerhalb der Grenzen des T-Spielraumes, so entspricht das Individuum dem Durchschnitt. Je mehr die Zickzacklinie aber in die außerhalb T liegenden Gruppen ($-A$, $-B$, $+A$, $+B$) übergreift, um so mehr handelt es sich um Abweichungen von den typischen Körperbauverhältnissen der zum Vergleich beigezogenen Gruppe. Die beiden dargestellten Zickzacklinien der Individuen I und II geben zwei gute Beispiele für solche Abweichungen.

Hygienische Volksbildung

Von

MARTIN VOGEL
Dresden.

Mit 6 Abbildungen.

1. Einleitung.

Tieferes Wissen um den gesunden und kranken Menschen und um die Bedingungen von Gesundheit und Krankheit haben zu allen Zeiten auch dazu geführt, dieses Wissen durch Mitteilung an weitere Kreise nutzbar zu machen. Solange sich der Wissensschatz noch in bescheidenen Grenzen hielt, war zwischen wissenschaftlicher Heilkunde und Laienmedizin keine scharfe Grenze zu ziehen. Die verbindende Brücke zwischen beiden bildete die Gesundheitspflege [PAGEL (50)]. In älteren Zeiten kleidete sie sich ebenso wie die Heilkunde selbst gern in das Gewand religiöser Vorschriften. Im übrigen trug nach PAGEL die ganze ältere, auf Hygiene bezügliche Literatur, von CELSUS und GALEN bis in das letzte Jahrhundert hinein, im wesentlichen populären Charakter, so daß sie dem gebildeten Laien ohne weiteres zugänglich war.

Zu Zeiten, z. B. im 16. und 18. Jahrhundert, begegnen wir im Zusammenhang mit Fortschritten der Naturwissenschaft zahlreichen Veröffentlichungen über gesundheitliche Fragen [es sei nur an die „Fliegenden Blätter" aus dem 16. Jahrhundert, an die Schriften von TISSOT (70—72) erinnert] und stoßen sogar schon verhältnismäßig früh auf Bemühungen, auf dem Wege des Schulunterrichts hygienische Lehren zu verbreiten. Von einem allgemeineren Bedürfnis nach Aufklärung konnte aber noch keine Rede sein, solange der Bestand an gesicherten Kenntnissen, der für die Übermittlung in Frage kam, klein war und solange der niedrige Bildungsstand der unteren, gesundheitlicher Förderung am meisten bedürftigen Schichten einen anderen Weg als den behördlicher Verordnungen noch wenig aussichtsreich erscheinen lassen mußte.

Die Entwicklung der Naturwissenschaften und der Medizin in neuester Zeit, zusammen mit den wirtschaftlichen und sozialen Umschichtungen haben diese Verhältnisse völlig verändert. Auf der Grundlage der Chemie und Physik und anderer Hilfswissenschaften entwickelte sich die *Hygiene* als selbständiges wissenschaftliches Gebiet. Sie erschloß eine Fülle neuer Tatsachen, ließ eine umfangreiche Fachliteratur erstehen, und mit der Erweiterung des Netzes von Zusammenhängen, dessen Beherrschung zu sachgemäßem Urteil und fachkundiger Mitarbeit notwendig war, *mußten* sich die engen Beziehungen, die bis dahin wissenschaftliche und volkstümliche Gesundheitspflege verknüpft hatten, lockern. Freilich hat es von Anfang an nicht an Männern und Organisationen gefehlt, die sich bemühten, die innere Fühlung zwischen Wissenschaft und Volk aufrechtzuerhalten, und der Altmeister PETTENKOFER selbst hat in Vorträgen von vorbildlicher Gemeinverständlichkeit Sinn und Ziel seiner Forschungen weiteren Kreisen darzulegen versucht. Wir stehen aber vor der Tatsache, daß eine lebendige Auswirkung der Hygiene auf die breiten Volksmassen und ein tieferer erzieherischer Einfluß auf sie gerade in der Blütezeit hygienischer Forschung nicht zustande gekommen ist. Auch die Erweiterung zur sozialen Hygiene, durch die sich in den letzten Jahrzehnten die praktischen Wirkungsmöglichkeiten und damit die Berührungsflächen zwischen Wissenschaft und Laientum mehrten, hat bis heute nichts daran zu ändern vermocht, daß die Mehrzahl unserer Volksgenossen bis weit in die gebildeten Kreise hinein von der eigentlichen Bedeutung des hygienischen Gedankens fast unberührt geblieben ist. Wohl hat man mehr oder weniger verständnisvoll hingenommen, was mit der Ausbildung der Gesundheitstechnik und der sozialen Fürsorge von Staat, Gemeinde und Industrie an Verbesserungen der öffentlichen Gesundheitspflege geleistet wurde, aber ein auch nur bescheidenes Wissen um den eigenen Körper, um seine Lebensbedürfnisse, um die sozialen Bedingungen von Gesundheit und Krankheit und die daraus hervorwachsenden Forderungen der vorbeugenden Gesundheitsfürsorge, geschweige denn ein inneres Verhältnis zu all diesen Dingen und eine entsprechende bewußte Gestaltung der Lebensführung wird man heute noch bei dem größeren Teil der Bevölkerung vergeblich suchen. Und in der Öffentlichkeit, in den Parlamenten, in der Presse ist von Verständnis für die Notwendigkeiten vorbeugender Gesundheitspflege oft erst recht wenig zu spüren, zumal wenn wirtschaftliche oder politische Referenzen mit ihnen in Wettbewerb treten.

Um die Wende des 18. Jahrhunderts beklagte JOHANN PETER FRANK (61), daß nicht nur „der Pöbel", sondern „selbst Männer von sonst vieler Einsicht, verehrungswürdige Rechtsgelehrte, Beamte und Staatsminister" in allem, was den Bau und die Verrichtung ihres eigenen Körpers, was die natürlichen Gesetze, welchen dieser bei gesundem und krankem Zustande gehorcht", nur zu oft unbewandert seien und deshalb auch wenig Verständnis für die Fragen der öffentlichen Gesundheitspflege hätten. Und im Jahre 1913 schreibt ABEL (1): „Auch nur andeutungsweise Kenntnis über die Funktionen beispielsweise des größten und so lebenswichtigen Organs, der Leber, wird man bei 90 von 100 unserer ehemaligen Gymnasialabiturienten, die nicht Mediziner oder Zoologen sind, vergeblich suchen *und niemand findet etwas darin.*"

Also am Anfang und am Ende eines Jahrhunderts dieselbe Klage — dazwischen der Siegeslauf der wissenschaftlichen Hygiene. Hier liegt das Problem. Wie war es möglich, müssen wir uns fragen, daß unser gerade in diesem Zeitraum so mächtig aufgewachsenes Bildungswesen und unser geistig-kulturelles Leben überhaupt von der Hygiene als einer jedem Menschen eigentlich am nächsten liegenden Angelegenheit so wenig beeinflußt bleiben konnte, obwohl doch das *Bedürfnis* nach Beschäftigung mit diesen Fragen unstreitig mehr und mehr gewachsen ist? Wir müssen schon der Entwicklung in den letzten Jahrzehnten genauer nachgehen, um verstehen zu können, wo die Hemmnisse gelegen haben, ob sie in dem Geist der hygienischen Wissenschaft oder in der unzulänglichen Form, in der ihre Lehren Verbreitung fanden oder wo sonst zu suchen sind. Nur daraus können wir lernen, wo heute der Hebel eingesetzt werden muß, um das selbstverständliche Ziel der Hygiene, die „Verallgemeinerung hygienischer Kultur" [GROTJAHN (29)], zu verwirklichen.

2. Volkstümliche Gesundheitspflege und wissenschaftliche Hygiene.

Am Eingang der neuzeitlichen wissenschaftlichen Hygiene steht das unvergängliche Lebenswerk JOHANN PETER FRANKS „System einer vollständigen medizinischen Polizey". Schon in seinem Titel und erst recht im Inhalt ist es typisch für die Auffassung, die damals, im Zeitalter des aufgeklärten Absolutismus, die vorherrschende war: *alles* wird durch behördliche Verordnungen dekretiert und geordnet, daher kann auch die Gesundheitspflege nur Sache des Staates sein und durch medizinal-polizeiliche Vorschriften geregelt werden. Das Volk ist ausschließlich *Objekt* der staatlichen Gesundheitspflege, als handelndes *Subjekt* kommt es nur in ganz bescheidenem Maße zur Geltung.

Dieser Charakter der Gesundheitspflege als einer öffentlichen Angelegenheit ohne aktive Beteiligung des Volkes blieb Jahrzehnte hindurch erhalten, wenn sich auch Inhalt und Betätigungsform im Laufe der Zeit mehrfach änderten. In England, wo das rasche Anwachsen der Industrie zuerst größere Menschenmassen auf engem Raum zusammengeballt hatte, traten zunächst Wasserversorgung und Kanalisation, also Fragen der *Gesundheitstechnik* in den Vordergrund, und nicht anders konnte später aus den gleichen Gründen die Entwicklung auf dem Festland sein. Diesem Aufgabenkreis wandte sich daher auch zu allererst die neu entstehende Wissenschaft der Hygiene zu. Den Einfluß der Umgebung auf den Ablauf der normalen Lebensvorgänge zu studieren und die besten Bedingungen für Erhaltung und Erhöhung der durchschnittlichen Gesundheit zu erforschen, stellte PETTENKOFER als Ziel der wissenschaftlichen Hygiene auf. Die Erforschung von Luft, Wasser, Boden usw. mit allen zu Gebote stehenden Hilfsmitteln der Physik, Chemie usw. und die Ausarbeitung neuerer Methoden für diese Zwecke machten den Inhalt dieser ersten Phase der neuzeitlichen Hygiene aus. Ihr verdanken wir die Befreiung unserer Großstädte von den Seuchen und von mannigfachen gesundheitlichen Mißständen.

Das gleiche Bestreben, *die außerhalb des Menschen liegenden Krankheitsursachen* zu erforschen, lag der Arbeit ROBERT KOCHS und seiner Schüler zugrunde. Sie hat dem zweiten, dem bakteriologischen Abschnitt der Hygiene ihren Stempel aufgedrückt, der erst jetzt allmählich zu Ende geht.

Die Entdeckungen ROBERT KOCHS übten einen solchen Eindruck auf die Zeitgenossen aus, daß eine Überschätzung des Neugefundenen Platz griff und daß die Hygiene wie die praktische Heilkunde in ein einseitiges Fahrwasser gedrängt wurde. Mit dem lebenden Krankheitserreger glaubte man „die" Ursache der Krankheit, das Wesen der Krankheit selbst in Händen zu haben, dem mit einfachen Mitteln leicht beizukommen sei. Der Einzelmensch mit seinem so verschiedenartigen Verhalten gegenüber der Ansteckung, der Einfluß seiner Lebensweise u. a. m. fand nur nebensächliche Beachtung, ebenso wie der Einfluß der sozialen Umgebung, des Berufs, der Wohnung, also sozialhygienische Fragestellungen beiseite geschoben wurden. Abtötung der Krankheitserreger außerhalb des Körpers, Vernichtung der in ihn eingedrungenen Keime durch „spezifisch" wirkende Mittel, passive Immunisierung durch Einverleibung von Gegengiften bildeten die Hauptwaffen der Wissenschaft, und zur Bekämpfung der Krankheiten war möglichste Vermeidung von Ansteckungen die erste hygienische Forderung, der durch Bau zweckentsprechender Krankenhäuser, Ausbau der Seuchenpolizei und des Desinfektionswesens Rechnung getragen wurde.

So änderte auch die Bakteriologie nichts an dem passiven Grundzug, der der Hygiene als einer überwiegend öffentlichen bzw. ärztlichen Angelegenheit schon vorher angehaftet hatte und der eine nennenswerte aktive Mitwirkung des Volkes ausschloß.

Volkstümliche Gesundheitspflege kann aber nur gedeihen, wenn der einzelne Gelegenheit zu fruchtbarer Selbstbetätigung findet. Die Bakteriologie war dazu nicht imstande. Sie konnte nur immer wieder auf die technischen Hilfsmittel der Wissenschaft verweisen, und mit dem Bemühen, die wissenschaftlichen Entdeckungen weiteren Kreisen zugänglich zu machen, wurde zunächst nur eine Bakterienfurcht gezüchtet, die die Kräfte mehr lähmte als weckte.

Auch von der übrigen Heilkunde her kam dem im Volke nie erloschenen Streben nach praktischer Mitwirkung an gesundheitlichen Dingen keine Hilfe, so übergroß auch die Fülle neuer Entdeckungen und Erkenntnisse war. Die Lehren Rudolf Virchows von den Veränderungen der Zellen als Grundlage krankhafter Vorgänge und die Erforschung der in den Lebensprozeß verflochtenen chemischen und physikalischen Vorgänge führten wie in der Bakteriologie zu dem Bemühen, durch genau abgestimmte „spezifische" Mittel die Krankheit zu bekämpfen. Die mechanistische Auffassung des Lebens, wie sie in dieser „exakten" Forschungsrichtung zum Ausdruck kam, engte den Blick für die großen Zusammenhänge ein. Genauere Erforschung einzelner Organe und Organsysteme führte zu weitgehender Spezialisierung. Die Vervollkommnung der Diagnostik, der chirurgischen und der therapeutischen Technik überhaupt ließen eine Vielgeschäftigkeit entstehen, in der vieles Wertvolle an alter ärztlicher Kunst und Weisheit verlorenging. Das in die gleiche Zeit fallende Aufblühen der chemischen Industrie mit ihrem Massenangebot an Patentmedizinen trug das Ihrige bei, um der Heilkunde ein äußerliches, materialistisches Gepräge zu geben.

Dazu kam, daß durch die zunehmende Industrialisierung mit all ihren unerfreulichen Begleiterscheinungen auch die *sozialen und wirtschaftlichen Grundlagen des Ärztestandes* verschoben wurden. An die Stelle des Hausarztes, der oft Generationen hindurch engste Fühlung mit seinen Schützlingen gehabt hatte, und ihr Berater in leiblichen und seelischen Nöten gewesen war [Doll (14)], trat mehr und mehr der schlecht bezahlte, auf Massenarbeit angewiesene Kassenarzt, den mit seiner Klientel kaum noch engere Beziehungen verbanden.

Nehmen wir alles dies zusammen, so müssen wir nicht nur Rubner recht geben, wenn er sagt, die Wege der Medizin seien Jahrzehnte lang dem therapeutischen Handeln nicht günstig gewesen (57), sondern diese Wege verliefen auch sonst in einer Richtung, die dem Bedürfnis weiter Kreise, an der Wissenschaft engeren Anteil zu nehmen, nicht entsprach. So ist es schließlich nicht zu verwundern, daß, um wieder mit Rubner zu reden, die Vorkämpfer der Hygiene nicht zum kleinsten Teil außerhalb der medizinischen Kreise standen, und daß sich diese Strömungen Wege bahnten, die der herrschenden Richtung entgegenliefen, hauptsächlich in Form der *Naturheilbewegung*[1]. In ihr kam die instinktive Überzeugung des unverbildeten Laien zum Ausdruck, daß die ansteckenden Krankheiten nicht nur von der Seite des Krankheitserregers her angesehen werden dürften, sondern daß der ererbten und erworbenen Körperbeschaffenheit eine mindestens ebenso wichtige Rolle zukomme. Man spürte und wußte aus der Praxis des eigenen Lebens, daß nicht nur die unter dem Mikroskop zu sehenden Kleinlebewesen, sondern feinere, langsamer wirkende Einflüsse des täglichen Lebens mitspielten, daß durch Körperpflege, zweckmäßige Ernährung und überhaupt vernünftige „naturgemäße" Lebensweise Anfälligkeit und Verlauf der Krankheiten — nicht nur der übertragbaren — wesentlich beeinflußt würden. Man wehrte sich gegen die Auflösung des Menschen in einzelne, mit örtlichen Mitteln zu behandelnde Organe und suchte Aufklärung über die Möglichkeiten, an der eigenen Gesundung und Gesunderhaltung mitzuarbeiten.

---

[1]) Diese Frage kann hier nur soweit behandelt werden, als sie Bedeutung für die Volksgesundheitspflege und für die Weckung hygienischen Verständnisses besitzt. Darum beschränken wir uns auf die Naturheilkunde im engeren Sinn und lassen alles beiseite, was sich unter Mißbrauch ihres Namens an sie ankristallisiert hat und mit ihr gewöhnlich zusammengeworfen wird.

Es ist auf das tiefste zu bedauern, daß sich die Naturheilbewegung nicht auf
ihr eigentliches Gebiet, das der vorbeugenden Gesundheitspflege beschränkt, sondern ihre Bemühungen auch auf die Fragen ärztlichen Handelns ausgedehnt hat.
Freilich gab es damals, als sie entstand, nur ganz vereinzelte Ärzte, die sich der Bewegung annahmen und ihre Grundgedanken auch auf die Krankenbehandlung zu
übertragen suchten. Die Ärzteschaft im ganzen stand diesen Versuchen durchaus
ablehnend gegenüber und so nahmen mehr oder weniger befähigte Laienbehandler
die Sache in die Hand. Halbwissen machte sie mißtrauisch gegen Wissenschaft
und Ärzte und selbstsüchtige Motive verführten sie dazu, der Bewegung viele
Jahre hindurch einen ausgesprochen ärztefeindlichen Charakter zu geben. Die
an sich annehmbaren Grundgedanken wurden dabei in maßloser Übertreibung
verzerrt. Die Ausartungen dieses Kampfes haben das gegenseitige Verständnis
nicht fördern können und obwohl sich, wie noch zu zeigen sein wird, der sachliche
Gegensatz von Naturheilbewegung und Wissenschaft längst wesentlich gemildert
hat, ist die eigentlich sekundäre Frage der Laienbehandlung daran schuld, daß
der berechtigte Kern der Naturheilbewegung und seine Bedeutung für die Gesundheitspflege heute noch meist vergeblich um Anerkennung ringt.

Worin dieser Kern zu suchen ist, hat kein Geringerer als HANS BUCHNER,
der allzu früh verstorbene Münchner Hygieniker, im Jahre 1896 auf der Ver-
sammlung Deutscher Naturforscher und Ärzte in wissenschaftlicher Form zum
Ausdruck gebracht (7). Aus der Biologie leitet er die Forderungen der „positiven" Hygiene ab und stellt sie dem „wesentlich negativ gerichteten Tun" —
GROTJAHN nannte es später treffend „defensive Hygiene" — gegenüber. Die
lebendigen Organismen besitzen zweckmäßige Einrichtungen, die ihnen das Dasein ermöglichen und die durch äußere und innere Reize in Gang gesetzt werden.
Die äußeren Einflüsse, z. B. Sonne und Luft, sind unentbehrliche Lebensreize,
dürfen also nicht nur nach ihrer Desinfektionswirkung, nach schädlichen Beimengungen usw. beurteilt werden. Aus dem Begriff der Zweckmäßigkeit alles
Organischen, die nicht notwendig die Annahme einer besonderen „Lebenskraft"
in sich schließt, aus der weitgehenden Anpassung an Veränderungen der äußeren
Umgebung, zu der die Organismen befähigt sind, ist zu schließen, daß sich auch
der Mensch unter ungünstigen Kulturbedingungen zu behaupten vermag. Hat
sich der Körper im Fieber, in der Entzündung, in der Eiterbildung längst zweckmäßige Abwehrvorrichtungen geschaffen, so kann er auch durch Übung der
Kräfte seine Gesundheit und seine Leistungsfähigkeit erhöhen *und eben darin
besteht die eigentliche, die „positive" Hygiene.* Durch sie können und müssen sich
bei zielbewußter Arbeit die Schädlichkeiten des Kulturlebens, soweit sie in verminderter allseitiger Übung und Anpassung der Körperkräfte bestehen, ausgleichen
lassen.

Sicher waren die Heilerfolge der Naturheilkunde vielfach nichts anderes,
als was sich „auch ohne den Wasserdoktor durch vernünftige hygienische Körperpflege hätte erreichen lassen" [RUBNER (57)]. Es war aber eben die Tragik
dieser Zeit, daß die große Mehrheit der Ärzteschaft damals zur Verkündigung und
Ausübung einer so gearteten vorbeugenden Gesundheitspflege nicht imstande
war. Sie konnte nicht, was Laienpraktiker zum Schaden der Ärzte so gut verstanden: dem Kranken eine lebendigere Vorstellung von dem Körper, seiner
Tätigkeit und dem Krankheitsvorgang geben, sie in einer Weise behandeln, daß
sie selbst Gelegenheit hatten, etwas dazu zu tun (Lebensweise, Ernährung, Hautpflege, Körperübung) und zugleich Richtlinien für eine vorbeugende körperliche
und seelische Gesundheitspflege an die Hand geben.

Die Gedanken, denen BUCHNER damals Ausdruck gegeben hat, erscheinen
uns heute als Binsenwahrheiten, denn längst hat sich das Pendel nach der anderen

Seite in Bewegung gesetzt. Nicht ohne schweren Kampf haben Konstitutions-
und Vererbungsforschung, wie überhaupt die Fragen nach den *inneren Krankheitsursachen* die ihnen lange verweigerte Beachtung zurückerobert und einen
Ausgleich gegenüber der einseitigen Überspannung der *äußeren* Ursachen herbeigeführt[1]).

Die rein physikalisch-chemische Betrachtungsweise des Lebens ist — vielfach noch unbewußt — einer mehr organisch-vitalistischen[2]) gewichen, die die
rational nur teilweise faßbare Zielstrebigkeit und Zweckmäßigkeit der Lebensvorgänge anerkennt und in den Dienst der Heilkunde und der vorbeugenden
Gesundheitspflege stellt. Als Kennzeichen dieser grundlegenden Wandlung seien
nur genannt: die funktionelle Richtung der Chirurgie, die sich an die Namen
von Bier, Klapp u. a. knüpft, und die z. B. die Behandlung der Knochen-
tuberkulose, der Knochenbrüche, der Rückgratsverkrümmungen auf völlig neue
Grundlagen gestellt hat, ferner die physikalische und die moderne Reizkörper-
therapie, die neben den alten spezifischen auch allgemeine, unspezifische Mittel
anzuwenden lehrt, die praktische Psychologie und Psychotherapie (Psychoanalyse
usw.), die uns die Bedeutung der seelischen Konstitution und ihrer unbewußten
Triebkräfte für Lebensschicksal und -gestaltung gelehrt hat u. a. m. Beziehen
wir noch die Fortschritte der Ernährungslehre mit ein, die in der Lehre von
den Ergänzungsstoffen und den Mineralstoffen früher Dunkelgeahntes in wissenschaftliche Form gefaßt hat (171), so dürfen wir wohl behaupten, daß sich
heute alles Wesentliche, was die Wissenschaft der Naturheilkunde früher bestreiten zu müssen glaubte, zu anerkannten Überzeugungen gewandelt hat.

Die befruchtende Wirkung dieser grundsätzlich anderen Einstellung zeigt
sich am deutlichsten in der praktischen Gesundheitspflege. Welche noch vor

---

[1]) Vgl. Rubner (58): „Die Hygiene forscht nach den äußeren Bedingungen, welche den
Körper gesund erhalten." Leider hat sich auch heute der Gedanke der positiven, vom
Menschen ausgehenden, kräfteweckenden und -entbindenden Hygiene noch längst nicht
allgemein durchgesetzt. So bezeichnet noch in neuester Zeit ein jüngerer Hygieniker (78)
als das Arbeitsgebiet der wissenschaftlichen Hygiene nur „die Umwelt des Menschen"
(bzw. noch enger und negativer „die aus der Umwelt erwachsenden Störungen und Hemmungen"), sie „macht aber vor dem Körper selbst halt". Folgerichtig lehnt er eine Bezeichnung wie „Sporthygiene" im üblichen Sinne ab und will sie nur auf rein äußerliche,
technische Dinge (Übungsgerät, Kleidung usw.) und Bedingungen angewandt wissen, „denen
jeder ohne sein Zutun bei der Ausübung des betreffenden Sports unterworfen ist". Die
Wirkungen der Leibesübungen auf den Menschen gehören seiner Meinung nach zur Sport-
physiologie bzw. Sportpathologie.

Auseinandersetzungen dieser Art sind mehr als begriffliche Spielereien, sie greifen der
Volksgesundheitspflege selbst ans Herz. Denn mit dieser Einengung auf die Laboratoriums-
hygiene alten Stils und ihrer Loslösung vom Menschen verflüchtigt sich der Begriff der
Hygiene zu einer Abstraktion, zu der das Volk keine Beziehung mehr finden kann, und
es entsteht die Gefahr, daß die tragische Kluft zwischen wissenschaftlicher und Volkshygiene
erneut aufgerissen und vertieft wird. „Die Praxis der Hygiene gründet sich auf Selbst-
erkenntnis, Selbstbeherrschung und Selbsthilfe" hat Ed. Reich schon vor zwei Menschen-
altern gesagt (51), und nur wenn wir den Menschen so in den Mittelpunkt der Hygiene
stellen, wie es auch Pettenkofer (s. S. 3) nicht anders gewollt hat, können wir ihren Er-
ziehungs- und Bildungswert nutzbar machen.

Nebenbei ist die obige Formulierung inhaltlich falsch, denn die Hygiene ist eine aus-
gesprochene *Beziehungswissenschaft*, die eine ganze Reihe von Hilfswissenschaften (Physiologie, Pathologie, Chemie, Physik usw.) mit dem Bezugssystem „Mensch" in Beziehung
setzt. Man kann die Beziehungen zum Bezugssystem nicht abschneiden, ohne dem Ganzen
jeden Sinn und jede praktische Bedeutung zu nehmen.

[2]) Neben K. A. Lingners grundlegendem Berner Vortrag über den Menschen als
Organisationsvorbild (42) ist hier besonders das Buch von R. v. Engelhardt: Organische
Kultur" (17), bemerkenswert, das von hoher Warte aus das Kulturproblem von der biologischen Seite her zu fassen sucht und (mit Ausnahme eines mißglückten politischen Kapitels)
allgemeinste Beachtung verdient. Vgl. auch die vom gleichen Verfasser stammende Einführung in die Sammlung „Der Mensch" des Deutschen Hygiene-Museums (346).

20 Jahren ungeahnte Ausdehnung hat allein die Pflege der Körperübungen und das Baden in Licht, Luft und Wasser angenommen! Hier sind gerade der Naturheilbewegung Pionierdienste zu danken, und sie hat damit manches gut gemacht, was sie auf anderem Gebiet gefehlt hat. Allein mit den Luftbädern, die die Naturheilvereine, zum Teil gegen den Widerstand der Ärzte, geschaffen haben, ist Tausenden von Volksgenossen ein Anschauungsunterricht am eigenen Leib ermöglicht worden, der trotz aller Ausartungen und Mißgriffe Unersetzliches für die körperliche Ertüchtigung und für die Weckung des Gesundheitsgefühls geleistet hat.

Es wäre allerdings abwegig, nur der Naturheilbewegung das Verdienst an dieser Entwicklung beizumessen. Vielmehr ist sie nur ein besonders leicht erkennbarer Teil einer gewaltigen Welle, die sich seit etwa dem Beginn des neuen Jahrhunderts erhebt und, ständig an Stärke zunehmend, auf allen Lebensgebieten in mannigfachster Weise bemerkbar macht. Es ist der Schrei nach *Lebensreform*, ist die instinktive Auflehnung des Menschen gegen den unnatürlichen Zwang, den ihm der ins Riesenhafte angewachsene Apparat der Zivilisation auferlegt hat. Sport und Wandern, Bodenreform und Siedlung, Heimatschutz und Pflege des Volkstanzes, Kampf gegen Alkohol, gegen Schmutz und Schund: überall sehen wir das übermächtige Bedürfnis, sich freizumachen von den Lebensformen einer allzu materialistischen, innerlich verarmten Zeit und dem leiblichen wie dem seelischen Menschen die Freiheit zur Betätigung und Übung seiner natürlichen Kräfte wiederzugeben.

Die aktiven schöpferischen Kräfte im Menschen waren ja nicht nur von der wissenschaftlichen Medizin und Hygiene vernachlässigt worden, die ganze Kultur stand unter dem Zeichen der Passivität und Unlebendigkeit. Der Unterricht war auf Übermittlung formalen Wissens gerichtet. Die Geselligkeit, die in den alten Gesellschaftsspielen und -tänzen jeden einzelnen zur Mitwirkung angeregt hatte, wurde zum Amüsierbetrieb, bei dem man sich für Geld etwas vormachen ließ, der Tanz erstarrte in steifen Formen, die Kleidung zwang dem Körper von außen her unnatürliche Gestaltung auf, statt sich von ihm bestimmen zu lassen, und das lebensvolle Turnen Jahns und Guths-Muths verknöcherte zu einem System schematischer Vorschriften und Künsteleien, das den Körper mehr zu binden als freizumachen imstande war.

Gegen diese Mechanisierung und Entnatürlichung wandte sich die Abwehr, die wohl ihre umfassendste Ausprägung in der *Jugendbewegung* gefunden hat. Aus einem starken Lebensgefühl heraus hat sich in ihr das Bedürfnis Bahn gebrochen, die von der Natur gegebenen Kräfte so stark und so vielseitig als möglich zu entwickeln — nicht in erster Linie, um Krankheiten zu verhüten, sondern um *größere Lebensfreudigkeit und Aufnahmefähigkeit* zu gewinnen. Darum wird abgetan, was den Körper unter künstliche Bedingungen stellt und beengt: die Kleidung wird dem Bewegungsbedürfnis des Körpers angepaßt, einfache Ernährung, Verzicht auf lähmende Genußgifte gelten als Selbstverständlichkeit. Vor allem aber erhält der Körper sein Recht wieder, nicht nur im Wandern, das ein Gegengewicht gegen das verweichlichende Großstadtleben bildet, sondern auch in der Wiederaufnahme der alten Volkstänze und Spiele. Allmählich sind aus diesen vielfach noch unbeholfenen Versuchen heraus auch neue Formen der Gymnastik erwachsen (z. B. die Loheland-Schule in Dirlos bei Fulda), die durch Vertiefung des Körpergefühls und Befreiung von inneren Hemmungen neue Wege zur körperlich-seelischen Gesundung eröffnen wollen.

Was aber das Wertvollste an der Jugendbewegung ist: ihr ganzes Tun und Lassen ist durchdrungen von einem starken *Verantwortungsgefühl*, das sich nie mit allgemeingültigen Lösungen zufrieden gibt, sondern vom einzelnen immer wieder selbständige Stellungnahme und Übereinstimmung von Denken und Tun verlangt. Selbsterziehung zu innerer und äußerer Sauberkeit, Schulung und Abhärtung des Willens und des Körpers, das sind die Ausdrucksformen dieses Verantwortlichkeitsgefühls dem eigenen Körper gegenüber und das sind auch die Grundlagen, auf denen sich erst eine in die Tiefe dringende Gesundheitspflege aufbauen kann.

Dieser triebhafte, aus den Tiefen der Volksseele herauskommende Drang nach Gesundheit würde aber sein Ziel nicht erreichen können, wenn ihm nicht auch die Entwicklung der hygienischen Wissenschaft in der Richtung der *sozialen Hygiene* entgegengekommen wäre. Als selbständiger Zweig der Hygiene ist diese aus einer Reaktion gegen die hypertrophische Entwicklung der defensiven Hygiene [Grotjahn (29)] hervorgegangen[1]). Wenn auch an sich jede Hygiene sozialen Charakter trägt, so hatte sich doch die biologisch-individuelle Denkweise der bakteriologischen Zeit lange den Zusammenhängen der Gesundheitspflege mit gesellschaftlichen Verhältnissen, mit Volkswirtschaft und Sozialpolitik verschlossen. Den Versuchen, durch Einrichtung z. B. mustergültiger Heilstätten und Milchküchen der Tuberkulose und der Säuglingssterblichkeit beizukommen, blieb deshalb der Erfolg versagt. Erst als von *Fürsorgestellen* aus den Wohnungs-, Ernährungs- und Arbeitsverhältnissen der Kranken und dem Schutz der Gefährdeten Aufmerksamkeit geschenkt wurde, als an Stelle des nüchternen Soxhletapparates die gefühlsbetonte Stillpropaganda, neben die ärztliche Behandlung die planmäßige Anleitung zu eigener Mithilfe durch zweckmäßiges Verhalten trat, erst seitdem kann von Fortschritten in den Erfolgen und — was damit auf das engste zusammenhängt — in der Volkstümlichkeit offizieller hygienischer Bestrebungen gesprochen werden.

In der Erziehung zu gesundheitsgemäßer Lebensführung — vorwiegend mit den Mitteln der „kostenlosen Hygiene" (Licht, Luft, Sauberkeit usw.) gegenüber der nur den Wohlhabenden zugänglichen „Komforthygiene" — liegt der Schwerpunkt der sozialen Gesundheitspflege. Erst durch die Fürsorgeeinrichtungen, die sie geschaffen hat, ist auch die hygienische Volksbelehrung im heutigen Sinn möglich geworden. Fürsorgestellen usw. haben erst die engeren Beziehungen zur Bevölkerung hergestellt, die eine Einwirkung auf die persönliche Lebensführung gestattet. Vor allem haben sich aber in dem hauptamtlichen *Fürsorgearzt*, der sich unbeschwert von den Bindungen der ärztlichen Praxis ganz der vorbeugenden Arbeit an Kranken und Gefährdeten, an Eltern und Kindern widmen kann, und in seinen Helfern und Helferinnen die Organe herausgebildet, die wir brauchen, um dieses große Erziehungswerk durchzuführen. Denn nicht nur *Belehrung*, sondern noch vielmehr *Erziehung* zu eigener Verantwortlichkeit ist Aufgabe der Fürsorge [Schmitt (60)], oder, wie A. Fischer (18) es ausdrückt: sie fordert Gesundheits*recht*, aber auch Gesundheits*pflicht*. Darin trifft sich die soziale Hygiene mit der aus dem Volk herausgewachsenen Lebensreformbewegung und hilft auch von ihrer Seite her wieder die Fäden zwischen Wissenschaft und Volk zu knüpfen, die zum Schaden beider so lange zerrissen waren. Glücklich ergänzt und unterstützt wird diese Arbeit durch die *Rassenhygiene*. Ihre Anfänge liegen in derselben Zeit, die den Gedanken der sozialen Hygiene reifen ließ, ihre weitere Ausbreitung beginnt aber erst, seitdem der Krieg allen sichtbar die Grundlagen unseres Volksdaseins erschüttert hat. Unbeschadet der Verzerrungen, die er durch unwissenschaftliche Willkürlichkeiten im politischen Kampf erfahren hat, ist der rassenhygienische Gedanke heute schon in weiteren Kreisen, besonders auch der Jugend

---

[1]) Zu eingehenderem Studium dieser Fragen sind insbesondere die Schriften von Gottstein (23—27) geeignet.

bewußt und lebendig geworden. Indem er über das zeitlich beschränkte Leben des einzelnen hinausweist auf die enge Verbundenheit des Schicksals von Vor- und Nachfahren, ist er noch stärker als die soziale Hygiene geeignet, die Lebensführung des einzelnen wie des Volkes mit dem Geist der Selbstverantwortung zu durchdringen und zur Hochachtung vor dem Leben und seinen geheimnisvollen Gesetzen zu erziehen.

Die Wandlung der wissenschaftlichen Anschauungen und die Fähigkeit der Wissenschaft, ihren Gehalt in praktische Werte umzusetzen, geht aus zwei konkreten Beispielen überzeugend hervor: im Jahre 1882/83 fand in Berlin die erste Allgemeine deutsche Hygiene-Ausstellung statt. Überall in dem Katalog und dem heute noch wertvollen Ausstellungswerk (340) beherrschen Fragen der Technik und der öffentlichen Gesundheitspflege das Feld, nur ganz vereinzelt sind Anregungen für die persönliche Gesundheitspflege zu finden [CHRISTIANI (9)]. So wird die „Verhütung der Volkskrankheiten" lediglich als Frage der Desinfektion behandelt, die „Hygiene des Unterrichts" kennt nur die Fragen nach der Gestaltung der Schulbank und anderer äußerlicher Hilfsmittel. Unterrichtsmaterial für Laien fehlt so gut wie vollständig.

Fast 30 Jahre später gab die Internationale Hygiene-Ausstellung Dresden 1911 einen ähnlichen Querschnitt durch das hygienische Wissen und Können der Zeit. Kern und Mittelpunkt der Ausstellung bildete die volkstümliche Halle „Der Mensch". Mit großenteils neuen, eigens erdachten Methoden wurde hier versucht, auch dem einfachen Mann die Wunder des Menschenkörpers näherzubringen und auch in den übrigen Abteilungen der Ausstellung stand das Bestreben im Vordergrund, den Beschauer in möglichst unmittelbare Berührung mit dem Schaffen der hygienischen Wissenschaft zu bringen.

Dort die rein akademische Ausstellung, die ganz auf Erforschung und Gestaltung der *Umwelt* abzielt, hier die von dem Laien K. A. LINGNER geschaffene volkstümliche Weltschau der Gesundheitspflege, in deren Mittelpunkt (im realen wie im übertragenen Sinn) der Mensch steht — dieser Gegensatz kommt in eigentümlicher Weise auch in den Dauerfolgen dieser Veranstaltungen zum Ausdruck. Was die Ausstellung von 1883 an Apparaten, Modellen usw. gezeigt hatte, wurde größtenteils in dem „Hygiene-Museum" der Universität Berlin vereinigt, das den Grundstock für das spätere hygienische Universitätsinstitut bildete, aus der Internationalen Hygiene-Ausstellung 1911 aber ist das „Deutsche Hygiene-Museum" hervorgegangen, dessen immer wieder vom Menschen ausgehende und auf ihn einwirkende Arbeit den breitesten Volkskreisen unmittelbar zugute kommt.

3. Grundsätzliches zur hygienischen Volksbildung.

Der Wert und damit das Ziel allgemeiner Gesundheitspflege kann in verschiedener Richtung gesucht werden. So liegt es bei der Bevorzugung wirtschaftlicher Gesichtspunkte in den letzten Jahrzehnten nahe, den durch Krankheit entstehenden Schaden bzw. den Nutzen einer Hebung des Gesundheitszustandes zahlenmäßig zu berechnen, wie es z. B. PETTENKOFER in den 80 er Jahren getan hat. In den Zeiten wirtschaftlicher Not, wie gegenwärtig, drängen sich derartige Erwägungen noch mehr in den Vordergrund, zumal wenn es sich, wie z. B. beim Alkoholismus, gleichzeitig um Ersparnis von Wirtschaftsgütern handelt.

Gerade dieses Beispiel zeigt aber, daß der *Nützlichkeitsstandpunkt allein* zu einer dauernden Besserung hygienischer Zustände nur wenig beitragen kann. Sobald eine Besserung der Wirtschafts- und Ernährungslage die Verschwendung von Kartoffeln und Getreide zur Herstellung alkoholischer Getränke und die Ausgaben für deren Genuß weniger bedenklich erscheinen läßt, schwindet auch die Beweiskraft und damit die Motivkraft solcher Gedankengänge, mag ihnen nun mehr der volkswirtschaftliche oder mehr der persönliche Vorteil zugrunde liegen.

Ernsthaft Stellung nehmen und ein selbständiges Urteil gewinnen kann nur, wer über den engen Kreis egoistischer Betrachtungen hinaus zum *sittlich-sozialen Kern* der Frage vorgedrungen ist. Überhaupt können oberflächlich angeeignete oder eingepaukte Gesundheitsregeln, wie sie etwa NEUFELD (47) für ausreichend hält, ebensowenig wie behördliche Vorschriften genügen. Die Nützlichkeit gewisser Regeln, wie z. B. der bekannten „Hustenregel": „Abstand halten, Hand vorhalten, Kopf abwenden!" soll damit nicht geleugnet werden, aber sie *allein* tun's eben nicht. Hygiene ist uns mehr als ein nützlicher Wissensstoff, für den ein bescheidenes Eckchen neben vielem anderem genügt, nicht etwas, was man dem übrigen Leben hinzutun oder nach Belieben wieder wegnehmen könnte, sondern etwas Selbstverständliches, das unser ganzes Leben durchdringt und gestalten hilft, eine Angelegenheit, die als mindestens gleichberechtigt neben die anderen Güter unserer geistig-sittlichen und materiellen Kultur gestellt zu werden beansprucht. Um die *Hygiene als Kulturfaktor* zur Auswirkung zu bringen, genügt nicht „Aufklärung", also bloße Verbreitung verstandesmäßiger Kenntnisse. Selbstverständlich ist ein nicht zu geringes Maß von Wissen um den eigenen Körper, seine Verrichtungen, seine Beziehungen zur Umwelt unentbehrlich, um die Forderungen der Gesundheitspflege zu begründen und ein klares Gefühl für den Wert der Gesundheit reifen zu lassen. Wissen allein tut's aber nicht! Nur allzu leicht laufen Wissen und Leben getrennt nebeneinander her, und das bedeutet von vornherein den Tod aller Gesundheitspflege. Nur *lebendiges Wissen* hat einen Sinn, und lebendig wird es nur, wenn es *erlebt* wird, d. h. wenn nicht nur der Verstand, sondern der *ganze Mensch* auch in seinem Fühlen und Wollen von der Erkenntnis bewegt wird.

Nicht oder nicht nur hygienische „Volksbelehrung", wie heute die landläufige Bezeichnung lautet, sondern *Bildung* und *Erziehung zur Gesundheitspflege* muß die Aufgabe lauten, und nur in dem weiteren Rahmen der allgemeinen Volksbildung und sittlichen Erziehung kann sie ihre Lösung finden.

Wie P. Muckermann in seinen rassenhygienischen Vorträgen und Schriften (211), wie Zeltner (82) in der Mütterberatung, Stephani (66) in der sexuellen Erziehung mindestens ebenso die sittlichen und Gemütskräfte wachzurufen, als Belehrung zu geben versuchen, so ist auch in der Familie von klein auf die Erziehung in ähnliche Bahnen zu lenken. „Nur wo Hygiene und Ethik Hand in Hand gehen, wird ein Erfolg kommen" [Seiffert (63)], und in dieser innigen Verbindung von beidem liegt auch der *Bildungswert* der Gesundheitspflege für das Kind wie für den Erwachsenen. Insbesondere kann sie in hervorragendem Maß der *Willensschulung* dienstbar gemacht werden. So erfordern körperliche Übung und Abhärtung ein nicht geringes Maß von Ausdauer und Selbstbeherrschung, weil das Ziel nicht mit ein- oder mehrmaligem Anlauf, sondern nur durch beharrliche Fortführung bestimmter, oft unbequemer Leistungen zu erreichen ist. Ebenso wird Verzicht auf Alkohol, Tabak und ähnliche Genüsse das Gefühl der Selbstverantwortung stärken, den Blick aufs Ganze lenken und damit die wertvollsten Beiträge für die Charakter- und Willenserziehung liefern [Klatt (38, 114)].

Freilich, das kann nicht nachdrücklich genug hervorgehoben werden, eine solche Erziehung hat nur Aussicht auf Erfolg, wenn das *eigene Beispiel des Erziehers* dahintersteht, und das gilt besonders für Forderungen, die Verzicht auf Annehmlichkeiten und Bequemlichkeiten bedeuten. Der Lehrer, der tabakduftend das Schulzimmer betritt, der seinen Körper durch unzweckmäßige Kleidung und Luftscheu verweichlicht, wird mit Lehren über gesundheitsgemäße Lebensführung ebenso tauben Ohren predigen als etwa der Arzt, von dem jeder weiß, wie oft und gern er hinter dem Bierglas sitzt. Diesen Anforderungen sind die Erzieher — Ärzte, Lehrer, Geistliche und Eltern — heute größtenteils noch nicht gewachsen, und es wird einer Erziehung durch Generationen hindurch bedürfen, um unserem Ziel näher zu kommen.

4. Die Träger der hygienischen Volksbildung und ihre Schulung.

Ist der Arzt oder der Lehrer als der berufene Träger der hygienischen Volksbildung anzusehen? Die Frage wird immer wieder ausgesprochen, ist aber falsch gestellt. Nicht Arzt *oder* Lehrer, sondern Arzt *und* Lehrer muß es heißen. Die Frage kann nur sein, wie die Zuständigkeit nach beiden Seiten abgegrenzt werden soll.

In allen Dingen, die den körperlichen Menschen, seine Lebensbedingungen und seine Gesunderhaltung angehen, ist an sich der Arzt als Fachmann der berufene Ratgeber, und in früheren Zeiten, wo er als Hausarzt mit seinen Schutzbefohlenen nicht nur in Krankheitsfällen, sondern dauernd in engster Fühlung stand, war er auch der gegebene Vermittler hygienischer Unterweisung [DOLL (14)]. Diese vorbeugende ärztliche Tätigkeit, die allerdings im allgemeinen nur wohlhabenden Kreisen zugute kam, ist durch die soziale und wirtschaftliche Entwicklung zerstört worden. Sie würde aber auch den gesteigerten Anforderungen der Gegenwart nicht mehr genügen, denn heute ist die hygienische Volkserziehung überwiegend eine Frage der Beeinflussung der Massen geworden.

Der Tätigkeit des Arztes sind hierbei sachliche und persönliche Grenzen gezogen. Die Eigenart des ärztlichen Berufes, nie im voraus eine sichere Verfügung über die Zeit zu gestatten, macht eine regelmäßige Unterrichtstätigkeit von nennenswertem Umfang unmöglich. Auch der beamtete Fürsorgearzt ist meist so in Anspruch genommen, daß er tagsüber, abgesehen von der Fortbildung seines Fürsorgepersonals, kaum jemals Zeit zu schulmäßiger Unterrichtstätigkeit findet. Da zudem die Zahl der praktischen Ärzte und der beamteten Ärzte in gar keinem Verhältnis zu der Zahl der Unterrichtsbedürftigen steht, so kann der Arzt schon aus *äußeren* Gründen nicht als hauptsächlicher Träger des Gesundheitsunterrichts in der Schule in Frage kommen.

Aber auch aus anderen Gründen wird sich das Ideal, das uns KRIECHBAUM (39) von dem Arzt als Volkserzieher entwirft und das in der Vereinigung des ärztlichen mit dem Lehrerberuf besteht, nur in glücklichen Ausnahmefällen verwirklichen lassen, selbst wenn man, wie LIEFMANN (121, 122) es will, den ärztlichen Unterricht nur für die Oberstufe vorsieht.

Vor allem weist der Durchschnittsarzt erhebliche Mängel in seiner Ausbildung auf. Der hygienische Unterricht auf der Universität vermittelt zu wenig an praktischer Gesundheitspflege, was manchem z. B. im Krieg schmerzlich zum Bewußtsein gekommen ist, und auch die soziale Hygiene ist wenigstens den älteren Berufsgenossen oft noch fremd.

Fassen wir die hygienische Volksbelehrung als eine Frage der *Erziehung* auf, so ist *pädagogische Veranlagung* und *Schulung* unerläßliche Voraussetzung. Das ärztliche Studium bietet für eine solche Ausbildung kaum eine Möglichkeit. Weder sind Erziehungsfragen im Lehrplan vorgesehen, noch sind die Hochschullehrer immer lebendige Beispiele tüchtiger Erziehungskunst, weil sie an erster Stelle nach ihrer wissenschaftlichen, nicht nach der pädagogischen Befähigung ausgewählt werden. — Dem angehenden Arzt fehlt ferner die Übungsform des *Seminars*, die z. B. in der Ausbildung des Philologen und des Juristen einen breiten Raum einnimmt. Zwang zur selbständigen Vertiefung in bestimmte Fragen und zur freien Rede würde ein wertvolles Gegengewicht gegen die Überfülle des Einzelwissens bieten, das der Mediziner in sich aufnehmen muß. Auch würde seine Aufmerksamkeit mehr auf die großen Zusammenhänge, die Grund- und Grenzfragen gelenkt, die infolge der Spezialisierung der Unterrichtsfächer in den Hintergrund treten, für eine geistigere Auffassung der Medizin und der Hygiene aber so wesentlich sind. Der freie Gebrauch des gesprochenen Wortes ist ebenfalls eine Voraussetzung volkserzieherischer Arbeit, die man bei dem überwiegenden Teil der Ärzteschaft vermißt (s. dazu S. 336). Durch etwas Übung und Selbsterziehung kann dieser Mangel unschwer überwunden werden, heute liegt aber in ihm einer der wesentlichsten Gründe, warum die Ärzteschaft noch so wenig Anteil an der Belehrungsarbeit nimmt[1]).

Damit überläßt sie es dem ungebildeten, aber wortgewandten Kurpfuscher, das Bedürfnis des Volkes nach Aufklärung zu befriedigen. Dieses Bedürfnis ist so groß, daß alte Standesvorurteile, wirtschaftliche und politische Bedenken zurücktreten müssen. Ärztliche Wanderredner, mit einigem Anschauungsmaterial ausgerüstet, würden zur Bekämpfung des Kurpfuschertums weit mehr beitragen als alle gesetzlichen Maßnahmen. Das Volk hungert geradezu nach solcher Belehrung aus dem Munde Sachverständiger, und darum kann einer „Erweiterung des ärztlichen Berufs" [Neustätter (48)] nur das Wort geredet werden. In der Ausbildung mindestens der Sozialärzte müßte darum diesen Fragen größere Aufmerksamkeit als bisher zugewandt werden. Durch besondere Lehrgänge, wie sie zuerst das Deutsche Hygiene-Museum aufgenommen hat (s. S. 316), kann hier manches nachgeholt werden, was während des Studiums versäumt wird. Soweit es sich um besondere Arbeitsgebiete von Berufsberatung, Gewerbehygiene usw. handelt, die eine speziellere Schulung erfordern, dürften die sozialhygienischen Akademien die berufensten Ausbildungsstellen sein.

Wem *im einzelnen Fall* der Vorzug zu geben ist, dem Arzt oder dem Lehrer, das entscheidet sich zu einem großen Teil nicht nach den Kenntnissen, sondern nach der Persönlichkeit, nach dem natürlichen pädagogischen Geschick des Lehrenden und seiner Befähigung zu solcher „Missionstätigkeit", wie es v. Erdberg (93) nennt. In dieser Hinsicht gilt alles, was hier über die Eignung von Berufs wegen gesagt werden kann, mit einem gewissen Vorbehalt.

In Dingen der Pädagogik und der Unterrichtstechnik ist zweifellos der Lehrer der gegebene Fachmann. Schon die Beherrschung der Form macht ihm geringere Schwierigkeiten. Vor allem ist er aber, anders als der Arzt, darin geschult, sich auf die verschiedene Aufnahmefähigkeit der einzelnen Altersstufen einzustellen und ihnen das Wissen zu übermitteln, das sie verarbeiten können. Nur der Lehrer steht mit seinen Schülern dauernd in so enger Verbindung, daß er die vielfachen Mittel und Wege zur hygienischen Erziehung ausnutzen kann (s. u.). Der Lehrer hat darum ganz recht, wenn er den „Lehrpfuscher" ebenso ablehnt wie der Arzt den „Kurpfuscher", und deshalb geht auch heute die allgemeine Ansicht dahin, daß der hygienische Unterricht in der Schule in der Hauptsache vom Lehrer zu erteilen ist (s. z. B. die Stellungnahme der Reichsschulkonferenz S. 319). Der Satz „Die Schule dem Lehrer!" schließt nicht aus, daß geeignete Ärzte, an erster Stelle die Schulärzte, zu geeigneter Zeit, vor älteren Schülern über Fragen sprechen, die, wie die sexuelle Frage, des Hintergrunds ärztlicher Erfahrung nicht entraten können.

Die Ausbildung des *Lehrers,* und zwar die des Volksschullehrers ebenso wie die des Lehrers an höheren Schulen (einschließlich Gewerbeschulen) in Gesundheitspflege ist bis heute noch sehr mangelhaft. Durch gelegentliche Fortbildungskurse und Bücherstudium kann ein planmäßiger Unterricht in Lehrerbildungsanstalten nicht ersetzt werden. Der Bildungswert der Gesundheitspflege kann vom Lehrer

---

[1]) In einem deutschen Bundesstaat haben sich vor wenigen Jahren auf eine Rundfrage unter 1000 Ärzten nur 50 bereit erklärt, im Sinne des Landesausschusses für hygienische Volksbelehrung mitzuarbeiten. — In neuester Zeit bahnt sich offenbar ein Umschwung an. Insbesondere der Hartmann-Bund und die Deutsche Gesellschaft zur Bekämpfung des Kurpfuschertums setzen sich stark für eine regere Beteiligung der Ärzte nicht nur an der Abwehr des Kurpfuschertums, sondern auch an der positiven Belehrungsarbeit ein.

nur dann zur Geltung gebracht werden, wenn er selbst aus dem Vollen schöpft; durch falsches und halbes Wissen wird mehr Schaden als Nutzen angerichtet. In richtiger Erkenntnis dessen wird seit langen Jahren von der Lehrerschaft selbst eine Verbesserung der hygienischen Ausbildung angestrebt (ROLLER, BURGERSTEIN, HARTMANN u. a.).

Soll der Unterricht lebendig sein, dann darf der angehende Lehrer sein Wissen nicht aus zweiter oder dritter Hand erhalten, sondern seine hygienische Schulung ist, wo irgend angängig, in die Hand des Arztes bzw. des Hygienikers zu legen. Mindestens muß aber der, der die künftigen Lehrer unterrichtet, selbst seine Kenntnisse auf der Universität erworben haben [UHLENHUTH (157)]. An den Lehrerbildungsanstalten in Bayern, Württemberg, Österreich, der Schweiz usw. wird der Unterricht großenteils von Seminarärzten, beamteten Ärzten usw. erteilt. Wenn, wie zu erwarten steht, nach dem Beispiel Sachsens die Ausbildung des Volksschullehrers allgemein an die Hochschule verlegt wird, kann der Unterricht auf die breiteste wissenschaftliche Grundlage gestellt werden. An den hierzu erforderlichen Sondervorlesungen teilzunehmen, wird auch den angehenden Lehrern an den höheren Schulen zur Pflicht zu machen sein, auch wenn sie nicht, wie der Naturwissenschaftler, zur Erteilung des eigentlichen Gesundheitsunterrichts berufen sein werden. Denn auch an den höheren Schulen darf die Gesundheitspflege kein *Fach* sein, das sich auf eine bestimmte Stundenzahl beschränkt, sondern sie muß sich wie ein roter Faden durch das gesamte Schulleben hindurchziehen, und dazu ist ausreichendes Verständnis bei *allen* Lehrern unentbehrlich[1]).

Allerdings wird nicht allein, wie in Österreich vorgeschrieben, die Verpflichtung zum Besuch eines einschlägigen Kollegs genügen, sondern die Hygiene ist, wie es z. B. K. A. M. HARTMANN (106) schon seit Jahren fordert, zum *Prüfungsgegenstand* zu erheben. In den Vorlesungen ist der Schulhygiene besondere Beachtung zu schenken. Ob Anatomie und Physiologie in die hygienischen Vorlesungen mit einzubeziehen sind, oder ob vorher wenigstens für Naturwissenschaftler und Turnlehrer besondere Vorlesungen abgehalten werden sollen und in welchem Umfang, darüber sind die Meinungen noch geteilt. SELTER (152) fordert z. B. für Anatomie und Physiologie eine je dreistündige Vorlesung, während er für die hygienische Hauptvorlesung 4 Stunden für notwendig hält. Diese würden zweckmäßigerweise auch älteren Lehrern am selben Ort als Fortbildungsgelegenheit mit zugänglich gemacht.

UHLENHUTH hat in einer Denkschrift an das Badische Ministerium für Kultus und Unterricht (157) vorgeschlagen, daß jeder Student der philosophischen und der mathematisch-naturwissenschaftlichen Fakultät, der später an einer Mittelschule angestellt werden will, ein einsemestriges Pflichtkolleg hören muß. Von Lehrern, die an Mittelschulen und Seminaren in Biologie, Lebens- und Bürgerkunde unterrichten wollen, soll Besuch eines zweisemestrigen Kollegs verlangt werden. In dem einen (ersten) Semester soll ein Dozent der Hygiene über Schulgesundheitspflege lesen, im zweiten über Sozialhygiene, Gesundheitsfürsorge usw. Ohne die anatomisch-biologischen Grundlagen, die zum Verständnis der Hygiene unentbehrlich sind und die wenigstens gegenwärtig noch, die höheren Schulen nur zu einem bescheidenen Teil vermitteln, dürften aber solche Vorlesungen kaum genügend in die Tiefe gehen können.

---

[1]) Von ED. REICH wird schon im Jahre 1866 in seinen Ausführungen über die Notwendigkeit hygienischen Schulunterrichts (136) die weitergehende Forderung erhoben, diesen Unterricht an der Universität für *alle* Fakultäten obligatorisch zu machen. „Denn alle sogenannten gelehrten Professionen haben es mit dem Menschen zu thun und die Möglichkeit getreuer Erfüllung der Amtspflichten hängt mit genauer Erkenntniß der Lebens- und Wohlfahrtsbedingungen des Menschen auf das Innigste zusammen."

Wünschenswert ist darüber hinaus, wenigstens einen Teil der Lehrer und Lehrerinnen auch in die *Praxis* der Gesundheitspflege einzuführen. So bildet PIRQUET (135) an der Wiener Kinderklinik absolvierte Lehrerinnen theoretisch und praktisch in allgemeiner Hygiene, Ernährungs- und Haushaltungskunde so aus, daß sie, wie sich gezeigt hat, mit gutem Erfolg als Wanderlehrerinnen tätig sein können. Bei dieser Ausbildung wird auf das praktisch Anwendbare mehr Wert gelegt als auf theoretische Einzelheiten, ein Grundsatz, der auch sonst festgehalten zu werden verdiente.

Solange die Ausbildung der Lehrer keine ausreichende ist, muß durch *Fortbildungskurse* für die Ausfüllung der schlimmsten Lücken Sorge getragen werden. An erfolgreichen Versuchen dieser Art ist bisher kein Mangel gewesen. So hat UHLENHUTH (334) in Freiburg im Jahre 1924 einen mustergültigen Kurs abgehalten, der besonders der Tuberkulosefrage gewidmet war. In besonders großzügiger Form hat der Preußische Landesausschuß für hygienische Volksbelehrung im Jahre 1922 einen achttätigen Lehrgang für Teilnehmer aus allen Provinzen Preußens veranstaltet, bei dem von Fachleuten die Grundlagen der gesamten Hygiene behandelt wurden. Im allgemeinen wird bei solchen Veranstaltungen auf die Bedürfnisse des Unterrichts und auf die praktische Gesundheitspflege mehr Gewicht zu legen sein als auf die Theorie, weil damit das Ziel, den Inhalt der Hygiene in der Schule lebendig zu machen, am ehesten und sichersten zu erreichen ist. Aus dieser Erwägung heraus ist vom Deutschen Hygiene-Museum im Jahre 1924 ein Lehrgang für hygienische Volksbildung veranstaltet worden (314), bei dem die Unterrichtsmethoden, die Anschauungsmittel, die Schulhygiene usw. besonders betont wurden. Da der Lehrgang zur Hälfte für Lehrer, zur Hälfte für Ärzte bestimmt war, bot sich auch erwünschte Gelegenheit, beide Berufskreise miteinander in Fühlung zu bringen. Erwähnung verdienen auch die Lehrgänge, die die *Sächsische Landeshauptstelle gegen den Alkoholismus* in allen größeren Städten Sachsens für Lehrer und Erzieher veranstaltet hat. Neben den wissenschaftlichen Grundlagen behandelten sie auch die praktischen Arbeitsmöglichkeiten in Schule und Gemeinde und haben damit weit über die Lehrerkreise hinaus Anklang und Erfolg gefunden.

Als *Erzieher* — wenn auch in etwas anderem, teils weiterem, teils engerem Sinne — ist auch der *Geistliche* zu hygienischer Belehrung berufen, natürlich ebenfalls in Zusammenarbeit mit dem Arzt. Die engen Beziehungen von Gesundheit und Sittlichkeit geben dem Seelsorger, der mit den seelischen und leiblichen Nöten seiner Schutzbefohlenen vertraut ist, die vielfältigsten Wirkungsmöglichkeiten, zumal in den rassenhygienisch wichtigen Fragen des Geburtenrückganges, der Abtreibung, der Gattenwahl, ferner in der Stillfrage, in der Bekämpfung der ansteckenden Krankheiten, der Geschlechtskrankheiten, des Alkohols usw. [SEIFFERT (62)]. Auch hier kann das persönliche Beispiel viel tun. Die Tatsache z. B., daß gegenwärtig rund 10% der evangelischen Geistlichen Deutschlands organisierte Enthaltsame sind, hat mehr Wert für die Bekämpfung des Alkoholismus als alle Reden und Vorlesungen über diese Frage. — Leider nimmt die Vorbildung der Geistlichen auf diese Seite ihres Berufs bisher noch ganz ungenügend Rücksicht.

Neben Arzt, Lehrer und Geistlichem stehen eine ganze Reihe von Berufen in so enger Berührung mit der öffentlichen Gesundheitspflege, daß sie zur Verbreitung hygienischer Belehrung wesentlich mit in Frage kommen. In erster Linie die Fürsorgeschwestern, deren Beruf ja großenteils in praktischer Belehrungsarbeit, vor allem unter der weiblichen Bevölkerung, aber auch in Schulen besteht. In ihrer Ausbildung nimmt daher der Gesundheitsunterricht mit Recht einen großen Raum ein. Ähnlich liegen die Verhältnisse bei dem Krankenpflege- und Sanitätspersonal. Den *Hebammen* bietet sich ständig Gelegenheit, über das gesundheitsgemäße Verhalten der *Frau* vor und nach der Geburt wie auch über die Pflege des Säuglings in den ersten Lebenstagen richtige Anschauungen zu verbreiten [ICKERT (33, 34)]. Auch die *Desinfektoren* streben, zumal seit ihre Tätigkeit durch die neue Desinfektionsordnung eine gewisse Umstellung erfahren hat, von sich aus eingehendere Beschäftigung mit der allgemeinen Gesundheitspflege an (275), und in ihrer Weiterbildung wird darauf auch schon Bedacht genommen (77)[1]. ICKERT (34) gibt die Anregung, auch für die *Gemeindeschwestern*, für *Krankenbesucher* und *Kontrolleure* der Krankenkassen — auch Geistliche, Wohnungs- und Armenpfleger sollten mit einbezogen werden —, an den Desinfektionsschulen, die in Preußen an die Medizinalunterrichtsämter angeschlossen sind, Kurse in Gesundheitspflege abzuhalten und auf diese Weise einen Stamm von „Laienhygienikern" heranzubilden, der — selbstverständlich in ständiger Fühlung mit dem Arzt — eine wertvolle vorbeugende Tätigkeit ausüben könnte.

Daß hier auch persönliches Vorgehen manches leisten kann, zeigt das Beispiel eines schlesischen Arztes, der durch geeignete Helfer und Helferinnen bei Familien seines Wirkungskreises in Form harmloser Krankenbesuche Aufklärung über Mängel in der Ernährung, Sauberkeit, Lüftung usw. geben ließ. Auch die berufenen Vertreter der Arbeiterschaft in den Fabriken, die *Betriebsräte*, können und müssen zur Verbreitung hygienischer Kenntnisse beitragen [SPRINGER (65)]. Im Rahmen der Betriebsrätekurse ist deshalb auch der Hygiene neben den wirtschaftlichen und organisatorischen Fragen ein gebührender Platz einzuräumen. Vor allem aber muß die heute noch ganz überwiegend auf gewisse technische Schutz- und Überwachungsmaßnahmen (Schutz vor Unfällen usw.) eingestellte *Gewerbeaufsicht* mit dem Geist der vorbeugenden Gesundheitsfürsorge durchtränkt werden. Einen verheißungsvollen Anfang in dieser Hinsicht bedeutet die Einstellung von Ärzten als Gewerbereferendare in Sachsen, doch ist daneben die hygienische Schulung der technischen Gewerbeaufsichtsbeamten, Fabrikgewerbeinspektoren usw. mindestens ebenso wichtig.

Als *mittelbare Träger* der hygienischen Belehrung kann man auch Volks- und Gemeindevertreter und Behörden ansprechen, die an der Erhaltung und dem Ausbau sozialhygienischer Einrichtungen mitzuwirken haben. Genauere Kenntnis der Hygiene würde hier nicht nur unmittelbaren Nutzen stiften, sondern würde auch das Verständnis für die Bedürfnisse der Gesundheitspflege und der hygienischen Volksbelehrung in weiteren Kreisen zu wecken imstande sein. Kurse für Verwaltungsbeamte sind z. B. in Preußen (Berlin, Breslau, Göttingen, Kiel, Königsberg, Marburg) mehrfach abgehalten worden (301). ICKERT macht dazu den beachtenswerten Vorschlag, weniger theoretische Vorträge und Kurse, als praktische Besprechungen zu veranstalten, denen örtliche Ereignisse von hygienischer Bedeutung, kleine Epidemien u. dgl. zugrunde gelegt werden. Die Hygiene ist nun einmal „ein eminent praktisches Fach" (UHLENHUTH) und kann daher im Unterricht gar nicht eng genug mit der Praxis des täglichen Lebens in Berührung gebracht werden.

Als Träger der Belehrung kann man endlich auch die *Anstalten* bezeichnen, in denen die genannten verschiedenen Berufe ihre Ausbildung erhalten. Hierzu gehören an erster Stelle die *hygienischen Institute der Universitäten*, die sich der allgemeinen Belehrungsaufgaben z. T. mit großem Eifer widmen (z. B. Bonn, Jena, Freiburg, Rostock).

---

[1] Für die Geschichte der hygienischen Volksbelehrung ist bemerkenswert, daß sich LINGNER zuerst mit der Aus- und Fortbildung der Desinfektoren beschäftigt und die sächsische Landesdesinfektorenschule (306) wie auch eine besondere Zeitschrift für sie (275) begründet hat.

5. Hygienischer Schulunterricht.

Der Lehrplan aller Schulgattungen ist heute mit Stoff so überlastet, daß Bedenken gegen die Aufnahme des hygienischen Schulunterrichts nicht ganz von der Hand zu weisen sind. Bei der zentralen Bedeutung aber, die der Pflege der physischen Grundlage unseres Lebens gerade in der Schule zukommt, darf dieses Bedenken nicht den Ausschlag geben. Unter dem vielen, was heute der Schule aufgepackt wird, hat gar manches reinen Nützlichkeitswert, keinen Bildungswert und *kann* nicht nur, sondern *muß* notwendigenfalls gegenüber der Gesundheitspflege in den Hintergrund treten.

Die ersten Versuche, Hygiene in der Schule zu lehren, gehen bis in das 17. Jahrhundert zurück. Schon im Jahre 1647 wurde am Stettiner Marienstifts-Gymnasium durch den Schularzt Dr. GEORG KIRSTEIN solcher Unterricht erteilt [ROLLER (153)]. Ende des 18. und Anfang des 19. Jahrhunderts finden wir in Deutschland und anderen europäischen Staaten häufigere Versuche dieser Art in den Volksschulen. Nach ROLLER (144) hat besonders der „Gesundheitskatechismus" von BERNHARD CHRISTOPH FAUST als Unterlage dafür gedient und hat z. B. in Hessen den Unterricht bis auf die Dörfer tragen helfen. Das zuerst im Jahre 1792 erschienene Buch, das nach dem ursprünglichen Plan dem christlichen Katechismus angegliedert werden sollte und „zum Gebrauch in den Schulen und beim häuslichen Unterricht" für zwölfjährige Kinder bestimmt war, wurde zwar schon von den Zeitgenossen als pädagogisch mangelhaft angesehen, weil es vielzuviel auch ungeeigneten Stoff enthielt, doch brachte es daneben so viel wertvolle und originelle Gedanken, daß Guths-Muths sagen konnte: „Die Idee eines solchen Unterrichtswerkes wiegt viele tausende Folianten Ideen auf, wie edles Gold die Federn von schnatternden Gänsen"[1]. Die Zeit war aber noch nicht reif, um der Gesundheitspflege einen dauernden Platz in der Schule zu sichern, wenn auch, wie mancher Mahnruf von Ärzten und Lehrern zeigt [vgl. z. B. ED. REICH (136), BEAUGRAND (85), M. FISCHER (95)], der Wunsch danach nie erlosch.

Erst die Vereinigten Staaten von Amerika haben in neuerer Zeit entscheidende Schritte in dieser Richtung getan, und nicht die wissenschaftliche Hygiene, sondern die aus dem Volke herausgewachsene Bewegung gegen den Alkoholismus hat den Anstoß dazu gegeben. Schon seit den 40er Jahren wurde den Lehrern hygienischer Unterricht zuteil, im Jahre 1882 führte zuerst der Staat Vermont durch die Temperance education law den Unterricht über die Alkoholfrage ein, auf die breiteste Grundlage wurde er aber durch die Kongreßakte von 1886 gestellt, die besagte: „Nach dem 1. I. 1888 soll niemand die Berechtigung haben, an öffentlichen Schulen zu lehren, der nicht in Psychologie und Hygiene mit besonderer Berücksichtigung des Kapitels über die Eigenschaften alkoholischer Getränke sowie der Narkotika und deren Wirkungen auf den Menschenkörper ein befriedigendes Examen abgelegt hat." Der von MARY HUNT geleiteten „Scientific temperance instruction", einer Abteilung der „Womens Christian Temperance Union", ist dieser Erfolg zu verdanken (159), und die Frauen sind bis heute an der Erteilung des hygienischen und alkoholgegnerischen Unterrichts in den Vereinigten Staaten vorwiegend beteiligt, was für den gefühls- und willensmäßigen Einschlag und damit für den Erfolg des Unterrichts von nicht geringer Bedeutung ist.

In den europäischen Staaten liegen die Verhältnisse weniger einheitlich. Zwar sind in den letzten Jahrzehnten durch die Bemühungen von BURGERSTEIN (8, 89,

---

[1] Um die hygienische Weisheit des Bückeburger Leibarztes der Gegenwart wieder zugänglich zu machen, habe ich eine Neuausgabe (Faksimiledruck nach der ersten Auflage) besorgt (94) Verf.

90), Roller (143, 153), Hartmann (106—108), Leubuscher (118), Lorentz (123 bis 127), Netolitzky (130), Selter (152—153) u. a. schon große Fortschritte erzielt worden, doch kann von einem ausreichenden Gesundheitsunterricht vorerst nur vereinzelt, z. B. in den nordischen Ländern und einzelnen Schweizer Kantonen, gesprochen werden. Verhältnismäßig am günstigsten liegen die Verhältnisse in den großen Städten, wo die größere Zahl der Schulstunden, die reichlicheren Anschauungsmittel in und außerhalb der Schule und die bequemeren Fortbildungsmöglichkeiten dem Lehrer die Aufgabe erleichtern. Auf dem Lande dagegen ist ein wirklicher Unterricht großenteils überhaupt noch nicht verwirklicht. Noch nach 1919 entfielen in Sachsen — einem Land, dessen Schulwesen als besonders fortschrittlich gilt — während der ganzen Schulzeit auf Menschenkunde und Gesundheitslehre nur *50 Stunden* gegenüber mindestens *400 Religionsstunden*. Die Handhabung des hygienischen Unterrichts in all den verschiedenen Schularten (einschließlich Handels- und Gewerbeschulen) ist nicht leicht zu übersehen, da die Lehrpläne nur einen losen Rahmen dafür abgeben. Es ist deshalb eine dankenswerte Arbeit, wenn einmal für ein bestimmtes Gebiet eine eingehende Erhebung durch Fragebogen stattfindet, wie sie der Sächsische Landesausschuß unter Dr. Neustätter im Jahre 1922 vorgenommen hat. Die Ergebnisse sind von Teuscher (156) auf das gründlichste bearbeitet worden. Die großen Lücken des bisherigen Unterrichts treten darin ebenso hervor wie die unendlichen Möglichkeiten, die sich dem verantwortungsbewußten Lehrer bieten, auch wo die äußeren Umstände, die Lehrmittel usw. nicht auf der wünschenswerten Höhe stehen[1]).

Was ganz allgemein verlangt werden muß, hat der Ausschuß 11 c für schulhygienische Fragen auf der Reichsschulkonferenz 1920 in folgende Sätze gefaßt (153):

„1. Die hygienische Erziehung der Schüler ist notwendig zur Verbesserung der gesundheitlichen Lebensbedingungen und als Voraussetzung der gesundheitsgemäßen Lebensführung der Schüler selbst. Sie ist die Grundlage der Verbreitung hygienischer Lehren im Volk, der Bekämpfung der Volkskrankheiten und der Hebung der Volkskraft. Die hygienische Erziehung der Schüler ist daher von allen Schulen und auf allen Stufen durchzuführen.

2. Die hygienische Erziehung in der Schule hat durch den Lehrer zu erfolgen. In geeigneten Fällen ist die Mitwirkung des Arztes geboten.

3. Die hygienische Erziehung soll das ganze Schulleben durchdringen. Jedes Unterrichtsfach kann ihr dienstbar gemacht werden, besonders der naturwissenschaftliche Unterricht. Aber auch besondere Unterrichtsstunden in der Hygiene sind in allen Schulen einzuführen.

4. Die hygienische Erziehung der Schüler setzt die hygienische Vorbildung aller Lehrer voraus, die nach einheitlichen Grundsätzen für die Lehrer aller Lehranstalten durchgeführt werden soll. Sie hat im besonderen Anatomie, Physiologie und Hygiene zu umfassen und ist durch eine Prüfung nachzuweisen.

5. Es ist Vorsorge zu treffen, daß in der Übergangszeit, bis die ordnungsgemäße hygienische Vorbildung der Lehrer allgemein durchgeführt ist, auch die bereits im Amte befindlichen Lehrer in geeigneter Weise zur hygienischen Erziehung der Schüler befähigt werden."

Die Fragen des Lehrplans, der Stoffverteilung usw., in denen allein dem Schulfachmann die Entscheidung zusteht, können hier beiseite gelassen werden. An dieser Stelle kommt es nur auf die leitenden Gedanken an, auf die der Unter-

---

[1]) Die Arbeit Teuschers ist in einem Neudruck, zum Teil erweitert und ergänzt, im Jahre 1925 vom sächsischen Volksbildungsministerium ebensowohl wie vom Wirtschaftsministerium an sämtliche ihnen unterstehenden Schulen verteilt worden.

richt einzustellen ist und die auch über die Schule hinaus Geltung beanspruchen. Die Schule ist heute in einem Umgestaltungsprozeß begriffen, den man kurz und schlagwortmäßig, wenn auch nicht erschöpfend als Entwicklung von der „Lernschule" zur „Arbeitsschule" bezeichnen kann. Nicht mehr die drillmäßige Aneignung von möglichst viel Gedächtnisstoff bildet für die neuere Pädagogik das Schulziel, sondern die Erziehung zur Persönlichkeit, die selbständig zu den Aufgaben des Lebens Stellung zu nehmen und die ihr von Natur gegebenen Anlagen zu gebrauchen und weiter zu entwickeln versteht. Charakter- und Willensbildung beanspruchen den Vorrang gegenüber der früher maßgebenden formalen und Verstandesschulung. Darum wird der Lehrstoff nach seinem *Bildungswert* beurteilt und ausgenutzt. Folgerichtig drängt die Pädagogik darauf hin, den bisher in zahlreiche Fächer zerteilten Unterricht zu größeren Gruppen oder in der Volksschule bis zum „Gesamtunterricht" zusammenzufassen.

Für die Gesundheitslehre bedeutet das von vornherein die beste, ja die einzig mögliche Grundlage, wenn sie nicht nur Wissen vermitteln, sondern den ganzen Menschen packen und bilden soll. Losgelöst von den übrigen Teilen der Erziehung, als bloßes Unterrichtsfach in einer bestimmten Stundenzahl erledigt, ist Belehrung unfruchtbar; nur wenn sie in enge Beziehung zum allgemeinen Unterrichtsziel gesetzt wird, wenn hygienisches Denken und Handeln zum Grundzug des gesamten Schulwesens wird, oder, wie KLOSS (115) es ausdrückt, wenn Gesundheitslehre nicht nur als Fach, sondern als Unterrichtsgrundsatz behandelt wird, kann sie wirklich das leisten, was sie leisten soll.

„Erziehung zur Tat", „schaffendes Lernen" [SEYFERT (154)], „Lebenskundigkeit statt Schulweisheit" [REICHEL (138)] sind die Stichworte für die heutige Unterrichtsmethode, und auch darin kommt die Pädagogik den Bedürfnissen der hygienischen Erziehung glücklich entgegen. Wie schon oben berührt, muß das Kind an hygienische Lebensführung gewöhnt werden, ebenso wie es gewisse Anstandsregeln einhalten lernt, längst ehe die begriffliche Erfassung derselben und ihrer Begründung möglich ist. So muß es lernen, sich sauber zu halten, auch ohne von Bakterien etwas zu wissen. Bewußte und unbewußte Gewöhnung an hygienisches Tun ist die beste Stütze für den späteren Unterricht, wie umgekehrt falsche Gewöhnung zu unüberwindlichen Hemmnissen für ihn werden kann.

SEIFFERT (151) macht hierzu, angeregt durch amerikanische Vorbilder, den Vorschlag, vor und neben dem systematischen Unterricht eine pflichtmäßige *praktische Gesundheitsunterweisung* in der Schule einzuführen. So soll gezeigt werden, wie die Hände richtig zu waschen, die Fingernägel zu reinigen, die Zähne zu putzen sind. Die Erfüllung bestimmter Gesundheitsgebote (s. S. 378) müßte der Lehrer dauernd überwachen. Das österreichische Jugendrotkreuz hat hierfür eine recht praktische Form gefunden (s. S. 379).

Der Unterricht selbst kann sich in dreierlei Formen abspielen [HERTEL (153)]: gelegentlich, im Anschluß an geeignete Fächer und als besonderer Unterricht. Zu *gelegentlicher Belehrung* lassen sich je nach dem Alter all die kleinen und größeren Tageserlebnisse benutzen, die irgendwie mit dem Körper zu tun haben, wie: Essen des Frühstücks, Schulspeisung, Turnen, Baden und Schwimmen, Spielnachmittage, Schulausflüge, Wanderungen, Arbeit in Schulgärten. Ferner bieten die Untersuchungen durch den Schularzt, Messen und Wiegen, Durchsicht auf körperliche Reinlichkeit und Ungeziefer, Impfen dankbare Anlässe. Der Wechsel der Jahreszeiten und der Witterung bietet Gelegenheit, über Abhärtung und Verwöhnung, zweckmäßige Kleidung usw. zu sprechen. Fehlen in der Schule, kleine Wunden, Furunkel usw. lassen sich zur Belehrung über Erste Hilfe und Krankenpflege benützen. Hat ein Kind Zahnschmerzen, so wird über Zahnpflege und Zahnbehandlung (Schulzahnkliniken) gesprochen, eine Masernepidemie oder sonstige Erkrankungsfälle geben Anknüpfungspunkte für eine Besprechung der ansteckenden Krankheiten ab. Bei Katarrhen wird auf den Gebrauch des Taschentuches, auf das Anhusten, Anniesen usw. eingegangen. Nicht zuletzt erwächst auch aus den Forderungen der Schul- bzw. Schulhaushygiene vielfache Anregung, z. B. Reinigung der Schuhe vor Betreten der Räume, Lüftung, Heizung, Benutzung des Aborts (regelmäßiges Aufsuchen, Sauberhalten, Händewaschen nicht vergessen!). Wo der Lehrer und Erzieher enger mit den Schülern zusammenlebt, wie in Internaten, Ferienkolonien, Kinderheimen, wird jeder Tag irgendeinen Erlebnisstoff dieser Art bringen. Überall wird auch Gelegenheit genug sein, auf Abstellung unhygienischer Gewohnheiten hinzuwirken. Durch gelegentliche Wiederholungen, etwa im Anschluß an den Tageslauf des Kindes, kann die Wirkung lebendig erhalten und gefestigt werden. Bei größeren Schülern bereitet es z. B. auch viel Freude, Zeitungen auf hygienische Fragen (Sozialhygiene!) durchzustudieren. Bei alledem wird nicht nur der Lehrer den Schüler, sondern auch ein Kind das andere beeinflussen können. Gibt man z. B., wie es von GEISSLER (99, 100) vorgeschlagen wird, einzelnen Kindern Aufträge als „Reinlichkeitswart", als „Eßwart" oder „Augenberater", so wird man mit dem kindlichen Ehrgeiz auch das Gefühl der Selbstverantwortung und den Gemeinschaftssinn stärken (vgl. S. 379).

Die unmittelbare Anschauung und die Stärke innerlicher Anteilnahme an den selbsterlebten Ereignissen bewirken eine festere Verankerung hygienischer Wahrheiten in der Kinderseele, als wenn ihm allgemeine, aus gedanklichen Konstruktionen abgeleitete Regeln vorgesetzt werden.

Unter den Unterrichtsfächern, an die die Gesundheitspflege angegliedert werden kann, stehen die Naturwissenschaften an erster Stelle, wenn darüber auch andere, z. B. Geschichte und Bürgerkunde, Deutsch und Geographie, ja selbst Rechen- und Zeichenunterricht, nicht vergessen werden dürfen. Die Geschichte bietet eine Fülle von Stoff, z. B. über das Thema „Ansteckende Krankheiten" oder über Rassenhygiene, im Rechenunterricht werden durch Aufgaben aus der Volkswirtschaft [z. B. Herstellung alkoholischer Getränke und Ernährung[1])] Beziehungen zum lebendigen Leben geknüpft, Entwerfen von graphischen Darstellungen u. dgl. bringt dem Schüler den Sinn von Statistiken näher usw. (s. z. B. 119).

Die biologische Richtung des naturwissenschaftlichen Unterrichts, die an die Stelle toten Beschreibens und Klassifizierens möglichst eigene Beobachtung treten und den Forschungstrieb walten läßt, kommt den Bedürfnissen des hygienischen Unterrichts wiederum sehr entgegen. Beobachtungen über die Wirkungen äußerer Einflüsse (Wärme, Licht, Feuchtigkeit, Standort) auf Wachstum und Gedeihen von Pflanzen, über zweckmäßige Regulierungs- und Anpassungsvorrichtungen bei wechselnden äußeren Bedingungen, über Zusammenhänge von Organtätigkeit und Organentwicklung (Einfluß der Übung) bilden die Grundlage für den physiologischen Teil der Gesundheitslehre. Auch in Physik und Chemie finden sich zahlreiche Anknüpfungspunkte, um die Einrichtungen des Körpers verständlich zu machen: in der Optik, Akustik. Wärmelehre, Mechanik werden Bau und Pflege der Sinnesorgane, der Stoffwechsel, die Bewegungsorgane behandelt, in Chemie die Fragen der Ernährung und Verdauung. Je enger der Zusammenhang dieser Teilgebiete untereinander betont wird (vgl. dazu die Verordnung des Preußischen Kultusministeriums für die höheren Schulen vom 19. III. 1918), und je mehr die Beziehungen zum Menschen hervorgehoben werden, desto mehr wird auch die Gesundheitspflege zu ihrem Recht kommen.

---

[1]) Ausgezeichnet in dieser Beziehung ist z. B. das in *Chemnitz* eingeführte Rechenbuch (91).

Der eigentlichen *Menschenkunde* ist in den höheren Schulen nur ungenügender Platz eingeräumt, vor allem fehlt meist eine Wiederholung in den oberen Klassen. In der Volksschule steht es damit besser, doch würde es nichts schaden, wenn die Menschenkunde schon auf einer früheren Stufe begänne, z. B. auf Kosten der Zoologie. Der menschliche Körper ist doch nicht schwerer verständlich als der eines Säugetieres, ganz abgesehen von dem größeren Interesse des Kindes für sich selbst.

Auch in der Menschenkunde ist die Beobachtung am eigenen und am fremden Körper[1] in den Vordergrund zu stellen.

So läßt der Lehrer den Brustumfang bei Ein- und Ausatmung durch ein selbstgebautes Spirometer messen, die Zahl der Atemzüge wird gezählt, der Luftverbrauch je Stunde und Tag berechnet. Durch Handauflegen auf Brust und Bauch stellt der Schüler selbst die Bewegungen bei der Atmung fest. Im Werkunterricht wird an Modellen die Mechanik des Brustkorbes und des Zwerchfells, des Kehlkopfes, des Blutkreislaufes u. a. m. dargestellt, Knochen werden modelliert usw.

Als Antwort auf die schon erwähnte Rundfrage des Sächsischen Landesausschusses für hygienische Volksbelehrung (s. S. 319) gibt Dr. J. Behr (Seminar Leipzig-Connewitz) anregende Beispiele des „schaffenden Lernens", wie sie besonders im Rahmen der höheren Schulen in Betracht kommen: Anschauung am nackten Körper zur Beobachtung der Atmung und der Herzschläge, der Biegungen der Wirbelsäule (Skoliose!), der Lage von Gefäßen, Muskeln usw., Abplattung des Fußgewölbes bei Belastung (Plattfuß), Veränderung des Fußes in engem Schuhwerk, Haltung von Bein, Becken und Wirbelsäule bei zu hohem Absatz, Einfluß des Schnürens, Atmungsbehinderung bei „Hüften fest", Einwirkung einfacher Übungen auf Atmung und Pulsschlag. Ferner Verdauungsversuche (Speichel, Magensaft, Bauchspeichel), Herstellung mikroskopischer Präparate von Mundbakterien (besonders bei Zahnfäule), Veränderung der Blutfarbe bei Durchleitung von Sauerstoff, Kohlensäure und Kohlenoxyd usw.[2].

Diese Beispiele, die sich beliebig vermehren lassen [vgl. z. B. auch Lorentz (123), Niemann (131), Schneider (230), Seyfert (234) und Teuscher (156)], zeigen am besten die Richtung, in der sich der menschenkundliche Unterricht bewegen muß: nicht totes Beschreiben und Zergliedern des Körpers in seine einzelnen Teile, denen allzuoft das geistige Band fehlt, nicht Einpauken inhaltsloser Namen und Zahlen, sondern Verständnis des Baues von der Funktion her („Funktionelle Anatomie" nach Braus), Zusammenfassung der doch nur theoretisch trennbaren Organsysteme zu immer größeren Gebieten und Nutzbarmachung unter dem übergeordneten Gedanken der Hygiene[3].

---

[1] Vergleichende Beobachtungen am Tier helfen das Bild des Körperinnern, das alle künstlichen Anschauungsmittel nur unvollständig zeigen können, ergänzen. Schon im Schulmethodus Herzog Ernst des Frommen von 1642 heißt es: „Die Lehrer haben dafür Sorge zu tragen, daß die Schüler durch den Anblick des geschlachteten Schweines oder anderen Tieres eine Vorstellung von den im Unterricht genannten Stücken des menschlichen Leibes erlangen." Vorbildlich in einer solchen vergleichend-anatomischen Betrachtungsweise ist Kienitz-Gerloff (113). Notwendig ist aber gerade hier eine Betrachtung mehr von der Seite der Funktion als der Morphologie her.

[2] Um den Lehrer zu diesem Unterricht zu befähigen, hält Behr Kurse für wünschenswert, die umfassen: Einführung in die biologische Arbeitsweise (Anfertigung einfacher bakteriologischer Präparate), Herstellung einfacher Apparate und Modelle in verschiedenen Techniken (mit Einstellung auf das Behelfsmäßige, Billige und Zeitsparende), Biochemie des Haushalts.

[3] Anregungen dazu bieten auch K. A. Lingner in seinem bereits erwähnten Berner Vortrag „Der Mensch als Organisationsvorbild" (42) und v. Engelhardt in seinem gedankenreichen Führer durch die Ausstellung „Der Mensch" des Deutschen Hygiene-Museums (346).

Die beste Ergänzung dieses Unterrichts oder richtiger seine unentbehrliche Grundlage wird durch eine vernünftig geleitete *Körperpflege* gegeben. Zwar sind wir von der Forderung noch weit entfernt, die gelegentlich der schon mehrfach angeführten Rundfrage des Sächsischen Landesausschusses für hygienische Volksbelehrung von einer Fortbildungsschule aufgestellt wurde, daß nämlich im ganzen Lande die Schüler von den Lehrern zu täglichen Ganzwaschungen am Morgen angehalten werden sollten, weil dadurch Gesundheit und Schulleistungen der Kinder deutlich gehoben würden, geschweige denn, daß der Geist des alten griechischen Gymnasion aus seinem literarischen Dasein in der Schule schon zu frischem Leben erwacht wäre.

Die *Unterbewertung der körperlichen Erziehung gegenüber der geistigen* ist ein Krebsschaden unseres Bildungswesens, der auch der Erziehung zu hygienischer Lebensführung im Wege steht. Wo soll der Sinn dafür herkommen, wenn z. B. auf dem Land vielfach heute noch der Turnunterricht (wenigstens im Winter) aus Mangel an geeigneten Räumen ganz ausfällt! Von der täglichen Turnstunde sind wir aber auch sonst noch weit entfernt.

Immerhin läßt sich auch heute schon mehr tun, als oft getan wird. Wenn wir von den Schulbädern absehen, die leider heute noch *sehr* selten anzutreffen sind, ist eben der Turnunterricht, der glücklicherweise allmählich wieder in die lange vergessenen Bahnen Jahns und Guths-Muths einlenkt und dem auch das Wandern mit zuzurechnen ist, hierzu der gegebene Rahmen. Hier kann der Schüler an sich selbst erleben, in welch engen Wechselbeziehungen der Körper zur Umwelt steht, wie durch Übung nicht nur die Entwicklung der Muskulatur, sondern auch die der Atmungsorgane und Kreislauforgane, ja das Wachstum des ganzen Körpers beeinflußt werden kann, wie Ermüdung, Überanstrengung und Ruhe auf ihn wirken. Für Anregungen in dieser Richtung sind gerade auch die vollkräftigen Kinder empfänglich, über deren mangelhafte Anteilnahme an hygienischen Fragen mitunter geklagt wird. Das Vorbild des Lehrers in körperlicher Ausdauer und Selbstbeherrschung ist dazu freilich notwendiger als irgendwo anders, wenn die Willensbildung nicht zu kurz kommen und das Turnen, wie es bisher die Regel war, als losgelöstes Glied neben der übrigen Erziehung stehen soll.

An höheren Schulen kann der Turnlehrer einen wesentlichen Teil des Gesundheitsunterrichts mit übernehmen[1]). Allerdings ist ausreichende Vorbildung nicht nur in Menschenkunde und vielleicht noch in Erster Hilfe, sondern in der gesamten Hygiene unerläßliche Bedingung. Denn so vielseitig die Menschenkunde dem Gesundheitsunterricht dienstbar gemacht werden kann, so kommen doch die Fragen, die in den Bereich der sozialen und der Rassenhygiene fallen und die dem älteren Schüler unbedingt nahegebracht werden müssen, z. B. Wohnung und Siedlung, Seuchenbekämpfung, Alkoholfrage, Vererbung, Bevölkerungspolitik usw., nicht zu ihrem Recht. Auch aus diesem Grunde ist die Forderung nach einem *besonderen planmäßigen Unterricht in den letzten ein oder zwei Jahren der Volksschule* (in entsprechendem Umfang auch an den höheren Schulen), in dem das schon erworbene Wissen systematisch zusammengefaßt und vertieft wird, dringend zu unterstützen.

Zur Behandlung in der *Fortbildungsschule* eignen sich in erster Linie die Stoffe, die in enger Beziehung zum praktischen und Berufsleben stehen, wie Arbeits- und Berufskunde bzw. allgemeine Lebenskunde. Durch praktische Übungen, Besichtigen einschlägiger Anstalten usw. läßt sich, für Knaben und Mädchen natürlich in verschiedener Weise, auch hier der Unterricht lebendig

---

[1]) Ein glückliches Beispiel für die Verbindung von Sport- und Hygieneunterricht in einer Heilstätte gibt WACHTER (161).

und anschaulich gestalten. Beispielsweise sind Koch- und Haushaltungslehre und Säuglingspflege heute fast überall in irgendeiner Form eingeführt. Sie stellen eine Art von eiserner Ration an hygienischem Wissen dar, die jeder künftigen Hausfrau und Mutter mit auf den Weg gegeben werden muß.

Das unverrückbare Ziel muß aber ein *allgemeiner Hygieneunterricht* bleiben, in den alle diese Teilgebiete eingegliedert werden. Sonderveranstaltungen, wie z. B. die in Stettin schon mehrmals durchgeführten Tuberkulosewochen in den Schulen [Braeuning (86)] oder die zuerst wohl in Dresden geübte planmäßige Besprechung der Tuberkulose in allen Schulen mit anschließenden Schulaufsätzen (nach Beschorner), bleiben immer Stückwerk, wenn auch die Dringlichkeit der Frage und der Erfolg für sie in die Wagschale geworfen werden können. Neben der Säuglingspflege und Tuberkulose gestatten noch am ehesten die sexuelle und die Alkoholfrage, Erste Hilfe und Krankenpflege eine selbständige Behandlung, und hier läßt sich auch am ehesten die Zuziehung von außerhalb der Schule stehenden Lehrkräften selbst in Form des *Wanderunterrichts* rechtfertigen. An sich bestehen gegen diesen berechtigte Bedenken, weil er die Einheitlichkeit des Erziehungsplanes durchbricht und weil sich die Lehrer dabei nur allzu leicht der eigenen Verantwortung enthoben fühlen. Auf der anderen Seite bietet er den Vorteil, daß keine Erhöhung der Stundenzahl einzutreten braucht, und daß die Wanderlehrer auch in besonderen Vorträgen für die Fortbildung der Lehrerschaft sorgen können. So hat der Hannoversche Provinzialverein zur Bekämpfung der Tuberkulose durch den Töchterschullehrer Seebaum [siehe Dohrn (12, 300)], die Zentralstelle für Nüchternheitsunterricht (Bielefeld, Roonstraße 5) durch eine ganze Reihe von Lehrern und Lehrerinnen in Baden, Hannover, Sachsen, Schlesien, Ostpreußen usw. Hunderte von Vorträgen über die Alkoholfrage vor Schülern und Lehrern, der Kreis Herford (328) ebenfalls durch einen Lehrer Vorträge auch über allgemeine hygienische Fragen halten lassen. In der Rheinprovinz ist der Wanderunterricht in Säuglingspflege zuerst planmäßig durchgeführt worden, und bei den Säuglingsausstellungen des Deutschen Hygiene-Museums, des Kaiserin-Auguste-Viktoria-Hauses usw. haben gut ausgebildete Schwestern für Tausende von Volks- und Fortbildungsschülern und Müttern Lehrgänge abgehalten.

Der Schularzt bzw. die Schulärztin als ständiger Berater der Schule ist an erster Stelle berufen, für Ergänzung des Unterrichts zu sorgen. Vorträge über die sexuelle Frage und Geschlechtskrankheiten vor älteren Schülern, z. B. vor Abiturienten, sind schon seit Jahrzehnten üblich, wenn auch dabei nicht immer die psychologischen Voraussetzungen richtig eingeschätzt worden sind und von einem einzelnen Vortrag an sich nicht allzuviel erwartet werden darf. Für die Erfordernisse der weiblichen Gesundheitspflege ist die Schulärztin die gegebene Vermittlerin[1]). Wenn die Lehrer zu den schulärztlichen Untersuchungen zugezogen und häufigere Aussprachen mit ihnen gepflogen werden, kann der Schularzt viel zur Hebung des hygienischen Verständnisses und zur Verbesserung des Unterrichts beitragen. Seine Aufgabe ist es, auch in erster Linie schulhygienische Forderungen zu verfechten und durchzusetzen. Die Hygiene des Schulhauses (Abortanlagen, Reinigung, Heizung) steht besonders auf dem Lande, aus Geldmangel aber vielfach auch in der Stadt, nicht auf der notwendigen und erreichbaren Höhe, und durch diesen Widerspruch zwischen theoretischen Forderungen und Wirklichkeit kann auch der beste Unterricht seiner Wirkung beraubt werden.

---

[1]) Da den Lehrerinnen, soweit sie nicht selbst Familie haben, heute noch größtenteils die erforderliche Vorbildung und Erfahrung fehlt, werden vielfach mit Vorteil Kreisfürsorgerinnen bzw. Bezirkspflegerinnen und andere geeignete Persönlichkeiten (Mütter!) herangezogen. Der Unterricht gewinnt dadurch unstreitig an Lebenswärme und Wahrheit.

Es kommt aber freilich auch vor, daß an sich vollwertige Einrichtungen ihre Wirkung verfehlen, weil sie aus Mangel an Verständnis seitens der Lehrer nicht ausgenutzt werden. Daß hierher auch eine vernünftige Unterrichtshygiene gehört, die den physiologischen Grundtatsachen der Arbeitskunde (Leistung, Ermüdung, Erholung) Rechnung trägt, bedarf keiner besonderen Betonung.

Alle Bemühungen der Schule bleiben mangelhaft, wenn nicht auch die Elternschaft von ihnen mit erfaßt wird. Oft genug werden die Erfolge in der Schule durch mangelndes Verständnis im Elternhause durchkreuzt, oft genug wird aber auch das Kind zum hygienischen Gewissen und Erzieher der Eltern. Jede Gelegenheit, an erster Stelle die *Elternabende,* ist daher vom Schularzt und Lehrer zur Aufklärung zu benützen. Die Fragen der Körperpflege, der Lebensführung außerhalb der Schule und besonders die Sorge für ausreichenden Schlaf, Verhütung von schädlichen Vergnügungen (Alkohol) und von Arbeitsüberlastung, nicht zuletzt auch die Fragen der sexuellen Erziehung, werden hier an erster Stelle stehen. Geeignete Drucksachen, in die Hand der Eltern gegeben, helfen manchen Widerstand beseitigen. Nachahmung verdient das Beispiel einer Dresdner höheren Schule, die in ihre „Elternbücherei" besonders auch hygienische Schriften aufgenommen hat. Der Lehrer übersendet bestimmten Eltern Bücher mit der Bitte, ihm eine Meinungsäußerung über den Inhalt zukommen zu lassen, und vermag damit einen gelinden Druck auf sie auszuüben.

Freilich lassen sich solche Einrichtungen heute nur an den wenigsten Stellen neu aufbauen, wie überhaupt die Frage der *Unterrichts- und Anschauungsmittel* unter den gegenwärtigen Verhältnissen kaum lösbar erscheint. Besonders auf dem Lande ist der Mangel an solchen Hilfsmitteln vielfach ein absoluter. Die Arbeitsschule kann diese Lücke durch Selbstanfertigung nur zu einem kleinen Teil ausfüllen[1]).

Am wenigsten Gewicht wird von der Lehrerschaft offenbar auf Belehrung durch das *Lesebuch* gelegt, das seine zentrale Stellung im Unterricht sichtlich eingebüßt hat. Trotzdem sind unmittelbar belehrende oder in Erzählungsform gehaltene Aufsätze, dem Kind in die Hand gegeben, ein wertvolles Hilfsmittel. Zum ersten Male, soweit bekannt, hat EBERHARD VON ROCHOW in seinem „Versuch eines Schulbuches für Kinder der Landleute" im Jahre 1772 einen Abschnitt „Von den Mitteln, die Gesundheit zu erhalten" gebracht. In neuerer Zeit sind besonders die durch Preisausschreiben des Niederrheinischen Vereins für öffentliche Gesundheitspflege (84) und des Vereins zur Bekämpfung der Schwindsucht in Chemnitz gewonnenen Aufsätze von THIELE u. a. bekannt geworden.

Um den hygienischen Schulunterricht zu fördern, hat K. A. LINGNER testamentarisch bestimmt, daß aus den Mitteln der Lingner-Stiftung jährlich *Preisausschreiben* an allen Schulen Sachsens für den besten hygienischen Aufsatz erlassen werden sollen (11). In den Jahren 1920—1922 haben unter Mitwirkung zahlreicher Fachmänner solche Preisausschreiben stattgefunden, und zwar wurden für die einzelnen Schulgattungen verschiedene Themen gestellt; als Preise wurden Bücher, Sportgegenstände usw. ausgesetzt. Die Betätigung war anfangs sehr rege (1920 = 1166 Bewerber), nahm aber aus nicht recht ersichtlichen Gründen dann rasch ab (1922 = 190). Von weiteren Ausschreiben wurde daher Abstand genommen, obwohl die rege Beteiligung gerade auch von Volks- und Berufsschülern und der sichtlich günstig wirkende Anreiz zur Beschäftigung mit gesundheitlichen Fragen die Fortsetzung wünschenswert erscheinen ließen.[2])

---

[1]) Über Anschauungsmittel s. S. 346. Bücher für die Hand des Lehrers s. Literatur „Wort, Schrift und Bild".

[2]) Über hygienischen Schulunterricht im Ausland s. S. 368 ff., insbesondere Italien (S. 371) und Vereinigte Staaten (S. 377).

6. Erwachsenenunterricht in Gesundheitspflege.

Auch neben dem besten Schulunterricht wird die Belehrung Erwachsener über gesundheitliche Fragen stets unentbehrlich sein, und ebenso wie der Schulunterricht kann sie nur im Zusammenhang mit den allgemeinen Bildungsbestrebungen recht gewürdigt werden. Der Stand der Gesundheitspflege hängt mit dem der Volksbildung eng zusammen. Mit Hebung der Bildung wächst nicht nur das Verständnis für hygienische Forderungen, sondern auch das Bedürfnis nach gesundheitsgemäßer Lebensführung.

Im letzten Jahrhundert hat trotz der Ausgestaltung des Unterrichtswesens die Volksbildung mit der Wissenschaft nicht Schritt halten können. Zum Teil lag dies, wie eingangs ausgeführt, an der Forschungsrichtung und inneren Haltung der Wissenschaft, zum Teil auch an dem bescheidenen Umfang dessen, was die Volksschule in den wenigen Unterrichtsjahren bieten konnte. Vor allem fehlte es aber an Einrichtungen, die dem einfachen Mann jenseits der Volksschule die Teilnahme an den Kultur- und Bildungsgütern ermöglichten. Der Bildungshunger weiter Kreise blieb ungesättigt, und der Bildungsgegensatz, der sich daraus ergab, hat nicht wenig zur Aufladung der sozialen Spannung beigetragen, unter deren Auswirkungen wir heute stehen. Solange diese Kluft nicht überbrückt ist, muß auch eine Verallgemeinerung hygienischer Kultur ein unerfüllter Wunsch bleiben.

An Versuchen, Brücken zwischen Wissenschaft und Volk zu schlagen, hat es in den letzten Jahrzehnten nicht gefehlt, und was damit erreicht worden ist, beansprucht nach Form und Inhalt für die vorliegende Frage besondere Beachtung. Wie in der öffentlichen Gesundheitspflege hat auch hier zuerst das Beispiel *Englands* die Richtung angegeben, und zwar geschah dies in Gestalt der „Universitätsausdehnungsbewegung" („University Extension Movement"), die Anfang der 70er Jahre von den Universitäten Oxford und Cambridge ihren Ausgang nahm. *Wissen zu übermitteln*, war der Leitgedanke dieser großartigen Bewegung, die, von vorbildlichem sozialen Geist getragen und so gut wie ganz aus privaten Mitteln unterhalten, im öffentlichen Leben Englands eine große Rolle gespielt hat. Um das Wissen möglichst zu vertiefen, bevorzugte man Lehrgänge an Stelle vereinzelter Vorträge und nahm auch Büchereien mit zu Hilfe. Durch Schlußprüfungen mit schriftlichen Arbeiten suchte man die Hörer zur Mitarbeit anzuregen. Die Bewegung, die von Anfang an auch die Gesundheitspflege mit berücksichtigte, und die mit ihr eng verbundene Büchereibewegung hat von ihrem Ursprungsland England aus vor allem in Amerika weite Verbreitung gefunden. Ihre Grenzen sind ebenso offenkundig wie ihre Vorzüge. Ihre Träger waren mehr oder weniger ausschließlich Universitätslehrer, daher war sie im wesentlichen auf die Stadt beschränkt, und auch hier kam sie, nicht grundsätzlich, aber tatsächlich, in erster Linie dem Mittelstand zugute. Da sie nur Wissen vermitteln sollte, fehlte ihr die Vertiefung zu einer wirklichen Bildungseinrichtung, deshalb ist ihr auch in ihrem Ursprungsland eine dauernde Wirkung versagt geblieben.

Auf Deutschland übertragen, hat die Universitätsausdehnungsbewegung auch rein äußerlich genommen weniger geleistet als in England. Die für die deutsche Hochschule bezeichnende Verfachlichung des Wissens erschwerte ihr von vornherein die Ausdehnung auf Laienkreise weit mehr, auch fehlte der Bewegung durch die schroffen Klassengegensätze der soziale Grundton, der sie in England auszeichnete. Darum haben die „Handwerker- und Arbeiterbildungsvereine", die „Humboldt-Akademie" (gegründet 1878), die „Gesellschaft für Verbreitung von Volksbildung" (später „Gesellschaft für Volksbildung", gegründet 1871) und wie diese Einrichtungen sonst hießen, ihren Teilnehmern nicht viel mehr als *zusammenhangloses Einzelwissen* zu geben vermocht. *Bildung* konnten sie nicht geben, vielmehr mußte ihre Arbeitsweise die mit jeder unzweckmäßigen Popularisierung verbundene Gefahr der Halbbildung heraufbeschwören.

Der breiten Masse der Bevölkerung, die ihrer am meisten bedurfte, kam die Belehrung nur zum Teil zugute. So wies die Humboldt-Akademie 1895/96 unter 2500 Hörern nur 2,6% Handarbeiter auf. Land und Kleinstadt blieben auch von dieser Bewegung im wesentlichen unberührt. Für die Hygiene war in diesem Rahmen nicht viel zu gewinnen, denn wenn sie auch überall in Vorträgen behandelt wurde, so fehlte doch bei der herrschenden Forschungsrichtung dem Hörer die innere Beziehung zum Stoff und die Möglichkeit mitzuarbeiten.

Ganz andere Wege haben die nordischen Staaten mit ihren *Volkshochschulen* eingeschlagen. Diese, zuerst in Dänemark von GRUNDTVIG (1844) und KOLD (1850) begründet, sind zur Bildung der *ländlichen Bevölkerung* bestimmt und vereinigen im Winter junge Männer, zum Teil im Sommer auch Frauen, für mehrere Monate zu engem Zusammenleben. Neben allerhand praktischem Wissen werden allgemeinere Fragen der Welt- und Lebensanschauung behandelt, und auch die Gesundheitspflege kommt nicht zu kurz, z. B. wird täglich Gymnastik geübt. Da die Volkshochschulen einen großen Teil der Bevölkerung erfassen — 1897 zählte man z. B. in Dänemark 68 Schulen mit 6000 Hörern, dazu etwa 82 000 frühere Schüler und 40 000 Schülerinnen — und da die besten Lehrkräfte gerade für gut genug für sie gehalten werden, ist der Bildungsstand in den nordischen Staaten ein durchschnittlich sehr hoher. Diesem ist es auch zu danken, daß neben einer fortschrittlichen alkoholgegnerischen Gesetzgebung auch Gesetze eingeführt werden konnten, die an die Einsicht der Bevölkerung so große Anforderungen stellen, wie das zur Bekämpfung der Geschlechtskrankheiten in Schweden.

Auch diese Bewegung hat sich auf Deutschland wegen seiner grundverschiedenen sozialen Struktur nicht unmittelbar übertragen lassen. Vor allem fehlt die für die nordischen Länder bezeichnende gleichmäßige Verbreitung des selbständigen Kleinbauerntums, während die Massen der Industriebevölkerung in den Vordergrund treten. Die deutsche Volkshochschule hat sich daher in ganz anderer Richtung entwickelt, und wo sie, wie z. B. in Dreißigacker in Thüringen, in neuester Zeit auch Volkshochschulheime hervorgebracht hat, sind diese in erster Linie für die Industriebevölkerung bestimmt.

Die heutige deutsche Volkshochschule lehnt bewußt die Zielsetzung der Universitätsausdehnungsbewegung ab. Ihr Ziel ist in erster Linie, den Volkskreisen, denen keine andere Bildungsmöglichkeit als die Volksschule zur Verfügung steht, also besonders der großen Masse der werktätigen Bevölkerung, dauernde Teilnahme an den Bildungswerten der Wissenschaft und Kunst zu ermöglichen. Damit verfolgt sie grundsätzlich ein anderes Ziel als die der Forschung und der Fachschulung dienende Universität.

Zudem berücksichtigt diese nur ganz nebensächlich die Charakter- und Willensbildung [MAX SCHELER (163)], die in der Volkshochschule um so mehr in den Vordergrund treten muß, je stärkeren Anteil die Jugendbewegung an ihr nimmt. Nicht Fortbildung des *Wissens* kann ihre Aufgabe sein, sondern Fortbildung des *Menschen*. Darum kommt es ihr weniger auf erschöpfende Vollständigkeit als auf intensives Eindringen in die Tiefe, weniger auf „Denkresultate" als auf „Denkmethode" an.

Was nun inner- und außerhalb von Volkshochschulen an hygienischen Vorlesungen geboten wird, entspricht nach Inhalt und Form nur zum kleinen Teil strengeren pädagogischen Anforderungen[1]). Meist stehen die *Medizin*, nicht die *Hygiene*, die Erscheinungen der verschiedensten Krankheiten, nicht die Pflege der Gesundheit im Vordergrund. Die Gefahren des Halbwissens, der Ausartung der Aussprache zu ärztlichen Sprechstunden, liegen dabei nur zu nahe. Überdies wird der Stoff häufig so konzentriert dargeboten, daß er für den Laien unverdaulich bleibt. Der „Vollständigkeitswahn" [Hodann (32)] vieler Vortragenden erschwert es dem Hörer, das für ihn Wesentliche herauszuholen. Was ihm an medizinischem Wissen gegeben werden muß, ist nur so viel, daß er Verständnis für die Arbeit und die Leistungsmöglichkeiten des Arztes gewinnt [Heyer (109)].

Im übrigen muß der Stoff organisch an das vorhandene Wissen anknüpfen und mit dem Erfahrungskreis oder der Weltanschauung des Hörers irgendwie in Beziehung stehen oder gebracht werden. Bei Industriearbeitern sind z. B. Voraussetzungen gegeben, die von denen der Bauern himmelweit verschieden sind, und darauf muß sich der Vortragende in der Wahl des Gegenstandes und der Behandlung einstellen. Das bedeutet weitgehendes Individualisieren und behutsames Anknüpfen an die gegebenen Voraussetzungen.

Der geschlossene Vortrag reicht dazu nicht aus, der Zwiesprache zwischen Lehrer und Hörer ist mindestens zum Schluß Raum zu geben, wenn nicht die besondere pädagogische Befähigung dem Lehrer gestattet, die ganze Belehrung in Form einer gegenseitigen Aussprache zu halten. Große Zuhörerscharen eignen sich dazu nicht, auch ist häufigeres Zusammenkommen Voraussetzung für tiefer eindringende Arbeit und wird bei richtiger Führung auch bald zum Bedürfnis. Deshalb ist die Form von *Arbeitsgemeinschaften* mit höchstens 30 Teilnehmern dem heute noch vorherrschenden System von Einzelvorträgen vor einem größeren Zuhörerkreis vorzuziehen. Freilich ist es nicht leicht, die Teilnehmer zu regelmäßigem Besuch anzuhalten. Praktische Arbeit, Verbindung mit unterhaltenden Veranstaltungen, Darbietungen historischer, ethnographischer und künstlerischer Art können hierzu als Hilfsmittel herangezogen werden. Die große Masse ist durch diese Arbeit allerdings nicht so schnell für den Gedanken der Hygiene zu gewinnen, die Erfolge reifen langsamer, aber sicherer. Vorläufig ist noch nicht einmal innerhalb der Volkshochschulbewegung der Bildungswert der Gesundheitspflege allgemein anerkannt. Selbst führende Köpfe, wie Eduard Weitsch (162), rechnen unter die Stoffe, denen besonderer Bildungswert zuzuerkennen ist, die Gesundheitslehre noch nicht mit ein.

Aus statistischen Feststellungen von Volksbildungseinrichtungen sind lehrreiche Einzelheiten über den Anteil der Gesundheitspflege zu entnehmen. Die Wiener volkstümlichen Universitätskurse, eine der ersten Einrichtungen dieser Art auf dem Festlande, haben von

Tabelle 1. *Teilnahme an den Fachgruppen.*

	Gesamtzahl = 100		Davon mit Volksschulbildung	
	männlich	weiblich	männlich	weiblich
Philosophie, Religion	57,05	42,95	32,33	36,21
Naturwissenschaften, Geographie	75,23	24,77	48,45	19,97
Volkswirtschaft, Sozialwissenschaften	85,81	14,19	62,10	9,71
Geschichte	65,77	34,23	55,50	20,74
Lebensgestaltung, Gesundheitspflege	42,57	57,43	35,84	38,25
Kunst, Literatur, Musik	45,05	54,95	30,93	39,19
Elementarfächer, Mathematik usw.	81,08	18,92	61,76	18,08
Berufsbildung	78,82	21,17	47,16	19,88

[1]) Das „Fiasko" vieler Volkshochschulen, von dem W. Gorn (104) spricht, beruht zum größten Teil auf pädagogischen und organisatorischen Mängeln. Auf anderen Gebieten, z. B. den Geisteswissenschaften, wird über solche Mißerfolge bezeichnenderweise weniger geklagt.

1895/96—1907/08 jährlich durchschnittlich 73,3 Kurse mit 8455,2 Hörern veranstaltet, die durchschnittliche Hörerzahl betrug also 115,3. Im Jahre 1907/08 fanden Hörer: ein Kursus über Berufskrankheiten und Arbeiterschutz 19, über Hygiene des Frauenlebens 171, über Chemie der Verdauung und Ernährung 114, über allgemeine Anatomie 108, über Geschlechtskrankheiten 115. Die Teilnahme an medizinisch-hygienischen Vorträgen bewegt sich also meist in der Höhe des Durchschnitts, was auch mit anderweitigen Erfahrungen übereinstimmt. Die Beteiligung der einzelnen Berufsstände und der Geschlechter geht aus dem Bericht der Sächsischen Landesstelle für freies Volksbildungswesen über das Jahr 1921/22 (335) hervor.

Tabelle 2.

Zusammensetzung der Teilnehmer an Vorlesungen über Gesundheitspflege und Lebensgestaltung. Nach Prozenten.

	Männlich	Weiblich	Zusammen
Arbeiter und Handwerkergehilfen	17,63	5,61	23,24
Kaufmännische und technische Angestellte	10,78	8,19	18,97
Beamte außerhalb der akademischen Berufe	3,74	7,57	11,31
Beamte mit akademischer Vorbildung, Lehrer, höhere Schüler	5,88	1,60	7,48
Selbständige Gewerbetreibende und gewerbliche Angestellte in leit. Stellung	2,85	2,49	5,34
Hausfrauen und Haustöchter, ohne besondere Erwerbstätigkeit	—	30,01	30,01
Ohne Berufsangabe	1,69	1,96	3,65
Gesamtzahl der Belegungen	42,57	57,43	74,09
Nur Volksschulbildung hatten	35,84	38,25	74,09
Weitergehende Bildung „	9,57	16,34	25,91

Während also von den *Männern* Stoffe wie Volkswirtschaft und Naturwissenschaften bevorzugt werden, scheint den *Frauen* außer Kunst, Literatur und Musik die Gesundheitspflege am nächsten zu liegen. Die Beschäftigung in Haus und Familie läßt dieses Bedürfnis nach hygienischer Belehrung verständlich erscheinen. Aufgabe der Volkshochschule wird es sein, ihm durch geeignete Stoffwahl entgegenzukommen. Auffallend ist, daß die Frauen mit Volksschulbildung nur einen geringen Vorsprung vor den Männern aufweisen, während bei den Gebildeteren der Anteil der Frau an hygienischen Vorlesungen fast doppelt so groß ist als bei den Männern. Die Arbeiterfrau muß also stärker als bisher zu diesen Veranstaltungen herangeholt werden.

Das Verhältnis der Teilnehmer an hygienischen Kursen zur Gesamthörerschaft, aus dem erst die wirkliche Beteiligung abgelesen werden könnte, hängt an den einzelnen Volkshochschulen wesentlich von der Zahl der gebotenen Vorlesungen ab. Recht groß ist der Abstand zwischen Groß- und größeren Mittelstädten einerseits, kleineren Orten andererseits. In fast der Hälfte der sächsischen Volkshochschulen hatten im Jahr 1922/23[1]) überhaupt keine medizinisch-hygienischen Vorlesungen stattgefunden, in verschiedenen, auch größeren Städten waren es unter 15—17, ja 44 und 49 Lehrgängen und Einzelvorträgen nur je eine einzige[2]).

Nur etwa der vierte Teil der medizinisch-hygienischen Vorlesungen wurde von Nichtärzten gehalten. Bemerkenswert ist die starke Beteiligung an einer sichtlich mit Geschick abgehaltenen, je 6—10 Stunden umfassenden Vortragsreihe über Leibesübungen und Körperpflege, die Oberlehrer Sachsse in Chemnitz

---

¹) Die folgenden Angaben verdanke ich der Landesstelle für freies Volksbildungswesen im Sächs. Unterrichtsministerium (Reg.-Rat Dr. KAPHAHN).

²) Einzelvorträge außerhalb der Volkshochschule sind hier nicht berücksichtigt, doch geben diese Zahlen ein annähernd richtiges Bild, weil nach den Beobachtungen des Sächsischen Landesausschusses für hygienische Volksbelehrung die größte Zahl der *öffentlichen* Vorträge, da, wo Volkshochschulen vorhanden sind, von diesen veranstaltet wird. Die Verhältnisse auf dem Lande kommen darin allerdings nur zum kleinsten Teil zum Ausdruck, wie auch die, wenigstens in den Großstädten, sehr häufigen Vorträge in Vereinen und geschlossenen Gesellschaften außer Betracht bleiben.

in einem Jahre nicht weniger als 16 mal, darunter mehrmals gleichzeitig in 3—4 Parallelgruppen abhalten mußte. Daß unter den 621 Teilnehmern 374 Frauen und 247 Männer waren, verdient als Zeichen für das erwachende oder erweckbare Interesse der Frau an diesen Fragen besonders bemerkt zu werden. Dieser Teil der Bildungsarbeit bedarf noch sehr des Ausbaues. Gutes ist z. B. von den Kursen zu erwarten, die an verschiedenen Volkshochschulen (z. B. Leipzig, Dresden, Jena) hauptsächlich von Lehrerinnen der Lohelandschule gehalten wurden. Dem Menschen das verlorengegangene Körpergefühl wiederzugeben und zu pflegen, ihn von Hemmungen des Bewegungsablaufs, der Atmung usw. zu befreien, die dem Träger unbewußt das Lebensgefühl auf das empfindlichste beeinträchtigen, ist nicht nur ein Teil, sondern eine grundlegende Vorbedingung jeder auf den ganzen Menschen gerichteten Bildungsarbeit. Denn ohne die rechte Einstellung zum eigenen Körper ist es ausgeschlossen, die innere Sicherheit und die fest begründete Stellung zu Leben und Welt wiederzufinden, die unserem Volk infolge des Übermaßes lebenswidriger äußerer Einflüsse in den letzten Jahrzehnten verlorengegangen ist[1]).

7. Die Technik der hygienischen Volksbildungs- und Werbearbeit.

Hinter den Fragen des Schul- und Erwachsenenunterrichts stehen die Fragen nach den sonstigen Verbreitungswegen und nach den Hilfsmitteln der Belehrungsarbeit an Bedeutung nicht zurück. Soll der Unterricht im Volke den rechten Widerhall und die nötige Stütze finden, dann muß auch die erwachsene Bevölkerung mit allen nur möglichen Mitteln von der Notwendigkeit der Belehrung überzeugt, für den Gedanken der Gesundheitspflege *geworben* werden.

Die Aufgaben der Propagandatechnik, die es hier zu lösen gilt, sind nicht allein vom Standpunkt des Hygienikers, sondern auch von dem des Psychologen und des Pädagogen aus zu behandeln [SEIFFERT (63)]. Die *Propaganda* berührt sich in den Mitteln, die sie anwendet, vielfach eng mit der *Reklame*. Während wir aber unter dieser eine Werbung mit mehr oder weniger egoistischer Tendenz verstehen, trägt die Idee, der die Propaganda dient, gemeinnützigen, kulturellen oder sozialen Charakter. Sinn und Ziel der hygienischen Propaganda sehen wir mit A. ROHRBACH, der diese Begriffe in bezug auf die Hygiene als erster näher untersucht hat (54), darin, den einzelnen zu der ethisch höchststehenden Form der Gesundheitspflege hinzuführen: dem freiwilligen Handeln, der Rücksichtnahme des einzelnen auf alle und aller auf den einzelnen. Daß sich auf dem Weg zu diesem idealen Ziel *Werbung* und *Belehrung*[2]) die Hand reichen, und daß sie in der Praxis meist gar nicht voneinander zu trennen sind, bedarf keiner besonderen Erörterung. Es ist aber notwendig, auf diese *beiden* Elemente der hygienischen Volksbildungsarbeit hinzuweisen, weil sowohl das eine als das andere leicht einmal vergessen wird, und es erscheint fraglich, was der Bildungsarbeit abträglicher ist: trockenes Dozieren und kühle Sachlichkeit oder übertriebenes Rühren der Werbetrommel und oberflächlicher Betrieb (Reklame!).

Unter den allgemeinen Fragen, die hier an uns herantreten, sind die wichtigsten die nach der Wahl des Stoffes, nach dem Ort, dem Personenkreis, an den wir uns wenden, und nach der Deckung der Kosten.

---

[1]) Nicht unerwähnt darf hier der erzieherische Wert des Militärdienstes bleiben, der für die Einbürgerung hygienischer Gewohnheiten in der ganzen Welt Bedeutendes geleistet hat.

[2]) ROHRBACH betrachtet die Belehrung als einen Teil der Propaganda. Selbstverständlich ist in jeder Werbung auch ein Stück Belehrung enthalten, doch handelt es sich dabei um eine mehr oder weniger oberflächliche Vermittlung von Wissensstoff. Belehrung in dem Sinn aber, wie wir ihn verstanden wissen wollen, als *Volksbildung*, unter Propaganda rechnen, hieße den Dingen Gewalt und Unrecht antun.

Wahl des Stoffes. Nicht jeder Stoff ist gleich dankbar, und je unentwickelter das hygienische Empfinden der Bevölkerung ist, desto behutsamer ist die Wahl zu treffen. So liegen die *ansteckenden Krankheiten,* auch die Tuberkulose, dem Laien im allgemeinen ferner, als gerade von Ärzten meist angenommen wird. So einfach und folgerichtig und daher leicht faßlich dem wissenschaftlich Geschulten dieses Gebiet erscheint, so schwer ist es für den Mann aus dem Volke, dem allgemein-biologische und anatomisch-physiologische Vorkenntnisse fehlen, eine anschauliche Vorstellung von dem Krankheitserreger, dem Krankheitsvorgang usw. zu gewinnen. Auch pflegt die innere Beziehung zum Stoff zu fehlen, solange nicht ein Krankheitsfall in der unmittelbaren Umgebung oder die Häufung gleichartiger Erkrankungen die Aufmerksamkeit darauf lenken. Der Aufklärung selbst durch die Tuberkulosefürsorge sind daher verhältnismäßig enge Grenzen gezogen.

Anders z. B. in der *Säuglingspflege!* Das innere Verhältnis zu dem Gegenstand ist hier in denkbar lebendigster Form gegeben. Gelegenheit zu eigner Beobachtung bietet sich innerhalb und außerhalb der eigenen Familie und läßt sich zur Anbahnung auch allgemein hygienischen Verständnisses um so eher benutzen, als die große Empfindlichkeit des kindlichen Organismus, der feinere und raschere Ablauf von Reaktionen auf äußere Einflüsse die Beobachtung erleichtern. Die Säuglingspflege gestattet auch am leichtesten, den Weg einzuschlagen, den wir als so bedeutsam für die Jugenderziehung kennengelernt haben: Gewöhnung an richtiges Handeln, auch wo das Verständnis noch nicht reif ist. „Die Einstellung zu dem Problem ‚Mutter und Säugling‘ ist eine traditionelle, eine *Sitte,* die viel weniger durch persönliche Einsicht als durch die sog. öffentliche Meinung bestimmt wird. Das Angriffsziel der Aufklärungsarbeit ist deshalb die öffentliche Meinung. Es gilt, durch die öffentliche Meinung solche Sitten und Gebräuche zu erzwingen, die zwangsläufig zu dem angestrebten Endziel hinführen müssen" [JUCKER (37)][1].

In den Fragen der *Sitte* und der *Sittlichkeit* liegt auch der Schwerpunkt in der *Alkoholfrage.* Zwar geht man ihr vielfach aus dem Wege, weil sie mit stimmungsmäßigen Vorurteilen belastet ist und weil der folgerichtige Verzicht auf Alkoholgenuß im gesellschaftlichen Leben gewisse Unbequemlichkeiten mit sich bringt, solange die für den Gebildeten eigentlich selbstverständliche Duldsamkeit in solchen Dingen noch nicht allgemeiner geworden ist. Gerade darin liegt aber ihr besonderer Vorzug für die Charakterbildung. Die Mehrzahl der sozial-hygienischen Fragen, z. B. die Wohnungsfrage, die Bekämpfung der Tuberkulose, gestatten dem einzelnen nur eine mittelbare theoretische Betätigung. Die eigentliche Lösung hängt hier von den wirtschaftlichen und sozialen Verhältnissen, von den gesetzgebenden Körperschaften usw. ab. In der Alkoholfrage ist es dagegen *jedem* möglich, durch das eigene Tun und Lassen das Übel an der Wurzel zu packen [M. VOGEL (75)]. Erfahrungsgemäß hilft alkoholfreie Lebensführung auch mehr Abstand von den sonstigen Aufgaben des Lebens zu gewinnen, den Blick für hygienische Mängel zu schärfen und die Erholungszeit zweckmäßiger anzuwenden. Alkoholgegnerische Organisationen, soweit sie sich nicht nur der Trinkerfürsorge widmen, sind deshalb oft auch Träger allgemeiner Lebensreform und reger Volksbildungsarbeit. Da die unmittelbare Behandlung der Alkoholfrage leicht auf Vorurteile stößt, empfiehlt sich das Verfahren von Oberlehrer W. ULBRICHT-Dresden (158), von der Ver-

---

[1] Die Literatur über Unterricht in Säuglingspflege ist ungemein reichhaltig (s. z. B. 31, 59, 117). Ein auch hinsichtlich der Literaturangaben erschöpfendes Bild haben im Jahre 1915 PEIPER und GERCKE (134) sowie ROSENHAUPT (145) gegeben.

edelung des geselligen Lebens auszugehen, alte vergessene Formen geselliger
Betätigung wieder aufzunehmen — wieder ein Weg, durch bessere Gewohnheiten dem bewußten Tun den Weg zu bereiten —; Lehrer und Erzieher einerseits, Frauen und Mütter andererseits sind für diese Aufgaben an erster Stelle
zu gewinnen.

Was der Alkoholfrage noch besonderen Wert für die hygienische Pionier-
arbeit verleiht, die unausgesetzte Gegenwärtigkeit der Aufgabe und der Anschauungsunterricht durch das tägliche Leben, gilt auch für die Körperpflege,
die Ernährung und andere Fragen, denen früher von der Ärzteschaft zu geringe
Aufmerksamkeit zugewandt worden ist. Vom Ausland, insbesondere von den
Vereinigten Staaten, hätten wir darin längst lernen können. — Die Möglichkeit
gemeinschaftlicher Betätigung kommt insbesondere der Ausbreitung der Leibesübungen sehr zustatten, und an diese läßt sich die übrige persönliche Gesundheitspflege leicht anknüpfen.

In Verbindung mit praktischen Aufgaben dieser Art lassen sich auch am
leichtesten die unentbehrlichen *anatomischen* und *physiologischen Grundlagen*
vermitteln. Planmäßige Darstellungen des gesamten Körpers dagegen, die,
wie es auch der Universitätsunterricht zu tun pflegt, mit den Knochen beginnen
und mit den Sinnesorganen aufhören, muten dem Laien eine Belastung zu, der
er in der Regel nicht gewachsen ist und die ihn daher eher abschreckt als anzieht.
Nur wo die Nutzanwendung im Vordergrund steht, wird das Interesse auch an
diesem Stoff lebendig. Allerdings kommt es auch sehr auf die Darstellungsweise
an. Der an abstrakte Denkarbeit nicht gewöhnte Erwachsene will nicht anders
als das Kind von seinem unmittelbaren Erfahrungskreis ausgehen. So ist sein
Interesse vielmehr darauf gerichtet, zu erfahren, was unter der seinen Sinnen
zugänglichen Körperoberfläche liegt, wovon die Körperformen bestimmt werden,
also von außen nach innen vorzudringen, als den umgekehrten, an sich vielleicht
logischeren Weg von innen nach außen zu gehen. Auch liegt es dem Laien
weit näher, den Arm oder das Bein als funktionelle Einheit aufzufassen, als
sich die Einzelbestandteile dieser Lebenseinheit aus den einzelnen Organ-
systemen zusammenzusuchen, und auch bei den inneren Organen ist ihm die
Tätigkeit viel wichtiger als der *Bau*. Funktionelle Anatomie an Stelle der beschreibenden, wie sie Braus im Hochschulunterricht angebahnt hat, ist deshalb
für die hygienische Volksbelehrungsarbeit das einzig Richtige. — Ähnliches gilt für
die von vielen Ärzten als besonders wichtig betrachtete systematische Bekämpfung
des Kurpfuschertums. Der Begriff der Kurpfuscherei ist für den Laien an sich
viel zu abstrakt, als daß er viel für ihn übrig hätte. Wo es aber gelingt, aus
dem Stoff zwanglos entsprechende Folgerungen herauswachsen zu lassen, wo
also der positive Gegenpol der Kurpfuscherei, das richtige Tun, stärker als das
Negative hervortritt, ist auch die Aufnahmebereitschaft ohne weiteres vorhanden.

Ein Stoff, der in den deutschsprechenden Ländern verhältnismäßig wenig
behandelt wird, ist *geistige Hygiene* — nicht als ob das Interesse dafür im
Volke fehlte, sondern wohl weil dieses Gebiet mehr Darstellungskunst erfordert,
als sich der Arzt meist aus Mangel an Redeschulung zutraut. Gerade diese Fragen
sind aber von durchschlagender Wichtigkeit, weniger im Hinblick auf die Psychiatrie, so wichtig auch das ist (53), als um einer *vernünftigen Arbeits-* und *Lebensweise* willen, wie sie uns von der neuzeitlichen Arbeitskunde [s. z. B. Riedel (223)],
nahegelegt werden. Die romanischen und die englischsprechenden Länder sind
uns in der Pflege geistiger Hygiene unstreitig voraus (s. S. 371, 380), sie würde
unserem Volk unter den gegenwärtigen Verhältnissen mehr not tun als irgendeinem anderen.

Personenkreis und Ort sind für die Art des Vorgehens bestimmend. Überall in der hygienischen Volksbelehrung gilt der Satz, daß das Volk da aufgesucht werden muß, wo es sich aus eigenem Antrieb zur Unterhaltung oder Belehrung zusammenfindet. Am leichtesten sind Kreise von Hörern zur Mitarbeit zu gewinnen, bei denen gemeinsame Interessen, gleiche Lebensverhältnisse, gleiche Vorbildung auch eine gemeinsame Grundstimmung oder gleiche Aufnahmefähigkeit erwarten lassen. Selbst etwas schwierigere Fragen, wie die der Bevölkerungspolitik und Rassenhygiene, finden Verständnis, wenn sie an die richtigen Leute herangebracht werden [Bund der Kinderreichen (261)]. Elternabende, Berufs- und Standesvereine, Gewerkschaften, politische und wirtschaftliche Vereinigungen, die von Fürsorgestellen erfaßten Kreise der Bevölkerung, auch die Insassen von Krankenhäusern, Lungenheilstätten und Gefängnissen sind ein aufnahmebereiter Boden, wenn nur der Stoff entsprechend ausgewählt und gestaltet wird.

An Organisationen, die sich ausschließlich mit Gesundheitspflege beschäftigen, wie z. B. dem Deutschen Verein für Volkshygiene, beteiligt sich im allgemeinen nur, wer von vornherein für diese Fragen mehr Interesse hat, während die der Belehrung Bedürftigsten auch am gleichgültigsten zu sein pflegen. Aussichtsreicher sind dagegen Vereinigungen mit verwandten sozialen und kulturellen Zielen, z. B. Dürerbund, Heimatschutz, Bodenreform, und je mehr die betreffende Arbeit zur Selbsttätigkeit erzieht, wie die Alkoholfrage, desto eher sind auch in diesen Kreisen Mitarbeiter zu gewinnen.

Bevorzugter Pflege bedarf die Arbeit in der Kleinstadt und auf dem Lande. Im Gegensatz zur Überfütterung der Städter wird die Landbevölkerung meist stiefmütterlich behandelt, obwohl sie der hygienischen Belehrung besonders bedarf [Galli-Valerio (21)]. Freilich ist die Arbeit mühsamer und erfordert mehr Mittel und Kräfte, als heute zur Verfügung stehen; der engere Gesichtskreis verlangt eine größere Beschränkung im Stoff, das zähe Festhalten am Hergebrachten viel Takt und Kenntnis der Bauernseele; die Mangelhaftigkeit der Schulbildung und der Übung im Denken muß durch Anpassung an den Erfahrungskreis, an Sprache und Denkweise ausgeglichen werden [Kriechbaum (39—41)], kurz, die Anforderungen, die an die pädagogischen Fähigkeiten des Volkslehrers auf dem Lande gestellt werden müssen, sind noch größere als sonst. Erfolglos werden meist Versuche sein, von außen her, etwa durch Wanderlehrer, in die Landbevölkerung Belehrung hineinzutragen. Nur zu eingesessenen, bodenständigen Persönlichkeiten, zu dem Arzt, dem Lehrer, dem Pfarrer gewinnt der Bauer das nötige Vertrauen, ihr Beispiel ist im Guten wie im Schlechten für den Erfolg aller Bemühungen ausschlaggebend [Grassl (28)]. Besondere Bedeutung kommt hier den Vereinen für ländliche Wohlfahrtspflege zu, die sich zum Teil, so in Württemberg, auch schon planmäßig mit diesen Aufgaben beschäftigt haben.

Die größte Gefahr liegt in der Stadt nicht weniger als auf dem Lande in einem *Zuviel* des Gebotenen. Unleugbar hat der Krieg und seine Folgen eine gewisse Betriebsamkeit und Überorganisation in der Gesundheitsfürsorge und der hygienischen Belehrung gezeitigt. Nachhaltig wirkt aber gewöhnlich nicht, was äußerlich starken Eindruck macht, wie Massenveranstaltungen von Vorträgen und Filmvorführungen, sondern was sich im Stillen von kleinen Anfängen aus organisch weiterentwickelt. Weniger die technischen Mittel der Aufklärung sollen darum im Vordergrund stehen, als die Persönlichkeit dessen, dem geholfen werden soll, wie auch dessen, der helfen soll [Jucker (37)]. Auf diesem Wege läßt sich auch die Kostenfrage am leichtesten lösen. Je äußerlicher der Betrieb ist, desto teurer ist er gewöhnlich auch, die mehr in „die Tiefe wirkende Arbeit dagegen erfordert kaum Geld, nur guten Willen und einige Energie" [Braeuning (86)].

Die Frage, ob die Nutznießer der Belehrung zu den *Kosten* beitragen sollen, ist nicht nur zu bejahen, weil heute der verarmte Staat die nötigen Mittel gar nicht aufbringen könnte, sondern auch aus sozial-pädagogischen Gründen. Je mehr durch den behördlichen Fürsorgeapparat die Kräfte und der Wille zur Selbsthilfe verkümmert sind, desto dringlicher ist nun die Weckung aktiver Kräfte und des Selbstverantwortungsgefühls. Das Volksbewußtsein muß von dem Gedanken durchdrungen werden, daß gewisse Aufwendungen für Gesundheitspflege ebenso zu den staatsbürgerlichen Pflichten gehören wie steuerliche und andere Leistungen. Außerdem liegt es in der Natur des Menschen, das höher zu bewerten, wozu er selbst irgendwie beigetragen hat. Über die unmittelbare Kostendeckung hinaus gelingt es sogar nicht allzu schwer, aus Eintrittsgeldern für Vorträge u. dgl. Mittel für anderweitige hygienische Arbeit zu sammeln [s. z. B. Dietrich (298)].

Der Staat soll unter normalen Umständen bei der Einzelarbeit nur eingreifen, wenn alle anderen Mittel ernstlich versucht sind [Jucker (37)]. Nur in Zeiten wirtschaftlicher Not und bei dringlichen Anlässen wird er öfter helfend einspringen müssen. Im übrigen werden die zentralen Geldmittel nie ausreichen, um auch nur den größeren Teil des Notwendigen zu leisten, und es ist nicht nur vom finanziellen, sondern auch vom erzieherischen Standpunkt aus (Selbsthilfe!) das Richtige, wenn die Mittel von möglichst vielen Seiten her zusammengebracht werden[1]). Die Aufgaben des Staates bezüglich der hygienischen Volksbelehrung liegen in der Hauptsache darin, daß er den großen Rahmen für die Arbeit schafft, die einschlägigen Fragen des Unterrichts und der Verwaltung zentral bearbeitet, auf dem Wege der Gesetzgebung usw. entgegenstehende Hindernisse beseitigt, Lehrmittel, Lehrmethoden usw. ausbauen hilft. Auch vorbildliche hygienische Maßnahmen in den Staatsbetrieben sind mit hierher zu rechnen. Nicht an letzter Stelle steht die mittelbare Förderung der Belehrung durch Fürsorgeeinrichtungen, Beratungsstellen usw., wenn dabei nur mehr Wert auf die Betätigung geeigneter Persönlichkeiten als auf den äußeren Apparat gelegt wird. Je weniger die Absicht der Belehrung hervortritt, desto vorteilhafter ist es im allgemeinen. Rein amtlich aufgezogene Veranstaltungen pflegen darum nicht der beste Weg zu sein, um der Sache neue Freunde zu werben. Eine je breitere Grundlage in der Bevölkerung selbst gewonnen werden kann, desto größer ist das Vertrauen zur Sache und damit auch der Erfolg (s. dazu auch „Großbritannien" S. 373).

„*Arbeitsgemeinschaft*" (d. h. insbesondere auch enge Verbindung mit Wirtschaftskreisen), „*persönliche Note*" seitens der berufenen Träger der Gesetze und zweckmäßige „*Geschäftsführung*" sind nach Dietrich-Hoyerswerda (299) die drei Grundsteine der Fürsorgearbeit, wie er sie auf dem Gebiet der Tuberkulosebekämpfung mustergültig, auch in bezug auf den Erfolg, organisiert hat. Bei Veranstaltungen dieser Art kommt es nicht nur darauf an, Aufklärung über die Tuberkulose usw. ins Volk zu tragen, sondern auch für die Fürsorgeeinrichtungen zu werben und Mittel für sie zu beschaffen. Die Vereinigten Staaten sind uns auch in dieser Werbearbeit voraus.

---

[1]) Die aus der Volksbildungsarbeit entstehenden Kosten sind schon vor Jahrzehnten in England zum Teil aus Alkoholsteuern (Sprite money) gedeckt worden. Das Alkoholzehntel in der Schweiz, die Einkünfte aus dem Gotenburger System in Schweden und Norwegen, im Deutschen Reich ein allerdings bescheidener Teil aus den Branntwein-Monopol-Geldern, sind zur Bekämpfung des Alkoholismus verwendet worden. Dieses Verfahren ist noch sehr ausbaufähig und könnte der vorbeugenden Gesundheitspflege ohne Schwierigkeiten die erforderlichen Mittel liefern [Ascher (2)]. Es würde auch dem Wunsche nach Verteilung der Kosten auf möglichst viele Schultern nicht widersprechen, wenngleich diese Steuer nicht freiwillig und gern getragen zu werden pflegt.

Von besonderem Erfolg pflegen bei guter Organisation sog. *Gesundheitswochen* zu sein. In den uns heute geläufigen Formen sind sie zuerst wohl in Amerika und *England* durchgeführt worden (Health week). Die Leitung lag dort in den Händen anfangs des Agenda Clubs, jetzt des Royal Sanitary Institute, 50 größere und 100 kleinere Städte und Ortschaften waren im Jahre 1913 daran beteiligt. In einer solchen Woche werden gewissermaßen die Truppen aller Waffen, soweit sie in irgendeiner Weise für die Volkswohlfahrt zu Felde ziehen, zu einer gemeinsamen Operation aufgeboten (305). In den vorbereitenden Ausschüssen sind neben den Gesundheitsbehörden die Schulen, Armenverwaltungen, Versicherungsanstalten, Geistliche, Ärzte, Krankenpflegepersonen, die Presse und alle privaten charitativen Vereinigungen vertreten. Bezeichnenderweise stellt der Engländer als Leitgedanken die *Selbsthilfe in gesundheitlichen Fragen* auf. Kinovorführungen, Gesundheitsausstellungen, Säuglingskonkurrenzen[1]), allgemeine Reinmachetage(!), Besichtigung vorbildlicher hygienischer Betriebe (Wasserwerke, Kläranlagen, Mütterschulen, Krankenhäuser, Freiluftschulen) stehen im Programm neben Vorträgen, die von der Hygiene des täglichen Lebens, von Krankheitsverhütung, Ernährung, Seife und Wasser, Mutter und Säugling, Hygiene des Hauses, des Schulkindes, der Kleidung usw. handeln. In Deutschland ist eine *Groß-Berliner Gesundheitswoche* vom 16. bis 21. März 1925 veranstaltet worden, die sich allerdings in verhältnismäßig bescheidenen Bahnen bewegte. Vorbildliches sowohl an Intensität, als auch Originalität der Darbietungen und erzieherischem Geschick hat Wendenburg (336) mit seiner *Kindergesundheitswoche* in Gelsenkirchen (28. VI.—5. VII. 1925) geleistet. Es ist ihm gelungen, weiteste Bevölkerungskreise zu tätigster Mitarbeit heranzuziehen, wozu vor allem die praktische Darstellung der hygienischen Notwendigkeiten am lebendigen Kindeskörper viel beitrugen. Das Normale, Gesunde, die Leistungssteigerung und die Vorbeugung wurden dabei stark in den Vordergrund gerückt, an Stelle von Belehrung wurde Unterhaltung in den verschiedensten Formen geboten. Eine *Tuberkulosewoche* (um nur noch eines statt vieler Beispiele zu nennen) ist im Juni 1924 in *Freiburg i. B.* durchgeführt worden [Uhlenhuth (334)], der zweckmäßigerweise ein Lehrgang für Lehrer eingegliedert wurde. Eine *Reichsgesundheitswoche* in größerem Ausmaß wird auf Anregung der Krankenkassen (325) für das Frühjahr 1926 vom *Reichsausschuß für hygienische Volksbelehrung* gemeinsam mit sämtlichen maßgebenden Organisationen vorbereitet. Dauererfolg werden alle solche Veranstaltungen freilich nur haben, wenn die durch diese Massenwerbung aufgerüttelte Bevölkerung nun auch weiterhin in die Schule geduldiger Belehrungsarbeit genommen wird. Doch führt uns dies schon in die Einzelfragen der Propagandatechnik hinein, denen der folgende Abschnitt vorbehalten ist.

Es sei nur noch kurz einiger Einrichtungen gedacht, bei denen die Werbung für die Idee mit *gesetzgeberischen Maßnahmen* verknüpft ist. Das im Ausland weitverbreitete *Gemeindebestimmungsrecht* (G.B.R.), d. h. das Recht aller erwachsenen Gemeindemitglieder, über Erweiterung, Erhaltung oder Beschränkung der Schankkonzessionen abzustimmen, hat neben dem Ergebnis der Abstimmung selbst eine ausgezeichnete erzieherische Wirkung, insofern die Wähler gezwungen sind, sich immer wieder mit der sonst gern beiseitegeschobenen Alkoholfrage zu beschäftigen, auch pflegen vom einen zum anderen Mal die der Einschränkung

---

[1]) Die Anrufung des Egoismus zu hygienischen Zwecken ist nicht neu, bekannt sind ja z. B. die Impfmedaillen. Wettbewerbe mit Belohnung z. B. für das bestgepflegte und -entwickelte Kind haben freilich ihre Schattenseite, weil die erbliche Anlage, an der der Belohnte keine Verdienste hat, oft stärker ins Gewicht fällt als die Umwelt. Besser ist es darum, nach dem Vorbild von Wendenburg in Gelsenkirchen (s. oben) den bestgepflegten Körper, die bestgehaltenen Zähne usw. *unabhängig von der Anlage* mit Preisen auszuzeichnen, weil dadurch der Eifer von Eltern und Kindern mit ganz anderem Erfolg angestachelt wird.

folgenden günstigen sozialen und wirtschaftlichen Wirkungen das Interesse an der Sache zu beleben. Entsprechende Erfolge sind von dem *Gesundheitszeugnis* zu erwarten, das von den Rassenhygienikern als Bedingung für die Eheschließung gefordert wird [vgl. Lenz (203) und Fetscher (181)]. Auch wer den unmittelbaren Erfolg der Maßnahme nicht hoch einschätzt, wird zugeben, daß schon viel gewonnen ist, wenn jeder Ehekandidat weiß, daß die gesundheitliche Frage bei der Eheschließung maßgebend ins Gewicht fällt. Auf diese Weise dringt allmählich doch hygienisches Denken ins Volk.

Unsere Betrachtungen wären unvollständig, wenn sie nicht auch die *Hemmnisse* berührten, die sich der hygienischen Volksbelehrung entgegenstellten. Soweit sie in der Problemstellung selbst enthalten oder im Vorstehenden schon gestreift sind — Unwissenheit und Aberglaube —, bedürfen sie keiner weiteren Erörterung. Ebenso gehört das der wissenschaftlichen Medizin feindlich gegenüberstehende Kurpfuschertum zu den Fragen, deren Lösung aus einer planmäßigen hygienischen Durchbildung von selbst erwachsen muß. Der Weg bis zu diesem Ziel ist allerdings noch weit und mühsam, doch erscheint es angesichts der psychologischen Tatsachen fraglich, ob durch gesetzliche Maßregeln eine schnellere grundsätzliche Besserung herbeigeführt werden kann.

Sehen wir ab von dem bewußten Widerstand, der von manchen Seiten aus wirtschaftlichen Gründen, der Aufklärung, z. B. über die Alkoholfrage, entgegengesetzt wird und von den Hindernissen, die in der Gesetzgebung liegen — man denke z. B. an die Frage der Schankkonzessionen und was damit zusammenhängt — so liegt wohl das *größte Hemmnis* der hygienischen Belehrungsarbeit in der *schlechten wirtschaftlichen Lage breiter Volkskreise*. Die Wohnungsnot, der Mangel an allem, was zu des Leibes Notdurft gehört, lassen alle Lehren nutzlos verhallen, die unter diesen Umständen undurchführbar sind. Ehe hier nicht Wandel eintritt, kann von aller Belehrungsarbeit ein sichtlicher Erfolg gerade in den bedürftigsten Schichten nicht erwartet werden.

8. Die Hilfsmittel der hygienischen Volksbelehrung.

Das Werkzeug, das uns zur Verfügung steht, um hygienisches Wissen ins Volk zu tragen, ist ein ungemein vielseitiges. Keines von allen kann Anspruch darauf erheben, für sich allein bewertet und verwendet zu werden, nur in engem Zusammenhang miteinander nehmen sie den richtigen Platz ein. Ihre zweckmäßigste Verwendung, je nach Ort, Zeit und Zuhörerkreis, die Ergänzung des einen durch das andere und ihre Zusammenfassung zu einem lebensvollen Ganzen ist nicht nur eine Frage der Propagandatechnik, sondern weit mehr noch eine solche des pädagogischen Geschicks. Nur von dieser Voraussetzung aus gesehen, können die nachfolgenden Betrachtungen ihren Zweck erfüllen.

a) Das gesprochene Wort.

Unter den Mitteln, die uns zur Beeinflussung und Belehrung anderer Menschen zur Verfügung stehen, ist von jeher das gesprochene und geschriebene Wort das vielseitigste und bedeutungsvollste. Zur mündlichen Belehrung bedienen wir uns, wenn wir von der Unterredung unter vier Augen absehen, an erster Stelle des zusammenhängenden Vortrags. Kriechbaum (a. a. O.) nennt ihn das beste und eindringlichste, aber auch das schwierigste und mühevollste Mittel. Über dem ersten Teil des Satzes wird leicht der zweite übersehen: der Gebrauch des Wortes will gelernt sein. Wenn in der Gegenwart soviel geklagt wird, daß die Persönlichkeit eine zu geringe Rolle im Volksleben spielt, so wird die mangelhafte Pflege der freien Rede leicht als mitwirkende Ursache übersehen. Die neuzeitliche Ausgestaltung des Buchdruckes hat die unmittelbare Einwirkung führender Persönlichkeiten auf das Volk, wie sie z. B. im politischen Leben des klassischen Altertums gegeben war, größtenteils vernichtet. Weitaus die meisten Reden sind nur noch zur Verbreitung durch die Presse bestimmt. Von einer bewußten Pflege der Redekunst kann heute in Deutschland, anders als in den romanischen und englisch sprechenden Ländern, kaum die Rede sein. Insbesondere die Schulen — die höheren fast noch mehr als die Volksschulen — legen auf freien mündlichen Ausdruck, d. h. auf selbständige Gestaltung dessen, was der Schüler denkt (nicht was er glaubt, denken zu sollen), noch viel zu wenig Gewicht, und doch wäre eine solche Erziehung für unser ganzes kulturelles Leben von größter Bedeutung.

Gerade die Volksbildungsarbeit im Sinne der Volkshochschule wird in ihrem Erfolg wesentlich von der *Form* bestimmt, in der das Bildungsgut dargeboten wird. Auf diese muß deshalb mehr geachtet werden als etwa in der Universität, und mit Recht wird darum in den nordischen Volkshochschulen bei der Wahl der Lehrer besonderes Gewicht auf die Befähigung zur freien Rede gelegt. Daneben ist es natürlich für die Volkshochschule, die tätige Mitarbeit von ihren Schülern verlangt, nicht gleichgültig, inwieweit auch die Hörer gewohnt sind und wagen, ihre Gedanken unbekümmert zum Ausdruck zu bringen. Wer diese Arbeit kennt, weiß auch, wie leicht sich angelernte, oberflächliche Formeln an die Stelle des wahrhaftigen, frei gestalteten Ausdrucks drängen.

Welche Anforderungen sind an einen guten Vortrag zu stellen? Zunächst muß die Sprache klar, frei von Schwulst und vor allem frei von allen entbehrlichen Fremdwörtern sein. Mit Fachausdrücken gespicktes „Ärztedeutsch", am Schreibtisch ausgeklügelte Redewendungen können niemals die enge Verbindung zwischen Sprecher und Hörer herstellen, die wir brauchen. Alles ist so einfach als möglich auszudrücken. Fremdwörter sind zu vermeiden, und wo sie unentbehrlich sind, allgemein verständlich (nicht durch andere Fremdwörter!) zu erläutern. Nur vom Redner selbst klar Durchdachtes kann auch vom Zuhörer richtig erfaßt werden. Wer glaubt, durch die Fülle gelehrter Einzelheiten und Fachausdrücke der Autorität der Wissenschaft zu dienen, bleibe der Volksbildungsarbeit lieber fern.

Zweitens muß der Hörer stets das Gefühl haben, ernst genommen zu werden. Verwickeltere Verhältnisse müssen wohl fast stets auf einfachere Linien zurückgeführt werden, um vom Nichtfachmann verstanden werden zu können, doch darf der Stoff nie ad usum populi zurechtgemacht werden. Die Forderung nach strenger Wahrhaftigkeit läßt sich selbst bei schwierigen Fragen erfüllen, wenn nur auf überflüssiges Beiwerk verzichtet wird. Es schadet auch gar nichts, wenn mitunter die Relativität unserer Erkenntnisse aufgezeigt wird, im Gegenteil, dem Bildungszweck kommen wir oft näher, wenn wir eine Frage offen lassen, anstatt sie diktatorisch zu beantworten. Dem Takt in der Menschenkenntnis des Vortragenden muß es überlassen bleiben, sich den bei seinen Zuhörern gegebenen Voraussetzungen anzupassen und die richtige Mittellinie zwischen zu populärer, seichter und zu wissenschaftlicher, zu gedrängter Darstellung zu finden.

Je bildhafter die Sprache ist, desto leichter dringt sie zum Herzen des Hörers. Darum ist auch auf dem Lande die Benutzung des Dialekts geradezu geboten und auch ein gelegentlicher humoristischer Einschlag, ein lustiger Vergleich ist ein nicht zu verachtendes Mittel, um die Gefühle der Zuhörerschaft zum Mitschwingen zu bringen. Da abstraktes Denken dem einfachen Mann sehr schwer fällt, sind praktische Beispiele, u. U. auch einfachste Kreidezeichnungen an der Wandtafel, zur Erläuterung theoretischer Gedankengänge unentbehrlich [HODANN (32)].

Als Drittes ist gute Gliederung des Stoffes zu verlangen. Unübersichtlich aneinandergereihte Einzelheiten, die dem Zuhörer keine Schätzung gestatten, ob man sich am Anfang, in der Mitte oder am Ende des Vortrags befindet, ermüden sehr rasch. Auch darf das Stoffgebiet nicht zu groß bemessen werden, nicht nur um den Vortrag nicht ungebührlich auszudehnen ($^3/_4$ bis 1 Stunde ist im allgemeinen die höchste Grenze), sondern auch, um der Gefahr zu oberflächlicher Behandlung zu entgehen.

Zur guten Anordnung des Stoffes gehört mit an erster Stelle die richtige Wahl des Ausgangspunktes (nicht nur für den Einzelvortrag, sondern auch für Vortragsreihen) und die Einstellung auf die jeweilige Hörerschaft. Ein weniger schematischer Ausbau erschwert natürlich dem Lehrer die Aufgabe, aber vortragen soll grundsätzlich überhaupt nur, wer den Stoff so beherrscht, daß er ihn lebendig zu gestalten vermag.

Geradezu klassische Beispiele dafür, wie durch interessantere Fragen von vornherein die Anteilnahme geweckt werden kann, gibt Kriechbaum (39). Allgemeine biologische Gedankengänge, wie er sie einbezieht, helfen auch die Klippe allzu medizinischer Stoffbehandlung und damit der Gefahr aus dem Wege zu gehen, daß die stets erwünschte Aussprache den Charakter einer ärztlichen Sprechstunde annimmt.

Eindringlich wirkt der Vortrag ferner nur, wenn er frei gehalten wird. Gute Vorbereitung ist auch für den Redegewandten unentbehrlich, aber eine Wort für Wort vorgelesene Ausarbeitung hat stets etwas Quälendes an sich und läßt auch den besten Inhalt nicht zur Wirkung gelangen. Die von vornherein festgelegte Form gestattet keine Anpassung an Zuhörerkreis und Ort, vor allem auch keine Kürzungen, die bei solchen Vorträgen meist besonders nötig wären. Das Unpersönliche, Schematische vorgelesener Vorträge tritt besonders stark bei fertig ausgearbeiteten Begleittexten zu Lichtbildern und Filmen hervor. Es genügt, wenn der Rohstoff und seine Gliederung in Stichworten an die Hand gegeben wird, etwa nach Art der von Beschorner ausgearbeiteten Dispositionen zu Tuberkulosevorträgen (173).

Endlich ist auch dem *äußeren Rahmen des Vortrages* gebührende Beachtung zu schenken. Schon die Art der Ankündigung, der mehr oder weniger anziehende Titel, beeinflußt die Wirkung. So entspricht es nicht den Erfahrungen der Propagandatechnik, wenn der Titel zu lang und umständlich gewählt wird, sondern er muß kurz, knapp und gefühlsbetont sein [Mamlock (44)].

Wo die Bevölkerung erst für die Sache gewonnen werden soll, ist es geraten, die Belehrung mit Unterhaltung zu verbinden und den Vortrag nicht als Hauptzweck erscheinen zu lassen. Musikalische Darbietungen ernster und heiterer Art, Deklamationen, ja auch kleine Theateraufführungen kann man nach dem Beispiel von Welde (79—81) in seinen Leipziger Mütterkursen als Anlockungsmittel benutzen. Nur müssen die Vorführungen möglichst von einheimischen Kräften geboten werden und den berechtigten Ansprüchen der Geschmackskultur (im Sinne des Dürerbundes) entsprechen, zwei Forderungen, die nicht immer leicht miteinander in Einklang zu bringen sind. Freiwillige Kräfte sind auch notwendig, dem Vortragenden die mancherlei äußerlichen Vorarbeiten, wie Besorgung von Vortragsraum, Heizung und Beleuchtung, Lichtbildapparat, Ankündigung durch Zeitungsnotizen in der örtlichen Presse u. a. m., abzunehmen. Je mehr Möglichkeit zu positiver Mitarbeit sich bietet, sei es auch nur in solchen nebensächlichen Dingen, desto mehr wird auch das Interesse an der Sache selbst Wurzel schlagen.

Eine Vortragsart, von der manches Gute zu erwarten ist, obwohl sie den zuletzt genannten Bedingungen am wenigsten entspricht, ist der *Rundfunk*. Seine Vorteile, aber auch seine Schwierigkeiten liegen in der großen Zahl von Per-

sonen aus den verschiedensten Bevölkerungskreisen und Lebensaltern (Kinder!),
denen der Vortrag gleichzeitig zu Gehör kommt. Die fehlende persönliche Berührung und die Unmöglichkeit von Gegenfragen stellen an klare und gewählte
Ausdrucksweise des Vortragenden besondere Anforderungen [Fischer-Defoy
(182)], andererseits ist das Interesse für hygienische Vorträge besonders groß,
so daß sie auch von sichtlichem Erfolg begleitet sind (Seiffert). Die Veranstaltung von Rundfunkvorträgen, die, um keine Übersättigung herbeizuführen,
nur in Abständen von 8—14 Tagen erfolgen sollten, ist heute wohl von allen
Senderstationen üblich. In Dresden, wie wohl auch anderwärts, ist sie von der
Ärzteorganisation in die Hand genommen worden (vgl. dazu auch S. 362).

In Frankfurt a. M. wird das Rundfunkprogramm vom Stadtgesundheits-
amt aufgestellt, die Sendegesellschaft läßt keine Vorträge über medizinische
Fragen halten ohne Einverständnis des Stadtgesundheitsamtes.

Selbstverständlich hat auch diese Form der Massenbelehrung ihre Vorläufer
gehabt — in Form der Kanzelreden, die sich über größere Gebiete hin am selben
Tag mit dem gleichen Stoff beschäftigten. Bekannt ist z. B. das Branntwein-
edikt von König Friedrich Wilhelm III., in dem er den Konsistorien befahl, in
allen Kirchen gegen den Branntwein predigen zu lassen. Ähnlich ist im Kampf
gegen den Alkoholismus z. B. auch in den Vereinigten Staaten verfahren worden,
und auch bei uns befreundet man sich in neuerer Zeit wieder mit dem Gedanken
solcher Predigtfeldzüge. Es bedarf keines Beweises, daß einer solchen unmittelbaren persönlichen Einwirkung eine ganz andere Stoßkraft zukommt als dem
seelenlosen Rundfunk — soweit natürlich die Kirche überhaupt in lebendiger
Verbindung mit dem Volksbewußtsein steht. Wir können und wollen das Rad
der Geschichte nicht rückwärts drehen, wir wollen aber auch über der Entwicklung der Technik nicht vergessen, daß in der Hygiene wie kaum sonstwo die
Beziehungen von Mensch zu Mensch das Entscheidende sind, und daß alles
Nurmechanische niemals zu dem Wesenskern der Dinge vorstoßen kann.

b) Das geschriebene Wort.

So weit das gesprochene Wort an Unmittelbarkeit und Sicherheit seiner
Wirkung allen anderen Hilfsmitteln voransteht, so wenig sind die Grenzen zu
verkennen, die ihm gezogen sind. Nur an eine beschränkte Anzahl von Menschen,
und am wenigsten an die Belehrungsbedürftigsten, kann man mit ihm herankommen (die Ausnahme beim Rundfunk kann hier unberücksichtigt bleiben),
und die Unmöglichkeit, das Gehörte nach Bedarf für sich zu wiederholen, erschwert auch dem Lernbegierigen die Vertiefung und die Weiterarbeit. Diese
Lücken können nur von dem *geschriebenen* bzw. *gedruckten Wort* ausgefüllt
werden.

Die Formen, in denen uns Schriftwerke volkstümlich-hygienischen Inhalts
entgegentreten, sind ungemein vielgestaltig. Vom kurzgefaßten Merkblatt und
Zeitungsaufsatz bis zum dickleibigen Sammelwerk und zur regelmäßig erscheinenden Zeitschrift gibt es wohl kaum eine Gattung von Druckerzeugnissen, die nicht
schon in den Dienst der Sache gestellt worden wäre. In seiner grundlegenden
Arbeit führt Fischer-Defoy (19) eine Fülle von Beispielen an, unter denen sich
nach Inhalt, Darstellungsweise und äußerer Form eine Anzahl Typen, allerdings
ohne schärfere Abgrenzung, unterscheiden lassen.

In neuerer Zeit hat A. Rohrbach (54) versucht, die einzelnen Typen vom
Standpunkt der Propagandatechnik aus schärfer zu umreißen und aus etwa
2000 Drucksachen gewisse Durchschnittsnormen zu gewinnen. Die Übersicht,
die er gibt, und die neben dem gedruckten Wort auch das Bild berücksichtigt,
erscheint uns wertvoll genug, um sie hier wiederzugeben. Unsere weiteren Dar-

legungen schließen sich dieser Einteilung allerdings nur zum Teil an, weil sie auch die Mischtypen und die nach Art und Umfang über den Rahmen der Propaganda hinausgehenden Bücher und sonstigen Hilfsmittel zu berücksichtigen und neben der propagandistischen die pädagogische Seite eingehender zu würdigen haben.

Übersicht über die Hilfsmittel der hygienischen Propaganda nach A. ROHRBACH.

		1. Gruppe	2. Gruppe
Innere Struktur	Zweck:	Werbung derGeworbene soll durch „Überrumpelung" zu einem sofortigen Entschluß (Handlung) veranlaßt werden.	Wissensbereicherung, Belehrung der Geworbene soll auf Grund eigener logischer Folgerung zu einem langsam gereiften Entschluß geführt werden
		nach suggestiven Gesetzen	nach pädagogischen Gesetzen
		entschlußfordernde, affektbildende Reihenfolge der Argumente	didaktische, zwingend logische Reihenfolge der Argumente
Äußere Erscheinung	Schriftbild:	flackernder Schriftsatz	ruhiger Schriftsatz
		häufiger Schriftwechsel, Typenwechsel, Größenwechsel	seltener Schriftwechsel, Schrifteinheit in Typencharakter und Größe fast durchgehend gewahrt
		Sperrung von Schlagwörtern, Reizwörtern	Sperrung von Merkwörtern Stichwörtern(Kapitelüberschriften)
	Darstellung:	selbständiger Werbefaktor	Illustration des Textes
		aktive Rolle des Bildes, Bild spricht unabhängig vom Text	passive Rolle des Bildes, Bild wird im Text besprochen
		stimmungsbildende Funktion	illustrative Funktion
		als effektbildendes Element	als didaktisches Element
	Farben:	helle Farbtöne reine Farben	gedämpfte Farbtöne Untermischung mit Grau
		scharfe Farbenkontraste	Kontraste durch Übergangsfarben abgeschwächt
		schwarz-weiß unvermittelt	Schattierungen
	Format: (Bild)	Durchschnittsformat	Durchschnittsformat
		Plakat { Außenplakat 80 × 50 / Innenplakat 65 × 42	Merktafel 62 × 43
		Flugblatt 13 × 17	Merkblatt 12,5 × 17
		Flugschrift { 16 × 21 / 6 Seiten	Belehrungsbroschüre { 12 × 16 / 24 Seiten
		Werbekarte Handzettel 10,5 × 13	Merkkarte 9 × 11
		Wimmelmarke 6 × 4	Belehrungsmarke 5 × 4

Das *Flugblatt* (Merkblatt) und die *Flugschrift* (Belehrungsbroschüre) sind die einfachste und älteste, zugleich aber auch vielseitigste Form belehrender Druckschriften. Nicht nur nach dem Stoff, sondern auch nach Umfang und Aufmachung, nach dem Zuschnitt auf mehr oder weniger begrenzte Bevölkerungsteile, auf besondere Anlässe usw. gestattet es die mannigfachsten Abstufungen. Die am weitesten verbreiteten sachlich *lehrhaften Merkblätter*, die weder in Schriftart und Textanordnung. noch in Papier oder Farbe etwas Anziehendes an sich haben, gehen leicht unbeachtet in der Flut der Druckerzeugnisse unter. Dagegen pflegen *Bilder* das Auge auf sich zu lenken und die Brücke zum Inhalt zu schlagen, ebenso wie der Stoff durch Einkleidung in Versform schmackhafter gemacht wird. Liebt es doch das Volk von jeher, allgemeine Wahrheiten in leicht zu behaltenden Merkversen auszudrücken. Reim und Bild zu einem glücklichen Zusammenklang verbunden haben in neuerer Zeit z. B. Dr. DOHRN-Hannover in seinen Merkblättern über Geschlechtskrankheiten, Tuberkulose und allgemeine Gesundheitspflege[1]), der *Arbeiter-Abstinenten-Bund in Wien* in seinem „Lustigen A-B-C" über die Alkoholfrage, H. RICHTER in seinem „Struwelpeterbuch von Mund und Zähnen" (236), zu dem Arpad Schmidhammer köstliche Bilder geliefert hat, und, trotz größeren Umfangs besonders gut gelungen, in ihrer *„Säuglingspflege in Reim und Bild"* ELISABETH BEHREND (169).

Einen neuartigen Weg hat die alkoholgegnerische Bewegung eingeschlagen, deren Werbemittel überhaupt durch Vielgestaltigkeit und Beweglichkeit ausgezeichnet sind: unter dem Titel „Saat der Hoffnung" ist mit einem von Prof. DRESCHER geschaffenen Bild von Mutter und Kind und mit gutachtlichen Äußerungen bekannter Ärzte ein Unterschriftsformular verbunden, durch das sich Mütter zur Alkoholenthaltsamkeit während der Schwangerschaft und Stillzeit und zu alkoholfreier Kindererziehung verpflichten (226).

Den Flug- und Merkblättern gleichzuordnen sind Drucksachen, die an sich anderen Zwecken dienen, die aber wegen ihrer großen Verbreitung geeignet sind, zwanglos und nebenbei hygienische Belehrung zu verbreiten. So sind [nach WEINBERG (76)] vor dem Krieg in französischen Krankenhäusern die Rezeptblätter auf der Rückseite mit Mahn- und Lehrsätzen über den Alkoholismus bedruckt worden, ja schon 1848 hat auf Ersuchen des Gesundheitsamts in Sheffield die Behörde für öffentliche Wege die Steuerzettel (!) mit hygienischen Rezepten versehen. Überhaupt gibt es wohl kaum einen Gegenstand, den man nicht schon in dieser Weise auszunutzen versucht hätte, von der Briefverschlußmarke bis zum Buchzeichen und zur Streichholzschachtel, die z. B. in Argentinien der hygienischen Propaganda dienstbar gemacht worden ist. Zu den Beispielen solcher Gelegenheitsbelehrung gehören u. a. noch die von SCHMIDT (228) herausgegebenen Fiebertafeln mit Merkblatt auf der Rückseite, die Weißen-Kreuz-Schulhefte des Landesvereins für Volkswohlfahrt Hannover[1]), die — im einzelnen allerdings noch verbesserungsbedürftige — Aufsätze über Fragen der Gesundheitspflege enthalten, und der Stundenplan, der vom Verein zur Bekämpfung der Schwindsucht, Chemnitz, herausgegeben worden ist und mit kurzen, einprägenden Versen von Dr. DOHRN-Hannover versehen ist (243). Endlich sind in gewissem Sinne auch die *Gesundheitskalender* hierherzurechnen, wie sie in neuerer Zeit wieder von NEUSTÄTTER (214) und von ROSENTHAL (225) geschaffen worden sind. Den Vorteil der in fraktionierten Dosen verabreichten Belehrung, wie sie die Kalender zu vermitteln vermögen, haben Naturheilvereine usw. längst erkannt und praktisch ausgenutzt. Es ist deshalb zu begrüßen, daß solche zum Teil mit guten Abbildungen ausgestattete Abreißkalender nunmehr auch von berufenerer Seite geschaffen worden sind.

Ein gewöhnlich nur mündlich ausgesprochener, bisher wohl noch nicht verwirklichter Vorschlag geht dahin, das für gewisse diskrete Zwecke nötige Papier entsprechend zu bedrucken, weil nirgends sonst Drucksachen so genau gelesen zu werden pflegen.

Naheliegend und darum häufig versucht worden ist die Zusammenfassung hygienischer Lehren in Form von Gesundheitsregeln oder Geboten, zuerst wohl von BURGERSTEIN (89) und der *Hygiene-Sektion des Berliner Lehrer-Vereins* (102), in neuerer Zeit auch, nach amerikanischem Muster, von G. SEIFFERT (s. S. 378) — für Teilgebiete der Hygiene — von der *Gesundheitswacht* (s. S. 368). Allerdings werden sie im allgemeinen nur als Abschluß und Gedächtnisstütze einer

---

[1]) Zu beziehen vom Landesverein f. Volkswohlfahrt. Hannover, Maschstraße 8.

tiefer eindringenden Belehrung, nicht für sich allein Gutes wirken können. Durch Gehaltreichtum und Schönheit der Sprache gleicherweise ausgezeichnet sind die „Gebote der Gesundheit", die H. Reichel in seinem auch sonst wohlgelungenen „Katechismus der Gesundheit" (221) gibt. Sie sind ihrer pädagogischen Einstellung wegen bemerkenswert, insofern sie die Weckung aktiver Kräfte im Sinne unserer früheren Ausführungen in den Vordergrund stellen:

Gebote der Gesundheit.

1. Sei gesund! Bereit zu jeder möglichen Leistung, stark im Ertragen von Widerwärtigkeiten.

2. Pflege deinen Körper, übe ihn und härte ihn ab durch Wasser, Luft und Licht.

3. Wähle deine Berufsarbeit mit Sorgfalt nach deinen Fähigkeiten und strebe ständig nach Betätigung, die dich selbst fördert.

4. Suche Erholung in gesundem Schlafe, den du nach ermüdender Arbeit in Ruhe und frischer Luft findest.

5. Strebe nach angemessener Nahrung, sorgfältig bereitet und verwahrt, dir wohl bekömmlich und mundend.

6. Deine Wohnung sei dir Hort und Heim, nur dir und den Deinen gehörig, licht, luftig, wohlgepflegt und geordnet, eine Stätte, würdig deines Menschentums.

7. Deine Kleidung sei dir Schutz und Schmuck, schlicht und rein, ohne Last und Beengung, dem wechselnden Bedürfnis angepaßt.

8. Bewahre dich durch Reinheit in allem vor Ansteckungsstoffen aller Art, die dich überall mit Krankheit, Tod oder Siechtum bedrohen.

9. Bewahre dich durch Willensstärke vor Rauschgiften, die Dich herabwürdigen, dich und die Deinen verderben.

10. Erhalte dein ererbtes Keimgut, indem du es ungeschädigt von Krankheit und Giften weitergibst durch Gründung einer dauernd wohlbeschützten und gepflegten Familie.

Das Beispiel von B. Chr. Faust (94), der die Hauptforderungen der Gesundheitspflege zu einem *Gesundheitskatechismus* in Form von Frage und Antwort verarbeitete, hat vielfache Nachahmung gefunden. Trotz der unvermeidlichen Gewaltsamkeiten in der Stoffverteilung und trotz der naheliegenden Gefahr, daß die Antworten, auswendig gelernt, zu unfruchtbaren Formeln erstarren, haben gerade in neuerer Zeit ähnlich angelegte Bücher wie die von Haring (193), Krasemann (199) und vor allem die „Säuglingsfibel" von A. Zerwer (249) weite Verbreitung erlebt.

Der jüngst erschienene Katechismus der Gesundheitslehre von Orthner (132) ist weniger glücklich, weil er die Bakteriologie viel zu stark betont, doch ist es anderseits ein guter Gedanke des Verfassers, in einem Leitfaden für die Hand des Lehrers (133) den Inhalt des Katechismus näher zu erläutern.

Ihrem Inhalt und ihrem Lehrziel nach gehören die Katechismen in die große Reihe *sachlich-systematischer Darstellungen kleineren Umfangs*, die sich meist mit Teilgebieten der Hygiene beschäftigen und wohl die Hauptmasse der populärmedizinischen Druckschriften ausmachen: die mancherlei Leitfaden, Ratgeber, Merk- und Nachschlagebüchlein [z. B. von Beschorner (172), Biesalski (174), Bruhn (176), Enge (179), Loewe (204), M. Vogel (245), die „Bücherei der Gesundheitspflege" (255), die „Hausbücher zur Erhaltung der Gesundheit" (264), die Schriftenreihe „Leben und Gesundheit" (268) des Deutschen Hygiene-Museums, die „Veröffentlichungen des Deutschen Vereins für Volkshygiene" (271) u. v. a. (s. Literatur!)].

Ihnen reihen sich die *größeren Werke* an, die entweder in mehr *fachwissenschaftlicher* Prägung dem Schulunterricht zu dienen oder, *volkstümlich gehalten* und daher auch breiter in der Darstellung, vorwiegend zum Selbststudium bestimmt sind. Neben dem „Gesundheitsbüchlein" des Reichsgesundheitsamtes (185), neben den Schriften von ABDERHALDEN (166), GOTTSTEIN (25), GROTJAHN (189), die vor allem die Sozialhygiene zu ihrem Recht kommen lassen, ist hier aus der erstgenannten Gruppe die „Gesundheitslehre in der Schule" von ADAM und LORENTZ (167) als neuestes und vielseitigstes Werk zu nennen. Nach Inhalt und Ausstattung, dank auch der meist aus dem Deutschen Hygiene-Museum stammenden Abbildungen, bietet es dem Lehrer eine wertvolle Hilfe für den Unterricht. Daneben werden aber, um aus einem übergroßen Angebot nur einiges zu erwähnen, das in den bayerischen Schulen eingeführte Lehrbuch von Grassl und Reindl (187), die menschenkundlichen Unterrichtsbücher von KIENITZ-GERLOFF (113), SEYFERT (234), F. A. SCHMIDT (229), G. SCHNEIDER (230, 231) u. a. immer ihren Platz in der Schule behaupten.

Das Vorbild für die zum *Selbstunterricht* bestimmten *Nachschlagewerke größeren Umfangs* hat C. E. BOCKS „Buch vom gesunden und vom kranken Menschen" (175) abgegeben, das nicht weniger als 18 Auflagen erlebt hat. Zweifelhafte Machwerke, wie die von BILZ und PLATEN, die sich außer mit Gesundheitspflege auch mit Krankenbehandlung in einseitigster und oberflächlichster Weise beschäftigen, haben zwar ein berechtigtes Mißtrauen gegen so ausführliche Bücher entstehen lassen, auch ist die Gefahr des Halbwissens da, wo es sich um Gesundheit und Krankheit handelt, ernster als anderswo zu nehmen. Unstreitig beweist jedoch auch die riesige Verbreitung solcher meist auch mit zahlreichen Abbildungen ausgestatteten Bücher ein tiefes Bedürfnis nach Aufklärung, und es erscheint immer noch als das kleinere Übel, wenn dieser Wissensdurst aus reiner Quelle gestillt wird, anstatt auf weniger einwandfreie Hilfsmittel angewiesen zu bleiben.

Wissenschaftlich einwandfreien Büchern, wie denen von KOSSMANN und WEISS (200) und von H. SCHALL (227) ist darum der Wert für die Förderung der Gesundheitspflege nicht abzusprechen, und selbst Werke, die sich mit dem Verhalten bei Krankheiten so ausgiebig beschäftigen wie das von F. SCHÖNENBERGER (232) oder wie das neue, prächtig ausgestattete „Ärztliche Volksbuch" von MENG und FIESSLER (207) können mit gewissem Vorbehalt einsichtigen Laien in die Hand gegeben werden[1]. Ebenso wie von der Urteilsfähigkeit des Publikums hängt es von der Stellung des Arztes zum Kranken und von seinem pädagogischen Geschick ab, ob die Belehrung und Anregung zum Nachdenken den Laien letzten Endes mehr zum Arzt hin- oder mehr von ihm wegführt. Wenn nichts anderes, dann gestatten jedenfalls die durch Jahrzehnte bewährten klassischen Beispiele volkstümlicher Belehrungskunst, wie HUFELANDS „Makrobiotik" (195) und SONDEREGGERS „Vorposten der Gesundheitspflege" (235), die Frage nach dem Wert und der Wertschätzung verständnisvoller ärztlicher Belehrung in dieser Form durchaus zu bejahen.

Die letztgenannten Schriften, denen man aus früheren Jahrzehnten z. B. auch die heute vergessenen „Ärztlichen Sprechstunden" von NIEMEYER (215) und aus noch früherer Zeit die Werke von TISSOT (70—72) hinzufügen darf, tragen schon mehr den Stempel *literarisch-unterhaltender Darstellungen*, statt der sonst vorherrschenden nüchtern-sachlichen. Am dankbarsten und reizvollsten ist diese Behandlungsweise bei biologischen Stoffen. Als vorbildlich sind hier besonders

---

[1] Weniger umfangreich und deshalb vor allem für das ärztliche Wartezimmer zu gelegentlicher Lektüre bestimmt ist das Sammelwerk „Arzt und Patient", das G. MAMLOCK in Verbindung mit dem Reichsausschuß für hygienische Volksbelehrung herausgegeben hat (205).

aus neuerer Zeit „Der Mensch" von H. Dekker (178), „Wunder in uns" von Hanns Günther (190) und „Das Leben des Menschen" von Kahn (196) anzuführen, die es in der Art des weitverbreiteten „Kosmos" verstehen, das Verständnis für die wunderbare Zweckmäßigkeit des organischen Lebens, insonderheit des Menschenkörpers, zu wecken. Auch das eine mehr ärztliche Note tragende Buch von Groddeck (188), das „Gesundheitsbrevier" von P. Meissner (206) und nicht zum letzten die amüsanten Plaudereien Fulda's (184) enthalten viel Anregendes und Nachdenkliches, auch für den Arzt, dem überhaupt das Studium derartiger populärer Schriften gar nicht dringend genug angeraten werden kann.

Am Ende dieser langen Reihe von Büchertypen ist noch der *rein literarischen* Werke zu gedenken — der Tendenzerzählung und der Dichtung in gebundener Sprache, denen naturgemäß meist Vorwürfe sozialhygienischer Art (Geschlechtskrankheiten, Alkoholfrage) zugrunde liegen. Freilich wird bei den meisten dieser Werke, aus deren großer Zahl[1]) hier nur als besonders erfolgreich H. Poperts „Hellmuth Harringa" (220) genannt sei, der künstlerische Wert durch die Absicht, aufklärend zu wirken, leicht beeinträchtigt, und nur wo der Künstler davon unbeengt zu Worte gelangt, wie in dem Hausbuch für geschlechtliche Erziehung „Am Lebensquell" (202), wird wenigstens bei dem empfänglichen Teil des Publikums innigere Teilnahme an diesen Lebensfragen ausgelöst werden können.

Auf einem Blatt für sich stehen Erzählungen, die für die Jugend bestimmt sind. Als Musterbeispiele, auch in bezug auf die begleitenden Abbildungen, seien hier nur die Schriftenreihe „Junge Schweizer" von Ad. Müller, herausgegeben vom Zentralsekretariat Pro Juventute in Zürich (212), und die Zeitschrift des Österreichischen Jugendrotkreuzes (s. S. 369), erwähnt. Zu begrüßen wäre es auch, wenn kulturhistorische Betrachtungen, wie z. B. die über den „Schwarzen Tod" von Nohl (216), in und außerhalb der Schulen mehr als Lesestoff herangezogen würden. Von der Gefahr ansteckender Krankheiten, von Aberglauben und Wissenschaft geben sie ein ungleich anschaulicheres Bild als ein sich auf das „Exakte" beschränkender Unterricht.

Der Wunsch, über gelegentliche Berührungen hinaus eine dauernde Verbindung zwischen hygienischer Wissenschaft und Volk, zwischen Lernendem und Lehrendem herbeizuführen, ist immer wieder der Anstoß zur Schaffung *populär-hygienischer Zeitschriften* gewesen, in denen alle Spielarten der Darstellungsweise ihren Platz finden können. Der größte Teil derselben, oft (wie z. B. der „Naturarzt") viele Tausende von Beziehern zählend, hat freilich neben der Gesundheitspflege auch den Kampf gegen bestimmte medizinische Richtungen auf seine Fahne geschrieben und ist daher einer sachlichen Belehrung mehr hinderlich als förderlich. Abgesehen von Blättern mit umschriebenen Aufgaben, wie der alkoholgegnerischen Presse, ist es leider bisher nur wenigen Zeitschriften, z. B. den von Niemeyer begründeten und von Gerster weitergeführten „Hygieia", und dem „Arzt als Erzieher" (251) geglückt, durch Abwechslung im Inhalt und in der Schreibweise weitere Kreise ebenso zu fesseln wie die wissenschaftsfeindlichen Blätter. Selbst so ausgezeichnete Zeitschriften wie die jetzt von Dr. Bornstein herausgegebenen „*Blätter für Volksgesundheitspflege*" (254) und der „Gesundheitslehrer" (260) sind deshalb trotz jahrzehntelanger Arbeit nicht über einen bescheidenen Leserkreis hinausgekommen.

Die Kunst, bei aller sachlichen Korrektheit doch anregend, volkstümlich und kurz zu schreiben, bedarf bei uns noch ebenso der Pflege, wie die Kunst des mündlichen Gedankenaustauschs. In der Hochflut hygienischer Schriften ist

---

[1]) Weitere Beispiele s. u. a. bei Fischer-Defoy (19) und Effler (16).

die Zahl derer nicht gering, die wegen unverständlicher Ausdruckweise, falscher Abschätzung der Voraussetzungen, unklarer Stoffgliederung oder — der häufigste Fehler — wegen unnötiger Länge und Langweiligkeit ihren Zweck verfehlen. Am auffälligsten ist dieser Mangel da, wo kleinere Abhandlungen hygienischen oder medizinischen Inhalts zwischen andere Stoffe hineingestreut sind, d. h. in der Tagespresse, in Fach- und Unterhaltungszeitschriften, in Kalendern u. dgl. Schon in der Wahl des Titels, aber auch in der ganzen Darstellungsweise haben die in dieser Arbeit Stehenden noch viel vom Berufsjournalisten und Reklamefachmann zu lernen [MAMLOCK (44)]. Je weniger die Kreise, für die man schreibt, zu lesen gewöhnt sind, wie z. B. auf dem Lande, wo außer der Zeitung höchstens noch der Kalender als Lektüre in Frage kommt, je eindringlicher und nachhaltiger also die Wirkung ist, desto mehr Liebe und Geschick gehört dazu, die richtige Form zu finden [KRIECHBAUM (41)].

Wie die *Presse* der Belehrungsarbeit dienstbar gemacht werden kann, ist zu einem großen Teil eine Frage der Organisation. Schon LINGNER (361) hat sich eingehend mit ihr beschäftigt, doch läßt sich die einheitliche Zusammenfassung des hygienischen Pressedienstes, wie sie ihm vorschwebte, höchstens zu einem kleinen Teil verwirklichen. Nur die größeren Blätter können sich der Kosten wegen medizinischer Korrespondenzen, z. B. der von HANAUER (264) oder von KAUFMANN (266) bedienen, die große Masse der Provinzzeitungen dagegen ist vorwiegend auf örtliche Mitarbeiter angewiesen. Der Nachteil der geringeren Einheitlichkeit und des Mangels an geeigneten Mitarbeitern wird dabei durch bessere Anpassung an die örtlichen Verhältnisse mehr als ausgeglichen. Einer ortsbekannten Persönlichkeit, wie dem Bezirksarzt, gelingt es z. B. unschwer, in Gestalt einer „Gesundheitsecke" oder eines „Briefkastens" der hygienischen Belehrung einen Platz zu sichern. Dabei können sogar Abbildungen Verwendung finden, wie es z. B. DIETRICH (a. a. O.) getan hat. Mustergültiges in der Pressearbeit hat auch Reg.-Med.-Rat Dr. PAARMANN, Kamenz i. Sa., geleistet[1]).

Die Pressearbeit wird also ihre Aufgabe weniger darin zu suchen haben, selbst fertig vorbereitete Notizen gleichmäßig in die gesamte Presse zu bringen, als einem Stamm von regelmäßigen Mitarbeitern geeigneten Rohstoff zur Weiterverarbeitung zukommen zu lassen, Anregungen auszutauschen, und wie MAMLOCK (a. a. O.) vorschlägt, Richtlinien für die publizistische Erörterung aufzustellen. Eine zentralisierte Bearbeitung und Herstellung ist dagegen mit LANGSTEIN (117) für Merkblätter anzustreben, um Widersprüche und unnütze Ausgaben zu vermeiden.

Ganz gleich aber, in welcher Form das geschriebene Wort angewendet wird, ist stets, wie oben schon gesagt, die engste Verbindung mit den sonstigen Belehrungsmitteln und Methoden anzustreben, weil es nur dann seinen vollen Wert erweisen kann. So ist die unterschiedslose Verteilung von Flugblättern unzweckmäßig; bei günstiger Wahl von Ort und Zeit dagegen, in Verbindung mit Vorträgen, mit der Fürsorgetätigkeit, mit Ausstellungen und sonstigen Anlässen kann ein angebotenes Blatt oder ein Buch auf weit größere Aufnahmebereitschaft und damit Wirkung rechnen.

Ein Zeitungsaufsatz findet geneigtere Leser, wenn er an bekannte Ortsverhältnisse oder -ereignisse anknüpft. Ebenso wie die mündliche Belehrung nur in engstem Zusammenhang mit den übrigen Volksbildungsbestrebungen erfolg-

---

[1]) Die Presse steht den Bestrebungen hygienischer Belehrung meist sehr wohlwollend gegenüber. Schwierigkeiten macht es erfahrungsgemäß nur, eine sachliche Berichterstattung über die Alkoholfrage zu erreichen, weil hier die wirtschaftlichen Rücksichten auf den Anzeigenteil einen der Presse selbst unerwünschten Einfluß ausüben (vgl. KRAEPELIN, Alkohol u. Tagespresse, Julius Springer 1923).

reich durchgeführt werden kann, sind auch die öffentlichen Büchereien und Lesehallen, die Schulbüchereien usw. dieser Aufgabe dienstbar zu machen. Bis heute verfügen diese bei uns freilich nur über einen bescheidenen Schatz an guter hygienischer Literatur. Durch sachgemäße Beratung der leitenden Persönlichkeiten hinsichtlich der Auswahl der anzuschaffenden Bücher wird der pädagogisch geschulte Arzt, in der Schule besonders der Schularzt, viel dazu beitragen können, dem Belehrungsstreben des Volkes die rechten Quellen zu erschließen. Ebenso wichtig ist es aber, wie es Hamm in Braunschweig getan hat (192), den Benutzern der Büchereien mit Winken für die Auswahl unter den vorhandenen Büchern an die Hand zu gehen.

c) Anschauungsmittel.

Wert der Anschauungsmittel.

Wort und Schrift sind bis vor recht kurzer Zeit fast die einzigen Hilfsmittel hygienischer Belehrung gewesen. Sehen wir ab von den einfachen Wandtafeln und Modellen für den Unterricht in Menschenkunde und Erster Hilfe und von den Zeichnungen und Modellen aus dem Bereich der Gesundheitstechnik, so bleibt bis etwa zur Jahrhundertwende kaum etwas übrig, was zur Veranschaulichung der eigentlichen Hygiene hätte dienen können. Daß ohne Anschauung jeder Unterricht unvollkommen bleibt, diese alte pädagogische Weisheit mußte — nicht nur in der Hygiene — erst wieder neu gefunden werden. Auch das gehört zum Bild dieser an wissenschaftlichen Fortschritten so reichen, an allem Unmittelbaren und Lebendigen so armen Zeit.

Entscheidenden Anstoß hat die Ausgestaltung der hygienischen Anschauungsmittel durch K. A. Lingner erfahren, dessen erfolgreiche Lebensarbeit auf diesem Gebiet durch die drei Etappen: Ausstellung „Die Volkskrankheiten und ihre Bekämpfung" (1903—1905), Internationale Hygieneausstellung (1911) und Deutsches Hygiene-Museum (ab 1912) gekennzeichnet ist. Die Beschäftigung mit der Desinfektion hatte ihn zur vorbeugenden Gesundheitspflege überhaupt geführt, und gewohnt, stets die Praxis mit der Theorie zu verbinden, war er bald auf die Unzulänglichkeit der bis dahin üblichen Belehrungsmethoden gestoßen. Das gesprochene und geschriebene Wort, das erkannte er mit dem unverbildeten Instinkt des Laien deutlicher als der Fachmann, geht dem an Denkarbeit nicht gewöhnten Mann aus dem Volk nicht leicht ein, wenn ihm der Inhalt nicht auch in anderer Weise sinnfällig klargemacht wird, und „gerade die Sozialhygiene gehört zu denjenigen Wissenschaften, die sich mit nachhaltigem Erfolg *abstrakt* nicht lehren und lernen lassen" (361).

Natürliche Anschauungsmittel.

Den besten Anschauungsunterricht bietet *das Leben* selbst, darum ist, wie oben schon berührt, der Unterricht in Säuglingspflege so besonders dankbar. Die Übungen in der Versorgung des Kindes, auch wenn sie nur am Modell ausgeführt werden, wirken durch die eigene Betätigung und durch die Körperlichkeit des Gegenstandes vielseitig auf die Sinne ein und sichern auch der mündlichen Erläuterung nachhaltigen Eindruck. Gerade um der Anschaulichkeit und der eigenen Erlebens willen ist auch die *Krankenpflege* und die *Erste Hilfe* wertvoll zur Anbahnung hygienischen Verständnisses.

Bei der Frage des Schulunterrichts in Gesundheitspflege haben wir gesehen, daß die *Beobachtung am eigenen Körper*, und wo sie nicht ausreicht, die vergleichende anatomische und biologische Betrachtung, der wissenschaftliche Versuch, die Erprobung selbstgefertigter Modelle die bevorzugtesten Mittel sind, um das Wesen physiologischer Vorgänge begreiflich zu machen. Apparate zu eigenhändiger Bedienung auch in Ausstellungen zu zeigen, ist LINGNERS besonderes Bestreben gewesen, nicht nur, weil er damit in den ermüdenden Lehrstoff angenehme Abwechslung bringen wollte, sondern auch, weil er sich der fördernden Wirkung eigener Betätigung und Beobachtung bewußt war.

Auch der unterrichtliche Wert von Präparaten und plastischen Nachbildungen (Trocken-, Formalin- und Spirituspräparaten, durchsichtigen Präparaten nach dem Verfahren von Prof. SPALTEHOLZ, Gips-, Wachs- und Papiermachémodellen) ist unbestritten, weil sie am meisten dazu beitragen, die unbestimmten Begriffe von den inneren Organen zu fester umrissenen Vorstellungen zu verdichten. Leider stößt die Beschaffung derselben, zumal für kleinere Schulen heute, oft auf unüberwindliche Schwierigkeiten, und auch LINGNERS großzügiger Plan, möglichst allen Schulen (zunächst in Sachsen) mustergültige Lehrmittel zugänglich zu machen, ist an den wirtschaftlichen Verhältnissen gescheitert. Erst neuere Verfahren, z. B. die Flachreliefprägung der Hochbildgesellschaft, München (Wenschow-Verfahren s. S. 368), werden diese Schwierigkeiten überwinden helfen.

Der eigentliche hygienische Unterricht kann sich, wie oben schon gezeigt, vielfach auch auf eigene Beobachtungen stützen, doch gestattet die Art des Stoffes, seine räumliche und zeitliche Verteilung nur gelegentlich und außerhalb der Schule bzw. des Vortrags einen unmittelbaren Anschauungsunterricht.

Bild, Wandtafel.

Diese Lücken werden vor allem durch das *Bild* ausgefüllt. Seine einfachste Form, die Kreidezeichnung an der Wandtafel, ist zugleich in gewissem Sinne die idealste, nicht nur, weil sie sich auf das Wesentliche beschränkt und sich restlos an die mündliche Erläuterung anpassen läßt, sondern auch, weil sie vor dem Auge des Lernenden entsteht, von ihm selbst miterlebt werden kann. In Gestalt der Trickzeichnung macht auch die Filmtechnik gern von diesem Mittel Gebrauch, das neben dem Reiz des Entstehensehens den Vorteil bietet, verwickelte Zusammenhänge, wie etwa bei Statistiken, durchsichtiger zu gestalten.

Von den beständigen Formen des Bildes ist das belehrende *Wandbild* das wichtigste. Anatomische Darstellungen des Skeletts, der Muskulatur und der inneren Organe gehören mit zum ältesten Rüstzeug des hygienischen Unterrichts. Zur Belehrung von Kindern, und nicht nur von diesen, sind die älteren Darstellungen nur bedingt brauchbar. Starke Schematisierung, drastische Farbengebung, wie überhaupt mangelhafte geschmackliche Ausführung rufen bei anatomischen Darstellungen leicht den Eindruck des Leichenhaften und des Schrecklichen hervor und verankern damit im Unterbewußtsein eine Abneigung gegen alles, was mit diesen Dingen zusammenhängt. Für die Darstellung krankhafter Vorgänge gilt dies natürlich erst recht; nur gelegentlich, z. B. bei den Geschlechtskrankheiten, kann eine gewisse abschreckende Wirkung neben der sachlichen Belehrung erwünscht sein.

Die Verbesserung der Darstellungsweise, verbunden mit unbedingter wissenschaftlicher Zuverlässigkeit, hat sich das *Deutsche Hygiene-Museum* besonders angelegen sein lassen. Nicht nur hat es mit Erfolg daran gearbeitet, durch Lebendigkeit und Plastik die anatomischen und pathologisch-anatomischen Darstellungen ihres schreckhaften Charakters zu entkleiden und bei aller Betonung des Wesentlichen doch den Gefahren der Schematisierung zu entgehen, sondern es hat sich auch sonst bemüht, durch sorgfältige Wahl der Bildgröße, der Farben, des Hintergrundes, der Schriftart und Schriftanordnung, bei zusammengesetzten Bildern auch durch gut abgewogene Raumverteilung den Tafeln eine möglichst geschlossene, künstlerisch, inhaltlich und technisch gleich befriedigende Form zu geben. Völlig Neues ist dabei u. a. in den lebensvollen, stark vergrößerten Darstellungen von Teilausschnitten innerer Organe geschaffen worden.

Die zu *Unterrichtssammlungen* vereinigten Wandtafeln des Deutschen Hygiene-Museums (s. S. 359), so z. B. die über Säuglingspflege und Tuberkulose, enthalten neben den anatomischen Darstellungen auch Bilder von hygienisch wichtigen Vorgängen aus dem Leben, wie sie für den eigentlichen Gesundheitsunterricht unentbehrlich sind. Auch für ihre planmäßige Verwendung hat Lingner neue Wege gewiesen. Auf der Internationalen Hygieneausstellung Dresden 1911 fanden z. B. die aus dem Leben gegriffenen Bilder von unhygienischen Gewohnheiten, von der Körperpflege des Kindes und des Erwachsenen viel Beachtung und Beifall.

Heute sind Darstellungen dieser Art Gemeingut aller volkstümlichen Ausstellungen geworden und bilden die notwendige Ergänzung des rein wissenschaftlichen Stoffes. Besonders bewährt hat sich dabei die Gegenüberstellung richtigen und falschen Verhaltens. Durch drastische Kennzeichnung des Falschen muß nur dafür gesorgt sein, daß nicht die beiden Eindrücke mit dem gleichen Helligkeitswert ins Bewußtsein aufgenommen werden und damit später zu verhängnisvollen Verwechslungen Anlaß geben.

Anschauungsstoff dieser Art in handlicher Form enthält z. B. der Atlas von Langstein-Rott (201), einfacher und weniger umfangreich gehalten, aber vorzüglich durchgearbeitet sind die Tafeln von Elisabeth Behrend (170).

Als *Beigabe zu Büchern* entsprechen die üblichen Abbildungen anatomisch-hygienischen Inhalts leider nur selten den strengeren Anforderungen des Unterrichts. Als gut gelungen ist hier neben der „Gesundheitslehre in der Schule" von Adam und Lorentz (167) vor allem die „Anthropologie" von Schneider (230) zu nennen, dagegen gibt die Versinnbildlichung biologischer Vorgänge durch grob-mechanische Handlungen in Bildern, wie sie Hanns Günther in seinem schon erwähnten Buch (190) nach amerikanischem Muster, ebenso auch Kahn in seinem „Leben des Menschen" (196) verwendet, zu starken Bedenken Anlaß. Da die mechanischen Vorgänge dem Laien oft ebensowenig geläufig sind wie die biologischen und gerade das feine Zusammenspiel der Einzelvorgänge durch diese Vergröberung verlorengeht, sind derartige Darstellungen eher geeignet, den an sich so schwierigen Weg eines tieferen Erfassens des Lebensproblems zu verbauen, als ihn zu erschließen.

Plakat (Werbebild).

Nicht selten ist es notwendig, bedeutsame Tatsachen in bildlichen Darstellungen auf einfachere Linien zurückzuführen oder größere Tatsachenzusammenhänge zu symbolischem oder allegorischem Ausdruck zu bringen, um sie der breiten Bevölkerung nachdrücklichst einzuprägen. Am ausgesprochensten geschieht dies im Plakat, doch darf auch ein großer Teil der Abbildungen in Werbeschriften, Merkblättern usw. mit hierher gerechnet werden.

Das Mutterland neuzeitlicher Propagandatechnik, Amerika, hat auch dem hygienischen Plakat die weiteste Verbreitung gegeben. Der Grundsatz der Reklame bzw. der Propaganda, auffallende Eindrücke so geschickt und so häufig wirken zu lassen, daß sich kaum jemand ihrer suggestiven Kraft entziehen kann, hat sich z. B. in den Kämpfen für die Prohibition[1]) als außerordentlich wirksam erwiesen.

In je größeren Mengen freilich das Plakat auftritt — Plakatfeldzüge erfreuen sich in den Vereinigten Staaten besonderer Beliebtheit —, desto schwieriger wird es auch, Eintönigkeit zu vermeiden.

---

[1]) Vgl. dazu z. B. C. Fr. Stoddard (368) und (237).

Als vorbildlich ist besonders auch die *holländische* Plakatkunst hervorzuheben. So sind die stilvollen Warnungsplakate des *Veiligheids-Museums* in Amsterdam über Unfallverhütung usw. überaus eindrucksvoll. Auch die von einer Faust gepackte Mücke auf dem Plakat [„Verdelgt Muggen", herausgegeben vom Gesundheitsraad im Haag (s. Abb. 1)] ist in der Klarheit des Bildes, der Kürze des Schriftsatzes und der guten Raumverteilung als vorbildlich zu bezeichnen.

Rußland, dessen hygienische Belehrungsarbeit schon vor dem Kriege auf bemerkenswerter Höhe stand, hat in den letzten Jahren starke Anstrengungen gemacht, um mit Hilfe volkstümlicher Anschlagbilder vor allem der Seuchengefahr entgegenzutreten.

In *Deutschland* ist die Anwendung des Plakates für hygienische Zwecke durch die wirtschaftlichen Verhältnisse stark beeinträchtigt worden, doch hat z. B. die *Gesundheitswacht* (München) künstlerisch wertvolle Kunstblätter zur Bekämpfung des Alkoholismus, der Geschlechtskrankheiten, der Säuglingssterblichkeit nach Entwürfen von S. SPRINGER herausgebracht. In einfacheren Formen bewegen sich die Unfallverhütungsbilder der Tiefbau-Berufsgenossenschaft, Berlin (242), die im Verlag von B. G. Teubner erschienenen Merkregeln für Eisenbahnbedienstete (208) u. a. m.

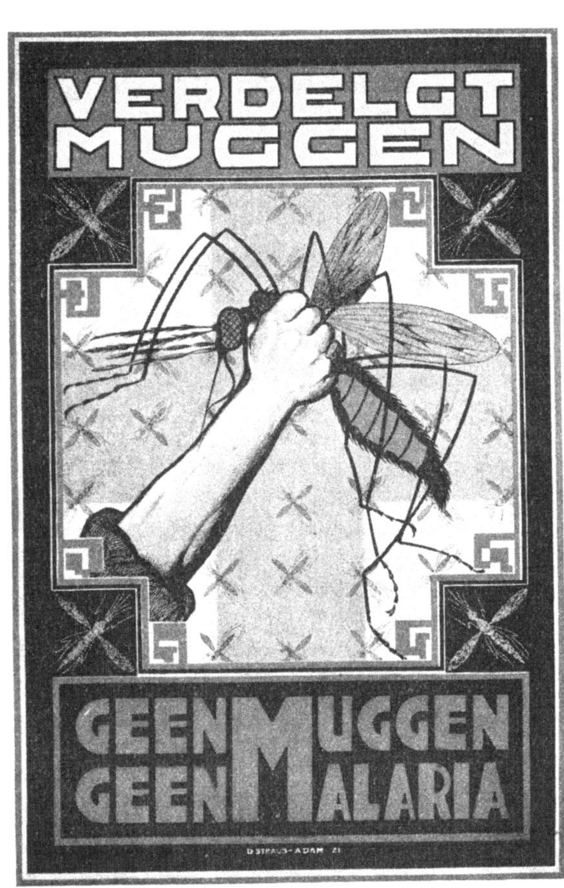

Abb. 1. Plakat, herausgegeben vom Holländischen Gesundheitsraad. Original in schwarz und rot. 50×75 cm (auch als Postkarte).

Durch ein Preisausschreiben hat die *Reichsarbeitsverwaltung* eine Reihe künstlerisch wertvoller Unfallverhütungsbilder gewonnen (210), die, wenn sie auch noch nicht allen Anforderungen entsprechen [CURSCHMANN (177)], doch einen erheblichen Schritt vorwärts bedeuten [s. Abb. 2[1]].

In *Österreich* hat das Exekutiv-Komitee für die Säuglings- und Kleinkinderfürsorge-Aktion eine Reihe von Plakaten hauptsächlich zur Förderung der Säuglingspflege geschaffen, die mit zu den besten modernen Leistungen auf diesem Gebiet gehören. Mancher dieser Tafeln, deren wirkungsvollsten vom Deutschen Hygiene-Museum in zweiter Auflage herausgegeben worden sind, ist ein wohltuender humoristischer Einschlag gegeben worden, der ihrem Zweck, aufzuklären

---

[1]) Zu beziehen durch die Unfallverhütungsbild-G. m. b. H., Berlin W 9, Köthener Straße 37.

und aufzurütteln, sehr zugute kommt (s. Abb. 3). Auch in Italien, der Tschechoslowakei usw. hat das Rote Kreuz Wertvolles an Plakaten und Illustrationen hervorgebracht.

Das *Werbebild*, teils mehr als Schmuck und zur Anregung, teils zur Erläuterung dienend, spielt anderwärts schon in der Tagespresse eine weit größere Rolle als in den Ländern deutscher Zunge. In den Vereinigten Staaten z. B. er-

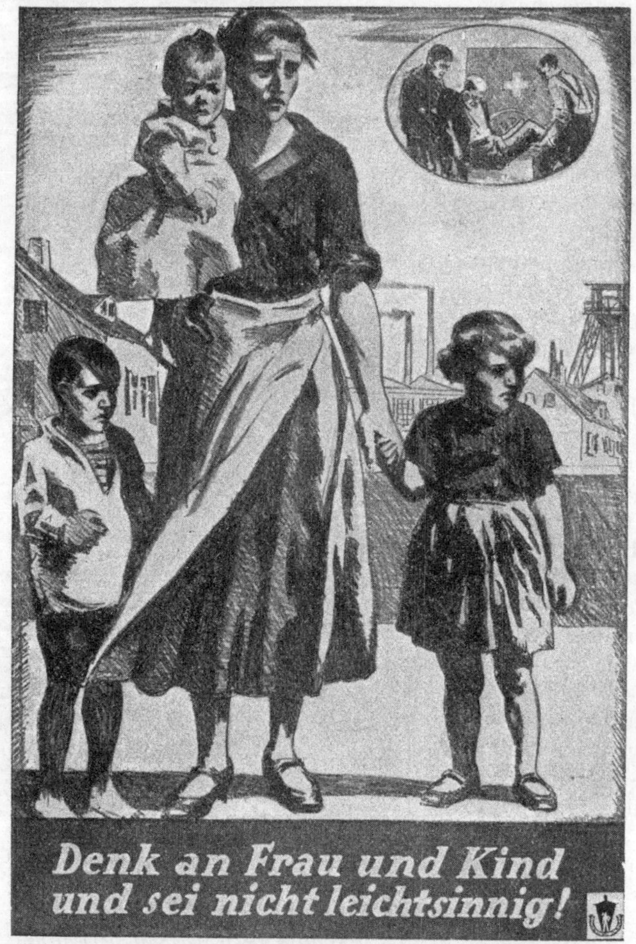

Abb. 2. Ein Beispiel aus den Plakaten der Unfallverhütungsbild-G. m. b. H.

freut es sich großer Beliebtheit und dank der Tätigkeit des Roten Kreuzes und der Rockefeller-Stiftung sind Proben dieser Darstellungskunst jetzt auch in Europa häufig zu finden. Meist zeichnen sie sich sowohl durch flüssige Zeichnung als auch durch geschickte Farbengebung aus. Auch hier bringt die in Amerika sehr beliebte Karikatur öfter eine humorvolle Note in lehrhafte Auseinandersetzungen. Daß auch anspruchsloser auftretende Zeichnungen ihre Wirkung nicht verfehlen, zeigen z. B. die Bilder von G. Schaffer, die A. Thiele seiner bekannten Schrift zur Bekämpfung der Schwindsucht (241) beigegeben hat. Die zu diesem Zweck meist verwendete Strichzeichnung — schwarz-weiß oder mit

einfachen Farben getönt — hat vor dem Kunstdruck den Vorzug, daß sie das
Wesentliche frei von störendem Beiwerk hervortreten läßt und die Verwendung
geringeren Papiers gestattet. Noch einfacherer Mittel bedienen sich die Scheren-
schnitte, z. B. von G. PLISCHKE (218, 219) und das vom Arbeiter-Abstinentenbund
(Wien) herausgegebene „Lustige A-B-C" in Schattenrissen (165). Auch dürfen die
Radierungen nicht unerwähnt bleiben, die uns Künstler wie H. ZILLE (250) und
KÄTHE KOLLWITZ geschenkt haben und die mit packender Wucht, zum Teil auch
mit schmerzhafter Ironie, sozialhygienische Mißstände zur Anschauung bringen.
Zu den modernen Mitteln der Propaganda gehört schließlich auch die Werbemarke
(Wimmelmarke), die wegen ihrer
Kleinheit nicht geringe Anforderungen
an die Fähigkeiten des Künstlers
stellt. Als glückliches Beispiel gibt
die Abb. 4 eine der vom Chemnitzer
Verein zur Bekämpfung der Schwindsucht herausgegebenen Marken wieder.

Graphische Darstellungen.

Eine gewisse Sonderstellung
unter den bildlichen Anschauungsmitteln nehmen die graphischen Darstellungen von Statistiken ein. In
richtiger Einschätzung ihrer grundlegenden Bedeutung für die Sozialhygiene hat sich LINGNER schon bei
seiner ersten Ausstellung 1903 eingehend mit ihr beschäftigt und im
Anschluß daran ein besonderes statistisches Bureau gegründet, das unter
der Leitung von E. ROESLE (bis 1912)
die Darstellungsmethoden erst einmal auf eine sichere Grundlage gestellt hat (224).

Die graphische Darstellung bietet den Vorteil, daß sie durch den
Verlauf einer Kurve, durch verschieden große Säulen, Flächen und
dgl. den inneren Zusammenhang
größerer Zahlenreihen und die Abhängigkeit statistischer Vorgänge von

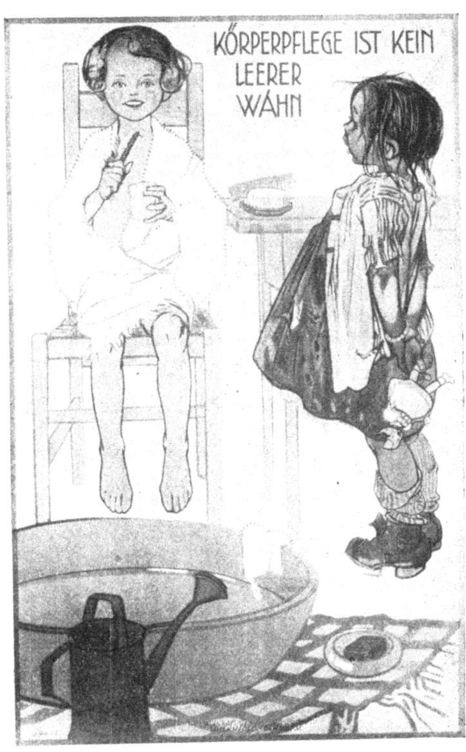

Abb. 3. Aus den Plakaten zur Säuglings- und Klein
kinderpflege, geschaffen vom Exekutivkomitee f. d.
Säuglings- und Kleinkinderfürsorge-Aktion in Österreich. (Original farbig.)

den auf sie einwirkenden Umständen mit einem Blick zu überschauen gestattet[1]). Die Darstellungsmöglichkeiten sind, wie z. B. Abb. 5 zeigt, außerordentlich vielseitig. Die Schwierigkeiten ihrer Verwendung liegen aber darin,
daß der Laie sie nicht zu lesen gewohnt und daher auch nicht geneigt ist, sich
in sie zu vertiefen. Ihr Wert als volkstümliches Anschauungsmittel ist deshalb geringer anzusetzen, und auf die Wahl der Darstellungsmethode, der
Farben usw. ist zumal bei verwickelterem Ineinandergreifen verschiedener
Tatsachenreihen größeres Gewicht zu legen, als dies im allgemeinen geschieht.

---

[1]) Graphische Darstellungen werden merkwürdigerweise gern als „Tabellen" bezeichnet.
Unter dieser Bezeichnung versteht man aber eigentlich gerade das Gegenteil, nämlich Über-
sichten, die die *Zahlen als solche* (meist in Reihen angeordnet), *nicht* in *graphischer* Form,
dargestellt enthalten.

Wo sich die Aufklärungsarbeit vorwiegend auf Statistiken stützen muß, wie in der Alkoholfrage, sind darum nicht geringe Schwierigkeiten zu überwinden.

Am leichtesten verständlich pflegt die Versinnbildlichung verschiedener Bevölkerungsgruppen, Warenmengen usw. durch entsprechend abgestufte Figuren zu sein, und daß sie auch künstlerischer Gestaltung zugänglich sind, beweisen z. B. die im Kaiserin Friedrich-Haus, Berlin, befindlichen Darstellungen aus der Pockenausstellung 1917. — In der Regel handelt es sich um linear verschiedene Größen; zwei- oder gar dreidimensionale bieten erfahrungsgemäß der Vergleichung Schwierigkeiten.

Der ausgedehntesten Verwendung und vielseitigsten Gestaltung erfreuen sich graphisch-statistische Darstellungen wohl in den Vereinigten Staaten, vor allem hat die Prohibitionsbewegung manche neuen Wege eingeschlagen (237).

Dankbar ist endlich die graphische Darstellung auch zur Veranschaulichung mancher anatomisch-physiologischer Größenverhältnisse. So wurden z. B. auf der Internationalen Hygieneausstellung Dresden 1911 die Oberfläche der roten Blutkörperchen und die Arbeitsleistung des Herzens mit geläufigen Größen aus dem täglichen Leben in drastischen Vergleich gesetzt. Auch die Darstellung von Mengenverhältnissen in Gestalt von Prismen, Zylindern u. dgl., für die die Ausstellung „Der Mensch" des Deutschen Hygiene-Museums eine ganze Reihe von Beispielen enthält, ist hier mit einzurechnen.

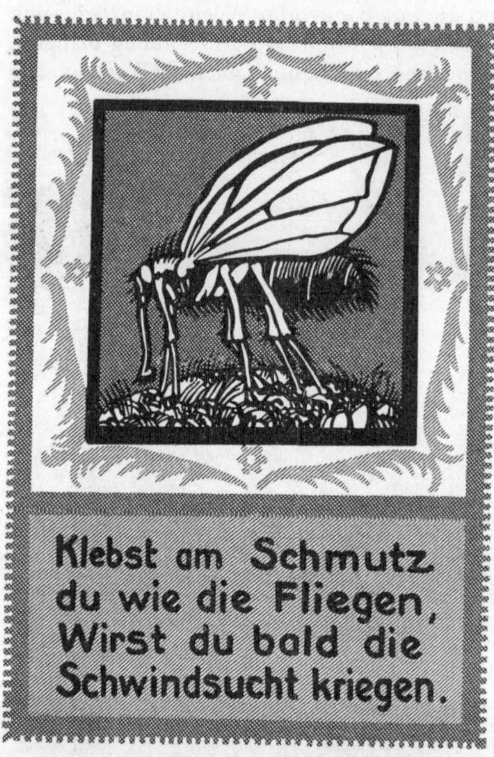

Abb. 4. Werbemarke des Vereins zur Bekämpfung der Schwindsucht in Chemnitz. Original in grün und blau auf weißem Grund, 3,5 × 5,2 cm. (Vergr. ca. 1 : 2).

Lichtbild (Diapositiv).

Wo es darauf ankommt, gleichzeitig einem größeren Personenkreis Bilder bis in alle Einzelheiten deutlich zu zeigen, ist das *Glaslichtbild* (*Diapositiv*) an seinem Platz. In der Schule und Hochschule, wie im freien Volksbildungswesen hat es sich längst einen festen Platz gesichert, für populär-hygienische Zwecke ist aber seine Verwendung durch den Mangel an geeigneten Unterlagen lange Zeit gehemmt gewesen. Es fanden darum und finden noch heute vielfach technisch mangelhafte Bilder, z. B. nach gedruckten Vorlagen angefertigt, Verwendung, die bei der starken Vergrößerung auf der Leinwand infolge des Rasters die erforderliche Deutlichkeit und Geschlossenheit vermissen lassen. Auf Klarheit und Einfachheit ist aber besonderes Gewicht zu legen, weil das Bild immer nur recht kurze Zeit der Besichtigung zugänglich sein kann.

Seit Ende 1919 hat das Deutsche Hygiene-Museum seine in ähnlichem Umfang wohl nirgends anzutreffenden Schätze an Anschauungsmitteln diesem Zweck nutzbar gemacht und eine Lichtbildstelle eingerichtet, die bis Ende Mai 1925 113 023 Lichtbilder verliehen hat. Die umstehende graphische Darstellung (Abb. 6) zeigt nicht nur das starke Bedürfnis nach derartigem Anschauungsmaterial in der raschen Zunahme der Ausleihziffern und den Einfluß der wirtschaftlichen Not im Jahre 1923, sondern auch die Grenzen, die der Anwendung des Lichtbildes durch die Jahreszeit gezogen werden. Der Hauptgipfel der Entleihungskurve liegt in jedem Jahre im November bzw. Januar-Februar, während sie in den Sommermonaten auf niedrigste Werte herabsinkt.

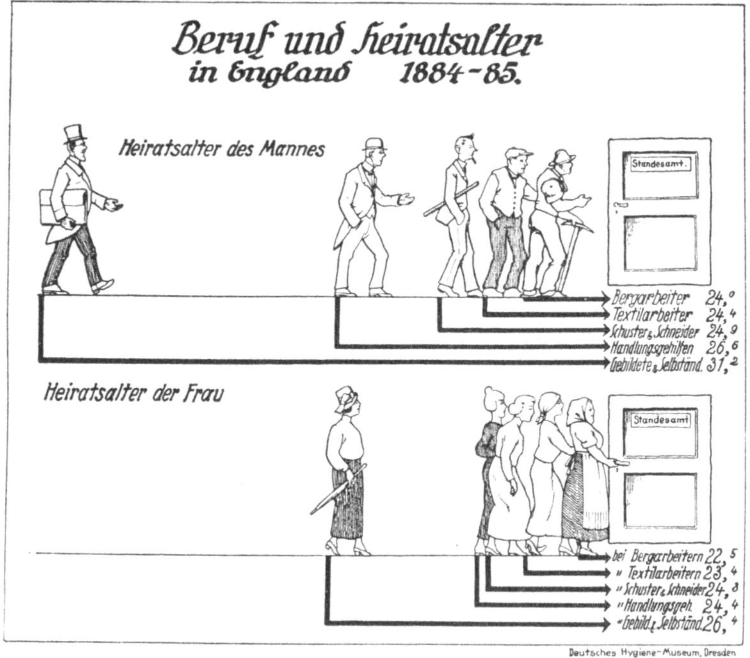

Abb. 5. Illustrationsbeispiel aus Fetscher, Grundzüge der Rassenhygiene (181). (Aus dem Deutschen Hygiene-Museum.)

Mehr als andere Anschauungsmittel bedarf das Lichtbild einer guten Erläuterung. Im allgemeinen empfiehlt es sich, den zugehörigen Vortrag entweder als Ganzes *vor* den Lichtbildern zu halten oder mehrere Abschnitte des Vortrages und der Bilder miteinander abwechseln zu lassen.

Die Verteilung der Bilder über den ganzen Vortrag ermüdet dagegen stark, und das gesprochene Wort kommt dann gegenüber den Gesichtseindrücken nicht genug zur Geltung. Mehr als 40—50 Bilder sollen im allgemeinen bei einem Vortrag nicht vorgeführt werden, dabei ist mit der Verwendung von komplizierteren Darstellungen, besonders von Statistiken, sehr sparsam zu verfahren[1]).

---

[1]) Die üblichen Lichtbildreihen, z. B. auch die des Deutschen Hygiene-Museums, bieten meist eine größere Auswahl, um den sehr verschiedenen Wünschen der Vortragenden gerecht werden zu können. Für Schulen haben sich 12—20 Bilder als zweckmäßigste Begrenzung erwiesen.

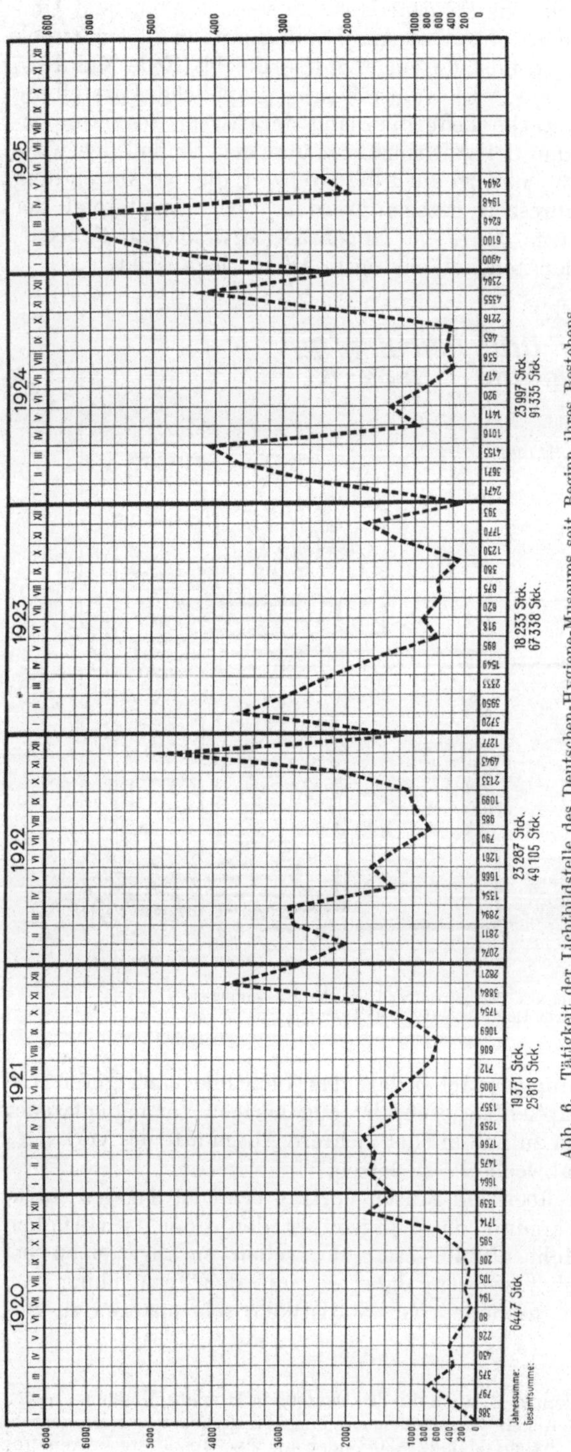

Abb. 6. Tätigkeit der Lichtbildstelle des Deutschen-Hygiene-Museums seit Beginn ihres Bestehens. − − − Zahl der in jedem Monat ausgeliehenen Lichtbilder.

An sich zwingt wohl das helle Bild im dunklen Raum und der Wegfall aller ablenkenden Nebensächlichkeiten zu gespannter Aufmerksamkeit, doch sind Massenvorführungen von 80—100 und mehr Bildern, wie sie häufig genug vorkommen, geeignet, den Zuschauer schließlich völlig abzustumpfen und in seiner Erinnerung nur einen undeutlichen Eindruck zu hinterlassen.

Dringend zu warnen ist davor, einen fertig ausgearbeiteten Vortrag zur Erläuterung der Bilder vorzulesen. Die bei der Verdunkelung des Raumes ohnehin verminderte Fühlung zwischen Vortragendem und Hörern geht dabei völlig verloren. Das Deutsche Hygiene - Museum hat deshalb die Erläuterungen zu seinen Lichtbildreihen absichtlich so gehalten, daß sie nicht einen *Vortrag*, sondern eben eine *Erläuterung* der Bilder darstellen (s. dazu S. 337/8).

Die Vorführungstechnik darf im allgemeinen als bekannt vorausgesetzt werden. Eine vorzügliche kurze Einführung dazu bietet z. B. das kleine Handbuch von Benzinger und Schürmann (276). Die Formate der Bilder sind in den einzelnen Ländern verschieden. Während z. B. in England das quadratische Format 8,4 × 8,4 cm vorherrscht, hat sich bei uns das rechteckige, 8,5 × 10, durchgesetzt, vor allem, weil dabei die Bildfläche am vor-

teilhaftesten ausgenutzt und die beste bildmäßige Wirkung erzielt wird. — Das farbige Lichtbild wird vielfach dem einfarbigen vorgezogen. Da Lumière-Bilder unerschwinglich teuer
sind und auch andere neuere Verfahren (z. B. Uvachrom) nur sehr beschränkte Verwendbarkeit besitzen, kommen praktisch nur handkolorierte Diapositive in Frage. Aus technischen Gründen bleibt aber bei diesen die Farbengebung meist eine mangelhafte, ganz abgesehen davon, daß die Projektionslampen die Farben nicht immer richtig wiederzugeben
gestatten. In der Regel ist daher das gewöhnliche einfarbige Bild vorzuziehen. Einfache
Zeichnungen und Statistiken, auch Schattenrisse, lassen sich mit Glastinte auf gewöhnliches
Glas oder mit Tusche auf Gelatineplatten auftragen. Auch an kleineren Orten kann damit
besonderen örtlichen Bedürfnissen Rechnung getragen werden. Bei Zuhilfenahme von Gelatineplatten lassen sich selbst hochkünstlerische Wirkungen erzielen (284). Um Verdunke-
lungseinrichtungen entbehrlich zu machen, werden neuerdings Tageslicht-Projektionsschirme
hergestellt. Allgemeinerer Einführung steht vorläufig entgegen, daß sie meist auf Durch-
projektion eingerichtet sind und zu starke Lichtquellen verlangen.

Um die Vorteile des Lichtbilds auch da ausnutzen zu können, wo ein größerer
Projektionsapparat oder ein geeigneter Anschluß fehlt oder wo der Transport
Schwierigkeiten macht, werden neuerdings, in größerem Umfang zuerst vom
Evangelischen Filmdienst, für hygienische Zwecke besonders vom Deutschen
Hygiene-Museum, Lichtbildreihen auf gewöhnliche Filmstreifen aufgenommen,
die mit kleinen, ungemein handlichen Bildwerfern unter Benutzung eines einfachen Steckkontaktes vorgeführt werden können. Für die Belehrungsarbeit auf
dem Land sind diese billigen, leicht zu befördernden und zu bedienenden Hilfsmittel von großem Wert, allerdings reichen sie nur für einen kleinen Zuschauer-
kreis aus. — Die auf Gelatinefolien hergestellten glaslosen Diapositive, verviel-
fältigt durch Druck, wie sie der Feinak-Diapositiv-Verlag herausbringt (s. S. 66),
sind nur insoweit brauchbar, als Strichzeichnungen, nicht Autotypien (Raster!),
zugrunde gelegt sind.

Film (Laufbild).

Allen bildlichen Darstellungen ist der Film darin überlegen, daß er nicht
nur einen Teilausschnitt aus einer Ereignisreihe festhält, sondern daß er den
Vorgang selbst vor dem Auge des Beschauers ablaufen läßt und damit in eine
sonst unerreichbare Erlebnisnähe rückt. Eng neben diesem Vorzug liegen aber
die Gefahren: bei dramatischen Darstellungen läßt das mühelose Miterleben
von Ereignissen, meist aus anderen sozialen Lebensverhältnissen, dieses Erleben
zum Erlebnisersatz werden und vermag die Stellung, zumal des jugendlichen,
ungefestigten Menschen zu Welt und Leben in bedenklicher Weise zu verschieben
und zu erschüttern. Während sich aber dieser Einwand in erster Linie gegen den
landläufigen Kinobetrieb richtet und deshalb hier beiseitegelassen werden kann,
erfordert ein zweiter in der Volksbildungsarbeit um so mehr Beachtung: das rasche
Vorübergleiten der Vorgänge macht eigene Beobachtung und Vertiefung in Einzelheiten unmöglich und führt, zumal bei häufigeren Vorführungen, zu Flüchtigkeit
und Oberflächlichkeit in der Beobachtung und gedanklichen Verarbeitung.

Wenn trotzdem die Streitfrage, ob der Film für die Volksbildungsarbeit
brauchbar ist, heute zu seinen Gunsten entschieden ist, so doch nicht ohne gewisse Vorbehalte. Unter keinen Umständen kann der Film die Vorherrschaft
vor allen anderen Lehrmitteln beanspruchen, sondern von Fall zu Fall ist zu
entscheiden, ob er anderen Mitteln überlegen, gleichwertig oder unterlegen ist
[KALBUS (279)]. Stets aber wird er sich nur als *eines* von vielen Gliedern in die
Gesamtarbeit einzufügen haben.

Strittig ist zunächst noch die geeignetste Form. Auf der einen Seite steht
der Lehrfilm (wissenschaftlicher Fachfilm), auf der anderen der Volksbelehrungs-
oder Aufklärungsfilm. Der erstere dient [nach SCHWEISHEIMER (289)] Unter-
richtszwecken, z. B. in medizinischen Vorlesungen, und bringt daher den Stoff
vollständig und logisch geordnet unter Verzicht auf schmückendes Beiwerk.

Von dem Aufklärungsfilm, der nicht mit Sensations-„Aufklärungs"-Filmen zu-sammengeworfen werden darf, verlangt Schweisheimer, daß er dem Zuschauer vor allem einen allgemeinen Eindruck vermittelt, ihn auf die Frage hinstößt, erschüttert und packt. Dazu erscheint die dramatische Form besser geeignet als trockene Sachlichkeit, die das Mitgehen erschwert. Gerade das kinogewöhnte und -verwöhnte Publikum will sein Schaubedürfnis befriedigt sehen und wendet sich dann leicht gelangweilt von den üblichen lehrhaften Filmen ab.

Wenn man auch diesen Forderungen im ganzen zustimmen kann, so be-dürfen sie doch einer Erweiterung. Die in den letzten Jahren geschaffenen medizinisch-hygienischen Filme stehen meist in der Mitte zwischen den beiden Typen und das hat sich im allgemeinen bewährt, nur muß sich die Lehrweise dem Auffassungsvermögen des Volkes noch besser anpassen. Vor allem sind die Filme meist zu lang, ferner müßte neben dem Arzt und dem Filmregisseur auch häufiger der Pädagoge zur Ausarbeitung herangezogen werden. Meist sind die Filme mit wissenschaftlich interessanten Einzelheiten überladen, die dem Laien unverständlich bleiben. Zumal wenn sie nur im losen Zusammenhang zum Haupt-thema stehen, verdunkeln sie den Grundgedanken des Ganzen mehr, als daß sie ihn erhellen, ganz abgesehen davon, daß sie für den Laien oft genug etwas Un-sympathisches an sich haben. So nimmt z. B. allerhand Laboratoriumsarbeit, Schilderungen von Krankenhauseinrichtungen, Behandlungsmaßregeln — kurz das *Medizinische* — in der Regel einen breiten Raum ein, dagegen fehlt gerade das, woran der Zuschauer seine Erfahrungen und seine Vorstellungen anknüpfen, wodurch er zur eigenen Betätigung in der Gesundheitspflege hingeleitet werden kann. Der schönsten Flaschenspülmaschine oder sonstwelchen technischen Einrichtungen, z. B. in einem Säuglingskrankenhaus, wird die Frau aus dem Arbeiterstand oder vom Lande hilflos gegenüberstehen, während die Zubereitung der Säuglingsmilch unter den einfacheren Verhältnissen des Haushalts gezeigt, sofort verwandte Saiten in ihr anklingen läßt, sie zum Nachdenken und Nach-machen anregt. Ebenso kann selbst die Vorführung der einfachen Handgriffe aus der Säuglingspflege im Bild durch eine Schwester anstatt durch die Mutter der Frau aus dem Volke den Zugang zu dem wesentlichsten Inhalt verschließen. Ein großer Teil der Kinowirkung beruht ja gerade auf dem Hineinfühlen in die handelnden Personen und ist auch im Lehrfilm nicht zu entbehren. Im vor-liegenden Fall glaubt die ungebildete Frau leicht, daß hinter dem, was die Schwester vorführt oder was in mustergültigen Anstaltseinrichtungen gezeigt wird, etwas für sie immer Unerreichbares, Besonderes steckt, und dadurch wird leicht auch das aufkeimende Interesse erstickt.

Die *Gefühlsbetonung* der Vorgänge auf der Leinwand wird großenteils vom Stoff selbst bestimmt. So bedingt die Schilderung von Krankheiten ohne weiteres eine ernstere Färbung, die zur Vertiefung des Eindrucks gelegentlich auch dick aufgetragen werden darf. Die *vorbeugende Gesundheitspflege* aber muß, wenn sie offene Herzen finden soll, als frisch-fröhliches Tun vorgeführt werden und muß darum auch den Humor kräftig zur Geltung kommen lassen. Köstliche Szenen führt z. B. Dohrn-Hannover in seinem Film „Malchen, die Unschuld vom Lande" vor (s. S. 367), und ebenso hat Tugendreich die Gesundheitspflege im häuslichen Leben in Bilder von wirksamer Komik gebracht, die durch Gegenüberstellung von Richtigem und Falschem noch besonders gewinnen (s. S. 348). Nach Jahr und Tag noch stehen derart positiv-gefühlsbetonte Erlebnisse in der Erinnerung und wirken sich infolgedessen lebendiger aus als die gelehrteste Vorführung.

Der sachliche Inhalt braucht darüber nicht zu kurz zu kommen. Dohrn selbst pflegt die Vorführungen mit einem kurzen Vortrag einzuleiten, der an der Hand von Lichtbildern die im Film behandelten Hauptfragen der Gesundheitspflege erläutert (s. S. 367). Da ein wiederholter Ablauf höchstens bei kurzen Bildstreifen in der Schule möglich ist, und da auch der schwer entflammbare Film, der in Verbindung mit Stillstandsvorrichtungen eine ruhigere Betrachtung von Einzelheiten ermöglicht, noch nicht zu der wünschenswerten Vollkommenheit gediehen ist, empfiehlt sich dieses Verfahren zu allgemeinerer Anwendung. Nach Möglichkeit, vor allem bei Schülervorführungen, ist eine noch eingehendere Behandlung des Stoffes *vor* der Kinovorführung wünschenswert. Ebenso darf die *Nacharbeit* zur Vertiefung des Gesehenen nicht vergessen werden. Selten, z. B. bei den als Beiprogramm einzuschiebenden kurzen „Schwanzfilmen", wie sie unter Dr. Neustätter vom Reichsausschuß für hygienische Volksbelehrung gemeinsam mit der Deutschen Lichtbildgesellschaft in Angriff genommen worden sind (s. S. 368), ist der Inhalt ohne weitere Erläuterung verständlich. Im allgemeinen soll aber kein der Belehrung dienender Film ohne Begleitvortrag ablaufen. Außer zur Einleitung und zur schärferen Herausarbeitung des Gedankenganges ist das gesprochene Wort unentbehrlich, um die Darstellung je nach den örtlichen und zeitlichen Umständen zu ergänzen.

Die Literatur über Filme und Filmtechnik ist unübersehbar groß geworden. Näheres darüber enthalten z. B. die Schriften von Kalbus (279), Lampe (283), Schweisheimer (289) und Weiser (290).

Die Herstellung von *Lehrfilmen*, deren Kosten nicht durch Massenvorführungen in den Kinos gedeckt werden können, erfolgt im Ausland, z. B. in Amerika, gewöhnlich auf Staatskosten. Solange dies bei uns nicht möglich ist, erfordert sie eine große Opferbereitschaft der herstellenden Firmen, so daß ihre Bemühungen auch da der Unterstützung bedürfen, wo noch nicht alle berechtigten Wünsche erfüllt werden können. Die Kostenfrage bereitet der Verbreitung selbst hochbegehrter Bildstreifen und der Anschaffung von Apparaten vorläufig unüberwindliche Schwierigkeiten. Organisationen, die sich, wie früher die Gesellschaft für Volksbildung mit ihren Wanderkinos, in neuerer Zeit der Bilderbühnenbund deutscher Städte (Berlin N 21, Bochumer Str. 8) mit seinem Zentralschulfilmarchiv und wie die in verschiedenen Ländern bzw. Provinzen begründeten Lichtbild- und Filmstellen um die ausgiebigere Verwendung des Films bemühen, können daher im Vergleich zum Ausland (s. z. B. Volkskino Bern, S. 371) auf unserem Sondergebiet wenigstens nur eine bescheidene Tätigkeit entfalten.

Bühne.

Die Bühne als „moralische Anstalt" kann sich der Mitwirkung an der hygienischen Volksbildung ebenfalls nicht ganz entziehen, doch wird sie sich im wesentlichen auf gefühlsmäßige Beeinflussung der Zuschauer beschränken müssen. Immerhin gibt es auch belehrende Tendenzstücke, wie „Die Schiffbrüchigen" von Brieux, die der naheliegenden Gefahr der Geschmacklosigkeit und des Kitsches zu entgehen wissen. Die Zugkraft der *volkstümlichen Theaterformen* zielbewußt in den Dienst der Sache zu stellen, wird neuerdings verschiedentlich versucht, z. B. bedient man sich in Amerika des Marionetten- und Kasperletheaters (s. S. 380), in Rußland (s. S. 376) und Jugoslawien (s. S. 375) des grobgezimmerten Volksstücks mit feststehenden Typen, die durch solche hygienischen Charaktere erweitert werden und zur Verbreitung einfacher hygienischer Wahrheiten in Spruchform u. dgl. benutzt werden können. — In München hat Seiffert (151) nach amerikanischem Muster Kasperlespiele durch und für Volksschüler aufzunehmen begonnen, in denen z. B. die Notwendigkeit der Zahnpflege drastisch dargestellt wird und die dann durch Unterricht in allen Klassen, Aufsätze usw. weiter ausgewertet werden. In gleichem Sinn bemüht sich auch das Österreichische Jugendrotkreuz (186).

In Gestalt der Wanderbühne auf Messen und Märkten kann mit Vorführungen dieser Art gerade unter der ländlichen Bevölkerung viel Gutes getan werden. Stets kann aber die Bühne die eigentliche Belehrung nur *einleiten,* nicht selbst *vermitteln* und ist daher nur im Zusammenhang mit sonstiger Belehrungsarbeit für diesen Zweck brauchbar[1]).

Ausstellungen.
Entwicklung des hygienischen Ausstellungswesens.

Seit der Entwicklung der neuzeitlichen Industrie und des Verkehrswesens gehört der gegenständliche Anschauungsunterricht durch Ausstellungen zu den gewohnten Erscheinungen des öffentlichen Lebens. Hygienischen Ausstellungen begegnen wir schon in der Zeit der wissenschaftlichen Hygiene, doch tragen sie, wie z. B. die Berliner Hygiene-Ausstellung 1883, durchaus wissenschaftlich-akademischen bzw. wirtschaftlich-technischen Charakter. Erst nach der Jahrhundertwende hat Lingner begonnen, zur Belehrung von Laienkreisen besondere Veranstaltungen dieser Art zu treffen. Mit der schon mehrfach genannten Ausstellung „Die Volkskrankheiten und ihre Bekämpfung", die er in Verbindung mit dem „Deutschen Verein für Volkshygiene" zuerst auf der Deutschen Städteausstellung Dresden 1903 zeigte, erbrachte er den Beweis, daß Belehrung auf diesem Wege möglich ist, und daß Laien damit für die hygienische Aufklärungsarbeit zu gewinnen sind. Die klar durchdachten Grundsätze, die er der Ausstellung zugrunde legte (362), haben sich in allem Wesentlichen als richtig erwiesen und sind für alle späteren Unternehmungen dieser Art bestimmend geworden.

Anschauung an Stelle abstrakter Belehrung zu setzen, dabei aber durch möglichste Abwechslung und Vielseitigkeit vorzeitiger Ermüdung vorzubeugen, war für Lingner der leitende Gedanke. Darum zeigte er in der genannten Ausstellung neben einfachen graphischen Darstellungen und Bildern, Wachsabgüssen und natürlichen Präparaten von Krankheitserscheinungen auch Bakterienpräparate in 80 Mikroskopen; Bakterienkulturen dienten dazu, die Wuchsformen und die Einwirkungen von Chemikalien, Licht usw. auf das Wachstum zu zeigen. Unter das wissenschaftliche Material wurden „interessante Kuriosa", z. B. historischer Art, eingestreut und durch künstlerische Ausschmückung des Raumes Ruhepunkte für das Auge geschaffen. Eine Tat darf es auch genannt werden, daß hier zum ersten Male die Geschlechtskrankheiten in aller Öffentlichkeit dargestellt wurden. Die Ausstellung war in Dresden, München, Frankfurt und Kiel, wo sie in den nächsten Jahren gezeigt wurde, das Ziel von Hunderttausenden. Die günstige Aufnahme, die ihr in Ärzte- und Laienkreisen zuteil wurde (344, 358), gab Lingner den Anstoß zu weiteren Arbeiten auf diesem Gebiet, die ihren sichtbaren Ausdruck in der *Internationalen Hygiene-Ausstellung 1911* fanden. Es ist unmöglich, hier der Bedeutung dieser Weltschau der Gesundheitspflege voll gerecht zu werden. Der Vielseitigkeit und Neuartigkeit der Anschauungsmittel, der grundsätzlichen Voranstellung des Menschen als des Mittelpunktes der Gesundheitspflege, des Bestrebens, den einzelnen zur eigenen Betätigung zu erziehen, ist schon an anderer Stelle gedacht. Nicht weniger als 5 000 000 Besucher wurden gezählt[2]). Obwohl auch die Mängel des gewaltigen Unternehmens nicht übersehen werden dürfen, so z. B. die mangelhafte Berücksichtigung des seelischen Menschen, die Überfülle des Gebotenen usw.

---

[1]) Die tendenziöse Bearbeitung anerkannter Kunstwerke, wie Ibsens „Gespenster" oder Gerhart Hauptmanns „Weber" oder „Vor Sonnenaufgang" und ihre rationalistische Auswertung z. B. durch nebenhergehende Ausstellungen, wie sie Straschun (68) für zulässig hält, wird mit Recht bei uns Ablehnung finden.

[2]) Der Kernteil „Der Mensch" konnte später in Genua und in Darmstadt unter regster Beteiligung der Bevölkerung nochmals gezeigt werden. Auf den Erfahrungen von 1911 weiter bauend, hat der Mitarbeiter Lingners Dr. Ingelfinger in Stuttgart 1914 eine Ausstellung für Gesundheitspflege geschaffen, der nur infolge des Kriegsausbruchs ausgiebigere Wirkung versagt geblieben ist (338).

[A. FISCHER (348)], die zwiespältige Behandlung der Alkoholfrage u. a. m., so hat es doch nicht nur dem hygienischen Ausstellungswesen, sondern der hygienischen Volksbelehrung überhaupt entscheidenden Antrieb gegeben. Nicht zuletzt ist ihm ja auch die Gründung des Deutschen Hygiene-Museums zu verdanken, das ihr Erbe zu pflegen und auszubauen berufen ist.

Organisationsfragen.

Unter den üblichen hygienischen Ausstellungen lassen sich, allerdings ohne scharfe Grenze, nach Größe und Wirkungskreis unterscheiden:

1. Wanderausstellungen verschiedener Größe (für Groß- und Mittelstädte, kleine Städte und Land);

2. ortsfeste Dauerausstellungen (Museen);

3. Ausstellungen von vorübergehender Bedeutung, meist mit starkem örtlichen Einschlag, öfter auch nur als Teil einer nicht hygienischen Ausstellung.

Der größte und wichtigste Teil der Arbeit wird von den beweglichen *Wanderausstellungen* geleistet, weil sie an die größte Zahl von Menschen herankommen, denen keine oder wenig andere Belehrungsmöglichkeiten zur Verfügung stehen. Meist haben sie Teilgebiete der Hygiene, z. B. Säuglingspflege, Geschlechtskrankheiten, Tuberkulose, Alkoholismus zum Gegenstand. Für mittlere und kleine Städte haben sich Ausstellungen, die etwa eine Turnhalle von 150—200 qm Bodenfläche füllen, als gangbarste Größe erwiesen, für Großstädte kommen selten mehr als 350—400 qm in Frage, für das Land wird man den Umfang von 1—2 Schulzimmern zugrunde legen[1]).

Das Material muß rasch eingepackt und ausgepackt und leicht befördert werden können. Je kleiner die Sammlung, desto einfacher muß die Handhabung sein. Verschließbare Kisten, bei größeren Ausstellungen auch zusammenlegbare Stellwände und Tische sind dazu unentbehrlich. Bilder werden, wenn sie nicht rasch unansehnlich werden sollen, am besten auf Pappe aufgezogen und mit leichtem Rahmen versehen, höchstens noch auf Leinwand aufgezogen und auf Stab gerollt. Dagegen hat sich Verglasung wegen Gewicht und Bruchgefahr für Ausstellungen mit häufigerem Ortswechsel nicht bewährt. Schwierigkeiten im Hinblick auf die Kostendeckung macht gewöhnlich die Frage der Beförderung und der Begleitung. Die einfachste Lösung ist gegeben, wenn das Ausstellungsgut in einem Eisenbahnwagen (zugleich auch Ausstellungsraum) oder in einem Auto oder Wagen befördert wird, in dem auch der Ausstellungsleiter Unterkunft findet. Erstere Form ist z. B. in Rußland, den Vereinigten Staaten und Holland, letztere u. a. in der bayrischen Pfalz (353) angewendet worden. SEIFFERT (63) hat auch den glücklichen Gedanken ausgesprochen, Zeltmuseen auf Jahrmärkten usw. zu zeigen und damit den üblichen anatomischen Schaubuden Abbruch zu tun.

Ob ein Begleiter notwendig ist, richtet sich nach der Größe und der jeweiligen Dauer der Ausstellung, dem Umfang des zu bereisenden Gebietes bzw. nach dem Besitzer und Träger der Ausstellung. Für kleinere Landausstellungen, die meist Kreisbehörden u. dgl. gehören, immer nur 1—2 Tage stehen bleiben und nur kurze Strecken zurückzulegen haben, genügt vielfach die Betreuung durch eine Fürsorgerin, für größere, die, wie die Säuglingsausstellungen auch mehr laufende Arbeit durch Kurse und Führungen erfordern, ist ständige Begleitung unentbehrlich. Andernfalls gehen wertvolle Erfahrungen immer wieder verloren, auch leidet das Ausstellungsgut mehr, als wenn immer dieselbe Person dafür verantwortlich ist. Bei den Ausstellungen des Deutschen Hygiene-Museums übernehmen die Städte außer einer gewissen bescheidenen Garantiesumme meist die Sorge für Raum, Reinigung, evtl. Heizung und Beleuchtung sowie die Beförderung und stellen Hilfskräfte für Auf- und Abbau. Auch die Unterbringung und Verpflegung des Ausstellungsbegleiters wird in der Regel mit übernommen. Die sonstigen Kosten für Instandhaltung, Bekanntmachungen usw. müssen durch Eintrittsgelder gedeckt werden. *Kostenloser Eintritt*, wie er früher meist üblich war, ist schon aus erzieherischen Gründen nicht zu empfehlen. Durch Ermäßigung für Schulkinder, Krankenkassen, Gewerkschaften usw. kann der wirtschaftlichen Leistungsfähigkeit im einzelnen

---

[1]) Als kleinste Einheiten sind die (durch Druck vervielfältigten) Unterrichtssammlungen des Deutschen Hygiene-Museums besonders brauchbar, weil sie auch jede beliebige Zusammenstellung zu größeren Ausstellungen gestatten und sich leicht verpacken lassen. Auch zum allmählichen Aufbau örtlicher Museen (s. S. 360) haben sie sich bereits gut bewährt.

genügend Rechnung getragen werden. Weitere Winke zur Veranstaltung von Ausstellungen finden sich unter anderem bei Burckhardt (343), Katz (356) und Wezel (376).

Zahl und Art solcher Ausstellungen kleineren und größeren Umfangs ist eine recht erhebliche, wenn auch durch den Krieg viele zum Erliegen gekommen sind. So waren früher im Deutschen Reiche allein 16 Tuberkulose-Ausstellungen vorhanden, daneben eine Reihe von Säuglings-, Alkoholausstellungen usw. Nach Inhalt und äußerer Form sind sie sehr verschieden zu bewerten. Die Schwierigkeiten, das Material z. B. an Statistiken auf dem laufenden und auch äußerlich instand zu halten, sind immer größer geworden. Daneben haben auch nicht immer die pädagogischen und technischen Erfahrungen der neueren Zeit genügende Beachtung gefunden. Wenn irgendwo, dann wäre hier zentrale Herstellung und Bearbeitung nach einheitlichen Gesichtspunkten wünschenswert und durchführbar. Über die größten Erfahrungen auf diesem Gebiete verfügt gegenwärtig wohl das Deutsche Hygiene-Museum, das in den Jahren nach dem Kriege zeitweise bis zu 10 Ausstellungen verschiedener Größe gleichzeitig laufen hatte und auch für ausländische Staaten eine ganze Anzahl Sammlungen hergestellt hat. Von 1919—1922 wurden diese Ausstellungen im Deutschen Reich an 270 Orten von rund $2^1/_2$ Millionen Personen besucht, außerdem nahmen noch über 45 000 Frauen und Mädchen an Kursen teil, die in Verbindung mit den Säuglingsausstellungen abgehalten wurden. Im Ausland wurden in der gleichen Zeit bei einer Reihe von Ausstellungen noch 350 000 Besucher gezählt (339, 368). Nach völliger Unterbrechung durch das Inflationsjahr 1923 konnte erst im Laufe des Jahres 1924 die Ausstellungstätigkeit wieder aufgenommen werden.

Ständige hygienische Ausstellungen größeren Umfangs (Museen) sind heute, wenigstens in Europa, noch verhältnismäßig selten (s. Anhang), obwohl ihre Notwendigkeit überall anerkannt wird [Koenen (357), Schaeffer (367), Marcuse (364), Mindt (365)]. Eher beginnen kleinere Städte, sich kleine Museen einzurichten [z. B. Bunzlau (341)][1]. Die Zahl der *vorübergehenden* Ausstellungen ist eine unübersehbar große geworden. Als besonders erfreulich ist zu verbuchen, daß die Berücksichtigung hygienischer Fragen im Rahmen allgemeinerer Ausstellungen industriellen und kulturellen Inhalts heute fast zur Selbstverständlichkeit geworden ist.

Bei uns zuerst von alkoholgegnerischer Seite verwendete Ausstellungsformen, die unter das Publikum gehen, statt auf seinen Besuch zu warten, sind die *Schaufensterausstellungen* in leerstehenden Läden und, z. B. in den Vereinigten Staaten, die *fliegende Ausstellung*, die, aus wenigen zugkräftigen Plakaten bestehend, schnell auf der Straße, in Fabriken usw. aufgebaut werden kann. Auch in ihrem Inhalt öfter wechselnde Schaukastenausstellungen sind mit Erfolg versucht worden [Flaig (349)]. Der Holländische Verein enthaltsamer Eisenbahner hat neben einem Eisenbahn-Ausstellungswagen auch einen „Perronwagen" zu Werbezwecken verwendet.

Der Ausstellungsinhalt und seine Auswertung.

Ausstellungen sind dazu bestimmt, einer größeren Anzahl von Menschen in kurzer Zeit eindringlichsten Anschauungsunterricht zu erteilen. Im Verein mit den sonstigen Aufklärungsmitteln Wort und Schrift, Lichtbild und Film stellen sie eine Art „Massenangriff auf die Unkenntnis des Volkes" dar [Fischer-Defoy (19)]. Der Erfolg hängt einmal von dem Inhalt selbst ab, dann aber auch von der Art, in der er nutzbar gemacht wird. Einfach und klar, dabei in der Aufmachung ansprechend, müssen diese Darstellungen sein. Je kürzere Zeit die Ausstellung an einem Ort stehenbleibt, desto weniger darf sich die Belehrung auf Einzelheiten erstrecken, ohne deshalb an wissenschaftlicher Zuverlässigkeit zu verlieren. Auch da, wo wie in Museen mit einem wiederholten längeren Besuch

---

[1] Auf Organisation und Technik der Museen, wie sie in jüngster Zeit Wilhelmi (376) eingehender behandelt hat, kann hier aus Raumgründen nicht näher eingegangen werden.

gerechnet werden kann, wo also eine eingehendere Darstellung Platz greifen darf, ist eine Häufung ähnlicher Ausstellungsgegenstände, wie von Wachsabgüssen und von Statistiken, zu vermeiden, wie überhaupt die *Gefahr des Zuviel* hier schärfer als irgendwo anders im Auge behalten werden muß. — In der Regel soll jede Ausstellung für sich allein ohne mündliche Erklärung verständlich sein. Kurze, klare, schriftliche Erläuterungen der Ausstellungsgegenstände sind dabei notwendig, eine Aufgabe, die ein nicht geringes Maß von Sprachgefühl, pädagogischem Verständnis und Erfahrung erfordert. — Je nach Möglichkeit sind unter die sachlichen Stoffe auch das Gemüt ansprechende Darstellungen einzustreuen, nur dann kann der Mann mit Volksschulbildung, auf den nach LINGNERS Grundsätzen die Ausstellung in der Regel zugeschnitten sein muß, dem Inhalt ohne Ermüdung folgen. Durch Darstellungen, die sich auf örtliche Verhältnisse beziehen, auch solche statistischer Art, kann dem allgemeinen Inhalt eine anziehende Note gegeben werden, ebenso trägt geschmackvolle Anordnung und etwas Pflanzenschmuck viel zur Belebung des Bildes bei.

Die Tiefenwirkung von Ausstellungen darf nicht überschätzt werden. Die Besucherzahlen oder die erhöhte Inanspruchnahme von Beratungsstellen, wie sie nach den Ausstellungen des Deutschen Hygiene-Museums über Geschlechtskrankheiten stellenweise zu beobachten war, geben kein erschöpfendes Bild. Im allgemeinen sind Ausstellungen mehr dazu geeignet, anzuregen und Fragen aufzuwerfen, als eingehende Kenntnisse zu übermitteln. Schon eine quasi „hygienische Erschütterung" hielt LINGNER für einen genügenden Erfolg dieses Schnellanschauungsunterrichts.

Die Hauptschwierigkeit von Ausstellungen liegt aber darin, eine genügend große Zahl von Personen zu ihrem Besuch zu veranlassen, und hier liegen auch die Grenzen ihrer Wirksamkeit. Alle Werbemittel sind dazu in Gang zu setzen. Einleitende Vorträge, Plakate, Zeitungsaufsätze, Flugblätter müssen schon vor und noch mehr während der Ausstellung die Aufmerksamkeit auf sie lenken, Arbeiten, die am besten von einem örtlichen Ausschuß geleistet werden. Führungen und Vorträge, Druckschriften, bei manchen Ausstellungen auch Kurse, müssen dazu beitragen, den Stoff für die Besucher lebendig zu machen. Insbesondere sind *Führungen* durch geeignete Persönlichkeiten ein unentbehrliches Mittel, um der ungeschulten Auffassungsfähigkeit des Publikums nachzuhelfen, auftauchende Fragen zu beantworten usw. [s. FISCHER-DEFOY a. a. O. und BURCKHARDT (343)]. Alle scheinbaren Erfolge sind trotzdem zweifelhaft, wenn nicht durch Verbreitung von Drucksachen usw. nach Beendigung der Ausstellung für die Vertiefung der aufgenommenen Eindrücke gesorgt wird — eine Aufgabe, die im allgemeinen noch nicht die nötige Beachtung gefunden hat. Es hat aber auch schon manche Ausstellung dazu gedient, sozialhygienische Bestrebungen in Gang zu bringen.

9. Die Organisation der hygienischen Volksbelehrung im Deutschen Reich.

a) Allgemeines und Grundsätzliches.

Jeder Versuch, die Verbreitung hygienischer Kenntnisse planmäßig zu organisieren, hat zweierlei zugleich im Auge zu behalten:

Auf der einen Seite erfordert der Grundsatz der Erziehung zur Selbsttätigkeit ebenso wie die Rücksicht auf die Aufbringung der Mittel eine weitgehende Selbständigkeit und *Dezentralisation* der eigentlichen ausführenden Arbeit, auf der anderen erweist sich bei intensiverer Tätigkeit eine *Zentralstelle* zur Ausarbeitung der Methoden, Bereitstellung der Hilfsmittel, zum Austausch von Erfahrungen und zur Vereinheitlichung des Vorgehens als unentbehrlich.

Der organisatorische Zustand der hygienischen Volksbelehrung ist heute noch in fast allen Kulturländern ein mangelhafter. Die enge Verflechtung mit den sonstigen Aufgaben der sozialen Hygiene, mit pädagogischen und sozialpolitischen Fragen, bedingt die Beteiligung einer großen Zahl von Organisationen, die miteinander meist nur in loseren Beziehungen stehen. Dadurch unterbleibt nicht nur der befruchtende Austausch von Erfahrungen, sondern es bleiben auch wichtige Gebiete — begrifflich wie geographisch genommen — unbearbeitet.

Fast nur in den Staaten, die erst nach dem Krieg entstanden oder wie Rußland stark zentralistisch eingerichtet sind, bestehen einheitlichere Verhältnisse. Dagegen ist das Bild im *Deutschen Reich* ebenso wie in den meisten seiner Nachbarstaaten noch ein sehr buntscheckiges. Neben dem „Verein für Volkshygiene" und ähnlichen allgemeinen Vereinigungen, den sozial-hygienischen Reichsfachverbänden (s. u.) und dem Roten Kreuz mit ihren zahlreichen Unterverbänden stehen die Versicherungsträger (259, 310, 319), die Ärztevereine, die hygienischen Institute der Universitäten, die Wohlfahrts- und Gesundheitsämter (322), Fürsorge- und Beratungsstellen amtlicher, halbamtlicher oder privater Art, die Volkshochschulen und alle die anderen Einrichtungen von vorwiegend örtlichem Charakter, in deren Arbeitsbereich die Volksgesundheitspflege mit fällt. Es ist dankbar anzuerkennen, daß das Verständnis für die Notwendigkeit hygienischer Volksbelehrung in den letzten Jahren in raschem Wachsen begriffen ist. So haben sich, um nur ein paar Beispiele zu nennen, die Ärzte in Schleswig-Holstein [Deneke (297)], in Bremen, in Groß-Berlin, in neuerer Zeit besonders auch in Dresden, der Sache mit großem Eifer angenommen. Der Ärztliche Bezirksverein Dresden hat einen besonderen Ausschuß für planmäßige hygienische Belehrung eingesetzt und dazu folgende von M. Vogel aufgestellte Leitsätze als Grundlagen angenommen:

„1. Um bessere hygienische Zustände herbeizuführen und besseres Verständnis für ärztliches Tun und Denken zu wecken, ist Verbreitung gediegener hygienischer Kenntnisse in allen Volksschichten und Erziehung zu vernünftiger Lebensweise unentbehrlich.

2. An der Lösung der Aufgabe mitzuwirken, ist neben der Schule die Ärzteschaft an erster Stelle berufen. Hält sie sich von der Erfüllung dieser Pflicht zurück, so überläßt sie ungeeigneten und oft genug ärztefeindlichen Elementen das Feld. Durch Gesetze und Verordnungen gegen das Kurpfuschertum kann dieses Versäumnis nicht wettgemacht werden, da sie immer nur die schädlichsten Auswüchse, nicht aber das Übel selbst an der Wurzel treffen können.

3. Bei der Belehrung sind die Fragen in den Vordergrund zu stellen, bei denen tieferes Verständnis und tätige Mitarbeit des Laien erwünscht ist, d. h. vor allem die Fragen der persönlichen (kostenlosen!) und der sozialen Hygiene. Dagegen sollen die eigentlichen medizinischen Fragen, insbesondere solche der Behandlung, nur insoweit berührt werden, als dadurch das notwendige Verständnis für ärztliche, gesundheitspolizeiliche und fürsorgerische Maßnahmen gefördert wird.

4. Jede Belehrung muß vom Geiste echter Wissenschaft, d. h. unbedingter Wahrhaftigkeit getragen sein. Das bedeutet nicht, daß bei komplizierteren Dingen nicht eine vereinfachte Darstellungsweise Platz greifen dürfte. Stets sind aber die Grenzen menschlichen Erkennens und ärztlichen Könnens klar im Auge zu behalten und aufzuzeigen. Nichts schädigt die Autorität der Ärzteschaft mehr, als optimistisch übertreibende Behauptungen, die sich später als unberechtigt erweisen (vgl. Tuberkulin). Behutsames Anknüpfen an die im Volk verbreiteten Vorstellungen wird den Weg vielfach erleichtern, schroffe Ablehnung ihn erschweren.

5. Die Belehrungsarbeit, zu der alle in Betracht kommenden Hilfsmittel heranzuziehen sind, hat nur dann Aussicht auf Erfolg, wenn der Arzt neben der Sachkenntnis auch über pädagogisches Geschick und Redegewandtheit verfügt. Insoweit das ärztliche Studium diese Kenntnisse und Fertigkeiten nicht vermittelt, sind geeignete Fortbildungsmöglichkeiten in Form von Kursen u. dgl. zu schaffen. Seitens der Ärztevereine ist auf rege Beteiligung, zumal der jüngeren Ärzte, an der hygienischen Volksbelehrung hinzuwirken.

6. Durch planmäßige Zusammenarbeit mit dem Reichsausschuß und den Landesausschüssen für hygienische Volksbelehrung, dem Deutschen Hygiene-Museum, den Trägern der Krankenversicherung und der Wohlfahrtspflege, den Schulbehörden und den Organen des freien Volksbildungswesens (Volkshochschulen) ist für Einführung des pflichtmäßigen hygie-

nischen Schulunterrichts, für Herausbildung einheitlicher Methoden und für Verbreitung hygienischer Lehr- und Anschauungsmittel Sorge zu tragen."

Neben den Einzelvereinen beginnen auch die ärztlichen Spitzenorganisationen — nicht zuletzt durch das Überhandnehmen des Kurpfuschertums veranlaßt — sich an dieser Arbeit zu beteiligen, und ebenso stellen sich die Versicherungsträger mehr und mehr in den Dienst der Sache, wovon z. B. der Vortrag GROTJAHNS auf dem 28. deutschen Krankenkassentag 1924 und die Veröffentlichungen der Krankenkassen (259, 310) Zeugnis ablegen. Wenn trotzdem vieles zu wünschen übrig bleibt, so tragen wohl die wirtschaftlichen Schwierigkeiten meist mehr Schuld als der Mangel an Einsicht und gutem Willen.

b) Ausschüsse für hygienische Volksbelehrung.

Erst die verstärkten Anforderungen der Kriegs- und Nachkriegszeit haben die Erkenntnis reifen lassen, daß es notwendig ist, für die besonderen Aufgaben der hygienischen Volksbelehrung auch einen besonderen, wenn auch losen Rahmen zu schaffen. Zuerst wurde in *Preußen* auf Anregung von ADAM und BORNSTEIN (3—6, 254) in Verbindung mit dem Ministerium für Volkswohlfahrt im Mai 1919 ein *Landesausschuß für hygienische Volksbelehrung* gebildet, der dem größeren Teil der anderen deutschen Länder zu ähnlichen Gründungen Anstoß gab, bis die Zusammenfassung aller dieser Landesausschüsse im *Reichsausschuß* für hygienische Volksbelehrung erfolgen konnte.

Der preußische Landesausschuß hat in richtiger Erkenntnis von der Notwendigkeit der Dezentralisation *Provinzial-*, *Kreis-* und *Ortsausschüsse* gebildet. In den übrigen Ländern wird die Arbeit teils von den Wohlfahrtsämtern der Pflegebezirke mit getragen (Sachsen), teils wird sie von dem stets an die Landesmedizinalbehörden angegliederten Landesausschuß unmittelbar geleistet. Die zur Verfügung stehenden Mittel sind größtenteils sehr bescheiden. In Preußen wurden sie während der Inflationszeit hauptsächlich durch private Spenden aufgebracht.

Durch den Landesausschuß ebenso wie durch den Reichsausschuß sollen die schon vorhandenen Organisationen unter Wahrung ihrer Selbständigkeit zu gemeinsamer Arbeit zusammengefaßt werden. Nach den Richtlinien des preußischen Landesausschusses, der allen anderen als Vorbild gedient hat (326), erstreckt sich die Tätigkeit in erster Linie auf Veranstaltung von Vorträgen (mit Bevorzugung der kleinen Städte und des flachen Landes), sowie der Beschaffung und Verwendung aller sonstigen Hilfsmittel. Die Belehrung soll auf wissenschaftlicher Grundlage und im wesentlichen durch Ärzte erfolgen. Im Vordergrunde sollen die Fragen der persönlichen Gesundheitspflege und Krankheitsverhütung stehen, nicht die der Krankenbehandlung.

Der *Reichsausschuß für hygienische Volksbelehrung* (gegründet 5. II. 1921) wurde nach Dresden verlegt, um eine möglichst enge Verbindung mit dem Deutschen Hygiene-Museum und der Lingner-Stiftung herzustellen. Seine Bestimmung ist, die Landesausschüsse und die auf dem Gebiet der hygienischen Volksbelehrung tätigen Reichsorganisationen und -behörden mit Rat und Tat zu unterstützen und ihnen als Vermittlungsstelle für Anregungen und Erfahrungen zu dienen. Ferner soll er in Zusammenarbeit mit dem Hygiene-Museum für vorbildliche Ausgestaltung der hygienischen Lehrmittel und für den Ausbau des hygienischen Schulunterrichts besorgt sein (320).

Infolge des Mangels an Mitteln hat der Reichsausschuß bisher nur eine bescheidene Tätigkeit entfalten können. So ist von ihm mit Erfolg dem Zusammenarbeiten mit der Ärzteschaft, der Bearbeitung der Presse, der Verbreitung von guter hygienischer Literatur und Anschauungsmitteln, der Herstellung und Vorführung von Filmen (s. S. 357) wie überhaupt allen Fragen der Aufklärungstechnik und -politik besondere Aufmerksamkeit gewidmet worden.

Landesausschüsse für hygienische Volksbelehrung bestanden Ende 1924 in 10 von den 18 deutschen Ländern (Anschriften am Schlusse dieses Abschnitts). Aus der Tätigkeit der einzelnen Landesausschüsse ist hervorzuheben: *Anhalt* hat unter Verwendung des Atlas von Langstein-Rott (201) eine Wanderausstellung „Das Kind" geschaffen, die sich in 2 Kisten von 30—50 kg verpacken läßt und in kleinen Orten viel verwendet wird. In *Baden* bildet der Landesausschuß eine Unterabteilung der Badischen Gesellschaft für soziale Hygiene und hat sich besonders der Organisation des Vortragsdienstes gewidmet. In *Bayern* ist die Organisation von vorbildlicher Einfachheit und Einheitlichkeit. Seit April 1921 besteht eine „Bayrische Arbeitsgemeinschaft zur Förderung der Volksgesundheit", die sämtliche sozialhygienischen Organisationen umfaßt und eine gemeinsame Geschäftsstelle unter der Leitung von Regierungsmedizinalrat Dr. Seiffert unterhält. Für die Herstellung des Lehrmaterials (besonders Lichtbilder) und für die Veranstaltung von Vorträgen (Karsch) sorgt das Arbeitermuseum München (312, 337). Mehrere Wanderausstellungen über Säuglingspflege, Tuberkulose usw. sind vorhanden. Als eigenes Organ werden die „Blätter für Gesundheitspflege" herausgegeben. Vorträge wurden in großer Zahl von Ärzten, aber auch von Wanderlehrerinnen abgehalten. Orts- und Kreisausschüsse haben sich als nicht nötig erwiesen. Auf die vorbildliche Arbeit von Dr. Seiffert, insbesondere auf seine Bemühungen um die Förderung des hygienischen Schulunterrichts, haben wir bereits an anderer Stelle mehrfach Bezug genommen (s. dazu 62—64, 151, 329—331). *Bremen* hat unter reger Beteiligung der Ärzte bereits mehrere Jahre hindurch erfolgreich Vortragsreihen aus allen Gebieten der Gesundheitspflege abgehalten. In *Lübeck* ist besonders die rege Vortragstätigkeit eines erblindeten Arztes, Dr. Siering, bemerkenswert, der sich damit einen neuen, befriedigenden Wirkungskreis geschaffen hat. *Oldenburg* hat das Hauptgewicht auf Fortbildungskurse für Lehrer und auf Ausbildung der Krankenpfleger, Samariter usw. gelegt. Eine kleine ständige Ausstellung im Landtagsgebäude dient als Stützpunkt für Vorträge vor Schülern, Vereinen usw. In *Preußen* besteht seit 1921 eine besondere Geschäftsstelle, geleitet von Dr. Bornstein. Eine besondere Abteilung Schulhygiene wird von Prof. Adam und Rektor F. Lorentz geleitet und hat unter anderem Richtlinien für die Gestaltung des Hygieneunterrichts herausgegeben (101). Mit dem „Deutschen Verein für Volkshygiene" wird eine enge Arbeitsgemeinschaft unterhalten, seit 1920 werden die Blätter für Volksgesundheitspflege gemeinsam mit diesem Verein, seit 1924 auch mit dem Reichsausschuß und dem Deutschen Hygiene-Museum herausgegeben (254). Der Landesausschuß besitzt einiges Unterrichtsmaterial an Lichtbildern mit gedruckten Vorträgen. An Veranstaltungen sind vor allem eine große Zahl von Vorträgen und Vortragsreisen des Generalsekretärs zu nennen, die zur Belebung der Arbeit in der Provinz wesentlich beigetragen haben. Ein Lehrgang zur Einführung von Lehrern und Lehrerinnen in den Unterricht in Gesundheitslehre wurde vom 1.—9. X. 1922 in Berlin abgehalten. Über die Tätigkeit des Landesausschusses ebenso wie über die der Provinzialausschüsse sind in den Blättern für Volksgesundheitspflege (254) eine ganze Reihe von Berichten erschienen, die ein Bild von der umfassenden Tätigkeit der Ausschüsse geben. In dieser Zeitschrift erscheinen laufend Mitteilungen und Berichte über hygienische Volksbelehrung. *Sachsen:* Durch Verordnung des Ministeriums des Innern vom 20. II. 1922 ist die hygienische Volksbelehrung unter die Aufgaben der Pflegebezirke aufgenommen worden. Die amtlichen „Blätter für Wohlfahrtspflege" widmen der Arbeit besondere Aufmerksamkeit. Die Tätigkeit der Geschäftsstelle war hauptsächlich beratender Art. Im Jahre 1922 wurde mit Unterstützung des Kultusministeriums und des Wirtschaftsministeriums an sämtliche Schulen des Landes eine Rundfrage über den Stand des hygienischen Schulunterrichtes und über die Wünsche der Lehrerschaft bezüglich ihrer Ausbildung gerichtet, die bemerkenswerte Ergebnisse zeitigte [s. Dr. Teuscher (156)]. Seit dem Jahre 1923 ist die Geschäftsstelle des Landesausschusses mit dem Hygiene-Museum räumlich und persönlich eng verbunden. Die Lehrmittel des Museums kommen dem Landesausschuß in besonderem Maße zugute, wie überhaupt beide Organisationen ständig eng zusammenarbeiten (vgl. z. B. den schon erwähnten Lehrgang für hygienische Volksbildung).

Die Entwicklung dieser Ausschüsse ist noch längst nicht als abgeschlossen zu betrachten. Insbesondere wird es ihre Aufgabe sein, sobald es die wirtschaftlichen Verhältnisse nur irgend gestatten, für eine größere Zahl von Stützpunkten der Belehrungsarbeit Sorge zu tragen, z. B. Leihstellen für Lichtbilder und Filme (womöglich im Anschluß an schon bestehende Lichtbildstellen), Wanderkinos, Wanderausstellungen und örtlichen Museen. Auch die Ausbildung und Aussendung von Wanderlehrern und -lehrerinnen und die Einrichtung von „Gesundheitshäusern", wie sie z. B. in Rußland bestehen (Hygieneaufklärungsheime), und wie (wohl als erstes in Deutschland) das Bezirksamt Berlin-Kreuzberg (304) eines begründet hat, gehören zu den Notwendigkeiten einer planmäßigen hygienischen Volkserziehung, die im allgemeinen nur von solchen alle Kräfte zusammenfassenden Organisationen geleistet werden können.

Anhang.
Landesausschüsse für hygienische Volksbelehrung
bzw. Behörden, die die Aufgaben von Landesausschüssen mit wahrnehmen.

Preußen: Preußischer Landesausschuß für hygienische Volksbelehrung, Generalsekretär Dr. BORNSTEIN, Berlin W 30, Hohenstaufenstr. 32 (Abt. Schulhygiene: Prof. Dr. ADAM und Rektor FR. LORENTZ, Berlin NW 6, Luisenplatz 2/4).

Bayern: Landesausschuß für hygienische Volksbelehrung in Bayern, Reg.Med.-Rat Dr. SEIFFERT, München, Ludwigstr. 14 I.

Württemberg: Ob.-Med.-Rat Dr. GNANT, Stuttgart, Ministerium des Innern.

Baden: Badische Gesellschaft für soziale Hygiene, Abteilung für hygienische Volksbelehrung, Dr. med. ALFONS FISCHER, Karlsruhe, Herrenstr. 8.

Sachsen: Sächsischer Landesausschuß für hygienische Volksbelehrung, Generalsekretär Dr. M. VOGEL, Dresden-A., Zirkusstr. 38/40 (Hygiene-Museum).

Mecklenburg-Schwerin: Mecklenburg-Schwerinisches Ministerium für Medizinalangelegenheiten.

Thüringen: Thüringischer Landesausschuß für hygienische Volksbelehrung, Thüringisches Ministerium für Inneres und Wirtschaft, Abt. Inneres III E VII.

Hessen: Ministerium des Innern, Darmstadt.

Oldenburg: Landesausschuß für hygienische Volksbelehrung, Ober-Med.-Rat Dr. SCHLAEGER, Oldenburg, Ministerium der sozialen Fürsorge.

Braunschweig: Landes-Medizinalkollegium.

Mecklenburg-Strelitz: Ministerium für Medizinalangelegenheiten, Neustrelitz, Med.-Rat Dr. STEIN.

Anhalt: Med.-Rat Dr. SCHAECHE, Dessau, Ministerium.

Lippe-Detmold: Landeswohlfahrtsamt, Ob.-Reg.-Rat Dr. CORVEY, Detmold.

Waldeck: Landesausschuß für hygienische Volksbelehrung, Ob.-Landes-Physikus Med.-Rat Dr. DEETZ, Arolsen.

Schaumburg-Lippe: Schaumburg-Lippesche Landesregierung, Bückeburg.

Hamburg: Gesundheitsamt.

Lübeck: Lübecker Landesausschuß für Volksgesundheitspflege, Physikus Ob.-Med.-Rat Dr. RIEDEL, Lübeck, Roeckstr. 3.

Bremen: Bremischer Landesausschuß für Volksaufklärung, Ob.-Med.-Rat Dr. TJADEN, Gesundheitsrat, Am Dobben 91.

Sonstige Organisationen und Einrichtungen im Deutschen Reich.

Deutsches Hygiene-Museum, Dresden-A. 1, Zirkusstr. 38/40. Diese Anstalt, deren in den vorhergehenden Abschnitten schon öfter gedacht worden ist, darf mit Recht als *das* Zentralinstitut für Volksgesundheitspflege bezeichnet werden. Es wurde begründet Anfang 1912 von Dr. med. h. c. KARL AUGUST LINGNER († 5. VI. 1916) als Dauerfortsetzung der Internationalen Hygieneausstellung und unter finanzieller Beteiligung der Stadt Dresden und des sächsischen Staates.

Was LINGNER bei der Gründung vorschwebte, hat er in seiner Denkschrift (360) ausgesprochen: „Ein Museum in des Wortes gegenwärtiger Bedeutung ist es nicht, was hier in Dresden errichtet werden soll. Das geplante Institut wird sich mehr zu einer Art Akademie herausbilden, in der jedermann sich durch Anschauung und eigenartigen Selbstunterricht nach freiem Belieben Kenntnisse über die Gesundheitspflege in all ihren Teilen erwerben kann, in der aber auch jedem Fachmann durch systematische Kurse die Möglichkeit geboten wird, sein Wissen auf den verschiedenartigsten Gebieten der Hygiene zu erweitern."

Die Anstalt wird von einem „Verein Deutsches Hygiene-Museum E. V." getragen, dessen Vorstand Vertreter der Stadt Dresden, des Freistaats Sachsen, des Reiches, der Ärzteschaft, der Gesundheitsbehörden, Versicherungsträger usw. angehören. Vorsitzender ist zur Zeit Oberbürgermeister BLÜHER, Dresden. Die Leitung des Museums selbst liegt in den Händen je eines geschäftsführenden (Verwaltungs-) Direktors (zur Zeit Reg.-Rat G. SEIRING) und eines wissenschaftlichen Direktors (1912—1923 Dr. F. WOITHE †, 1923—1925 i. V. Dr. M. VOGEL, ab Juli 1925 Dr. W. WEISBACH). Ein wissenschaftlicher Beirat, der eine große Anzahl anerkannter Fachmänner umfaßt, steht dem Museum mit Rat und Tat zur Seite.

In den ersten Jahren wurden zunächst die Darstellungsmethoden ausgebaut. Während des Krieges begann mit Wanderausstellungen über Verwundeten- und Kriegerfürsorge eine

Außentätigkeit, die nach dem Krieg in größtem Maßstab fortgesetzt wurde. Im Jahre 1919 ging die *„Volksborngesellschaft für medizinisch-hygienische Aufklärung"* im Museum auf. Diese war von einem früheren Mitarbeiter Lingners, Dr. A. Luerssen († 1917) im Jahre 1912 begründet worden und hatte mit einer Wanderausstellung „Mutter und Säugling" (351), Veranstaltung von Vorträgen und Kursen, Verleihung von Lichtbildern und Herstellung von Lehrmitteln eine ausgedehnte Tätigkeit entfaltet. — Vom Hygiene-Museum gezeigt wurden insbesondere eine Reihe von durchweg neu hergestellten bzw. neu bearbeiteten Wanderausstellungen über Geschlechtskrankheiten, Tuberkulose, Säuglingspflege, „Der Mensch" (346) usw. im In- und Ausland. Über diese Ausstellungen, die damit verbundenen Kurse, ebenso wie über die Lichtbildstelle des Museums ist schon an anderer Stelle berichtet worden [s. auch Seiring (368)].

Seit Ende 1923 befindet sich das Hygiene-Museum in einem Flügel der ehemaligen Tierärztlichen Hochschule und hat dort mit ständigen Ausstellungsräumen die ersten bescheidenen äußeren Möglichkeiten zur Entwicklung im Sinne seines Stifters gewonnen (s. o.). Eine große Halle für Sonderausstellungen besitzt das Museum außerdem in der Reithalle des ehemaligen Marstalls (am Zwingerteich 2).

Die Weiterführung des Museumsbetriebes während der Inflationszeit war nur durch erhebliche Einschränkungen auf der einen, Erschließung neuer Einnahmequellen auf der anderen Seite möglich. Die unter Leitung von Dr. O. Neustätter stehende ethnographisch-historische Abteilung mußte völlig stillgelegt, die Zahl der Angestellten um fast die Hälfte abgebaut werden. Herstellung und Vertrieb mustergültiger hygienischer Lehrmittel gaben neue Betätigungsmöglichkeiten und zugleich Einnahmen zur Weiterarbeit und Wiederaufbau. Von den Erzeugnissen der als „Aktien-Gesellschaft für hygienischen Lehrbedarf" organisierten geschäftlichen Abteilung, deren Erträgnisse ausschließlich dem Deutschen Hygiene-Museum zugute kommen, sind vor allem zu nennen: Unterrichtssammlungen über Anatomie und Physiologie, Säuglingspflege, Tuberkulose, Geschlechtskrankheiten, Arbeitshygiene-Arbeiterschutz, Alkoholismus, ferner Lichtbilder, Wandtafeln, Wachs- und Gipsabgüsse, Demonstrationsapparate aus allen Gebieten der Anatomie, Physiologie und Hygiene. Wiederholt wurden für das Ausland ganze Museen und größere Ausstellungen zusammengestellt (s. z. B. S. 369).

Lingner-Stiftung. Die aus dem hinterlassenen Vermögen K. A. Lingners gebildete Stiftung bezweckt, seine Bestrebungen zur Hebung der Volksgesundheit und Volksbildung durchzuführen. In erster Linie sollen gefördert werden: Säuglingsfürsorge (in Sachsen), Schulgesundheitspflege und Belehrung der Schulkinder, Volksbelehrung auf dem Gebiete der Gesundheitspflege und allgemeine Bestrebungen zur Hebung der Volksgesundheit. Infolge der Geldentwertung ist die Durchführung dieser Absichten vorläufig unmöglich geworden. (Über die Preisausschreiben der Lingner-Stiftung s. S. 325).

Bayerisches Arbeiter-Museum (Staatl. Soz. Landesmuseum), München, Pfarrstr. 3. Gegründet im Jahre 1900 als Museum für Wohlfahrtseinrichtungen, seit 1906 in eigenem Gebäude. Die ständige Ausstellung umfaßt hauptsächlich: Gewerbehygiene, Unfallverhütung, Ernährung, Alkoholismus, Säuglingsfürsorge, Geschlechtskrankheiten, Zahnpflege, Tuberkulose (eine zweite Auflage von letzterer Gruppe als Wanderausstellung). Neben der Herausgabe von Jahresberichten, Merkblättern u. dgl. widmet sich das Museum auch der Herstellung und Verleihung von Lichtbildern, der Abhaltung von Vorträgen und Wandervorträgen [s. Karsch (312)] und bildet die Hauptstütze des im Jahre 1920 gegründeten Bayerischen Landesausschusses für hygienische Volksbelehrung.

Ständige Ausstellung für Arbeiterwohlfahrt (Reichsmuseum für Unfallverhütung und Gewerbehygiene), Charlottenburg, Frauenhoferstr. 11/12. Gegründet 1903. Auf einer Ausstellungsfläche von 3720 qm sind im ganzen die gleichen Gebiete wie im Bayerischen Arbeiter-Museum behandelt. Der Ausstellung eingegliedert ist das Hygiene-Museum der Allgemeinen Elektrizitäts-Gesellschaft (354) und das Tuberkulose-Museum des Deutschen Zentralkomitees zur Bekämpfung der Tuberkulose. Ein Ausbau der dem Reichsarbeitsministerium unterstehenden Sammlungen ist neuerdings in Angriff genommen worden.

Museum der Preußischen Landesanstalt für Wasser-, Boden- und Lufthygiene, Berlin-Dahlem. Die das gesamte Arbeitsgebiet der Anstalt umfassende Sammlung wird unter Leitung von Prof. J. Wilhelmi (377) planmäßig ausgebaut und ist zwar dem allgemeinen Besuche noch nicht zugänglich, aber als Unterrichtsmaterial von großem Wert. Kleinere Hygienemuseen bestehen bzw. sind im Entstehen begriffen unter anderm in Köln, Frankfurt a. M., Hannover, Würzburg (377).

Sonstige Organisationen und Anstalten[1]). Arbeitsgemeinschaft sozialhygienischer Reichsfachverbände, Vors. Prof. Dr. Rott, Charlottenburg 5, Mollwitz-Frank-Straße. —

---

[1]) Nur das Wichtigste ist hier berücksichtigt. Weitere Angaben siehe bei Adam und Lorentz (167). Wo nicht Besonderes bemerkt, können von den betreffenden Stellen Drucksachen und sonstige Hilfsmittel bezogen werden. Die von den Organisationen herausgegebenen Zeitschriften sind hier und im Literaturverzeichnis aus Raumgründen *nicht* aufgeführt.

Deutsche Vereinigung für Säuglings- und Kleinkinderschutz, Charlottenburg 5, Mollwitz-Frank-Straße. — Deutsches Zentralkomitee zur Bekämpfung der Tuberkulose, Berlin W 9, Königin Augusta-Straße 7. — Freier Ausschuß zur Bekämpfung der Schwindsucht, Dresden, Schulgasse 4 Erdg. — Verein zur Bekämpfung der Schwindsucht in Chemnitz und Umgebung, Chemnitz, Helenenstr. 26. — Deutsche Gesellschaft zur Bekämpfung der Geschlechtskrankheiten, Berlin W 66, Wilhelmstr. 45 (303). — Deutsche Reichshauptstelle gegen den Alkoholismus, Berlin-Dahlem, Werderstr. 16. — Deutscher Guttempler-Orden (J. O. G. T.), Hamburg 30, Eppendorfer Weg 211. — Deutsche Vereinigung für Krüppelfürsorge, Berlin-Dahlem, Kronprinzenallee 171/173 (Oskar-Helene-Heim). — Deutsches Rotes Kreuz, Berlin W 10, Corneliusstraße 4 b. — Deutscher Verein für öffentliche Gesundheitspflege, Prof. Dr. v. Drigalski, Berlin, Städtisches Gesundheitsamt. — Deutscher Verein für Volkshygiene, Berlin W 30, Hohenstaufenstr. 32 (Dr. Bornstein). — Arbeiter-Samariterbund, Chemnitz, Dresdner Straße 40. — Deutsche Gesellschaft zur Bekämpfung des Kurpfuschertums, Berlin-Wilmersdorf, Motzstr. 36. — Kaiserin Friedrich-Haus für das ärztliche Fortbildungswesen, Berlin NW 6, Louisenplatz 2/4 (enthält die „Staatliche Sammlung ärztlicher Lehrmittel"; leihweise Abgabe von Lehrmitteln aller Art). — Institut für Gewerbe-Hygiene, Frankfurt a. M., Viktoria-Allee 9. — Kaiserin Auguste Viktoria-Haus zur Bekämpfung der Säuglings- und Kleinkindersterblichkeit im Deutschen Reiche, Berlin-Charlottenburg 5, Mollwitz-Frank-Straße [Abt.: Volksbelehrung, Museum für Säuglingskunde. Wanderausstellung „Mutter und Kind" u. a. m. (294)]. — Deutscher Verein für Schulgesundheitspflege, Rektor Hertel, Berlin NO 43, Georgenkirchstr. 2. — Verband deutscher Lehrervereinigungen für Schulgesundheitspflege, Rektor Fr. Lorentz, Berlin NW 5, Wilhelmshavener Straße 45 II. — Archiv für Volksbildung, Berlin NW 40, Moltkestr. 7. — Gesellschaft für Volksbildung, Berlin NW 52, Lüneburger Straße 21. — Zentralinstitut für Erziehung und Unterricht, Berlin W 35, Potsdamer Straße 120 (Bildstelle s. unten). — Deutsche Zentrale für Jugendfürsorge, Berlin N 24, Monbijou-Platz 3. — Deutsche Hochschule für Leibesübungen, Charlottenburg 9, Deutsches Stadion. — Deutscher Reichsausschuß für Leibesübungen, Berlin W 35, Kurfürstenstr. 48. — Deutscher Ärztebund zur Förderung der Leibesübungen. Schriftführer Dr. W. Kohlrausch, Berlin-Charlottenburg, Bismarckstr. 10. — Deutscher Ärztebund und Deutscher Volksbund für Sexualethik, Halle a. S., Magdeburgerstr. 21 (Vors. Geh. Rat Prof. Dr. Abderhalden). — Landesverein für Volkswohlfahrt, Hannover, Maschstr. 8. — Deutscher Ausschuß für zahnärztliche Aufklärung (Dr. Lichtwarck), Hamburg, Esplanade 44 (Lichtbilder, Merkblätter, Anleitung zu zahnärztlichen Vorträgen). — Deutsches Zentralkomitee für Zahnpflege in den Schulen (Zahnarzt Dr. Kientopf), Berlin S 42, Brandenburgstraße 48/49. — Institut für Schiffs- und Tropenkrankheiten, Hamburg 4, Bernhardstr. 74. — Deutsches Zentralkomitee zur Erforschung und Bekämpfung der Krebskrankheit, Berlin NW 6, Luisenstraße 9. — Bund deutscher Tabakgegner, Dresden-A. 19, Kügelgenstr. 41.

Filmgesellschaften, Filme und sonstige hygienische Lehrmittel: Industrie-Film G. m. b. H., Berlin W 35, Potsdamer Straße 25. — Der Bild- und Filmvortrag, Berlin W 35, Potsdamer Straße 41. — Neue Kinematographische Gesellschaft, München, Schellingstr. 39. — Kulturfilm A.-G., Berlin SW 48, Friedrichstr. 5/6. — Deutsche Lichtbildgesellschaft (Deulig), Berlin SW 19, Krausenstr. 38/39. — Medizinisches Filmarchiv der Kulturabteilung der Ufa und Ufa-Filmverleih, Berlin W 9, Köthener Straße 1/4. — Bildstelle des Zentralinstituts für Erziehung und Unterricht, Berlin NW 40, Königsplatz 6 [veröffentlicht laufend eine Liste der von ihr anerkannten Lehrfilme (285), die den größten Teil der brauchbaren hygienischen Filme enthält]. — Bildspielbund Deutscher Städte, Berlin NW 21, Bochumer Straße 8.

Säuglingspflege-Filme: Unsre Kinder, unsre Zukunft 760 m (Deulig). — Säuglings- und Kleinkinderpflege, in 3 Ausgaben zu 12, 8 und 3 Akten (2600, 1705 und 915 m) (Ufa). — *Tuberkulose-Filme:* Die weiße Seuche, 6 Teile. 1129 m (Ufa). — Die Tuberkulose und unsere Kinder, 188 m (Ufa). — Den Kindern mehr Sonne! Von Dr. Klare, 2 Teile, 466 m (Neue Kinematogr. Ges.). — Der Kampf gegen den Erbfeind, 400 m (Deulig). — Tuberkulose-Fürsorge-Film von Helm, Kayserling und Kemsies (Zentralkomitee zur Bekämpfung der Tuberkulose). — *Geschlechtskrankheiten:* Die Geschlechtskrankheiten und ihre Folgen, 4 Teile, 1090 m (Ufa). — Wesen und Gefahren der Geschlechtskrankheiten von Prof. Dr. v. Zumbusch und Dr. Jul. K. Mayr, 885 m (Neue Kinematogr. Ges.). — „Es werde Licht!" Von Rich. Oswald, 4 Teile (Deutsche Gesellschaft zur Bekämpfung der Geschlechtskrankheiten). — *Leibesübungen:* Säuglingsgymnastik und Kinderübungen von Dr. L. Deppe (Ernemann-Werke, Dresden). — Die Eignung und Leistung im Sport von Dr. R. W. Schulte (Kulturfilm A.-G.). — „Wege zu Kraft und Schönheit" u. a. Filme über Leibesübungen (Ufa 278). — „Ich fahr' in die Welt." Deutscher Jugend-Wander- und Herbergsfilm in 2 Teilen von Georg Eitze (Deulig). Ein in jeder Hinsicht vorbildliches „Lichtbildbuch" (277) unter dem gleichen Titel gibt Erläuterungen und Anleitung zur Ausgestaltung und Auswertung des Films. — „O Wandern, du freie Burschenlust" (eine Schülerwanderung durch den Harz), 1700 m (Deulig). — „Vom Wasser haben wir's gelernt — das Wandern!" Schülerruderfilm, 1400 m (Deulig). — *Ver-*

schielene Filme: Malchen, die Unschuld vom Lande von Dr. Dohrn (Hannover, Gellertstr. 22), humoristischer Lehrfilm in 3 Akten über die Gesundheitspflege im täglichen Leben. Einleitende Lichtbildreihe hierzu erhältlich vom Deutschen Hygiene-Museum, kurzgefaßter Text vom Wohlfahrtsarchiv Backnang in Württemberg (Flugschriften zur Wohlfahrtspflege Nr. 4). — Die Hygiene des häuslichen Lebens von Dr. Tugendreich, 2 Teile, 566 m (Ufa). — Hygiene der Feierstunden, 400 m (Ufa). — „Richtiges Lüften", 37 m, „Nasse Füße", 31 m, „Hatschi", 39 m (Deulig): Kurze Filme, gedacht als Teile eines Films „Gesundheitspflege", hergestellt unter Mitwirkung des Reichsausschusses für hygienische Volksbelehrung. — Die Pocken, ihre Gefahren und deren Bekämpfung von Dr. Gins, 4 Teile, 1129 m (Ufa). — Krüppelnot und Krüppelhilfe von Prof. Biesalski, 5 Teile, 978 m (Ufa). — Der Volksfeind (Gegen den Alkoholismus), 950 m (Deulig). — Zahnpflegefilm von Dr. Lichtwarck, Hamburg, mit Begleitheft: „Wie es kommen kann", 2 Teile, 870 m (Deutsche Kulturfilmgesellschaft, Hamburg 36, Esplanade 44). — Hygiene der Ehe, 5 Teile, 1673 m (Kulturfilm). — Wie sage ich's meinem Kinde? von Dr. Warecha (Sex. Pädagogik), Filmhaus Nitsche, Leipzig, Karlstr. 1. — Ein Blick in die Tiefen der Seele (Der Film vom Unbewußten) von Dr. C. Thomalla und Dr. C. Kronfeld, 7 Teile (Kulturfilm). — Unfallverhütung in gewerblichen Betrieben (Industriefilm). — Erste Hilfe bei Unglücksfällen, 1050 m (Deutsches Rotes Kreuz). — Weitere, insbesondere biologische Filme, bei der Ufa erhältlich (278), über Arbeitsprobleme s. (286).

Bezugsquellen für hygienische Lehrmittel: Aktien-Gesellschaft für hygienischen Lehrbedarf (s. Deutsches Hygiene-Museum S. 366). — Prof. W. Benninghoven, Berlin NW 21, Turmstr. 19. — Th. Benzinger, Lichtbildverlag, Stuttgart. — Berlinische Verlagsanstalt G. m. b. H., Berlin NW 26, Claudiusstr. 12. — H. Dümler, Wien IX/3, Schwarzspanierstraße 4/6 (Lichtbilder). — Gesundheitswacht (Gemeinnütziger Arbeitsverband zur Pflege gesundheitlicher Bildung), München NW 2, Sophienstr. 5. — Hochbildgesellschaft, München, Rheinsberger Str. 5. — Köhler & Volckmar A.-G., Leipzig, Täubchenweg 19/21. — Ed. Liesegang, Düsseldorf, Volmerswertherstr. 21 (Lichtbilder). — Unfallverhütungsbild G. m. b. H., Berlin W 9, Köthener Str. 37. — Feinak-Diapositiv-Verlag, München, Lindwurmstr. 88.

10. Hygienische Volksbelehrung im Ausland.

Im vorstehenden ist auf ausländische Verhältnisse schon vielfach Bezug genommen worden. An dieser Stelle soll nun noch ein Überblick über die Besonderheiten der Organisation und der Arbeitsweise in den wichtigsten ausländischen Staaten und über die Anfänge internationaler Beziehungen gegeben werden. Die Angaben sind lückenhaft, da trotz aller Bemühungen aus einer ganzen Reihe von Staaten eingehendere, zuverlässige Mitteilungen nicht zu erhalten waren. Der größere Teil dieses Abschnittes konnte erst nach Drucklegung des Hauptteils fertiggestellt werden, deshalb sind viele, auch grundsätzlich wichtige Ergebnisse, nicht wie sonst in die systematische Darstellung einbezogen (besonders betr. Großbritannien und Vereinigte Staaten).

Internationale Beziehungen in Fragen der hygienischen Volksbelehrung gibt es auf Einzelgebieten der Sozialhygiene schon lange. Wohl am besten entwickelt ist hierin die Bekämpfung des Alkoholismus, die in dem *Internationalen Büro gegen den Alkoholismus, Lausanne,* Avenue du Grammont 1 (Leiter Dr. Hercod), ihren Mittelpunkt und ihre Zentralauskunftsstelle hat. Die Internationalen Kongresse gegen den Alkoholismus, z. B. die in Lausanne und Kopenhagen (1921 und 1923) haben sich mehrfach mit den Methoden der Aufklärung beschäftigt (369, 345).

Eine eigentliche *internationale Organisation der hygienischen Volksbelehrung* gibt es begreiflicherweise noch nicht, doch wird die Rolle einer solchen bis zu gewissem Grad von der *Liga der Rotkreuzvereine* versehen. Nach Beendigung des Weltkrieges haben die Rotkreuzvereine der Vereinigten Staaten, von Frankreich, Großbritannien, Italien und Japan diese Liga gegründet, die sich ganz auf Friedensarbeit umgestellt hat und heute über 50 Mitgliederorganisationen zählt. Nach ihren Satzungen erstrebt sie (317) in allen Ländern die Gründung nationaler Rotkreuzvereine, deren Aufgabe es ist, „die Gesundheit zu heben, Krankheiten zu verhüten, Leiden zu mildern". Insbesondere will sie aber als Vermittler dienen für die schon längst bekannten Tatsachen der Hygiene, für neue wissenschaftliche und medizinische Entdeckungen und ihre Anwendung.

Das Programm sieht weiter als eine der wichtigsten Aufgaben die Arbeit an der Jugend an. Geleistet wird diese vom *Jugendrotkreuz*, das hauptsächlich von den Vereinigten Staaten aus Förderung erfährt.

Die Veröffentlichungen der Liga stehen durchweg auf bemerkenswerter Höhe. Neben einer in englischer, französischer und spanischer Sprache in 15 000 Exemplaren erscheinenden Zeitschrift (Vers la santé — The Worlds Health — Por la salud), die laufend eine Fülle hygienischer Belehrung in Schrift und Bild bringt, und neben einer großen Zahl von Zeitschriften für die Jugend in allen Kultursprachen sind illustrierte Schriften, Plakate u. a. m., vor allem gegen die Tuberkulose, ebenfalls in verschiedenen (bis zu 9) Sprachen herausgegeben worden (s. z. B. 198 und 244). Die Abbildungen sind, wenn sie auch vorwiegend amerikanischem und französischem Geschmack entsprechen, in ihrer häufig humoristischen Form und ihrer Treffsicherheit als schlechthin mustergültig anzusprechen.

Der hygienischen Propaganda dienen weiterhin *Wanderausstellungen*, die den Mitgliederorganisationen zur Verfügung stehen. Das Jugendrotkreuz ist im Besitz einer Anzahl hygienischer Filme, die ebenfalls leihweise abgegeben werden.

Das *Sekretariat der Liga* (Paris VIII e, 2 Avenue Velasquez) unterhält enge Beziehungen u. a. zur Hygienesektion des Völkerbundes, zur Sektion für Gewerbehygiene des Internationalen Arbeitsamts (Genf), der Panamerikanischen Sanitätskommission, der Rockefellerstiftung und den Internationalen Organisationen gegen die Tuberkulose, die Geschlechtskrankheiten u. a. m. Die Arbeit der Liga kommt in Europa ganz überwiegend den Mitgliedern der ehemaligen Entente und den Nachfolgestaaten zugute. Die Grenzen ihrer Wirksamkeit sind außerdem dadurch gegeben, daß das Rote Kreuz nur in den Ländern mit einer mangelhafter entwickelten sozialen Hygiene eine führende Rolle spielt. Seine Tätigkeit erstreckt sich aber über den ganzen Erdball bis zum fernen Osten. So hat Ende 1923 in *Bangkok* (Siam) eine Ausstellung über öffentliche Gesundheitspflege stattgefunden (342). In *Tokio* ist im Jahre 1920 eine Ausstellung über Kindergesundheitspflege veranstaltet worden, und auch sonst hat man in Japan die Aufklärung durch Flugschriften, Plakate, Zeitschriften, Vorlesungen und Kurse, sowie durch kinematographische Vorführungen in die Wege geleitet (291).

Die *Hygiene-Sektion* des Völkerbundes in Genf (unter Leitung von Dr. Rajchmann), die sich zusammen mit der Rockefeller-Stiftung bemüht, eine Weltorganisation für Hygiene zustande zu bringen, erstreckt ihre Tätigkeit auch auf aufklärende Maßnahmen. So sind in ihrem Auftrag in Warschau, Charkow und Moskau (durch das Deutsche Hygiene-Museum) kleine Museen zur Bekämpfung ansteckender Krankheiten eingerichtet worden.

Österreich. Die hygienische Volksbelehrung hat schon im alten Österreich bevorzugte Pflege erfahren. So ist Österreich einer der ersten Staaten gewesen, der (1897) hygienischen Schulunterricht eingeführt hat, und auch das neue Österreich ist darin vielen anderen Staaten voraus. Die vielseitigen Bestrebungen auf diesem Gebiet haben durch die Nöte der Nachkriegszeit starken Antrieb erfahren, wobei die Hilfe des Auslands, besonders Amerikas, sich für das verarmte Land als höchst wertvoll erwiesen hat.

Eine rege Tätigkeit wird z. B. ausgeübt vom *Exekutiv-Komité für die Säuglings- und Kleinkinder-Fürsorge-Aktion*, das mit dem 1. VII. 1922 die Tätigkeit des amerikanischen Roten Kreuzes in Österreich übernommen hat, von den Krankenkassen und verschiedenen privaten Organisationen, die auch über Anschauungsmaterial verfügen, vom amerikanischen und österreichischen Jugendrotkreuz (Dr. Viola, Wien I, Bundesministerium für Heereswesen, Stubenring 1). Letzteres hat u. a. eine Broschüre über Zahnpflege (246) in vielen Tausenden von Exemplaren unter der Schuljugend verbreitet und gibt eine vorzügliche „Jugendrotkreuzzeitschrift" heraus.

Das *Österreichische Volksgesundheitsamt* im Bundesministerium für soziale Verwaltung besitzt eine Sammlung von Lichtbildern (mit Texten), die kostenlos verliehen werden. Unter den Lichtbildserien der Österreichischen Bundeslichtbildstelle (Wien I, Ballhausplatz 2) sind ebenfalls solche über hygienische Fragen enthalten. Das Landesjugendamt Niederösterreich besitzt vorzügliche Lichtbilder über Säuglingspflege u. a. m. Ein dramatischer Film zur Bekämpfung der Tuberkulose, „Das Gespenst von Windsor", ist, neben anderen guten Filmen, von einer staatlichen Filmgesellschaft geschaffen worden.

Das *Bundesministerium für Unterricht* benutzt den neuerdings ins Leben gerufenen Haushaltsunterricht zur Verbreitung von hygienischen Kenntnissen und hat für diesen Zweck eine Reihe von *Wanderlehrerinnen* an der Universitäts-Kinder-Klinik in Wien (Prof. Pirquet) in allgemeiner Hygiene, Ernährungs- und Haushaltskunde ausbilden lassen (135). Mustergültig ist die enge Zusammenarbeit dieser Wanderlehrerinnen mit der Fürsorge, der der Unterricht als Stütze und Bahnbrecher dient.

Die vom amtsführenden Stadtrat Prof. Dr. Tandler in *Wien* geschaffene *Eheberatungsstelle* trägt wesentlich zur Verbreitung rassenhygienischer Kenntnisse bei. Der Kampf gegen den Alkoholismus ist in Österreich, nicht zum wenigsten auch unter der Arbeiterschaft, ein besonders lebhafter und erfolgreicher.

Einen zusammenfassenden Überblick über den Stand der Gesundheitspflege in Österreich hat eine große *Hygieneausstellung* in Wien gegeben, die, gemeinsam von der Bundesregierung, der Stadt Wien und dem Deutschen Hygiene-Museum in den Ausstellungsräumen der Wiener Messe A.-G. vom 28. IV. bis 12. VII. 1925 veranstaltet, fast eine Million Besucher aufzuweisen hatte und den volkshygienischen Bestrebungen auch in den Nachbarländern einen starken Anstoß gegeben hat (352, 375).

Tschechoslowakei. Wie in den meisten Kulturländern ist auch hier die Fülle der sozialhygienischen Organisationen schwer zu übersehen, um so mehr, als deutsche, tschechische, zum Teil auch slowakische Vereinigungen nebeneinander bestehen. Zu nennen ist besonders das *Tschechoslowakische Rote Kreuz* (Prag VI, Neklanova 147), das mit der Liga der Rotkreuzvereine und mit der *Masaryk-Liga* gegen die Tuberkulose (Prag II, Spalena 29) zusammen arbeitet (vgl. 198, 244). Der tschechischen *Gesellschaft zur Bekämpfung der Geschlechtskrankheiten* (Prag II, Dr. Šamberger) steht eine ebensolche deutsche Gesellschaft (Dr. Hecht, Prag I, Provaznicka 10) gegenüber, wie auch eine besondere deutsche Gesellschaft zur Bekämpfung der Tuberkulose vorhanden ist. Von den Versicherungsträgern haben sich der Verband der mährisch-schlesischen Krankenkassen (unter der Leitung von H. Taub, Brünn) und der Reichsverband der deutschen Krankenkassen (Prag II, Smečky 26) große Verdienste um die Aufklärungsarbeit erworben. Die deutsche Landeskommission für Kinderschutz und Jugendfürsorge (Reichenberg i. B., Waldzeile 14) hat im Jahre 1924 gemeinsam mit dem Deutschen Hygiene-Museum mehrere große Hygieneausstellungen („Der Mensch") in nordböhmischen Städten veranstaltet und eine Säuglingsausstellung durch eine Reihe sudetendeutscher Ortschaften wandern lassen.

Schweiz. Die Zahl der Organisationen ist nach Arbeitsgebieten und geographischer Ausbreitung sehr vielgestaltig. Umfassendere Tätigkeit wird von der *Schweizerischen Gesellschaft für Gesundheitspflege*, vom Schweizerischen Roten Kreuz und vom Schweizerischen Samariterbund geleistet. Die erstgenannte Gesellschaft, deren Sektionen Basel und Zürich besonders tätig sind, und die sich in neuester Zeit besonders auch darum bemüht, ein engeres, gleichmäßiges

Zusammenarbeiten mit den anderen Organisationen herbeizuführen, haben in Verbindung mit dem Deutschen Hygiene-Museum eine Reihe von Ausstellungen über Geschlechtskrankheiten, Säuglingspflege usw. veranstaltet. Das *Schweizerische Rote Kreuz* und der ihm körperschaftlich angeschlossene *Schweizerische Samariterbund* veranstalten seit einigen Jahren Hygienekurse (Vortragsreihen) und haben auch eine besondere Anleitung hierzu ausgegeben (293). Eine Sammlung von Filmen und Lichtbilderreihen steht den Vereinen unentgeltlich zur Verfügung (295). Eine bemerkenswerte Regsamkeit entfaltet vor allem der Kantonalverband der Bernischen Samaritervereine (311). Neben mehreren kleineren Wanderausstellungen sind von ihm auch Lichtbilderreihen geschaffen und eine große Zahl von volkstümlichen Vorträgen (1922—1923 über 200) und Kursen (86) gehalten worden. In der Irrenanstalt Waldau wurde vielen Vereinen Aufklärung über das Wesen der Geisteskrankheiten gegeben. Die Pocken- und die Kropffrage gaben besonders reichlichen Anlaß zu aufklärender Arbeit. Eine wertvolle Hilfe für alle diese Bestrebungen ist das *Schul- und Volkskino, Bern,* das Ende 1922 unter 319 Filmen auch 20 über Sport und Hygiene zur Verfügung hatte und mit Hilfe moderner Kofferapparate usw. zahlreiche Wandervorführungen veranstaltet.

In der französischen und italienischen Schweiz sind die einschlägigen Organisationen seit 1918 zu einem Kartell zusammengeschlossen, das das *Secrétariat romand d'hygiène sociale et morale,* Lausanne, Place Saint-François 1, unter Leitung von Dr. VEILLARD unterhält. Hygienische, moralische und soziale Fragen werden wechselweise nachdrücklich bearbeitet[1].

Die alkoholgegnerischen Organisationen haben in dem *Schweizer Abstinenz-Sekretariat,* Avenue Ed. Dapples 5, Lausanne, ihren Sammelpunkt, dieses besitzt u. a. auch eine Wanderausstellung. Die Hygiene des Kindesalters ist das Arbeitsfeld der Stiftung „*Pro juventute*" (Zürich, Untere Zäune 11), das in Verbindung mit Fürsorge mustergültige Belehrungsarbeit leistet (Pressepropaganda, Zeitschrift „Pro Juventute", Merkblätter und Bücher, Verleihung von Lichtbildern und Filmen, Wanderausstellung über Mutter- und Säuglingspflege; s. dazu Lit. 37, 212). — Hygienischer Schulunterricht wird nur an den Lehrerseminaren planmäßig durchgeführt.

In *Italien* ist der hygienische Schulunterricht durch Gesetz vom 1. X. 1923 bzw. durch die darauf zurückgehenden Lehrpläne und Lehrvorschriften (128) in allen Volksschulen eingeführt. In den unteren Klassen beschäftigt sich der Unterricht besonders mit der Bedeutung von Sauberkeit, Luft, Sonne, Klima — dann mit ansteckenden Krankheiten, Tuberkulose usw. Vom 5. Schuljahr an wird er umfangreicher und bezieht Anatomie und Physiologie, Leibesübungen, Besuche von Wäschereien, Fleischereien, Werkstätten, Krankenhäusern, hygienischen Laboratorien u. dgl. mit ein. Anschauliche Darstellungen, Experimente, Gewöhnung an hygienisches Verhalten, besonders an Sauberkeit, sind ausdrücklich vorgeschrieben.

Eine führende Rolle spielt das unter Leitung von ETTORE LEVI stehende *Istituto Italiano d'Igiene, Providenza ed Assistenza Sociale* (315) in Rom (Palazzo Sciarra, Via Minghetti 17). Die von ihm herausgegebene Zeitschrift „Difesa sociale" beschäftigt sich auch regelmäßig mit Fragen der hygienischen Volksbelehrung. Erwähnung verdient ferner die rührige *Gesellschaft für Unfallverhütung* (Associazione degli Industriali d'Italia per prevenire gli infortuni del lavoro,

---

[1] Die moralische Seite der Hygiene, ebenso wie die seelische Hygiene werden in den romanischen und den englisch sprechenden Ländern im Vergleich zu den deutsch sprechenden stärker gepflegt (s. S. 332, 380). In der *älteren* deutschen Literatur [s. z. B. ED. REICH (51, 52)] steht die moralische Hygiene allerdings weit mehr im Vordergrund, auch ist die volkstümliche Volksgesundheitspflege in Deutschland stark von sittlichen Momenten beeinflußt.

Mailand, Piazza Cavour 4). Sie gibt eine Zeitschrift „La sicurezza e l'igiene nell' industria" heraus und verfügt über eine ständige Ausstellung in Mailand.

Durch künstlerische Gestaltung zeichnen sich die vom *Italienischen Roten Kreuz* (Croce Rossa Italiana) geschaffenen Plakate aus. Neuerdings ist beabsichtigt, in Mailand ein nach Viktor Emanuel III. benanntes Institut zum Kampf gegen den Krebs zu errichten, von dem aus eine energische Propaganda entfaltet werden soll.

Frankreich. Wie anderwärts wird auch hier die hygienische Volksaufklärung vorwiegend von freiwilligen Organisationen besorgt. Besonders eifrig ist das *Comité National de Défense contre la Tuberculose* (66 rue Notre-Dame-des Champs, Paris VI e). Mit Unterstützung des Rockefeller-Instituts hat es im Laufe der letzten Jahre in fast sämtliche Departements fliegende Propaganda-Abteilungen entsandt, die mit transportablen Filmapparaten, volkstümlichen Vorträgen, Ausstellungen, illustrierten Flugschriften, Plakaten usw. arbeiten. Im Jahre 1919 wurden 3 Millionen Menschen von dieser Belehrung erfaßt, mehr als 3 Millionen Drucksachen zur Verteilung gebracht.

Auf entsprechender Linie bewegt sich die Tätigkeit der Ligue Nationale contre l'Alcoolisme (Dr. Riémain, Boulevard St.-Germain 147, Paris) und der anderen alkoholgegnerischen Organisationen, der Ligue contre le péril vénerién, des Comité National de l'Enfance (37 Avenue Victor Emanuel III Paris VIII e). Das *Musée d'hygiène sociale* in Paris, geleitet von M. C. Roéland, veranstaltet fortlaufend Vorträge zur Aufklärung der Bevölkerung und steht auch den Schulen zum Besuch offen.

Belgien. Das Belgische Rote Kreuz (80 Rue de Livourne, Brüssel) entfaltet eine lebhafte Propagandatätigkeit. Ebenso arbeiten auf ihren Sondergebieten verschiedene Gesellschaften, z. B. Société Belge de Protection de l'Enfance, Association contre la Tuberculose, Ligue Belge contre le Cancer, Association Belge d'hygiène mentale (s. S. 380), Ligue patriotique contre l'Alcoolisme, Fédération des Sociétés antialcooliques Belges d'abstinence totale u. a. m. Zum Teil arbeiten die Organisationen planmäßig zusammen und haben u. a. auch hygienische Lehrerkurse veranstaltet. Die Hilfsmittel sind die üblichen.

In *Holland* ist die Zahl der einschlägigen Vereine sehr groß. Die agitatorische Arbeit steht besonders hinsichtlich der verwendeten Werbedrucksachen auf bemerkenswerter Höhe. Den amtlichen Mittelpunkt bildet der „*Gezondheidsraad*", 's Gravenhage, Dr. Küpperstraat 8, der Mitteilungen über Volksgesundheit, aufklärende Drucksachen u. dgl. herausgibt (vgl. z. B. das Plakat „Verdelgt Muggen" Abb. 1). Aus der Menge der Einzelorganisationen sei besonders „*Het Nederlandsche Instituut voor Volksvoeding*" (Volksernährung), Amsterdam, hervorgehoben, das, abgesehen von dem staatlichen Laboratorium Dr. Hindhedes in Kopenhagen, in europäischen Ländern wohl nicht seinesgleichen hat, wie denn überhaupt in den meisten Ländern Ernährungsfragen mit Ausnahme der Säuglingsernährung unverhältnismäßig wenig Beachtung finden. — Museen, Wanderausstellungen über Volksgesundheit, Tuberkulose, Alkoholismus, für Eltern und Erzieher, über Wohnungseinrichtung usw. sind in verschiedenen Formen vertreten (s. z. B. 350 und S. 360). Das „*Veiligheids-Museum*", Amsterdam, Hobbemastraat 22, ist ein gewerbehygienisches Museum nach Art der Charlottenburger Ständigen Ausstellung (s. S. 366). — Der hygienische Schulunterricht, auch für die angehenden Lehrer, wird noch als mangelhaft bezeichnet. Zum Teil wird Wanderunterricht erteilt. In Vorbereitung befindet sich ein Lehrbuch der Tuberkulosebekämpfung.

Im Jahre 1921 hat in Amsterdam eine Internationale Hygieneausstellung stattgefunden (371), an der auch das Deutsche Hygiene-Museum beteiligt war; im Oktober 1922 wurde daraufhin noch eine besondere Ausstellung „Der Mensch" vom Hygiene-Museum veranstaltet.

Großbritannien. Eine ebenso umfassende, wie in die Tiefe gehende Darstellung von Organisation und Ausbreitung, Aufgaben und Methoden, Vorzügen und Schwächen der hygienischen Belehrung in England, wie wir sie von keinem anderen Land besitzen, gibt G. Newman, Chief Medical Officer im Gesundheitsministerium und im Erziehungsamt in einer an den Gesundheitsminister gerichteten Denkschrift (321). Sie enthält eine Menge wertvoller Gedanken und praktischer Erfahrungen von allgemeiner Bedeutung. Besonders glücklich ist dabei die Durchdringung des Stoffs mit *erzieherischen* Gedanken, wozu die eigenartige amtliche Doppelstellung des Verfassers (s. oben) nicht wenig beitragen mag.

Die öffentlichen Einrichtungen der Gesundheitspflege sind nach Newman so weit als nur möglich ausgebaut, die öffentliche Meinung in Gesundheitsdingen hat aber damit nicht Schritt gehalten (s. oben S. 304). Bis zu gewissem Grad ist durch die öffentlichen Einrichtungen der einzelne der Eigentätigkeit entwöhnt, weil ihm die früher obliegenden Aufgaben, z. B. der Sauberhaltung der Straße, von der Allgemeinheit abgenommen werden. Deshalb muß er zur Selbsttätigkeit erzogen werden. Er muß lernen, die kleinen Alltagsschädlichkeiten z. B. im Hause zu vermeiden (Reinlichkeit, Lüftung, Verhütung auch harmloser Ansteckungen usw.) und seinen Körper durch Pflege und Übung zu kräftigen. Propaganda und in allererster Linie individuelle *Erziehungsarbeit* ist dazu notwendig. *„Nur ein erzogenes Volk ist ein leistungsfähiges Volk."* Die im Jahre 1907 eingeführte ärztliche Untersuchung der Schulkinder bedeutet einen großen Schritt vorwärts auf diesem Weg, weil Kind und Eltern dadurch stark auf die Gesundheitspflege hingelenkt werden.

Klar grenzt Newman die Aufgaben der zentralen und der lokalen Stellen gegeneinander ab. An zentraler, behördlicher Stelle können nur Erfahrungen gesammelt, kann Anregung und Förderung gegeben werden. Die zentralen Behörden können größtenteils nur mittelbar arbeiten, indem sie in all ihren Abteilungen durch Veröffentlichungen, Verordnungen usw. für Verbreitung von Erkenntnissen und Erfahrungen sorgen. Die Erziehungsbehörde, der hierin das Meiste zu leisten bleibt, hat in der *Elementary Education Provisional Code 1922* festgesetzt, daß in den Schulen für ältere Kinder Hygiene und Körperübung in einer dem Alter und dem Verständnis der einzelnen Klassen angemessenen Weise behandelt werden müssen. Ebenso ist für Unterricht in Säuglingspflege usw. Sorge getragen.

Der Schwerpunkt der Arbeit liegt bei den *örtlichen Stellen* (zu denen Newman auch die besondere Fragen bearbeitenden Organisationen rechnet). Nur sie kennen die örtlichen und Einzelbedürfnisse genügend. Sklavische Nachahmung anderwärts geübter Methoden ist von Übel, nur große Beweglichkeit und Anpassung an die jeweiligen Verhältnisse kann fruchtbringend sein. Newman führt eine ganze Reihe von Beispielen erfolgreicher örtlicher Arbeit an, hält aber auch mit der Kritik an unzulänglichen Methoden nicht zurück (zusammenhangloses Arbeiten, ungenügende Kenntnisse usw.).

Als beste Erziehungsmittel betrachtet er hygienisch einwandfreie Lebensverhältnisse und einen gut arbeitenden Gesundheitsdienst [gute Wohnungen, Wasserleitungen, Straßenreinigung[1])]. Im übrigen können und sollen Behörden

---

[1]) Die öffentliche Gesundheitspflege und Fürsorge ist insofern anders als bei uns organisiert, als der von der Stadt bzw. der Grafschaft, nicht vom Staat angestellte *Amtsarzt* (Medical Officer of Health) nichts mit gerichtlicher Medizin u. dgl. zu tun hat, dafür aber das gesamte Gesundheitswesen, besonders auch die Gesundheitsfürsorge, leitet. Dadurch ist er eine populäre Persönlichkeit, die auch in der hygienischen Belehrung eine wichtige Rolle spielt. So hängen [nach Tietze (69)] z. B. in Edinburgh überall auf den Straßen kleine Täfelchen mit Aufschriften wie „Nicht ausspucken", „Gebt den Kindern keinen Alkohol", „Mütter, bringt die Säuglinge in die Mütterberatung", immer unterschrieben „says the M. O. H." (sagt der Stadtarzt).

selbst nicht Propaganda treiben. Private Organisationen entfalten meist mehr Eifer und Begeisterung und sind auch, z. B. in der Kritik von Mißständen, weniger gebunden als Behörden. Von den 23 Organisationen und Einrichtungen, die NEWMAN aufzählt, sind am bemerkenswertesten das Rote Kreuz, das sich besonders der Aufklärung auf dem Lande widmet, das schon 1876 gegründete *Royal Sanitary Institute* (90 Buckingham Palace Road, London SW 1), das zur Verbreitung hygienischer Kenntnisse bestimmt ist, ein Hygiene-Museum besitzt, u. a. Prüfungen von Sanitätspersonal vornimmt, Kongresse u. dgl. veranstaltet und erst im Herbst 1924 eine große Gesundheitswoche durchgeführt hat (s. S. 335), ferner *The National League for Health, Maternity and Child Welfare*, Carnegie House 117, Picadilly, W 1 London (eine Zusammenfassung von 8 Organisationen mit ähnlichen Zielen), die *Food Education Society*, Danes Inn House, 265 Strand, WC 2 London, die *National Association* for the Prevention of Tuberculosis, 20 Hannover Square, W 1 London.

Von den kritischen Anmerkungen NEWMANS über die Verwendung verschiedener Hilfsmittel sind besonders die über den *Film* beachtlich. In Übereinstimmung mit unseren eigenen Erfahrungen (s. S. 356) gibt er zu, daß der Film die auf ihn gesetzten Erwartungen nicht erfüllt hat. Zwischen den Wünschen des Publikums und der Kinobesitzer nach dramatischer Gestaltung und den Bedürfnissen des hygienischen Unterrichts ist der Mittelweg schwer zu finden. Auch sind die Kosten der Herstellung hinderlich, weil die Zahl der absetzbaren Kopien zu klein ist.

Von anderer Seite wird als Erfolg der Filmpropaganda berichtet, daß die Zahl der Neuzugänge in Behandlungsstellen für Geschlechtskranke von 1922 im Jahre 1918 auf 5612 im Jahre 1922 gestiegen ist und sich seitdem über 6000 hält. Wenn daneben (nach Dr. HIDD) unter 16 500 Neuzugängen in Londoner Kliniken 24% sich als nicht krank erwiesen, so sind damit auch die Nachteile einer zu stark auf Abschreckung, anstatt auf Weckung besserer Instinkte gerichteten Propaganda gekennzeichnet.

Von NEWMAN stark betont werden die Vorteile des *Rundfunk* (Broadcasting) mit seinen Hunderttausenden von Hörern. Vorteilhaft ist das natürliche Bestreben der Gesellschaft, die Vorträge recht anziehend zu gestalten.

Über die *englischen Kolonien*, wie auch über andere Länder, macht NEWMAN ebenfalls einige Angaben. In *Canada* ist die Tätigkeit der Behörden ähnlich wie in den *Vereinigten Staaten* organisiert (s. unten), ebenso, nur weniger ausgedehnt, in *Neu-Seeland*, während in *Südafrika* und *Australien* nur wenig geschieht. In *Indien* sind im Jahre 1921 Richtlinien für die hygienische Propaganda erlassen worden, die den örtlichen Behörden als Anhalt dienen. Als Hilfsmittel dient neben Vorträgen und Drucksachen vor allem die Unterrichtung der Lehrer.

Dänemark. Unterricht in Gesundheitslehre ist in den oberen Klassen aller Gemeinde- und Privatschulen seit 1906/07 vorgeschrieben. Wie in anderen Ländern sind die sozial-hygienischen Organisationen die Hauptträger der Aufklärungsarbeit, eine einheitliche Zusammenfassung besteht nicht. Die bedeutendste Vereinigung ist das Rote Kreuz. Aufklärend wirkt auch das Staatsgesundheitsamt (Sundhedsstyrelsen). Ein „Komiteen til Oprettelse af en permanent Udstilling for Hygiejne" stellt Unterrichtsmaterial für Vorträge zur Verfügung und veranstaltet Ausstellungen (z. B. Ausstellung „Der Mensch", März 1924, in Verbindung mit dem Deutschen Hygiene-Museum). Der Bedeutung der *Volkshochschulbewegung* ist schon an anderer Stelle (S. 327) gedacht.

Finnland. Seit 1911 besteht eine ständige Ausstellung für Arbeiterschutz und -wohlfahrt (Staatl. Sozialmuseum) nach dem Vorbild von Charlottenburg in Helsingfors, Esplanadgatan 4. Außer der Gewerbehygiene im engeren Sinne ist auch Sozialhygiene, Alkoholismus, Tuberkulose, Ernährung usw. berücksichtigt (das Anschauungsmaterial stammt großenteils aus dem Deutschen Hygiene-Museum). Im Verhältnis zur Einwohnerzahl ist auch die sonstige Belehrungstätigkeit im Lande ziemlich rege.

In *Lettland* ist 1923 durch Gesetz die Einführung des Hygieneunterrichts beschlossen worden. In allen staatlichen, Gemeinde- und Privatschulen in den Oberstufen, sowie in den Berufsschulen soll diesem Unterricht die größte Beachtung geschenkt werden. Auf die Gefahren des Alkoholismus soll dabei besonders aufmerksam gemacht werden. Der Unterrichtsminister wird die Schulprogramme auf die Durchführung des Gesetzes nachprüfen. In Riga, Reval und Dorpat haben im Jahre 1924 größere Ausstellungen des Deutschen Hygiene-Museums („Der Mensch") stattgefunden.

In *Litauen* wird hygienischer Unterricht nur an der Universität und einigen Mittelschulen erteilt. Von dem Gesundheitsamt (Sveikatos Departementas) werden Wanderausstellungen über Spezialgebiete mit Material aus dem Deutschen Hygiene-Museum veranstaltet.

In *Polen* ist im gleichen Jahr die Belehrung über den Alkoholismus in der Schule durch Rundschreiben des Kultusministeriums an die Provinzialschulräte angeordnet worden.

Für die Oststaaten von Wichtigkeit ist auch die Tätigkeit der „*Ose*" (Gesellschaft für Gesundheitsschutz der Juden), die in Berlin (W 57, Frobenstr. 4), London, Paris, Lettland, Litauen, Polen und Rumänien Organisationszentren unterhält. Sie hat eine große Anzahl von Belehrungsschriften und Plakaten in jiddischer Mundart und hebräischer Schrift geschaffen. Durch eine vom Deutschen Hygiene-Museum hergestellte Wanderausstellung soll ebenfalls Belehrung in die Kreise der Ostjuden gebracht werden, die durch ihre großenteils recht unhygienischeLebensweise eine ständige Gefahr auch für den Westen Europas bedeuten.

Ungarn gehört zu den Staaten, die am frühesten (1876) hygienischen Schulunterricht eingeführt haben. Das Soziale Museum Budapest hat schon vor dem Krieg eine bemerkenswerte Aufklärungstätigkeit entfaltet.

In *Jugoslawien* ist ein hygienischer Schulunterricht noch nicht einheitlich durchgeführt. Das Gesundheitsministerium hat im Jahre 1920 eine energische Aufklärungstätigkeit angeordnet und ist mit sichtlichem Erfolg bemüht, durch Verbreitung von Drucksachen, Plakaten, Filmen usw. belehrend zu wirken. Im Jahre 1921 sind beinahe 1 Million Franken dafür aufgewendet worden (324). Eine sechs Monate dauernde Ausstellung in Belgrad (347), geschaffen von dem Leiter des „Laboratoire de recherche pour les maladies tropicales", Professor Dschunkovsky, beschäftigte sich besonders mit der wichtigsten Krankheit des Balkans, der Malaria. Bevorzugte Aufmerksamkeit findet auch der Alkoholismus, zu seiner Bekämpfung sind besondere „Stationen" eingerichtet.

In jeder Hinsicht vorbildliche Arbeit hat der Leiter der Gesundheitsabteilung in *Novij Sad*, Dr. Markovicz, geleistet (316). Nachdem die ersten Versuche mit Lehrgängen unbefriedigend verliefen, ging Markovicz ins Volk und organisierte „Hygienische Dörfer", d. h. große, Auge und Ohr in gleicher Weise in Anspruch nehmende Veranstaltungen von 1—1¹/₂ Stunden Dauer und vor einem Hörerkreis von 1000 und mehr Personen. Durch geschickte Anordnung: Steigerung vom theoretischen Vortrag zum Lichtbild, weiter zum Film und schließlich zum Theaterstück (Markovicz selbst hat mehrere Bühnenstücke verfaßt), durch weitgehende Anpassung an den Bildungsgrad und Interessenkreis der Zuhörer, durch Heranziehung aller Hilfsmittel, wie Drucksachen, Plakate, Wanderkino, und durch die Mitarbeit geeigneter Lehrer und Ärzte, ist es

Markovicz gelungen, in etwa 2 Jahren mehr als 800 Vorträge zu veranstalten. Den Gegenstand der Belehrung bildeten in erster Linie die ansteckenden Krankheiten, besonders Geschlechtskrankheiten und Tuberkulose, Säuglingspflege und Bevölkerungspolitik (Rassenhygiene). Als Erfolg der letzteren Vorträge wird u. a. mitgeteilt, daß die Bauern die Ärzte vor der Eheschließung häufiger über den Gesundheitszustand ihrer Söhne, Schwiegersöhne und oft auch der Bräute befragen. Dieser Erfolg zeigt, was eine energische Persönlichkeit auch unter ländlicher, ungebildeter Bevölkerung zu leisten vermag.

Rußland. Seitdem in den Cholerajahren 1891—1892 Ärzte und Sanitätspersonal von den unwissenden Bauern mißhandelt und erschlagen worden waren, ist eine ungemein zähe, systematische Aufklärungsarbeit geleistet worden (292, 323), vor allem von der *Pirogoffschen Kommission für Schulhygiene und Verbreitung hygienischer Kenntnisse im Volk* (gegr. 1893). Der ganze Fragenkomplex ist von dieser Kommission mit einer Gründlichkeit bearbeitet worden, der um so mehr Bewunderung abnötigt, als zu dieser Zeit in den westlichen Staaten die hygienische Belehrung noch in den allerersten Anfängen stak. Schon im Jahre 1903 wurde eine Erhebung über den Organisationszustand der hygienischen Belehrung bearbeitet. Lehrmittel (statistische Tafeln, Photographien, Lichtbilder, Plakate) wurden geschaffen und käuflich abgegeben, Lichtbilder später auch ausgeliehen. Die Ausbildung von Wanderrednern wurde eingeleitet, Wanderausstellungen (seit 1910) organisiert, selbst ein Zentralmuseum von Hilfsmitteln zum Unterricht in Medizin und Hygiene war vor dem Krieg im Entstehen begriffen. Im Zusammenhang mit der Gesamtrussischen Hygieneausstellung (St. Petersburg 1913, Mai—September) hat Katz (356) auf Grund ausgedehnter Erfahrungen Richtlinien für Wanderausstellungen aufgestellt, die nach der pädagogischen wie nach der organisatorischen Seite schlechthin als mustergültig angesprochen werden müssen.

Die Räterepublik ist auf diesem Weg zielbewußt weitergegangen, die straffe Zentralisation hat ihr dabei, ebenso wie dem zaristischen Rußland, die Arbeit wesentlich erleichtert. Die Sowjetregierung betrachtet die hygienische Volksbelehrung als Teil der allgemein politischen Bildungsarbeit und überläßt sie daher nicht „dem Zufall oder guten Willen dieser oder jener ärztlichen Organisation oder Gesellschaft" (Semaschko 332), sondern fügt sie organisch in das Gesundheitswesen ein (s. u. a. 333). Im Februar 1921 veranstaltete das Volkskommissariat eine besondere Konferenz zur Förderung der hygienischen Belehrung. Organisierend und aufklärend tätig ist an erster Stelle das *Staatliche Institut für soziale Hygiene* in Moskau, Wodswischenka 14 (Prof. A. Molkof), das auch über eine ständige Lehrausstellung für den Volksgesundheitsschutz verfügt. In 15 (ursprünglich 40) größeren Provinzstädten bestehen Hygieneaufklärungsheime mit Büchereien, Vortragsräumen, Bücherlagern und Anschauungsmitteln, stellenweise auch Werkstätten zur Herstellung von Anschauungsmitteln. Von 1919 bis 1922 wurden 13 Millionen Drucksachen verbreitet.

Den Methoden der Belehrung, insbesondere auch dem hygienischen Schulunterricht, der Schaffung von Anschauungsmitteln, dem Ausstellungswesen, der Benutzung der Bühne wird größte Aufmerksamkeit gewidmet, wovon die Arbeiter von Molkof (129), Semaschko (332) und Straschun (67, 68) Zeugnis ablegen. In den Klubs, den „Bauernhäusern" und -Lesestuben wurde die Hygiene zur Geltung gebracht. Hervorzuheben ist die starke Betonung der erzieherischen Seite („Die Gesundheitsfrage der Werktätigen ist die Sache der Werktätigen selbst") und der hygienischen Propaganda durch die Tat. Auch der Schulunterricht ist, in Übereinstimmung mit den von uns entwickelten Anschauungen, auf diesen Grundsatz eingestellt. Durch hygienische Gewöhnung sucht er zur hygienischen Tat zu führen, eigene Beobachtung, am Körper wie im Experiment, nehmen einen breiten Raum ein.

In der *Türkei* wird von Staatswegen, wie von privater Seite tatkräftig an der Erziehung der Bevölkerung, besonders zur Bekämpfung der ansteckenden Krankheiten (Syphilis, Tuberkulose, Malaria) gearbeitet. Da 80% der Bevölkerung Analphabeten sind, bereitet dies nicht geringe Schwierigkeiten. Am meisten fortgeschritten sind die Bekämpfungsmaßnahmen in Stambul. In einem besonderen Hygienemuseum ist das Wesen der Volkskrankheiten, ihre Erscheinungsweise, ihre Übertragung usw. in Wachsabgüssen und Bildern dargestellt, welche letztere von einem Arzt und Künstler, Dr. HIKMET-BEY stammen. Kopien dieses Museums, das von dem Chef des Sanitätsdienstes und Leiter der Malariabekämpfung, Dr. OSMAN CHEREFF ED DIN-BEY geschaffen worden ist, befinden sich in Angora und Smyrna. In der Provinz wird die Aufklärung hauptsächlich von den zahlreichen, mit mehreren Ärzten, Schwestern und Sanitätsleuten besetzten Fürsorgestellen („Dispensaires") getragen, von denen auch kostenlose Behandlung ausgeübt wird. — Die allgemeine Belehrungsarbeit liegt vor allem in den Händen der Ärzte und Lehrer, aber auch des Sanitätspersonals usw. Von Ärzten werden vielfach öffentliche Vorträge gehalten. In den höheren Schulen wird von ihnen der einschlägige Unterricht erteilt, in den Volksschulen geschieht dies durch die Lehrer, wozu auch einige Unterrichtsmittel (Wandtafeln) zur Verfügung stehen.

Private Aufklärungsarbeit wird in erster Linie von dem Psychiater Prof. MAZCHAR OSMAN (Stambul-Skutari, Städt. Irrenanstalt) geleistet. Zusammen mit seinem Assistenten NEDGATI KEMAL gibt er eine Zeitschrift *Sichi-Sachi-falar* (Gesundheitsblätter) heraus, die belehrende Aufsätze, vorwiegend über die Alkoholfrage, aber auch über andere gesundheitliche Fragen enthält. Auch die Tagespresse ist für diese Fragen sehr zugänglich. MAZCHAR OSMAN ist zugleich Gründer und Leiter des Blauen Halbmondes, einer Abstinenzorganisation, die die Bevölkerung wieder zu den vergessenen Lehren des Koran zurückzuführen sucht (besonders der eingedrungene französische Wein wird bekämpft) und die in den letzten Jahren im ganzen Land stark an Anhängerschaft gewonnen hat.

Die *Vereinigten Staaten* marschieren, was den Umfang der Propaganda und die aktive Beteiligung der Behörden an ihr angeht, unstreitig an der Spitze aller Kulturländer (321). In der Mehrzahl der Bundesstaaten und in den meisten größeren Städten gibt es bei der Gesundheitsbehörde eine besondere Propagandaabteilung. Überall werden Pressemitteilungen, z. T. auch besondere Zeitschriften herausgegeben, so z. B. vom Staat New York die „Health News"; Veranstaltung von Vorträgen mit und ohne Films, Ausstellungen, Verbreitung von Plakaten, Flugblättern usw. werden als Aufgaben der Gesundheitsbehörden angesehen. Die dabei zur Anwendung kommende hochentwickelte Propagandatechnik ist zu bekannt, als daß sie hier näher geschildert zu werden brauchte. Hervorgehoben sei nur der starke praktische und Nützlichkeitseinschlag, der diesen Bemühungen für unsere Begriffe leicht den Anstrich des Äußerlichen, Mechanischen gibt und dem *Bildungs*wert der Hygiene wohl nicht genügend Rechnung trägt, obwohl unablässig an der methodischen und wissenschaftlichen Vertiefung gearbeitet wird.

Als wissenschaftliche Zentrale für die Vereinigten Staaten dient der *Federal Public Health Service,* der insbesondere Nachrichten für die Presse, aber auch Films u. dgl. herausgibt und — seit 1921 — Rundfunkvorträge veranstaltet. Gegenwärtig werden jede Woche von 29 Sendestationen aus drei Zehn-Minuten-Vorträge durch die Bundesbehörde abgehalten, ihr Inhalt wird am nächsten Tage in den Zeitungen veröffentlicht.

Die Methoden des hygienischen Schulunterrichts sind in diesem seinem Mutterland (s. S. 318) selbstverständlich in ganz besonderem Maße durchgearbeitet worden. Eine Reihe, vom Ministerium des Innern herausgegebener Schriften (92) gibt einen Einblick nicht nur in den Gesundheitsunterricht selbst, sondern auch in die in so wesentlichen Punkten von der europäischen verschiedene Psyche und in die nicht weniger anders geartete Lebensweise des Amerikaners. Letzteres um so mehr, als die Gesundheitspflege des Kindes in den Mittelpunkt des Unterrichts gerückt ist. Das Messen und Wiegen, das Verfolgen der eingetragenen Kurven im Sinne gegenseitigen Wettbewerbs, die Besprechungen der Ernährung, nehmen einen für unsere Anschauungen entschieden zu breiten Raum ein[1]).

Den Vorschlägen für ein Programm der Gesundheitslehre in den Elementarschulen liegt eine praktische Einteilung der Kinder in drei Stufen zugrunde: die erste vom 1.—4., die zweite vom 4.—6., die dritte vom 6.—7. Schuljahr. Während in der ersten Stufe Spiel und Phantasie vorherrschend als Mittel zur Aneignung hygienischer Begriffe dienen (besonders gern werden selbstgefertigte Bilder verwendet), wird in der zweiten schon mehr die Wirklichkeit zur Beachtung herangezogen. Erlebnisse des Alltags, Fragen der Schulhygiene werden behandelt, Berechnungen (z. B. bei Einkäufen), graphische Darstellungen, aber auch Dramatisierung von Vorgängen und Aufsätze sollen das Interesse an der Gesundheitspflege wecken. Die dritte Stufe bezieht soziale Gesichtspunkte in den Unterricht mit ein. So werden „Civic and health Clubs" gebildet, die den Gemeinschaftssinn entwickeln helfen sollen. Besichtigungen auf dem Lebensmittelmarkt, in Geschäften usw. sollen zum Nachdenken und zur Kritik anregen. Das Interesse für den eigenen Körper — bei den Knaben als Kraftbewußtsein, bei den Mädchen als Schönheitssinn — wird in den Dienst der Körpererziehung und Pflege gestellt.

In allen Stufen kehren 8 Gesundheitsregeln für den Tageslauf wieder, die den Kindern in Wort und Schrift eingeprägt werden und folgenden, nicht durchweg unanfechtbaren Inhalt haben[2]):

1. Ein Vollbad öfter als einmal in der Woche.
2. Zähneputzen wenigstens einmal am Tag.
3. Lange Zeit schlafen bei offenem Fenster.
4. So viel Milch trinken wie möglich (!), aber keinen Kaffee oder Tee.
5. Jeden Tag Gemüse und Obst essen.
6. Mindestens 4 Glas Wasser jeden Tag trinken (!).
7. Einen Teil des Tages im Freien spielen.
8. Einmal Stuhlgang jeden Morgen.

---

[1]) Die Empfehlung reichlicher Ernährung, insbesonders von Milch, das Bestreben, allen Kindern ein zweites Frühstück zu verabreichen usw., kehrt überall als eine besonders wichtige Frage in den meisten Schriften wieder.

[2]) Seiffert, der sich, wie erwähnt, mit Erfolg bemüht, die Erfahrungen Amerikas für uns auszuwerten, schlägt folgende, für deutsche Verhältnisse besser geeignete, freilich auch weniger knappe Fassung vor (151):
1. Wasche morgens Gesicht, Hals und Hände gründlich mit Seife. Wasche vor jedem Essen die Hände. Halte deine Fingernägel rein.
2. Putze morgens und abends deine Zähne.
3. Bade dich wöchentlich einmal oder wasche mindestens den ganzen Körper ab. Vergiß nicht, recht häufig die Füße zu waschen.
4. Iß langsam und kaue gut. Iß viel Gemüse. Trinke kein Bier.
5. Bürste täglich deine Kleider (aber nicht im Zimmer). Reinige deine Schuhe vor Betreten der Wohnung und Schule.
6. Schlafe lange bei offenem Fenster. Geh früh ins Bett.
7. Spiele täglich im Freien. Geh gerade.
8. Spucke nicht auf den Boden.
9. Huste und niese niemandem ins Gesicht. Halte beim Husten und Niesen Taschentuch oder Hand vor den Mund. Atme durch die Nase.
10. Vergiß nicht, morgens regelmäßig deine Notdurft zu verrichten.
Verbesserungsbedürftig erscheinen daran noch Nr. 1, 3 und 4. Gründliche Reinigung, auch der Füße, sollte auch für jeden Abend, vor dem Schlafengehen, verlangt werden, auch

Dem Zwecke des hygienischen Unterrichts dienen ferner auch „Gesundheitslieder", die es für jede Altersstufe gibt und die ebenfalls einfache hygienische Wahrheiten einprägen sollen, Aufführungen selbstgefertigter Stücke hygienischen Inhalts in Kasperle- und Schattentheatern usw.

Von dem Geiste des Unterrichts geben schon die dem Health Teaching Programm (92) entnommenen Kapitelüberschriften eine gute Vorstellung: „Das Ziel der Gesundheitserziehung ist: Gesunde Kinder. — Jeder Schulanfänger bedarf zum Schulbeginn einer gründlichen körperlichen und geistigen Untersuchung. — Individueller Gesundheitsunterricht durch alle Stufen ist weit wichtiger als irgend ein festgelegter Lehrgang. — Wäge und messe Schulkinder regelmäßig. — Übermittle allmonatlich den Eltern das Gewicht. — Verbinde Freude mit der Übung hygienischer Gewohnheiten. — Benutze Gelegenheiten in der Schule um Gesundheitsregeln aufzustellen. — Stelle im Lehrplan eine bestimmte Zeit dem Unterricht und der Überwachung der Gesundheit zur Verfügung (NB.: mit der Überwachung der Sauberkeit werden bestimmte Kinder beauftragt, vgl. S. 321). — Erstrebe Zusammenarbeit von Eltern und Gemeinde. — Gesundheitslehre soll mit Gemeinsinn verknüpft sein. — Bemühe dich, wohltuende Interessen und Bestrebungen in deinen Schülern zu entwickeln. — Schulärzte sind nötig. — Man braucht Schulpflegerinnen als Bindeglied zwischen Schule und Heim. — Es sollte auch in Gesundheitslehre Zensuren und Beförderungen geben, wie in anderen Fächern. — Um Erfolge in Gesundheitslehre zu haben, müssen die Lehrerinnen (s. S. 318) Beispiel geben für das, was sie lehren. — Etwas Gesundheitslehre kann jeder Lehrer geben. — Ein Lehrplan für jede Klasse sollte in Zusammenarbeit mit einem in dieser Klasse erfolgreichen Lehrer ausgearbeitet werden. — Ein guter Gesundheitskampfruf: „Laßt uns Gesundheit zur Mode machen." — Besondere Gesundheitsklassen sind notwendig für schlechternährte Kinder (NB: vorgesehen sind neben Ernährungsfürsorge u. a. besondere Ausruhemöglichkeiten). — Hauswirtschaftliche Kenntnisse sollten mit hygienischen Gewohnheiten vertraut machen. — Die Ausstattung der Schulräume soll passend und anpassungsfähig sein. — Hygiene des Auges und Ohres. — Kümmere dich

---

dürfte die Forderung nach täglicher Ganzwaschung in solche Regeln ruhig mitaufgenommen werden. Bei Nr. 4 müßten Wein und Schnaps mit erwähnt werden.

Recht glücklich ist die Form, die das Österreichische Jugendrotkreuz gewählt hat. Es gibt ein Formular „*Der Kampf um die Gesundheit*" aus, auf dem im Verlauf von 18 Wochen jeden Tag mit einem Kreuzchen eingetragen wird, welche hygienischen Forderungen das betr. Kind erfüllt hat. In den ersten 6 Wochen sind es 7, in den zweiten 9, in den dritten 11 solcher Gebote:

1. Ich habe heute früh Hände und Gesicht gewaschen.
2. Ich habe vor jedem Essen die Hände gewaschen und die Nägel geputzt.
3. Ich habe morgens die Zähne mit der Zahnbürste geputzt.
4. Ich habe an den folgenden Tagen gebadet oder den ganzen Körper gewaschen (zählt zwei Kreuzchen).
5. Ich bin vor 8 Uhr abends zu Bett gegangen.
6. Ich habe langsam gegessen. Ich habe heute (früh) Stuhlgang gehabt und den Abort rein gehalten.
7. Ich habe bei offenem Fenster geschlafen.
8. Vor dem Schlafengehen habe ich die Zähne geputzt.
9. Ich habe meine Haare ordentlich gekämmt und gebürstet.
10. Ich habe vor dem Schlafengehen Hände und Füße gewaschen und meine Kleider gereinigt.
11. Ich habe auf der Straße nichts weggeworfen.

Im ersten Abschnitt werden mindestens 41, im zweiten 52, im letzten 64 Kreuzchen verlangt. Auch das Gewicht wird aller 6 Wochen eingetragen. Das Formular wird von dem Kind selbst, vom Vater (der Mutter) und vom Lehrer (Lehrerin) unterschrieben und abgeliefert, dann wird ein neues Blatt begonnen. Trotz gewisser Bedenken gegen dieses „Gesundheitsspiel" hat das Vorgehen zu überzeugendem Erfolg geführt.

in jeder Klasse um die Zahnpflege. — Zusammenarbeit aller Kräfte, die für die kindliche Gesundheit arbeiten. — Gesundheitslehre ist Gewohnheitsausbildung. — Eintönige Wiederholung muß vermieden werden. — Packe die Sache von verschiedenen Seiten an. — Die Regeln des Tageslaufs. Wiegen und Messen. — Tägliches Lehren der hygienischen Gewohnheiten. — Milchfrühstück. — Richtlinien für Ernährungsklassen. — Ernährungsklassen = früher Kochklassen. (NB.: Jungen und Mädchen sollen Ernährungslehre und Kochen lernen). — Gesundheitsdirektor. (NB.: Als erstrebenswert wird eine besondere Persönlichkeit im Rahmen der Schule bezeichnet, die sich um alles kümmern soll, was Körperpflege und Körpererziehung angeht.) — Die Psychologie verlangt für den Gesundheitsunterricht in den unteren Elementarklassen spielerischen Geist." — Abgesehen von diesen amtlichen und halbamtlichen Veröffentlichungen ist die hygienisch-pädagogische Literatur ungemein groß. Als besonders bemerkenswert seien hervorgehoben die Berichte über mehrere große Kongresse (140—142), ferner das Werk von J. Mace Andress, *Health education in rural schools* (83), das auch bei uns Nachahmung verdiente, ferner das für die Hand des Kindes bestimmte, sehr weit verbreitete Buch von Hallock und Winslow „The land of health" (191), das in echt amerikanischer Weise schildert, „wie Kinder Bürger des Gesundheitslands werden können, indem sie seine Gesetze lernen und befolgen", und, als Beispiel für großzügige sozial-hygienische Belehrungsarbeit, der Bericht von E. P. Fox (96).

Besondere Aufmerksamkeit wird auch der sexuellen Erziehung, insbesondere der rechtzeitigen, gewidmet. In engem Zusammenhange mit der Gesundheitserziehung der Kinder steht die Arbeit des *Jugend-Rot-Kreuzes* [Junior Red Cross (296)]. Im übrigen ist die Zahl der Organisationen, die sich mit Gesundheitspflege beschäftigen, eine außerordentlich große. 1920 wurden mindestens 139 gezählt. Auf dem zur Verfügung stehenden Raum ist es daher unmöglich, auch nur ein annäherndes Bild von der geleisteten Aufklärungsarbeit zu geben. Die 14 größten Organisationen haben sich im Jahre 1920 in dem „*National Health Council*" (309) zusammengeschlossen, der seinen Sitz in Washington und New York (370, Seventh Avenue New York City) hat und den angeschlossenen Verbänden durch eine Bureaugemeinschaft, gemeinsame Bücherei, Pressedienst usw. wirtschaftliche und organisatorische Vorteile bietet. Als Mitglieder sind besonders erwähnenswert: *Council on Health and Public Instruction of the American Medical Association*, das Rote Kreuz, *The american Social Hygiene Association* und *The Child Health Organization of America*, die eine besonders hochentwickelte Propagandatechnik aufweist und neben vorzüglichen Drucksachen u. a. auch das Marionettentheater zu Hilfe nimmt. — Der seit Jahrzehnten im Gange befindlichen rührigen Aufklärungstätigkeit der alkoholgegnerischen Organisationen ist schon wiederholt Erwähnung getan worden. Von ihrer Propagandatechnik erhält man einen Eindruck aus dem Verzeichnis der zahlreichen von ihnen verwendeten Plakate (237). Von Museen sei nur das American Museum of Safety, 29 West 39the Street New York City, angeführt.

Endlich sei das *National Committee for Mental Hygiene*, 50 Union Square, New York City, erwähnt. Die Geisteshygiene wird als besonderer Zweig der sozialen Hygiene gepflegt, und zwar werden darunter die Bestrebungen zusammengefaßt, die auf die Bekämpfung des Mißbrauchs von Betäubungsmitteln, auf die Reorganisation der Erziehung geistig Zurückgebliebener und des Kinderschutzes, auf die Reform des Strafgesetzbuches, auf die psycho-physiologische Selektion der Arbeiter und die wissenschaftliche Organisation der Arbeit gemäß den Beschlüssen der internationalen psychotechnischen Konferenzen hinzielen (327). In Verbindung mit den entsprechenden Organisationen in Frankreich und

Belgien haben im Jahre 1922 und 1924 internationale Kongresse für Geisteshygiene in Paris und New York stattgefunden.

Eine für die Vereinigten Staaten eigentümliche Erscheinung ist schließlich noch die aufklärende Tätigkeit der *Lebensversicherungsgesellschaften* (302, 308). Von der Erkenntnis ausgehend, daß durch Einführung eines Erziehungssystems auf den Gebieten der Krankenpflege und Hygiene eine Herabsetzung der Prämien möglich ist, haben einige große Lebensversicherungsgesellschaften, voran die *Metropolitan Life Insurance Company* (mit gegenwärtig 17 000 000 Versicherungsnehmern) schon vor $1^1/_2$ Jahrzehnten einen großzügigen Aufklärungs- und Auskunftsdienst eingerichtet. Da diese Gesellschaften ihre Kunden vorwiegend in den arbeitenden Klassen haben und die Aufgaben unserer Sozialversicherung mit versehen, ist diese Arbeit von besonderer Wichtigkeit. Eine von der genannten Gesellschaft herausgegebene volkstümliche Zeitschrift war im Jahre 1912 schon in $4^1/_2$ Millionen verbreitet, eine Broschüre gegen die Tuberkulose lag in zehn Sprachen vor. Die Versicherungsagenten sind besonders in Gesundheitslehre geschult. Durch die Erfolge ermutigt, ist man sogar an die Entsendung von Pflegerinnen herangegangen, die in Krankheitsfällen, in der Schwangerschaft usw. Erziehungsarbeit zu leisten haben. Bis Ende Mai 1910 waren auf diese Weise 622 000 Besuche ausgeführt worden. Als Erfolg wird ein *stärkerer Rückgang der Sterblichkeit* unter den Versicherungsnehmern als bei der Gesamtbevölkerung beobachtet. Die Großzügigkeit des Vorgehens verdiente auch bei unseren öffentlichen und privaten Versicherungsträgern Nachahmung.

Von den Vereinigten Staaten aus wird die hygienische Propaganda vor allem nach *Südamerika* getragen. So sind z. B. in *Buenos Aires* Plakatfeldzüge gegen Typhus, Tuberkulose und Syphilis veranstaltet worden. Ihre Wirkung soll freilich, wie berichtet wird, unter der großen Zahl von Analphabeten gelitten haben — und damit schlagen wir wieder die Brücke zu unseren früheren Betrachtungen über den Zusammenhang von *allgemeiner Volksbildung* und *hygienischer Erziehung:* ebenso wie eine wirkliche Bildung des Bildungswertes der Gesundheitpflege nicht entraten kann, ist auch hygienische Erziehung nicht möglich, ohne daß durch den sonstigen Unterricht — und ebenso natürlich durch befriedigende Gestaltung der äußeren Lebensverhältnisse und durch genügende Gesundheitsfürsorge — die Voraussetzungen dazu geschaffen werden. Nur indem wir uns dauernd dieser Beziehungen bewußt bleiben, können wir hoffen, unserem Ziel, hygienische Kultur zum Gemeingut aller zu machen, Schritt für Schritt näher zu kommen.

Literatur.

Vorbemerkung: Diese Zusammenstellung kann und will nicht vollständig sein. Insbesondere die ältere Literatur ist nur insoweit berücksichtigt, als sie grundlegend und heute noch von Wert ist, im übrigen sind besonders solche Arbeiten angeführt, die im Hinblick auf die hygienische Volks*bildung* Beachtung verdienen. — Der Zusatz „Lit." bedeutet, daß das betr. Werk reichlich Literaturangaben enthält.

Hygienische Volksbildung.
Allgemeines.

1. ABEL, R.: Begriff, Bedeutung und Entwicklung der prakt. Hygiene. Handb. d. prakt. Hyg. Bd. I. Jena: G. Fischer 1913. — 2. ASCHER: Wo kann und wo muß gespart werden? Dtsch. med. Wochenschr. 1924, Nr. 2. — 3. BORNSTEIN, K.: Der Arzt als aktiver Politiker der Volkswohlfahrt. Zeitschr. f. ärztl. Fortbild. 1919, Nr. 3. — 4. BORNSTEIN, K.: Ein Weg zur hyg. Volksbelehrung. Dtsch. med. Wochenschr. 1919, Nr. 28. — 5. BORNSTEIN, K.: Arzt und Hygiene. Ärztl. Vereinsbl. 1920, Nr. 1216. — 6. BORNSTEIN, K.: Zur Frage aussichtsreicher hyg. Volksbelehrung. Desinfektion 1922, S. 6—8. — BORNSTEIN, K.: siehe auch Blätter f. Volksgesundheitspfl. (254). — 7. BUCHNER, HANS: Biologie und Gesundheitslehre. Verhandl. d. Ges. dtsch. Naturforsch. u. Ärzte, 68. Vers. 1896, I, S. 39. — 8. BURGERSTEIN, LEO: Mittel zur Verbreitung hyg. Kenntnisse in der Bevölkerung. Zeitschr. f.

Schulgesundheitspfl. 1897. — 9. Christiani, A.: Die Beziehungen der Physiologie zur Hygiene. Ber. üb. d. allg. dtsch. Hyg.-Ausst. 1883, I, S. 1—16. — 10. Dietrich, E.: Gesundheitl. Not und gesundheitl. Volksbelehrung. Zeitschr. f. Säugl.- u. Kleinkinderschutz 1923, H. 6. — 11. Döring, M.: Ein neuer Versuch zur Förderung gesundheitl. Denkens im Volke. Neue Bahnen 1921, S. 252. — 12. Dohrn, K.: Volkstüml. Vorträge über Gesundheitspflege. Concordia 1910, Nr. 7. — 13. Dohrn, K.: Aus der Praxis der hyg. Volksbelehrung. Blätter f. Volksgesundheitspfl. 1922, H. 2. — 14. Doll, H.: Dem Hausarzt zum Gedächtnis. Sozialhyg. Mitt. 1923, Nr. 1/2. — 15. Düring, E. von: Hygiene und Ethik. Dresden: v. Zahn & Jaensch 1908. — 16. Effler: Der Arzt als Gesundheitslehrer. Klin. Wochenschr. 1922, Nr. 7. — 17. v. Engelhardt, R.: Organische Kultur. München: J. F. Lehmanns Verlag. 1925. — 18. Fischer, Alf.: Gesundheitsrecht und Gesundheitspflicht. Sozialhyg. Mitt. 1925, S. 44. — 19. Fischer-Defoy, W.: Die hyg. Aufklärung und ihre Mittel. Veröff. a. d. Geb. d. Medizinalverwalt. Bd. 9, H. 9. 1919. — 20. Fricke: Hyg. Volksbelehrung, Rassenhyg. und Kreisarzt. Zeitschr. f. Medizinalbeamte u. Krankenhausärzte 1924, Nr. 6. — 21. Galli-Valerio, B.: L'organisation de l'hygiène à la montagne. Schweiz. Zeitschr. f. Gesundheitspfl. 1923, H. 1. — 22. Gorn, W.: Vorschläge zur gesundheitl. Volksbelehrung. Sozialhyg. Mitt. 1922, H. 4. — 23. Gottstein, A.: Die Entwicklung der Hygiene im letzten Vierteljahrhundert. Zeitschr. f. Sozialwiss. Bd. 12, H. 2. 1909. — 24. Gottstein, A.: Geschichte der Hygiene im 19. Jahrhundert. Berlin: F. Schneider & Co. 1901. — 25. Gottstein, A.: Die neue Gesundheitspflege. Berlin: Karl Sigismund 1920. — 26. Gottstein, A.: Das Heilwesen der Gegenwart. Gesundheitslehre und Gesundheitspolitik. Berlin: Deutsche Buch-Gemeinschaft 1924. — 27. Gottstein, A.: Zukunftsaufgaben der öffentl. Gesundheitspflege. Klin. Wochenschr. 1922, Nr. 52. — 28. Grassl: Prakt. Bauernhygiene. Zeitschr. f. soz. Hyg. Bd. 1, H. 2. — 29. Grotjahn, A.: Was ist und wozu treiben wir soziale Hygiene? Hyg. Rundschau Jg. 1904, 14. Beil., Nr. 20. — 30. Hagen, W.: Hyg. Volksbelehrung. Entwurf eines Lehrplans und einer Organisation. Inaug.-Dissert. Freiburg 1920 (Manuskript). Lit. — 31. Hirsch, Cl.: Wanderlehrkurse über Säuglings- und Kleinkinderpflege. Zeitschr. f. Kinderschutz, Familien- u. Berufsfürs. 1923, S. 108—111. — 32. Hodann, Max: Aus der Praxis der gesundheitl. Volksbelehrung. Zeitschr. f. Schulgesundheitspfl. 1925, Nr. 4. — 33. Ickert, Fr.: Hyg. Volksbelehrung. Zeitschr. f. soz. Hyg. usw. 1920, Nr. 9. — 34. Ickert, Fr.: Wege zur Volkshygiene. Dtsch. med. Wochenschr. 1919, Nr. 38. — 35. Jacobs: Die Tuberkulose und die hyg. Mißstände auf dem Land. Berlin 1911. — 36. Jahrbuch für Wohlfahrtsarbeit auf dem Land (H. 3: Die Alkoholfrage im Rahmen der ländl. Wohlfahrtspflege. 1919). Berlin: Deutsche Landbuchhandlung. — 37. Jucker, E.: Aus der Aufklärungsarbeit für Jugendhilfe, insbes. für Säuglingspflege und Mutterschutz im Kanton Zürich. Schweiz. Zeitschr. f. öff. Gesundheitspfl. 1923, H. 2. — 38. Klatt, G.: Hygiene und Ethik. Zeitschr. f. Schulgesundheitspfl. u. soz. Hyg. Bd. 30, H. 8/9. 1917. — 39. Kriechbaum, Ed.: Der Arzt als Volksbildner. Wien: Österr. Schulbücherverlag 1923. — 40. Kriechbaum, Ed.: Diskussionsbem. a. d. 4. österr. Tagung für Bevölkerungspolitik 1922. Mitt. d. Amerik. Roten Kreuzes Jg. 1, Nr. 11. — 41. Kriechbaum, Ed.: Hyg. Volksbildung auf dem Lande. Mutter u. Kind Jg. 1, H. 7/8. 1923. — 42. Lingner, K. A.: Der Mensch als Organisationsvorbild. Bern: Akad. Buchhdlg. v. M. Drechsel 1914. — 43. Lorentz, Fr.: Lehrer als Verkünder der Volksgesundheit. Blätter f. Volksgesundheitspfl. 1921, Sonder-Nr. 2/3. — 44. Mamlock, G.: Hygiene-Propaganda. Zeitschr. f. ärztl. Fortbild. 1920, Nr. 8. — 45. Mamlock, G.: Hyg. Volksbelehrung. Ebenda 1921, Nr. 14. — 46. Molkof, A.: Die hyg. Volksbelehrung, ihre Aufgaben und Methoden. (Russisch.) — 47. Neufeld, F.: Einige Bemerkungen zur Frage der hyg. Volksbelehrung. Dtsch. med. Wochenschr. 1922, Nr. 37, S. 1252. — 48. Neustätter, O.: Erweiterung des ärztl. Berufes. Korrespondenzbl. d. ärztl. Kreis- u. Bezirksvereine in Sachsen, Juli 1920. — 49. Neustätter, O.: Kreisarzt und hyg. Volksbelehrung. Zeitschr. f. Medizinalbeamte u. Krankenhausärzte 1922, S. 223. — 50. Pagel, J.: Zur Geschichte volkshyg. Bestrebungen. Sonderdr. aus „Hyg. Hausfreund". — 51. Reich, Ed.: Die Hygiene, deren Studium und Ausübung. Würzburg: A. Stubers Buchh. 1874. — 52. Reich, Ed.: Volksgesundheitspflege. 2. Aufl. Coburg: Fr. Streit 1866. — 53. Rein, O.: Psychiatrische Aufklärungsarbeit. Psychiatr.-neurol. Wochenschr. Jg. 24, Nr. 3/4. 1923. — 54. Rohrbach, A.: Propaganda im Dienste der Volksgesundheitspflege, eine prinzipielle Untersuchung. Inaug.-Dissert. Heidelberg 1924 (Manuskript). — 55. Rubner, M.: Über die Aufgaben des hyg. Unterrichts behufs Ausbildung der Ärzte. Klin. Jahrb. 1890, Bd. 2. — 56. Rubner, M.: Rede, geh. zur Eröffnung des neuen Hyg.-Instituts zu Berlin. Berlin. klin. Wochenschr. 1905, Nr. 19/20. — 57. Rubner, M.: Über Volksgesundheitspflege und medizinlose Heilkunde. Festrede zum 2. XII. 98. Berlin. — 58. Rubner, M.: Zur Vorgeschichte der modernen Hygiene. Berlin 1905. — 59. Schacht, Luise: Mütterabende. Zeitschr. f. Säugl.- u. Kleinkinderschutz 1923, H. 8. — 60. Schmitt, Erich: Die erzieherischen Aufgaben des Fürsorgearztes. Sozialhyg. Mitt. 1923, Nr. 1/2. — 61. Schmitz, K. E. F.: Die Bedeutung Johann Peter Franks für die Entwicklung der sozialen Hygiene. Veröff. a. d. Geb. d. Medizinalverwalt. Bd. 6, H. 7. — 62. Seiffert, G.: Ist die Mitarbeit des Geist-

lichen bei der hyg. Erziehung des Volkes nötig und möglich? Eichstätt: Ph. Brönner 1925.
— 63. SEIFFERT: Die Technik der hyg. Volksbelehrung. Dtsch. Zeitschr. f. öff. Gesundheitspfl. 1922, H. 11. — 64. SEIFFERT, G.: Wie ist die hyg. Volksbelehrung wirksamer zu gestalten? Festschr. Griesbach. Gießen: Alfr. Töpelmann. — 65. SPRINGER: Ein Beitrag zur Frage der Verbreitung hyg. Kenntnisse im Volk. Dtsch. med. Wochenschr. 1919, Nr. 40. — 66. STEPHANI: Sittlichkeit und sexuelle Hygiene. Zeitschr. f. Schulgesundheitspfl. 1923, Nr. 6. — 67. STRASCHUN: Die Bühne in der hyg. Volksbelehrung. Nachr. d. Volkskommissariats f. Gesundheitspfl. 1922, H. 5/6 (Russisch). — 68. STRASCHUN: Die Tagesfragen der hyg. Volksbelehrung. Ebenda 1922, Nr. 3/4 (Russisch). — 69. TIETZE, FELIX: Einige Bemerkungen über die Säuglingsfürsorge in Großbritannien, Frankreich und dem Deutschen Reich. Wien. med. Wochenschr. 1925, April. — 70. TISSOT, S. A. D.: Anleitung für das Landvolk in Absicht auf seine Gesundheit (Haus-Arzney-Buch). Übers. v. Hirzel. Augsburg u. Innsbruck: Jos. Wolff 1769. — 71. TISSOT, S. A. D.: Anleitung für den gemeinen Mann in Absicht auf seine Gesundheit. 3. Aufl. Mannheim: C. F. Schwan 1772 (Lit.). — 72. TISSOT, S. A. D.: Von der Gesundheit der Gelehrten. Übers. v. J. R. Fueßlin. Zürich 1768. — 73. TUGENDREICH, G.: Zur Frage der hyg. Volksbelehrung. Dtsch. med. Wochenschr. 1923, S. 193. — 74. VOGEL, M.: Mittel und Wege der hyg. Volksbelehrung. Dtsch. Guttempler 1920, Nr. 1/2. — 75. VOGEL, M.: Die Stellung der Alkoholfrage in der soz. Hygiene. Zeitschr. f. soz. Hyg. usw. 1923, H. 7. — 76. WEINBERG, MARG.: Die hyg. Volksbelehrung als Vorbedingung für die öffentl. Gesundheitspflege. Soz. Kultur (München-Gladbach) Jg. 35, S. 65. 1915. — 77. WEISBACH, W.: Wie kann und soll der Desinfektor bei der hyg. Volksbelehrung mitarbeiten? Zeitschr. f. Desinfekt. u. Gesundheitswesen 1925, H. 6/7. — 78. WEISBACH, W.: Hygiene, Turnen und Sport. Hochschulbl. f. Leibesübungen 1925, Nr. 9. — 79. WELDE, E.: Leipziger Mutterkurse. Leipzig: Theodor Weicher 1918. — 80. WELDE, E.: Mutterkurse. Krippenzeitung 1919, H. 5. — 81. WELDE, E.: Volksbelehrung in Säuglingsfürsorge. Dtsch. med. Wochenschr. 1921, S. 1563. — 82. ZELTNER, E.: Erfahrungen und Ergebnisse der Nürnberger Säuglings- und Kleinkinderfürsorge. Zeitschr. f. Säugl.- u. Kleinkinderschutz 1923, H. 3.

Unterricht.

Nur die in methodischer und organisatorischer Hinsicht wichtigen Arbeiten sind hier angeführt. Lehrbücher u. dgl. im nächsten Abschnitt.

83. ANDRESS, J. MACE: Health education in rural schools. Houghton Misslin Comp., New York. The Riverside Press, Cambridge. — 84. Aufsätze aus dem Gebiet der Gesundheitslehre für Volksschullesebücher. Niederrhein. Korrespondenzbl. f. öff. Gesundheitspflege. Köln: Dumont-Schauberg 1890. — 85. BEAUGRAND, E.: De la nécessité d'introduire l'étude de l'hygiène dans l'enseignement. Ann. d'hyg. publ. (2) Bd. 28. 1867. — 86. BRAEUNING, H.: Das zweite Jahr Tuberkuloseunterricht in den Schulen Stettins. Tuberkul.-Fürs.-Blatt 1922, S. 99. — 87. BRAEUNING, H., u. FRIEDR. LORENTZ: Die Tuberkulose und ihre Bekämpfung durch die Schule. Berlin: Julius Springer 1923. (Neue Aufl. v. Nietner u. Lorentz: Das Wesen der Tuberkulose usw.) — 88. BRUNN v.: Aufklärungsarbeit in der Schule. Zeitschr. f. Gesundheitsfürs. u. Schulgesundheitspfl. Bd. 36, Nr. 8/9. 1923. — 89. BURGERSTEIN, LEO: Gesundheitsregeln für Schüler und Schülerinnen. 13. Aufl. Wien 1910. — 90. BURGERSTEIN, LEO: Der Hygieneunterricht. Weyls Handb. d. Hyg. 2. Aufl. Bd. 6, S. 386. 1912. Lit. — 91. *Chemnitzer* Rechenbuch. H. 7. 13. Aufl. Chemnitz: J. C. F. Pickenhahn & Sohn. — 92. *Department of the Interior, Bureau of education (Washington)* Health Education Nr. 4: Teaching health; Nr. 8: Health training for teachers; Nr. 10: Suggestions for a program for health teaching in the elementary schools. (Zu bez. durch Superintendent of Documents, Government Printing office Washington D. C.) — 93. ERDBERG, R. v.: Freies Volksbildungswesen. Berlin W 8: Carl Heymann 1919. — 94. FAUST, BERNH. CHRIST.: Gesundheitskatechismus zum Gebrauche in den Schulen und beym häusl. Unterricht. Bückeburg: Joh. Fried. Althaus 1794. (Faksimile-Ausgabe mit einem Nachwort des Herausgebers M. Vogel. Dresden: Dtsch. Verl. f. Volkswohlfahrt 1925.) S. auch K. ROLLER (144). — 95. FISCHER, KARL: Volksgesundheitspflege in der Schule. Dtsch. Zeit- u. Streitfragen, Nr. 6. Berlin: Habel 1877. — 96. FOX, EDNA P.: A state social hygiene educational program. Journ. of soc. hyg. Bd. 10, S. 26—33. 1924. — 97. FRENZEL, ALFR.: Zur Menschenkunde — Gesundheitslehre. Sächs. Schulzeitung 1922. — 98. FRITZ, G.: Das moderne Volksbildungswesen. Aus Natur u. Geisteswelt Nr. 266. B. G. Teubner. — 99. GEISSLER, W. u. K.: Stumme Feinde der hyg. Belehrung. Blätter f. Volksgesundheitspfl. 1908. — 100. GEISSLER, W.: Anleitung zur hyg. Erziehung. Zeitschr. f. Schulgesundheitspfl. u. soz. Hyg. 1908, S. 444. — 101. Die Gestaltung des Hygiene-Unterrichts in den Schulen. Herausg. v. Preuß. Landesausschuß f. hyg. Volksbel., Abt. Schulhygiene. — 102. Gesundheitsregeln für die Schuljugend, zusammengestellt v. d. Hyg.-Sekt. d. Berliner Lehrervereins. Berlin: W. Ißleib. — 103. GOHDE, G.: Gesundheitslehre im Schulunterricht. Zeitschr. f. Schulgesundheitspfl. u. soz. Hyg. 1922, S. 360. — 104. GORN, W.: Arzt und hyg. Volksbelehrung. Dtsch. med. Wochenschr. 1923, Nr. 41. —

105. v. Gruber, M.: Der Unterricht über körperliche Erziehung an den Hochschulen. Münch. med. Wochenschr. 1920, Nr. 17, S. 473. — 106. Hartmann, K. A. M.: Die Staatsprüfung für das höhere Schulamt und die Hygiene. Denkschrift an die wiss. Prüfungskommission a. d. Univ. Leipzig. (Nur im Manuskript.) — 107. Hartmann, K. A. M.: Die Hygiene und die höhere Schule. Gesunde Jugend 1906, H. 1/2. — 108. Hartmann, K. A. M.: Die höhere Schule und die Gesundheitspflege. Neue Jahrb. Jg. 1904, II. Abt. 14, H. 6. — Hertel: s. Selter (153). — 109. Heyer, G. R.: Volkshochschule und Medizin. Arbeitsgemeinschaft Jg. 1, S. 223—230. Leipzig: Quelle & Meyer. — 110. Ickert: Tuberkulose-Unterricht in den Schulen eines Landkreises. Tuberkul.-Fürs.-Blatt 1923, S. 3. — 111. Kemsies: Die sex.-hyg. Belehrung in der Schule. S. Lorentz u. Kemsies (127). — 112. Kemsies: Die Zähne und ihre Pflege. Ein Unterrichtsbeispiel. S. Lorentz u. Kemsies (127). — 113. Kienitz-Gerloff: Physiologie und Anatomie des Menschen mit Ausblicken auf den ganzen Kreis der Wirbeltiere. Leipzig: B. G. Teubner 1907. — 114. Klatt, G.: Die Bedeutung des mathematischen und naturwissensch. Unterrichts f. d. Erziehung uns. Jugend (zus. mit W. Schmiedeberg u. G. Wetzstein). III. Teil: Der chemische und biologische Unterricht. (Lit.) — 115. Kloss, E.: Zur Methodik des Hyg.-Unterrichts in den Fortbildungsschulen. Zeitschr. f. Schulgesundheitspfl. 1914, Nr. 9. — 116. Kloss, E.: Die Beobachtung im menschenkundl. Unterricht. Ebenda Bd. 30, S. 145—195. 1917. — 117. Langstein, L.: Wie ist die Bevölkerung über Säuglingspflege und Säuglingsernährung zu belehren? Berlin: Julius Springer 1911. — 118. Leubuscher, G.: Über die Notwendigkeit der Ausbildung der Lehrer in Gesundheitspflege. Leipzig: B. G. Teubner 1911. (Schrift. d. dtsch. Ausschusses f. d. math. u. naturwiss. Unterr. H. 7.) — 119. Levi, E.: Le tendenze artistiche infantili messe a servizio dell' igiene. Difesa soc. Jg. 3, Nr. 2. 1924. — 120. Liefmann, E.: Zur Frage der hyg. Volksbelehrung. Dtsch. med. Wochenschr. 1923, H. 24. — 121. Liefmann, E.: Arzt und Schule. Blätter f. Volksgesundheitspfl. 1924, H. 8/9. — 122. Liefmann, E.: Der Gesundheitslehre-Unterricht in unseren Schulen. Sozialhyg. Mitt. 1925, S. 40. — 123. Lorentz, Friedr.: Gesundheit und Schule (Aufgaben und Wege der prakt. Schulgesundheitspflege). Leipzig: F. C. W. Vogel 1924. — 124. Lorentz, Friedr.: Die Gewerbehygiene als Unterrichtsgegenstand in Fach- und Fortbildungsschulen. S. Lorentz u. Kemsies (127). — 125. Lorentz, Friedr.: Die Hygiene im Lehrplan der Schulen und der Lehrerbildungsanstalten. Arch. f. Päd., 1. Teil: Die päd. Praxis 1914, Nr. 10. — 126. Lorentz, Friedr.: Die Methodik der hyg. Jugendunterweisung. Zeitschr. f. Schulgesundheitspfl. u. soz. Hyg. 1913, S. 201. — Lorentz, Fr., u. H. Braeuning s. Nr. 87. — 127. Lorentz u. Kemsies: Hyg. Unterweisung und Jugendfürsorge an den Schulen. (Eine Sammlung von Abhandlungen, herausg. im Auftrage des Vereins f. „Schulgesundsheitpfl. d. Berlin. Lehrervereins" s. Kemsies (111, 112, 280), Lorentz (124), Stroede (155)] Osterwieck-Harz: A. W. Zickfeldt 1913. Lit. — 128. Ministero della publ. istruzione (Rom): Orari, programmi et prescrizioni didattiche per le scuole elementari in applicazione del R. D. 1. X. 1923, Nr. 2185. — 129. Molkof, A.: Hyg. Volksbelehrung in der Schule und durch die Schule. Moskau: Reichsverlag 1923. (Russisch.) — 130. Netolitzky, Aug.: Der hyg. Unterricht in der Schule. Weyls Handb. d. Hyg., 2. Aufl. 1912, Bd. 6, S. 523. — 131. Niemann, G.: Über Schul- und Schülerversuche zum menschenkundl. Unterricht. Osterwieck a. Harz: A. W. Zickfeldt 1917. — Nietner u. Lorentz: s. Braeuning u. Lorentz (87). — 132. Orthner, Franz: Katechismus der Gesundheitslehre für die deutsche Jugend. 27 S. Wien: Österr. Schulbücherverl. 1924. — 133. Orthner, Franz: Leitfaden für den Unterricht in der Gesundheitslehre an der Hand des Katechismus der Gesundheitslehre. 71 S. u. 7 Tafeln. Ebenda 1924. — 134. Peiper, E., u. M. Gercke: Säuglingspflege als Unterrichtsgegenstand in den Mädchenschulen. Zeitschr. f. Säuglingsschutz Jg. 7, H. 10. 1915. (Lit.) — 135. Pirquet, Kl.: Die Ausbildung von Volks- und Bürgerschullehrerinnen für Säuglingspflege und Ernährungskunde. Zeitschr. f. Kinderschutz, Familien- u. Berufsfürs. 1924, Nr. 6. — 136. Reich, Ed.: Über die Notwendigkeit der Einführung der Gesundheitspflege als Lehrgegenstand in allen Schulen. Ein Wort zur Zeit. Neue Gewerbebl. f. Kurhessen Bd. 5, Nr. 52/53. 1866. — 137. Reichel, H.: Die Alkoholfrage in der Schule. Wien. klin. Wochenschr. 1923, Nr. 4. — 138. Reichel, H.: Das Fürsorgewesen im Unterricht. Mitt. d. Amerik. Roten Kreuzes, Wien, Jg. 1, Nr. 11. — 139. Rein, W.: Die deutsche Volkshochschule. Langensalza: Herm. Beyer & Söhne. — 140. Report of the Internat. Health Education Conference of the World Conference on Education. San Francisco, California, 28. VI.—6. VII. 1923. New York: Child Health Organization. — 141. Report of Conference on Health Education and the Preparation of Teachers. Lake Mohonk, New York, 26. VI.—1. VII. 1922. Ebenda. — 142. Report of the Cambridge Health Education Conference. 23.—28. VI. 1924. Ebenda. — 143. Roller, Karl: Die Beratungen in der schulhyg. Kommission auf der Reichsschulkonferenz. Zeitschr. f. Schulgesundheitspfl. u. soz. Hyg. 1920, Nr. 11/12. — Roller, Karl, s. Selter (153). — 144. Roller, K.: Der Gesundheitskatechismus Dr. Bernh. Christ. Fausts. Leipzig: B. G. Teubner 1909 (s. auch 94). — 145. Rosenhaupt, H.: Säuglingspflege als Lehrgegenstand in den Unterrichtsanstalten für die weibl. Jugend. Zeitschr. f. Säuglings-

schutz 1915, H. 8—11. (Erschöpf. *Lit.*) — 146. ROTHE, K. CORN.: Vorlesungen über allg. Methodik des Naturgeschichtsunterrichtes. H. 2, S. 255, Hygiene im Naturgeschichtsunterricht. München: Fr. Seybolds Verlagsbuchhdlg. — 147. RUMPE: Der Gesundheitsunterricht in den Frauen-Fortbildungsanstalten. Veröff. a. d. Geb. d. Medizinalverwalt. Bd. 1, H. 11. 1912, 148. SCHMIDT, ADELE: Die Rassenhygiene im Biologieunterricht der höheren Schulen. Arch. f. Rassen- u. Gesellschaftsbiol. Bd. 15, H. 3, S. 311. 1924. — 149. SCHULTZE, ERNST: Volkshochschulen und Universitäts-Ausdehnungsbewegung. Leipzig: Gg. Freund 1897. — 150. SCHULZE, BERTH.: Hyg. Belehrung an höheren Schulen. W. REIN, Enzyklopäd. Handb. d. Pädagogik Bd. 4. (*Lit.*) — 151. SEIFFERT, G.: Die praktische Gesundheitsunterweisung in der Schule. Bayer. Lehrerzeitung 1924, H. 46. — 152. SELTER, H.: Hyg. Erziehung in der Schule und Vorbildung der Lehramtskandidaten in Hygiene. Dtsch. med. Wochenschr. 1921, Nr. 2. — 153. SELTER, H. HERTEL u. ROLLER: Hyg. Erziehung in der Schule. Zeitschr. f. Schulgesundheitspfl. u. soz. Hyg. Jg. 33. Verhandlungsheft. 1920. — 154. SEYFERT, RICH.: Gesammelte Aufsätze. Leipzig: Ernst Wunderlich 1912. — 155. STROEDE, GERH.: Hyg. Jugendunterweisung, s. LORENTZ u. KEMSIES (127). — 156. TEUSCHER: Der Stand der hyg. Schularbeit in Sachsen und die hyg. Durchbildung der Lehrer. Zeitschr. f. Schulgesundheitspfl. u. soz. Hyg. Jg. 38, Nr. 1/3. 1925. — 157. UHLENHUTH u. W. SEIFFERT: Ist die hyg. Ausbildung der Lehrer notwendig und durchführbar? Med. Klinik 1924, Nr. 39. — 158. ULBRICHT, W.: Die Alkoholfrage in der Schule. Berlin-Dahlem: Verl. „Auf der Wacht". — 159. Der wissenschaftl. Nüchternheits-Unterricht. Herausg. von der Scientific Temperance Federation 1923 (Zentrale für Nüchternheitsunterricht Bielefeld, Roonstr. 5). — 160. VOGEL, M.: Hyg. Schulunterricht in vergangener Zeit. Blätter f. Volksgesundheitspfl. 1924, Nr. 8/9 u. 1925, H. 2. — VOGEL, M.: Neuausgabe v. Bernh. Chr. Faust, s. Nr. 94. — 161. WACHTER: Ein Jahr Sport-, Hygiene- und Tuberkulose-Unterricht bei Kindern. Tuberkulose Bd. 4, Nr. 4. 1924. — 162. WEITSCH, ED.: Zur Sozialisierung des Geistes. Jena: Eugen Diederichs 1919. — 163. WIESE, LEOPOLD v.: Soziologie des Volksbildungswesens. München u. Leipzig: Duncker & Humblot 1921. Mit Beiträgen von HONIGSHEIM, Max SCHELER u. a.

Wort, Schrift und Bild.

164. A-B-C der Mutter. Herausg. v. Städt. Jugendamt Cassel. 91.—117. Tausend. Leipzig: Curt Kabitzsch 1924. — 165. Lustiges A-B-C. Wien, Seideng. 17: Verlagsbuchh. d. Arb.-Abst.-Bundes. — 166. ABDERHALDEN, EMIL: Das Recht auf Gesundheit und die Pflicht, sie zu erhalten. Leipzig: S. Hirzel 1921. — 167. ADAM, C., u. FR. LORENTZ: Gesundheitslehre in der Schule. Leitfaden für Lehrer und Lehrerinnen zur hyg. Unterweisung in der Schule. Leipzig: F. C. W. Vogel 1923. — 168. BAUR, FISCHER, LENZ: Grundriß der menschlichen Erblichkeitslehre und Rassenhygiene. 2. Aufl. München: J. F. Lehmanns Verlag 1923. — 169. BEHREND, El.: Säuglingspflege in Reim und Bild. Verl. B. G. Teubner. — 170. BEHREND, El.: Unterrichtstafeln für Säuglingspflege. Artern i. Th.: Bergwart-Verlag. — 171. BERG, R., u. M. VOGEL: Grundlagen einer richtigen Ernährung. Dresden: Dtsch. Verl. f. Volkswohlfahrt 1925. — 172. BESCHORNER, H.: Merk- und Nachschlagebüchlein für diejenigen, welche sich an der Tuberkulosebekämpfung beteiligen wollen. Berlin: Dtsch. Zentralkomitee z. Bek. d. Tuberk. 1913. — 173. BESCHORNER, H.: Disposition zu Tuberkulosevorträgen. Dresden: Selbstverlag. — 174. BIESALSKI, K.: Leitfaden der Krüppelfürsorge. 2. Aufl. Leipzig: Leopold Voss 1922. — 175. BOCK, C. E.: Das Buch vom gesunden und kranken Menschen. 18. Aufl. Herausg. v. Dr. W. Camerer. Stuttgart: Union Deutsche Verlagsanstalt 1921. — 176. BRUHN, CHR.: Vom gesunden und kranken Menschen. Hamburg: Verl. Parus (bzw. Dtsch. Zentralkomitee z. Bek. d. Tuberk.). — 177. CURSCHMANN, F.: Wirksame Unfallverhütungsbilder. Zeitschr. f. Gewerbehyg. u. Unfallverh. N. F. Bd. 2, H. 1. 1925. — 178. DEKKER, HERM.: Der Mensch, biologisch dargestellt. 2. Aufl. Stuttgart: Verlag Ernst Heinrich Moritz. — DOHRN s. Ver. z. Bek. d. Schwindsucht (243). — 179. ENGE, J.: Ratgeber für Angehörige von Geisteskranken. 2. Aufl. Halle: Carl Marhold 1924. (Im selben Verlag ist eine große Zahl volkstüml. Schriften über psychiatr. Fragen erschienen.) — FAUST, B. CHR. s. Nr. 94. — 180. FETSCHER, R.: Grundzüge der Erblichkeitslehre. Dresden: Dtsch. Verl. f. Volkswohlfahrt 1924. — 181. FETSCHER, R.: Grundzüge der Rassenhygiene. Ebenda 1924. — FETSCHER, R.: s. auch „Die Familie" (260). — 182. FISCHER-DEFOY, W.: Rundfunk und hyg. Belehrung. Münch. med. Wochenschr. 1924, Nr. 34, S. 1172. — 183. FRANK, PAUL: Rundfunkvorträge aus dem Gebiete des Gesundheitswesens. Dtsch. med. Wochenschr. 1924, Nr. 27. — 184. FULDA, LEOPOLD: Warum erst krank werden? Das Doktorbuch der Hausfrau in gesunden und kranken Tagen. H. 12 von „Beyers Hausfrauen-Bücherei". Leipzig: Otto Beyer. — 185. Gesundheitsbüchlein. Bearb. im Reichsgesundheitsamt. Berlin: Julius Springer. — 186. GOLIAS, EDUARD: Kasperl beim Zahnarzt. Jugendrotkreuz-Zeitschr., Wien, Mai 1925. — 187. GRASSL, I., u. FR. REINDL: Lehrbuch der Gesundheitspflege. 1. Bau, Tätigkeit und Pflege des menschl. Körpers; Allg. Gesundheitspflege (262 Abb.) 2. Schulgesundheitspflege. Nürnberg: Friedr. Korn 1918. — 188. GRODDECK, G.: Der gesunde und kranke Mensch,

gemeinverständl. dargestellt. Leipzig: S. Hirzel 1913. — 189. GROTJAHN, A.: Die hygienische Forderung. Königstein i. T. u. Leipzig: Karl Robert Langewiesche. — 190. GÜNTHER, HANNS: Wunder in uns. Zürich: Rascher & Cie. Verlag 1921. — 191. HALLOCK u. WINSLOW: The land of health. 208 S. New York u. Chicago: Charles E. Merrill Comp. — 192. HAMM: Wie kräftige ich meine Gesundheit und wie schütze ich mich vor Krankheiten? Ein Führer durch die mediz. Lit. der öffentl. Bücherei und Lesehalle, Braunschweig. — 193. HARING, J.: Leitfaden der Krankenpflege in Frage und Antwort. 4. Aufl. Berlin: Julius Springer 1923. — 194. HECKER u. WOERNER: Das Kind und seine Pflege. Ein Hilfsbuch der Säuglingspflege für Mütter. München: Wegaverlag. — 195. HUFELAND, CHR. WILH.: Die Kunst, das menschliche Leben zu verlängern. (1. Aufl. Wien 1798.) Volksausgabe b. Reclam. — 196. KAHN, FRITZ: Das Leben des Menschen. Stuttgart: Kosmos (Franckh'sche Verlagsbuchhdlg.). — 197. Das Kind im 1. Lebensjahre. Herausg. v. Landesverband f. Säuglings- u. Kleinkinderfürsorge in Bayern E. V. — 198. *Den lieben Kindern.* Herausg. v. d. Liga d. Gesellsch. v. Roten Kreuz u. d. Tschechoslovak. Roten Kreuz, Prag (nach der Flugschrift der Rockefeller-Stiftung, Paris). (Für Frankreich: Aux enfants de France. Für Österreich: An die österreichischen Kinder.) — 199. KRASEMANN, E.: Säuglings- und Kleinkinderpflege in Frage und Antwort. 3. u. 4. Aufl. Leipzig: G. Thieme 1922. — 200. KOSSMANN u. WEISS: Die Gesundheit. Union Deutsche Verlagsgesellschaft. — 201. LANGSTEIN u. ROTT: Atlas der Hygiene des Säuglings und des Kleinkindes. 2. Aufl. Berlin: Julius Springer 1922. — 202. Am Lebensquell. Ein Handb. f. geschlechtl. Erziehung. Gegr. v. Dürerbund. Dresden: Dr. A. Koehler 1915. — 203. LENZ, F.: Das Gesundheitszeugnis vor der Verlobung als Familiensitte. Die Familie 1924, Nr. 8. — LENZ, F. s. BAUR-FISCHER-LENZ (168). — Liga der Rot. Kreuz-Vereine s. Nr. 198, 244, 317. — 204. LOEWE: Erste Hilfe. Dresden: C. C. Meinhold & Söhne 1922. *Lit.* — 205. MAMLOCK, G.: Arzt und Patient. Herausg. unter amtl. Mitwirkung d. Reichsausschusses f. hyg. Volksbelehrung.' Berlin: Verl. Max Marcus-Willenberg G. m. b. H. — 206. MEISSNER, P.: Gesundheits-Brevier. Berlin: Karl Curtius 1910. — 207. MENG u. FIESSLER: Das ärztl. Volksbuch. Stuttgart: Wagnersche Verlagsanst. (Anton Bippi). — 208. Merkregeln für das Verhalten im Gleise. Dresden: B. G. Teubner. — 209. MICHAELIS, E.: Über den Wert von Merkblättern in der Säuglingsfürsorge. Ergebn. d. Säuglingsfürs. 1910, H. 5. — 210. MICHELS: Unfallverhütungspropaganda durch das Bild. Reichsarbeitsblatt 1925, 5, Nr. 3. — 211. MUCKERMANN, P.: Kind und Volk. 2 Bde. Freiburg i. B.: Herder 1922. — 212. MÜLLER, ADOLF: Junge Schweizer. Winke für die Gesundheitspflege in Erzählungen f. Klein u. Groß. Zürich: Verlag d. Zentralsekretariats Pro Juventute. — 213. NEUMANN, PHIL.: Handbuch der Volksgesundheitspflege. 155 S. München: Otto Gmelin 1911. — 214. NEUSTÄTTER, O.: Gesundheitskalender (1. Jg. 1925). Herausg. v. d. Gesundheitswacht, München. — 215. NIEMEYER, P.: Ärztliche Sprechstunden (20 Bde.). Jena: Herm. Costenoble. — 216. NOHL, JOH.: Der schwarze Tod. Eine Chronik der Pest 1348—1720. — 217. PIORKOWSKI, C.: Plakatwirkungen. Umschau 1922, S. 323. — 218. PLISCHKE, G.: Komm, tritt in den Ring der Kämpfer ein! Berlin-Dahlem: Verl. „Auf der Wacht". — 219. PLISCHKE, G.: Rausch und Rauch! (Bilder und Reime zur Bekämpfung der Gifte.) Hamburg 30: Neuland-Verlag. — 220. POPERT, HERM.: Helmut Harringa. 37. Aufl. Dresden: Dr. A. Köhler 1918. — 221. REICHEL, H.: Katechismus der Gesundheit. 2. verb. Aufl. Wien u. Leipzig: Moritz Perles 1923. — 222. RICHTER, H.: Gesunde und kranke Zähne. Dresden: Dtsch. Verl. f. Volkswohlfahrt 1924. — RICHTER, H. s. Struwelpeterbuch (236). — 223. RIEDEL, JOH.: Arbeitskunde (Grundlagen, Bedingungen und Ziele der wirtschaftl. Arbeit). Leipzig: B. G. Teubner 1925. — 224. ROESLE, E.: Graph.-stat. Darstellungen, ihre Technik, Methodik und wissenschaftl. Bedeutung. Arch. f. soz. Hyg. Bd. 8, S. 369. 1913. — 225. ROSENTHAL, O.: Lahrer Gesundheitskalender. (1. Jg. 1925). Lahr i. Baden: Moritz Schauenburg. — 226. Die Saat der Hoffnung. (Mütter, gebt euern Kindern keinen Alkohol!) Bund abstin. Frauen, Dresden, Liebigstr. 22. — 227. SCHALL, HERM.: Der menschliche Körper und seine Krankheiten. Stuttgart: J. B. Metzlersche Buchhdlg. — 228. SCHMIDT, C. ED.: Fiebertafel und Merkblatt auf der Rückseite. (Anleitung zum Temperaturmessen usw.) Aegir-Apotheke Berlin-Schöneberg, Grunewaldstr. 12. — 229. SCHMIDT, F. A.: Unser Körper. 4. Aufl. Leipzig: R. Voigtländers Verlag 1913. — 230. SCHNEIDER. GUSTAV: Lehrbuch der Anthropologie. Leipzig: Quelle & Meyer. — 231. SCHNEIDER, GUSTAV: Gesundheitslehre und Haushaltungskunde. 3. Aufl. Leipzig-Berlin: B. G. Teubner 1914. — 232. SCHÖNENBERGER, FR.: Lebenskunst — Heilkunst. (Ärztl. Ratgeber für Gesunde und Kranke.) 2 Bde. Zwickau i. Sa.: Förster & Borries. — 233. SCHWECHTEN, W.: Hygiene des Alltags. Lehrmeister-Bücherei Nr. 712. Hachmeister & Thal 1923. — 234. SEYFERT, R.: Menschenkunde und Gesundheitslehre. Leipzig: Ernst Wunderlich 1908. — 235. SONDEREGGER, L.: Vorposten der Gesundheitspflege. 5. Aufl. Berlin: Julius Springer 1901. — 236. Struwelpeterbuch von Mund und Zähnen. Gezeichnet v. Arpad Schmidhammer, erdacht u. knüttelgereimt v. H. Richter. Verl. d. Allg. Ortskrankenkasse Dresden. — 237. Temperance Posters. Catalogue 1924. Issued by the American Issue Publishing Company Westerville, Ohio. — 238. THEUERMEISTER, R.: Wie ich mit meinen Kindern vom menschlichen Körper spreche. 3. Aufl.

Leipzig: K. G. Th. Scheffler 1912. — 239. THIELE, AD.: Arbeitshygiene — Arbeiterschutz. Dresden: Dtsch. Verl. f. Volkswohlfahrt 1924. — 240. THIELE, AD.: Die neue Erziehung. Leipzig: Grethlein & Co. 1919. — 241. THIELE, ED.: Die Schwindsucht. Mit Zeichn. v. Gust. Schaffer. Berlin: Verl. d. Dtsch. Zentralkomitees z. Bek. d. Tub. 1925. — 242. Die Unfall-verhütung im Bilde (48 Tafeln). Herausg. v. d. Tiefbau-Berufsgenossenschaft. Berlin: Reimar Hobbing. — 243. *Ver. z. Bek. d. Schwindsucht, Chemnitz.* Stundenplan mit Versen von Dr. Dohrn. — 244. Vermeidet und bekämpft die Tuberkulose! Herausg. v. d. Liga d. Rot. Kreuz-Vereine u. d. Tschechoslovak. Rot. Kreuzes, Prag (nach der Flugschr. d. Rocke-feller-Stiftung Paris). — 245. VOGEL, M.: Merkbüchlein zur Mutter- und Säuglingspflege. Dresden: Dtsch. Verl. f. Volkswohlfahrt. — VOGEL, M.: Grundlagen einer richtigen Er-nährung s. (171). — 246. Warum sollen wir die Zähne pflegen? Herausg. v. Österr. Jugend-Rotkreuz. — 247. Weiße Kreuz-Schulhefte. Herausg. v. Landesver. f. Volkswohlfahrt, Hannover. — 248. ZANDER-SIEBEN, M.: Merkblätter für den Unterricht in häusl. Kranken-pflege. (Lehrgang des Pestalozzi-Fröbelhauses II Berlin.) 4. Aufl. München-Gladbach: Volksvereinsverlag 1923. — 249. ZERWER, ANTONIE: Säuglingspflegefibel mit Vorwort von Prof. Langstein. 4. Aufl. Berlin: Julius Springer 1917. — 250. ZILLE, H.: 1) Kinder der Straße (100 Berliner Bilder); 2) Mein Milljöh (Neue Bilder aus dem Berliner Leben). Verl. d. Lust. Blätter.

Zeitschriften und Sammlungen.

251. *Der Arzt als Erzieher.* Samml. gemeinverst. ärztl. Abhandlungen. Verl. d. Ärztl. Rundschau, Otto Gmelin, München. (Bis 1922 46 Hefte.) Gleichnamige Zeitschrift ebenda. — 252. *Arbeiter-Gesundheits-Bibliothek.* Buchhdlg. Vorwärts, Paul Singer G. m. b. H. Berlin SW. — 253. *Der Bildwart.* Bl. f. Volksbildung. (Beilage: Monatsschau d. Film- u. Lichtbildwesens.) Herausg. v. H. Ammann u. Walther Günther. Verl. v. Joseph Kösel & Friedrich Pustet, München. — 254. *Blätter für Volksgesundheitspflege.* Schriftl. Dr. Born-stein, Berlin W 30, Hohenstaufenstr. 32. Verl. C. A. Schwetschke, Berlin W 30. — 255. *Bücherei der Gesundheitspflege.* Stuttgart: E. H. Moritz. — 256. *Deutsche Elternbücherei.* Herausg. v. Dr. Joh. Prüfer. Verl. B. G. Teubner, Leipzig-Berlin. — 257. *Deutsche Eltern-zeitschrift für Pflege und Erziehung des Kindes.* Düsseldorf: Rhein. Verlagsanstalt m. b. H. — 258. *Gesundheit und Kraft.* Flugschriften f. Deutschlands Söhne. Göttingen: Vandenhoek & Ruprecht (ab 1919). — 259. *Die Gesundheit.* Zeitschr. f. gesundheitl. Lebensführung d. be-rufstätigen Volkes. Herausg. v. Hauptverband dtsch. Krankenkassen, Berlin-Charlottenburg, Berlinerstr. 137. — 260. *Gesundheitslehrer.* Zeitschr. d. dtsch. Ges. z. Bek. d. Kurpfuschertums. Schriftl. H. Kantor, Warnsdorf i. B. u. G. Lennhoff, Berlin-Wilmersdorf, Motzstr. 36. — 261. *Die Familie.* Herausg. v. Landesverband d. Bundes d. Kinderreichen in Sachsen. Schriftl. R. Fetscher, Dresden, Verl. Ludwig Hartmannstr. 25. — 262. *Gesundheitswacht.* Gemein-verständl. Schriften z. Pflege d. Gesundh. u. körperl. Ertüchtigung d. deutschen Volkes. München, Sophienstr. 5. — 263. *Sammlung Göschen.* — 264. HANAUER, W.: Neue Gesund-heitskorrespondenz. Frankfurt a. M., Im Trutz 27. — 265. *Hausbücher zur Erhaltung der Gesundheit.* Im Auftr. d. Verbandes d. Ärzte Deutschlands z. Wahrung ihrer wirtschaftl. Interessen. Herausg. v. K. Beerwald u. H. Dippe. Leipzig-Berlin: Max Hesse. — 266. KAUF-MANN, G.: Volksgesundheit und Heilkunde. Ärztl. Mitt. f. Tageszeitungen. Dresden-A., Sidonienstr. 10b/11. — 267. *Lebenskunde.* Gemeinverändl. Abhandlungen aus der Wissen-schaft vom Leben. Herausg. v. Prof. Dr. Stempell. Leipzig: E. A. Seemann. — 268. *Leben und Gesundheit.* Gemeinverständl. Schriftenreihe. Herausg. v. Dtsch. Hygiene-Museum. Jährl. 6 Bde. Dtsch. Verl. f. Volkswohlfahrt Dresden (vgl. Berg, Fetscher, Richter, Thiele, Vogel). — 269. *Aus Natur und Geisteswelt.* Sammlung wissenschaftl. gemeinverständl. Dar-stellungen. Leipzig-Berlin: B. G. Teubner. — 270. *Schulwart.* Zentralorgan f. Lehr- u. Lern-mittel. Leipzig: Koehler & Volckmar. — 271. *Veröffentlichungen des Deutschen Vereins für Volkshygiene.* München-Berlin: R. Oldenbourg. — 272. *Gemeinnützige Volksbibliothek, Pfennigblätter usw.* München-Gladbach: Volksvereinsverlag. — 273. *Volkshochschulblätter.* N. F. d. Bl. d. Volkshochsch. Thüringen u. Sachsen. Schriftl. v. Berlepsch-Valendas, Jena, Carl Zeißplatz 3. — 274. *Wissenschaft und Bildung.* Einzeldarstell. aus allen Gebieten des Wissens. Leipzig: Quelle & Meyer. — 275. *Zeitschrift für Desinfektions- und Gesundheits-wesen* (früher „Der praktische Desinfektor"). Verlagsanstalt Erich Deleiter, Dresden A 16, Silbermannstr. 8. (Im gleichen Verlag sind auch Merkblätter z. B. zur Bekämpfung von Ungeziefer verschiedener Art erschienen.)

Lichtbild und Film.

276. BENZINGER, TH., u. E. SCHÜRMANN: Alphabet. Handb. d. Projektion. Th. Ben-zinger, Lichtbildverlag, Stuttgart. — *Der Bildwart* s. (253). — 277. EITZE, GEORG: „Ich fahr' in die Welt" Lichtbildbuch Nr. 2 der Deutschen Lichtbildgesellschaft (s. S. 1) zu dem gleichnamigen Jugend-Wander- und Herbergsfilm. — 278. Filmverzeichnis der Kultur-abt. der Universum Film A.-G. (Ufa), Berlin W 9, Köthener Str. 1/4. — 279. KALBUS, O.:

Der deutsche Lehrfilm in der Wissenschaft und im Unterricht. Berlin: Carl Heymann. *Lit.* — 280. Kemsies, F.: Hygiene und Gymnastik im Film und Diapositiv. s. Lorentz u. Kemsies (27). — 281. Kemsies, F.: Der Tuberkulose-Film im Dienste der Schulgesundheitspflege. Zeitschr. f. Schulgesundheitspfl. u. soz. Hyg. 1917, Nr. 9. — 282. Kemsies, F.: Was der Tuberkulose-Film der deutschen Jugend erzählt. Berlin: Julius Springer 1918. — 283. Lampe u. Hildebrandt: Das stehende und laufende Lichtbild. Berlin: Buchverl. d. Lichtbild-Bühne 1921. — 284. Vom Lichtbildersatz. Neue Bahnen Jg. 34, H. 9. 1923. — 285. Liste der von der Bildstelle anerkannten Lehrfilme. Bildstelle beim Zentralinst. f. Erziehung u. Unterricht, Berlin. — 286. Liste kinematographischer Filme über Arbeitsprobleme. (Lit. über Gewerbehygiene. Herausg. v. Internat. Arbeitsamt Genf, Sept. 1923, H. 3.) — 287. Thomalla, Curt: Hygiene und soziale Medizin im Volksbelehrungsfilm. Zeitschr. f. Medizinalbeamte u. Krankenhausärzte 1922, Nr. 21/23. — 288. Amtliches Verzeichnis der Deutschen Lehrfilme. Herausg. v. d. Reichsfilmstelle. Berlin: Carl Flemming u. C. T. Wiskott 1921. — 289. Schweisheimer, W.: Die Bedeutung des Films für soziale Hygiene und Medizin. München: Georg Müller 1920. — 290. Weiser, M.: Medizinische Kinematographie. Dresden: Th. Steinkopff 1919.

Organisationen und Einrichtungen im In- und Ausland.

291. A brief account of the sanitary administration of Japan (34: Diffusion of the knowledge of Hygiene). — 292. Kurze Angaben über die Popularisation der med. und hyg. Kenntnisse in Rußland. Internat. Hyg.-Ausst. Dresden 1911, Abt. Rußland. — 293. Anleitung für Kurse über häusl. Krankenpflege und Gesundheitspflegekurse (Hyg.-Kurse). Herausg. v. Schweiz. Roten Kreuz u. v. Schweiz. Samariterbund. Luzern 1919. — 294. Berichte des Kais. Aug. Viktoria-Hauses und des Organisationsamtes für Säuglings- und Kleinkinderschutz. — 295. XXIX. Bericht über das Schweiz. Rote Kreuz für das Jahr 1923. Bern (Zentralsekr. Schwanengasse 9). — 296. The Junior Red Cross. A Program. The American Red Cross, Washington D. C. — 297. Deneke: Gesundheitl. Volksaufklärung in Schleswig-Holstein. Kiel: Walter G. Mühlau 1922. — 298. Dietrich, J.: Beschaffung von Geldmitteln zur Tuberkulose-Bekämpfung. Zeitschr. f. Medizinalbeamte u. Krankenhausärzte 1921, S. 369. — 299. Dietrich, J.: Das Tuberkulosegesetz und die Bekämpfung der Tuberkulose in der ländlichen Industrie. Klin. Wochenschr. 1924, S. 543. — 300. Dohrn: Bericht über die Arbeit des Provinzialausschusses für hyg. Volksbelehrung Hannover. Blätter f. Volksgesundheitspfl. 1922, S. 100. — 301. v. Esmarch, E.: Hyg. Fortbildungskurse für Verwaltungsbeamte. Techn. Gemeindebl. Jg. 3. — 302. Frankel: Volkshyg. Bestrebungen privater Versicherungsgesellschaften in Amerika. Zeitschr. f. d. ges. Versicherungswiss. 1912, S. 193. — 303. Die deutsche Gesellschaft zur Bekämpfung der Geschlechtskrankheiten. Flugschr. d. D. G. B. G., H. 23. Leipzig: J. A. Barth. — 304. Das Gesundheitshaus (Bezirksamt Kreuzberg, Berlin, Am Urban 10—11). 128 S. — 305. Gesundheitswoche in England. Veröff. d. Reichsgesundheitsamtes 1925, S. 103. (Dazu eine größere Anzahl engl. Originaldrucksachen.) — 306. Greimer: Das Lehr- und Anschauungsmaterial der Landesdesinfektorenschule für das Königreich Sachsen. Dresden 1918, Selbstverlag des Verf. — 307. Grotjahn: Die Wiederaufnahme der soz.-hyg. Arbeiten. Ber. üb. d. 28. dtsch. Krankenkassentag 1924. Hamburg. Verlagsges. d. Krankenk. Berlin. — 308. Hanauer: Lebensversicherung und Volksgesundheitspflege. Blätter f. Volksgesundheitspfl. 1925, H. 3. — 309. The National Health Council. Numbership and Program. Washington-New York. — 310. Jahrb. d. Krankenversicherung 1924. Berlin: Verlagsges. dtsch. Krankenk. m. b. H. 1925. (Mit Beiträgen u. a. von Bornstein und Chajes.) — 311. Kantonalverband d. Bernischen Samaritervereine. Tätigkeitsbericht 1922/23. Bern 1923. — 312. Karsch, F. X.: Die Aufklärung über Sozialtechnik und Sozialhygiene in Bayern. Zeitschr. f. Gewerbehyg., N. F. Bd. 2, H. 1. 1925. — 313. Der Landesausschuß für hyg. Volksbelehrung in Preußen im Jahre 1923. Die Arbeit der Provinzialausschüsse. Blätter f. Volksgesundheitspfl. 1924, H. 4/5. — 314. Lehrgang für hyg. Volksbildung (Dresden 16.—21. 6. 1924). Blätter f. Volksgesundheitspfl. 1924, H. 4/5. — 315. Levi, Ettore: Un centro di studio e di attività sociali. Edizioni dell' istituto ital. di igiene previd. ed. assist. sociale, Rom 1925. — 316. Markovicz, Dr. Lazar: Tätigkeit der Abt. für Gesundheitspflege in Novij-Sad auf dem Gebiet der hyg. Belehrung. Sonderausg. d. Glasnik (Organ) d. Gesundheitsminist. Belgrad 1922. (Serbisch.) — 317. La Ligue des Sociétés de la Croix Rouge, sa fondation, son programme, son action. Secrétariat de la Ligue, Paris 1924. — 318. Möllers, Bernh.: Gesundheitswesen und Wohlfahrtspflege im Deutschen Reiche. Berlin: Urban & Schwarzenberg 1923. — 319. Neustätter, O.: Krankenkassen und hyg. Volksbelehrung. Ortskrankenkasse 1921, Nr. 16. — 320. Neustätter, O.: Der Reichsausschuß für hyg. Volksbelehrung. Sozialhyg. Mitt. 1921, H. 2. — 321. Newman, George: Public education in health. 35 S. London 1924, publ. by his Maj.'s Stationery Office. — 322. Oschmann: Hyg. Volksbelehrung seitens der Gemeinden. Blätter f. Volksgesundheitspfl. 1921, S. 127. — 323. Von der Pirogoffkommission z. Verh. hyg. Kenntnisse im Volk. (Aus: Gesamtrussische Hyg.-Ausst. St. Petersburg, Mai-Sept. 1913, Gr. 42, T. II).

Russisch. — 324. Propagande sanitaire. Bull. mensuel du minist. de la santé publ. Belgrad 1924, H. 8/10. — 325. Eine Reichsgesundheitswoche. Kassenarzt 1925, S. 4. — 326. Richtlinien des Preuß. Landesausschusses für hyg. Volksbelehrung. Volkswohlfahrt 1922, Nr. 14 (u. Blätter f. Volksgesundheitspfl. 1922, S. 102). — 327. ROESLE: Internat. Kongreß für Geisteshygiene. Zeitschr. f. Schulgesundheitspfl. Bd. 38, S. 124. 1925. — 328. SCHLABECK: Hyg. Volksbelehrung im Kreise Herford. Blätter f. Volksgesundheitspfl. 1922, S. 9. — 329. SEIFFERT, G.: Hyg. Volksbelehrung in Bayern. Münch. med. Wochenschr. 1920, Nr. 44. — 330. SEIFFERT, G.: Der Landesausschuß für hyg. Volksbelehrung in Bayern und seine Aufgaben. Blätter f. Gesundheitsfürs. 1922, H. 1. — 331. SEIFFERT, G.: Die Organisation der Gesundheitsfürsorge mit bes. Berücksichtigung Bayerns. Münch. med. Wochenschr. 1923, Nr. 22/23. — 332. SEMASCHKO, N.: Das Gesundheitswesen in Rußland. VI. Die sanitäre Aufklärungsarbeit. Dtsch. med. Wochenschr. 1924, Nr. 27. . — -333. Fünf Jahre Sowjetherrschaft 1917—1922. (S. 54ff.: Volkskommissariat f. Gesundheitspflege.) Berlin 1923. — 334. UHLENHUTH: Bericht über die Freiburger Tuberkulose-Woche. Juli 1924. Tuberkul.-Fürs.-Blatt 1924, Nr. 9. — 335. ULICH: Bericht über den Stand der sächs. Volkshochschulbewegung. Die Arbeitsgemeinschaft 1922, H. 5/6. Leipzig: Quelle & Meyer. — 336. WENDENBURG, Dr.: Festschrift für die Allg. Deutsche Kinder-Gesundheitswoche (Ruhrgebiet) v. 28. 6.—5. 7. 1925. Gelsenkirchen.

Ausstellungen und Museen.

337. Bayer. Arbeiter-Museum München. (Staatl. soziales Landesmuseum.) Jahresberichte, laufende Mitteilungen und Museumsführer. — 338. Ausstellung für Gesundheitspflege Stuttgart 1914. (Veranstaltung der Stadt Stuttgart.) Amtl. Führer und Katalog. — 339. Die Ausstellungstätigkeit des Deutschen Hygiene-Museums. Blätter f. Volksgesundheitspfl. 1924, H. 3. — 340. BOERNER, PAUL: Bericht über die Allg. deutsche Ausstellung aus dem Gebiete der Hygiene und des Rettungswesens. Berlin 1882/1883. Bd. 3. Druck u. Verl. S. Schottlaender, Breslau 1885. — 341. BORNSTEIN, K.: Wie es gemacht werden soll! oder: Das Hygiene-Museum in Bunzlau (Schlesien). Blätter f. Volksgesundheitspfl. 1924, H. 7. — 342. BRIEN, H. R. O.: A public health exhibition in Siam. Americ. journ. of publ. health Bd. 14, S. 659. 1924 (Ref. Zentralbl. f. d. ges. Hyg. Bd. 9, H. 4.). — 343. BURCKHARDT, R.: Wann gelingt eine Ausstellung über den Alkoholismus? Als Handschr. gedruckt. Dtsch. Ver. g. d. Alkoholismus. — 344. COHN, M.: Die Volkskrankheiten und ihre Bekämpfung. In: Was lehrt die 1. Deutsche Städte-Ausstellung? Herausg. v. Rud. Lebius, Dresden. Leipzig: Komm.-Verl. H. Haenel. — 345. EGGERS: Bericht über die Ausstellung auf dem 9. Internat. Kongreß gegen den Alkoholismus (Bremen), im Bericht über diesen Kongreß. — 346. v. ENGELHARDT, R.: Zur Einführung in die Sammlung „Der Mensch". Deutsches Hygiene-Museum Dresden 1921. — 347. Exposition sur la malaria et les maladies tropicales. Bull. mens. du minist. de la santé publ. Belgrad 1923, Nr. 6/8 u. 1924, Nr. 8/10. — 348. FISCHER, ALF.: Die sozialpolitische Bedeutung der Internat. Hygiene-Ausstellung in Dresden. Ann. f. Politik u. Gesetzgeb. Bd. 1, S. 568. — 349. FLAIG, J.: Antialkoholische Ausstellungen. Die Alkoholfrage 1914, S. 240. — 350. FLAIG, J.: Von der holländischen Wanderausstellung („Reizend drankweer museum"). Die Alkoholfrage 1925, H. 1, S. 53. — FLAIG, J. s. (368). — 351. Führer durch die Wanderausstellung Mutter und Säugling, veranstaltet von der Volksborngesellschaft (jetzt D. Guttemplerorden, Hamburg 30). — 352. Offizieller Führer durch die Hygiene-Ausstellung Wien 1925. Verl. d. Hyg.-Ausst. — 353. HELD, L.: Das Wandermuseum des Fürsorgeverbandes Pfalz. Tuberkul.-Fürs.-Blatt Bd. 11, H. 10. 1924. — 354. A. E. G. Hygiene-Museum (Führer). — 355. Gesamtrussische Hygiene-Ausstellung St. Petersburg Mai-Sept. 1913, Gr. 42, Verbreitung hyg. Kenntnisse im Volke, s. (323) u. (355). Russisch. — 356. KATZ, J. J.: Von der Einrichtung der Wanderausstellungen. Zusammenstellung prakt. Bemerkungen. (Aus Gesamtruss. Hyg.-Ausst. usw. Gr. 42, T. III.) — 357. KOENEN, TH.: Schafft Museen für Volkshygiene! Zeitschr. f. Versicherungsmed. 1912, S. 140. — 358. LANGE, LUDW.: Die Bekämpfung der Volkskrankheiten unter Hinweis auf den Lingnerschen Pavillon in der Deutschen Städte-Ausstellung Dresden 1903. Blätter f. Volksgesundheitspfl. 1903, S. 261—276. — 359. LEHMANN, K. B.: Erfahrungen und Gedanken über die Anlage von hyg. Sammlungen. Münch. med. Wochenschr. 1902, Nr. 11. — 360. LINGNER, K. A.: Denkschrift zur Errichtung eines National-Hyg.-Museums in Dresden. Dresden, März 1912. — 361. LINGNER, K. A.: Programm für die geplante Internat. Hygiene-Ausstellung zu Dresden. — 362. LINGNER, K. A.: Einige Leitgedanken zu der Sonderausstellung: Volkskrankheiten und ihre Bekämpfung. In: Wuttke, Die deutschen Städte. Leipzig: Friedr. Brandstetter 1904. — 363. LUERSSEN, A.: Die Lehren der Internat. Hygiene-Ausstellung 1911. Sonderabdr. a. d. Kalender f. d. Sächs. Staatsbeamten, Dresden 1912. — 364. MARCUSE, JUL.: Tuberkulosemuseen. Vierteljahrsschr. f. öff. Gesundheitspfl. 1905, S. 422. — 365. MINDT, ERICH: Denkschrift zur Gründung eines Museums für Leibesübungen. Berlin 1923. — 366. Das National-Hygiene-Museum in den Jahren 1912—1918. Dresden 1919. — 367. SCHÄFFER, C.: Über die Notwendigkeit eines Hamburgischen Volksmuseums für Hygiene.

Verhandl. d. naturwiss. Vereins Hamburg Bd. 20, 3. Folge. 1912. — 368. SEIRING, G.: Das Deutsche Hygiene-Museum Dresden. 1925. — 369. STODDARD, CORA Fr.: Exhibits against alcoholisme. (Mit Diskussionsbemerkungen von Dr. Flaig u. Dr. Vogel.) Cpt. rend. du XVI Congrès internat. contre l'alcoolisme, Lausanne 1922. — 370. TEMME, G.: Die Wohlfahrtsausstellung „Volksgesundheit und Jugendpflege". 3. Aufl. (14.—28. Taus.) Selbstverlag. — 371. Internat. Hygiene Tentoonstelling, Amsterdam 1921, Catalogus. — 372. Die deutsche Unterrichtsausstellung (Berlin N 24, Friedrichstr. 126). Leipzig: Quelle & Meyer. — 373. VOGEL, M.: Das Deutsche Hygiene-Museum, seine Arbeit und seine gegenwärtige Lage. Klin. Wochenschr. 1922, S. 2389. — 374. VOGEL, M.: Das Deutsche Hygiene-Museum im Dienst der Volksaufklärung. Blätter f. Wohlfahrtspfl. 1922, S. 74. — 375. VOGEL, M.: Hygiene-Ausstellung Wien. Blätter f. Volksgesundheitspflege. 1925, H. 6. — VOGEL, M. s. (368). — 376. WEZEL: Anweisung zur Handhabung der Tuberkulose-Wandermuseen. Dtsch. Zentralkomitee z. Bek. d. Tuberkul. 1912. — 377. WILHELMI, J.: Über das Hygiene-Museums- und Ausstellungswesen und die Ausgestaltung des Museums der Landesanstalt für Wasser-, Boden- und Lufthygiene in Berlin-Dahlem. Zeitschr. f. Desinfekt. u. Gesundheitswesen 1925, H. 6/7.

Der Unterricht der Studierenden und der Ärzte.

Von

Alfred Grotjahn,
Berlin.

Medizin und Hygiene stehen vorwiegend im Zeichen der messenden, wägenden, von Fall zu Fall beobachtenden, pathologischen und biologischen Forschungsmethoden. Wir verdanken ihnen in einem so ausschließlichen Maße die großen Fortschritte in der Heilkunde, daß wir sie jahrzehntelang als die hier einzig möglichen angesehen haben. Es bedurfte erst starker, aus der allgemeinen sozialpolitischen Atmosphäre des letzten Drittels des 19. Jahrhunderts stammender Anregungen, um Ärzte und Hygieniker davon zu überzeugen, daß Ursache, Verlauf und Verhütung der Krankheiten auch in einem erheblichen Grade sozial bedingt sind, diese Bedingtheit gesetzmäßig verläuft und nach sozialwissenschaftlich und statistisch orientierten Methoden erforschbar ist. Einer solchen theoretischen Richtung nach der sozialen Seite hin kam in praktischer Hinsicht eine durchgreifende Wandlung der wirtschaftlichen Stellung der Ärzte entgegen, die gegenwärtig genötigt sind, auf die Wahrung ihrer wirtschaftlichen Belange ebenso sorgsam zu achten wie andere Erwerbsstände. Daher mußte die Hilfeleistung ohne Entgelt bei einem nicht kleinen Bruchteile der Kranken, die die alten Ärzte für eine Standespflicht hielten und unter patriarchalischen Verhältnissen auch ohne allzu große Opfer ausüben konnten, nach und nach überall eingestellt werden. Glücklicherweise sahen die Ärzte aber ein, daß dieses zu Mißdeutungen führen würde, wenn nicht dafür ein Ausgleich in Gestalt einer planvollen sozialen Betätigung seitens der Ärzte dem Volksganzen geboten würde. Doch kann diese Betätigung auf sozialem Gebiete von einem Berufe, der wie der ärztliche auf die ständige Kontrolle des praktischen Wirkens durch die theoretische Forschung von jeher den größten Wert gelegt hat, nur dann nachdrücklich in der Sache und angemessen in der Form ausgeübt werden, wenn sie eine enge Fühlung mit den theoretischen Bemühungen auf dem Gebiete der sozialen Hygiene unterhält.

Dazu kam, daß in Deutschland schon in den letzten Jahrzehnten vor dem Weltkriege ausgedehnte Bewegungen zur Lösung besonderer Aufgaben der öffentlichen Gesundheitspflege entstanden, die nach dem Kriege noch an Bedeutung gewonnen haben. Es sei nur an die Bestrebungen zur Bekämpfung des Alkoholismus, der Geschlechtskrankheiten, der Säuglingssterblichkeit, zur Errichtung von Anstalten für Lungenkranke u. a. erinnert. Wenn diese Bewegungen dauernde Erfolge davontragen sollen, bedarf es der Aufstellung und Verbreitung ordnender Grundsätze, die nur die systematische Erforschung der sozialen Beziehungen bringen kann, welche Hygiene und Medizin in so verwirrender Fülle eingehen.

In den letzten Jahren hat sich der Sprachgebrauch eingebürgert, die *gesundheitliche Fürsorgetätigkeit* der Kommunalverwaltungen mit dem Ausdruck *soziale Hygiene* zu bezeichnen[1]). Es ist dagegen um so weniger etwas einzuwenden, als der Personenkreis von Ärzten und Nichtärzten, der dieser speziellen sozialhygienischen Fürsorgetätigkeit dient, wohl auch der wichtigste Träger der *allgemeinen* sozialhygienischen Anschauungsweise sein wird. Doch muß vor der Ansicht gewarnt werden, als ob in dieser Fürsorgetätigkeit sich die soziale Hygiene erschöpfe. Vielmehr ist daran festzuhalten, daß das eigentliche Wesen der sozialen Hygiene darin besteht, alle Dinge des öffentlichen Lebens und der Umwelt im Hinblick auf ihren Einfluß auf die körperlichen Zustände zu betrachten und auf Grund einer solchen der sozialen Hygiene eigentümlichen Betrachtungsweise Maßnahmen zu finden, die keineswegs immer einen medizinischen Charakter zu haben brauchen, sondern häufig sozialpolitischer oder überhaupt politischer Art sind.

Der Unterricht der Studierenden und der Ärzte in der sozialen Hygiene muß von diesen beiden Gesichtspunkten aus gestaltet werden. Der *allgemeine* mehr theoretisch gerichtete Unterricht, der weniger auf sofortige praktische Anwendung als auf Einführung in die Probleme und ihre wissenschaftliche Bemeisterung abzielt, ist vorwiegend Aufgabe des *Universitätsunterrichtes*, der den Studierenden in den letzten Semestern ihres Studiums zuteil werden muß, während die Spezialfragen der *sozialhygienischen Gesundheitsfürsorge* mehr den Ärzten, deren Interesse dafür bereits durch die Berührung mit der Allgemein- oder Fachpraxis geschärft worden ist, vorbehalten bleiben kann. Dabei ist selbstverständlich nicht nur nicht ausgeschlossen, sondern geradezu wünschenswert, daß diese Trennung nur im großen und ganzen und von ungefähr, nicht aber mit Ausschließung des einen oder anderen durchgeführt wird. Denn gewiß müssen die Studierenden auch das Wichtigste vom Fürsorgewesen zu hören bekommen und umgekehrt dürfen den Ärzten die großen allgemeinen Zusammenhänge hygienischer Belange mit sozialen Zuständen nicht vorenthalten werden.

a) Der Unterricht der Studierenden.

Die Ausbildung des Mediziners vollzieht sich an der Universität in den eigentlichen Studienjahren, im Praktikantenjahr nach der Staatsprüfung und in Gestalt von Fortbildungskursen nach freier Wahl. Diesen drei Stufen muß auch eine sozialhygienische Ausbildung angepaßt werden.

Zunächst darf der seinerzeit aus Zunftkreisen[2]) oft gemachte Einwand, daß ein besonderer, von der allgemeinen üblichen hygienischen Vorlesung abgetrennter Unterricht in der sozialen Hygiene überflüssig sei, wohl als durch die Entwicklung überholt bezeichnet werden. Er würde hier keiner besonderen Erwähnung verdienen, wenn er nicht auch gegenwärtig noch hier und da benutzt würde, um Lehraufträge für soziale Hygiene an jenen Universitäten, an denen solche noch nicht erteilt worden sind, hintanzuhalten. Abgesehen davon, daß an manchen Universitäten der offizielle hygienische Unterricht so vorwiegend von der Schilderung der hygienischen und bakteriologischen Untersuchungsmethoden, also den Hilfswissenschaften, aufgesogen wird, daß für allgemeine

---

[1]) Über das sozialhygienische Fürsorgewesen vgl. Gottstein, A. und G. Tugendreich: Sozialärztliche Praktikum. Leitfaden für Verwaltungsmediziner, Kreiskommunalärzte, Schulärzte, Säuglingsärzte, Armen- und Kassenärzte. 496 S. 2. Aufl. Berlin: Julius Springer 1920.

[2]) Rubner, M.: Rede, gehalten zur Eröffnung des neuen hygienischen Instituts zu Berlin. Berl. klin. Wochenschr. Jg. 42, Nr. 19 u. 20. 1905; und Kolle, W.: Festrede, gehalten bei der Eröffnung des Instituts für Hygiene und Bakteriologie der Universität Bern. Korrespondenzbl. f. Schweiz. Ärzte Nr. 27. 1910.

Fragen der Hygiene nicht mehr viel übrig bleibt, begründet schon der in der *Methode* zur Geltung kommende Unterschied der sozialen Hygiene von der naturwissenschaftlichen hinreichend eine Trennung auch im Unterricht.

Die Hygiene gehört nicht zu den Wissenschaften, die ihr Gebiet nach einem ihnen eigentümlichen Stoffe abgrenzen, auch nicht zu solchen, die durch eine besondere Forschungsmethode bestimmt sind, sondern zu jenen, die ausschließlich durch eine *Zielvorstellung* gekennzeichnet werden. Das Ziel der Hygiene ist die *Fernhaltung der gesundheitlichen Schädigungen* in negativer und die *Vervollkommnung der Körperkonstitution* in positiver Hinsicht. Solche im eigensten Sinne des Wortes angewandte Wissenschaften pflegen sich aus Bausteinen aufzubauen, die den verschiedensten Fächern entnommen sind. Die Abhängigkeit der Gesundheit von klimatischen Faktoren, dem Wohnort und der Nahrung hat zunächst dazu geführt, die hygienischen Beziehungen der Luft, des Wassers, des Bodens, des Klimas, der Wohnung und der Nahrungsmittel zu erforschen: Physik, Chemie, Physiologie und Bakteriologie kommen hier als Hilfswissenschaften in erster Linie in Frage. In der für die Naturwissenschaften bezeichnenden Weise werden die Individuen entweder als gleichartig angenommen oder nach Alter, Geschlecht, also nach *biologischen* Eigenschaften unterschieden. Dieser Teil der Hygiene läßt sich daher als *physikalisch-biolgoische* Hygiene bezeichnen und damit scharf gegen die *soziale* Hygiene abgrenzen. Die Methoden der Forschung sind hier die der Naturwissenschaften überhaupt: die makro- und mikroskopische Beobachtung und besonders das Experiment am toten und lebenden Material im physikalischen, chemischen und bakteriologischen Laboratorium.

Soweit die Hygiene eine Naturwissenschaft ist — und daß sie das in erster Linie sein muß, wird auch der Sozialhygieniker nicht bestreiten — kann sie absehen von den *gesellschaftlichen* Gebilden und der Umwelt, in der der Mensch lebt. Doch damit kann sie sich weder in der Theorie noch in der Praxis auf die Dauer begnügen. Zwischen dem Menschen und der Natur steht die Kultur, und diese ist gebunden an die gesellschaftlichen Gebilde, in denen allein der Mensch wirklich Mensch sein kann. Die Hygiene muß daher auch die gesundheitlichen Wirkungen dieser *gesellschaftlichen* Verhältnisse und der *sozialen* Umwelt, in der die Menschen geboren werden, aufwachsen, arbeiten, genießen, sich fortpflanzen und sterben, sorgfältig berücksichtigen. Damit wird sie zur *sozialen Hygiene*, die der physikalisch-biologischen als notwendige Ergänzung zur Seite tritt.

Die soziale Hygiene hat eine deskriptive und eine normative Seite. Als *deskriptive* Wissenschaft ist es ihre Aufgabe, den jeweiligen Status praesens hygienischer Kultur zu schildern, als *normative* bezweckt sie die Verallgemeinerung der hygienischen Maßnahmen, die zunächst in der Regel nur einer bevorzugten Minderheit zugute kommen, auf die Gesamtheit und somit eine fortschreitende Verbesserung des jeweiligen Status praesens. Demnach läßt sich die soziale Hygiene definieren: Die soziale Hygiene als *deskriptive* Wissenschaft ist die Lehre von den *Bedingungen*, denen die Verallgemeinerung hygienischer Kultur unter der Gesamtheit von örtlich, zeitlich und gesellschaftlich zusammengehörigen Individuen und deren Nachkommen und als *normative* Wissenschaft die Lehre von den *Maßnahmen*, die die Verallgemeinerung hygienischer Kultur bezwecken[1]).

---

[1]) Für die Bezeichnung *soziale Hygiene* läßt sich also wohl eine zureichende Begriffsbestimmung finden. Von dem Ausdrucke *soziale Medizin* kann man das jedoch nicht behaupten. Diese Bezeichnung findet sich in Deutschland zuerst in dem Aufsatz, mit dem der junge RUDOLF VIRCHOW im Jahre 1848 die erste Nummer seiner Wochenschrift „Medizinische Reform" einleitete, und bezeichnete damals das, was heute öffentliche Gesundheitspflege

Mehr noch als nach der deskriptiven ist sie nach der normativen Seite hin den Naturwissenschaften entrückt und geisteswissenschaftlicher Betrachtungsweise unterworfen: kulturhistorische, psychologische, volkswirtschaftliche, politische und überhaupt sozialwissenschaftliche Gedankengänge treten zur sozialhygienischen Synthese zusammen. Dieser geisteswissenschaftliche Charakter des sozialhygienischen Unterrichts muß hervorgehoben werden, weil er auch in der Persönlichkeit des Lehrenden und seiner Art des Lehrens einen Widerhall finden muß, wenn der Unterricht nicht schablonenmäßig erteilt oder sich in trockenen Schilderungen von gesundheitlichen Wohlfahrtseinrichtungen erschöpfen soll. Keineswegs ist jeder, der jahrzehntelang im hygienischen und bakteriologischen Laboratorium seinem Institutsleiter löbliche Assistentendienste geleistet hat, nun schon befähigt, den Studierenden soziale Hygiene vorzutragen. Die Leiter der beiden größten hygienischen Universitätsinstitute haben seinerzeit erfreulicherweise die Vorurteilslosigkeit bekundet, bei der Einführung des sozialhygienischen Unterrichts ihn Dozenten zu übertragen, die sozialwissenschaftlich orientiert waren. Es ist nur bedauerlich, daß man nicht an allen Universitäten diesem Vorgang folgte, sondern nicht selten der Zeitströmung folgend, einen Assistenten mit dem Unterricht in der sozialen Hygiene betraute, dem die wichtigste Vorbildung dafür, nämlich die Fühlung mit den Sozialwissenschaften und der Statistik, mangelt.

Für die Vorlesung genügen wöchentlich 2 Stunden in den beiden letzten Semestern, insgesamt also etwa 28—30 Stunden. Die Stunden des ersten Semesters sind den Begriffsbestimmungen, den geschichtlichen Erörterungen und der kritischen Würdigung der Fachliteratur zu widmen[1]). Es folgen die Methoden der sozialen Hygiene, in deren Rahmen wenigstens die Elemente der medizinischen Statistik vorgetragen werden müssen, die in den letzten drei Jahrzehnten, in denen das Interesse der an den Hochschulen lehrenden Hygieniker gar zu einseitig an das Laboratorium gebannt war, nicht die verdiente Pflege gefunden hat. Glaubte man doch eine Zeitlang in diesen Kreisen ernstlich, auf rein bakteriologischem Wege das Wesen der Seuchen ergründen zu können. Man braucht der Bakteriologie kein Blatt aus ihrem Ruhmeskranze zu rauben, wenn man betont, daß diese Auffassung sich als irrtümlich erwiesen hat. Zahlenmäßige Erfassung ist bei den Seuchen wie bei allen übrigen Massenerscheinungen auf medizinischem Gebiete unerläßlich. Das zeitweise Zurücktreten der medizinischen Statistik, das jetzt unter dem Vordringen sozialhygienischer Gedankengänge einem größeren Interesse Platz macht, gilt aber nur für ihre Stellung als Wissenschaft. Sowohl in der praktischen Verwaltungstätigkeit der Medizinalbehörden als auch als Zugabe zur klinischen Beschreibung pathologischer Zustände hat man immer fleißig Statistik getrieben; aber mit Recht machen die Statistiker vom Fach dieser Art von medizinischen Statistik den Vorwurf, daß sie unter Vernachlässigung der elementaren Methodik gehandhabt werde. Es kann daher keinem Mediziner schaden, wenn er im Unterricht in der sozialen Hygiene einmal Gelegenheit hat, zu hören, daß die Statistik eine wohlfundierte Wissenschaft mit bestimmten, ihr eigentümlichen Methoden ist. Er soll wenigstens begreifen lernen, wie verkehrt es ist, Zahlen miteinander zu vergleichen, ohne sich darüber zu unterrichten, wie diese Zahlen zustande gekommen sind und ob das Material, aus dem sie gewonnen wurden, überhaupt vergleichbar ist, und soll gewarnt werden, aus der Parallelität von Zahlenreihen schon auf eine Kausalität zu schließen. Immerhin hieße es zuviel fordern, wenn man verlangen wollte, daß jeder Mediziner in den Methoden der medizinischen Statistik wirklich

---

genannt wird. Der Ausdruck hat sich nicht durchsetzen können und verschwand, bis die Beschäftigung mit den medizinischen Angelegenheiten der Kranken-, Unfall- und Invaliditätsversicherung eine Literatur schuf, für die sich dann der Name *soziale Medizin* eingebürgert hat. Es würde nur zur Verwirrung führen, dieser Bezeichnung wieder eine allgemeine Bedeutung zu geben. In der Beschränkung auf die Beziehungen der Medizin zum sozialen Versicherungswesen hat sie sich jedoch als brauchbar erwiesen, obgleich sie auch hier im Laufe der Zeit wohl besser durch die anspruchslosere, aber deutlichere Bezeichnung *Versicherungsmedizin* ersetzt werden dürfte.

[1]) Die Literatur der sozialen Hygiene von 1900 bis 1921 vgl. in den Grotjahn-Kriegelschen *bibliographischen Jahresberichten über soziale Hygiene, Demographie und Medizinalstatistik sowie alle Zweige des sozialen Versicherungswesens,* die von 1902—1915 bei Gustav Fischer in Jena, dann bis 1922 als Heft der Veröffentlichungen aus dem Gebiete der preußischen Medizinalverwaltung, im Verlag von Richard Schoetz in Berlin erschienen.

ausgebildet werden sollte. Aber wohl muß jeder dazu angehalten werden, auch in gegebenen Fällen *quantitativ* zu denken, das Zufällige zu vernachlässigen und das Typische durch Massenbeobachtung herauszufinden. Die flüchtige Besprechung der medizinischen Statistik im Rahmen des Unterrichts der sozialen Hygiene ist daher durchaus geboten. Aber nicht nur die Medizinalstatistik, sondern auch die *Bevölkerungsstatistik* muß wenigstens flüchtig berührt werden. Mortalität und Natalität, mittlere Lebensdauer, Fruchtbarkeitsziffer und Sterbetafel sind Begriffe, mit denen auch der Mediziner Bescheid wissen muß.

Die Besprechung der Abnahme der Sterblichkeit namentlich einer solchen an Infektionskrankheiten leitet die Vorlesung dann zur Behandlung der Tuberkulose, der Geschlechtskrankheiten und des Alkoholismus. Es folgt die soziale Hygiene der Ernährung und der Arbeit. An letztere schließt sich zwangslos eine Besprechung des sozialen Versicherungswesens und der Organisation des Gesundheitsdienstes in Reich, Staat und Gemeinde. Damit dürfte das Pensum des ersten Semesters erschöpft sein.

Das zweite Semester beginnt am besten mit einer kurzen bevölkerungsstatistischen Einleitung und einer eingehenden Besprechung des Geburtenrückganges als der Kernfrage der quantitativen Fortpflanzungshygiene, wobei auf ·die große nationale Bedeutung der sozialen Hygiene hinzuweisen Gelegenheit ist. Daran schließt sich ein kurzer Ausflug in die qualitative Fortpflanzungshygiene (Eugenik), der zur sozialen Hygiene des Säuglings, Kleinkindes und Schulkindes sowie die der Frau hinüberleitet. Den Beschluß macht die soziale Hygiene der Wohnung als des Rahmens, in dem sich die Hygiene der Familie abspielt.

Das große Gebiet des sich anbietenden Lehrstoffes kann selbstverständlich nur mit Siebenmeilenstiefeln durchmessen werden. Aber gerade das ist eine Stärke, nicht etwa eine Schwäche der Vorlesung. Denn dadurch wird der Dozent zur höchsten Konzentration gezwungen und gewinnt der Hörer einen Überblick, den ihn der Hygieneunterricht mit seiner Überwucherung durch die naturwissenschaftlichen Einzelheiten bisher nicht darzubieten pflegte. Die Erörterung im ergänzenden sozialhygienischen Unterricht kann eben, da sie die naturwissenschaftlichen und bakteriologischen Einzelheiten als bekannt voraussetzt, viel leichter eine große Linie innehalten.

Der Weg, den der Vortragende und der Hörer in den im Verhältnis zum riesigen Gebiete spärlich bemessenen Stunden zurückzulegen hat, kann durch die Verwendung von zahlreichen Lichtbildern erheblich abgekürzt und kurzweiliger gestaltet werden. Gerade für die Verwendung *graphischer* Darstellung *statistischer* Art, die allein dem Hörer gestattet, mit einem Blick die Tendenz der Massenbewegung zu erfassen, ohne durch die Einzelheiten der Zahlenreihen ermüdet zu werden, ist die Wiedergabe durch das Lichtbild ein Hilfsmittel, das durch kein anderes auch nur annähernd ersetzt werden kann. Am besten bedient man sich weniger des durchscheinenden Lichtes und der Glasbilder, sondern besser und häufiger ·des auffallenden Lichtes unter Benutzung eines Epidiaskopes. Durch Verwendung eines solchen wird man unabhängig ·vom Glasbild und vermag jedes statistische Diagramm mit verschiedenfarbigen Linien oder auch schnell mit Buntstift angefertigte Skizzen oder auch nur einige markante Zahlen auf den Schirm werfen und mit dem Vortrage begleiten. Der Vortrag ist natürlich immer das wichtigste, das Bild nur eine Unterstützung; daher ist auch das Laufbild, bei dem stets der Vortrag hinter dem effektvollen, schnell vorübergehenden optischen Schauspiel zurückbleibt, für unsere Zwecke wenig geeignet.

Die Vorlesungen über soziale Hygiene können, da sie eine gewisse Reife der Hörer voraussetzen, nicht gut anders als im letzten Studienjahr gehört werden, also in eine Zeit, in der die Studierenden ohnehin im Hinblick auf die drohende Staatsprüfung überlastet sind. Schon aus diesem Grunde muß die Vorlesung auf die oben angeführte geringe Stundenzahl beschränkt bleiben. Nur die wichtigsten Probleme können Besprechung finden, alles übrige muß der Privatlektüre in den beim Vortrag kritisch zu besprechenden Büchern überlassen werden. Der Vortrag muß eben mehr auf Anregung als auf eigentliches Durchnehmen der Einzelheiten eingestellt werden. Auch der Besuch von ergänzenden Spezialvorlesungen, der sachlich gewiß erwünscht wäre — etwa über medizinische Statistik, Schulhygiene und Gewerbehygiene — kann dem Durchschnittsstudierenden nicht zugemutet werden. Doch ist es wünschenswert, daß einem etwa auftretenden Bedürfnis nach solchen Spezialvorlesungen sofort Rechnung getragen wird und, falls ein solches nicht laut wird, derartige Vorlesungen von Zeit zu Zeit angekündigt werden, um es hervorzulocken.

Die meisten Studierenden werden sich mit dem Besuch einer solchen allgemeinen Vorlesung über soziale Hygiene begnügen. Aber es wird immer einige geben, die sich mit dem Stoff eingehender zu befassen und mit dem Lehrer in persönliche Berührung zu treten wünschen. Man gebe ihnen hierzu durch Abhalten von seminaristischen Übungen Gelegenheit, zu denen sich in der Regel auch Medizinalpraktikanten und junge Ärzte aus der Universitätsstadt und ihrer Umgebung einzufinden pflegen. Eine Verbindung von Vorlesung und seminaristischen Übungen ist denn auch von vornherein dort eingeführt worden, wo zuerst versuchsweise der Hochschulunterricht in der sozialen Hygiene systematisch betrieben wurde.

So wurde an der Universität zu München im Herbst 1912 auf Betreiben von M. Gruber eine außerordentliche Professur für soziale Gesundheitspflege und Gewerbehygiene geschaffen und auf diesen Lehrstuhl der bisherige Leiter der sozialhygienischen Abteilung der Zentralstelle für Volkswohlfahrt, J. Kaup, berufen. Außer in einer besonderen Vorlesung Kaups wurde in München durch ein von M. Gruber und J. Kaup gemeinsam geleitetes Seminar für soziale Hygiene Studierenden und Ärzten zur weiteren Ausbildung Gelegenheit gegeben.

Gleichzeitig mit diesem Vorgehen in München gliederte C. Flügge dem von ihm geleiteten hygienischen Institut der Universität zu Berlin eine *Abteilung für soziale* Hygiene ein. Hier wurde ein Raum für seminaristische Übungen, eine Handbibliothek und ein wissenschaftlicher Handapparat aufgestellt, in dessen Mappen Tabellen, Jahresberichte, Merkblätter, Formulare und Geschäftsanweisungen der Fürsorgestellen, sozialhygienischen Vereinigungen, statistischen Ämter, Kommunal- und Staatsbehörden als Lehrmittel aufgestapelt wurden. Zur Zeit enthält die Seminarbücherei etwa 800 Bände — mangels Mitteln zu Anschaffung als Leihgabe des Leiters — und ein Mappenwerk, etwa 4000 Einzelstücke. Das Lesezimmer steht den Teilnehmern am Seminar den ganzen Tag über zur Benutzung und Ausfüllung freier Stunden zur Verfügung. Die Übungen selbst finden abends einmal wöchentlich statt und dauern 2 Stunden. Sie bestehen in kurzer Einführung des Leiters in das Thema des Abends, halbstündigem Referat des dazu bestimmten Teilnehmers, eingehender Epikrise des Leiters und freier Diskussion, die mit einem kurzen Schlußwort des Leiters schließt. Etwa die Hälfte aller Themata gestalten sich später zu Doktordissertationen. Als Beispiel mögen die Themata des letzten Lehrjahres hier angeführt werden:

Die preußische Todesursachenstatistik. — Bettennot in den Wohnungen Kranker. — Verschickungswesen und Schularzt. — Wöchnerinnensterblichkeit in den letzten beiden Jahrhunderten. — Das Reichsgesetz zur Bekämpfung der Geschlechtskrankheiten. — Über Ledigenheime. — Bekämpfung des Alkoholismus in den skandinavischen Ländern. — Über Asylwesen. — Die Bünde der Kinderreichen. — Das Gemeindebestimmungsrecht. — Hungersnot und Seuchen in Rußland. — Krankheiten des schulpflichtigen Alters. — Geburtenrückgang und die deutsche Ostgrenze. — Verbreitung und Bekämpfung der Rachitis. — Über Schwangerenfürsorgestellen. — Tuberkulose und Teuerung. — Das preußische Hebammengesetz. — Über berufsgenossenschaftliche Ambulatorien. — Impfzwang und Gewissensklausel. — Hilfsschulwesen. — Trinkerfürsorgestellen. — Stillfrage.

Die geschilderte Organisation hat sich in 10 Jahren bewährt und ist auch beibehalten worden, als sich die provisorisch eingerichtete Abteilung für soziale Hygiene zu einer ordentlichen Professur verselbständigte. Sie ermöglicht *jedem* Studierenden, sich durch den Besuch der Vorlesung ohne Zeitverlust auf dem Gesamtgebiet der sozialen Hygiene zu orientieren, und ferner jedem, der nach einer Vertiefung und eingehenderen Beschäftigung trachtet, durch Bereitstellung von Arbeitsplatz, Bücherei und Archiv dieser Neigung zu folgen.

Es braucht kaum hervorgehoben zu werden, daß Besichtigungen von Fabriken, Anstalten, Fürsorgestellen, Wohlfahrtseinrichtungen der Universitätsstadt und ihrer Umgebung die Anschaulichkeit des Unterrichtes wesentlich zu unterstützen imstande sind; doch verdient besonders auf die vorbildlichen mehrwöchentlichen *Reisen* hingewiesen zu werden, die H. Reiter im Rahmen des sozialhygienischen Unterrichtes mit seinen Hörern unternommen und über die er in einem auch nach anderer Hinsicht bemerkenswerten Aufsatz berichtet hat[1]). Die erste 14tägige Studienreise galt dem rheinisch-westfälischen Industriegebiet. Wie er ausführt, „erfolgten die Führungen in kleineren Gruppen, damit die Erklärungen verständlich waren. In der Regel eröffnete in den einzelnen

---

[1]) Reiter, H.: Sozialhygienische Studienreisen. Klin. Wochenschr. Jg. 1. Nr. 24. 1922.

Unternehmungen ein einleitender Vortrag die Besichtigung, kürzere Ausführungen wurden, falls es der Lärm der Betriebe erforderte, vor dem Betreten der Arbeits- und Betriebsräume eingeschaltet. Wo es die Leitung der Unternehmung gestattete, wurde mit den Arbeitern Fühlung genommen, über Gesundheits- und Lohnfragen Auskünfte erbeten, die Schwierigkeiten und Sonderforderungen der Arbeit durchgesprochen. Alle gemachten Beobachtungen wurden nach Möglichkeit notiert, Rückfragen vorbehalten, Vergleiche angestellt. Die so gewonnenen Angaben wurden unmittelbar nach der Reise von den einzelnen Referenten durchgearbeitet und in Form von Referaten abgeliefert". Leider werden nicht überall die materiellen und personellen Vorbedingungen zu solchen lehrreichen Besichtigungsreisen gegeben sein. Aber wo sie vorhanden sind, sollten sie gewiß nach dem Vorgange REITERS ausgenutzt werden.

Soviel über den Unterricht in der sozialen Hygiene, der *jedem* Mediziner ohne Belastung zugemutet werden darf und der auch über kurz oder lang in der ärztlichen Prüfungsordnung berücksichtigt werden dürfte[1]). Darüber hinaus muß allerdings der Arzt, der sich als Kreisarzt, Fürsorgearzt, Schularzt, Vertrauensarzt für Wohlfahrtseinrichtungen betätigen will, noch eine besondere Ausbildung erhalten.

b) Der Unterricht der Ärzte.

Der Unterricht in der sozialen Hygiene für die Studierenden kann den Gepflogenheiten des herkömmlichen Hochschulunterrichtes angepaßt werden, der für die Ärzte muß sich dagegen ganz neue Formen suchen. Wie bereits oben bemerkt, tritt hier die Beschäftigung mit den Einzelheiten des gesundheitlichen Fürsorgewesens und seinen gesetzlichen und verwaltungstechnischen Grundlagen in den Vordergrund. Die beste Lehrmeisterin dürfte hier wohl die praktische Handhabung namentlich des kommunalärztlichen Dienstes sein; sie läßt sich durch kein noch so gründliches systematisches Dozieren ersetzen. Am meisten würden die jungen Ärzte lernen, wenn sie in viertel- oder halbjährigem Wechsel auf den verschiedenen Stationen des fürsorgeärztlichen Dienstes einer größeren Stadt oder eines industriellen Kreises arbeiten könnten, in ähnlicher Weise wie die Referendare der Juristen. Leider fehlen hierfür solange die Voraussetzungen, als nicht der Dualismus zwischen staatlichen und kommunalen Verwaltungsärzten beseitigt und überhaupt der gesamte öffentliche Gesundheitsdienst nicht den neuzeitlichen Erfordernissen angepaßt worden ist. Gegenwärtig wechseln die kommunalen Fürsorgeärzte nicht ihren Dienst, sondern bleiben auf dem Platze, für den sie angestellt worden sind. Es war daher richtig, daß der Leiter der preußischen Medizinalverwaltung, Ministerialdirektor A. GOTTSTEIN[2]), Einrichtungen schuf, die sowohl den zukünftigen Kreisärzten als auch den kommunalen Fürsorgeärzten die Möglichkeit bieten sollten, auf allen Gebieten der sozialen Hygiene im Anschluß an in dieser Hinsicht vorbildlich ausgerüstete Stadtverwaltungen im Zusammenhang theoretisch und praktisch unterwiesen zu werden. Es waren die im Laufe des Jahres 1920 gegründeten *sozialhygienischen Akademien* in Berlin-Charlottenburg, Breslau und Düsseldorf, deren Besuch gleichzeitig durch eine neue Prüfungsordnung für Kreisärzte obligatorisch gemacht wurde.

Die Vollkurse der sozialhygienischen Akademien dauern drei Monate, nach deren Ablauf die Teilnehmer eine Bescheinigung über deren Absolvierung

---

[1]) Vgl. Unterlagen für die Neuregelung der ärztlichen Prüfungsordnung. Zusammengestellt im Reichsministerium des Innern. Berlin 1922.

[2]) Vgl. GOTTSTEIN, A.: Der Unterricht der Ärzte in der sozialen Medizin und der sozialen Hygiene. Öffentliche Gesundheitspflege Bd. 2, S. 449. 1917.

erhalten. Theoretische Unterweisung und praktischer Anschauungsunterricht unterstützen sich wechselweise. Einige Lehrgegenstände, die für die Zulassung zur kreisärztlichen Prüfung verlangt werden, wie gerichtliche Medizin und der bakteriologisch-hygienische Kursus, wurden aus Zweckmäßigkeitsgründen eingeschlossen, obgleich sie nicht in das Gebiet der sozialen Hygiene hineingehören. Um eine deutliche Vorstellung vom Ablauf des gesamten Lehrganges zu geben, sei hier der Lehrplan einer der Akademien wiedergegeben:

1. *Soziale Hygiene.* Grundzüge der sozialen Hygiene mit statistischen Übungen, 12 Std. — Bevölkerungspolitik, 4 Std. — Vererbung und Eugenik, 3 Std. — Anthropometrie (mit Übungen), 6 Std. — Hygienische Volksbelehrung, 4 Std. — Grundzüge der Stadthygiene (mit Führungen), 15 Std. — Praktischer Kursus der bakteriologischen, serologischen und hygienischen Untersuchungsmethoden, 36 Std. — Gewerbehygiene und Berufskunde (mit Besichtigungen), 11 Std. — Seuchenlehre (mit Einschluß der gesetzlichen Bestimmungen und organisatorischen Maßnahmen), 12 Std. — Sozialhygienisches Seminar, 20 Std. —

2. *Soziale Pathologie.* Innere Klinik vom sozialen Standpunkt, 12 Std. — Akute Infektionskrankheiten, 9 Std. — Haut und Geschlechtskrankheiten vom sozialen Standpunkte, 7 Std. — Kinderkrankheiten vom sozialen Standpunkte, 8 Std. — Geburtshilfe und Frauenkrankheiten vom sozialen Standpunkte, 6 Std. — Pathologisch-anatomischer Demonstrationskursus mit besonderer Berücksichtigung der Tuberkulose, Tumoren und gewerblichen Erkrankungen, 18 Std. — Sektionskursus mit diagnostischen Übungen, 24 Std. — Praktischer Kursus der gerichtlichen Medizin, 24 Std. — Forensische Psychiatrie mit besonderer Berücksichtigung des bürgerlichen Rechts, 10 Std. — Forensische Psychiatrie mit besonderer Berücksichtigung des Strafrechts, 10 Std.

3. *Gesundheitsfürsorge.* Mutter-, Säuglings- und Kleinkinderschutz, 6 Std. — Schularztwesen und Schulkrankheiten, 4 Std. — Hygiene des Schulhauses, 4 Std. — Orthopädie in der Schule, 9 Std. — Schulzahnpflege, 2 Std. — Psychologische Berufsberatung, 6 Std. — Jugendpflege und Leibesübungen (mit Besichtigungen), 6 Std. — Jugendlichenfürsorge, einschließlich Vormundschaftswesen und Jugendgerichtsbarkeit, 8 Std. — Wohnungswesen und Wohnungsfürsorge einschließlich Siedlungswesen, 4 Std. — Tuberkulosefürsorge, 14 Std. — Heilstättenversorgung der Tuberkulösen (mit Besichtigung), 4 Std. — Fürsorge auf dem Gebiete der Geschlechtskrankheiten und der Prostitution, 3 Std. — Blindenfürsorge (mit Besichtigung), 3 Std. — Taubstummen- und Stottererfürsorge mit Besichtigung, 2 Std. — Krüppelfürsorge, 6 Std. — Fürsorge für schwer Erziehbare, Psychopathen und Schwachsinnige mit Einschluß der sozialen Pädagogik, 6 Std. — Fürsorge für Geisteskranke (mit Besichtigung), 5 Std. — Gefangenenfürsorge, 2 Std. — Rettungswesen (mit Besichtigung), 3 Std. — Anstaltswesen und Siechenfürsorge, 4 Std. — Wirtschaftsbetrieb in Krankenanstalten (mit Besichtigungen), 6 Std. — Armenfürsorge und Wohlfahrtspflege, 6 Std. — Ärztliche Begutachtung, 6 Std.

4. *Soziale Organisations- und Gesetzeskunde.* Einführung in die Grundzüge der Staats- und Kommunalverwaltung, 9 Std. — Gewerbeordnung und Arbeiterschutz sowie die Grundlagen des sozialen Versicherungswesens, 6 Std. — Gesetzeskunde für Ärzte und Kreisärzte, 6 Std. — Ärztliches Organisationswesen, 2 Std.

5. *Praktische Arbeit in sämtlichen Fürsorgestellen, verbunden mit Besichtigungen.* Schulgesundheitspflege. — Säuglings- und Kleinkinderfürsorge. — Tuberkulosefürsorge. — Schwangerenfürsorge. — Alkoholikerfürsorge. — Geschlechtskrankenfürsorge. — Jugendamt. — Wohnungsamt. — Oberversicherungsamt.

Alles in allem kann man sagen, daß die Akademien den mit ihrer Errichtung verfolgten Zwecken durchaus genügen, und zwar unter Aufwendung verhältnismäßig bescheidener Mittel.

Es unterliegt keinem Zweifel, daß sich die Ausbildung der ausschließlich für den Dienst in der öffentlichen Gesundheitspflege bestimmten Ärzte noch gründlicher und einheitlich gestalten lassen würde, wenn man die Anwärter nicht, wie noch gegenwärtig, erst nach völlig abgeschlossenem medizinischen Studium, Praktikantenjahr und womöglich mehr oder minder langen allgemeinärztlichen Tätigkeit für ihre Beamtentätigkeit schulte, sondern schon in den letzten Jahren des Studiums eine Gabelung nach der Richtung des behandelnden oder verwaltenden Arztes eintreten ließe, wie sie zuerst GOTTSTEIN[1]) und

---

[1]) GOTTSTEIN: Die Regelung des Gesundheitswesens in den deutschen Großstädten. Deutsch. med. Wochenschr. Nr. 13/16. 1908.

CHRISTIAN[1]) in Deutschland empfohlen hat. Der Vorschlag hat zunächst für uns, die wir von allen Fachärzten nur den Zahnärzten eine von vornherein auf ihre Spezialität zugeschnittene Ausbildung zubilligen, etwas Befremdendes, aber er dürfte, wenn sich erst das staatliche und kommunale Gesundheitswesen zu einer festgefügten und einheitlichen Organisation entwickelt hat, doch einer neuen und eingehenden Prüfung zu unterziehen sein. Denn CHRISTIAN hat recht, wenn er beanstandet, daß die deutschen Akademiker und ganz besonders unter ihnen wieder die hier in Betracht kommenden Ärzte, viel zu überaltert in ihren Lebensberuf eintreten und gar zu viele überflüssige Dinge lernen und unnütze Prüfungen bestehen müssen, ehe sie zum Arbeitsgebiet ihres Interesses zugelassen werden.

Übrigens ist etwa gleichzeitig in *Frankreich* ein ganz ähnlicher Vorschlag gemacht worden, der sich sogar bereits zur Aufstellung eines ins einzelne gehenden Lehrplanes über eine Gabelung in behandelnde und verwaltende Ärzte geführt hat.

An den Universitäten *Englands* und den medizinischen Hochschulen sind von jeher Kurse über Bevölkerungs- und Medizinalstatistik üblich. Besondere Aufmerksamkeit widmet man neuerdings in den *Vereinigten Staaten von Nordamerika* der medizinischen Statistik.

Nach den Angaben der Zeitschrift des Komitees für Bevölkerungsstatistik der amerikanischen statistischen Gesellschaft [Bd. 18, new series 140, Dezember 1922[2])] wurde z. B. gelesen an der *Universität Chicago* „Bevölkerungsstatistik und Epidemiologie", an der *Harvard Univeristät* „Schule für öffentliche Gesundheitspflege", „Elementarer Kursus und Seminar für Bevölkerungsstatistik". An der John Hopkins Universität zu Baltimore „Schule für Hygiene und öffentliche Gesundheitspflege", „Einführung in die Bevölkerungsstatistik", „Bevölkerungsstatistisches Seminar", „Übungen in der kritischen Anwendung der Bevölkerungsstatistik auf spezifische Probleme der Biologie, Medizin und Hygiene", „Statistische Messung der Wirksamkeit hygienischer Maßnahmen", an der Universität von Ohio „Demographie, Sozial- und Medizinalstatistik", an der Universität von Pennsylvanien „Über statistische Kontrolle der Wirksamkeit hygienischer Maßnahmen" und an der Yale Universität „Über ausgewählte statistische Probleme auf dem Gebiete der öffentlichen Gesundheitspflege".

Da die soziale Hygiene zu einem großen Teile *Geisteswissenschaft* ist, muß zum Schluß betont werden, daß die wichtigste Quelle der Kenntnisse hier der *Selbstunterricht* durch Lektüre sein wird. Als Einführung und zur dringend notwendigen Einfühlung in die sozialen Fragen unserer Zeit ist zunächst jedem die Lektüre von H. HERKNERS „Arbeiterfrage" und L. HEYDES „Abriß der Sozialpolitik" zu empfehlen, ferner jene Aufsätze im monumentalen, von J. CONRAD, L. ELSTER, W. LEWIS und E. LOENING herausgegebenen Handwörterbuch der Staatswissenschaften, die sich mit den Methoden der Sozialwissenschaften und Beschreibung der Lage bestimmter Bevölkerungsschichten befassen.

Zur eigentlichen sozialen Hygiene ist außer dem Handbuch, in dem dieser Aufsatz seinen Platz gefunden hat, noch folgende Literatur zu nennen:

GROTJAHN, A. und J. KAUP: Handwörterbuch der sozialen Hygiene 1912, S. 703 u. 943. — MOSSE, M. und G. TUGENDREICH: Krankheit und soziale Lage. 880 S. 1913. — FISCHER, A.: Grundriß der sozialen Hygiene. 480 S. 1925. — GOTTSTEIN, A. und G. TUGENDREICH: Sozialärztliches Praktikum, Leitfaden für Verwaltungsmediziner, Kreiskommunalärzte, Schulärzte, Säuglingsärzte, Armen- und Kassenärzte. 448 S. 2. Aufl. 1920. — GROTJAHN, A.: Soziale Pathologie, Versuch einer Lehre von den sozialen Beziehungen der Krankheiten als Grundlage der sozialen Hygiene. 3. Aufl. 534 S. 1923. — CHAJES, B.: Kompendium der sozialen Hygiene. 170 S. 1923. — Die besondere, in zahlreichen medizinischen und sozialwissenschaftlichen Zeitschriften verstreute Literatur der sozialen Hygiene vgl. 1900 bis 1921 in den GROTJAHN-KRIEGELschen *bibliographischen Jahresberichten über soziale Hygiene, Demographie und Medizinalstatistik,* die von 1902—1915 bei Gustav Fischer in Jena, bis 1921 als Hefte der Veröffentlichungen aus dem Gebiete der preußischen Medizinalverwaltung im Verlag von Richard Schoetz in Berlin erschienen und jetzt im *Archiv für soziale Hygiene*

---

[1]) CHRISTIAN: Die sozialhygienischen Akademien. Concordis vom 15. Dez. 1920.
[2]) Zit. nach dem Arch. f. soz. Hyg. u. Demographie Bd. 15, S. 215. 1923.

fortgesetzt werden. — Von Zeitschriften ist zu nennen das *Archiv für soziale Hygiene* und *Demographie*, gegründet von A. Grotjahn und F. Kriegel, hrsg. von C. Hamel und E. Rott, die Zeitschrift für *Schulgesundheitspflege und soziale Hygiene*, hrsg. von P. Stephani und B. Chajes, und die *Sozialhygienischen Mitteilungen*, hrsg. von Alfons Fischer, letztere ergänzt durch die zwangslos erscheinenden Hefte der *Sozialhygienischen Abhandlungen*. — Als Auskunftsstelle für alle Fragen der sozialen Hygiene ist die Geschäftsstelle der *Arbeitsgemeinschaft sozialhygienischer Reichsfachverbände*, geleitet von Rott, in Berlin-Charlottenburg, Frankstraße, zu nennen. Zu dieser Arbeitsgemeinschaft gehören die Deutsche Vereinigung für Säuglingsschutz, das Deutsche Zentralkomitee zur Bekämpfung der Tuberkulose, die Deutsche Gesellschaft zur Bekämpfung der Geschlechtskrankheiten, die Deutsche Vereinigung für Krüppelfürsorge und der Deutsche Verein gegen Alkoholismus.

Als spezielle Literatur über den *Unterricht* in der sozialen Hygiene ist zu nennen: Ascher, L.: Was ist soziale Hygiene, und wie soll sie getrieben werden? Zeitschr. f. Hyg. u. Infektionskrankh. Bd. 4. 1909. — Fürst, M.: Die neuen Bestrebungen der deutschen Ärzte um sozialpolitische Bildung, soziale Praxis Bd. 15, S. 339. 1905. — Peyser, A.: Die Bestrebungen zur Verbreitung sozialmedizinischer Kenntnisse unter den Berliner Ärzten. Med. Ref. Bd. 14, S. 5. 1906. — Rumpf, Th.: Der Unterricht in der sozialen Medizin. Zeitschr. f. ärztl. Fortbild. Bd. 3, S. 741. 1907. — Schlossmann, A.: Die Akademie für praktische Medizin in Düsseldorf. Münch. med. Wochenschr. 1907, S. 1488. — Gottstein, A.: Zur Frage des Unterrichts in der sozialen Medizin auf deutschen Universitäten. Ärztl. Vereinsblatt 1908, S. 678. — Stern, C.: Die soziale Medizin und der Ausbildungsgang der Medizinstudierenden. Dtsch. med. Wochenschr. 1908, S. 787. — Engel, H.: Ein Beitrag zum Unterricht in der sozialen Medizin. Zeitschr. f. soz. Medizin 1908, S. 289. — Hahn, M.: Grenzen und Ziele der Sozialhygiene. 23 S. 1912. — Moritz, F.: Probleme des medizinischen Unterrichts. Münch. med. Wochenschr. Bd. 61, S. 483 u. 548. — Döllner: Verwaltungsmedizin — ein Lehrfach. Zeitschr. f. Medizinalbeamte 1917, S. 108. — Gottstein, A.: Der Unterricht der Ärzte in der sozialen Medizin und sozialen Hygiene. Öff. Gesundheitspfl. 1917, S. 449. — Christian: Die sozialhygienischen Akademien. Concordia 1920, S. 259. — Delay, G.: Der Unterricht in der öffentlichen Hygiene. Beil. z. Bull. des eidgenössischen Gesundheitsamtes 1920, S. 49. — Gerster: Sozialhygienischer Lehrgang für praktische Ärzte vom 21. Juni bis 10. Juli 1920 in München. Münch. med. Wochenschr. 1920, S. 875. — Korach, A.: Sozialhygienische Akademien. Ärztl. Vereinsbl. 1921, S. 220. — Pryll: Die Akademien für soziale und praktische Medizin in Charlottenburg, Düsseldorf und Breslau. Zeitschr. f. soz. u. Gewerbe Hyg. u. Unfallverh. 1921, S. 103. — Teleky, L.: Die Aufgabe der sozialhygienischen Akademien. Dtsch. med. Wochenschr. 1921, S. 717. — Grotjahn, A.: Über die Vorbildung der Kommunalärzte. Klin. Wochenschr. 1925, Nr. 26.

Die Organisation der Gesundheitsfürsorge

insbesondere die Aufgabe von Reich, Ländern, Landesteilen und Gemeinden auf dem Gebiete der Gesundheitsfürsorge und die damit betrauten Stellen.

Von

E. Dietrich
Berlin.

I. Reich und Länder.

Einleitung.

Wenn die Organisation der Gesundheitsfürsorge im Reich, in den Ländern, Landesteilen und Gemeinden, sowie die damit betrauten Stellen betrachtet werden sollen, ist es zweckmäßig, sich zunächst zu vergegenwärtigen, was unter „Gesundheitsfürsorge" im Sinne unseres Themas verstanden werden soll.

Je mehr erkannt wurde, welche schwerwiegenden Einflüsse die sozialen Verhältnisse auf die öffentliche Gesundheit und damit auch auf die Volkswirtschaft ausüben, um so mehr bildete sich aus der Gesundheitswissenschaft, der Hygiene, und aus der Wissenschaft der Volkswirtschaft eine Arbeitsgemeinschaft, ein neues Fach, die *soziale Hygiene*, heraus, die den schädlichen Einwirkungen der sozialen Einflüsse auf die Volksgesundheit nachzugehen suchte und sie zum Gegenstand ihrer besonderen Arbeit und Forschung machte. Aus dieser Forschung und der praktischen Erfahrung heraus ergaben sich dann *Grundlinien und Maßnahmen*, durch die jene schädigenden Einflüsse bekämpft und verhütet wurden. Die so aufgebaute praktische Arbeit der Bekämpfung und Verhütung der schädlichen Einwirkungen sozialer Einflüsse auf die Volksgesundheit nennen wir *Gesundheitsfürsorge*. Die öffentliche Gesundheitspflege kann nur dann den erwünschten Erfolg haben, wenn sie von der Gesundheitsfürsorge getragen und gestützt wird. *Die Organisation der Gesundheitsfürsorge in Reich und Ländern muß sich daher eng an die Organisation der Gesundheitsbehörden anschließen.*

1. Reich.

Die Grundlage für alles, was an Organisation der Verwaltung und Behörden im Reich tätig sein, und was von den Reichsbehörden auf den einzelnen Gebieten des Volkslebens bearbeitet werden soll, ist die *Verfassung des Deutschen Reiches* vom 11. August 1919 (RGBl. S. 1383). Für unser Thema sind nachstehende Bestimmungen der Verfassung von Bedeutung:

Nach Artikel 5 wird die Staatsgewalt in Reichsangelegenheiten durch die Organe des Reichs auf Grund der Reichsverfassung, in Landesangelegenheiten durch die Organe der Länder auf Grund der Landesverfassungen ausgeübt.

Nach Artikel 7 hat das Reich die Gesetzgebung über

1. 7. die Bevölkerungspolitik,
2. die Mutterschafts-, Säuglings-, Kinder- und Jugendfürsorge;
3. 8. das Gesundheitswesen, das Veterinärwesen und den Schutz der Pflanzen gegen Krankheiten und Schädlinge;
4. 9. das Arbeitsrecht, die Versicherung und den Schutz der Arbeiter und Angestellten, sowie den Arbeitsnachweis;
5. 13. die Vergesellschaftung von Naturschätzen und wirtschaftlichen Unternehmungen usw.;
6. 15. den Verkehr mit Nahrungs- und Genußmitteln sowie mit Gegenständen des täglichen Bedarfs;

Nach Artikel 9 hat das Reich, soweit ein Bedürfnis für den Erlaß einheitlicher Vorschriften vorhanden ist, die Gesetzgebung über

7. 1. die Wohlfahrtspflege und
8. 2. den Schutz der öffentlichen Ordnung und Sicherheit.

Nach Artikel 10 kann das Reich im Wege der Gesetzgebung Grundsätze aufstellen für

9. 4. das Bodenrecht, die Bodenverteilung, das Ansiedlungs- und Heimstättenwesen, die Bindung des Grundbesitzes, das Wohnungswesen und die Bevölkerungsverteilung;
10. 5. das Bestattungswesen.

Nach Artikel 12 behalten die Länder das Recht der Gesetzgebung, solange und soweit das Reich von seinem Gesetzgebungsrechte keinen Gebrauch macht. Gegen Landesgesetze, die sich auf Gegenstände des Artikels 7 Ziffer 13 beziehen, steht der Reichsregierung, sofern dadurch das Wohl der Gesamtheit im Reich berührt wird, ein Einspruchsrecht zu.

Nach Artikel 13 bricht Reichsrecht Landesrecht. Bestehen Zweifel oder Meinungsverschiedenheiten darüber ob eine landesrechtliche Vorschrift mit dem Reichsrecht vereinbar ist, so kann die zuständige Reichs- oder Landeszentralbehörde nach näherer Vorschrift eines Reichsgesetzes die Entscheidung eines obersten Gerichtshofes des Reichs anrufen.

Nach Artikel 14 werden die Reichsgesetze durch die Landesbehörden ausgeführt, soweit nicht die Reichsgesetze etwas anderes bestimmen.

Nach Artikel 15 übt die Reichsregierung die Aufsicht in den Angelegenheiten aus, in denen dem Reiche das Recht der Gesetzgebung zusteht. Soweit die Reichsgesetze von den Landesbehörden auszuführen sind, kann die Reichsregierung allgemeine Anweisungen erlassen. Sie ist ermächtigt, zur Überwachung der Ausführung der Reichsgesetze zu den Landeszentralbehörden und mit ihrer Zustimmung zu den unteren Behörden Beauftragte zu entsenden. Die Landesregierungen sind verpflichtet, auf Ersuchen der Reichsregierung Mängel, die bei der Ausführung der Reichsgesetze hervorgetreten sind, zu beseitigen. Bei Meinungsverschiedenheiten kann sowohl die Reichsregierung als die Landesregierung die Entscheidung des Staatsgerichtshofes anrufen. falls nicht durch Reichsgesetz ein anderes Gericht bestimmt ist.

Nach Artikel 119 ist

11. die Reinerhaltung, Gesundung und soziale Förderung der Familie Aufgabe des Staates und der Gemeinden. Kinderreiche Familien haben Anspruch auf ausgleichende Fürsorge. Die Mutterschaft hat Anspruch auf den Schutz und die Fürsorge des Staates.

Nach Artikel 122 ist

12. die Jugend gegen Ausbeutung, sowie gegen sittliche, geistige oder körperliche Verwahrlosung zu schützen. Staat und Gemeinde haben die erforderlichen Einrichtungen zu treffen. Fürsorgemaßregeln im Wege des Zwanges können nur auf Grund des Gesetzes angeordnet werden.

Nach Artikel 161 soll das Reich zur

13. Erhaltung der Gesundheit und Arbeitsfähigkeit, zum Schutze der Mutterschaft und zur Vorsorge gegen die wirtschaftlichen Folgen von Alter, Schwäche und Wechselfällen des Lebens ein umfassendes Versicherungswesen unter maßgebender Mitwirkung der Versicherten schaffen.

Reichsgesetze. Das Reich hat in bezug auf die öffentliche Gesundheitspflege einschließlich der „Gesundheitsfürsorge" in gesetzgeberischer Beziehung bisher wie folgt gewirkt:

a) *Das Reichsimpfgesetz vom 8. April 1874* (RGBl. S. 31).
b) *Das Nahrungsmittelgesetz vom 14. Mai 1879* (RGBl. S. 145), dazu die folgenden Ergänzungsgesetze:
Ges. betr. den Verkehr mit blei- und zinkhaltigen Gegenständen vom 25. Juni 1887 (RGBl. S. 273);

Ges. betr. die Verwendung gesundheitsschädlicher Farben bei der Herstellung von Nahrungsmitteln, Genußmitteln und Gebrauchsgegenständen vom 5. Juli 1887 (RGBl. S. 277);

Ges. betr. den Verkehr mit Butter usw. vom 15. Juni 1897 (RGBl. S. 475);

Ges. betr. den Verkehr mit Wein vom 7. April 1909 (RGBl. S. 393);

Ges. betr. den Verkehr mit künstlichen Süßstoffen vom 7. Juli 1902 (RGBl. S. 253);

Ges. betr. die Schlachtvieh- und Fleischbeschau vom 3. Juni 1900 (RGBl. S. 547);

Ges. betr. Ausführung des Schlachtvieh- und Fleischbeschaugesetzes vom 28. Juni 1902 (RGBl. S. 229);

dazu die zu den einzelnen Gesetzen erlassenen Ausführungsbestimmungen (Bekanntmachungen des Reichskanzlers, Verordnungen und Anweisungen sowie Vorschriften).

c) Ges. betr. die *Bekämpfung gemeingefährlicher Krankheiten vom 30. Juni 1900* (RGBl. S. 306); mit den dazugehörigen Bekanntmachungen des Reichskanzlers, Vorschriften, Grundsätzen und Anweisungen.

d) *Ges. über den Unterstützungswohnsitz vom 6. Juni 1870* (RGBl. S. 360) und vom 30. Mai 1908 (RGBl. S. 381).

e) *Gewerbeordnung für das Deutsche Reich vom 21. Juni 1869* in der Fassung der Bekanntmachung des Reichskanzlers vom 26. Juli 1900 (RGBl. S. 871) und vom 20. Dezember 1900 (RGBl. S. 667); in Betracht kommen für die Gesundheitsfürsorge namentlich §§ 1, 6, 29, 30, 40, 53, 56, 105 a—i, 120 a—e, 123, 124, 126, 127 a und b, 133 c und d, 135—139 a—m, 154 mit den dazu ergangenen Verordnungen und Bekanntmachungen; ferner die Ergänzungsgesetze.

Ges. betr. Kinderarbeit in gewerblichen Betrieben vom 30. März 1903 (RGBl. S. 113);

Ges. betr. Phosphorzündwaren vom 10. Mai 1903 (RGBl. S. 217).

f) *Reichsversicherungsverordnung vom 19. Juli 1911* (RGBl. S. 509) mit den Ergänzungsgesetzen:

Ges. über Änderungen der Reichsversicherungsordnung vom 19. Juli 1923 (RGBl. I S. 686);

Versicherungsgesetz für Angestellte vom 20. Dezember 1911 (RGB. S. 989);

Ges. über Wochenhilfe vom 9. Juni 1922 (RGBl. S. 499) nebst Verordnung über Wochenhilfe vom 16. Februar 1923 (RGBl. I S. 132);

Ges. über Wochenfürsorge vom 9. Juni 1922 (RGBl. I S. 502) nebst Verordnung über Wochenfürsorge vom 16. Februar 1923 (RGBl. I S. 133);

Ges. zur Sicherung der ärztlichen Versorgung bei Krankenkassen vom 20. April 1922 (RGBl. S. 468);

Ges. zur Erhaltung leistungsfähiger Krankenkassen vom 27. März 1923 (RGBl. I S. 225); und die hierzu ergangenen Verordnungen, ferner

Ges. über Versicherung der Hausgewerbetreibenden vom 30. April 1922 (RGBl. S. 465);

Ges. über *Notstandsmaßnahmen zur Unterstützung* von Rentenempfängern der Invaliden- und Angestelltenversicherung vom 7. Dezember 1921 in der Fassung vom 29. Juli 1922 und der Abänderung durch die Verordnungen vom 21. Dezember 1922 (RGBl. S. 964) und vom 2. Februar 1923 (RGBl. I S. 99) — (RGBl. I S. 675);

Ges. über *den Ausbau der Angestellten- und Invalidenversicherung und über Gesundheitsfürsorge in der Reichsversicherung* vom 25. Juli 1925 (RGBl. I S. 157);

Verordnung des Reichsarbeitsministers über *Ausdehnung der Unfallversicherung auf gewerbliche Berufskrankheiten* vom 12. Mai 1925 (RGBl. I S. 69).

g) Ges. über die *Versorgung der Militärpersonen und ihrer Hinterbliebenen bei Dienstbeschädigung* (Reichsversorgungsgesetz) vom 12. Mai 1920 (RGBl. S. 989);

Ges. über die *Beschäftigung Schwerbeschädigter* in der Fassung vom 12. Januar 1923 (RGBl. I S. 57); Verordnung über die soziale Kriegsbeschädigten- und Kriegshinterbliebenenfürsorge vom 8. Februar 1919 (RGBl. S. 187);

Ges. über die *Kosten der Kriegsbeschädigten- und Kriegshinterbliebenenfürsorge vom 8. Mai 1920* (RGBl. S. 1066);

Ges. über Kleinrentnerfürsorge vom 4. Februar 1923 (RGBl. I S. 104).

h) *Arbeitsnachweisgesetz* vom 22. Juli 1922 (RGBl. I S. 657).

i) *Hausarbeitsgesetz* vom 20. Dezember 1911 (RGBl. S. 976).

k) *Reichsgesetz für Jugendwohlfahrt* vom 9. Juli 1922 (RGBl. I S. 633); Jugendgerichtsgesetz vom 16. Februar 1923 (RGBl. I S. 135). *Verordnung über die Fürsorgepflicht* vom 13. Februar 1924 (RGBl. I S. 100).

l) *Lichtspielgesetz* vom 12. Mai 1920 (RGBl. S. 953).

m) die auf Grund des I 6 der Gewerbeordnung erlassenen Verordnungen vom 22. Oktober 1901 (RGBl. S. 380) nebst Ergänzung vom 31. März 1911 (RGBl. S. 181) über den *Verkehr mit Arzneimitteln außerhalb der Apotheken.*

Ferner sind hier zu erwähnen die auf Vereinbarung der Landesregierungen im Bundesrat oder Reichsrat beruhenden gleichlautenden Verordnungen, so z. B.

n) die Bekanntmachung des Reichskanzlers über die *Einführung einer einheitlichen Arznei-taxe* vom 25. Februar 1905;
die *Vorschriften über den Handel mit Giften* (Beschlüsse des Bundesrats vom 29. November 1894, 17. Mai 1901 und 1. Februar 1906), über den *Verkehr mit Geheim-mitteln und ähnlichen Arzneimitteln* (Beschlüsse des Bundesrats vom 23. Mai 1903 und vom 27. Mai 1907).

Reichsbehörden.

Die Organisation der Reichsbehörden ist in bezug auf die Gesundheitsfür-sorge im Rahmen der obengenannten Gesetze nur die einer Spitzenorganisation. Es fehlt dem Reich im allgemeinen abgesehen von Finanz-, Steuer-, Post- und Eisenbahnverwaltung sowie der Reichswehr und dem Reichsversorgungswesen an Organen in den Ländern und Landesteilen, wo die Landesbehörden zuständig sind. Die unter a—d, k, l, m und n der vorstehenden Gesetzesgruppen genannten Angelegenheiten sind Aufgaben des *Reichsministeriums des Innern*, die übrigen solche des *Reichsarbeitsministeriums* (bei e des *Reichswirtschaftsministeriums*). Jene haben im allgemeinen gesundheitspolizeilichen Charakter, in der neuen Zeit, besonders nach der Umwälzung vom November 1918 tritt jedoch auch bei ihnen die fürsorgerische Seite mehr als früher hervor. Die Aufgaben des Reichs-arbeitsministeriums, dessen Bildung erst im Jahre 1919 vollendet wurde, sind dagegen in der Hauptsache fürsorgerischer Natur.

1. Reichsministerium des Innern.

Dem Reichsministerium des Innern sind die Angelegenheiten der öffentlichen Gesundheitspflege anvertraut, besonders die Reinhaltung des Bodens, der Ge-wässer, die Fürsorge für einwandfreies Trinkwasser, in bezug auf den Verkehr mit Nahrungs- und Genußmitteln sowie Gebrauchsgegenständen, der Schutz gegen Verbreitung ansteckender Krankheiten, die Fürsorge für die Kinder in den ersten Lebensjahren, die Schulgesundheitspflege und Jugendfürsorge, die Fürsorge für Kranke und Gebrechliche jeder Art, das Rettungswesen, Irren-fürsorge, Trinkerfürsorge, das öffentliche Badewesen, die Fürsorge für Gefangene, das Leichenschau- und Bestattungswesen, die Ausübung der Heilkunde, der Verkehr mit Arzneimitteln, Geheimmitteln und Giften, ferner die Jugendwohl-fahrtspflege.

Dem Reichsministerium des Innern sind für diese Aufgaben Behörden und Beiräte, die aus Sachverständigen und Vertretern der beteiligten Volkskreise bestehen, unmittelbar nachgeordnet. Für die Zwecke der öffentlichen Gesund-heitspflege ist bereits im Jahre 1876 ein *Reichsgesundheitsamt* als technische be-ratende Behörde geschaffen worden, das eine medizinische, chemisch-hygienische, bakteriologische und eine Veterinärabteilung besitzt. Außerdem ist dem Amt noch eine besondere wissenschaftliche Anstalt für bakteriologische Laborato-riumsversuche und für die Protozoenforschung angegliedert. Das Reichsgesund-heitsamt soll ein ständiges Vermittlungsorgan zwischen der reinen Wissen-schaft und dem öffentlichen Leben bilden, bei der Vorbereitung und Durch-führung von gesundheitlichen Gesetzen und Verordnungen fachtechnisch mit-wirken und in allen Fragen der Volksgesundheit die Reichsregierung unter-stützen.

Ferner ist auf Grund des § 43 des Gesetzes betr. die Bekämpfung gemein-gefährlicher Krankheiten vom 30. Juni 1900 (RGBl. S. 306) ein *Reichsgesund-heitsrat* gebildet worden, der das Reichsgesundheitsamt bei der Erfüllung seiner Aufgaben zu unterstützen hat. Er ist befugt, den Landesbehörden auf Ansuchen Rat zu erteilen und kann sich, um Auskunft zu erhalten, mit den ihm zu diesem

Zweck zu bezeichnenden Landesbehörden unmittelbar in Verbindung setzen, sowie Vertreter absenden, die unter landesbehördlicher Mitwirkung Aufklärungen an. Ort und Stelle einziehen. Der Reichsgesundheitsrat hat zur Zeit folgende Ausschüsse:

    1. Gesundheitswesen im allgemeinen (einschl. Heilpersonalangelegenheiten);
    2. Ernährungswesen;
    3. Seuchenbekämpfung (gemeingefährliche und übertragbare Krankheiten);
    4. Wasserversorgung und Beseitigung der Abfallstoffe einschließlich der Reinhaltung der Gewässer; .
    5. soziale Gesundheitsfürsorge, einschließlich Schulgesundheitspflege;
    6. Fabrik- und Gewerbehygiene;
    7. Schiffs- und Tropenhygiene;
    8. Bevölkerungswesen und Rassenhygiene;
    9. Arzneiversorgung (einschließlich des Verkehrs mit Giften);
    10. Veterinärwesen, einschließlich Angelegenheiten des Veterinärpersonals, sowie der Schlachtvieh- und Fleischbeschau;
    11. Statistik.

Für die Zwecke der Jugendwohlfahrt ist dem Reichsministerium des Innern ein *Reichsbeirat für Jugendwohlfahrt* beigegeben, bestehend aus Beamten des Ministeriums, aus Sachverständigen und Vertretern der Landesjugendämter. In Verbindung mit diesem Beirat ist dem Ministerium ein *Reichsjugendamt* angeschlossen. Bei diesem sind als Sachverständige erfahrene und bewährte Männer und Frauen aller Bevölkerungskreise tätig, insbesondere aus den freien Vereinigungen für Jugendwohlfahrt und Jugendbewegung auf deren Vorschlag berufen. Diese Vereinigungen haben Anspruch auf zwei Fünftel der Zahl der nichtbeamteten Mitglieder. Das Reichsjugendamt hat die Aufgabe, alle Bestrebungen auf dem Gebiete der Jugendhilfe zu unterstützen, die Erfahrungen auf dem Gebiete der Jugendwohlfahrt zu sammeln, sie den Landesjugendämtern zu übermitteln, sowie auch sonst für die Verwertung der gesammelten Erfahrungen Sorge zu tragen. In den Aufgabenkreis des Reichsjugendamtes fallen besonders

    1. Mutterschutz vor und nach der Geburt;
    2. Wohlfahrt der Säuglinge;
    3. Wohlfahrt der Kleinkinder;
    4. Wohlfahrt der im schulpflichtigen Alter stehenden Jugend außerhalb des Unterrichts;
    5. Wohlfahrt der schulentlassenen Jugend;
    6. Schutz der Pflegekinder;
    7. Angelegenheiten der Waisenfürsorge und der Fürsorge für hilfsbedürftige Minderjährige;
    8. Grundsätze für die Mitwirkung bei der Schutzaufsicht und der Fürsorgeerziehung; bei der Jugendgerichtshilfe, bei der Beaufsichtigung der Arbeit von Kindern und von jugendlichen Arbeitern, bei der Fürsorge für Kriegerwaisen und Kinder von Kriegsbeschädigten, endlich in der Jugendhilfe bei den Polizeibehörden, namentlich bei der Unterbringung zur vorbeugenden Verwahrung.

Im Sinne der Bewahrung der Jugend wirkt auch das *Lichtspielgesetz*, das die Aufgabe erfüllen soll, die Bevölkerung vor sittlich gefährdenden und verrohenden Vorführungen durch besondere Prüfung und Zulassung der Bildstreifen zu bewahren. Das Reichsministerium des Innern hat zu diesem Zweck *Prüfstellen* an den Hauptsitzen der Filmindustrie und eine *Oberprüfstelle* in Berlin zu bilden. Die Stellen setzen sich aus beamteten Vorsitzern (mit pädagogischer und künstlerischer Vorbildung) und Beisitzern (auch Frauen) zusammen, die aus den Kreisen der Sachverständigen und des Lichtspielgewerbes (Unternehmer, Angestellte und Arbeiter) ernannt werden. Bisher sind nur zwei „Filmprüfstellen", eine in Berlin, die andere in München errichtet. Die Oberprüfstelle entscheidet auf Beschwerden gegen die Filmablehnung der Prüfstellen, sowie über Anträge von Landesregierungen auf Widerruf eines Bildstreifens für das Reich oder ein bestimmtes Gebiet.

2. Reichsarbeitsministerium.

In das Arbeitsgebiet des Reichsarbeitsministeriums fallen folgende für die Gesundheitsfürsorge wichtigen Zweige: die Sozialversicherung mit der Sozialrentenfürsorge, die Versorgung der Kriegsbeschädigten und Kriegshinterbliebenen, einschließlich der Reichspensionsangelegenheiten (Pensionierungs- und Versorgungsangelegenheiten der Offiziere und Beamten der ehemaligen Wehrmacht sowie deren Hinterbliebenen, die Fürsorgeangelegenheiten für die in den einstweiligen Ruhestand versetzten Heeres- und Marinebeamten sowie der Kapitulanten des ehemaligen Heeres), die Kleinrentnerfürsorge und die Wochenfürsorge, die Erwerbslosenfürsorge und die Arbeitsvermittlung, endlich die Armenfürsorge mit dem Bundesamt für Heimatwesen.

Die *Sozialversicherung* will den Arbeitnehmer gegen Krankheit, Invalidität und Alter schützen und auch den Angehörigen, vor allen Dingen den Hinterbliebenen der Arbeitnehmer eine Versorgung zuteil werden lassen. Sie ruht auf den durch die Reichsversicherungsordnung und das Versicherungsgesetz für Angestellte nebst Ergänzungsgesetzen eingesetzten Trägern: Orts- und Landkrankenkassen Betriebs-, Innungs-, knappschaftliche Krankenkassen (Ersatzkassen), Berufsgenossenschaften (sowie anderen öffentlichen Körperschaften für einzelne Betriebsgruppen, so Reich, Länder, Gemeinden und Gemeindeverbände), Landesversicherungsanstalten (Sonderanstalten, Eisenbahn- und Knappschaftspensionskassen), Reichsversicherungsanstalt für Angestellte. Die Leistungen dieser Träger (Regelleistungen und Mehrleistungen) und ihre Verwaltung werden beaufsichtigt von besonderen Behörden, die Gemeinde- oder Landesbehörden oder Reichsbehörden sind. Die Aufsicht über die Krankenkassen führt das *Versicherungsamt* (Gemeinde- oder Landesbehörde), in der höheren Instanz das *Oberversicherungsamt* (Landesbehörde meist im Anschluß an die obere Verwaltungsbehörde oder auch als besonderes Oberversicherungsamt). Die Aufsicht über die Berufsgenossenschaften und die Landesversicherungsanstalten führen das *Reichsversicherungsamt* (Reichsbehörde) oder in Bayern, Sachsen und Baden das Landesversicherungsamt, sofern es sich nicht um Angelegenheiten handelt, die über das Land hinausgehen. In letzter Instanz bearbeitet die Angelegenheiten der Sozialversicherung das Reichsarbeitsministerium. Hier ist auch eine besondere *Reichsausführungsbehörde für Unfallversicherung* vorhanden, der die Durchführung der Unfallversicherung bei den Betrieben des Reiches (außer Post- und Eisenbahnverwaltung) namentlich für die ehemaligen Heeres- und Marinebetriebe obliegt.

Die *Sozialrentnerunterstützung*, die in der Zeit der Geldentwertung und Verarmung den Sozialrentnern eine Zuschußversorgung bietet, schließt sich eng an die Sozialversicherung und ihre Organe an.

Die besondere *Reichsversorgung der Kriegsbeschädigten und Kriegshinterbliebenen* will und soll den Beschädigten Heilbehandlung und Krankengeld oder Rente (Grundrente, Schwerbeschädigtenzulage, Pflegezulage), sowie eine soziale Fürsorge für sich und die Angehörigen (die außerdem noch unmittelbar Hausgeld, Sterbegeld, Witwen- und Waisenrente erhalten) zuteil werden lassen. Die soziale Fürsorge will den Beschädigten oder seine Hinterbliebenen wieder in das Wirtschaftsleben einführen durch Arbeitsvermittlung oder -beschaffung, Berufsberatung und Berufsausbildung.

Die Arbeit wird geleistet von 250 *Versorgungsämtern* (Reichsbehörden) und 24 *Hauptversorgungsämtern* (Reichsbehörden), die unter der obersten Leitung des *Reichsarbeitsministeriums* stehen. Im Jahre 1923 hatten diese Behörden

776 Versorgungsärzte angestellt sowie 24 eigene Krankenhäuser, 16 Versorgungs-
kuranstalten und 56 orthopädische Versorgungsstellen in Betrieb.

Während die unmittelbare Versorgung der Kriegsbeschädigten ausschließlich Sache des Reichs ist, wird die soziale Fürsorge vom Reich (80%) und den
Ländern oder Gemeindeverbänden (20%) gemeinsam getragen. Die soziale Fürsorge ist Aufgabe der *Fürsorgestellen* (Gemeindebehörden) zur Zeit etwa 1050,
denen zur Seite steht ein *Beirat* (Vertreter der Kriegsbeschädigten und Kriegshinterbliebenen, der Arbeitgeber und Arbeitnehmer, sowie sozial erfahrene Persönlichkeiten). Diese Fürsorgestellen stehen unter 32 *Hauptfürsorgestellen*, denen
ebenfalls ein in gleicher Weise zusammengesetzter *Beirat* beigegeben ist. Neben
dem *Reichsarbeitsministerium* als der obersten Leitung auch auf dem Gebiete
der sozialen Fürsorge ist als Beirat der *Reichsausschuß der Kriegsbeschädigten
und Kriegshinterbliebenenfürsorge* bestellt. Er besteht aus Vertretern der Hauptfürsorgestellen, Kriegsbeschädigten und Kriegshinterbliebenen, ferner aus vom
Reichsarbeitsministerium ernannten sozialen Persönlichkeiten, im ganzen 70 Mitglieder, aus diesen wieder ist ein *Arbeitsausschuß* von 19 Mitgliedern gebildet.

Die Durchführung des *Schwerbeschädigtengesetzes*, das Schwerkriegs- und
Unfallbeschädigten sowie anderen Schwererwerbsbeschränkten, besonders auch
Blinden einen geeigneten Arbeitsplatz im Wirtschaftsleben, wenn nötig, zwangsweise verschaffen will, ist ebenfalls den Hauptfürsorgestellen übertragen. Gegen
deren Anordnung oder Entscheidung ist Beschwerde bei dem *Schwerbeschädigten-
ausschuß* (bei jeder Hauptfürsorgestelle) zulässig. Dieser Ausschuß besteht aus
dem Leiter der Hauptfürsorgestelle oder seinem Vertreter als Vorsitzenden,
sowie 8 Mitgliedern (2 Schwerbeschädigte Arbeitnehmer, 1 Unfallbeschädigter,
1 anderer Schwerbeschädigter, 2 Arbeitgeber, je 1 Vertreter der Gewerbe- oder
Bergaufsicht oder Berufsgenossenschaften und der Arbeitsnachweise. Die oberste
Leitung hat die *Reichsarbeitsverwaltung* im *Reichsarbeitsministerium*, der zur Entscheidung in grundsätzlichen Fragen ein *Reichs-Schwerbeschädigtenausschuß* beigegeben ist. Dieser besteht aus einem vom Reichsarbeitsministerium ernannten
Vorsitzenden und zehn Mitgliedern (2 schwerkriegsbeschädigten Arbeitnehmer,
2 Arbeitgeber, 2 Vertreter der Hauptfürsorgestellen, je 1 Vertreter der Berufsgenossenschaften, der Schwerunfallbeschädigten oder anders Schwerbeschränkten,
sowie 2 Persönlichkeiten, die die Befähigung zum Richteramt oder zum höheren
Verwaltungsdienst haben).

Im Versorgungsdienst ist gegen die Entscheidung des Hauptversorgungs-
amtes Verfahren beim *Versorgungsgericht* (bestellt beim Oberversicherungsamt
als Landesbehörde) und Berufung an das *Reichsversorgungsgericht* (Reichsbehörde,
angegliedert an das Reichsversicherungsamt) mit 32 Senaten, oder an das Bayrische Landesversorgungsgericht vorgesehen.

Zum Arbeitsbereich des Reichsarbeitsministeriums gehören ferner die *Kleinrentnerfürsorge*, die *Erwerbslosenfürsorge*, die für die Gesundheitsfürsorge von
Bedeutung sind. Beide werden von den Gemeinden oder Gemeindeverbänden
getragen. Die Kosten für die Kleinrentnerfürsorge, die einen Fürsorgezuschuß
an Kleinrentner gibt, tragen zu 5 das Reich, zu $^4/_5$ die Gemeinde. Die *Erwerbslosenfürsorge* ist entweder eine *unterstützende*, die bestimmt festgelegte Unter-
stützungen an Erwerbslose und deren Angehörige zahlt, oder *produktiv*, indem
sie Arbeitsgelegenheit schafft. Seit 1. November 1923 sind die Mittel zur Bekämpfung der Arbeitslosigkeit und zur Fürsorge für die Erwerbslosen innerhalb von
Höchstgrenzen durch Beiträge von Arbeitgeber und Arbeitnehmer sowie durch
Zuschüsse der Gemeinden aufzubringen. Die Beitragshöhe setzt der Verwaltungsausschuß des öffentlichen Arbeitsnachweises für seinen Bezirk in Bruchteilen

der Krankenversicherungsbeiträge fest, sie werden als Zuschläge zu den Krankenkassenbeiträgen erhoben, dürfen 20% nicht übersteigen. Arbeitgeber und Arbeitnehmer tragen je die Hälfte. Die Gemeinden haben $^1/_4$ von dem beizusteuern, was Arbeitgeber und Arbeitnehmer zusammen aufbringen. Was sonst noch nötig, leisten Reich und Land je zur Hälfte. Über Unterstützungsgesuche entscheidet der Vorsitzende des *öffentlichen Arbeitsnachweises*, über Beschwerden dessen Verwaltungsausschuß.

Noch ein Wort über die *Arbeitsvermittlung und deren Organisation.* Für den Bereich einer unteren Verwaltungsbehörde oder einer großen Gemeinde besteht ein von Gemeinden oder Gemeindeverband eingerichteter *öffentlicher Arbeitsnachweis,* dessen Aufgabe es ist: Arbeitsvermittlung, auch Berufsberatung und Lehrstellenvermittlung, aber auch andere Fragen der sozialen Fürsorge wie Erwerbsbeschränktenfürsorge, Wandererfürsorge zu betreiben.

Neben dem öffentlichen Arbeitsnachweis ist bestellt ein *Verwaltungsausschuß* als beratendes und entscheidendes (siehe Erwerbslosenfürsorge) Organ. Als höhere Instanz bestehen *Landesämter für Arbeitsvermittlung* mit je einem Verwaltungsausschuß zur Seite. Als höchste Instanz die *Reichsarbeitsverwaltung als Reichsamt für Arbeitsverwaltung* im Reichsarbeitsministerium mit einem *Verwaltungsrat* zur Seite. In den Verwaltungsausschüssen und in dem Verwaltungsrat sind Arbeitgeber und Arbeitnehmer als Beisitzer.

Endlich noch eine kurze Bemerkung über die Organisation der *Armenfürsorge* im Reich: Träger der Armenfürsorge waren bisher die Gemeinden, und zwar als *Ortsarmenverbände* und die höheren Gemeindeverbände als *Landarmenverbände.* Bei Streitigkeiten zwischen Armenverbänden entscheidet das Verwaltungsgericht und die höheren Verwaltungsgerichtsinstanzen des Landes. Gehören die streitenden Armenverbände verschiedenen Ländern an, so entscheidet als Berufungsinstanz das *Bundesamt für das Heimatwesen* in Berlin. Durch die Landesgesetzgebung ist dem Bundesamt für das Heimatwesen auch die Entscheidung in der obersten Instanz in Streitigkeiten zwischen den Armenverbänden übertragen in Preußen, Thüringen, Hessen, Oldenburg, Braunschweig, Anhalt, Bremen, Lippe, Lübeck und Waldeck.

Durch die *Verordnung über die Fürsorgepflicht* vom 13. Februar 1924 sind die oben angeführten öffentlich-rechtlichen Fürsorgeaufgaben den Landesfürsorgeverbänden und den Bezirksfürsorgeverbänden übertragen. Diesen Verbänden, deren Organisation und Zusammensetzung sowie deren Kostentragung die Länder zu bestimmen haben, liegt auch die Armenfürsorge ob. Das Land kann ihnen weitere Fürsorgeaufgaben übertragen. Siehe Kapitel II „Länder" (Einleitung).

3. Reichswirtschaftsministerium.

Diese Reichszentralbehörde hat die Gewerbegesetzgebung (Reichsgewerbeordnung und die zahlreichen Ausführungsvorschriften und Verordnungen) zu überwachen. Ihr ist unmittelbarunterstellt *das Statistische Reichsamt.* Seine Aufgabe besteht darin, das auf Grund der Reichsgesetze oder von Verordnungen der Reichsregierung für die Reichsstatistik erbrachte Material zu sammeln, technisch und wissenschaftlich zu bearbeiten und die Ergebnisse der Arbeit zu veröffentlichen. Hier kommen in Betracht das Ergebnis der Volkszählungen, die Geburten, Sterbefälle (Selbstmorde), Eheschließungen, Krankenversicherung, überhaupt die Ergebnisse der Durchführung der Fürsorgegesetze, die Bearbeitung der Jahresberichte der Wohlfahrtsämter, Jugendämter, Gesundheitsämter, der Heilanstalten und Heileinrichtungen usw.

2. Länder.

Einleitung.

Bevor die Organisation der Gesundheitsfürsorge in den einzelnen Ländern geschildert wird, sollen drei reichsgesetzliche Bestimmungen und ihre Auswirkungen auf die Fürsorge der Länder überhaupt noch kurz besprochen werden. Es sind dies die *Reichsverordnung über die Fürsorgepflicht* vom 13. Februar 1924 (RGBl. I S. 100) auf Grund des Ermächtigungsgesetzes vom 8. Dezember 1923 (RGBl. I S. 1179), das *Reichsjugendwohlfahrtsgesetz* vom 9. Juli 1922 (RGBl. I S. 633), das in allerdings sehr beschränkter Form auf Grund des eben genannten Ermächtigungsgesetzes durch die Reichsverordnung vom 14. Februar 1924 zum 1. April 1924 in Kraft gesetzt worden ist, und das Gesetz über *den Ausbau der Angestellten- und Invalidenversicherung und über Gesundheitsfürsorge in der Reichsversicherung* vom 25. Juli 1925 (RGBl. I, S. 157), das zum ersten Mal den Begriff der „Gesundheitsfürsorge" in der Reichsgesetzgebung erscheinen läßt.

Durch die Verordnung über die *Fürsorgepflicht* vom 13. Februar 1924 ist die gesamte öffentliche Wohlfahrtspflege neu geregelt. Es sind bestimmte öffentlich-rechtliche Fürsorgeaufgaben, einschließlich der Armenfürsorge, den *Landesfürsorgeverbänden* und den *Bezirksfürsorgeverbänden* übertragen worden. Die Verordnung gibt nur einen Rahmen für die Organisation der Fürsorge, der Aufbau der Fürsorge und die Bestimmungen über die Durchführung der Fürsorge, namentlich auch in Beziehung auf die Kosten, sind den Ländern überlassen.

Gleichzeitig mit der Fürsorgeverordnung ist das *Reichsjugendwohlfahrtsgesetz* vom 14. Juni 1922 in eingeschränkter Form in Kraft getreten. Beide Gesetze stehen in engem Zusammenhang und sind für die Gesundheitsfürsorge im Deutschen Reiche von wesentlicher Bedeutung.

Die Bestimmungen der Verordnung über die Fürsorgepflicht sind durch nachfolgende Ausführungsverordnungen in den einzelnen Ländern in Kraft gesetzt worden.

Preußen: Ausführungsverordnung usw. vom 17. April 1924 (GS. S. 210).

Bayern: Vorläufige Ausführungsverordnung usw. vom 27. März 1924.

Sachsen: Wohlfahrtsgesetz (zugleich Ausführungsgesetz zum Reichsgesetz für Jugendwohlfahrt und zu der Reichsverordnung über die Fürsorgepflicht usw. vom 29. März 1924 (Ges. Bl. S. 215).

Württemberg: Ausführungsverordnung usw. vom 31. März 1924 (Reg. Bl. S. 247).

Baden: Ausführungsverordnung usw. vom 29. März 1924 (Ges. u. Verordnungs-Bl. S. 59).

Thüringen: Ausführungsverordnung usw. vom 1. April 1924 (Ges. Samml. S. 202).

Hessen: Ausführungsverordnung usw. vom 31. März 1924 (Darmstädter Ztg. Nr. 91).

Mecklenburg-Schwerin: Ausführungsverordnung usw. vom 3. April 1924 (Reg. Bl. S. 136).

Oldenburg: Ausführungsverordnung usw. vom 22. März 1924 (Ges. Bl. S. 97).

Mecklenburg-Strelitz: Ausführungsverordnung usw. vom 27. März 1924 (Amtl. Anz. S. 129).

Braunschweig: Erste Ausführungsverordnung usw. vom 29. März 1924 (Ges. und Verordn.-Bl. S. 135).

Anhalt: Ausführungsverordnung usw. vom 20. August 1924 (Ges. Samml. S. 108).

Lippe: Ausführungsverordnung usw. vom 28. März 1924 (Ges. Samml. S. 525).

Tabellarische Übersicht über die Landes- und Bezirksfürsorgeverbände und -behörden

Land	Landesfürsorgeverband	Landesfürsorgebehörde	Bezirksfürsorgeverbände
Preußen	*Provinzialverband, Stadtgemeinde Groß-Berlin*	Minist. für Volks-wohlfahrt	Die *Kreise* und *kreisfreien Städte*
Bayern	Für die ihm zuge-wiesenen Aufgaben der *Kreis*, im übrigen der *Staat*	Staatsministerium für soziale Fürsorge	Die *kreisunmittelbaren Städte* und *die Bezirke.* In mittelbaren Gemeinden für die Armen-fürsorge u. hilfsbedürftige Minderjährige: *die Ortsfürsorgeverbände*
Württemberg	Die vereinigten *Amtskörperschaften des Landes* einschl. der Staftgemeinde Stuttgart	*Besondere Behörde der Selbstverwaltung, dessen Vorsitzende Staatsbeamte sind.* Min. des Innern und Arbeitsministerium	*Amtskörperschaften* und *Ortsfürsorge-verbände*
Sachsen	*Freistaat Sachsen*	*Landeswohlfahrts- und Jugendamt.* Arbeits- und Wohl-fahrtsministerium	*Bezirksfreie Städte und Bezirksverbände*
Baden	*Land Baden.* Die Kreise, soweit es sich um Armenfür-sorge handelt	*Min. des Innern*	*Gemeindeverbände* und *verbandsfreie Städte.* Für die Armenfürsorge *die Gemeinden*
Hessen	*Land Hessen*	*Min. für Arbeit und Wirtschaft* sowie *Min. des Innern*	*Kreise*, für die Armenpflege die *Gemeinden*
Mecklen-burg-Schwerin	*Freistaat Mecklen-burg*	*Landeswohlfahrtsamt*	*Städte und Ämter*
Mecklen-burg-Strelitz	”	”	*Städte und Ämter.* Für die Armenfürsorge: Gutsgemeinden und Gemeindezweckverbände
Oldenburg	Landesteil Olden-burg, Landesverbände Lübeck u. Birkenfeld	Min. der sozialen Fürsorge	*Amtsverbände, Landesverband Lübeck, Bürgermeistereien in Birkenfeld.* Armenpflege: *die Gemeinden*
Thüringen	*Land Thüringen*	*Min. für Inneres und Wirtschaft*	*Städte und Kreise*
Braun-schweig	*Land Braunschweig*	*Landesfürsorgeamt*	*Städte und Kommunalverbände*

sowie über das Zusammenarbeiten der Fürsorgebehörden mit der freien Wohlfahrtspflege.

Bezirksfürsorgebehörden	Zusammenarbeit der öffentlichen und privaten Wohlfahrtspflege
Die Organe der Kreiskommunalverbände und der kreisfreien Städte. Ihre Zusammensetzung wird durch Kreis- und Gemeindestatut geregelt, wie *die gesamte Fürsorge als Selbstverwaltungsangelegenheit aufgefaßt ist*	§ 19 der Ausführungsverordnung vom 17. April 1924 bestimmt: Die Verbände und Einrichtungen der freien Wohlfahrtspflege sind in möglichst weitem Umfange bei der Fürsorge zu beteiligen.
Gemeindebehörde, Bezirksamtmann	—
Oberamt	Artikel 30 der AV. vom 31. 3. 1924: Über die Zuziehung von Vertretern aus den Kreisen der freien Wohlfahrtspflege und der Fürsorgebedürftigen bei der Beratung über allgemeine Fürsorgemaßnahmen und bei der Entscheidung über Einzelgesuche bestimmen die beteiligten Ministerien das Nähere.
Wohlfahrts- u. Jugendämter	§ 11 des Wohlfahrtsgesetzes vom 28. März 1925 (Gesetzbl. S. 55) bestimmt: Der Aufbau der örtlichen Verwaltungsstelle wird durch Ortsgesetz oder Satzung des Selbstverwaltungskörpers (Gemeinde- oder Bezirksverband) geregelt, wobei die Mitarbeit der in der Gemeinde oder dem Bezirke in der Wohlfahrtspflege und Jugendfürsorge wirkenden amtlichen Stellen und freien Vereinigungen durch Heranziehung der dort tätigen erfahrenen und bewährten Männer und Frauen aller Volksschichten sicherzustellen ist. Diese Vereinigungen haben Anspruch auf zwei Fünftel der Zahl der nichtbeamteten Mitglieder.
Oberamtmann, Bezirksfürsorgestelle, Gemeindebehörde	§ 9 der AV. vom 29. 3. 1824: Dem Ministerium steht ein Landesausschuß für soziale Fürsorge zur Seite, in dem alle beteiligten öffentlich rechtlichen und karitativen Verbände vertreten sind.
Kreisdirektor, Oberbürgermeister, Bezirksfürsorgestelle	§ 13, 2 der AV. vom 29. 3. 1924: Die Fürsorgestellen sollen die Fürsorge in enger Fühlungnahme mit den Organen der freien Wohlfahrtspflege durchführen.
—	—
In den Städten der Staat, in den Kreisen der Landrat	Artikel 6 der AV. vom 27. 3. 1924: Enges und vertrauensvolles Zusammenarbeiten von öffentlicher und privater Wohlfahrtspflege ist anzustreben und zu fördern.
Oberbürgermeister, Gemeindevorstand	—
Kreisdirektoren u. Wohlfahrtsämter	—
Fürsorgeämter	§ 6 der AV. vom 29. 3. 1924: Bei dem Landesfürsorgeamt wird zu seiner Unterstützung und Beratung unter Beteiligung der freien Wohlfahrtspflege ein Landesausschuß für Wohlfahrtspflege gebildet.

Tabellarische Übersicht über die Landes- und Bezirksfürsorgeverbände und -behörden sowie

Land	Landesfürsorgeverband	Landesfürsorgebehörde	Bezirksfürsorgeverbände
Anhalt	Die Gesamtheit der Fürsorgeverbände: zusammengeschl. im *Landesfürsorgeverband Anhalt*	*Regierung, Abteil. des Innern*	Die Städte Dessau, Bernburg, Cöthen, Zerbst, der Kreiskommunalverband Ballenstedt und die Fürsorgezweckverbände Dessau-Land, Bernburg-Land, Cöthen-Land und Zerbst-Land
Schaumburg-Lippe	*Freistaat Schaumburg-Lippe*	Landeswohlfahrtsamt	Städte und Kreise
Lippe	Land Lippe	Regierung, Fürsorgeabteilung	Die Amts- und Stadtgemeinden
Waldeck	*Land Waldeck*	Landeswohlfahrtsamt	*Kreiskommunalverband*
Hamburg	*Staat Hamburg*	*Landeswohlfahrtsamt Hamburg*	*Stadt Hamburg, Stadt Cuxhaven und die Landherrenschaft Ritzebüttel, Bergedorf nebst Geesthacht und die Landherrenschaft Bergedorf,* endlich *die Landherrenschaften der Geest- und der Marschlande*
Bremen	*Land Bremen*	*Behörde für das Wohlfahrtswesen*	Die Stadtgemeinden Bremen, Bremerhaven und Vegesack sowie der Landkreis Bremen
Lübeck	*Staat Lübeck*	Der Senat	Die lübeckischen Gemeinden

Schaumburg-Lippe: Ausführungsverordnung usw. vom 4. April 1924 (Landesverordnungen S. 7).

Waldeck: Ausführungsverordnung usw. vom 7. Juni 1924 (Reg. Bl. S. 163).

Hamburg: Ausführungsverordnung usw. vom 28. März 1924 (Ges. und Verordn.-Bl. S. 231).

Bremen: Ausführungsverordnung usw. vom 20. Juli 1924 (Ges. Bl. S. 357).

Lübeck: Ausführungsverordnung usw. vom 28. März 1924 (Ges. und Verordn.-Bl. S. 215).

Als Träger der Fürsorge sind in der Reichsverordnung die *Landes- und Bezirksfürsorgeverbände* bestimmt. Organe der Fürsorgeverbände sind die Fürsorgebehörden. Sie führen in der Regel den Namen Wohlfahrts- oder Fürsorgeämter. In der vorstehenden tabellarischen Übersicht sind die Landes- und Bezirksfürsorgeverbände und die Fürsorgebehörden auf Grund der landesrechtlichen Ausführungsverordnungen zusammengestellt.

Als *Aufgaben* der Fürsorgeverbände bezeichnet die Reichsfürsorgeverordnung die *soziale Fürsorge für Kriegsbeschädigte und Kriegshinterbliebene,* für *Sozialrentner* und *Kleinrentner,* für *Schwerbeschädigte* und *Schwererwerbsunfähige,* für *hilfsbedürftige Minderjährige,* ferner die *Wochenfürsorge* und die *Armenfürsorge.*

Es wird unterschieden zwischen *vorläufig verpflichteten* und *endgültig verpflichteten Fürsorgeverbänden.* Zur *vorläufigen Fürsorge verpflichtet* ist jeweils derjenige Fürsorgeverband, in dessen Gebiet die Fürsorgebedürftigkeit eintritt. Zur *endgültigen Fürsorge verpflichtet* ist der Verband, in dessen Bezirk der Hilfsbedürftige seinen gewöhnlichen Aufenthalt hat. Unter gewöhnlichem Aufenthalt wird der Ort verstanden, der Mittelpunkt der Lebensbeziehungen einer Person ist. Familien sind von demjenigen Bezirksfürsorgeverband zu unterstützen, in dem sie wohnen und Aufenthalt haben. Die endgültige Fürsorge für uneheliche Kinder hat derjenige Bezirksfürsorgeverband zu übernehmen, in dessen Bezirk die Mutter 10 Monate vor der Geburt des Kindes ihren gewöhnlichen Aufenthalt gehabt hat. Das gleiche gilt für die uneheliche Mutter, die innerhalb von 6 Mo-

über das Zusammenarbeiten der Fürsorgebehörden mit der freien Wohlfahrtspflege (Forts.).

Bezirksfürsorgebehörden	Zusammenarbeit der öffentlichen und privaten Wohlfahrtspflege
Die Selbstverwaltungsorgane	—
Magistrate und Kreisausschüsse	—
Die Selbstverwaltungsorgane	—
Landrat, Kreiswohlfahrtsamt	—
Wohlfahrtsamt Hamburg und die Gemeindeverbände	—
Die Magistrate und im Landkreis die Landgemeinden	—
Die Selbstverwaltungsorgane	—

naten nach der Geburt des Kindes hilfsbedürftig wird, sofern die Hilfsbedürftigkeit nicht im Zusammenhange mit der Geburt steht.

Für Hilfsbedürftige, deren gewöhnlicher Aufenthalt nicht zu ermitteln ist, z. B. staatenlose Deutsche oder Ausländer, ist der Landesfürsorgeverband endgültig verpflichtet. Im übrigen bestimmen die Länder die Verteilung der Aufgaben auf Bezirks- und Landesfürsorgeverbände. In manchen Ländern ist die Fürsorge für Kriegshinterbliebene und Kriegsbeschädigte den Landesfürsorgestellen oder den Fürsorgeämtern übertragen. Die Armenpflege ist in einigen Ländern ausschließlich Aufgabe der Gemeinden (s. tabellarische Übersicht S. 410 ff.).

Über *Umfang und Maß der Fürsorge* ist folgendes bestimmt:

1. Allgemeine Fürsorge.

Im Falle der Hilfsbedürftigkeit ist als Mindestmaß der unentbehrliche Lebensunterhalt, besonders Obdach, Nahrung, Kleidung, die erforderliche Pflege in Krankheitsfällen und im Todesfalle ein angemessenes Begräbnis zu gewähren. Hilfsbedürftigen Schwangeren und Wöchnerinnen ist die erforderliche Fürsorge zu leisten; die Fürsorge für Minderjährige schließt entsprechend dem § 49 des Reichsjugendwohlfahrtsgesetzes die Erziehung und Erwerbsbefähigung mit ein.

2. Gehobene Fürsorge.

Den Kriegsbeschädigten, Kriegshinterbliebenen, Sozialrentnern, also den Personen, die durch den Krieg oder seine Nachwirkungen in Not geraten sind, soll eine ihren bisherigen Verhältnissen und ihrer sozialen Stellung berücksichtigende individualisierende Fürsorge zuteil werden.

3. Fürsorge für Personen, die infolge sittlichen Verschuldens unterstützungsbedürftig werden, Arbeitsscheue, Trinker usw.

Arbeitsfähige Personen, die infolge sittlichen Verschuldens der öffentlichen Fürsorge anheimfallen, oder Angehörige, zu deren Unterhalt sie verpflichtet

sind, der öffentlichen Fürsorge anheimfallen lassen, können in einer geeigneten
Anstalt untergebracht werden, wenn sie die Arbeit beharrlich ablehnen oder
sich ihrer Unterhaltspflicht beharrlich entziehen.

Die Fürsorgepflichtverordnung hat auch die *Mitarbeit der Organisationen
der freien Liebestätigkeit zum ersten Male gesetzlich gesichert* (s. tabellarische
Übersicht S. 411 und 413).

Das *Reichsjugendwohlfahrtsgesetz* vom 14. Juni 1922 will die Zusammenfassung der Jugendwohlfahrtspflege von Reich, Staat, Gemeinde und privater
Fürsorge zu einer organisch und zielbewußt arbeitenden, umfassenden Fürsorge
im Interesse des deutschen Kindes, dessen Recht auf Erziehung zur leiblichen,
seelischen und gesellschaftlichen Ertüchtigung im Gesetz ausdrücklich anerkannt ist.

Träger dieser Fürsorge sind die *Jugendämter*, die von den Gemeinden oder
Gemeindeverbänden entweder als selbständige Gemeindeverwaltungsstellen oder
als Unterabteilung schon bestehender Gemeindestellen einzurichten sind. Des
weiteren sind Träger der Fürsorge die *Landesjugendämter*.

Die *Jugendämter* haben folgende Aufgaben: 1. Schutz der Pflegekinder
(Haltekinder, Ziehkinder). 2. Mitwirkung im Vormundschaftswesen. Das Jugendamt ist Gemeindewaisenrat und übernimmt die Vormundschaft für jedes in
seinem Bezirk geborene uneheliche Kind. 3. Die Fürsorge für hilfsbedürftige
minderjährige Hilfsbedürftige. 4. Die Mitwirkung bei der Schutzaufsicht und
der Fürsorgeerziehung.

Reich und Länder sind allerdings nicht verpflichtet, solche Bestimmungen des
Reichsjugendwohlfahrtsgesetzes durchzuführen, die neue Aufgaben und wesentliche Erweiterungen bereits bestehender Aufgaben enthalten. Auch hat das Reich
die landesrechtlichen Stellen von folgenden Aufgaben entbunden: Mitwirkung bei
der Beaufsichtigung bei der Arbeit von Kindern und jugendlichen Arbeitern,
bei der Fürsorge von Kriegswaisen und Kriegsbeschädigtenkindern, endlich bei
der Jugendhilfe der Polizeibehörden. Andererseits werden den Jugendämtern
im Gesetz folgende Aufgaben zur Förderung empfohlen: Beratung in Angelegenheiten der Jugendlichen, Mutterschutz vor und nach der Geburt, Säuglings- und
Kleinkinderschutz, Wohlfahrt der im schulpflichtigen Alter stehenden Jugend
außerhalb des Unterrichts, Wohlfahrt der schulentlassenen Jugend.

Den *Landesjugendämtern* liegt es ob, gemeinsame Richtlinien für die Jugendämter ihres Bezirkes aufzustellen, Anregungen für Zusammenarbeit mit den
freien Vereinigungen zu geben und für einheitliche Durchführung des Gesetzes
in ihrem Bezirke zu sorgen.

Das Gesetz über *den Ausbau der Angestellten- und Invalidenversicherung und
über Gesundheitsfürsorge in der Reichsversicherung* vom 25. Juli 1925 (RGBl. I,
S. 157) ist deshalb besonders bemerkenswert, weil es zum erstenmal den Begriff
der „*Gesundheitsfürsorge*" in der Reichsgesetzgebung erscheinen läßt und weil es
ebenfalls zum erstenmal durch die Reichsgesetzgebung die Reichsregierung verpflichtet, *vor dem Erlaß von Richtlinien über die Gesundheitsfürsorge in der Reichsversicherung nicht nur die Versicherungsträger, sondern auch die Ärzte zu hören.*
Abschnitt e dieses Gesetzes, der die Überschrift trägt: „Gesundheitsfürsorge in
der Reichsversicherung" bestimmt: „Die Reichsregierung kann nach Anhörung
der Versicherungsträger und der Ärzte oder ihrer Spitzenverbände mit Zustimmung des Reichsrates und eines achtgliedrigen Ausschusses des Reichstages
Richtlinien erlassen betr. das Heilverfahren in der Reichsversicherung und die
allgemeinen Maßnahmen der Versicherungsträger zur Verhütung des Eintritts
vorzeitiger Berufsunfähigkeit oder Invalidität oder zur Hebung der gesundheit-

lichen Verhältnisse der versicherten Bevölkerung. Diese Richtlinien sollen ferner das Zusammenwirken der Träger der Reichsversicherung untereinander und mit den Trägern der öffentlichen und freien Wohlfahrtspflege auf dem Gebiete des Heilverfahrens und der sozialen Hygiene regeln."

Damit ist eine gesetzliche Grundlage geschaffen für die Einrichtung einer zielbewußten und systematischen, einer einheitlichen Organisation der Gesundheitsfürsorge überhaupt.

Organisation der Gesundheitsfürsorge in den einzelnen Ländern.

Die staatliche technische Aufsicht über die Gesundheitsfürsorge fällt in der *Orts- oder Kreisinstanz* den *staatlichen Gesundheitsbeamten* (Kreisarzt, Bezirksarzt, Stadtarzt, Gewerbearzt usw.) zu, die den *unteren Verwaltungsbehörden* (Landrat, Bezirksamtmann, Amtshauptmann, Oberamtmann, Oberbürgermeister, Gewerbeaufsichtsbeamter usw.) beigegeben sind. In dieser Instanz ist das *Wohlfahrtsamt*, das Jugendamt, das Gesundheitsamt diejenige Selbstverwaltungsbehörde, die die Gesundheitsfürsorge praktisch betreibt. Der staatliche Gesundheitsbeamte ist meist als Referent oder als Mitglied des Beirats an dieser praktischen Arbeit beteiligt. Die *mittlere Instanz* wird durch die *höhere Verwaltungsbehörde* (Regierungspräsident, Bezirkspräsident usw.) gebildet, der ein ärztlicher Gesundheitsbeamter (Regierungs- und Medizinalrat, Medizinalreferent usw.) als Facharbeiter beigegeben ist. Die *Zentralinstanz* ist in den Ländern durch das zuständige Ministerium gebildet. In Preußen ist noch eine Zwischeninstanz zwischen höherer Verwaltungsbehörde und dem Ministerium eingeschoben (Oberpräsident, mit dem das Provinzialwohlfahrtsamt, das Landesjugendamt arbeitet).

Preußen.

In der Kreis- und Ortsinstanz ist der Träger der staatlichen Gesundheitsfürsorge der *Landrat* oder in kreisfreien Städten der *Oberbürgermeister*, ihm zur Seite steht der *Kreisarzt* als staatlicher Gesundheitsbeamter, und als kommunale Behörde das Wohlfahrtsamt (Jugendamt, Gesundheitsamt). In der mittleren Instanz übt die Aufsicht über die Gesundheitsfürsorge aus der *Regierungspräsident* mit seinem Medizinalreferenten, dem *Regierungs- und Medizinalrat*. Seit dem Beschluß des Staatsministeriums vom 9. September 1921 ist für die Gewerbehygiene, auch für die gesundheitliche Fürsorge der Arbeitnehmer in gewerblichen Betrieben[1]) bei der unteren und mittleren Instanz ein besonderer Gesundheitsbeamter, der *Gewerbemedizinalrat*, bestellt, vorläufig fünf für das ganze Land. Für den Bereich seiner Provinz hat der *Oberpräsident* die Bearbeitung der gesundheitsfürsorgerischen Fragen. Ihm zur Seite steht das *Landesjugendamt*

---

[1]) Von besonderer Bedeutung für die Gesundheitsfürsorge in gewerblichen Betrieben ist die Verordnung des Reichsarbeitsministers über *Ausdehnung der Unfallversicherung auf gewerbliche Berufskrankheiten* vom 12. Mai 1925 (RGBl. I S. 69), weil sie die Ärzte allgemein vor ganz neue und nicht leichte Aufgaben stellt. Nach ihr ist der Betriebsunternehmer verpflichtet, jede in seinem Betriebe vorkommende Berufserkrankung, die den Erkrankten für mehr als 3 Tage völlig oder teilweise arbeitsunfähig macht oder an der er gestorben ist, dem Versicherungsamt des Betriebssitzes und der zuständigen Berufsgenossenschaft binnen 3 Tagen nach dem Tage anzuzeigen, an dem der Unternehmer die Erkrankung oder den Tod erfahren hat. Auch der Arzt, der den Versicherten wegen einer gewerblichen Berufskrankheit behandelt, ist verpflichtet, die Erkrankung dem Versicherungsamt unverzüglich anzuzeigen.

Anzeigevordrucke sind beim Versicherungsamt zu haben. Zu den gewerblichen Berufskrankheiten gehören:

1. Erkrankungen durch *Blei* oder seine Verbindungen, durch *Phosphor*, durch *Quecksilber* oder seine Verbindungen, durch *Arsen* oder seine Verbindungen, durch *Benzol* oder seine Homologen, durch *Nitro-* und *Amidoverbindungen* der aromatischen Reihe, durch

oder auch, wo ein solches vorhanden ist, das *Provinzialwohlfahrtsamt*. Die Zentralinstanz bildet das *Ministerium für Volkswohlfahrt* mit seinen drei Abteilungen:
Volksgesundheit, Wohnungswesen und Wohlfahrtspflege. Die Gesundheitsfürsorge, soweit die staatliche Beaufsichtigung und die Unterstützung durch Beihilfen in Betracht kommt, bearbeitet die *Volksgesundheitsabteilung* (früher Medizinalverwaltung). Die beiden anderen Abteilungen wirken in Angelegenheiten
der Wohnungsfürsorge und der allgemeinen Wohlfahrtspflege entsprechend maßgebend mit.

Dem Ministerium für Volkswohlfahrt steht als beratendes Organ in allen
Fragen des öffentlichen Gesundheitswesens und der sozialhygienischen Fürsorge
sowie in den damit zusammenhängenden Fragen der ärztlichen, zahnärztlichen
und pharmazeutischen Wissenschaft der durch Staatsministerialbeschluß vom
30. April 1921 gebildete „*Landesgesundheitsrat*" zur Seite, der zugleich die oberste
gutachtliche Instanz für ärztliche, zahnärztliche und pharmazeutische Fragen
in Rechtsstreitigkeiten ist. Der Landesgesundheitsrat erfüllt zugleich die praktischen Aufgaben der drei früheren Gutachterkollegien: Wissenschaftliche Deputation für das Medizinalwesen, Technische Kommission für die pharmazeutischen Angelegenheiten und Apothekerrat. Der Landesgesundheitsrat besteht
zur Zeit aus dem Präsidenten, seinem Stellvertreter und 118 Mitgliedern, die
allen sachverständig beteiligten und gesundheitlich interessierten Kreisen der
Bevölkerung entnommen sind.

Für die laufende Arbeit des Landesgesundheitsrates sind 12 Ausschüsse gebildet, und
zwar für a) das Heilwesen einschließlich der Aus- und Fortbildung der Ärzte, Zahnärzte,
Apotheker und der übrigen Medizinalpersonen; b) das Gesundheitswesen (Nahrungsmittel-,
Wohnungshygiene, Wasserversorgung, Beseitigung der Abfallstoffe usw.); c) die Seuchenbekämpfung; d) die Arzneiversorgung; e) die gerichtliche und soziale Medizin sowie die
gerichtliche Psychiatrie; f) die Gesundheitsfürsorge (soziale Hygiene); g) die Gewerbehygiene
und die gesundheitliche Arbeiterfürsorge; h) die Schulgesundheitspflege; i) das Bevölkerungs-
wesen und die Rassenhygiene; k) die Prüfung der Ärzte zur Erlangung der Befähigung für
die Anstellung als beamteter Arzt; l) für Leibesübungen; m) für Rettungswesen und
Erste Hilfe.

Der Minister für Volkswohlfahrt ist befugt, noch andere Ausschüsse nach
Bedarf zu bilden und bestimmte Geschäfte besonderen Unterausschüssen zu
übertragen. Auch können zu den Verhandlungen noch andere Sachverständige
mit Genehmigung des Ministers zugezogen werden.

Ein beratendes Organ, nach dem die Zusammensetzung des Landesgesundheitsrates gebildet ist, besteht in Preußen bereits seit 1901 auch in der Lokalinstanz, das ist die *Gesundheitskommission*, die in allen Gemeinden mit mehr
als 5000 Einwohnern und in allen Kur- oder Badeorten gemäß den in der Städte-
oder Landgemeindeordnung für die Bildung von Deputationen (Kommissionen,
Ausschüssen) vorgeschriebenen Bestimmungen gebildet sein muß und die Auf-

---

Schwefelkohlenstoff, Erkrankungen an *Hautkrebs* durch Ruß, Paraffin, Teer, Anthracen, Pech
und verwandte Stoffe *in Betrieben, in denen Versicherte regelmäßig der Einwirkung der vor-
bezeichneten Stoffe ausgesetzt sind.*

2. *Grauer Star* bei *Glasmachern* in Glashütten.

3. Erkrankungen durch *Röntgenstrahlen* und andere strahlende Energie in Betrieben,
in denen Versicherte der Einwirkung von Röntgenstrahlen oder anderer strahlender Energie
ausgesetzt sind.

4. *Wurmkrankheit* der Bergleute im Betriebe des Bergbaues.

5. *Schneeberger Lungenkrankheit* im Betriebe des Erzbergbaues im Gebiete von Schnee-
berg (Freistaat Sachsen).

Wird die Erkrankung auf eine plötzliche, innerhalb einer Arbeitsschicht sich voll-
ziehende schädliche Einwirkung zurückgeführt, so handelt es sich um einen Betriebsunfall,
den der Betriebsunternehmer wie bisher der Polizeibehörde und der zuständigen Berufsgenossenschaft anzuzeigen hat.

gabe hat, das Laienelement neben den Sachverständigen an der Gesundheitspflege zu beteiligen, sich von den gesundheitlichen Verhältnissen der Gemeinde
Kenntnis zu verschaffen und die Maßnahmen der Polizeibehörde auf gesund-
heitlichem Gebiete zu unterstützen. Der staatliche Gesundheitsbeamte kann an
allen Sitzungen mit beratender Stimme teilnehmen, die Zusammenberufung
jederzeit beantragen und muß in der Sitzung jederzeit gehört werden.

Von den in neuerer Zeit auf dem Gebiete der Gesundheitsfürsorge in Preußen
erlassenen Gesetzen sollen drei kurz skizziert werden, da sie für die anderen
Länder vorbildlich geworden sind:

1. Das *Hebammengesetz* vom 20. Juli 1922 (GS. S. 179), das die Sicherstellung
der für die Kleinkinderfürsorge wichtigen Hebammen bezweckt.

2. Das *Gesetz zur Bekämpfung der Tuberkulose* vom 4. August 1923 (GS.
S. 374 und 376).

3. Das *Ausführungsgesetz zum Reichsgesetz für Jugendwohlfahrt* vom 29. März
1924 (GS. S. 180).

A 1. Das *Hebammengesetz* führt zur Beschränkung der Niederlassungs-
freiheit eine besondere behördliche *Niederlassungsgenehmigung* neben dem nach
der Reichsgewerbeordnung erforderlichen Prüfungszeugnisse ein, ferner die *Gewährung eines Mindesteinkommens*, das je nach der Geldentwertung und Teuerung
gleitend mit den Beamtengehältern und Teuerungszulagen sich verändert. Des
weiteren wird die *Pflicht der Anstellung von Bezirkshebammen* mit der Gewährung
eines Mindesteinkommens und eines ausreichenden Ruhegehaltes für alle Stadt-
und Landkreise festgelegt, wo es nicht gelingt, im Wege der Niederlassungsgenehmigung eine genügende Zahl tüchtiger Hebammen zu gewinnen.

Endlich werden *Kreishebammenstellen* und *Provinzialhebammenstellen* geschaffen, die die Anhörung und Beteiligung der Hebammen und ihrer Pflegebefoh-
lenen, der Mutter, bei allen wichtigen Angelegenheiten des Hebammengesetzes
gewährleisten sollen. Sie setzen sich zusammen aus mehreren freigewählten Hebammen und Müttern des Kreises, einem Vertreter des Kreisausschusses oder des Ge-
meindevorstandes in kreisfreien Städten (bei der Provinzialhebammenstelle: des
Provinzialausschusses) dem Kreisarzt (Provinzialstelle: einem Regierungs- und
Medizinalrat) und zwei Vertretern der öffentlichen Krankenversicherung. Hierzu
tritt in der Provinzialhebammenstelle noch ein Direktor einer Hebammenlehranstalt oder wenn in dem Gebiete der Stelle keine solche Anstalt vorhanden ist,
ein Frauenarzt oder eine Frauenärztin. Diese Hebammenstellen müssen von der
Aufsichtsbehörde bei bestimmten Angelegenheiten gutachtlich gehört werden,
so z. B. vor der Abgrenzung und Abänderung von Niederlassungsgebieten und
Hebammenbezirken, vor der Erteilung und Zurücknahme einer Niederlassungsgenehmigung, vor der Erteilung der Genehmigung zu einer anderen Erwerbstätigkeit
an die Hebamme, vor der Einleitung eines Strafverfahrens gegen eine Hebamme,
vor dem Erlaß einer Gebührenordnung, bei Beschwerden über die Provinzial-
hebammenlehranstalt u. a. Der Landtag hat einen *größeren Betrag* bereitgestellt,
um zu den durch das Bezirkshebammenwesen entstehenden Kosten beizutragen.

A 2. Das preußische *Tuberkulosegesetz* wurde nötig, weil das Reichsseuchen-
gesetz und das preußische Ausführungsgesetz dazu (Gesetz betr. die Bekämpfung
übertragbarer Krankheiten vom 28. August 1905, GS. S. 373) leider eine Anzeigepflicht für tuberkulose Erkrankungen nicht vorschreibt, sondern nur eine solche
für Todesfälle von Lungen- und Kehlkopftuberkulose, und weil der fürsorgerische und pflegerische Gedanke der Tuberkulosebekämpfung immer dringender
eine gesetzliche Regelung erforderte.

Durch das preußische Tuberkulosegesetz und die Ausführungsbestimmungen sind nunmehr auf die Anregung des verdienten Ministerialdirektors

im preußischen Wohlfahrtsministerium, Prof. Dr. Gottstein, folgende Vorschriften in Kraft gesetzt: Anzeigepflichtig sind außer den Todesfällen auch alle *ansteckenden Erkrankungen an Lungen- und Kehlkopftuberkulose.* Als *ansteckend* sind anzusehen 1. jeder Fall klinisch nachgewiesener Kehlkopftuberkulose, auch wenn Tuberkelbacillen im Auswurf nicht nachgewiesen sind. 2. jeder Fall von Lungentuberkulose, bei dem Bacillen im Auswurf nachgewiesen sind, oder bei dem der bisherige Verlauf und der klinische Befund erwarten lassen, daß bacillenhaltiger Auswurf entleert wird. Hier sind solche Fälle gemeint, bei denen ein ungünstiger Allgemeinzustand durch Gewichtsabnahme, febrile oder subfebrile Körperwärme sich kennzeichnet, oder ein dauernder Husten bei klinisch sicher nachgewiesenen Verdichtungsherden des Lungengewebes (Dämpfung, kleinblasige Rasselgeräusche) besteht, oder wo durch Röntgenbefund tuberkulöse Herde in der Lunge und den zugehörigen Bronchialdrüsen bei gleichzeitiger positiver Tuberkulinprobe nachgewiesen sind.

Während im Gesetz betreffend die Bekämpfung übertragbarer Krankheiten für die Todesfälle an Lungen- und Kehlkopftuberkulose 1. der zugezogene Arzt, 2. der Haushaltungsvorstand, 3. jede sonst mit der Behandlung oder Pflege des Erkrankten beschäftigte Person, 4. derjenige, in dessen Wohnung oder Behausung der Erkrankungs- oder Todesfall sich ereignet hat, 5. der Leichenschauer, und zwar bei 2×5 in der vorstehenden Reihenfolge, zur Anzeige verpflichtet sind, hat das *Tuberkulosegesetz für die Erkrankungen ausschließlich den zugezogenen Arzt zur Anzeige verpflichtet,* und zwar bei Erkrankungen innerhalb 8 Tagen, bei Todesfällen innerhalb 24 Stunden, um die Wohnungsdesinfektion schleunigst vornehmen zu können. Meldepflichtig ist ferner der Wohnungswechsel solcher Kranker, die an tuberkulöser ansteckender Lungen- und Kehlkopferkrankung leiden, zur Meldung verpflichtet ist der Haushaltungsvorstand und, wenn mit der Wohnungsänderung auch der Haushaltungsvorstand wechselt, der bisherige Haushaltungsvorstand unverzüglich nach erlangter Kenntnis vom beabsichtigten Wohnungswechsel unter Angabe der alten und der neuen Wohnung. Bei Erkrankungen und Todesfälle, die sich in Kranken-, Entbindungs-, Pflege-, Gefangenen- und ähnlichen Anstalten ereignen, ist der Anstaltsvorsteher oder die von der zuständigen Stelle damit beauftragte Person innerhalb 24 Stunden zur Meldung verpflichtet.

Die Meldungen gehen an die staatlichen Gesundheitsbeamten (Kreisarzt). Der Minister für Volkswohlfahrt kann genehmigen, daß die Anzeige oder Meldung an *geeignete Gesundheitsämter, Wohlfahrtsämter oder Fürsorgestellen gerichtet wird.* Zur Zeit sind in ganz Preußen 34 derartige abweichende *Meldestellen* zugelassen. Als Voraussetzungen für die Anerkennung als Meldestelle wird ein bestimmter Umfang des Fürsorgebezirks (wenigstens 75000 Einwohner), eine ärztliche, möglichst fachärztliche Leitung, ausreichende Ausstattung mit den erforderlichen diagnostischen Hilfsmitteln (einschl. Röntgenapparat) und Büroeinrichtungen. Die anerkannten Meldestellen haben die Meldungen an den beamteten Arzt weiterzugeben, anderseits hat der beamtete Arzt die bei ihm unmittelbar einlaufenden Meldungen an die zuständigen Fürsorgestellen, soweit sie nicht als Meldestellen anerkannt sind, zu übermitteln. Die Anzeige vom Wohnungswechsel eines Kranken haben der beamtete Arzt und die bisher zuständige Fürsorgestelle auszutauschen und an die für die neue Wohnung des Kranken zuständige Meldestelle weiterzugeben.

Die zuständige bakteriologische Untersuchungsstelle hat über jede Untersuchung des Auswurfs auf Tuberkelbacillen dem einsendenden Arzt und über jeden positiven Befund der zuständigen Meldestelle Mitteilung zu machen. Die Meldungen können mündlich oder schriftlich erstattet werden. Für die schriftlichen Meldungen haben die Kreise auf Verlangen Meldekarten unentgeltlich abzugeben. Die Portokosten trägt der Staat. Die Meldestellen haben die positiven bakteriologischen Untersuchungsbefunde allmonatlich den Fürsorgestellen und dem zuständigen Kreisarzt bekanntzugeben, wenn dieser nicht selbst Meldestelle ist.

Nach § 8 des Gesetzes kann die Polizeibehörde auf Antrag des beamteten oder behandelnden Arztes oder der anerkannten Meldestelle eine Desinfektion nach den Vorschriften der Desinfektionsordnung veranlassen. Die Kosten hierfür werden auf Antrag aus öffentlichen Mitteln bestritten. Die Fürsorgestellen für Lungenkranke haben die für notwendig erachteten Fürsorgemaßnahmen möglichst im Benehmen mit dem behandelnden Arzte zu treffen. Soweit die Gemeinden oder andere Stellen in Anspruch zu nehmen sind, haben die Fürsorgestellen entsprechende Anträge zu stellen. Als Fürsorgemaßnahmen kommen in Betracht:

1. Belehrung der Kranken und seiner Umgebung.

2. Schutz der Familienangehörigen und der sonstigen Umgebung vor Ansteckung und vorbeugende Behandlung der Bedrohten.

3. Verhütung der Weiterverbreitung der Krankheit in der beruflichen Tätigkeit des Erkrankten.

4. Die notwendige Behandlung des Erkrankten und wenn nötig dessen Unterbringung in einem Krankenhause oder in einer Lungenheilstätte.

Ist eine Fürsorgestelle, die die entsprechenden Anträge stellen müßte, nicht vorhanden, so liegt dem beamteten Arzt die Pflicht ob, die Anträge zu stellen. In diesem Falle hat der beamtete Arzt sich mit dem behandelnden Arzt über die Maßnahmen zur Verhütung der Weiterverbreitung der Krankheit und zur Fürsorge für den Kranken und seine Familie zu „*besprechen*".

Die Ausführungsbestimmungen fordern endlich ausdrücklich eine *planvolle Zusammenarbeit* der beamteten Ärzte und der Fürsorgestellen mit gegenseitiger zweckentsprechender Unterstützung. Sie tragen ihnen auf, mit den Vertretern aller Behörden und Einrichtungen zusammenzuwirken, denen die Bekämpfung der Tuberkulose obliegt, um diesen Kampf durch zielbewußte Arbeitsgemeinschaft so erfolgreich wie möglich zu gestalten.

Ad 3. *Das preußische Ausführungsgesetz zum Reichsgesetz für Jugendwohlfahrt* ist für die Organisation der Gesundheitsfürsorge in Preußen von erheblicher Bedeutung. Es erklärt *die Aufgaben der öffentlichen Jugendwohlfahrt* mit Ausnahme der Ausführung der Fürsorgeerziehung *als Selbstverwaltungsangelegenheiten der Gemeinden und Gemeindeverbände.* Für jeden Stadt- und jeden Landkreis ist ein *Jugendamt* zu errichten. In der Stadtgemeinde Berlin ist für jeden Verwaltungsbezirk ein Jugendamt (Bezirksjugendamt) zu errichten. Innerhalb eines Landkreises können auf Antrag von Gemeinden oder Gemeindeverbänden (rheinische Land-Bürgermeistereien, westfälische Ämter) von mehr als 10000 Einwohnern, in der Provinz Hannover auch auf Antrag selbständiger Städte für diese durch Beschluß des Kreisausschusses besondere Jugendämter errichtet werden. Gegen die die Errichtung ablehnende Entscheidung des Kreisausschusses steht den Antragstellern die Beschwerde an den Bezirksausschuß zu, der endgültig entscheidet. Ist ein besonderes Jugendamt errichtet, so können ihm weitere Gemeinden, Landbürgermeistereien und Ämter auf Grund des Zweckverbandsgesetzes vom 19. Juli 1911 angegliedert werden.

Für Zusammensetzung, Verfassung und Verfahren der *Jugendämter* sind vorbehaltlich der folgenden Bestimmungen die auf Grund der Gemeindeverfassungsgesetze zu erlassenden Satzungen maßgebend, die der Bestätigung durch die Beschlußbehörde bedürfen: Dem Jugendamte müssen angehören 1. ein bis vier leitende Beamte des Selbstverwaltungskörpers, unter ihnen der Vorsitzende, der bei Stimmengleichheit den Ausschlag gibt. Diese Mitglieder, unter denen sich der leitende Fachbeamte des Jugendamtes befinden muß, werden vom Vorstande des Selbstverwaltungskörpers bestimmt.

2. Höchstens die fünffache Zahl (mindestens zehn) von in der Jugendwohlfahrt erfahrenen und bewährten Männern und Frauen.

Zwei Fünftel dieser Zahl (2) werden vom Vorstande des Selbstverwaltungskörpers auf Grund von Vorschlägen ernannt, die von den *freien Vereinigungen* zu machen sind, *welche sich ganz oder vorwiegend mit der Förderung der Jugendwohlfahrt befassen oder der Jugendbewegung dienen, soweit sie in dem Bezirke wirken, für den das Jugendamt errichtet ist.* Die Vereinigungen haben wenigstens die doppelte Anzahl der auf sie entfallenden Vertreter vorzuschlagen; die Vorgeschlagenen müssen die Wählbarkeit für Ehrenämter des Selbstverwaltungskörpers besitzen. Über die Zulassung der Vereinigungen zur Ausübung des Vorschlagsrechts und die Zahl der von ihnen zu bestellenden Vertreter entscheidet der Vorstand des Selbstverwaltungskörpers. Bei der Entscheidung ist auf die Bedeutung der Vereinigungen für die Jugendwohlfahrtspflege Rücksicht zu nehmen. Gegen die Entscheidung können die Vorschlagsberechtigten sowie die Vereinigungen, deren Vorschlagsrecht abgelehnt ist, binnen zwei Wochen Beschwerde beim Regierungspräsidenten erheben.

Unter den verbleibenden drei Fünfteln müssen sich befinden je ein evangelischer und ein katholischer Geistlicher, soweit Kirchengemeinden dieser Bekenntnisse im Bezirke vorhanden sind, sowie ein Rabbiner, soweit Synagogengemeinden im Bezirke vorhanden sind, und der Rabbiner im Bezirk ansässig ist, sowie zwei Lehrpersonen Lehrer und Lehrerin). Die vorbenannten geistlichen Mitglieder werden von den zuständigen Stellen der betreffenden Religionsgesellschaften ernannt oder gewählt, die Lehrpersonen werden von der Vertretung des Selbstverwaltungskörpers nach Mehrheitsbeschluß gewählt. Im übrigen werden die in der Jugendwohlfahrt erfahrenen Männer und Frauen von der Vertretung des Selbstverwaltungskörpers auf Grund der für die Wahlen von Ehrenbeamten geltenden Vorschriften gewählt.

Soweit sie nicht schon auf Grund vorstehender Bestimmungen Mitglieder des Jugendamts sind, sind zur Teilnahme an seinen Sitzungen berechtigt und haben in ihnen beratende Stimme: *der Kreisschulrat, Kreisarzt, Gewerberat und der Vormundschaftsrichter.* Sind mehrere solcher Beamten im Bezirk angestellt, so erfolgt die Auswahl durch die vorgesetzte Dienstbehörde. Diesen vier genannten Teilnehmern steht gegen die Gemeinden und Gemeindeverbände ein Anspruch auf Vergütung für die Teilnahme an den Sitzungen nicht zu.

Die Amtsdauer der Mitglieder des Jugendamts beträgt vier Jahre. Mit dem Ablaufe dieser Frist endet auch das Amt der Ersatzleute.

In den *Stadtjugendämtern* regelt sich der Vorsitz und die Stellvertretung des Vorsitzenden nach den Vorschriften der Städteordnung über Deputationen und Kommissionen. Die Satzungen der *Berliner Bezirksjugendämter* werden durch Ortsgesetz geregelt. In den Bezirksjugendämtern haben Bezirksbürgermeister, Bezirksämter und Bezirksversammlungen die Befugnisse der entsprechenden städtischen Stellen.

In den *Kreisjugendämtern* führt den Vorsitz der Landrat als Vorsitzender des Kreisausschusses. Der Stellvertreter im Vorsitze wird, soweit die Satzung nichts Abweichendes bestimmt, vom Kreisausschusse gewählt. Wird Gemeinden oder Gemeindeverbänden von mehr als 10000 Einwohnern oder selbständigen Städten der Provinz Hannover, für die kein besonderes Jugendamt errichtet ist, durch die Satzung des Kreisjugendamts das Recht der Vertretung zugebilligt, so haben die Berechtigten Anspruch auf Berufung der von ihnen zu bezeichnenden

Vertreter. In Landgemeinden rheinischer Landbürgermeistereien und westfälischen Ämtern regelt sich der Vorsitz und dessen Stellvertretung nach der Gemeindeordnung. Die Stellvertretung kann durch die Satzung anderweit geregelt werden.

In Gemeinden und Gemeindeverbänden, in denen ein Jugendamt zu errichten ist, und in denen ein *Wohlfahrtsamt* oder *eine andere der Wohlfahrtspflege dienende geeignete Stelle der Selbstverwaltung* besteht oder errichtet wird, können durch Satzung die Aufgaben des Jugendamts dieser Stelle oder einem Ausschusse dieser Stelle im Rahmen der nach Maßgabe der Gemeindeverfassungsgesetze diesen Amtsstellen oder Ausschüssen zustehende Befugnisse übertragen werden. Jedoch muß die Zusammensetzung der Stelle oder des Ausschusses, soweit es sich um die Wahrnehmung der Aufgaben des Jugendamtes handelt, den obengenannten Erfordernissen entsprechen. In der Stadtgemeinde Berlin können in jedem Verwaltungsbezirk, in dem ein Wohlfahrtsamt oder eine andere der Wohlfahrtspflege dienende geeignete Stelle der Bezirksverwaltung besteht, durch Ortsgesetz die Aufgaben des Jugendamts dieser Stelle oder einem Ausschusse dieser Stelle übertragen werden.

Die Übertragung der gesundheitlichen Aufgaben eines Jugendamtes auf ein Gesundheitsamt oder eine entsprechende Behörde erfolgt durch Satzung des Selbstverwaltungskörpers. Sie ist auch zulässig, wenn das Gesundheitsamt oder die entsprechende Behörde im Rahmen eines Wohlfahrtsamts besteht. Verbleiben die gesundheitlichen Aufgaben beim Jugendamte, so ist bei ihrer Bearbeitung ein Arzt zuzuziehen.

Die Provinzialverbände, in der Provinz Hessen-Nassau die Regierungsverbände Wiesbaden und Cassel, der Kommunalverband der Hohenzollernschen Lande und die Stadtgemeinde Berlin können ein *Landesjugendamt* errichten, dessen Aufgaben auch einem bei den genannten Kommunalverbänden errichteten Landeswohlfahrtamt oder einer bei diesem errichteten anderen der Wohlfahrtspflege dienenden Stelle übertragen werden können. In das Landesjugendamt sind Vertreter von Jugendämtern und Justizbehörden zu berufen. Die Beteiligung von Sachverständigen auf dem Gebiete der Schule, der Heilkunde und der Gewerbeaufsicht mit wenigstens beratender Stimme ist sicherzustellen. Im übrigen richten sich Zusammensetzung, Verfassung und Verfahren der Landesämter nach dem Gemeindeverfassungsrechte.

Das Gesetz ist am 1. April 1924 in Kraft getreten.

Bayern.

Die *Bezirksfürsorgeverbände* sind die kreisunmittelbaren Städte und die Bezirke. In mittelbaren Gemeinden für die Armenfürsorge und für hilfsbedürftige Minderjährige: die Ortsfürsorgeverbände. Als *Landesfürsorgeverband* gilt für die ihm zugewiesenen Aufgaben der Kreis, im übrigen der Staat.

Die staatlichen Gesundheitsbeamten in der Orts- und Kreisinstanz sind die *Bezirksärzte*, die der unteren Verwaltungsbehörde (Bezirksamt, Stadtmagistrat, Bezirksamtmann) beigegeben sind. Sie arbeiten mit den Wohlfahrts- und Jugendämtern Hand in Hand. Wie in Preußen sind auch in Bayern für die Gemeinden *Gesundheitskommissionen* zur kollegialen Prüfung gesundheitlicher Verhältnisse und Maßnahmen vorgesehen. Auch die obere Verwaltungsbehörde (die Kreisregierung) hat einen staatlichen Gesundheitsbeamten in dem *Obermedizinalrat*. Diesem ist als kollegiales beratendes Organ der *Kreismedizinalausschuß* beigegeben.

In der Zentralinstanz in Bayern sind an der Gesundheitsfürsorge zwei Ministerien beteiligt: a) das *Ministerium des Innern*, dem die öffentliche Gesundheitspflege einschließlich der Gesundheitsfürsorge und die Jugendfürsorge unterstellt sind. Beigegeben sind ihm der *Obermedizinalausschuß* als oberstes Gutachterorgan in gesundheitlichen Fragen und das *Landesjugendamt.* b) Das *Ministerium für soziale Fürsorge,* dem die Bearbeitung der Kriegsbeschädigten- und Hinterbliebenenfürsorge, die Erwerbslosenfürsorge, die Berufsberatung, Gewerbehygiene und Arbeiterfürsorge, die soziale Versicherung sowie die Wohnungsfürsorge übertragen ist. Bei diesem Ministerium ist auch ein *Landesgewerbearzt* angestellt als gesundheitlicher Berater der Gewerbeaufsichtsbeamten.

Sachsen.

In der unteren Instanz (Amtshauptmannschaft, der ein Medizinalpolizeibezirk entspricht) ist der *Bezirksarzt* der staatliche Gesundheitsbeamte. Durch das Gesetz vom 28. März 1925 (Gesetz- u. Verordnungsblatt S. 55) — *Wohlfahrtspflegegesetz, zugleich Ausführungsgesetz zum Reichsgesetz für Jugendwohlfahrt und zur Reichsverordnung über die Fürsorgepflicht* — ist in Sachsen die Gesundheitsfürsorge gesetzlich geregelt. Zur Wohlfahrtspflege im Sinne dieses Gesetzes gehören die Fürsorge nach § 1 der Reichsfürsorgepflichtverordnung, die Förderung der Jugendwohlfahrt, die Gefährdetenfürsorge, die Bekämpfung der Geschlechtskrankheiten, die Wohnungspflege, die Bekämpfung der Tuberkulose, die Bekämpfung des Alkoholismus und die Trinkerfürsorge, die Krüppelhilfe, die Fürsorge für Blinde, Taubstumme, Ertaubte und Sieche, die Fürsorge für Schwachsinnige, Idioten, Fallsüchtige und Geisteskranke, die Wandererfürsorge, die Strafentlassenenfürsorge, das Samariterwesen und die gemeinnützige Rechtsberatung.

Bezirksfürsorgeverbände sind die *bezirksfreien Städte* und die *Bezirksverbände.* *Landesfürsorgeverband* ist der *Staat.* Landesfürsorgebehörde: das *Landeswohlfahrts- und Jugendamt.* Der Landesfürsorgeverband hat dafür zu sorgen, daß zur Unterbringung von Trinkern, Krüppeln, Blinden, Taubstummen, Ertaubten, Schwachsinnigen, Idioten, Fallsüchtigen und Geisteskranken den Bezirksfürsorgeverbänden ausreichend öffentliche und private Anstalten zur Verfügung stehen. Die Organisation der Strafentlassenenpflege und der Arbeitsfürsorge für Schwerbeschädigte und Schwererwerbsbeschränkte liegt dem Staate ob.

Die Bezirksfürsorgeverbände haben den Landesfürsorgeverband bei der Durchführung seiner Aufgaben zu unterstützen. Der Bezirksverband als Bezirksfürsorgeverband hat die Bezirksgemeinden zur Mitarbeit in der Wohlfahrtspflege heranzuziehen, diese sind zur Mitarbeit verpflichtet.

Der Selbstverwaltungskörper des Bezirksfürsorgeverbandes (Gemeinde- oder Bezirksverband) hat ein *Wohlfahrts- und Jugendamt* zu errichten. Es bildet eine besondere Abteilung in seiner Verwaltung und ist Jugendamt im Sinne des Reichsjugendwohlfahrtsgesetzes. Durch Ortsgesetz oder Satzung des Selbstverwaltungskörpers kann statt des gemeinsamen Wohlfahrts- und Jugendamtes ein besonderes Jugendamt neben dem Wohlfahrtsamte eingerichtet werden. Auf dem gleichen Wege können die gesundheitlichen Aufgaben auf ein Gesundheitsamt übertragen werden.

Jedes Amt muß für den gesundheitlichen Teil seiner Aufgaben einen Fürsorgearzt haupt- oder nebenamtlich bestellen; für einzelne Zweige der gesundheitlichen Wohlfahrtspflege kann die Bestellung von *Fachärzten* erfolgen, denen auch der allgemeine Teil der gesundheitlichen Aufgaben übertragen werden kann. Mit diesen Aufgaben kann mit Genehmigung der Regierung auch der *Bezirksarzt* betraut werden.

Dem *Bezirksarzt* ist auch außerhalb der Sitzungen des Amtes Gelegenheit zu geben, sich über allgemeine, bedeutsame Maßnahmen des Amtes, die die öffentliche Gesundheit betreffen, gutachtlich zu äußern.

Das *Landeswohlfahrts- und Jugendamt* hat die Pflege der öffentlichen Wohlfahrt einschließlich der Jugendwohlfahrt zu leiten. Es ist Landesjugendamt im Sinne des Reichsgesetzes. Ihm gehören als stimmberechtigte Mitglieder neben den leitenden Beamten an u. a. *ein Bezirksarzt und ein hauptamtlicherFürsorgearzt*, die vom Arbeits- und Wohlfahrtsministerium berufen werden. In den Wohlfahrts- und Jugendämtern sowohl wie auch in dem Landeswohlfahrts- und Jugendamt sind Vertreter der freien Vereinigungen, die sich mit der Förderung der Jugendwohlfahrt und der Gesundheitsfürsorge der Jugend sowie der Wohlfahrtspflege im allgemeinen beschäftigen, und zwar zu vier Zehnteln der Gesamtzahl der nichtbeamteten Mitglieder, zuzuziehen.

Die Mittelinstanz für die staatliche Aufsicht über die Gesundheitsfürsorge bilden die *Kreishauptmannschaften,* bei denen je ein Medizinalreferent (Ober-Regierungsmedizinalrat) bestellt ist.

Die Zentralinstanz für die Gesundheitsfürsorge im Freistaat Sachsen ist das Arbeits- und Wohlfahrtsministerium; ihm sind beigegeben das *Landesgesundheitsamt* zur Wahrnehmung der gesamten wissenschaftlichen Interessen des Gesundheitswesens bei der Staatsregierung und die Landesstelle für öffentliche Gesundheitspflege als staatliche Untersuchungsanstalt.

Dem Arbeits- und Wohlfahrtsministerium ist ein *Landesgewerbearzt* zur Bearbeitung gewerbehygienischer Fragen beigegeben. Auch können für die Gewerbeaufsicht Ärzte als Gewerbereferendare und nach dreijähriger Ausbildung als *Gewerbeassessoren* bestellt werden.

Württemberg.

Bezirksfürsorgeverbände sind die *Amtskörperschaften* und *Ortsfürsorgeverbände* mit den *Oberämtern* als *Bezirksfürsorgebehörden.* Als *Landesfürsorgeverband* ist eine *besondere Behörde der Selbstverwaltung* vorhanden, unter der Aufsicht des Ministeriums des Innern und des Arbeitsministeriums.

Die untere Instanz bilden die *Oberamtsbezirke* (in Stuttgart die Stadtdirektion) mit je einem *Oberamtsarzt* (in Stuttgart: Stadtdirektionsarzt) als staatlichen Gesundheitsbeamten, die mittlere Instanz die *Kreisregierung* ohne Medizinalreferenten.

Als Zentralinstanz bearbeitet das *Ministerium des Innern*: das Gesundheitswesen, das Wohnungs- und Siedlungswesen und die gesamte Wohlfahrtspflege einschließlich der Jugendwohlfahrtspflege (unterstellt sind das Landesjugendamt sowie die staatlichen Anstalten, Kommissionen und Einrichtungen einschließlich der Landesuntersuchungsämter usw.); beigegeben ist als beratendes Organ der *Landesgesundheitsbeirat.* Als Zentralinstanz kommt ferner in Betracht das *Arbeitsministerium* (Gewerbehygiene, Arbeiterfürsorge, Kriegsbeschädigten- und Hinterbliebenenfürsorge, soziale Versicherung).

Baden.

Bezirksämter mit je einem Bezirksarzt. Bezirksfürsorgeverbände sind 40 Gemeindeverbände und 16 verbandsfreie Städte, für die Armenfürsorge die Gemeinden. Behörden sind die Wohlfahrts- und Jugendämter. Landesfürsorgeverband ist das Land Baden, auch die Kreise, soweit es sich um Armenfürsorge handelt. Als Zentralinstanz kommt in Betracht das *Ministerium des Innern* (Gesundheitswesen, gesundheitliche Wohlfahrtspflege, Wohnungswesen, Gewerbehygiene, Erwerbslosenfürsorge, Sozialversicherung, Kriegsbeschädigten- und -hinterbliebenenfürsorge). Ihm steht zur Seite ein *Landesausschuß für soziale Fürsorge,* in dem alle beteiligten öffentlich-rechtlichen und charitativen Verbände sowie die Organisationen der Hilfsbedürftigen vertreten sind. Vorsitzender ist der Minister des Innern.

Thüringen.

Die untere Instanz ist die *Kreisbehörde* mit dem *Kreisarzt*. Die Aufgaben der Bezirksfürsorgeverbände werden von den Kreisdirektoren erfüllt und von den Wohlfahrtsämtern. Bei jeder Kreisverwaltung ist nach dem Wohlfahrtspflegegesetz vom 20. Juni 1922 ein *Wohlfahrtsamt* als besondere Abteilung gebildet. Als Wohlfahrtspflege im Sinne dieses Gesetzes gilt die Förderung des Volkswohls in wirtschaftlicher, *gesundheitlicher* und erzieherischer Hinsicht. Sie ist, soweit sie nicht das Reich oder der Staat ausüben, Aufgabe der Kreise und der Gemeinden. Das Wohlfahrtsamt besteht 1. aus einem *Vorstande* von sieben Mitgliedern (einem Mitglied der Kreisbehörde, dem Geschäftsführer des Wohlfahrtsamts, vier von der Kreisvertretung gewählten Mitgliedern, darunter ein sozialhygienisch geschulter Arzt, einem von der größten Allgemeinen Ortskrankenkasse des Kreises gewählten Mitgliede); 2. aus einem *Beirat* (sechs von der Kreisvertretung gewählte Mitglieder, die in der Wohlfahrtspflege erfahren sind, darunter ein Vertreter der freiwilligen Wohlfahrtsarbeit; drei von der größten Allgemeinen Ortskrankenkasse im Einvernehmen mit den anderen Krankenkassen gewählte Mitglieder). Vorstand und Beirat wählen aus ihrer Mitte den Vorsitzenden des Wohlfahrtsamtes. Neben einem als Beamter angestellten *Geschäftsführer* muß auch eine staatlich anerkannte *Kreisfürsorgerin* von der Kreisvertretung bestellt werden. Jede Gemeinde gilt in der Regel als *Pflegebezirk*, in jedem Pflegebezirk ist ein ehrenamtlich tätiger *Ortspflegeausschuß* gebildet. Er besteht in der Regel aus 5 Mitgliedern (3 von der Gemeindevertretung, die beiden anderen von der zuständigen Ortskrankenkasse gewählt). Ihm soll möglichst ein *Arzt* angehören. Möglichst für jede Gemeinde des Landes sollen für die Wohlfahrtspflege eine oder mehrere *Gemeindefürsorgerinnen* bestellt werden, die der Aufsicht des Wohlfahrtsamtes unterstehen.

Landesfürsorgeverband ist das *Land Thüringen*. *Landesfürsorgebehörde* ist das *Ministerium für Inneres und Wirtschaft*. Ihr zur Seite steht ein *Landesausschuß für Wohlfahrtspflege*, der aus Vorstand und Beirat besteht. Die Mitglieder des *Vorstandes* ernennt das Wirtschaftsministerium. Zum *Landesbeirat* wählen die Wohlfahrtsämter je ein Mitglied, außerdem werden hierzu vom Wirtschaftsministerium in der Wohlfahrtspflege erfahrene und bewährte Personen aller Bevölkerungskreise gewählt.

Sehr bemerkenswert für die Gesundheitsfürsorge und ärztliche Versorgung der Jugend ist die Verordnung vom 19. März 1925 (GS. für Thüringen, S. 51), nach der das Jugendamt die Jugend durch einen Jugendarzt gesundheitlich überwachen lassen muß. Die Verordnung ist vorbildlich und wird nachstehend im Wortlaut angeführt:

Verordnung über die ärztliche Überwachung der Jugend. Vom 19. März 1925.
(GS. für Thüringen, Nr. 12.)

In Ausführung des § 4 des Reichsjugendwohlfahrtsgesetzes vom 9. Juli 1922 (RGBl. I S. 633) wird verordnet was folgt:

§ 1. Das Jugendamt soll nach Maßgabe nachstehender Bestimmungen die Jugend durch einen Jugendarzt gesundheitlich überwachen lassen.

§ 2. Der Jugendarzt muß ein in Deutschland approbierter Arzt sein. *Seine Tätigkeit umfaßt auch die Zahnuntersuchung*, jedoch kann für diesen Zweig der ärztlichen Überwachung ein in Deutschland approbierter Zahnarzt besonders bestellt werden.

§ 3. Der Jugendarzt hat in regelmäßigen Abständen, mindestens aber einmal jährlich, den Gesundheitszustand der Schüler und Schülerinnen der Volks-, höheren und Berufsschulen sowie der Kinder, die aus einem besonderen Grunde von der Schulpflicht befreit sind, zu untersuchen.

§ 4. Der Jugendarzt hat auch den Gesundheitszustand aller in Säuglingsheimen, Krippen, Kindergärten, Erziehungsheimen und ähnlichen Anstalten untergebrachten Kinder

zu überwachen, wenn nicht auf andere Weise eine genügende ärztliche Aufsicht der Anstalts-
kinder gesichert ist. In Zweifelsfällen entscheidet darüber das Jugendamt.

Die jugendärztliche Überwachung erstreckt sich nicht auf die in staatlichen Anstalten
untergebrachten Minderjährigen.

§ 5. Von der jugendärztlichen Untersuchung befreit sind Schüler und Schülerinnen,
für die durch ein ärztliches Zeugnis der Nachweis hinreichender ärztlicher Überwachung
erbracht ist. In Zweifelsfällen entscheidet das Jugendamt nach Anhörung des Kreisarztes.

§ 6. In Gemeinden, die eine öffentlich geleitete Säuglings- und Kleinkinderfürsorge-
stelle nicht besitzen, ist den Erziehungsberechtigten noch nicht schulpflichtiger Kinder
Gelegenheit zu geben, die Kinder dem Jugendarzt zur Untersuchung vorzustellen.

§ 7. Der Erzieher (Lehrer, Lehrerin, Kindergärtnerin usw.) soll an der Untersuchung
teilnehmen und dabei Hilfe leisten.

Den Erziehungsberechtigten kann gestattet werden, der Untersuchung ihrer Kinder
beizuwohnen.

Bei der Untersuchung von Schülerinnen über 12 Jahren dürfen nur weibliche Personen
zugegen sein.

§ 8. Das Untersuchungsergebnis ist in einen Gesundheitsnachweis einzutragen, der
für Thüringen nach einem einheitlichen Muster eingeführt wird.

Hinsichtlich der befreiten Kinder (§ 5) haben die Erziehungsberechtigten die erforderlichen ärztlichen Unterlagen für den Gesundheitsnachweis vor der jugendärztlichen Untersuchung beizubringen.

§ 9. Außer in Notfällen darf der Jugendarzt bei Ausübung seiner jugendärztlichen
Tätigkeit die seiner Überwachung unterliegenden Minderjährigen nicht ärztlich behandeln.

Soweit auf Grund des Untersuchungsbefundes eine ärztliche oder Heilbehandlung erforderlich ist, hat der Jugendarzt dem Schulleiter Mitteilung zu machen, der die Erziehungsberechtigten, bei hilfsbedürftigen Minderjährigen auch das Jugendamt benachrichtigt.

§ 10. Das Jugendamt bestellt nach Anhörung des Kreisarztes den Jugendarzt und
regelt seine Tätigkeit im einzelnen durch eine Dienstanweisung, für die das Ministerium
für Inneres und Wirtschaft allgemeine Richtlinien erläßt.

Der Kreisarzt kann mit Genehmigung seiner vorgesetzten Dienstbehörde jugendärztliche
Tätigkeit übernehmen, soweit nicht dienstliche Gründe entgegenstehen.

§ 11. Die Kosten der jugendärztlichen Untersuchungen im Sinne dieser Verordnung
fallen, soweit sie nicht durch Beiträge der Unterhaltungspflichtigen gedeckt werden, den
Kreisen zur Last. Die Gemeinden haben dem Jugendarzt im Bedarfsfalle unentgeltlich geeignete Hilfskräfte, Räume und Gerätschaften (Wage, Meßgerät) zu stellen. Die Kosten
der jugendärztlichen Untersuchungen nach § 4 Abs. 1 haben die Angestellten, Heime u. dgl.
selbst zu tragen.

Kreisen, welche die jugendärztliche Überwachung nach den Vorschriften dieser Verordnung durchgeführt haben, können zu den Kosten Zuschüsse aus Staatsmitteln gewährt
werden.

§ 12. Die dem Kreisarzt nach dem Kreisarztgesetz vom 21. März 1923 (GS. S. 209) und
der Dienstanweisung für Kreisärzte vom 18. Dezember 1923 (GS. 1924 S. 13) hinsichtlich
der Schulgesundheitspflege zustehenden Rechte und Pflichten bleiben durch diese Verordnung unberührt.

§ 13. Diese Verordnung tritt am 1. April 1925 in Kraft. Entgegenstehende Bestimmungen sind mit diesem Tage aufgehoben.

Dazu erließ das thüringische Ministerium für Inneres und Wirtschaft, Abt.
Inneres, nachstehende *Richtlinien zur Dienstanweisung für den Jugendarzt* am
10. Juni 1925:

Gemäß § 10 Abs. 1 der Verordnung über die ärztliche Überwachung der Jugend vom
19. März 1925 (GS. S. 51) werden für die Dienstanweisung der Jugendärzte folgende allgemeine Richtlinien erlassen:

§ 1. Der Jugendarzt ist in allen Fragen der Jugendgesundheitspflege der sachverständige
Berater der Jugend-, Schul- und Gemeindebehörden. Er hat im Einverständnis mit diesen
Behörden zu handeln und ihnen auf ihr Ersuchen jederzeit mit Rat und Tat zur Seite zu
stehen. Ein Recht auf selbständige Anordnung hat er nicht. Er ist verpflichtet, seine Unter-
suchungsergebnisse dem Schulleiter, dem Leiter der in § 4 der Verordnung genannten Anstalten und, soweit erforderlich, dem Jugendamt mitzuteilen.

§ 2. Dem Jugendarzt liegt insbesondere ob: 1. die Untersuchung zur Feststellung von
Krankheiten und Gebrechen bei Jugendlichen, sowie die Vorschläge für die Behandlung;
2. die Einleitung von allgemeinen vorbeugenden Maßnahmen; 3. die gutachtliche Äußerung
über die Zurückstellung noch nicht schulreifer Kinder oder ihre Überweisung zum Sonder-
unterricht; 4. auf Antrag des Schulvorstandes oder des Schulleiters die Begutachtung von

Gesuchen um Befreiung von der Teilnahme an einzelnen Unterrichtsfächern aus gesundheitlichen Gründen und von Umschulungsgesuchen; 5. die ärztliche Überwachung der Pflegekinder; 6. die Entscheidung über die Teilnahme von Jugendlichen a) an Kinderspeisungen, b) an Erholungskuren aller Art; bei Tuberkulose, Tuberkuloseverdacht und Tuberkulosegefährdung nur im Einverständnis mit der Tuberkulosefürsorgestelle, c) am orthopädischen Turnunterricht; 7. die Mitwirkung bei der Berufsberatung der zur Schulentlassung kommenden Jugendlichen; 8. die Führung der Gesundheitsbücher (§ 8 der Verordnung).

§ 3. Bei den Untersuchungen ist die Einzeluntersuchung und die alljährliche Reihenuntersuchung zu unterscheiden.

Einzeln sind zu untersuchen: a) alle dem Jugendarzt vorgestellten noch nicht schulpflichtigen Kinder, b) die Schulanfänger und die die Volksschule, die Berufsschule und die höhere Schule verlassenden Jugendlichen, c) alle im 5. Schuljahr stehenden Kinder, d) die Jugendlichen, für die die vorhergehende Untersuchung eine Abweichung vom Normalen ergeben hat, e) die Jugendlichen, bei denen aus irgendeinem Grunde die Vermutung besteht, daß sich bei ihnen krankhafte Veränderungen eingestellt haben, f) die von Fürsorgerinnen dem Jugendarzt gemeldeten Jugendlichen.

Die anderen Jugendlichen sind nur in Reihen je nach Bedürfnis zu untersuchen.

§ 4. Einzeluntersuchungen sind nach dem Muster des Gesundheitsbuches vorzunehmen, insbesondere sind dabei auch regelmäßig Hautprüfungen nach Pirquet oder Moro zu machen.

Gewicht, Größe, Brustumfang und Körperpflege können von hierzu geeigneten Helfern (vgl. § 7 Abs. 1 der Verordnung) festgestellt werden.

Soweit nicht für die Zahnuntersuchung nach § 2 Satz 2 der Verordnung ein Zahnarzt besonders bestellt ist, hat der Jugendarzt auch die zahnärztliche Untersuchung durchzuführen.

§ 5. Die Schulanfänger sind besonders dahin zu untersuchen, ob körperliche oder geistige Gebrechen oder allgemeine Schwäche es ratsam erscheinen lassen, das Kind noch eine Zeitlang von der Schulpflicht zu befreien. Falls nach Ansicht des Jugendarztes durch besondere Behandlung des zurückgestellten Kindes dessen Schulfähigkeit in Kürze herzustellen ist, ist er verpflichtet, den Eltern oder Erziehern seinen Rat zu erteilen.

Jugendliche, die die Schule verlassen, sind im Hinblick auf ihre Berufswahl zu untersuchen.

§ 6. Die Reihenuntersuchung soll unter Berücksichtigung der Beobachtungen von Lehrern oder Erziehern den allgemeinen Befund der Jugendlichen ergeben und äußerlich sichtbare oder sonst technisch leicht feststellbare Zeichen von Erkrankungen ermitteln. Die Untersuchung ist bei entblößtem Oberkörper vorzunehmen.

Erregt die Besichtigung bei einzelnen Schülern den Verdacht krankhafter Veränderungen, so ist bei diesen eine genaue Untersuchung anzuschließen.

§ 7. Ärztliche Behandlung der untersuchten Jugendlichen ist dem Jugendarzt nicht gestattet; über vorgefundene Krankheiten, die einer Behandlung bedürfen, hat er dem Leiter der Anstalt oder Schule Meldung zu erstatten und Vorschläge zur Behandlung zwecks Weitergabe an die Eltern oder Erziehungsberechtigten zu machen.

Sind der Jugendarzt und der Schulleiter der Überzeugung, daß die Kosten der vorgeschlagenen ärztlichen Maßnahmen von den Unterhaltspflichtigen nicht getragen werden können (hilfsbedürftige Minderjährige § 9 Abs. 2 der Verordnung), so hat der Schulleiter das Jugendamt zu benachrichtigen.

Entsprechend sind auch die Bedenken, die gegen eine Berufswahl sprechen, der Schule oder Anstaltsleitung mitzuteilen, die das Weitere durch Vermittlung der Berufsberatungsstelle zu veranlassen hat. Dieser ist erforderlichenfalls Einsicht in das Gesundheitsbuch zu gewähren.

§ 8. Der Jugendarzt soll die Auswirkung seiner Ratschläge unter Mithilfe von Schulleitung, Erziehern, Lehrern, Jugendamt und dessen Organen überwachen.

§ 9. Bei Feststellung ansteckender Krankheiten ist nach den Vorschriften der Seuchengesetzgebung zu verfahren.

§ 10. Zum besonderen Pflichtenkreis des Jugendarztes gehört die Mithilfe bei der Bekämpfung der Säuglingssterblichkeit, der Tuberkulose, des Krüppeltums und des Alkohol- und Tabakmißbrauchs bei Jugendlichen. Dabei hat er in enger Zusammenarbeit mit den zuständigen Fürsorgestellen zu bleiben, insbesondere ihnen die einschlägigen Fälle zu melden.

§ 11. Die jugendärztliche Untersuchung findet in geeigneten Räumen der Schule oder Anstalt statt. Sie werden rechtzeitig durch den Jugendarzt von dem Tage der Untersuchung in Kenntnis gesetzt. Die Untersuchung der noch nicht schulpflichtigen und nicht in Anstalten untergebrachten Kinder wird öffentlich bekanntgegeben.

Die Eltern sollen durch die Schule oder die Anstalt von der Einzeluntersuchung ihrer Kinder benachrichtigt werden; es ist ihnen die Teilnahme daran zu gestatten.

§ 12. Der Untersuchungsbefund ist für jeden Jugendlichen sofort in das Gesundheitsbuch einzutragen, das ihn durch die ganze Jugendzeit begleitet. Das Buch ist jeweils nach erfolgter Eintragung dem Klassenlehrer zur Aufbewahrung auszuhändigen.

Über den Befund bei einer außerordentlichen Untersuchung und über besondere Vorkommnisse in der Familie ist ein entsprechender Eintrag im Gesundheitsbuch zu machen.

§ 13. Die Gesundheitsbücher werden für nicht schulpflichtige und nicht in Anstalten untergebrachte Kinder vom Gemeindevorsteher, im übrigen von der Schul- oder Anstaltsleitung aufbewahrt. Sie sind für jedes erstmalig zu untersuchende Kind anzulegen, falls das nicht schon in einer Säuglings- oder Kleinkinderberatungsstelle oder einem Kinderheim geschehen ist.

Bei der Aufnahme in die Schule oder Anstalt oder bei einem Anstalts-, Schul- oder Ortswechsel des Jugendlichen sind die Gesundheitsbücher den neuen Stellen auszuhändigen. Dem Jugendlichen dürfen sie nicht zur Beförderung übergeben werden. Sie sind beim Ausscheiden des Jugendlichen aus der zuletzt besuchten Schule von dieser nach Jahrgängen geordnet zusammen mit den Schulzeugnissen aufzubewahren.

§ 14. Die jugendärztliche Tätigkeit steht unter der ärztlichen Schweigepflicht. Auch vor den Mitschülern und ihren Erziehungsberechtigten ist der Untersuchungsbefund und der Inhalt der Gesundheitsbücher geheimzuhalten. Das Jugendamt entscheidet endgültig, wem außer behördlichen Stellen Einblick in das Gesundheitsbuch zu gewähren ist.

Mündliche Ratschläge an die Erziehungsberechtigten sind, soweit erforderlich, unter Ausschluß Dritter zu geben.

§ 15. Findet der Jugendarzt bei seinen Schul- und Klassenbesuchen im Zustande des Gebäudes und seiner Einrichtung Mißstände, die eine Abhilfe angezeigt erscheinen lassen, so hat er hiervon nach Rücksprache mit der Schulleitung dem Kreisarzt und dem Ortsschulvorstand Mitteilung zu machen.

Über die Ausführung der auf seine Anträge getroffenen Anordnungen hat sich der betreffende Arzt anläßlich seiner nächsten dienstlichen Anwesenheit im Schulgebäude durch Augenschein zu vergewissern.

§ 16. Der Jugendarzt soll an allen Bestrebungen der Jugendgesundheitspflege teilnehmen, insbesondere durch Vorträge darauf hinwirken, das Interesse von Eltern, Erziehern, Fürsorgern und Pflegern für die Gesundheitspflege zu wecken. Er ist verpflichtet, nötigenfalls Sprechstunden zur Untersuchung der ihm zur ärztlichen Überwachung unterstellten Jugendlichen und zur Beratung der Erziehungsberechtigten abzuhalten.

§ 17. Alljährlich hat der Jugendarzt nach vorgeschriebenem Muster über seine ärztliche Tätigkeit und über die von ihm untersuchten Jugendlichen an das Jugendamt zu berichten, das Abschriften an den Kreisarzt, an das Schulamt und sonstige interessierte Stellen weiterzuleiten hat.

Hessen.

Die untere Instanz bildet der *Kreis*, in ihm das *Kreisgesundheitsamt*, dem ein *Kreisarzt* vorsteht. In den größeren Städten und in den Kreisen sind *Orts- und Kreisgesundheitsräte* vorhanden, die dem Kreisgesundheitsamt und der Kreis- oder Stadtbehörde mit beratenden Befugnissen zur Seite stehen. Die *Bezirksfürsorgeverbände* sind die *Kreise*, die Bezirksfürsorgebehörden: die Kreisdirektoren und Oberbürgermeister. *Landesfürsorgeverband* ist das Land Hessen. *Landesfürsorgebehörde*: das Ministerium für Arbeit und Wirtschaft sowie das Ministerium des Innern in Darmstadt, das die öffentliche Gesundheitspflege, die Mutter- und Säuglingsfürsorge, Tuberkulosefürsorge usw. bearbeitet. Ihr steht ein ärztlicher pp. Zentralausschuß zur Seite.

Mecklenburg-Schwerin.

Das *Amt* bildet die untere Instanz, mit dem Amtshauptmann an der Spitze, dem ein *Kreisarzt* und die *Amtsversammlung* beigegeben sind. Die *Bezirksfürsorgeverbände* sind die *Städte* und *Ämter*. Nach dem Gesetz über die Errichtung von Wohlfahrtsämtern vom 22. Juni 1921 (Reg. Bl. S. 702) ist bei jedem Amt eine Abteilung für Wohlfahrtspflege (*Wohlfahrtsamt*) errichtet; dieses hat die Aufgabe, die einheitliche Bearbeitung der vom Amte geübten sozialen Fürsorge und ihr planmäßiges Zusammenarbeiten mit der staatlichen, kirchlichen und sonstigen privaten Wohlfahrtspflege herbeizuführen. Aufgaben des Wohlfahrtsamtes sind besonders 1. die Jugendfürsorge und Jugendpflege einschließlich der Leibesübungen; 2. die Gesundheitsfürsorge und Wohnungshygiene; 3. die Kriegsbeschädigten- und Kriegshinterbliebenenfürsorge. Vorsitzender ist der *Amtshauptmann,* ihm zur Seite steht ein ehrenamtlicher Ausschuß, bestehend aus dem Kreisarzt, Mitgliedern der Amtsversammlung, Vertretern der kirchlichen und privaten Fürsorgeeinrichtungen und anderer Beteiligter. *Landesfürsorgeverband* ist der *Freistaat Mecklenburg. Landesfürsorgebehörde: das Landeswohlfahrtsamt.* Die Aufgaben der Zentralinstanz erfüllt das Ministerium für Unterricht, Kunst, geistige und Medizinalangelegenheiten. Die *Abteilung für Medizinalangelegenheiten* bearbeitet öffentliche Gesundheitspflege und Gesundheitsfürsorge, die *Abteilung für Sozialpolitik* Sozialversicherung, Gewerbehygiene, Jugendwohlfahrt u. a.

Dem Ministerium steht das *Landesgesundheitsamt* in Schwerin mit staatlichem Landespflegeausschuß, Kommission zur Bekämpfung der Trunksucht, der Geschlechtskrankheiten und der Unzucht zur Seite.

Hamburg.

Bezirksfürsorgeverbände sind die *Stadt Hamburg;* die *Stadt Cuxhaven mit der Landherrenschaft Ritzebüttel;* die *Stadt Bergedorf nebst Geesthacht und die Landherrenschaft Bergedorf;* die *Landherrenschaften der Geest- und der Marschlande.*

Landesfürsorgeverband ist der *Staat Hamburg* und *Landesfürsorgebehörde: das Landeswohlfahrtsamt.*

Die *Gesundheitsbehörde,* gebildet durch Gesetz vom 15. März 1920, bestehend aus zwei Senatsmitgliedern, einem bürgerlichen Mitglied der Finanzdeputation, zwölf von der Bürgerschaft auf vier Jahre gewählten Mitgliedern und dem Präsidenten des *Gesundheitsamtes,* ist oberste und untere Verwaltungsbehörde auf dem gesamten Gebiete der Gesundheitspflege und Gesundheitsfürsorge. Das *Gesundheitsamt* ist die ausführende Behörde. Durch das Gesetz über das *Wohlfahrtsamt* vom 12. Mai 1920 (Amtsbl. S. 677) ist ein Wohlfahrtsamt errichtet, das die Aufgabe hat, für diejenigen Personen, die sich ohne öffentliche Hilfe wirtschaftlich nicht halten können, die soziale Fürsorge auszuüben. Dem Wohlfahrtsamt gehört auch ein ärztlicher Vertreter der Gesundheitsbehörde an. Außerdem besteht in Hamburg noch eine *Behörde für öffentliche Jugendfürsorge,* der die Jugendpflege auch in gesundheitlicher Beziehung obliegt.

Oldenburg.

Die *Bezirksfürsorgeverbände* bilden im Landesteil Oldenburg die Amtsverbände, im Landesverband Lübeck der Landesverband, im Landesteil Birkenfeld die Bürgermeistereien. *Landesfürsorgeverband* ist jeder Landesteil für sich. Landesfürsorgebehörde ist das Ministerium für soziale Fürsorge.

Die untere Instanz bilden die *Amtsvorstände* oder die *Stadtmagistrate,* denen je ein *Amtsarzt* oder *Stadtarzt* beigegeben sind. Nach dem Gesetz vom 31. Mai 1921 (Gesetzbl. S. 175) ist bei jedem Amtsverband ein Wohlfahrtsausschuß gebildet, dem die Förderung der Volkswohlfahrtspflege obliegt, d. h. die Fürsorge für die Bevölkerung in gesundheitlicher, geistiger, sittlicher und wirtschaftlicher Beziehung. Unter den hierher gehörigen Aufgaben sind genannt: die Säuglings- und Kleinkinderpflege, einschließlich Mutterschutz, Jugendpflege, die Fürsorge für Geisteskranke, Idioten, Krüppel, Blinde und Taubstumme, die Bekämpfung des Alkoholmißbrauchs und der Geschlechtskrankheiten, die Wohnungsfürsorge, das Volksküchenwesen, die Pflege der Volksgesundheit und die Seuchenbekämpfung, die Pflege der Leibesübungen u. a. Dem Wohlfahrtsausschuß muß auch der Amts- (Stadt-) Arzt angehören.

Das *Ministerium für soziale Fürsorge* in Oldenburg mit einer Gesundheitsabteilung und dem *Landesarzt* bearbeitet die gesamte Wohlfahrtspflege. Ihm zur Seite steht ein *Landeswohlfahrtsausschuß,* dessen Mitglieder (Vertreter der Wohlfahrtsausschüsse, der Amtsverbände und der an der Volkswohlfahrtspflege im besonderen Maße interessierten Organisationen sowie sonst geeignete Personen) vom Ministerium ernannt werden.

Anhalt.

Bezirksfürsorgeverbände sind die *Städte,* der *Kreiskommunalverband Ballenstedt* und *die ländlichen Fürsorgezweckverbände* mit ihren Selbstverwaltungsorganen. Ein Landesfürsorgeverband ist besonders gebildet. Die untere Instanz bildet die *Kreisdirektion* mit dem *Kreisarzt;* die Zentralinstanz das Anhaltische *Staatsministerium, Abteilung des Innern,* die das Gesamtgebiet der gesundheitlichen und sonstigen Wohlfahrtspflege bearbeitet. Ihr sind beigegeben das *Medizinalkollegium* und das *Landesjugendamt.*

Braunschweig.

Die *Bezirksfürsorgeverbände* sind die *Städte und Kommunalverbände* mit ihren *Fürsorgeämtern. Landesfürsorgeverband* ist das Land mit dem *Landesfürsorgeamt* als Behörde. Die untere Instanz bildet der *Kreisdirektor* mit dem *Kreisarzt.*

Die Zentralinstanz ist das *Staatsministerium, Abteilung des Innern,* der die Bearbeitung der Gesundheits- und Wohlfahrtspflege obliegt. Ihr zur Seite stehen das *Landesmedizinalkollegium* und das *Landesfürsorgeamt.*

Bremen.

Bezirksfürsorgeverbände sind die *Stadtgemeinden mit ihren Magistraten und Kreisausschüssen, Landesfürsorgeverband* ist das Land mit der *Behörde für das Wohlfahrtswesen.* Die untere Instanz sind die *Medizinalämter* mit je einem *Kreisarzt.* Die Zentralinstanz bildet die *Medizinalkommission* des Senates, der die *Deputation für das Gesundheitswesen* und der *Gesundheitsrat* beigegeben sind.

Lippe.

Bezirksfürsorgeverbände sind die *Amts- und Stadtgemeinden* mit ihren Organen, *Landesfürsorgeverband* ist das Land, als Behörde fungiert die *Regierung, Fürsorgeabteilung,* früher *Landesamt für Volkswohlfahrt.* Denn gemäß Gesetz, betreffend die Errichtung eines Landesamts für Volkswohlfahrt und Volksgesundheit vom 23. Juli 1919 (Gesetzbl. S. 987), ist als besondere Abteilung ein *Landesamt für Volkswohlfahrt* bei der Regierung errichtet worden, dem der hauptamtlich angestellte Medizinalreferent der Regierung als Leiter angehört. Die Aufgaben des Landesamtes sind hauptsächlich: „Säuglings- und Kleinkinderpflege, Mutterschutz, sozialhygienische Mitwirkung beim Ansiedlungswesen, Wohnungspflege, Fürsorge für Kriegsbeschädigte, Kriegerwitwen und Kriegerwaisen, allgemeine Gesundheitpflege, Schulgesundheitspflege, Gewerbehygiene, Bekämpfung der ansteckenden Krankheiten, insbesondere der Tuberkulose und Geschlechtskrankheiten, Krüppelfürsorge, Fürsorge für geistig Minderwertige, Zusammenfassung aller bisherigen Wohlfahrtsbestrebungen und deren Entwicklung zu höchster Leistungsfähigkeit.‘‘

Dem Landesamt ist ein *Beirat* beigegeben, bestehend aus fünf Mitgliedern, von denen der Landtag drei und das *Landespräsidium* zwei auf die Dauer von vier Jahren ernennt. Träger der Wohlfahrtspflege ist der *Pflegebezirk.* Pflegebezirke sind die Amtsgemeinden und die Städte mit mehr als 10000 Einwohnern. In jedem Pflegebezirk ist ein *Pflegeausschuß* gebildet, dem ein Arzt angehören muß. Der Pflegeausschuß ist verpflichtet, „die private Wohltätigkeit den ihm obliegenden Aufgaben in größtmöglichem Umfange nutzbar zu machen, er hat das Entstehen und Gedeihen von Wohlfahrtsvereinen, die dem Gemeinwohl dienen, zu fördern und ihre Arbeit in planmäßiger Gliederung der Kräfte auszugestalten". Zur Zeit sind zehn Pflegebezirke gebildet. In jedem Pflegebezirk ist von dem Pflegeausschuß mindestens eine als Sozialbeamtin vorgebildete Bezirksfürsorgerin anzustellen. Die für die Beratungsstellen anzustellenden Fürsorgerinnen müssen den Nachweis ihrer Ausbildung in Krankenpflege, Säuglingsfürsorge, Tuberkulosefürsorge und Schulpflege erbringen. In allen Pflegebezirken sind in Orten mit mindestens 1000 Einwohnern zunächst Mütterberatungs- und Säuglingsfürsorgestellen sowie Tuberkulosefürsorgestellen einzurichten, in der Regel auch eine Beratungsstelle für Geschlechtskranke. Die Beratung in sämtlichen Beratungsstellen ist Ärzten zu übertragen. An seinem Amtssitz und in der näheren Umgebung desselben übernimmt in der Regel der *Kreisarzt* die Beratung. Dieser ist auch, sofern er nicht schon selbst Mitglied des Pflegeausschusses ist, berechtigt, an allen Sitzungen des Pflegeausschusses seines Kreises mit beratender Stimme teilzunehmen.

Lübeck.

Bezirksfürsorgeverbände sind die *lübeckischen Gemeinden* mit ihren Organen. *Landesfürsorgeverband* ist der *Staat* mit dem *Senat* als Behörde. Der *Senat* bearbeitet als oberste Behörde alle Gesundheits- und Wohlfahrtsangelegenheiten. Ihm unterstehen als ausführende Behörden ein *Medizinalamt* und ein *Wohlfahrtsamt*. Dem Medizinalamt ist als beratendes Organ das *Medizinalkollegium* beigegeben. Bei dem Wohlfahrtsamt ist für die Wahrnehmung der Aufgaben der öffentlichen Jugendfürsorge eine besondere Abteilung „*Jugendamt*" gebildet.

Mecklenburg-Strelitz.

Das öffentliche Gesundheitswesen und die Wohlfahrtspflege werden im Ministerium durch die *Abteilung „Medizinalangelegenheiten"* sowie durch das gemäß Gesetz vom 1. Oktober 1919 (Amtl. Anzeiger S. 886) gebildete *Landeswohlfahrtsamt* bearbeitet. Diesem ist ein aus allen Kreisen der Bevölkerung gebildeter „*Beirat für soziale Fürsorge und Wohlfahrtspflege*" als beratendes Organ beigegeben. Für die drei Bezirke Neustrelitz, Neubrandenburg und Schönberg ist je ein *Bezirkswohlfahrtsamt* eingerichtet. In den Stadt- und Landgemeinden sind *soziale Fürsorgestellen* gebildet. Zur Ausbildung der erforderlichen Kräfte ist eine *Landeswohlfahrtsschule* begründet worden, die zugleich auch den Bedürfnissen der Anlernung und Ausbildung von Kriegsbeschädigten für den ländlichen Beruf dient. Die Kosten trägt der Staat. Die *Bezirksfürsorgeverbände* sind *die Städte und Ämter*, der *Landesfürsorgeverband* ist das *Land* mit dem *Landeswohlfahrtsamt*.

Schaumburg-Lippe.

Die *Landesregierung* in Bückeburg bearbeitet mit den vorhandenen zwei Kreismedizinalbeamten das ganze Gesundheitswesen, einschließlich der Gesundheitsfürsorge, soweit überhaupt sich der Staat beteiligt. *Bezirksfürsorgeverbände* sind die *Städte* und *Kreise* mit den Magistraten und Kreisausschüssen, *Landesfürsorgeverband* ist das *Land* mit dem *Landeswohlfahrtsamt*.

Waldeck.

Der *Landesdirektor*, dem als Medizinalreferent der *Oberlandphysikus* zur Seite steht, bearbeitet mit den drei vorhandenen Kreisphysikern das Gesundheitswesen und die Gesundheitsfürsorge. Die *Bezirksfürsorgeverbände* sind die *Kreiskommunalverbände*, der *Landesfürsorgeverband* ist das *Land* mit dem *Landeswohlfahrtsamt*.

3. Zusammenwirken der drei für die Gesundheitsfürsorge wichtigsten Faktoren: Wohlfahrtsvereine, Gemeinde und Staat.

Der älteste Faktor sind die *privaten Vereinigungen*, deren Vorgänger bereits im Altertum für bestimmte Fürsorgegebiete erscheinen; im Mittelalter waren die Ritterorden, später in der neuen Zeit die Pflegegenossenschaften, besonders die Barmherzigen Schwestern und Brüder, als Fürsorgeorganisationen bekannt, ehe Gemeinde und Staat daran dachten, Wohlfahrtspflege oder Gesundheitsfürsorge in neuzeitlichem Sinne zu treiben. Heute haben wir drei große Gruppen von Fürsorgeorganisationen: einmal solche für bestimmte Altersklassen (Vereine für Säuglingsschutz, Kleinkinderfürsorge, die schulpflichtigen Kinder, Jugendpflege usw.), sodann Vereine für Sondergebiete für alle Altersklassen (die Krankenfürsorgevereine, Vereine zur Bekämpfung der Tuberkulose, Geschlechtskrankheiten, des Alkoholmißbrauchs, des Krüppelelends usw.), endlich Vereine, die mit ihren Zweigvereinen alle Gebiete der ersten und zweiten Gruppe bearbeiten: die großen konfessionellen Verbände (die evangelischen Vereine für Innere Mission, die katholischen charitativen Vereine, die jüdischen Wohltätigkeitsvereine) sowie die interkonfessionellen Vereine (z. B. Vereine vom Roten Kreuz). Sie alle arbeiten mit überaus zahlreichen Kräften und können deshalb bei keiner Wohlfahrtsarbeit entbehrt werden.

Der zweite wichtige Faktor für den Aufbau der Gesundheitsfürsorge sind die *Gemeinde* und der *Gemeindeverband*. Sie haben sich verhältnismäßig spät in den Dienst der vorbeugenden Fürsorge gestellt. Bis zur zweiten Hälfte des 19. Jahrhunderts betrieb die deutsche Gemeinde fast durchgehends nur eine Fürsorge für die Ortsarmen in Armenhäusern und mit Geld- oder Naturalienunterstützung. Erst zu Ende des vorigen Jahrhunderts trat die Überlegung in den Vordergrund, daß es viel zweckmäßiger vom wirtschaftlichen, politischen und sittlichen Standpunkt sei, das Armenelend zu verhüten, als es entstehen zu lassen und dann erst zu bekämpfen oder fürsorglich zu behandeln. Jetzt leisten alle Großstädte und zahlreiche mittlere Gemeinden Vortreffliches auf diesem Gebiete der vorbeugenden Fürsorge, zumeist in enger Gemeinschaft mit den Fürsorgevereinen. Dabei haben sich vornehmlich drei Arten der Arbeitsgemeinschaft herausgebildet: entweder die Gemeinden stellen Anstalten, Einrichtungen, auch Mittel zur Verfügung und haben die Verwaltung, während die Vereine nur das Personal stellen, oder die Gemeinde stellt nur Anstalten und Mittel, während die Vereine das Personal stellen und auch die Verwaltung haben, oder aber endlich stellen die Vereine alles zur Verfügung und tragen auch die gesamte Verwaltung, während die Gemeinden nur die Mittel geben.

Wo die Gemeinde mit ihren Mitteln nicht ausreicht, tritt der Kommunal- (Kreis-, Gemeinde-) Verband oder, wenn auch dieser nicht ausreicht, der höhere Kommunal- (Provinzial-) Verband ein.

Der dritte Faktor, der *Staat*, ist zuletzt in die Arbeit der vorbeugenden Gesundheitsfürsorge eingetreten. Schon im Anfang des 20. Jahrhunderts finden sich einzelne Versuche von Reich und Ländern, die Säuglingsfürsorge, die Krüppelfürsorge, die fürsorgerische Bekämpfung der Tuberkulose sowie die der Geschlechtskrankheiten durch Beihilfen zu unterstützen. Die gesetzgeberischen Maßnahmen setzten erst im zweiten Jahrzehnt dieses Jahrhunderts ein.

Der Staat kann auf diesem Gebiet überhaupt nicht unmittelbar fürsorgerisch und pflegerisch wirken. Er muß das den beiden anderen Faktoren, den örtlichen Kräften überlassen. Er kann aber allgemein anregend, unterstützend und leitend wirken. Hierbei wird sich seine Tätigkeit nach drei Richtungen hin erstrecken, einmal veranlaßt er seine Behörden und Beamten, an der Fürsorgearbeit helfend und beratend teilzunehmen, sodann unterstützt er durch Gewährung von Mitteln. Nach diesen beiden Richtungen hin sind Reich und Länder in Deutschland bereits seit Beginn dieses Jahrhunderts tätig gewesen. Die Haupttätigkeit des Staates auf dem Gebiete der Wohlfahrtspflege im allgemeinen wie auf dem der Gesundheitsfürsorge im besonderen ist die dritte Art der Betätigung: *Richtlinien zu geben sowie die gesetzliche Unterlage zu schaffen, um Mißstände in der Fürsorge zu beseitigen und deren Arbeit wirksam zu gestalten.* Diese staatliche Arbeit ist in Deutschland erst seit dem Weltkrieg in größerem Umfange aufgenommen worden, wie der vorstehende Überblick über die Wohlfahrts- und Fürsorgegesetzgebung in Deutschland erkennen läßt.

Das Wichtigste bei der Wohlfahrtsarbeit ist eine zielbewußte Zusammenarbeit aller Faktoren, wobei das planlose Nebeneinanderarbeiten und das Gegeneinanderarbeiten von einer neutralen Stelle aus verhütet wird. Diese neutrale Stelle soll das *Wohlfahrtsamt* sein, das bei richtiger Organisation und bei angemessener Beteiligung des ärztlichen Personals, namentlich der staatlichen Gesundheitsbeamten, auch die Gesundheitsfürsorge in enger Gemeinschaft mit den Wohlfahrtsvereinen, und ohne diese in ihrer Selbständigkeit zu beeinträchtigen, wirksam gestalten kann und soll. Es ist dabei von geringerer Bedeutung, ob die Gesundheitsfürsorgeabteilung des Wohlfahrtsamtes die besondere Bezeichnung „Gesundheitsamt" führt oder nicht, ebenso ob die Jugendabteilung die besondere Bezeichnung „Jugendamt" führt oder nicht. Die Hauptsache ist die enge organisatorische Verbindung aller Abteilungen zur Erzielung des besten Erfolges.

Von diesem Grundgedanken geht die gesamte Wohlfahrtsgesetzgebung des Deutschen Reiches aus, und muß auch in Zukunft ausgegangen werden, wenn die Wohlfahrtspflege, die öffentlich-rechtliche wie die private, die erwünschten Erfolge haben soll. Ob das Reich oder die Länder Träger der öffentlich-rechtlichen Fürsorge sind, ob das Reich die Mittel gibt, wie bisher, oder die Länder und Gemeinden, wie zukünftig nach der Verordnung über die Fürsorgepflicht vom 13. Februar 1924 (RGBl. S. 100) die Kosten aufzubringen haben, ändert an dem ausgeführten Grundgedanken nichts. Die durch Verordnung vom 14. Februar 1924 (RGBl. S. 110) vertagte Durchführung des Reichsjugendwohlfahrtsgesetzes ist im Interesse der Jugendwohlfahrtspflege zu bedauern. Diese Vertagung war in der Not der Zeit begründet. Aber auch sie wird überwunden werden uud einer Neubelebung des oben betonten Grundgedankens Platz machen, aus der dann auch die behördliche Organisation und Förderung der Gesundheitsfürsorge neue Kraft und neue Früchte gewinnen werden.

II. Die Gesundheitsfürsorge in einigen außerdeutschen Staaten.

Rußland.

In seinem Aufsatz: *Die Organisation der Gesundheitsministerien in verschiedenen Ländern (Arch. f. soz. Hyg. u. Demogr.* Band 15, Heft 2, S. 121. Leipzig: F. C. W. Vogel 1923) hat Roesle mit Recht darauf hingewiesen, daß der Ruhm, das erste *Gesundheitsministerium* gegründet zu haben, *Sowjet-Rußland* gebührt, denn das russische Gesundheitsministerium wurde bereits vor sechs Jahren, am 11. Juli 1918, gebildet. Dieses Gesundheitsministerium hat aber noch den weiteren Ruhm, in sozialhygienischer Beziehung am besten organisiert zu sein, wenigstens soweit die Organisation auf dem Papier steht. Neuere Nachrichten lassen auch die Annahme zu, daß diese Organisation nicht nur als Skelet vorhanden ist, sondern daß sie mit Fleisch und Blut umgeben zu werden beginnt und so anfängt, ein gut funktionierender Organismus zu werden.

Wie der Volkskommissar für Gesundheitswesen, Prof. Dr. SEMASCHKO in Moskau in der Dtsch. med. Wochenschr. 1924, S. 117 berichtet, umfaßt die Tätigkeit dieses Ministeriums nicht nur die ärztlichen und sanitären Maßregeln im engeren Sinne, sondern auch die sozialen Aufgaben, die in näherem Zusammenhange mit der Gesundheitspflege stehen und in dem Begriffe „sozialhygienische Maßnahmen" verstanden werden. Das im Jahre 1921 in Kraft getretene Statut des Ministeriums schreibt vor, daß dem Volkskommissariat die Verwaltung des gesamten Gesundheitswesens obliegt und die Verordnung aller Maßregeln, die dazu dienen, den Gesundheitszustand des Volkes zu heben und alle für die Gesundheit ungünstigen oder schädlichen Bedingungen zu beseitigen. Hierin ist einbegriffen die Fürsorge für die Hebung des allgemeinen Gesundheitszustandes und für die Vermehrung des Kapitals, das der normale physiologische Zustand der Bevölkerung darstellt, demnach auch Rassenhygiene, Eugenik.

Im besonderen hat das Ministerium (Volkskommissariat für Gesundheitswesen) folgende Aufgaben: „1. Mutter- und Säuglingsschutz. Körperliche Ertüchtigung der heranwachsenden Jugend. 2. Sanitäre Maßregeln. Assanierung der Städte und Ortschaften. Organisation der sanitären Inspektion. 3. Bekämpfung der sozialen und übertragbaren Krankheiten. 4. Organisation des Heilwesens. 5. Gesundheitsschutz der Roten Armee und Marine. 6. Ärztliche Begutachtung in Fällen von Arbeitsunfähigkeit und Invalidität. 7. Bearbeitung und Veröffentlichung statistischer Daten über den Gesundheitszustand in der Republik. 8. Bearbeitung wissenschaftlicher und wissenschaftlich praktischer Fragen auf dem Gebiete der Gesundheitswesens und Verwaltung der zu diesem Zweck errichteten Anstalten. 9. Teilnahme an der Organisation des medizinischen Unterrichtswesens im Einvernehmen mit den entsprechenden Organen des Volkskommissariats für Volksaufklärung. 10. Maßnahmen der hygienischen Volksbelehrung. 11. Versorgung der Heil- und sanitären Anstalten mit Heilmitteln, Instrumenten und den übrigen Bedarfsgegenständen. 12. Herausgabe neuer für alle Anstalten und Bürger der Republik geltender Vorschriften auf dem Gebiete des Gesundheitswesens auf Grund und in Weiterentwicklung der bestehenden Gesetze. 13. Aufsicht über die Ausführung der das Gesundheitswesen betreffenden Gesetze und Verordnungen. 14. Aufsicht über die Tätigkeit der Sanitätsämter."

Die angeführten Aufgaben werden in fünf Hauptabteilungen bearbeitet, deren jede aus Abteilungen und Unterabteilungen besteht: a) Administrative Verwaltung (innere Verwaltung, medizinisches Personal, Finanzen und materielle Versorgung). b) Sanitäre Verwaltung (sanitäre Maßnahmen, Bekämpfung der übertragbaren Krankheiten einschließlich Tuberkulose und Geschlechtskrankheiten, Mutter- und Säuglingsschutz, Jugendpflege). c) Die Verwaltung für Heilwesen (allgemeine und spezielle medizinische Hilfe, soziale Expertise). d) Sanitäts- und Heilwesen auf den Kommunikationswegen. e) Zentrale Verwaltung der Kurorte. f) Zentrale militärsanitäre Verwaltung. Unter diesem Ministerium arbeiten in der Ortsinstanz die medizinischen Abteilungen der allgemeinen Bezirksverwaltung, ferner die regionären und gouvernementalen Gesundheitsämter. Deren Arbeit geht unter aktiver Teilnahme der Bevölkerung vor sich, indem bei den Gesundheitsämtern „sanitäre Räte" vorhanden sind, denen Vertreter der Gewerkschaften und der Organisationen zur Verbreitung von Bildung und Aufklärung angehören. In ähnlicher Weise sind Eisenbahngesundheitsämter, regionäre Gesundheitsämter der Fluß- und Seewege, die Kurortverwaltungen und die militär-sanitären Verwaltungen organisiert.

Eine eigentliche zentrale Gesundheitsverwaltung für alle verbündeten Sowjetrepubliken ist bisher noch nicht vorhanden, obwohl der Bund in der Verfassung vom 6. Juli 1923 das Recht erhalten hat, allgemeine Maßnahmen auf dem Gebiete des Gesundheitswesens zu erlassen. Die einzelnen Republiken sind in ähnlicher Weise organisiert wie Moskau. Auch treffen die Volkskommissare für Gesundheitswesen alljährlich mindestens einmal zu einer Besprechung und zur Vereinbarung gleichlautender Maßnahmen zusammen.

Bundesstaat Österreich.

Seit März 1920 wird die Gesundheitsfürsorge mit dem öffentlichen Gesundheitswesen durch das *Volksgesundheitsamt im Bundesministerium für soziale Verwaltung* bearbeitet. Das Amt besteht aus sechs Sektionen: 1. Seuchenbekämpfung und allgemeine Gesundheitspflege (Verhütung von Infektionskrankheiten, Desinfektionswesen, Verkehrshygiene, Assanieruug, Bau-, Wohnungs- und Siedlungshygiene, Gefängnishygiene, Leichenwesen); 2. Ernährungshygiene (Überwachung des Lebensmittelverkehrs); 3. gesundheitliche Jugendfürsorge (Hebammenwesen, Säuglings- und Kleinkinderfürsorge, Fürsorge im schulpflichtigen Alter, Fürsorge für Jugendliche, Körperpflege und Leibesübungen); 4. Bekämpfung der Tuberkulose und Trunksucht; 5. Bekämpfung der Haut- und Geschlechtskrankheiten; 6. Heilfürsorge für Kriegsbeschädigte, Heil- und Pflegeanstalten, ökonomisch-administrative Agenden, Verwertung der sanitären Mobilisierungsgüter, Gesundheitstechnik (Bau von Heilanstalten und Kurhäusern), Gesundheitsstatistik, juristische Abteilung, Auskunftsstelle für die Gebiete der öffentlichen Gesundheitspflege, Pressepropaganda und Bibliothekabteilung, Heilmittel- und Apothekenwesen, ärztliche Standesangelegenheiten und Personalangelegenheiten. Als kollegiales Organ ist der *Oberste Sanitätsrat* dem Amt angegliedert, der nach Art des deutschen Reichsgesundheitsrates in allen wichtigen Fragen der öffentlichen Gesundheitspflege seinen Rat erteilt.

Tschechoslowakei.

Von den aus der früheren österreichisch-ungarischen Monarchie entstandenen Ländern sind die Tschechoslowakei und Jugoslawien bereits in den letzten Monaten des Jahres 1918 dazu übergegangen, eigne Zentralbehörden für das Gesundheitswesen zu errichten. Im November 1918 wurde das *Ministerium für öffentliches Sanitätswesen und körperliche Erziehung* in Prag ins Leben gerufen, das außer der Medizinal- und Sanitätspolitik, Krankenfürsorge und Badewesen, Hygiene und körperliche Erziehung nebst gesundheitlicher Jugendfürsorge auch *soziale Pathologie* und gesundheitliche Fürsorge für das kranke Kind bearbeitet. Ein *Oberster Gesundheitsbeirat* unterstützt das Ministerium.

Jugoslawien.

Hier trat im Dezember 1918 das *Ministerium für Volksgesundheit* in Tätigkeit. Es hat eine besondere *sozialhygienische Abteilung*, in der auch die hygienische Volksbelehrung sowie die Ausbildung der Ärzte in der sozialen Hygiene neben der Bekämpfung der endemischen und epidemischen Volkskrankheiten eine besondere Rolle spielen.

England.

Im Sommer 1919 wurde in England ein *Ministry of Health* begründet, das folgende Aufgaben auf dem Gebiete des Gesundheitswesens einschließlich der Gesundheitsfürsorge hat: die *allgemeine Gesundheitspflege*, hier auch die Statistik und die wissenschaftliche Forschung (Untersuchungen über Krankheiten, Sammlung des Materials und der Literatur des In- und Auslandes, eigene Versuche in den zur Verfügung stehenden wissenschaftlichen Anstalten, Wasserhygiene, Städtereinhaltung, alle sonstigen Zweige der allgemeinen Hygiene einschließlich der Gewerbehygiene); endlich auch die internationalen Gesundheitsangelegenheiten. *Mutter- und Kinderschutz* einschließlich Hebammenwesen, Haltekinderwesen, Schulgesundheitspflege. *Bekämpfung der Tuberkulose und der Geschlechtskrankheiten.* Hier ist die fürsorgerische und pflegerische Seite der Bekämpfung besonders betont und ausgestaltet. *Gesundheitliche Überwachung des Ernährungswesens*, besonders des Milchverkehrs. *Beaufsichtigung des Heilwesens:* Berufsausübung der Ärzte, besonders der Kassenärzte, Apothekerwesen, Heil- und Pflegeanstalten einschließlich der Irrenfürsorge. Endlich die *Bekämpfung der übertragbaren Krankheiten:* hier steht die ärztliche Hafenüberwachung, die Pockenschutzimpfung und das Infektionswesen im Vordergrund neben der ärztlichen Bekämpfung in besonderen Heilanstalten für übertragbare Krankheiten.

Sodann die *gesamte Medizinalverwaltung in den Bezirken und Grafschaften*, die Beaufsichtigung des Gesundheitsdienstes in den Lokalverwaltungen, die gesundheitliche Armenfürsorge. Endlich ist dem Ministry of Health noch unterstellt die gesamte *Nationalversicherung*, d. h. das soziale Versicherungswesen. Als beratende Organe sind Beiräte (Councils) den einzelnen Instanzen beigegeben. Die Mitglieder dieser Beiräte werden bestellt, Männer und Frauen aus den verschiedensten Bevölkerungskreisen, die entweder besondere Sachkunde oder auch hervorragende Erfahrungen auf den betreffenden Gebieten des Gesundheitswesens besitzen. Diese Laienkollegien haben in England den Erfolg gehabt, daß die sanitären Maßnahmen und überhaupt die ganze Gesundheitspolitik in der englischen Bevölkerung günstigen Boden gefunden haben.

In *Schottland* besteht kein gesondertes Ministerium, sondern nur ein Gesundheitsamt (Board of Health). In *Irland* ist vor kurzem ein besonderes Gesundheitsministerium nach englischem Muster begründet.

Frankreich.

Das *Ministère de l'hygiène, de l'assistance et de la prévoyance sociales* wurde im Januar 1920 ins Leben gerufen, an seiner Spitze steht ein Arzt. Die Hauptabteilung dieses Ministeriums bildet die eigentliche Medizinal- und Gesundheitsverwaltung mit der Verhütung und Bekämpfung der übertragbaren Krankheiten, der auch die Medizinalstatistik angegliedert ist; mit der Fürsorge für die öffentliche Sauberkeit, Reinhaltung der Ortschaften, Wege und Wasserläufe (Luft-, Wasser- und Bodenhygiene), ferner die sonstigen Zweige der Hygiene und öffentlichen Gesundheitspflege; mit der gesamten Kranken- und Gebrechlichenfürsorge (Kranken-, Heil- und Pflegeanstalten und sonstige Einrichtungen, wie Beratungsstellen, Rettungs- und Hilfsstationen) einschließlich der Gemeindegesundheitsverwaltung, der öffentlichen Hilfe in den größeren Städten, mit der Armenkrankenversorgung, der Kinderfürsorge (Mutter-, Säuglings- und Kleinkinderschutz); mit der Siechenfürsorge (Blinden-, Taubstummen-, Epileptischen-, Irrenfürsorge).

Dem Ministerium sind ferner unterstellt: die Verwaltung der Gesellschaften für gegenseitige Hilfe und die soziale Versicherung. Die Vereinigung der Bearbeitung des Gesundheitswesens und der sozialen Versicherung in einer Hand hat sich sowohl in Frankreich wie auch in England gut bewährt. Beide Gebiete hängen auch so eng zusammen, daß eine Trennung in zwei Zentralverwaltungen dem Ganzen schadet. In den Departements und Arrondissements ist die Gesundheitsfürsorge den Verwaltungsbehörden übertragen, die im engen Einvernehmen mit den Gemeinden und Stiftungen oder Gesellschaften zu arbeiten haben.

Polen.

Durch das Reichsgesetz vom 9. Juli 1919 ist das *Ministerium der öffentlichen Gesundheit* (Ministerstwo Zdpowia Publieznegs) in Warschau Träger der öffentlichen Gesundheitspflege und der Gesundheitsfürsorge geworden. Es arbeitet in zwei Abteilungen, die erste Abteilung enthält die allgemeine Medizinalverwaltung: die Organisation der nachgeordneten Behörden, die Ausarbeitung von Gesetzentwürfen und organisatorischen Fragen; die Beaufsichtigung der örtlichen Organe des Staates und der Gemeinden in ihrer gesundheitlichen Tätigkeit; die Bearbeitung und Kontrolle des gesamten Heilpersonals, die Überwachung der Aus- und Fortbildung der Heilpersonen; die ärztlichen pp. Standesorganisationen (Ärztekammer, ärztliche Vereine), die Bearbeitung der Angelegenheiten des Roten Kreuzes.

Ferner werden in der allgemeinen Abteilung bearbeitet: die Medizinalstatistik, die Statistik der Infektionskrankheiten, der Kranken-, Heil-, Pflege- und Entbindungsanstalten, die gesundheitliche Volksaufklärung, die Förderung von Veröffentlichungen aus der Praxis der Gesundheitspflege, die Herausgabe von jährlichen Gesundheitsberichten.

Endlich die Anstalten und Einrichtungen des Gesundheitswesens, einschließlich der staatlichen und privaten Kranken-, Irren- und Entbindungsanstalten, der Hebammen-, Krankenpflege- und Desinfektorenschulen.

Die zweite Abteilung soll die hygienische und sozialhygienische Verwaltung sein. In einer Unterabteilung werden die sozialen Krankheiten bearbeitet (Verhütung und Bekämpfung der Tuberkulose, der Geschlechtskrankheiten, des Alkohol- und Krüppelelends, der Geisteskrankheiten und vor allem der übertragbaren Krankheiten überhaupt. In einer anderen die gesamte Kinderfürsorge und -hygiene einschließlich des Mutterschutzes und der körperlichen Ertüchtigung der Jugend. In einer weiteren Unterabteilung soll die allgemeine und besondere Hygiene bearbeitet werden, hierher gehören Hygiene der Ortschaften, der Wohnungen, der Strafanstalten und Gefängnisse, der Nahrungsmittel und der Gebrauchsgegenstände (hierbei soll auch die gerichtliche Medizin berührt werden); ferner die Berufshygiene (Untersuchung der Arbeitsbedingungen in gesundheitlicher Beziehung, der Berufskrankheiten, Gewerbehygiene, gewerbehygienische Gesetzgebung, Sozialversicherung, Verkehrshygiene, endlich die Kurorthygiene mit der staatlichen Aufsicht über die Kur- und Badeorte und der wirtschaftlichen Verwaltung der staatlichen Kurorte.

Dem polnischen Gesundheitsministerium ist auch noch eine besondere pharmazeutische Abteilung angeschlossen.

Ungarn.

Seit Dezember 1919 ist das ungarische Gesundheitswesen einschließlich der Gesundheitsfürsorge und der sozialen Versicherung einem besonderen Ministerium (Magyar Királyi Népcoléti és Munkangyi Ministerium = *Königliches Ungarisches Arbeits- und Wohlfahrtsministerium*) unterstellt, an dessen Spitze ein Jurist steht. Das Ministerium zerfällt in acht Abteilungen, die unter drei Staatssekretären arbeiten; von diesen sind zwei Ärzte. Die erste Abteilung ist die Medizinalverwaltung im engeren Sinne (gesundheitlicher Verwaltungsdienst, Amtsärzte, Gesundheitsgesetzgebung, Aus- und Fortbildung des gesamten Heil- und Krankenpflege- sowie Fürsorgepersonals). Die zweite Abteilung bearbeitet die Bekämpfung und Verhütung der übertragbaren Krankheiten, die Luft-, Wasser- und Bodenhygiene, die Nahrungsmittelhygiene, die Gefängnishygiene und das Leichenwesen. Die dritte Abteilung bearbeitet die allgemeine soziale Hygiene (Bekämpfung der Tuberkulose, Geschlechtskrankheiten, des Alkoholmißbrauchs, Heilstätten und Beratungsstellen, hygienische Volksbelehrung, Volksernährung, Wohnungshygiene, Gewerbehygiene, Verkehrshygiene). Der vierten Abteilung liegt im besonderen der staatliche Kinderschutz innerhalb und außerhalb der staatlichen Kinderasyle ob. Die fünfte Abteilung bearbeitet das Heilanstaltswesen, das Heilmittelwesen, Rettungswesen, Apothekerwesen, Bäderwesen und die Leibesübungen. Die sechste Abteilung hat die öffentlichen Bauten (Hoch- und Tiefbau) zu bearbeiten. Die siebente Abteilung bearbeitet die soziale Versicherung und die achte Abteilung die Militärfürsorge.

Die Organisation der Gesundheitsfürsorge in anderen ausländischen Staaten.

Von einer organisierten Gesundheitsfürsorge in anderen Ländern ist wenig bekannt. Sie ist in Wahrheit eine Erscheinung der jüngsten Zeit und überall da am weitesten vorgeschritten, wo auf Grund eines geordneten Gesundheitsheitswesens die Erkenntnis der sozialhygienischen Verhältnisse und Beziehungen die Bevölkerung durchdrungen hat. ROESLE hat in dem bereits erwähnten Aufsatz: „*Die Organisation der Gesundheitsministerien in verschiedenen Ländern*" auf Grund amtlichen Materials noch einige bemerkenswerte Mitteilungen gemacht, die eine Zusammenfassung der Gesundheitsangelegenheiten in einer Zentralbehörde auch in einigen anderen Staaten zeigen. Wenn über die besondere Organisation der Gesundheitsfürsorge in diesen Staaten bisher auch nichts Näheres bekannt ist, so läßt sich doch annehmen, daß sie sich hier in gleicher Weise vorbereitet wie in den Staaten neuer Organisation bereits geschildert ist. So ist in *Belgien* im Dezember 1921 das Ministerium des Innern ausdrücklich in ein Ministerium des Innern und der *Hygiene* umgestaltet worden. Im Jahre 1920 wurde für den *Bund der Vereinigten Staaten von Kanada* ein *Gesundheitsministerium* im Sinne des englischen Wohlfahrtsministeriums gebildet, indem das nach dem Kriege begründete Ministerium für die Zivilversorgung der Truppen zu einem Ministerium für Gesundheitspflege entwickelt und mit einem Arzt besetzt wurde. In der gleichen Weise haben die *Vereinigten Staaten in Australien* im März 1921 ein Bundesministerium für öffentliche Gesundheitspflege begründet. Denselben Weg beschritten die *Vereinigten Staaten von Südafrika*, die bereits im Jahre 1920 ein besonderes Bundesministerium für die öffentliche Gesundheitspflege geschaffen hatten. Auch in der indischen Kolonie Englands, in *Britisch-Indien*, wurde das Ministerium für Erziehung zu einem Ministerium für Erziehung und Gesundheit erweitert. ROESLE gibt ferner an, daß in *China* ein besonderes Gesundheitsministerium unter der Leitung eines Arztes begründet und das bisherige Sanitätsbureau in *Japan* zu einer besonderen selbständigen Abteilung in dem Ministerium des Innern erhoben wurde.

Die angeführten Nachrichten und Tatsachen lassen erkennen, wie in allen Staaten mit gut entwickelter Gesundheitsorganisation auch die „Gesundheitsfürsorge" in guter Entwicklung begriffen ist. Der Weltkrieg mit seinen Folgen, mit der durch ihn veranlaßten Überanstrengung der Völker in gesundheitlicher Beziehung, mit den gewaltigen Gesundheitsschäden, die einige am Kampf beteiligte Nationen erlitten haben, hat die Notwendigkeit klar erwiesen, das pflegerische und fürsorgerische Vorgehen auf dem Gebiete der Gesundheitspflege weit mehr als bisher in den Vordergrund zu rücken. Auch dieses Vorgehen kann nur dann den erwünschten Nutzen für die Volksgesundheit haben, wenn es zweckmäßig und einheitlich organisiert ist. Die in einzelnen Staaten gewonnenen Erfahrungen zeigen, daß bereits manches auf dem Gebiete der staatlichen Organisation der Gesundheitsfürsorge vorliegt, was als Vorbild dienen kann.

Literatur.

Behrend, Dr. jur., Oberregierungsrat, und Helene Stranz-Hurwitz, Beisitzerin beim Reichsversorgungsgericht: *Sammlung von Wohlfahrtsgesetzen.* Berlin u. Leipzig: Walter de Gruyter & Co. 1923. — Rapmund, Prof. Dr. O., Geh. Med.-Rat in Minden: *Das öffentliche Gesundheitswesen.* Leipzig: C. L. Hirschfeld 1914. — Möllers, Prof. Dr. Bernhard, Oberregierungsrat und Mitglied des Reichsgesundheitsamts: *Gesundheitswesen und Wohlfahrtspflege im Deutschen Reiche.* Berlin u. Wien: Urban & Schwarzenberg 1923. — Keller, Prof. Dr. Arthur u. Prof. Chr. J. Kluncker in Frankfurt a. M.: *Säuglingsfürsorge und Kinderschutz in den europäischen Staaten.* I. Bd. Spezieller Teil. Berlin: Julius Springer 1912. — Roesle, Dr. med. G., Oberregierungsrat und Mitglied des Reichsgesundheitsrats in Berlin: *Arch. f. soz. Hyg. u. Demogr.* Bd. 15, Heft 3. Leipzig: F. C. W. Vogel 1923. — Reichsgesetzblatt, Amtliche Gesetz-, Verordnungs- und Regierungsblätter der Länder.

Die Organisation der Gesundheitsfürsorge,

insbesondere die Aufgabe von Provinz, Stadt- und Landkreisen
auf dem Gebiete der Gesundheitsfürsorge.

Von

Dr. P. KRAUTWIG
Köln.

Geschichtlicher Rückblick.

Die heutige Gestaltung der Gesundheitsfürsorge und ihre Entwicklungs-
tendenzen werden sich besser darstellen und begreifen lassen, wenn wir uns mit
einigen flüchtigen Strichen ihre bisherige Entwicklung vor Augen geführt haben.
So alt auch Medizin und Hygiene in der Geschichte der Menschheit sind, so ist
doch die soziale Hygiene, die *Gesundheitsfürsorge*, erst ein Ergebnis der letzten
Jahrzehnte. Der Selbsterhaltungstrieb der einzelnen Menschen und der Gemein-
schaften hat es vermocht, daß schon im Altertum und im Mittelalter sich eine
Bekämpfung von Volksschäden und Volkskrankheiten herausbildete, die zwar
wissenschaftlich schlecht fundiert war, aber auf dem Wege der Empirie schließlich doch zu bemerkenswerten Ergebnissen in der Erkennung und Behandlung
mancher Volksschäden hinführte. Die Bedingungen gesunder Wohnungen und
gesunder Siedlungen, gesunder Kleidung und Ernährung, einer vernünftigen
Körperkultur, die Bekämpfungsmöglichkeiten ansteckender Krankheiten waren
in alten Zeiten gewiß nicht so erforscht wie heute; aber falsch wäre es, die gesundheitlichen Leistungen früherer Zeiten unterschätzen zu wollen.

Seit PETTENKOFER die Wissensgebiete der Ernährung und Kleidung, der
Wohnung und Siedlung mit medizinischem Scharfsinn, mit physikalischem und
chemischem Rüstzeug gründlich durchforschte, seit KOCH und PASTEUR mit
bakteriologischer Wissenschaft das Dunkel der Infektionskrankheiten durch-
leuchten konnten, mochte es zunächst scheinen, als ob nunmehr die wissenschaftliche und praktische Hygiene in einer Zeit wirtschaftlichen Aufschwunges bald
hätte der schweren Volkskrankheiten Herr werden können. Seit Ende des vorigen
Jahrhunderts reifte aber in den Köpfen vieler Hygieniker und Soziologen immer
mehr die Erkenntnis, daß die sozialhygienischen Massenschäden, mögen sie besonders verderblich wirken als Volksseuchen: wie Tuberkulose, Syphilis, Alkoholismus, mögen sie als Wohnungs- und Ernährungsschäden weite Kreise, insbesondere aber unsere heranwachsende Jugend schädigen, sich in ihren Ent-
wicklungsbedingungen weit stärker mit den wirtschaftlichen und sozialen Lebensbedingungen verknüpfen, als bis dahin anerkannt war. Wirtschaft und Gesundheit
lassen sich nicht voneinander trennen. Die Erkenntnis des Zusammenhangs von
kranker Wirtschaft und Gesundheitsschäden führte zu wertvoller Zusammenarbeit der Ärzte und der Soziologen, förderte deren gegenseitige Erkenntnis und

schuf letzten Endes die praktischen Wege der heutigen Gesundheitsfürsorge. Die heutige Gesundheitsfürsorge ist Volksgesundheitspflege im besten Sinne; sie bleibt nicht stehen bei der Sorge für den einzelnen und die einzelne Familie, sie wendet ihre Sorge den gesamten gesundheitsgefährdeten Kreisen des Volkes zu; sie vernachlässigt dabei nicht die wertvollen Erkenntnisse der bisherigen Hygiene, sondern fügt ihnen hinzu das Wissen und Können, das sich aus der Prüfung der soziologischen Bedingtheiten der Volkskrankheiten ergibt.

Der sozialhygienische Arbeitszweig der öffentlichen Gesundheitspflege mußte sich mit aller Gewalt freie Bahn schaffen, da seit etwa 50 Jahren die Industrie auf Kosten des platten Landes und der kleingewerblichen Kreise der Städte immer mehr anwuchs und zu einer Zusammenballung großer Arbeitermassen in den Städten führte. Je mehr sich diese Massen in ihrer ganzen Lebensweise, besonders in Wohnung, Ernährung und Arbeit von den Grundbedingungen einer natürlichen Lebensführung entfernten, um so größer und schwerer mußten die gesundheitlichen Volksschäden als Massenerscheinung hervortreten und den Betroffenen selbst, aber auch allen einsichtigen Volksfreunden sozialhygienische Reformen zur Pflicht machen, zumal auch die Zusammenhänge von Gesundheit und Wirtschaft sich von der jungen Wissenschaft, der Sozialhygiene, immer einwandfreier nachweisen ließen.

Es wäre verlockend, geschichtlich rückwärts zu verfolgen, daß die Verknüpfung von Gesundheit und Wirtschaft auch in älteren Zeiten gewiß schon einzelnen Köpfen nicht unbekannt war; daß in England bereits im 18. Jahrhundert, als dort eine frühzeitige Industrialisierung einsetzte, auf diese Dinge theoretisch und praktisch hingewiesen wurde, daß auch bei uns in Deutschland bereits in den 50er Jahren des verflossenen Jahrhunderts ein Virchow und ein Neumann sozialhygienische Aufklärung und Arbeit besten Stiles leisteten. Der Hinweis auf den Vater der deutschen Sozialhygiene, den Hofmedikus Frank, mit seinen interessanten, nunmehr über hundert Jahre alten Studien darf gewiß nicht vergessen werden. Bemerkenswerte Vorarbeiten für ein wichtiges Teilgebiet der sozialen Hygiene, für den Schutz der unehelichen Kinder, leistete Roussel in Paris als erster durch das nach ihm benannte Gesetz. Eine öffentliche Überwachung der Haltekinder durch besonders bestellte Ärzte erreichte der bekannte Ziehkinderarzt Taube in Leipzig, auf dessen Veranlassung im Jahre 1893 die kommunale Generalvormundschaft für die unehelichen Kinder begründet wurde.

Von einem wirklichen Aufblühen der sozialen Hygiene kann aber erst gesprochen werden seit dem Jahre 1900, von dem aus die spezifische Tätigkeit der sogenannten Fürsorgestellen etwa datiert werden kann.

Allmählich waren die besonderen Fürsorgeeinrichtungen für Säuglinge, wie sie Hergott in Nancy mit den Gouttes de lait, Budin in der Charité in Paris 1892 mit den Mutterschulen und den Consultations de nourrisson begründet hatte, nicht nur in weiteren französischen und belgischen Ärztekreisen bekanntgeworden, sondern durch die Vermittlung der Internationalen Ärztekongresse auch in anderen europäischen Ländern, besonders in Deutschland. Die zur Bekämpfung der Tuberkulose in Frankreich und Belgien begründeten Dispensaires wurden bei uns besonders bekannt seit dem Internationalen Tuberkulosekongreß in Neapel 1903, nachdem für einzelne Punkte der Tuberkulosebekämpfung auch in Deutschland schon früher manche erfolgreiche Wege des Kampfes angegeben waren. Man braucht nur zu denken an Brehmer, der 1854 in Görbersdorf die erste Heilstätte zur Bekämpfung dieser Volkskrankheit begründete; an Dettweiler, der 1876 die erste Volksheilstätte in Falkenstein begründete, und schließlich auch an die führenden Kreise der Versicherungsgesetzgebung, die unter der Mitwirkung einsichtiger Ärzte und sozial interessierter Männer bereits im Jahre 1896 das Zentralkomitee zur Errichtung von Heilstätten begründet hatten. Es ist ein nicht geringes Verdienst von Pütter, dem damaligen Stadtrat in Halle, daß er die Bedeutung wohlorganisierter Fürsorgestellen, die mit geeigneten Organen die sozialen Grundlagen der Volkskrankheiten in der Familie und in der Wohnung zu erkundigen und zu bekämpfen sich bemühten, weitschauend erkannte und durch sein Beispiel zur weiteren Verbreitung der Fürsorgebewegung den Anstoß gab. Als einer der ersten Vereine, die den Säuglings- und Mutterschutz im Sinne der Sozialhygiene organisierten, erscheint seit dem Jahre 1907 der Verein für Säuglingsfürsorge im Regierungsbezirk Düsseldorf und etwa um die gleiche Zeit eine ähnliche Organisation im Großherzogtum Hessen. Köln hatte als einzelne Stadt für sich bereits im Jahre 1903 ärztliche und gesetzliche Haltekinderpflege geordnet.

Wissenschaftlich und praktisch veranlaßte Ärzte förderten in bemerkenswerter Weise die Grundlagen der neuen Wissenschaft und ihre Arbeitsweise. Ich nenne nur GOTTSTEIN, GROTJAHN, KRAUTWIG, KIRCHNER, DIETRICH, KAUP, A. FISCHER. Die Städte stellten in zunehmendem Umfange besondere Stadtärzte für die neuen Zweige der Fürsorge an, unter denen die Schulhygiene infolge der bahnbrechenden Arbeiten von COHN in Breslau, SCHUBERT in Wiesbaden und LEUBUSCHER in Meiningen neben der Säuglingsfürsorge und der Tuberkulosefürsorge eine hervorragende Stelle einnahm. Die Zahl der Fürsorgeärzte und der Fürsorgerinnen, als der unentbehrlichen Organe für die Arbeit in den Fürsorgestellen und in Wohnung und Familie, wuchs von Jahr zu Jahr. Besondere soziale Frauenschulen und Wohlfahrtsschulen sorgten für die sachgemäße Ausbildung der Fürsorgerinnen. Wenn zunächst in den meisten Städten nur das eine oder andere Hauptgebiet der sozialhygienischen Arbeit, etwa die Schulhygiene oder der Säuglings- und Mutterschutz oder die Tuberkulosefürsorge, unter dem Eindruck besonderer Notzustände und unter dem Einfluß besonders interessierter Persönlichkeiten zur Entwicklung kamen, so faßte man bald den Einfluß der wirtschaftlichen Faktoren auf alle Volkskrankheiten und Volksgefährdungen in tieferem Zusammenhange auf. Man bekämpfte die verschiedenen Übel zusammenfassend an der gleichen Stelle, verlangte demgemäß für Stadtärzte und Kommunalärzte eine gründlichere und umfassendere Vorbildung, desgleichen für die Fürsorgerin. Die nähere Besprechung der hier liegenden Entwicklungsmöglichkeiten führt uns sofort in die großen Fragen der Organisation, die später zur Behandlung kommen

Niemals aber hätte sich die Sozialhygiene, trotz ihrer Befruchtung durch hervorragende Wissenschaftler, trotz ihrer praktischen Gestaltung durch organisatorisch begabte Führer, in wenig mehr als in einem Jahrzehnt zu einer solch ungeahnten Höhe entwickeln lassen, wenn nicht auf der anderen Seite einsichtige Verwaltungen zeitig den hohen praktischen Wert dieser Fürsorgetätigkeit erkannt hätten, und wenn nicht das Volk als das Objekt dieser Fürsorge sehr bald diese Art der Arbeit hätte schätzen gelernt. Förderlich war besonders auch die Mitarbeit der Landesversicherungsanstalten und der Krankenkassen. Mit „Wohlwollen" begleiteten Reich und Staat die neue Fürsorgetätigkeit in weit höherem Grade als mit geldlicher Unterstützung. Aus freier Initiative interessierter Einzelpersonen und Körperschaften ist bisher die Gesundheitsfürsorgearbeit innerhalb der gesamten Wohlfahrtspflege groß geworden, zu ihrem Glücke von gesetzgeberischen Maßnahmen kaum beeinflußt. Überall ein Ringen nach weiterem Fortschritt der Erkenntnis, nach besserer Gestaltung der Arbeit, nach Zusammenschluß mit gleichstrebenden Personen und Körperschaften in größerem Verbande der Gemeinden, des Staates und Reiches. Zusammenschluß der sozialhygienischen Ärzte, Zusammenschluß der Fürsorgerinnen, Zusammenschluß der einzelnen Fürsorgezweige in der Richtung der Familienfürsorge. Schließlich suchten die Führer auch Anschluß bei den benachbarten Arbeitsgebieten der sozialpädagogischen und sozialwirtschaftlichen Fürsorge. In all dieses Ringen und Streben, das dem Kundigen sichere Zukunftsziele und Zukunftserfolge bei zweckmäßiger Zusammenarbeit erkennen ließ, kam der Krieg, mit ihm manche Förderung des Grundgedankens aller Wohlfahrtsarbeit, mit ihm aber auch manche Verwirrung durch neue und plötzliche Fürsorgearbeit, schließlich sogar nach dem verlorenen Krieg die Gefahr des drohenden Abbaues, wenn nicht die Gefahr der Katastrophe. Wenn diese unglückliche Wendung uns alle verpflichtet, in dem plötzlich und stürmisch hochgeführten Bau der Wohlfahrtspflege nach schadhaften Stellen zu sehen, wenn wir Überflüssiges abbauen, Zusammengehörendes vereinigen, nach Verbesserung und Verinnerlichung unserer Arbeit streben, so wäre das keine schlimme Folge der heutigen Finanznot. Den Gedanken, gänzlich die Wohlfahrtspflege abzubauen, können nur kurzsichtige, kaum ernst zu nehmende Menschen befürworten. Die Gefahr besteht auch gar nicht in dem ernsten Maße, wie manche Leute sie schauen. Dafür ist letzten Endes die Wohlfahrtspflege und innerhalb derselben gerade die gesundheitliche Fürsorge in ihrem Erfolg viel zu wertvoll und zu durchsichtig. Die weitesten Kreise nicht nur der Bedürftigen, sondern auch aller gerechtdenkenden Menschen, die in der Fürsorge die beste Art sachlicher und persönlicher Hilfe gegenüber dem gefährdeten und versinkenden Nebenmenschen sehen, würden sich gegen ein solches Beginnen mit Recht auflehnen. Bemerkenswert ist die Stellungnahme der heutigen Sozialdemokratie, die früher dem Gedanken einer Wohlfahrtspflege sehr kritisch gegenüberstand und besonders das Recht des einzelnen betonte, von der Gemeinschaft, der Gemeinde und dem Staat alles zu verlangen, was seine wirtschaftliche Lage sichern und ihn vor Volkskrankheiten und vorzeitiger Invalidität schützen kann. Heute versucht die „Arbeiterwohlfahrt", nach etwa gleichen Grundsätzen wie auf der evangelischen Seite die innere Mission und auf der katholischen Seite die Charitas, nicht nur eigene Einrichtungen der Wohlfahrtspflege neu zu schaffen, sie stellt sich auch allen Fragen der behördlichen und privaten Wohlfahrtspflege interessiert und fördernd gegenüber. Man erkennt immer mehr, daß die Wohlfahrt des einzelnen allein durch gesetzliche Leistungen nicht gewährleistet, sondern nur mühsam erkämpft werden kann in gemeinsamer Tätigkeit der Bedürftigen selbst und der staatlichen und privaten Kreise, die zum Helfen bereit sind. Man mag das Recht auf Arbeit, dem allerdings auch die Pflicht zur Arbeit gegenübersteht, einigermaßen durch gesetzliche Maßnahmen sicherstellen können; darüber hinaus aber kann das Recht auf Gesundheit und Wohlfahrt, das man auch bereits proklamiert hat, nicht als gesetzliche Leistung des Staates jedem Anspruchsberechtigten in den Schoß fallen. Aus verantwortlicher Mitarbeit in der Praxis sind die Sozialdemokraten doch dazu gekommen, von ihrem ursprünglichen Standpunkt etwas abzurücken, daß die Wohltätigkeit „weder Pflicht des einzelnen sei, noch daß dieser stark und reich genug sein könne, um sie voll und ganz durchzuführen. Sie ist vielmehr unbedingt Pflicht der Gesamtheit, und die Gesamtheit ist eben der Staat . . ." „Der zukünftige Staat wird diese Pflicht auch unbedingt auf sich nehmen können, wie er auch dafür eintreten muß, daß jedermann, der arbeiten will, auch ihm angemessene Arbeit zugewiesen erhält. Bis dahin können wirklich wohltätige Männer und Frauen vorbereitende Arbeit liefern[1]." Die „proletarische Selbsthilfe" appelliert zu Recht an die eigene Kraft des Volkes, die gewiß wertvoll ist, aber ohne Hilfe von Staat und Gemeinde und auch bürgerlicher Kreise nicht zum Erfolg führen kann.

Diejenigen Kreise, die ihre Mitarbeit in der Wohlfahrtspflege nicht aus religiösen Motiven herleiten, begründen ihre Tätigkeit als sittliche Pflicht der Allgemeinheit, die aus dem Bewußtsein der Zusammengehörigkeit und des Aufeinanderangewiesenseins innerhalb der staatlichen und örtlichen Gemeinschaft gefolgert wird. Inwieweit dies Ideal auf die Dauer neben dem zweifellos tiefer fundierten religiösen Ideal sich als Triebfeder für eine wirklich opfervolle Fürsorge im Dienste des Armen und Kranken bewähren wird, bleibt abzuwarten in einer Zeit, in der der Solidaritätsgedanke zwar sehr viel besprochen, aber um so weniger praktiziert wird. Für die Wohlfahrtsarbeit von Staat und Gemeinde aber ist allein schon die rein egoistische Überlegung eine genügende Basis, daß Vorbeugen wichtiger und billiger als Heilen ist. Selbst ein Finanzdezernent wird sich dem nicht verschließen und schließlich lieber die Einrichtung der Wohlfahrtspflege unterstützen, als Krankenhäuser, Armenhäuser und Besserungshäuser bauen wollen.

Die heutige Wohlfahrtspflege kann nur in vertrauensvoller Zusammenarbeit der öffentlichen Korporationen mit den privaten Kräften einigermaßen der Größe der heutigen Notstände entsprechend geleistet werden. Krieg und Nachkrieg haben die Wirtschaft des deutschen Volkes zerstört; Erziehung und Sitte in schlimmstem Umfange geschädigt, die Gesundheit in stärkstem Maße unter-

---

[1]) Eitelberg: Unmoderne Ethik. Wien u. Leipzig 1905.

graben. Die Volkskraft hat zwei Millionen gesunder Männer im besten Lebensalter als Kriegsopfer dahingeben müssen. Von denen, die aus dem Kriege zurückkehrten, sind 1¹/₂ Millionen Männer mit schweren Schäden an Körper und Geist behaftet, so daß sie für den Aufbau unseres Volkes entweder nur als halbe Kräfte gelten können oder sogar der Allgemeinheit mehr oder weniger zur Last fallen. Gegenüber diesem großen Heer von Kriegsbeschädigten stehen fast 2 Millionen Kriegshinterbliebene wirtschaftlich bedrängt und hilfesuchend da, mögen sie als Frauen oder Kinder oder als betagte Eltern den Ernährer verloren haben. Das Heer der Bedürftigen wird vermehrt durch rund 2 Millionen Sozialrentner und etwa ¹/₂ Million Kleinrentner, die aus ihren Renten und Ersparnissen auch die bescheidensten Ansprüche des Lebens nicht mehr erfüllen können. So wachsen ungeheure Menschenmengen den Kreisen hinzu, welche auch früher bereits als arme oder kranke oder defekte Menschen die Hilfe der Öffentlichkeit in Anspruch nehmen mußten.

Auf dem Boden der Verarmung und der Wohnungsnot wachsen aber die Volkskrankheiten und insbesondere die Tuberkulose in schlimmstem Maße hervor. Die Sterbeziffern ziehen bedenklich an. Der Sozialhygieniker wird nicht falsch prophezeien, wenn er annimmt, daß die Volkskrankheiten, besonders die Tuberkulose, für die nächsten kommenden 10 und 20 Jahre noch in erheblichem Maße um sich greifen werden, daß die Sterbeziffern hoch bleiben und demnach die Volkskraft in schwerstem Maße leidet. Nicht um liebgewordene Einrichtungen vor dem Sparkommissar zu retten, wird darum der Sozialhygieniker für die Aufrechterhaltung der Seuchenbekämpfung und der Krankenhäuser eintreten und sich um den weiteren Ausbau der Gesundheitsfürsorge bemühen. Sein Handeln wird einzig bestimmt von der Erwägung, daß gegenüber der großen Gesundheitsnot allein eine vorbeugende Gesundheitsfürsorge systematischer Art und großen Stiles Wirksames leistet und für die Zukunft rettet, was noch zu retten ist. Da aber Staat und Gemeinde, auch bei dem besten Willen, der Gesundheitsfürsorge zu helfen, mit den gegebenen Finanzquellen rechnen müssen, so wird schon aus diesen Gründen die Hilfe der privaten Fürsorge unentbehrlich sein und für viele Zweige der Fürsorge sogar im Vordergrunde stehen müssen. Das gilt besonders für alle Formen erziehlicher und sittlicher Volksnot, bei der die Hilfe nur von Mensch zu Mensch in freier und vertrauensvoller Aussprache gesucht und bewirkt werden kann.

Organisation.

Für alle aber, die in der Wohlfahrtspflege arbeiten, öffentliche und private Verbände, ergibt sich aus der wirtschaftlichen Not der heutigen Zeit die unabweisbare Forderung nach den besten und wirksamsten Wegen der Arbeit, die zum Wohle unseres Volkes der praktischen Wohlfahrtspflege offenstehen. Inhalt und Ziel der Gesundheitsfürsorge, besonders der Wohlfahrtspflege im allgemeinen, sind gewiß die wichtigsten Fragen, die uns am Herzen liegen. Man unterschätze aber nicht die Fragen der *Organisation*, die Fragen der besten Wege, die zum Ziele hinführen. Dabei kann ohne weiteres festgehalten werden, daß die Organisation nicht schematisch festgelegt werden kann; sie muß elastisch sein, nicht bureaukratisch erschwerend, sondern die Arbeit erleichternd, die Freude an der Arbeit mehrend. Das Bedenklichste für den freien Geist der Wohlfahrtsarbeit wäre der Versuch, die Wohlfahrtsarbeit im ganzen zu kodifizieren, dem Gesundheitsamt eine gesetzlich fest umgrenzte Organisation zu geben und wo möglich auch noch den Inhalt der Arbeit in gesetzlichen Richtlinien festlegen zu wollen. Die Gesundheitsfürsorge hat sich aus der freien Initiative verantwortlicher Menschen und Körperschaften in vielfältigster Form jeweils den örtlichen und zeitlichen Bedürfnissen angepaßt. Dabei ist sie in der Entwicklungszeit gut gefahren. Der Versuch, die Resultate der bisherigen Entwicklung zu kennzeichnen und aus den Erfahrungen heraus Vorschläge für eine wirksame Organisation zu entwickeln, beansprucht nur informatorischen Wert und will Fehler und Umwege bei der Einrichtung der Wohlfahrtspflege vermeiden helfen, die Geld und Mühe der Beteiligten umsonst in Anspruch nehmen. Dieser Versuch ist um so nötiger, als die völlig freie Entwicklung der Wohlfahrtspflege nicht nur ein außerordentlich buntes Bild ihrer Einrichtungen ergeben hat, das schließlich ertragen werden könnte, sondern auch ein Nebeneinander und manchmal Durcheinander einzelner Zweige der Fürsorge, die sich ihrer Verwandtschaft und ihres gemeinsamen Zweckes, alle der Wohlfahrt der Familie und der Gemeinschaft dienen zu wollen, oft genug nicht mehr erinnern. Auch hier heißt es: ubi ordo deficit, nulla virtus sufficit; serva ordinem et ordo te servabit; Polligkeit hat einmal gesagt: „Organisation heißt den Organen einer Arbeitsgemeinschaft die äußeren Bedingungen schaffen, damit sie die ihnen obliegende Teilleistung im Rahmen der Gesamteinrichtung so zweckmäßig wie möglich erfüllen können.“ Eine geschickt aufgezogene Organisation, ein Gesundheitsamt bzw. Gesundheitsfürsorgeamt, kann nicht nur durch überzeugende Sachkunde zwanglos dem einzelnen im Rahmen des Ganzen die geeignete Arbeitsstelle anweisen, ihm die Wege zur Arbeit freimachen, ohne daß es die Selbständigkeit und freie Initiative aufhebt; es kann auch die Arbeit der einzelnen beteiligten Stellen materiell fördern, es kann sie beleben, in dem es sie von der Notwendigkeit, sich in die gesamte Organisation als dienendes Glied einzuordnen, überzeugt und an der Freude des Gesamterfolges teilnehmen läßt.

Die Organisation der Wohlfahrtspflege und der Gesundheitsfürsorge steht heute mehr als je unter dem Zeichen der Vereinheitlichung der auseinanderstrebenden einzelnen Fürsorgezweige, und das nicht nur unter dem Drucke schlechter Finanzen, sondern auch aus der inneren Erkenntnis heraus, daß der einzelne Mensch und die einzelne Familie als Objekt der Fürsorge möglichst einheitlich erfaßt werden müssen, weil alle Not, mag sie auch nach der äußeren Erscheinung zunächst verschieden auftreten, als wirtschaftlicher, erziehlicher oder gesundheitlicher Schaden, zumeist aus denselben in Familie und Wohnung erkennbaren Quellen fließt. Es ist das Bestreben erkennbar, „durch den Zusammenschluß und durch die äußere Vereinheitlichung auch zu einer inneren Vereinheitlichung, zu rationellen Arbeitsmethoden, zu einer Vervielfältigung der Wirksamkeit und zu der Möglichkeit zu kommen, große, über den Rahmen des Arbeitsbereichs und der Leistungsfähigkeit des einzelnen Arbeitszweiges und des einzelnen Trägers hinausgehende umfassende Aufgaben auf bevölkerungspolitischem und wohlfahrtspflegerischem Gebiete nach großen Gesichtspunkten in Angriff nehmen zu können“[1].

Wenn man heute im Zeitalter des Abbaues auch an Angriffe auf die Wohlfahrtspflege denkt, so ist eine klare und wirksame Organisation neben dem Hinweis auf den inneren Wert der Arbeit die beste Möglichkeit, auch den Laien und den weniger Interessierten für die Wohlfahrtspflege zu gewinnen.

Dr. Marie Baum sagt in ihrem Grundriß der Gesundheitsfürsorge mit Recht: „Die freie Wohlfahrtspflege muß einsehen, daß nicht der kleine Horizont einer Einzelmaßnahme, sondern die größere Weite des Volkswohles leitend sei; sie muß lernen, richtige Maßstäbe an ihr eigenes Tun und das der anderen anzulegen und solchergestalt vom Kleinen ausgehend ins Große zu wirken. Zahlreiche

---

[1] Aus dem Jahresbericht des Vereins für Säuglingsfürsorge und Wohlfahrtspflege im Regierungsbezirk Düsseldorf für 1920/21 und 1921/22.

Zwerganstalten und eigenbrötlerische Einrichtungen haben, sofern sie nicht sich selbst erhalten und nicht allen Ansprüchen an geordnete Durchführung genügen, ihre Daseinsberechtigung verwirkt und sollten das beweisen, indem sie eingehen und ihre Kräfte und Mittel anderen Zielen zuwenden. Öffentliche Mittel dürften in strengster Begrenzung nur guten und zweckmäßigen Hilfseinrichtungen zufließen. Die so vielfach zersplitterte, sich aneinander reibende und störende Arbeit würde zehnfach Gutes leisten, wenn sie sich *einer* großen Aufgabe in Ordnung einfügte, ihre Mittel und Kräfte zum Aufbau eines einheitlichen Ganzen herliehe."

Bisherige gesetzliche Maßnahmen der Gesundheitsfürsorge.

Wenn auch eine gesetzlich vorgeschriebene Organisation der Gesundheitsfürsorge in den Provinzen, Stadt- und Landkreisen bisher nicht vorhanden ist, so lohnt es sich doch zu prüfen, ob nicht Teileinrichtungen und Ansätze zu einer umfassenderen Organisation durch einzelne gesetzliche Bestimmungen bereits vorhanden sind. Da die Einrichtungen der *Provinz* in anderem Zusammenhang besprochen werden, so genügt es hier, darauf hinzuweisen, daß die Provinzen als Landarmenverbände sich zu beschäftigen haben mit der Bewahrung, Kur und Pflege hilfsbedürftiger und anstaltsbedürftiger Geisteskranker, Idioten und Epileptiker; mit der gleichen Fürsorge für Blinde, Taubstumme und neuerdings auch für Krüppel, wobei infolge des Beschulungsgesetzes vom 7. 8. 1911 für Blinde und Taubstumme noch die Pflicht der geeigneten Unterrichtung, für Krüppel nach dem Gesetz betr. die öffentliche Krüppelfürsorge vom 6. Mai 1920 außerdem die weitergehende Pflicht der handwerklichen Ausbildung jugendlicher Krüppel hinzukommt.

Neuerdings haben die bei den Provinzen errichteten Landesfürsorgeverbände auf Grund der Ausführungsverordnung der einzelnen Länder zu der Verordnung über die Fürsorgepflicht vom 13. 2. 1924 an Stelle der bisherigen Ortsarmen- und Landarmenverbände im wesentlichen im Rahmen der früheren Bestimmungen die Pflicht erhalten, für Bewahrung, Kur und Pflege der hilfsbedürftigen Geisteskranken, Idioten, Epileptischen, Taubstummen, Blinden und Krüppel, soweit sie der Anstaltspflege bedürfen, in geeigneten Anstalten Fürsorge zu treffen. Bekanntlich haben auch die bei einer Provinz bestehenden Landesfürsorgeverbände unter Zuziehung besonderer Ausschüsse nach der Verordnung über die soziale Fürsorge für Kriegsbeschädigte und Kriegshinterbliebene vom 8. Februar 1919 die besondere Fürsorge für diese Kreise zu betreiben.

Die zuerst genannten Aufgaben sind gewiß außerordentlich beachtliche gesetzliche Regelungen der gesundheitlichen Defektenfürsorge, die zu einer erfolgreichen Ausbildung geeigneter provinzialer Fürsorge geführt haben. Eine wirksame Zusammenfassung dieser Aufgaben etwa in einem zentralen Wohlfahrtsamt der Provinz ist bisher nicht erfolgt. Es stehen den Provinzen für diese wichtigen Gebiete geeignete Sachverständige in Anstaltsleitern, Anstaltsärzten zur Verfügung. Einzelne Provinzen haben in der Zentralstelle Landesmedizinalräte angestellt, die als Gutachter stark benutzt werden, ohne aber bis zum Dezernat, der selbständigen Verwaltung der ihnen am nächsten stehenden Anstalten und Einrichtungen bisher durchdringen zu können. Aber auch davon abgesehen fehlt in der Provinzialinstanz die Zusammenfassung zweifellos verwandter gesundheitsfürsorgerischer Arbeiten durch den Sachverständigen. Nur in der Provinz „Grenzmark" ist m. W. vor nicht zu langer Zeit der Versuch gemacht worden, die gesamten medizinischen Arbeiten der Provinzialstelle einem Arzt (Landesmedizinalrat) zu unterstellen.

Die Arbeit der den Provinzen angeschlossenen *Invalidenversicherungsanstalten* sind für manche gesundheitsfürsorgerischen Gebiete von der größten Bedeutung: so für die Tuberkulosebekämpfung, für die Einrichtung von Säuglings- und anderen Fürsorgestellen, für die Förderung des Wohnungsbaues, für Bekämpfung von Alkoholismus, Geschlechtskrankheiten und Geisteskrankheiten. Die Leistungen der einzelnen Invalidenversicherungsanstalten, die freiwillige bleiben, sind außerordentlich nach Maß und Güte verschieden, so daß auch hier organisatorische Wünsche von seiten der Gesundheitsfürsorge erst in geringem Grade erfüllt sind. Es können auch die Provinzialinstanzen so lange nicht als verbindendes Mittelglied die gesundheitsfürsorgerischen Organisationen des Reiches bzw. der Länder mit denen der örtlichen Bezirke (Kreise, Städte, Gemeinden) in Austausch und lebendige Beziehungen bringen, als innerhalb Reich und Länder einerseits und örtlicher Bezirke andererseits zur Anknüpfung geeignete Organisationen gesetzlich nicht geschaffen sind. *In Reich und Ländern* fehlt es bekanntlich an einem wirksamen Gesundheitsministerium, wie es auch den einfachsten Ansprüchen der heutigen Zeit genügen könnte. Wenn das Reich nach der deutschen Reichsverfassung vom 11. 8. 1919 nach dem Art. 7 die Gesetzgebung über das Gesundheitswesen, über die Bevölkerungspolitik, die Mutterschafts-, Säuglings-, Kinder- und Jugendfürsorge hat, wenn aber neben dem Reich, soweit dieses von seinem gesetzgeberischen Recht keinen Gebrauch macht, auch die Länder in den gleichen Arbeitsgebieten gesetzgebend auftreten können, dann war die Folge dieser dehnbaren Verfassungsverhältnisse wiederholt in den letzten Jahren die, daß auch in den dringlichsten Fragen der öffentlichen Gesundheitspflege Reichs- und Staatsinstanzen bei dem Versuch aktiven Vorgehens über Gebühr aufeinander Rücksicht nahmen (s. Tuberkulosegesetz in Preußen). Auch hier streiten sich ganz zum Überfluß unitarische und föderalistische Tendenzen, und schließlich fehlt die *eine* Stelle, das wirksame Gesundheitsministerium im Reich, das notwendiger und wichtiger wäre, als manch andere Reichsstellen.

Welche gesetzlichen Ansätze einer Gesundheitsfürsorge aber gibt es in der *Gemeinde?* Das Gesetz betr. die Dienststellung des Kreisarztes, die Bildung von Gesundheitskommissionen vom 16. September 1899 hat den preußischen Kreisarzt und die Gesundheitskommission geschaffen, die der Gemeinde als örtliche Instanzen zur Seite stehen. Die in § 34 aufgezählten allgemeinen Dienstobliegenheiten des Kreisarztes, als des staatlichen Gesundheitsbeamten, legen diesem bereits die Pflicht ob, die gesundheitlichen Verhältnisse des Kreises zu beobachten und auf die Bevölkerung aufklärend und belehrend einzuwirken. Er soll die Durchführung der Gesundheitsgesetzgebung überwachen und wichtige Einrichtungen des Gesundheitswesens (Krankenhäuser, Apotheken, Desinfektionswesen usw.) beaufsichtigen. Es überwiegen in den Aufgaben des Kreisarztes sowohl nach dem Gesetze, wie auch nach der praktischen Erfahrung die gesundheitspolizeilichen Aufgaben, insbesondere die Bekämpfung der ansteckenden Krankheiten. Dazu kommt meistens noch eine stärkere Beschäftigung des Kreisarztes mit Attesten in vertrauensärztlicher Tätigkeit, so daß sich jedenfalls aus der Praxis ergeben hat, daß die eigentliche Gesundheitsfürsorge, der Schutz der gefährdeten und erkrankten Menschen, aus diesem Gesetz, das gewiß auch schon vorausschauend von wichtigen Kapiteln der Fürsorge spricht, nicht zu der heutigen Entwicklung gelangt ist und auch nicht gelangen konnte. Spätere Kapitel werden hierauf zurückkommen. Es genügt hier festzustellen, daß die *Gemeinde als solche die Zentralstelle der Gesundheitsfürsorge darstellt, die freiwillig über Art und Maß derselben zu verfügen hat.* Der staatliche Aufsichtsbeamte ist aus erklärlichen Gründen in größeren Städten nicht ohne weiteres der Vertrauensarzt und damit der Gesundheitsfürsorgearzt der Gemeinden.

Während die wichtigen Interessen der Jugenderziehung in dem Reichsgesetz für Jugendwohlfahrt eine gründliche gesetzliche Behandlung gefunden und hier zur Einrichtung von Jugendämtern geführt haben, sind gemeindliche Gesundheitsämter durch irgendwelche Gesundheitsgesetze bisher nicht geschaffen worden. Das preußische Tuberkulosegesetz vom 4. August 1923 spricht in dem § 2 davon, daß der Minister für Volkswohlfahrt es „zulassen" kann, daß die Meldung anzeigepflichtiger Erkrankungen an Tuberkulose, die grundsätzlich zunächst an den zuständigen beamteten Arzt zu richten sind, auch an Fürsorgestellen, Gesundheits- oder Wohlfahrtsämter, die den nötigen Vorbedingungen entsprechen, gerichtet werden können. Man erwartet demnach nicht nur nicht, daß überall Gesundheitsämter bestehen oder geschaffen werden, man setzt nicht einmal für den Vollzug des Gesetzes überall Fürsorgestellen voraus, ohne deren sozialhygienische Arbeit das mehr polizeilich als fürsorgerisch gerichtete Gesetz ohne durchgreifende Wirkung bleiben muß.

Das preußische Gesetz betr. die öffentliche Krüppelfürsorge vom 6. Mai 1920 bestimmt in § 6, daß die im Gesetz vorgesehenen Anzeigen an das zuständige Jugendamt zu richten sind. Für den Zeitraum, bis alle Stadt- und Landkreise auf Grund gesetzlicher Bestimmungen Jugendämter haben, bestimmt der Minister für Volkswohlfahrt im Verordnungswege die Stelle, an welche die Anzeige zu richten ist. Der Minister hat als solche Stellen die Kreisärzte bestimmt. Auch hier fällt es auf, daß der Volkswohlfahrtsminister, der in Preußen auch Gesundheitsminister ist, nicht als Meldestelle das Gesundheitsamt bestimmt, wenigstens fakultativ, das z. Zt. der Bekanntgabe dieses Gesetzes auch ohne gesetzlichen Zwang bereits in den meisten Stadt- und Landkreisen vorhanden war, ohne dessen tätige Arbeit das Krüppelfürsorgegesetz gar nicht zur rechten Durchführung kommen kann.

Das Gesetz zur Bekämpfung der Geschlechtskrankheiten, zweckmäßig als Reichsgesetz vorgesehen, an dem nun die gesetzgebenden Faktoren seit vielen Jahren erfolglos herumarbeiten, sieht in dem Entwurf seines § 2 vor, daß die Durchführung der aus diesem Gesetz erwachsenden hygienischen Aufgaben *Gesundheitsbehörden* zu übertragen ist, die sich mit den Pflegeämtern und den sonstigen Einrichtungen der sozialen Fürsorge möglichst im Einvernehmen zu halten haben. Hier ist wirklich einmal der zutreffende Ausdruck „Gesundheitsbehörden" gewählt bei einem Gesetz von ganz eminenter gesundheitlicher Bedeutung.

Man hatte bei der ersten Formulierung des Entwurfes sogar den unglaublichen Mut, die Durchführung der gesundheitlichen Aufgaben ausdrücklich *Gesundheitsämtern* übertragen zu wollen. Im Laufe der Beratung tauchten aber wie üblich die Bedenken auf, daß eine solche Vorschrift die der Sonderämter überdrüssigen Kommunalverwaltung wiederum zur Einrichtung eines oder sogar zweier neuer Ämter verpflichten würden. Infolgedessen entschloß man sich, bei einer neuen Fassung das völlig neue Pflegeamt zwar als solches zu benennen, das Gesundheitsamt aber zu ersetzen durch die allgemeinere Fassung Gesundheitsbehörden. Man redet inzwischen von Jugendämtern, Pflegeämtern, Arbeitsämtern, Berufsämtern u. a. mehr, findet aber nicht den Entschluß, selbst da von Gesundheitsämtern zu reden, wo diese bei sachlichem Ermessen allein oder doch ganz vorwiegend als Träger wichtigster gesundheitlicher Aufgaben in Frage kommen.

Das Reichsgesetz für Jugendwohlfahrt bestimmt im 2. Absatz des § 10, daß, wenn für den Bezirk des Jugendamtes ein Gesundheitsamt oder eine entsprechende Behörde besteht, dieser die gesundheitlichen Aufgaben übertragen werden *können*. In diesem Falle müssen diese Behörden im Einvernehmen mit dem Jugendamte vorgehen. Mit mehr Vorsicht und Fallstricken kann man hier das Gesundheitsamt gar nicht umgeben, als es geschehen ist. Man hat zweifellos in weiten Kreisen der Behörden und benachbarter sozialer Ämter eine große Angst vor dem Gesundheitsamt, das einmal Geld kosten wird (glücklicherweise!), zum andern aber auch in der Hand von Ärzten als eine unbequeme und seine Macht überspannende Einrichtung möglichst zurückgehalten werden soll. Und doch sind die Gesundheitsämter, die Einrichtungen für Gesundheitsfürsorge, aus dem wirklichen Bedürfnisse herauswachsend, in erfreulichem, stets steigendem Maße von Städten und Kreisen freiwillig geschaffen worden; die Not der Zeit wird ihnen mit und ohne behördlichem Wohlwollen nicht zuviel anhaben können, da sie der gesundheitlichen Not am besten, ja als einzig wirksames Amt zu begegnen vermögen.

Der einzige deutsche Gliedstaat, der nicht nur das gesamte Gesundheitswesen, sondern auch das Fürsorgewesen in den einzelnen Bezirken gesetzlich geregelt hat, ist Lippe-Detmold, in dem die Kreisärzte mit Pflegeausschüssen, die ihnen zur Seite stehen, das gesundheitliche Fürsorgewesen betreiben. Thüringen hat durch ein Wohlfahrtsgesetz vom 20. Juni 1922 auch die gesundheitliche Fürsorge gesetzlich geregelt. Es macht die Schulwohlfahrtspflege zur Pflichtaufgabe der Gemeinde, es gibt Richtlinien für die praktische Arbeit, für die neben dem sozialhygienisch geschulten Arzt auch die Kreisfürsorgerin, die Gemeindefürsorgerin und Pflegeausschüsse verlangt werden.

Das Gesundheitsfürsorgeamt.

Die Gesundheitsfürsorge kann zweckmäßig nur in einem besonderen Amte mit geeigneter Leitung, geeigneten Organen, mit einem umschriebenen Aufgabenkreis und einer wohlüberlegten Arbeitsweise organisiert werden. Wenn man als den Hauptinhalt dieses Amtes die soziale Hygiene mit dem Fürsorgewesen charakterisieren will, so nennt man das Amt am besten *Gesundheitsfürsorgeamt* und unterscheidet es damit bewußt von dem umfassenderen Gesundheitsamt großer Städte, das neben den spezifisch fürsorgerischen Aufgaben auch noch andere wichtige Aufgaben der öffentlichen Hygiene, wie Wasser- und Abwässerversorgung, Reinhaltung des Bodens, Wohnungswesen, Nahrungsmitteluntersuchung und besonders gesundheitspolizeiliche Aufgaben erledigt und schließlich meist auch mit der Verwaltung der Krankenanstalten, Säuglingsheime und sonstiger dem Gesundheitswesen dienenden Anstalten betraut ist. Diese großen weitergreifenden Arbeiten faßt das *Gesundheitsamt der Stadt Köln* in folgende vier Gruppen zusammen:

I. Gesundheitspolizeiliche Aufgaben.
II. Gesundheitsfürsorgeamt.
III. Anstaltsverwaltung.
IV. Bäderwesen.

Die genauere Gliederung der Einzelaufgaben ergibt sich aus folgender Zusammenstellung:

I. Gesundheitspolizeiliche Aufgaben:
1. Seuchenpolizei, Impfwesen, Desinfektionswesen, Leichenpässe.
2. Nahrungsmittelpolizei (Nahrungsmitteluntersuchungsanstalt).
3. Orts- und Wohnungshygiene.
4. Besichtigungen, Untersuchungen und Begutachtungen gesundheitspolizeilicher Art, gesundheitspolizeiliche Verfügungen.
5. Ärzte, Heildiener, Hebammen, Apotheken, Drogerien.

II. Gesundheitsfürsorgeamt:

1. Fürsorge für hoffende Mütter, Mutterschutz (Beratungsstelle).

2. Säuglings- und Kleinkinderfürsorge (Säuglings- und Kleinkinderfürsorgestellen):

a) Überwachung aller Pflegekinder unter 6 Jahren und Pflegestellenvermittlung,

b) Überwachung aller unehelichen Kinder unter 3 Jahren,

c) Überwachung aller von der Wohlfahrtsverwaltung unterstützten Kinder unter 3 Jahren,

d) Überwachung aller ehelichen Kinder der armen und minderbemittelten Bevölkerung unter 3 Jahren,

e) Überwachung aller ehelichen und unehelichen Kinder der armen und minderbemittelten Bevölkerung auch weiterhin von 3—6 Jahren bzw. bis zur Einschulung, die wegen sozialer Hilfsbedürftigkeit oder wegen Schwächlichkeit und Kränklichkeit in den Säuglings- und Kleinkinderfürsorgestellen zur Vorstellung kommen; insbesondere Überwachung körperlich und geistig anormaler Kinder (taubstumme, blinde, geisteskranke, idiotische, fallsüchtige und verkrüppelte Kinder).

3. Aufgabe der Schulgesundheitspflege: Schulärzte und schulärztliche Angelegenheiten, Schulgesundheitsstatistik, Schulhelferinnendienst zur Unterstützung der Schulärzte, Erholungsaufenthalt und Heilstättenkuren sowie Luft- und Lichtbäder für Schulkinder.

4. Fürsorge für Lungenkranke (Fürsorgestellen für Lungenkranke).

5. Fürsorge für Kranke und Genesende (Erholungs- und Heilstättenkuren).

6. Fürsorge für körperlich und geistig defekte Personen: Nervenkranke, Geisteskranke, Idioten, Fallsüchtige, Blinde, Taubstumme, Krüppel usw. (Fürsorgestelle für Krüppel und Fürsorgestelle für Nervöse).

7. Fürsorgestelle für Trinker (Trinkerfürsorgestelle).

8. Fürsorge für Geschlechtskranke i. E.

9. Sportärztliche Angelegenheiten.

10. Wohnungspflege.

11. Zentralstelle auch für die privaten sozialhygienischen Fürsorgeeinrichtungen zur Herbeiführung einer zweckmäßigen Zusammenarbeit und zur Förderung der Bestrebungen der in Frage kommenden Anstalten und Vereine.

12. Mitarbeit bei verwandten sozialen Einrichtungen, wie Wohlfahrtsamt, Waisen- und Jugendfürsorgeamt, Wohnungsamt, Krankenkassen, Arbeitsnachweis, Berufsamt usw.

13. Sozialhygienischer Unterricht und Propaganda (Wohlfahrtsschule, Krankenpflegeschule, Säuglingspflegeschule.

14. Weiterer Ausbau des Gesundheitsfürsorgewesens.

III. Anstaltsverwaltung.

1. Städtische Krankenanstalten, Zahnklinik, Armenapotheke, städtische Desinfektionsanstalt und die dazu gehörigen Institute: Hygienisch-bakteriologisches Institut, Entlausungsanstalt.

2. Lungenheilstätte Rosbach.

3. Städtische Kinderkrippe Köln-Mülheim.

4. Städtische Kindererholungsheime: Godesberg, Adenau, Duhnen und Köln-Brück.

5. Museum für Volkshygiene.

6. Krankentransportwesen.

IV. Bäderwesen.
Städtische Bäder, Volksbäder, Strandbad.

Das *Berliner* Gesundheitsamt gliedert seine Aufgaben in folgender Weise:
I. Allgemeine Gesundheitsfürsorge mit Untersuchungen von Milch und Nahrungsmitteln und Trinkwasser u. a. Erstattung von Gutachten über gewerbliche Anlagen. Hygienisch-bakteriologisches Institut mit den einschlägigen Aufgaben der Seuchenbekämpfung. Pflegeschulen.

II. Vorbeugende Gesundheitsfürsorge mit den zahlreichen Einzelaufgaben, wie: Säuglings- und Kleinkinderfürsorge, Schulgesundheitsfürsorge, Tuberkulosefürsorge u. a.

III. Individuelle Krankenfürsorge gleich Verwaltung der zahlreichen Heil- und Pflegeanstalten.

IV. Sonstige Einrichtungen des Gesundheitswesens, wie Rettungs- und Krankentransportwesen, Badewesen u. dgl.

Das Bild der Gesundheitsämter ist nicht einheitlich zu zeichnen. Kaum sind in zwei Städten Aufgabenkreis und Organisation in gleicher Weise aufgebaut. In zahlreichen Klein- und Mittelstädten spricht man schon da von einem Gesundheitsamt, wo man auch nur eine der vielen Fürsorgeaufgaben in bescheidenstem Maße in Angriff genommen hat. Vielleicht überwiegen noch nach alter Sitte unter den dem Stadtarzt aufgetragenen Aufgaben die armenärztlichen Pflichten, die Untersuchung von aufgegriffenen Personen, aus bestimmten Anlässen verlangte ärztliche Gutachten. Wenn dann aber noch hinzukommt etwa die Versorgung einer Säuglingsfürsorgestelle oder einige Funktionen schulärztlicher Art, so ist oft schon das Amt fertig, dem man doch den Namen eines Gesundheitsfürsorgeamtes dann mit Fug und Recht gewiß nicht beilegen kann. Diesen noch recht embryonalen Typen steht gegenüber das Gesundheitsamt vieler deutscher Großstädte, das einen großen Aufgabenkreis, eine reiche Gliederung aufweist, mit zahlreichen Ärzten, Fürsorgerinnen und Beamten arbeitet und manchmal mit seinen Aufgaben und seinem Etat manche Ministerien der kleineren Staaten übertrifft. Wer sich über dieses geradezu bunte Bild orientieren will, nehme zur Hand die Schrift von Dr. C. Albrecht: „Städtische Wohlfahrtsämter", Berlin 1920, Karl Heymanns Verlag, oder die Mitteilung von Dr. Meyer, Direktor des Statistischen Amtes der Stadt Nürnberg: „Gesundheits- und Wohlfahrtsämter in deutschen Städten" (Mitteilung der Zentralstelle des Deutschen Städtetages 1919, Nr. 12). Inzwischen hat sich gerade in den letzten Jahren das Gesundheitsamt in zahlreichen weiteren Städten und großen Gemeinden durchgesetzt, meist auch gegen die frühere Art des Aufbaues und der Arbeit erheblich verbessert. Das Bild bleibt aber außerordentlich verschiedenartig. Die Stellung des Gesundheitsfürsorgeamtes zum Wohlfahrtsamte wird später besprochen.

Ein gewisser Rückschluß auf die Ausdehnung des heutigen gesundheitlichen Fürsorgewesens läßt sich auch daraus entnehmen, daß sich die Fürsorgeärzte im Jahre 1922 in Frankfurt zu einer Vereinigung Deutscher Kommunal-, Schul- und Fürsorgeärzte zusammengeschlossen haben, die z. Zt. erst einen Bruchteil aller auf diesem Gebiet tätigen Ärzte umfaßt, es aber doch bereits auf rund 800 Mitglieder gebracht hat, von denen rund 120 hauptamtliche Stadtärzte darstellen.

Wenn in den folgenden Ausführungen vom Gesundheitsamt gesprochen wird, so ist stets an den engeren Begriff des Gesundheitsfürsorgeamtes gedacht.

Aufgabenkreis des Gesundheitsfürsorgeamtes; der Stadtarzt.
Das städtische Gesundheitsfürsorgeamt soll laufend den Gesundheitzsustand der gesamten Bevölkerung prüfen und überwachen und alle Einrichtungen treffen,

die zur Erhaltung und Mehrung der Volksgesundheit notwendig sind. Das wird insbesondere möglich sein durch die Einrichtung einer umfassenden Fürsorge, die sich nicht mit der Pflege eines Teilgebietes zufrieden gibt. Alle gesundheitlichen Gefahren, welche ganze Altersklassen, bestimmte Berufsgruppen und ganze soziale Schichten treffen, insbesondere die schweren Schädigungen, die die Volkskrankheiten der Tuberkulose, der Geschlechtskrankheiten und des Alkoholismus bedingen, müssen Gegenstand ihrer Arbeit sein. Für den Erfolg kommt es auf die zweckmäßige Organisation der Arbeit und auf den Aufbau des die Arbeit zusammenfassenden Amtes sehr viel an. Die Einzelfürsorgezweige dürfen, so wichtig sie auch sind, nicht nur mit Rücksicht auf das eigene Spezialinteresse beurteilt und organisiert werden; es müssen vielmehr alle die Einzelfürsorgen mit Rücksicht auf ihre wirtschaftlichen und gesundheitlichen Zusammenhänge, auf ihre vielseitigen Beeinflussungen untereinander zu einer einfachen, übersichtlichen und wirksamen Gesamtorganisation zusammengefaßt werden. Freilich muß darauf hingewiesen werden, daß heute im Zeitalter der Armut und des Sparens es nicht unbedingt verlangt werden kann, daß allerorten, selbst auch in kleineren Städten, jedwede Fürsorge in den allgemeinen Plan aufgenommen werden muß. Für jede Zeit und für jeden Ort muß durch den sachverständigen Leiter festgestellt werden, welche besonderen Notstände die besonders gründliche Erfassung durch die Fürsorge notwendig machen. Bereits auf Seite 448 wurden die Aufgaben genannt, welche das stadtkölnische Gesundheitsfürsorgeamt bearbeitet. Die Zusammenstellung dürfte ziemlich vollständig sein. Ein bekanntes Schema des Aufbaues ist von CHRISTIAN aufgestellt und weist innerhalb des Wohlfahrtsamtes der Abteilung für gesundheitliche Fürsorge als Aufgaben zu: Schwangeren- und Wöchnerinnenfürsorge, Säuglings- und Kleinkinderfürsorge, Schulkinderfürsorge, Krüppelfürsorge, Blindenfürsorge, Taubstummenfürsorge, Tuberkulosefürsorge, Trinkerfürsorge, Geschlechtskrankenfürsorge, Krankenpflegewesen, Hilfe bei Unglücksfällen, Wohnungspflege.

Wenn mit diesen Aufgaben, zu denen auch gesundheitspolizeiliche Aufgaben und Anstaltsverwaltung hinzukommen, in Mittelstädten noch keine vollständige Beschäftigung für den das Gesundheitsamt leitenden Arzt gefunden ist, so steht nichts im Wege, ihm noch weitere Gebiete der Verwaltung, die ihm nach seiner Ausbildung und seinen Interessen „liegen", zu überweisen. So erledigen z. B. die Stadtärzte (Beigeordneter) in Essen, Koblenz und Köln neben den Aufgaben des Gesundheitsamtes auch die des Wohlfahrtsamtes (Armenamtes).

Bäder, Schlachthöfe, Straßenreinigung sind gewiß Verwaltungszweige, für die der Arzt und das Gesundheitsamt ebensoviel Zuständigkeit mitbringen wie andere Stände. Von dem Wohnungswesen werden dem Gesundheitsamte im allgemeinen zufallen alle die Arbeiten, die man unter der Wohnungspflege, der Wohnungsfürsorge begreift, während die Aufgaben der Wohnungsbeschaffung dem eigentlichen Wohnungsamt, dem Wohnungsbauamt, der baulichen Kontrolle aber der Baupolizei zufallen. Wichtig ist es, auch schon an dieser Stelle festzuhalten, daß ein ordnungsmäßig aufgebautes Gesundheitsfürsorgeamt gegenüber dem Jugendamt auf der Zuweisung der gesundheitlichen Säuglings- und Kleinkinderkontrolle ebenso bestehen muß, wie gegenüber dem Schulamte auf der Zuteilung der schulärztlichen Aufgaben.

Das Gesundheitsamt muß in einer jeden Stadt und in jedem Kreise eingerichtet werden; selbstverständlich sich in Umfang und Aufbau durchaus nach den vorliegenden Bedürfnissen richten. Wer die sozialhygienischen Übelstände auf dem Lande kennt, die Mängel der Wohnung, die Verbreitung der Tuberkulose, die ungenügende Überwachung gesundheitsgefährdeter Kinder, wird nicht bestreiten können, daß auch in dem kleinen Landkreise im Interesse der Bevölkerung viele und wichtige Gesundheitsfürsorgearbeit zu leisten ist. Zu einem selbständigen Amte mit einem hauptamtlichen Arzt als Leiter reichen aber weder die Gelder, noch liegen hierfür die Bedürfnisse vor. Es genügt hier die Schaffung einer kleineren Abteilung für Gesundheitspflege innerhalb des Wohlfahrtsamtes, aber mit Unterstellung dieser Abteilung unter den sachverständigen Arzt, mit Gewährung einer sachverständigen Hilfe in der Person der Kreisfürsorgerin. Kreise und Städte mit 50000 Einwohnern und mehr können bereits mit großem Nutzen den hauptamtlich angestellten Arzt mit ihren gesundheitlichen Sorgen beauftragen. Insbesondere sind viele in starkem Wachstum begriffene Industriestädte mittlerer Größe dazu übergegangen, *Kreiskommunalärzte* anzustellen. In Städten von etwa 100000 Einwohnern wächst neben der rein fürsorgerischen Tätigkeit auch die Verwaltungstätigkeit, die aus der Gesundheitsfürsorge und Gesundheitsanstalten entspringt, in einem solchen Maße an, daß hier die Frage der Bestellung eines *hauptamtlichen Fürsorge- und Verwaltungsarztes* zu prüfen ist. Geht man von dem Standpunkte aus, daß es wohl im Interesse einer wirksamen Gesundheitspflege ist, wenn der Fürsorgearzt nicht nur das sozialhygienische Rezept schreibt, sondern es auch jeweilig in der besten und wirksamsten Form zur Durchführung bringt, so könnte man wohl in vielen Kreisen von der Angst lassen, daß der Arzt mit aller Vorsicht in den Verwaltungskörper einer Stadt hineinzulassen ist. Der sachverständige Verwaltungsarzt wird keineswegs nur auf allen Gebieten seines Spezialberufes unbesonnen weitertreiben wollen, er wird sich in den Verwaltungskörper einer Stadt eingliedern und gerade darauf bedacht sein, das Wichtige von dem nur Wünschenswerten zu scheiden und in der Fürsorge die praktischsten Wege zu suchen, die durchaus nicht die teuersten zu sein brauchen. Wenn man in den Mittelstädten und in den Großstädten bis etwa 200000 Einwohner das gesundheitliche Amt mit einem anderen benachbarten Amt, meist mit dem der Wohlfahrtspflege, in der Hand *eines* Dezernenten zusammenlegen kann, so kann man wohl sagen, daß in Großstädten über 200000 Einwohner gewöhnlich der Aufgabenkreis zweier solcher Ämter bereits für die Arbeitskraft *eines* Dezernenten zu groß ist, so daß hier der hauptamtliche Arzt als selbständiger Leiter aller ärztlichen und gesundheitsfürsorgerischen Arbeit in der Form des ärztlichen Fachdezernenten als Magistratsmitglied oder Beigeordneter für die Verwaltung verlangt werden muß.

Der *41. Deutsche Ärztetag* hat sich in *Eisenach* am 27. September *1919* mit den Aufgaben und der Organisation der öffentlichen Gesundheitspflege beschäftigt und hat dort auf mein Referat hin folgende *Leitsätze* beschlossen, von denen in diesem Zusammenhang die unter 5 und 6 genannten besonders bedeutungsvoll sind:

1. Geburtenrückgang und schwere gesundheitliche Volksschäden (hohe Gefährdung der Säuglings- und Kinderwelt, hohe Gefährdung aller Altersklassen durch die Tuberkulose) bedrohen die Kraft und Zukunft unseres Volkes, das im blutigen Krieg seine gesundesten und tüchtigsten Glieder im Übermaß opfern mußte. So muß die heilende und erhaltende Tätigkeit des Arztes und die im großen vorbeugende Tätigkeit der öffentlichen Gesundheitspflege zur höchsten Leistung gesteigert werden.

2. Die öffentliche Gesundheitspflege muß zur Erhaltung und Mehrung der Gesundheit des Volkes neben den bisherigen bewährten physikalischen, chemischen und bakteriologischen Forschungsmethoden in immer steigendem Maße *die sozialhygienische Arbeitsrichtung* verfolgen.

3. Die öffentliche Gesundheitspflege kann sich nur frei und wirksam entfalten bei einer Organisation, welche ihr von der Zentralstelle bis zu den ausführenden Lokalinstanzen die notwendige Selbständigkeit und *ausreichende Geldmittel* zur praktischen Arbeit zur Verfügung stellt.

4. Notwendig hierzu ist ein besonderes *Gesundheits- und Wohlfahrtsministerium* mit ärztlicher Leitung und ausreichendem Etat. Im Interesse einer durchgreifenden und gleichmäßig wirksamen Gesundheits- und Wohlfahrtspflege liegt die Schaffung eines Reichsgesundheitsministeriums, als dessen Hilfsorgane das Reichsgesundheitsamt (unter ärztlicher Leitung) und der Reichsgesundheitsrat tätig sind. Auch in diesen beiden Organen muß die sozialhygienische Arbeitsrichtung zur Geltung kommen (Reichswohlfahrtsamt, Reichswohlfahrtsrat).

5. Unter dem Gesundheitsministerium des Reiches erscheinen je nach der politischen Gestaltung der Zukunft Landes- (Provinzial-) und Bezirks- (Regierungs-) Gesundheitsämter, einmal als staatliche Aufsichtsorgane (mit weiser, möglichst weitgehender Selbstbeschränkung), zum zweiten aber zur Förderung der gemeindlichen Gesundheits- und Wohlfahrtsarbeit.

Der Entwicklung der gemeindlichen Wohlfahrtspflege ist entsprechend der kulturellen und wirtschaftlichen Eigenart des Bezirks volle Freiheit zu lassen. Den Landes- und Bezirksgesundheitsämtern ist ein Wohlfahrtsausschuß zur Seite zu stellen.

6. Als wichtigstes Organ der öffentlichen Gesundheitspflege ist das örtliche Gesundheits- und Wohlfahrtsamt in Kreis und Stadt auszubilden. Es ist einem Arzt im Hauptamt zu unterstellen. An die Stelle des staatlichen Kreisarztes tritt der Kreiskommunalarzt, der Stadtarzt, dessen Vorbildung die Reichsbehörde bestimmt, dessen Wahl die Ortsbehörde vornimmt.

Die bisherige Dienstanweisung des Kreisarztes ist zu vereinfachen, von der gerichtsärztlichen Tätigkeit und aller überflüssigen Kontroll- und Attestarbeit zu entlasten. Der Kreiskommunalarzt (Stadtarzt) bearbeitet die gesamten gesundheitlichen Fragen seines Bezirkes, insbesondere auch die gesamte sozialhygienische Fürsorge. Nebenamtlich überträgt ihm die Zentralbehörde diejenigen Funktionen des Kreisarztes, die auch in Zukunft aus gewichtigen Gründen den staatlichen Organen verbleiben müssen (sanitätspolizeiliche Maßnahmen, bes. Seuchenbekämpfung).

Der Kreiskommunalarzt (Stadtarzt) ist als Magistratsmitglied anzustellen, dem das Recht zusteht, gesundheitliche Vorlagen der beschließenden Instanz (Kreistag, Stadtverordnetenversammlung) vorzulegen.

Für das Gesundheitsamt (Wohlfahrtsamt) ist ein besonderer, ausreichender Etat aufzustellen, zu dem bei leistungsschwachen Kreisen und Städten das Reich angemessene Zuschüsse zu leisten hat. Dem Kreisgesundheitsamt stehen ausgebildete Fürsorgerinnen und ein Gesundheits- (Wohlfahrts-) Ausschuß zur Seite.

Dem Gesundheitsausschuß gehören Vertreter der freien Ärzteschaft an, die von der zuständigen ärztlichen Organisation gewählt werden.

Bei der Überleitung zu dem System des hauptamtlichen Fürsorgearztes ist auf die Interessen der heute nebenamtlich tätigen Fürsorgeärzte weitgehende Rücksicht zu nehmen.

Innerhalb der hauptamtlich geleiteten Fürsorge werden auch in Zukunft die praktischen Ärzte in einzelnen Zweigen und unter besonderen örtlichen Verhältnissen notwendige Mitarbeiter in der sozialhygienischen Fürsorge bleiben.

7. In allen Instanzen des öffentlichen Gesundheitsdienstes ist die ärztliche Standesvertretung mit gebührendem Einfluß zu beteiligen.

8. Das Reich (der Staat) muß ohne Verzug für die sozialhygienische Ausbildung aller Ärzte, besonders der beamteten Ärzte, Sorge tragen.

An dieser Stelle soll hervorgehoben werden, daß die Stadtärzte, wenn sie den Stadtarzt in großen Städten als Magistratsmitglied bzw. als Beigeordneten angestellt zu sehen wünschen, nicht die zwangsweise Festlegung dieser Forderung durch irgendein Gesetz wünschen. Sie sind überzeugt, daß die Selbstverwaltung, die über viele Widerstände hinweg bisher schon dem Arzt innerhalb der städti-schen Verwaltung die Bahn freigegeben hat, auch in Zukunft auf diesem Wege fortschreitet, aus eigener Entschließung in Anerkennung der sachlichen Be-rechtigung dieser Forderung.

Wenn in Stadtkreisen jetzt in zunehmendem Maße Stadtärzte angestellt werden, so lebt damit wieder ein Amt auf, das bei den alten Kulturvölkern und bei uns in Deutschland im Mittelalter bereits bekannt war. Wenn sich auch die Funktionen dieses Amtes von der mehr gesundheitspolizeilichen Art der früheren Zeit, also von der Bekämpfung der ansteckenden Krankheiten, von der Nah-rungsmittelüberwachung, der Überwachung des Heilwesens, nunmehr grund-sätzlich umstellen auf die vornehmste Aufgabe der heutigen sozialen Hygiene, Volkskrankheiten zu bekämpfen und zu verhüten und dazu neben medizinischen Mitteln auch wirtschaftliche und soziale Heilmittel in die Hand zu nehmen, so kann diese Entwicklung nur begrüßt werden.

Die Städte Stuttgart und Frankfurt a. M. haben zuerst unter den deutschen Städten hauptamtliche Stadtärzte als höhere Verwaltungsbeamte angestellt. Immerhin war der Aufgabenkreis dieser Stadtärzte noch verhältnismäßig beschränkt, sie waren noch mehr Beratungs- und Vertrauensärzte als Fürsorgeärzte und Verwalter der Anstalten und Ein-richtungen der Gesundheitspflege und der Krankenfürsorge. Als besoldetes Magistrats-mitglied wurden zuerst berufen Ärzte nach Köln, Schöneberg, Charlottenburg und Berlin. Die Stellung des Beigeordneten bzw. des Magistratsmitgliedes ist in großen Städten für den Leiter des Gesundheitsdienstes zu erstreben, da damit der Weg für das direkte ärztliche Schaffen freier und selbständiger wird und dem Arzte so erst Gelegenheit geboten wird, eine wirksame Gesundheitspolitik zu treiben. Gottstein sagt in dem Sozialärztlichen Praktikum mit Recht: „Die Stellung des Stadtmedizinalrates verdient vor der des Stadtarztes und höheren Beamten den Vorzug auch dann, wenn der letztere seine eigenen Angelegenheiten im Magistrat selbst vertreten darf; denn der Verwaltungsarzt hat als Magistratsmitglied das Recht der Initiative, den Einblick in den Zusammenhang der Verwaltung, die Möglich-keit unmittelbaren Verkehrs mit anderen Geschäftsstellen und durch die Teilnahme an den regelmäßigen Vollversammlungen die Gelegenheit des Hinweises auf gesundheitliche Zu-sammenhänge in Einzelfragen; außerdem kann er durch die Mitarbeit am Gesamthaushalt berechtigte Forderungen durchsetzen, zu weit gehende einschränken."

Da Ärzte als Magistratsdezernenten für gewöhnlich nur in Großstädten berufen werden, so wird die ihnen zufallende ärztliche Verwaltungsarbeit meist so groß sein, daß sie sich selbst an der Fürsorgearbeit gar nicht oder wenig be-teiligen können. Zu ihrer Hilfe werden demnach Stadtärzte oder Fürsorgeärzte bestellt. Man kann in der praktischen Fürsorge die Arbeit so disponieren, daß entweder das Stadtgebiet in Einzelbezirke von etwa 50 000 Einwohnern mit je einem Stadtarzt aufgeteilt wird, oder man zerlegt die Fürsorge nach ihren ein-zelnen Hauptfächern in Säuglingsfürsorge, Tuberkulosefürsorge, schulärztliche Tätigkeit usw. und schafft sich hierfür besonders geeignete ärztliche Spezial-vertreter. Für die Größe der ärztlichen Bezirke spielen natürlich neben der Einwohnerzahl eine Rolle: seine räumliche Ausdehnung, der soziale und gesund-heitliche Stand der Bevölkerung, der Kinderreichtum und die Verbreitung wich-tiger Volkskrankheiten.

Welches System man wählt, das hängt einmal von der persönlichen Quali-fikation der zur Verfügung stehenden Stadtärzte ab, zum anderen von der Er-wägung, mit welchem System man die Fürsorgearbeit zweckmäßiger und erfolg-reicher erfüllen kann. Es ist ohne weiteres klar, daß auf dem Lande im allgemeinen nur *ein* Arzt, und zwar in den meisten Fällen wohl der Kreisarzt, mit der Organi-sation und der Durchführung des fürsorgeärztlichen Dienstes beauftragt werden kann. Das liegt schon im Interesse einer Zusammenfassung der Fürsorge, eines schnellen und unmittelbaren Verkehrs mit der Verwaltungszentrale der Fürsorge, die sich gewöhnlich am Mittelpunkte des Kreises bei dem Landratsamt befinden wird. Diese Lösung geht dann auch konform mit der Bestellung nur *einer* Art von Fürsorgeschwester, der sogenannten Kreisfürsorgerin, mit der man innerhalb der gesamten Fürsorge auf dem Lande auskommen muß und auskommen kann. Wenn in solchen Fällen dem Amtsarzt, dem Kreisarzt, falls der Kreis und die gesamte Tätigkeit zu groß wird, ein Kreisassistenzarzt zur Seite gegeben wird, so ist das sicher für viele, vielleicht die meisten Landkreise die gegebene Lösung. Es muß aber doch auf zwei wesentliche Punkte aufmerksam gemacht werden. Einmal kann weder der Staat noch der Kreisarzt als staatlicher Gesundheitsbeamter von der Gemeindeverwaltung *verlangen*, daß ihm unter allen Umständen die Geschäfte der kommunalen Sozialhygiene übertragen werden. Wenn die ihm übertragenen staatlichen Geschäfte etwa infolge der Größe des Bezirks so umfangreich sind, daß die Fürsorgetätigkeit für ihn nur als Nebentätigkeit in Frage kommt, so würde er kaum der gegebene Berater für die Kommune sein können. In jedem Falle muß es der Kommune, die die Geschäfte der sozialen Hygiene aus eigenem Antrieb, mit eigenen Mitteln und nach eigenen Grundsätzen betreiben will, freistehen, den besonderen Kommunalarzt anzustellen, falls diese Bestellung aus sachlichen Gründen zweckmäßiger erscheint. Und ein zweites ist wichtig: Wer schließlich von der Kommune berufen werden soll, das ist sachlich zu entscheiden nach der Qualifikation der einzelnen Bewerber. Zwar wird bei der Ausbildung der Kreisärzte heute immer mehr Wert auch auf die Ausbildung in der Sozialhygiene gelegt. Den Kreisarztbewerbern stehen aber heute bereits zahlreiche Bewerber entgegen, die nach guter klinischer Ausbildung sich in größeren stadtärztlichen Ämtern theoretisch und praktisch weiter gebildet haben und dazu auch häufig noch die Kurse an den sozialhygienischen Akademien besucht haben.

Beachtenswerte Richtlinien für die Ausbildung von Kommunalärzten und für das Verhältnis des Kreisarztes zur kommunalärztlichen Tätigkeit bringt der folgende Ministerialerlaß des Preußischen Volkswohlfahrtsministers vom 28. Dezember 1919.

I.

Für die Ausbildung der Kommunalärzte ist zu unterscheiden zwischen den Ärzten, die bei der praktischen Betätigung der gesundheitlichen und der Krankenfürsorge örtlich mitzuarbeiten haben, und denen, die der Gemeindeverwaltung in allen Fragen der kommunalen und sozialen Hygiene mit Rat und Tat zur Seite stehen sollen.

Um als Tuberkulose-, Säuglings-, Kleinkinder-, Krüppel- oder Alkoholfürsorgearzt bestellt zu werden, genügt es, wenn der Anwärter nachweist, daß er die erforderlichen fachärztlichen Kenntnisse besitzt und wenigstens ein halbes Jahr hindurch auf dem betreffenden Fürsorgegebiete als Hilfsarzt tätig gewesen ist.

Für die Anstellung als Schularzt empfiehlt es sich, außer den erforderlichen Fachkenntnissen den Nachweis zu fordern, daß der Anwärter einen besonderen staatlich anerkannten Ausbildungslehrgang für Schulärzte von mindestens 6 Wochen Dauer durchgemacht hat.

Kommunalärzte, die der Gemeindeverwaltung in allen Fragen der öffentlichen Gesundheitspflege und der sozialen Hygiene als ärztliche Berater dienen sollen, müssen eine weit umfassendere Sonderausbildung nachweisen. Sie sollen nicht nur die Hauptgebiete der sozialen Hygiene praktisch studiert haben und deshalb am besten aus den Reihen bewährter Fürsorgeärzte genommen werden, sondern sie müssen auch in der allgemeinen Hygiene ein gewisses Maß von Kenntnissen aufweisen, wie die Kreisärzte, und die verschiedenen Untersuchungsmethoden auf dem Gebiete der Hygiene kennen. Ferner ist erforderlich die Kenntnis der einschlägigen Medizinal- und Gesundheitsgesetzgebung, der sozialen Gesetzgebung und der medizinal-statistischen Methoden, deren Anwendung dem Kommunalarzt geläufig sein muß. Endlich müssen diese Kommunalärzte im engeren Sinne auch die Grundbedingungen und Erfordernisse der neuzeitlichen Seuchenbekämpfung kennen und anzuwenden in der Lage sein.

Sie haben daher dieselben Sonderkenntnisse nachzuweisen wie der Kreisarzt; abgesehen werden kann von der Sonderausbildung in der gerichtlichen Medizin. Es wird sich daher empfehlen, von den Anwärtern für diese Stellen allgemein die Ablegung der Kreisarztprüfung zu verlangen. Eine zeitgemäße Abänderung der Prüfungsordnung der Kreisärzte ist in Vorbereitung.

Die Ausbildung der Kreisarzt- und Kommunalarztanwärter in der kommunalen und sozialen Hygiene einschließlich der besonderen Vorbereitung für den Schularztdienst wird zweckmäßig in besonderen Unterrichtsstätten im Anschluß an geeignete städtische Anstalten und Einrichtungen des Gesundheitswesens stattfinden, die von mir hierfür anerkannt werden.

II.

Was das Verhältnis der Kreisärzte zur kommunalärztlichen Tätigkeit angeht, so wird es im allgemeinen in Landkreisen, wo die Arbeitskraft des Kreisarztes durch seine Medizinal- und sanitätspolizeilichen Dienstgeschäfte nicht voll in Anspruch genommen wird, genügen, wenn die hygienische und sozialhygienische Beratung der Verwaltung von Gemeinden und Gemeindeverband durch den Kreisarzt erfolgt, wie es seine Dienstanweisung vorsieht. Die praktische örtliche Fürsorgetätigkeit wird von besonderen Ärzten ausgeübt werden, soweit sie nicht auch durch den Kreisarzt ausgeübt werden kann. Die Bildung von Kreiswohlfahrts- ämtern, die sich jetzt überall vorbereitet, erleichtert die Art der Mitwirkung des Kreisarztes insofern, als ihm in diesem Amt die Leitung der Abteilung für öffentliche Gesundheitspflege und soziale Hygiene übertragen werden kann.

Auch in den mittleren und größeren kreisfreien Städten wird diese Art kommunalärzt- licher Versorgung genügen, besonders da, wo besondere Gerichtsärzte bestellt sind. Wird die eigentliche Kreisarzttätigkeit und die kommunalärztliche Tätigkeit für die Vereinigung an sich zu umfangreich, so wird die Bestellung besonderer Kommunalärzte im Hauptamte nötig sein, wie es bereits in einem beträchtlichen Teil der größeren deutschen Städte der Fall ist. Es empfiehlt sich, diese hauptamtlichen Kommunalärzte zu vollberechtigten Mit- gliedern der Gemeindeverwaltung zu machen, damit sie die von ihnen bearbeiteten An- gelegenheiten auch persönlich im Magistrat oder Gemeindevorstand zu vertreten in der Lage sind.

Im Anschluß an den letzten Satz dieses Erlasses darf zu der noch überflüssig oft ge- stellten Frage, ob denn der Arzt geeignet und fähig sei, auch innerhalb der Gemeinde und einer größeren Stadt die gesundheitliche Verwaltungsarbeit an verantwortlicher Stelle zu leisten, auf Grund der Erfahrungen in vielen Städten für ängstliche Verwaltungsleute und leider oft noch ängstlichere Ärzte die beruhigende Erklärung abgegeben werden, daß zwar zum Verwalten irgendein Geschick gehört, daß dieses aber vom Schicksal durchaus nicht nur den Juristen und den Gewerkschaftssekretären, sondern auch den Ärzten gelegentlich verliehen wird. Es ist unverständlich, wie oft sich noch heute Ärzte für ungeeignet und unzuständig erklären wollen, wenn ihnen die Verwaltung und nicht nur die rein ärztliche Arbeit bei gesundheitlichen Einrichtungen übertragen werden soll.

Kreisarzt und Kommunalarzt.

Die schlechten Finanzen, unter denen auch die heutige Gesundheitsfürsorge leidet, haben von vielen Seiten wiederum die Frage in Fluß gebracht, ob nicht in der Bestellung des staatlichen Kreisarztes und gleichzeitig des Stadtarztes bzw. Kreiskommunalarztes eine zu umständliche und kostspielige Organisation des öffentlichen Gesundheitsdienstes in der Ortsinstanz erblickt werden muß. Wenn auch in dieser Frage, in der es früher zu heftigen Kontroversen zwischen Kreisärzten und Stadtärzten gekommen ist, in den letzten Jahren eine Art Burg- frieden in den beiden Lagern gehalten wurde, so muß man doch darauf hinweisen, daß nicht nur die Not der heutigen Zeit, sondern auch die Notwendigkeit einer klaren und organischen Weiterentwicklung des Gesundheitsdienstes selbst in absehbarer Zukunft eine Lösung der Frage dringend verlangt. Der weitgehendste Vorschlag ist von mir seinerzeit auf dem 41. Deutschen Ärztetag in Eisenach gemacht worden als These 6: ,,Als wichtigstes Organ der öffentlichen Gesundheitspflege ist das örtliche Gesundheits- und Wohlfahrtsamt in Kreis und Stadt auszubilden. Es ist einem Arzt im Hauptamt zu unterstellen. An die Stelle des staatlichen Kreisarztes tritt der Kreiskommunalarzt, der Stadtarzt, dessen Vorbildung die Reichsbehörde bestimmt, dessen Wahl die Ortsbehörde vornimmt.

Die bisherige Dienstanweisung des Kreisarztes ist zu vereinfachen, von der gerichtsärztlichen Tätigkeit mit aller überflüssigen Kontroll- und Attestarbeit zu entlasten. Der Kreiskommunalarzt (Stadtarzt) bearbeitet die gesamten ge- sundheitlichen Fragen seines Bezirks, insbesondere auch die gesamte sozial- hygienische Fürsorge. Nebenamtlich überträgt ihm die Zentralbehörde diejenigen

Funktionen des Kreisarztes, die auch in Zukunft aus gewichtigen Gründen den staatlichen Organen verbleiben müssen (sanitätspolizeiliche Maßnahmen, besonders Seuchenbekämpfung).‟

Es besteht wohl kein Zweifel darüber, daß die Tätigkeit des Kreisarztes aus der mehr gesundheitspolizeilichen Richtung, aus der Tätigkeit des Kontrollarztes, Attestarztes und Vertrauensarztes immer mehr in eine gesundheitsfürsorgerische Richtung geleitet werden muß, die sich mit den Gesundheitsgefahren der großen Masse in vorbeugender Arbeit zu beschäftigen hat, wenn anders der Kreisarzt ein wertvoller Berater der öffentlichen Gesundheitspflege bleiben soll. Vorläufig vollzieht sich der Umschwung in dieser Richtung aber noch sehr langsam. Auf der anderen Seite aber sehen wir, wie in steigendem Maße Stadtärzte, Kreiskommunalärzte und Fürsorgeärzte angestellt werden, oft auch als Leiter von Gesundheitsämtern und Wohlfahrtsämtern. Dieses Nebeneinander von Kreisarzt und Kommunalarzt muß aber zu Reibungen führen; es schränkt die Tätigkeit des Kreisarztes erheblich ein und mindert sie in ihrer Bedeutung, schließlich bleibt der Kreisarzt nur noch als Polizei- und Attestarzt übrig. Diesen früheren Ausführungen darf ich hinzusetzen, daß die Entwicklung der letzten Jahre klar diesen Weg gegangen ist, daß hinzugekommen ist die Geldnot, so daß nun auch weitere Kreise das Nebeneinander der beiden örtlichen Beamten der Gesundheitspflege als störend und der Abhilfe bedürftig auffassen müssen.

Wo man sich heute in Stadt und Kreis entschließen kann, den Kreisarzt als den staatlichen Beamten zugleich auch als den kommunalen Arzt für die Fürsorge zu bestellen, da ist im einzelnen Falle das Problem gelöst. Man wird aber der Selbstverwaltung nicht diktieren können, daß sie in allen Fällen so vorgeht, und darum dürfte die Vereinheitlichung in der ärztlichen Lokalinstanz am leichtesten darin gefunden werden, daß dem entsprechend vorgebildeten und geeigneten Kommunalarzt die kreisärztlichen Geschäfte übertragen werden können. Die ursprünglichen Physici des preußischen Staates waren kommunale oder städtische Beamte; erst später wurden sie staatliche Beamte. In einzelnen Städten hat der preußische Staat auch früher schon geeigneten Stadtärzten die staatliche Funktion des Physikus übertragen, ohne daß dadurch das Gefüge des Staates ins Wanken kam. Neuerdings ist auch wieder in einigen Städten (Essen und Königsberg) ein teilweiser Versuch dieser Art gemacht worden. Die ganze Frage, die hier nur andeutungsweise berührt werden kann, ist für die Entwicklung des öffentlichen Gesundheitswesens von großer Bedeutung, sie verlangt in absehbarer Zeit eine Lösung.

Stadtarzt, Fürsorgearzt, praktischer Arzt.

Man kann nicht sagen, daß bisher die Stellung der meisten praktischen Ärzte zum Stadtarzt und Fürsorgearzt (im Hauptamte) immer eine sehr freundliche war. Man wird es der seit vielen Jahren um ihre Existenz schwer ringenden Ärzteschaft nicht verdenken, daß sie mit einer gewissen Vorsicht die Entwicklung der fürsorgeärztlichen Tätigkeit verfolgte. Die ganze Richtung war neu und einem größeren Teile der Ärzte auch in ihrer Gestaltung und in ihren Zielen wenig bekannt. Selten brachte früher die Ausbildung auf der Universität Gelegenheit, den sozialärztlichen Dienst theoretisch und praktisch kennenzulernen. Der praktische Arzt glaubte, in dem Sozialarzt ein neues Kontrollorgan, vielleicht auch einen unliebsamen Konkurrenten für die Praxis erblicken zu können. In den letzten Jahren hat sich die deutsche Ärzteschaft, die für notwendige soziale und hygienische Entwicklung durchaus Verständnis hat, dem sozialhygienischen Fürsorgegedanken freundlicher gegenübergestellt. Die Thesen des mehrfach genannten Deutschen Ärztetages in Eisenach beweisen das. Sie verlangen grundsätzlich für das öffentliche Gesundheits- und Wohlfahrtsamt den Arzt im Hauptamt als Leiter, sprechen aber weiter den Wunsch aus, daß bei der Überleitung zu dem System des hauptamtlichen Fürsorgearztes auf die Interessen der heute nebenamtlich tätigen Fürsorgeärzte weitgehende Rücksicht zu nehmen ist.

Innerhalb der hauptamtlich geleiteten Fürsorge werden auch in Zukunft die praktischen Ärzte in einzelnen Zweigen und unter besonderen örtlichen Verhältnissen notwendige Mitarbeiter in der sozialhygienischen Fürsorge bleiben. Ja, es bleibt das schönste Ziel für eine Zukunftsentwicklung, daß heilende und vorbeugende Tätigkeit wieder in die Hand des Familienarztes, des guten Hausarztes alten Stiles, hineinkommen. Freilich ist das Ziel in der jetzigen gesellschaftlichen Gestaltung, die mit dem Großstadtelend und einer zusammengeballten Arbeiterbevölkerung auch das sozialhygienische Massenelend schuf, nicht zu erreichen. Heute ist es ein dringliches Ziel, die sozialhygienische Tätigkeit im Amt und in den Fürsorgestellen gemeindlicherseits so zu organisieren, daß praktischer Arzt und Fürsorgearzt sich verstehen und gegenseitig stützen.

Die freundliche und sachliche Stellung des Eisenacher Ärztetages ist aber noch nicht allerorts anerkannt und befolgt worden. Man kann der fürsorgeärztlichen Tätigkeit nur dringend empfehlen, daß sie sich grundsätzlich beschränkt auf die Erteilung des Rates und der sozialhygienischen Hilfe, wie sie von Gemeinden und Korporationen als den Trägern der Sozialhygiene gewährt wird, also: Vermittlung von Genesungskuren, Landkuren, Heilstätten, Speisung, Wohnungsverbesserung, Desinfektion u. dgl. Unter die erlaubte sozialhygienische Hilfe muß auch die Erteilung allgemeiner hygienischer Ratschläge, die sich auf Körperpflege und gesundheitliches Verhalten im allgemeinen beziehen, gerechnet werden. Über dieses „sozialhygienische Rezept" hinaus soll aber der Fürsorgearzt keine laufende Behandlung der seine Fürsorge aufsuchenden Kranken und Gefährdeten übernehmen. Bei einer solch grundsätzlichen Entscheidung, die die individuelle Behandlung des Kranken dem praktischen Arzt überläßt, wird sich am ersten nicht nur ein erträgliches, sondern auch ein freundschaftliches Verhältnis mit den praktischen Ärzten herstellen lassen. Dieses freundschaftliche Verhältnis ist aber für den Erfolg der sozialhygienischen Arbeit notwendig. Beide Tätigkeiten müssen ineinandergreifen, sich ergänzen. Es muß so weit kommen, daß der Praktiker die Fürsorgestelle seines Ortes als *seine Fürsorgestelle* ansieht, die ihn nicht nur zu Meldungen verpflichtet, sondern ihn freundlich einladet, mit ihr zusammen über das individualtherapeutische Vorgehen hinaus die sozialhygienische Fürsorge gemeinsam zu beraten und zu veranlassen. Die ärztlichen Leiter der Fürsorgestellen werden bestätigen, daß im Laufe der letzten Jahre ein solches vertrauensvolles Zusammenarbeiten besonders mit den jüngeren Ärzten sich vielerorts in erfreulichem Maße entwickelt hat.

Nebenamtlicher oder hauptamtlicher Fürsorgearzt.

Die Interessen der Ärzteschaft werden stark berührt von der Frage, ob der fürsorgeärztliche Dienst nebenamtlich oder hauptamtlich wahrgenommen werden soll. Diese Frage hängt vielfach zusammen mit der weiteren organisatorisch wichtigen Frage, ob der fürsorgeärztliche Dienst in den verschiedenen Gebieten der Fürsorge zu einem Gesamtdienste des hauptamtlichen Arztes für alle Gebiete zusammengefaßt werden kann und soll, oder ob die Fürsorgetätigkeit ihre bessere Erledigung findet durch Bestellung von Spezialisten für die verschiedenen Hauptgebiete. Auf dem Lande bleibt, wie schon oben ausgeführt wurde, meist nur die Möglichkeit, den Kreisarzt für die Gesamtheit des Dienstes als den geeignetsten ärztlichen Vertreter heranzuziehen. Auch er wird auf ein vertrauensvolles Verhältnis der praktischen Ärzte seines Bezirks zu der Fürsorge, die ärztlich in seiner Hand zusammenläuft, entscheidendes Gewicht legen müssen. Ohne das Verständnis und die Mithilfe der Praktiker werden die Fürsorgestellen nicht den notwendigen Zuspruch haben; ohne die Hilfe der Praktiker werden die der Fürsorge bedürftigen Fälle von Tuberkulose nicht genügend zu seiner Kenntnis kommen; ohne die Hilfe der Praktiker werden die gerade bei der Tuberkulose von ihm veranlaßten Beobachtungen und Schutzmaßregeln nicht genügend wirksam sein können. Ja, es kann bei einem großen Kreise zweckmäßig erscheinen, daß der Fürsorgearzt für weit von seinem Sitz entlegene Orte Praktiker als nebenamtliche Fürsorgeärzte heranzieht, wenn auch die Hauptfürsorge in seiner Hand bleibt. Ähnlich ist es in Kleinstädten und Mittelstädten, wo der Kreisarzt oder Kreiskommunalarzt die Hauptfürsorgetätigkeit übernommen und durch die Erfahrungen der Praxis erwiesen hat, daß *ein* Arzt bei genügendem Interesse und bei genügender Ausbildung die gesamte Fürsorge erfolgreich ausüben kann.

In den größeren Städten ist der Umfang der Fürsorgearbeit ein so großer, daß mehrere Ärzte in Anspruch genommen werden müssen; infolgedessen ergibt sich die Wahl, ob man den Gesamtbezirk in mehrere Teilbezirke aufteilt und in jedem dieser Teilbezirke die gesamte Fürsorgearbeit einem Fürsorgearzt im Hauptamte übergibt, oder ob man nur für die Verwaltungsarbeit den einen oder anderen Stadtarzt im Hauptamt bestellt, dagegen die Fürsorgearbeit fachlich auf Spezialisten, wie Säuglingsärzte, Tuberkuloseärzte, Schulärzte, meist nebenamtlich verteilt. Ich entscheide mich in dieser Frage auf Grund langjähriger Prüfung, die beide Systeme praktisch erproben konnte, für das System des Hauptarztes mit den gesamten fürsorgeärztlichen Funktionen in einem örtlich abgegrenzten Bezirk. Es ist *ein* Arzt wohl in der Lage, die gesamte sozialhygienische Fürsorge bei entsprechender Vorbildung zu beherrschen. Es ist nicht erreichbar, daß *ein* Arzt nicht nur fürsorgerisch Säuglings- und Kinderfürsorge, schulärztliche Fürsorge und Tuberkulosefürsorge, Geschlechtskrankenfürsorge und Fürsorge für Nervöse und Geisteskranke beherrscht, sondern auch klinisch so weit beschlagen ist, daß er als vollkommener Spezialist auch für alle diagnostischen und therapeutischen Fragen die endgültige Verantwortung übernehmen kann. Das wird aber auch in der Fürsorge, auch in der guten und wirksamen Fürsorge, nicht von ihm verlangt. abgesehen davon, daß er in den großen Städten die Hilfe der Kliniken und Krankenhäuser nötigenfalls in Anspruch nehmen kann. Was für den Hauptarzt spricht, ist die Erwägung, daß er ebenso wie die ihm zugewiesenen Fürsorgerinnen viel besser im Laufe der Zeit den ihm zugewiesenen Bezirk genau kennen lernt und so in eine laufende Berührung mit der Bevölkerung dieses Bezirks anläßlich aller gesundheitlichen Notfälle, gleichviel welcher Art sie sein mögen, gelangt. Dieser Kontakt mit der Bevölkerung, mit der gesamten Familie seiner Pfleglinge, mit ihren Wohnungen, mit ihren Lebensgewohnheiten ist aber gerade für die sozialhygienische Tätigkeit, die den Zusammenhang der Volkskrankheiten mit der Wirtschaft diagnostisch und therapeutisch verwerten will, von entscheidender Bedeutung. Dieser Kontakt macht es möglich, daß der Fürsorgearzt gleich dem Hausarzt alten Stiles frühzeitig auf Krankheit und Krankheitsgefährdung aufmerksam wird und vorbeugende Behandlung sozialhygienischer Art frühzeitig veranlassen kann. Für den hauptamtlichen Gesamtfürsorgearzt spricht auch die Tatsache, daß er mit der Verwaltung und damit mit der Ausführung seiner Ratschläge in besserer Verbindung bleibt, daß er selbst allmählich eine viel größere Geschäftsgewandtheit und Beeinflussung der Verwaltungsarbeit erlangt, die für die Ausführung seiner Vorschläge von größter Bedeutung ist.

Viele Sozialhygieniker, nicht nur Säuglingsfürsorgeärzte, Lungenfürsorgeärzte und Schulärzte, vertreten allerdings den Standpunkt, daß zwar die Zusammenfassung der gesamten sozialhygienischen Arbeit in der Hand eines Verwaltungsarztes notwendig ist, daß aber die Fürsorge selbst in der Hand von Spezialisten gründlicher und erfolgreicher ist. Es ist nicht möglich, diese Streitfrage mit absoluter Bestimmtheit heute schon zugunsten des einen oder anderen Systems entscheiden zu wollen. Interessante Ausführungen zu diesem Problem finden sich in dem Bericht über die 2. Jahresversammlung der Gesellschaft Deutscher

Tuberkulosefürsorgeärzte 1923 in Mannheim[1]). Ich verweise besonders auf die Vorträge über Bezirks- und Sonderfürsorge von Redeker-Mühleim (Ruhr), Hagen-Höchst a. M. und Kiermayr-Fürth und die anregende Diskussion. Die weitere praktische Erfahrung wird abzuwarten sein und insbesondere zu bemerken bleiben, daß auch ein sog. gemischtes System durchaus möglich ist, etwa derart, daß unter den hauptamtlichen Bezirksärzten perfekte Spezialisten für die Hauptfächer vertreten sind, die gegebenenfalls als Consiliarii ihren Bezirkskollegen zur Verfügung stehen. Auch innerhalb der hauptamtlichen Bezirksfürsorge kann man etwa die Tuberkulosefürsorge, wie es in Köln geschehen ist, in einer oder mehreren Hauptfürsorgestellen zusammenziehen; diese stellen dann diagnostische Zentralen für alle Stadtärzte und alle Stadtbezirke dar. Auch bei der grundsätzlichen Anstellung von Bezirksfürsorgeärzten wird man für einzelne Sonderkapitel Ärzte im Nebenamt, etwa als Fürsorgeärzte für Krüppelfürsorge und Psychopathenfürsorge u. a. heranziehen. Wenn ich demnach durchaus auch auf diesem Gebiete einer freien Entwicklung das Wort reden möchte, so will ich doch zum Schlusse hervorheben, daß das hauptamtliche, alle Fürsorge zusammenfassende System sich eher bei den Praktikern Verständnis und Vertrauen erringen wird, weil bei ihm grundsätzlich jedwede Konkurrenz der Fürsorgeärzte mit den ärztlichen Praktikern ausgeschlossen ist.

Als Beispiel einer *Dienstanweisung* sei diejenige für die *Stadtärzte der Stadt Köln* hier mitgeteilt:

1. Die Stadtärzte sind dienstlich dem ärztlichen Beigeordneten unterstellt, der die Verteilung der Dienstgeschäfte für dieselben nach Maßgabe der ihm vom Oberbürgermeister übertragenen Befugnisse vornimmt.

2. Die Tätigkeit der Stadtärzte umfaßt zunächst folgende Arbeitsgebiete:

a) die im § 3 der Ordnung für das Gesundheitsfürsorgeamt näher bezeichneten Fürsorgegebiete usw.;

b) Aufgaben der öffentlichen Gesundheitspflege und Gesundheitspolizei;

c) Besichtigungen, Untersuchungen und Begutachtungen gesundheitlicher Art;

d) Übernahme von öffentlichen Vorträgen aus dem Gebiete der Gesundheits- und Krankenpflege, Beteiligung an der Lehrtätigkeit der Krankenpflegeschule, Säuglingspflegeschule und Wohlfahrtsschule der Stadt Köln;

e) alle einschlägigen Aufgaben auch über die vorher angeführten Tätigkeitsgebiete hinaus, die ihnen vom Oberbürgermeister oder seinem Vertreter überwiesen werden.

3. Neben der Erledigung der ihnen laufend zugewiesenen Aufgaben haben die Stadtärzte das Recht und die Pflicht, ihr besonderes Augenmerk auf die weitere Entwicklung des Fürsorgewesens und des Gesundheitsschutzes der Bevölkerung zu richten und dahingehende Anregungen dem Dezernenten vorzutragen.

4. Auch da, wo einzelne Arbeitsgebiete (z. B. Fürsorgewesen, schulärztliche Tätigkeit usw.) zur selbständigen Erledigung den Stadtärzten übertragen sind, verbleibt ihnen die Verpflichtung, den Dezernenten über wichtige Feststellungen und Erfahrungen laufend zu unterrichten und Vorschläge zur Verbesserung und Weiterentwicklung zu unterbreiten.

In der Begutachtung von Krankheitszuständen, Invaliditäts- und Pensionierungsangelegenheiten ist der Stadtarzt selbständig und persönlich verantwortlich.

5. Über ihre Tätigkeit haben die Stadtärzte dem Dezernenten fortlaufend Bericht zu erstatten und ausführliche Jahresberichte vorzulegen.

6. In Verhinderungsfällen (Krankheit, Urlaub usw.) haben sich die Stadtärzte im Einvernehmen mit dem Dezernenten gegenseitig zu vertreten.

7. Die Stadtärzte nehmen regelmäßig mit beratender Stimme an den Sitzungen folgender Kommissionen teil:

a) dem Ausschuß für Krankenanstalten und Gesundheitspflege;

b) der Gesundheitskommission.

Auf besondere Einladung hin haben sie auch teilzunehmen an den Sitzungen der Stadtverordnetenversammlung und an den Sitzungen weiterer Kommissionen, in denen sozialhygienische Angelegenheiten zur Beratung kommen (Schuldeputation, Deputation des Wohlfahrtsamtes und des Jugendamtes, Wohnungskommission usw.).

8. Die Stadtärzte werden nach einjähriger Probezeit als Oberbeamte der Stadt Köln angestellt.

9. Privatpraxis ist den Stadtärzten nicht gestattet. Die Ausübung von konsultativer Praxis bleibt besonderer Regelung durch Dienstvertrag vorbehalten. Die Übernahme von Nebenämtern bedarf der Genehmigung des Oberbürgermeisters. Die wissenschaftliche Tätigkeit ist frei, jedoch bedarf es zu Veröffentlichungen, die sich auf Egebnisse ihrer dienstlichen Tätigkeit stützen, der Genehmigung des Dezernenten.

---

[1]) Veröffentlicht in den Beitr. z. Klinik d. Tuberkul. Bd. 56, Heft 4.

Bezahlung der Stadt- und Fürsorgeärzte.

Die hauptamtlichen Stadtärzte erstreben eine Bezahlung, die gleichkommt der Bezahlung der Magistratsräte oder der Bezahlung, welche die leitenden technischen Beamten größerer städtischer Ämter beziehen, also Gehaltsgruppe 12 oder 13 (bei Stellen als Beigeordneter auch Sondergehälter). Es ist wünschenswert, daß die Stadtärzte im Hauptamte keine weiteren Nebenämter mit selbständiger Bezahlung übernehmen. Auch einzelne über den engeren Kreis ihres Amtes hinausgehende Geschäfte, wie Atteste für städtische Ämter und Betriebe, sollen grundsätzlich nicht zu Nebeneinnahmen führen. Ist das Hauptamt ausreichend bezahlt, so bedeutet der Verzicht auf Nebeneinnahmen eine Konzentration der ganzen Kraft auf das Hauptamt und eine Garantie der Unabhängigkeit. Es ist recht und billig, wenn den Stadtärzten nach einer genügenden Bewährung (etwa nach einem Probejahr) die Anstellung als Beamter auf Lebenszeit zuteil wird. Mindestens aber ist eine sechsjährige Anstellungszeit erforderlich, die sich jeweilig um weitere 6 Jahre verlängert, wenn nicht ein halbes Jahr vor Ablauf der Frist von der einen oder anderen Seite gekündigt wird. Für diese Kündigung kann dann aber nur ein wichtiger Grund maßgebend sein.

Schwieriger als die Besoldung des hauptärztlichen Dienstes ist die Frage der Besoldung des nebenamtlichen Fürsorgedienstes der Ärzte, Die Berechnung nach der Einzelleistung ist zu umständlich, wenn nicht unmöglich. Es kommt hinzu, daß nicht nur die Zahl der Einzelleistungen schwer zu erfassen ist, sondern auch die Einzelleistungen nach Bedeutung und Zeitaufwand außerordentlich differieren. In zunehmendem Maße nehmen Städte und Gemeinden nunmehr die Grundsätze an, welche die Vereinigung Deutscher Kommunal-, Schul- und Fürsorgeärzte am 13. September 1923 bezüglich der Besoldung der haupt- und nebenamtlichen Ärzte im Kommunaldienst gefaßt hat. Sie lauten:

1. Die Besoldung der Kommunal-, Schul- und Fürsorgeärzte ist einheitlich für das ganze Reich zu regeln.

2. Einheitliche Regelung der Besoldung setzt eine gewisse Einheitlichkeit in der Ausgestaltung des kommunal-, schul- und fürsorgeärztlichen Dienstes voraus. Die Abgrenzung des Geschäftsumfanges bedarf besonders bei der städtischen Schularzttätigkeit einer gewissen Einheitlichkeit. Dem hauptamtlichen Schularzt sollen etwa 8—10 000, dem nebenamtlichen etwa 1000—2000 Kinder unterstellt werden.

3. Ärzte in nur assistierender unselbständiger Tätigkeit sind nach Gruppe X zu besolden mit Aufstiegmöglichkeit nach Gruppe XI.

Versehen Schul- oder Fürsorgeassistenzärzte im Hauptamt selbständig und in vollem Umfang schul- oder fürsorgeärztlichen Dienst, so sind sie wie selbständige Schul- oder Fürsorgeärzte nach Gruppe XI zu besolden.

Selbständig tätige Kommunal-, Schul- und Fürsorgeärzte im Hauptamt sind mindestens nach Gehaltsgruppe XI zu besolden mit Aufstiegmöglichkeit nach Gruppe XII.

Leitende Kommunal-, Schul- und Fürsorgeärzte in größeren Gemeinden und ärztliche Leiter von Gesundheitsämtern sind in Gruppe XII oder XIII einzureihen. Sie sind jedenfalls den auf Grund einer besonderen fachtechnischen Vorbildung oder Bewährung berufenen Dezernenten oder Vorständen der technischen Ämter gleichzustellen.

4. Die Besoldung der nebenamtlichen Kommunal-, Schul- und Fürsorgeärzte steigt
a) entsprechend den Dienstalterszulagen der hauptamtlichen Ärzte;
b) entsprechend den jeweiligen Teuerungszuschlägen für die Beamten.

Die Besoldung der nebenamtlichen Kommunal-, Schul- und Fürsorgeärzte soll entsprechend der Tätigkeit der hauptamtlich angestellten Ärzte bewertet werden.

Die Besoldung findet anteilig in Anlehnung an das jeweilige Gesamteinkommen der Gruppe XI der staatlichen Besoldungsordnung statt, und zwar in einer Höhe, die dem Verhältnis der tatsächlich im Jahre aufzuwendenden Arbeitszeit (bei gesetzlichem achtstündigem Arbeitstag) entspricht. Hat also z. B. ein Schularzt im Nebenamt $1/4 = 25\%$ seiner Gesamttätigkeit auf seinen schulärztlichen Dienst zu verwenden, so erhält er 25% des jeweiligen Gesamteinkommens der Gruppe XI, beginnend mit der untersten Stufe und steigend nach den staatlichen Bestimmungen.

Wird beim nebenamtlichen schulärztlichen Dienst eine Berechnung nach Kopfzahl beliebt, so soll diese in ihrer Höhe der aus obiger Berechnung sich ergebenden Zahl gleich sein.

5. Für den Beginn des Besoldungsalters ist die Approbation maßgebend.

6. Für genügend ausgebildete Schulzahnarztassistenten und selbständig tätige Schulzahnärzte finden obige Grundsätze gleiche sinngemäße Anwendung.

Die Wahrnehmung des fürsorgeärztlichen Dienstes wird unter der Annahme, daß er etwa eine Stunde in Anspruch nimmt, mit je 7,50 bis 10 G.M. berechnet. Dazu kommen unter Umständen (auf dem Lande) noch Fahrkosten.

Kommunalisierung der gesundheitlichen Fürsorge.

Mit dem Deutschen Ärztetag in Eisenach (1919) werden sich auch heute die meisten Ärzte, auch die meisten Kommunalärzte, entschieden dafür aussprechen, daß die Heilbehandlung unserer Kranken nicht sozialisiert und nicht kommunalisiert wird. Der Kranke verlangt den Arzt seines Vertrauens und will ihn, soweit es die Verhältnisse nur irgendwie möglich machen, sich selbst frei wählen können. So wird man auch heute trotz der Argumente, die in einer Reihe bedeutsamer Schriften (so von Neumann und Lungwitz) ausgesprochen worden sind, sich für den frei praktizierenden Arzt entscheiden, schon „im Hinblick auf das unbedingt notwendige persönliche Vertrauensverhältnis zwischen Arzt und Kranken und im Interesse des Kranken selbst, des ärztlichen Berufs und der ärztlichen Wissenschaft" (s. Thesen in Eisenach).

Wenn man sich aber mit demselben Deutschen Ärztetag für die Anstellung *beamteter* Ärzte für die Fürsorge ausspricht, so will zunächst das nicht bedeuten, daß man auch sich hier sofort und ohne Übergangszeit allerorts gegen die Mitbeteiligung von nebenamtlichen Ärzten in der Fürsorge entscheidet. In den meisten deutschen Großstädten werden bei stärkster Konzentration der meisten fürsorgeärztlichen Geschäfte auf den Arzt im Hauptamt auch noch Fürsorgeärzte im Nebenamt mit tätig sein, insbesondere auf solchen Gebieten, die für die Anstellung des Hauptarztes nicht genügend Beschäftigung bringen: so etwa für den ärztlichen Dienst in der Krüppelfürsorge, in der Fürsorge für Nervenkranke und Psychopathen.

Träger der Gesundheitsfürsorge.

Es wirft sich die weitere Frage auf, ob der ärztliche Fürsorgedienst nur von dem Kreis, der Stadt oder der Gemeinde übernommen werden soll, oder ob, ohne daß die Gesundheitsfürsorge Schaden leidet, auch privaten Organisationen der gesundheitliche Dienst überlassen werden kann. In einzelnen großen Städten werden wichtige Kapitel der Gesundheitsfürsorge auch heute noch von Vereinen und Gesellschaften getragen, so z. B. Säuglings- und Tuberkulosefürsorge in Hamburg und in Frankfurt a. M. Tjaden teilt in seinem bemerkenswerten Artikel „Volksgesundheit und Sparmaßnahmen" (Ärztl. Monatsschr. 1924, Januarheft) mit, daß in Bremen die Fürsorgestelle für Tuberkulöse von einer Arbeitsgemeinschaft betrieben wird, die aus einem Verein zur Bekämpfung der Tuberkulose, der Krankenkassenzentrale und der staatlichen Deputation für das Gesundheitswesen besteht. Die Beratungsstelle für Geschlechtskranke wird dort gemeinschaftlich von der Landesversicherungsanstalt der Hansestädte und dem Staate betrieben. Bekannt ist auch für Elberfeld, Barmen und Umgebung die segensreiche Tätigkeit des Bergischen Vereins für Gemeinwohl für die Gesundheitsfürsorge. Das alles aber kann nicht hindern, mit aller Klarheit auszusprechen, daß die Gesundheitsfürsorge in allererster Linie von Stadt und Gemeinde übernommen, zweckmäßig organisiert und soweit wie möglich finanziert werden muß. Sind wir darin einig, daß Krieg und Nachkrieg Kraft und Gesundheit unseres Volkes, insbesondere unserer Kinderwelt, auf das nachhaltigste geschädigt haben, so müssen wir für die Verbesserung der Wohnungen, der Ernährung und Kleidung, für Landkuren und Heilstättenkuren, für Körperkultur Geld in den Beutel tun. Die heutige Finanznot mag dazu zwingen, für eine kurze Zeit auch bei diesen Maßnahmen etwas abzubauen. Die Wohlfahrtspflege und die praktische Fürsorge sind aber für die Gemeinde derartig lebensnotwendige Dinge, daß sie aus dem Gemeindeetat nicht mehr verschwinden können. Einsichtige Finanzpolitiker werden hier am letzten sparen wollen, weil sich die Arbeit für die Gesundheit im Laufe der Jahre durchaus bezahlt macht.

Nichts wird so schnell und so gründlich wiederkommen als in Übereile und Kurzsichtigkeit heute „abgebaute" Gesundheitsfürsorge. Und das von Rechts wegen!

Private Vereinigungen können aber wenigstens in großen Städten auf die Dauer die umfangreiche und kostspielige Arbeit der Gesundheitsfürsorge nicht in genügendem Maße leisten. Das Führertum der Gemeinde, das auf diesem Gebiete verlangt wird, soll aber die unterstützende und ergänzende Hilfe der freien Wohlfahrtspflege unter keinen Umständen ausschließen, diese vielmehr in geeigneten Verbänden mit der eigenen Wohlfahrtspflege zusammenschließen (s. später noch bei örtlichen Zweckverbänden und Arbeitsgemeinschaften).

Krankenkassen und Landesversicherungsanstalten als Träger der Gesundheitsfürsorge.

Beachtenswerte Stimmen haben sich auf Kongressen und in Veröffentlichungen wiederholt dafür ausgesprochen, daß im Interesse der Vereinfachung der Organisation nicht die Gemeinden, sondern in Kreis und Stadt die Krankenkassen und in der Provinz die Landesversicherungsanstalten zu Trägern der öffentlichen Gesundheitspflege gesetzlich bestellt oder freiwillig ausgebildet werden sollen.

Diese Vorschläge kehren besonders heute wieder. Die gesamte Wohlfahrtspflege steht im Zeichen der Reorganisation. Im Kriege ist vieles über Nacht hinzugekommen, manches durcheinandergeraten, da an einen vernünftigen organisatorischen Ausbau bestehender Einrichtungen nicht zu denken war. Ich nenne nur Kriegsbeschädigten- und Kriegshinterbliebenenfürsorge, Kinderspeisung und Kindererholung, für die sich neue Träger fanden, die mit vielem Geld, oft genug abseits aller bewährten Organisation, ihre Sonderwege gingen.

Mir scheint es aber, daß wichtige Gründe dafür sprechen, daß die *Gemeinden* die vornehmlichen Träger der vorbeugenden Gesundheitsfürsorge *sind und bleiben müssen*. Auch heute, wo die Krankenkassen in den Städten meist die Hälfte und mehr der Bevölkerung umfassen, bleiben doch weite Kreise der bedürftigen Bevölkerung außerhalb der Krankenkassen. Auch sie bedürfen der Fürsorge. Die Gemeinde ist an dem Wohlergehen aller ihrer Bürger zunächst und zumeist interessiert. Gesundheitliche Notstände treten gemeinsam auf mit wirtschaftlichen und erziehlichen Schäden, die sehr bald in Berührung kommen mit irgendeiner Instanz des Gemeindelebens, ob Schule oder Krankenhaus, ob Arbeitsamt, Armenverwaltung oder Wohlfahrtspflege. Die Gemeinden verfügen bereits über die meisten Einrichtungen und Anstalten der Gesundheitsfürsorge, über viele Erfahrungen und geeignete Organe und schließlich auch trotz der schlechten Zeiten noch am ehesten über Geldmittel. Wenn nun die L. V. A. und die Krankenkassen in Wahrnehmung gesetzlicher und freiwilliger Aufgaben außerordentlich wichtige Funktionen der öffentlichen Gesundheitspflege erfüllen und sich auch bereits viele Erfahrungen in der Bekämpfung von Volksnot und Volkskrankheiten erworben haben, so ergibt sich daraus die Notwendigkeit, *daß die primär verpflichteten Gemeinden* sich diese wertvolle Hilfe zunutze machen und *mit den sozialen Versicherungsträgern und anderen Interessenten zusammen das kommunale Gesundheitsamt aufbauen.* Von Wichtigkeit sind hier die §§ 363 Abs. 1 und 1274 der R.V.O.

§ 363 Abs. 1: Die Mittel der Kasse dürfen nur für die satzungsgemäßen Leistungen, zur Füllung der Rücklage, zu den Verwaltungskosten und *für allgemeine Zwecke der Krankheitsverhütung* verwendet werden.

§ 1274: Die Versicherungsanstalt kann mit Genehmigung der Aufsichtsbehörde Mittel aufwenden, um allgemeine Maßnahmen zur Verhütung des Eintritts vorzeitiger Invalidität unter den Versicherten oder zur Hebung der gesundheitlichen Verhältnisse der versicherungspflichtigen Bevölkerung zu fördern oder durchzuführen. Die Genehmigung kann auch für Pauschbeträge erteilt werden.

Bekannt ist es, daß die Träger der L.V.A. in Nürnberg mit der Stadt zusammen bei der Bekämpfung der Lungentuberkulose erfolgreich wirken, ähnlich geht man in Hamburg vor und in einer großen Reihe von weiteren Städten, in denen die Krankenkassen selten eigene Fürsorgeeinrichtungen zur Bekämpfung der Volkskrankheiten schaffen, aber in Arbeitsgemeinschaft mit der Gemeinde diese Aufgaben pflegen. In Köln haben sich die Krankenkassen zu einem Verein zur Verpflegung Genesender zusammengeschlossen, ihre Büros in direkte Nachbarschaft des städtischen Gesundheitsfürsorgeamtes verlegt, um mit diesem gemeinsam vor allem die Bekämpfung der Tuberkulose durchzuführen. Die Einführung der Kinderhilfe ermöglicht es den Krankenkassen, in ausgedehntem Maße wichtige Aufgaben des Mutter- und Kinderschutzes zugleich mit den Aufgaben der Tuberkulosebekämpfung wirksam zu organisieren. Man baute zu diesem Zwecke die Familienversicherung aus und gewährte durch einheitliche Satzungsbestimmungen (im Sinne einer Mehrleistung nach § 205 R.V.O.) folgende Hilfe: „An Schwangere und an stillende Wöchnerinnen Kraftnährmittel, die zur Unterstützung der Heilbehandlung dienen, an Kinder die gleiche Leistung sowie Krankenhauspflege oder an deren Stelle Unterbringung in Genesungsheimen, Walderholungsstätten, Badeorten usw. Die vorstehenden Leistungen werden auf die Dauer von 26 Wochen beschränkt und den Anspruchsberechtigten im Erkrankungsfalle nach ärztlicher Verordnung gewährt.“ Der Krankenkassenverband bezeichnet es durchaus zutreffend als Zweck seiner Kinderfürsorge, daß er den kranken, schwachen Kindern die Gesundheit wiedergeben und sie dadurch als vollwertigen Nachwuchs dem Erwerbsleben zuführen will. Zur Erfüllung dieser Aufgaben erheben die Krankenkassen 1 v. H. des Grundlohnes. Diese Kassenhilfe bringt der städtischen Gesundheitsfürsorge große Hilfe und fühlbare Entlastung. Die Stadt muß aber mit gleichen, ja mit höheren Summen ihr Gesundheitsfürsorgeamt unterstützen, damit alle bedürftigen Kreise nach Möglichkeit fürsorgerisch erfaßt werden.

Die Fürsorgerin.

So wichtig für das Gesundheitsfürsorgeamt die Leitung durch den sozial interessierten und erfahrenen Arzt ist, so entscheidend ist für seine Leistung die tüchtige Fürsorgerin. Sie ist das unerläßliche Organ, die Seele der Fürsorge. Man wird eine tüchtige Fürsorgerin nicht nur durch eine gute theoretische und praktische Ausbildung gewinnen, das Amt verlangt charaktervolle, sozial fühlende, opferbereite Menschen. Gute Fürsorgerinnen sollen die besten Beraterinnen und die sorgsamsten Helferinnen notleidender Familien sein. Sie müssen schon durch ihre Persönlichkeit das Vertrauen der hilfsbedürftigen Kreise und besonders der Mütter der Familien gewinnen. Sie sollen über eine gute hauswirtschaftliche Ausbildung und über viele Kenntnisse verfügen, die zur richtigen Beurteilung der Not, ihrer Ursachen und ihrer Abhilfemöglichkeiten befähigen. ASCHER sagt mit Recht: Für das Wohlfahrtsamt ist die Kreisfürsorgerin das, „was die Welt im innersten zusammenhält". Es ist mir bekannt, daß viele Fürsorgeärzte auf dem Standpunkt stehen, daß sie sich selbst aus geeigneten Bewerberinnen, deren Charaktereigenschaften und Fähigkeiten sie kennen, die geeigneten Fürsorgerinnen heranbilden. Das wird gewiß oftmals gelingen, und wir älteren Fürsorgeärzte sind im Beginne unserer Tätigkeit auch so vorgegangen. Inzwischen aber ist das Gebiet der gesundheitlichen Fürsorge wissenschaftlich und praktisch so groß geworden, daß es besser ist, die notwendige Ausbildung in systematischen Lehrgängen auf geeigneten Wohlfahrtsschulen und sozialen Schulen für die Bewerberinnen zu verlangen. Freilich haben besorgte Ärzte durchaus recht, wenn sie verlangen, daß innerhalb der gesamten Ausbildung, die solche Schulen auf dem Gesundheitsgebiete, auf dem sozialpädagogischen und sozialwirtschaftlichen Gebiete den Schülerinnen vermitteln wollen, die Gesundheitsfürsorge nicht zu kurz komme. Es mag sein, daß die eine oder andere Schule doch zuviel Lehrstoff bringt. Bekanntlich hat die Charlottenburger Wohlfahrtsschule in Erkenntnis dieser Gefahr ihre Ausbildung auf die Gesundheitsfürsorge beschränkt. Ich halte diese Beschränkung nicht für zweckmäßig, da nicht nur der Sozialhygieniker selbst, sondern auch die Gesundheitsfürsorgerin den Zusammenhang des Gesundheitselends mit wirtschaftlichem und erziehlichem Elend gründlich kennen muß; da weiter viele Fürsorgerinnen auf dem Lande, aber auch in der Stadt für die Bekämpfung aller dieser Notzustände als „Familien"-Fürsorgerinnen herangezogen werden. Gewiß nimmt so das Gebiet der Ausbildung einen großen Umfang an. Nach dem Programm mancher Schulen, die oft mit tönenden Worten die Summe der einzelnen Arbeitsgebiete stark herausstellen, kann man wohl das Bedenken verstehen, ob eine Schülerin der Schule auch wirklich alle diese Wissensgebiete hinreichend verdauen und in sich aufnehmen kann. Man möge hier die Praxis sprechen lassen; sie ergibt, daß in einem zweijährigen Ausbildungsgang die kranken- und säuglingspflegerisch vorgebildete Schülerin wohl in der Lage ist, die erforderlichen Kenntnisse und Fertigkeiten sich anzueignen, da sich in den verschiedenen Arbeitsgebieten im Verlauf der Ausbildung außerordentlich viele Berührungspunkte, ja Gemeinschaftlichkeiten in Theorie und Praxis ergeben. Die gründliche Ausbildung, die die Zusammenhänge aller Fürsorge erweist, kann bei geeigneten Kandidatinnen ein Fehler nicht sein, zumal dann, wenn die Schülerinnen immer wieder durch praktische Betätigung auch innerhalb der Schulzeit auf den Boden der Wirklichkeit zurückversetzt werden. Mir scheint es mehr darauf anzukommen, daß man den Absolventinnen solcher Schulen wie jedem Studenten, der sein Studium erledigt hat, zu Bewußtsein bringt, daß sie mit dem Examen erst den Anspruch darauf erwerben, nunmehr als Anfängerin unter geeigneter Leitung zu ihrem Berufe zugelassen zu werden. Wenn es nicht zu bestreiten ist, daß Fürsorgerinnen in der praktischen Arbeit ihre Befugnisse überschreiten, so wird sich das in vielen Fällen daraus erklären, daß die Leiter des Amtes, denen sie überwiesen werden, hieran selbst eine gewisse Schuld tragen, sei es, daß sie selbst nicht immer die genügende Qualifikation aufweisen, sei es, daß sie um die Tätigkeit der Fürsorgerin sich nicht genügend kümmern.

In den letzten Jahren sind wiederholt auf Anregung von Regierungsinstanzen, jedenfalls aber mit ihrer Duldung und Förderung an sozialen Schulen und Wohlfahrtsschulen „Schnellkurse" für Fürsorgerinnen eingerichtet worden, zu denen fachlich ungenügend vorbereitete Kräfte leider in größerem Umfange zugelassen wurden. Man wollte Fürsorgerinnen aus dem Volke gewinnen; politische Motive haben mitgesprochen. Vor der Wiederholung solcher Versuche ist dringend zu warnen. Von dem Maße der Vorbildung und der Ausbildung, das die Schulen mit Recht verlangen, kann im Interesse der Fürsorge nichts nachgelassen werden.

Gewiß sind Kandidatinnen aus dem „Volk" durchaus willkommen, wenn sie nach Persönlichkeit und Fähigkeit die Vorbedingungen erfüllen; es ist aber falsch anzunehmen, daß nur Fürsorgerinnen aus dem Volk ihrer Aufgabe gerecht werden können. Fürsorgerinnen aus Familien in „gehobener" Stellung, selbstverständlich mit entsprechender Veranlagung und entsprechenden Kenntnissen, vermögen ebenso leicht, wenn nicht leichter, den Weg zu der befürsorgten Familie zu finden und mit der Autorität einer überlegenen Führerin aufzutreten, ohne die der Erfolg nicht möglich ist.

Die preußische Prüfungsordnung verlangt mit Recht für die Zulassung zu dem Hauptfach Gesundheitsfürsorge eine fachliche Berufsschulung, die gewonnen wird durch den halbjährigen Besuch einer staatlich anerkannten Krankenpflegeschule und den sich daran anschließenden halbjährigen Besuch einer staatlich anerkannten Säuglingspflegeschule. Es ist unmöglich, ohne eine gehörige fachliche Durchbildung später als sozialhygienische Fürsorgerin mit Erfolg tätig zu sein. Denn die hygienischen Kenntnisse können sich nur aufbauen auf der gründlichen Kenntnis des normalen Menschen und der Kenntnis der Krankheitsstörungen, besonders bei Säuglingen und Kindern, bei Tuberkulösen, die in der praktischen Tätigkeit meist das Objekt der Fürsorge sind. Es kommt hinzu, daß diese praktische Ausbildung eine sehr ernste Prüfung der gesamten Persönlichkeit, ihrer pflegerischen und fürsorgerischen Veranlagung ermöglicht, so daß auch viele Kreise der Erziehungs- und Wirtschaftsfürsorge mit Vorliebe solche Wohlfahrtsschülerinnen anstellen, die durch den Besuch der Krankenpflegeschule sich eine ausgezeichnete Vorschulung für alle soziale Arbeit erworben haben.

Einzelfürsorgerin oder Familienfürsorgerin.

Bekanntlich ist die Fürsorge aus der Armenpflege und neben der Armenpflege in freier Entwicklung aufgewachsen als Sonderfürsorge für einzelne Arbeitszweige. Einsichtige Verwaltungsbeamte und Ärzte, einsichtige Männer und Frauen der sozialen Praxis erkannten immer mehr, daß es nicht genüge, die einzelnen Notfälle an sich herankommen zu lassen und ihnen nach der Methode der alten Armenpflege für den Augenblick so gut wie möglich gerecht zu werden. Man erkannte innerhalb des bunten Bildes der Einzelfälle Gesetzmäßigkeiten der Entstehung und des Verlaufes, Zusammenhänge von Wirtschaft, Gesundheit und Erziehung. Je nach der fachlichen Ausbildung und der persönlichen Veranlagung ging man durch Einrichtung offener und geschlossener Fürsorge dem einzelnen Notstand gründlicher und systematischer zu Leibe. So entstand die Säuglingsfürsorge, die Schulfürsorge, die Tuberkulosefürsorge, die Wohnungsfürsorge, die Jugendpflege, die Fürsorge beim Arbeits- und Berufsamt, Fürsorge in der Kriegspflege, Fabrikpflege, ganz abgesehen von den Wohlfahrtsaufgaben im Schul- und Bildungswesen. Neuerdings sind Aufgaben hinzugekommen auf dem Gebiete der Gefährdetenfürsorge, zur Bekämpfung der Geschlechtskrankheiten, für Jugendgerichtshilfe u. a. m., so daß es ohne Frage berechtigt ist, nicht nur von einer bunten Mannigfaltigkeit, sondern auch von einer Zersplitterung und Unübersichtlichkeit der gesamten Wohlfahrtsarbeit zu sprechen. Das ist aber zu beklagen im Interesse einer wirksamen und sparsamen Arbeit, an deren Gestaltung besonders die Gemeinde als die Hauptträgerin der Fürsorgetätigkeit das erste Interesse hat. Wenn nun noch die meisten dieser genannten Fürsorgezweige alle mit Recht zu der Überzeugung gekommen sind, daß für ihre Arbeit die zweckmäßig geschulte Fürsorgerin unentbehrlich ist, wenn dann solche Fürsorgerinnen von öffentlichen und privaten Organisationen unbekümmert um die Arbeit des Nachbarn nebeneinander angestellt wurden, so ergab sich in der Tat manchmal eine Zersplitterung und ein Übermaß der Fürsorge, das auch den befürsorgten Familien eigenartig vorkommen mußte und dazu ausgenutzt werden konnte, bei gleichen oder ähnlichen Notständen innerhalb derselben Familie von mehreren Stellen versorgt zu werden. Auf der ärztlichen Seite erlebten wir, daß in Städten nebeneinander aufwuchsen: Einrichtungen des Säuglings- und Mutterschutzes, Kleinkinderschutzes, Einrichtungen der Schulhygiene und solche der Tuberkulosebekämpfung, vielfach mit besonderen Ärzten und besonderen Fürsorgerinnen, oft genug bei derselben Stadt verschiedenen Ressorts zugehörend.

Aus der Tatsache, daß auf dem Lande die sog. Kreisfürsorgerin als *ein* Organ des im Wohlfahrtsamt vereinigten Gesundheitsfürsorgeamt, Wirtschaftsamt und Erziehungsamt es verstand, in der Außenfürsorge für alle drei Gebiete erfolgreich tätig zu sein, mußte man schließlich zu der Auffassung kommen, daß dieses System der vereinigten Fürsorge, der *Erfassung aller Notstände innerhalb der Familie durch ein Fürsorgeorgan,* also der sog. *Familienfürsorge, das wünschenswerte Ziel* für alle Organisation in Stadt und Land sein müßte. Denn es läßt sich nicht leugnen, daß die Krankheitsstörungen der Kinder und der älteren Menschen vielfach miteinander zusammenhängen (s. Tuberkulose, Geschlechtskrankheiten, Alkoholismus), daß weiter die Volkskrankheiten in ihrer Entstehung und in ihrer Verbreitung fast alle in hohem Grade abhängig sind von den Wohnungsverhältnissen, von der Ernährungsmöglichkeit, von dem Verantwortungsgefühl und der Aufklärung innerhalb der Familien. Wer den einen Notstand findet, findet auch andere, und immer wieder muß er dieselben Hebel zum Angriff auf die Krankheiten in die Hand nehmen. So versteht man es, wenn sozial erfahrene Frauen, aber auch in zunehmendem Maße Ärzte die Auffassung vertreten, daß die Fürsorge die verschiedensten Notstände wenn irgend möglich durch geeignete Familienfürsorgerinnen bekämpfen möge. Fräulein Dr. BAUM sagt in ihrem Grundriß der Gesundheitsfürsorge: „An Stelle zahlreicher nebeneinander herlaufender Einrichtungen, die, jede für sich, das ganze Stadt- oder Landgebiet umspannen, und von denen wiederum jede für sich in die einzelne Familie dringt, wünschen wir uns gesundheitliche Familienfürsorge bestdurchdachter Art, die, in kleine, übersehbare Bezirke des Stadt- oder Landgebietes aufgeteilt, durch je nur eine fürsorgende Kraft mit der Familie in Berührung kommt."

Eine „echte" Familienfürsorge könnte eigentlich nur diejenige sein, die die sämtlichen Wohlfahrtszweige gesundheitlicher, wirtschaftlicher und erziehlicher Art in *einem* Amte oder *einer* Arbeitsgemeinschaft vereinigt und die zahlreichen Arbeitsgebiete in der offenen Fürsorge nur durch *eine* Fürsorgerin erledigen läßt. Diese vollkommen einheitliche Lösung ist nur auf dem Lande, in Klein- und Mittelstädten möglich. In Großstädten über 100 000 Einwohner wird man höchstens noch neben armenfürsorgerischen Arbeiten gesundheitliche und erziehliche Fürsorge einer Familienfürsorgerin übergeben können. Es wird hier aber schon zweifelhaft, ob diese eine Fürsorgerin auch die Aufträge des Arbeitsamtes, des Berufsamtes, der Jugendgerichtshilfe mit ausführen kann. Die Verwaltungsarbeit ist dann schon so groß, daß einzelne Arbeitszweige meistens in verschiedenen Dezernaten untergebracht werden müssen. Erlangen aber die Städte erst eine Größe von 300 000 Einwohnern und mehr, dann sind sicher mehrere Dezernate notwendigerweise bei der Erledigung aller dieser Aufgaben beteiligt, und es ergibt sich dann die Schwierigkeit, daß man unter allen Umständen die Einheit der Arbeit in der Hand der Fürsorgerin erhalten will, sie aber mehreren Dezernaten unterstellt. Muß darunter nicht die Arbeit selbst leiden? Sind Reibungen zu vermeiden? Wo bleibt die Übersicht, die verantwortliche Leitung? Immerhin bleibt es wünschenswert, daß man in Anerkennung des an sich richtigen Prinzips die Fürsorgeorganisation einer Stadt organisatorisch möglichst zusammenfaßt, etwa in dem sogenannten Wohlfahrtsamt. Zu erstreben bleibt dann die Familienfürsorgerin als das Organ dieses größeren Wohlfahrtsamtes, aber wiederum nur so weit, als die örtlichen und persönlichen Verhältnisse diese Lösung ermöglichen und begünstigen.

Wohlfahrtsamt und Gesundheitsamt.

Man kann über die Familienfürsorgerin oder Einzelfürsorgerin sich nicht entscheiden, ehe man zu dem Kapitel „Gesundheitsamt und Wohlfahrtsamt" Stellung genommen hat. Über das Wohlfahrtsamt gehen schon deshalb die Meinungen oft auseinander, weil man im Laufe der Zeit mit dem Worte Wohlfahrtsamt zwei verschiedene Begriffe ausgedrückt hat. Als in und neben dem alten Armenamt die Einrichtungen der vorbeugenden Fürsorge, die Gesundheitsfürsorge, die Erziehungsfürsorge und die Wirtschaftsfürsorge herauswuchsen, da mußten alle, die sich den Blick für das Ganze nicht trüben ließen, die nachbarlichen Beziehungen dieser drei Ämter nach den Motiven, den Objekten und den Zielen ihrer Arbeit anerkennen, und sie anerkannten und erstrebten ein diese Ämter zusammenfassendes Hauptamt, das Wohlfahrtsamt. In großen Städten kann dieses zusammenfassende Wohlfahrtsamt nicht mehr sein als eine Art lockerer Arbeitsverband (z. B. Hamburg), der die einzelnen städtischen Ämter untereinander in Fühlung bringen will, sie alle zusammen aber mit den vielgestaltigen Organisationen der Wohlfahrtspflege zur Beratung grundsätzlicher Fragen und zur Herbeiführung einer gewissen Planwirtschaft gelegentlich zusammenführt. Albrecht[1]) verlangt, daß das Wohlfahrtsamt nach den Entwicklungskräften, die zu seiner Schaffung führten, und nach den Zwecken, die ihm gestellt sind, mehr zu sein habe als eine organisatorische Errungenschaft; es habe vielmehr die Bedeutung der Erfüllung neuer gesellschaftlicher Forderungen, die eine neue Zeit und eine neue Auffassung von Gemeinschaftspflichten bringen. „Es wird, richtig und bewußt entwickelt, das *städtische Zentrum sozialer Gemeinschaftsarbeit* bilden. Es erfüllt seine Aufgabe, wenn durch sein Wirken die Gemeinde wieder und erst wirklich das wird, was ihr Name ureigentlich bedeutet: Arbeits- und Lebensgemeinschaft aller in ihr lebenden Volksgenossen." Mit solchen schönen und schwungvollen Worten kann der praktische Verwaltungsmann wenig anfangen.

Dieses Wohlfahrtsamt ist ein neues Gebilde, das mit dem Armenamt nichts oder wenig zu tun hat. Inzwischen drängten die führenden Kreise der bisherigen Armenverwaltung darauf hin, daß das alte Armenamt, das in den sozialen Kreisen nicht gerade eine besonders gute Wertung fand, mit dem moderneren und besser klingenden Namen Wohlfahrtsamt bezeichnet wurde; und diese Umtaufung ist auch in der Tat in den meisten Städten inzwischen erfolgt, ohne daß überall mit dem neuen Namen auch der neue Geist in die alten Armenämter eingezogen ist. Die Träger dieses Wohlfahrtsamtes im engeren Sinne (Armenamt) erstrebten fast aller Orten auch die Führung des Wohlfahrtsamtes im neuen und weiteren Sinne. Viele grundsätzliche und organisatorische Fragen, die sich aus dieser Entwicklung ergaben, hat der Deutsche Verein für öffentliche und private Fürsorge in einer Tagung seines Fachausschusses des städtischen Fürsorgewesens im September 1921 in Nürnberg behandeln lassen[2]). „Die Mehrzahl der Teilnehmer sprach sich für die Eingliederung (des Armenamts) aus, damit das Wohlfahrtsamt sämtliche Fürsorgetätigkeit geschlossen ausüben könne, und da bei wirklich sozial ausgestalteter Armenpflege tatsächlich kein Unterschied zwischen dieser und Wohlfahrtspflege vorhanden sei, auch bei Aufrechterhaltung der Trennung der Geist der alten Armenpflege in dieser versteinern würde. Auf der anderen Seite

---

[1]) Albrecht, Dr. G.: Städtische Wohlfahrtsämter. Berlin: Carl Heymann 1920.
[2]) Sehr lesenswerter Bericht, zu beziehen durch die Geschäftsstelle Frankfurt a. M., Stiftsstr. 30.

wurde dagegen der Einwand erhoben, daß auch eine sozial ausgestaltete Armenpflege immer etwas anderes sei und sein sollte als Wohlfahrtspflege und immer nur subsidiär eintreten dürfe, so daß ihre Aufnahme in das Wohlfahrtsamt dieses von vornherein diskreditieren würde. Auch sei es insofern unrichtig, Wohlfahrtspflege auf ein umgestaltetes Armenwesen aufzubauen, als diese dann in vielen Fällen mit Mitteln der Wohlfahrtspflege eingreifen müsse, wo Mittel der Armenpflege genügt hätten.‟

Praktisch laufen auch heute noch die zwei Begriffe des Wohlfahrtsamtes in der Diskussion meist durcheinander. Es dürfte nicht bestritten werden, daß in großen und auch in mittleren Städten ein Gesundheitsamt und auch ein Erziehungsamt nicht in das engere Wohlfahrtsamt gleich Armenamt eingebaut werden können; dagegen läßt sich theoretisch gegen den losen Einbau des Gesundheitsamtes zugleich mit dem Erziehungsamt und Wirtschaftsamt (Armenamt) in das große Wohlfahrtsamt nichts einwenden, wenn dadurch nicht ihre Selbständigkeit und ihre spezifische Arbeitsweise unterbunden werden. Die Praxis wird hier je nach örtlichen und persönlichen Verhältnissen, je nach dem Umfang der Geschäfte der einzelnen Ämter und je nach den beteiligten Persönlichkeiten entscheiden müssen. In großen Städten kann dieses zusammenfassende Wohlfahrtsamt nur dann gut arbeiten, wenn ein für alle diese Arbeitsgebiete interessierter Dezernent (wo ist er?) sich damit genügen läßt, daß er einmal die ganze Arbeit der verschiedenen Ämter belebt und beseelt, ohne ihre Selbständigkeit einzuengen; daß er weiter persönlich und mit Hilfe eines Wohlfahrtsausschusses gelegentlich Grenzfragen und entstandene Schwierigkeiten zum Austrag bringt. Will das große Wohlfahrtsamt aber in großen Städten die Arbeit der ihm zugeteilten Fachabteilungen selbst erledigen, so wird von dieser Zentralisierung weder eine Vereinfachung des Apparates noch eine Verbesserung der Arbeit erreicht werden. Auch die strengsten Vertreter des großen Wohlfahrtsamtes können sich solchen Bedenken nicht entziehen.

So behandelte auf der zuletzt genannten Nürnberger Tagung der Oberbürgermeister GLÜCKSMANN-Guben das Thema: „Soziale Ämter als selbständige Ressorts oder als Abteilungen eines Wohlfahrtsamtes.‟ Er verlangte auch für Großstädte, daß die Stellen der kommunalen Wohlfahrtspflege zwecks einheitlicher, sachgemäßer Erfüllung ihrer Aufgaben und rationeller Verwendung der zur Verfügung stehenden Mittel in möglichst weitem Umfange zu einem *Wohlfahrtsamt* zusammenzufassen seien, das von der kommunalen Behörde einzurichten, aber mit den übrigen örtlichen, der Wohlfahrtspflege ganz oder teilweise gewidmeten privaten und behördlichen Stellen in organische Verbindung zu bringen sei. Die öffentliche Armenpflege muß nach ihm den Mittelpunkt (?) des Wohlfahrtsamtes bilden und hinzugehören alle Fürsorgemaßnahmen für Personen, die, ohne der öffentlichen Armenpflege anheimzufallen, einer Unterstützung in wirtschaftlicher, gesundheitlicher und sonstiger Beziehung bedürfen. Diese Auffassung trifft durchaus nicht das Wesen der vorbeugenden sozialen Fürsorge. Er schließt deshalb an: Gesundheitspflege, Jugendfürsorge, Kinderschutz, Kriegsbeschädigten- und Hinterbliebenenfürsorge, Fürsorge für kinderreiche Familien, für Sozial- und Kleinrentner, Flüchtlings- und Wandererfürsorge; nicht dagegen sind nach ihm zur Eingliederung in das Wohlfahrtsamt geeignet, weil vorwiegend andere Ziele verfolgend bzw. mit gesetzlichen Sonderaufgaben betraut:

1. das Arbeitsamt, das in der Hauptsache den wirtschaftlichen Zwecken der Ordnung des Arbeitsmarktes dient;

2. das Wohnungsamt, das bei der gegenwärtigen Lage vorwiegend mit sachgemäßer Verteilung der vorhandenen Wohnungen auf die Gesamteinwohnerschaft betraut ist;

3. das Schul- und Bildungswesen;

4. die Jugendpflege, weil sie ihrem Wesen nach auf dem Gebiete der geistigen Bewegung liegt und die behördliche Einwirkung hier ganz zurücktreten muß;

5. das Versicherungsamt, das im Rahmen der durchaus noch nicht einheitlich geordneten Sozialversicherung verschiedene Funktionen (zum Teil als entscheidende Verwaltungsbzw. Verwaltungsgerichtsbehörde) zu erfüllen hat.

Er will, daß dieses Wohlfahrtsamt in der praktischen Arbeit auch mit Vormundschaftsgericht und Jugendgericht, Polizei, Kreisarzt und Gewerbeinspektion Fühlung hält. Also auch Glücksmann schafft kein einheitliches, alles zusammenfassendes Wohlfahrtsamt, sondern muß sich mit einer teilweisen Lösung seiner Idee begnügen.

Gewiß haben die Verwaltungsbeamten der öffentlichen Armenpflege recht, wenn sie seit langer Zeit über die Zerfahrenheit ihres Arbeitsgebietes infolge der vielen, besonders aus der Kriegszeit stammenden Gesetze klagen; wenn sie es beanstanden, daß sie ihre Armen nach anderen Gesichtspunkten behandeln müssen als in besonderen vorgeschriebenen Ämtern Kriegsbeschädigte und Kriegshinterbliebene, Sozialrentner und Kleinrentner. Die Verordnung über die Fürsorgepflicht vom 13. 2. 1924, die im Zeichen des Abbaues und der Sparsamkeit ergangen ist, bringt für manche dieser Klagen zweckmäßige Abhilfe. Darüber hinaus aber scheinen mir heute viele Verwaltungsbeamte und fast alle Frauen in leitender sozialer Stellung dem theoretisch vertretbaren Begriff des großen Wohlfahrtsamtes und seiner einheitlichen „Familien"-Fürsorgerin mit einem solchen Eifer nachzujagen, daß dabei organisatorische und praktische Schwierigkeiten, zumal für große Städte, völlig übersehen werden.

So sagt der für diese Fragen besonders interessierte Oberbürgermeister Dr. Blaum (Hanau), daß es verständlich wäre, wenn inzwischen zahlreiche Sonderzweige der sozialen Arbeit sich zu größeren sozialen Ämtern vereinigt hätten, wie zu Gesundheits-, Jugend-, Volksbildungs-, Rechtsschutz-, Armenämter usw. Wenn man aber da alle diese Ämter die Familie angreifen, nunmehr versucht hätte, sie alle auch in ein Wohlfahrtsamt zu vereinigen, so habe man dafür noch keine Lösung gefunden. „Denn wenn diese Vereinigung ohne weiteres möglich gewesen wäre, wäre die ganze fünfzigjährige Entwicklung durch Fachämter falsch gewesen." *Nicht ein Amt* soll nach ihm alle Fürsorgezweige vereinigen; vielmehr verlangt er an Stelle des bisherigen gemeindlichen Wohlfahrtsamtes den Wohlfahrtsverband. Das so stark reduzierte Wohlfahrtsamt kann dann außer der Lösung einiger zentraler Aufgaben nur die Aufgabe haben, der Verknüpfungspunkt der selbständigen einzelnen Fachämter und der im Wohlfahrtsausschuß oder Wohlfahrtsverband vereinigten öffentlichen und privaten einzelnen Organisationen zu sein.

Viele Verwaltungsbeamte glauben das größere Wohlfahrtsamt in seinem besten und berechtigten Teile der Vereinfachung und Vereinheitlichung der Arbeit dadurch retten zu können, daß man die gesamte Tätigkeit innerhalb der Familie auch da, wo die verschiedenen Arten der Fürsorge in getrennten Ämtern verwaltet werden, in der Hand einer Familienfürsorgerin zusammenfaßt.

Blaum sagt dazu: Es handelt sich heute nicht um die Vereinheitlichung sämtlicher Fürsorgezweige in einem Amt, sondern um die Bildung eines Ringes. Das Zentrum dieses Ringes ist der Mensch als Objekt der Fürsorge; um ihn lagern als konzentrische Kreise die verschiedenen Fürsorgeämter, die je zur Bekämpfung einer besonderen Not eintreten. Sie müssen, damit der Mensch nicht auseinandergerissen werde, in gleichem Rhythmus miteinander schwingen. Als Radius, der vom Mittelpunkt durch alle Kreise zur Peripherie geht, ist die Familienfürsorgerin zu denken, sie soll gemeinsames Organ für alle Fürsorgeeinrichtungen sein.

Für die eigentliche armenpflegerische Arbeit haben die Wohlfahrtsämter bisher erst in bescheidenem Maße fachgeschulte hauptamtliche Pflegerinnen angestellt, nachdem die Gesundheitsfürsorge und die Schulfürsorge bereits seit längerer Zeit diese Fürsorgerinnen mit Erfolg zu Stützen ihrer Arbeit gemacht haben. Die Wohlfahrtsämter, die gerne der Mittelpunkt der gesamten Fürsorge sein möchten, sehen ein, daß sie mit dem sogenannten Elberfelder System hinter der Leistungsmöglichkeit der eigentlichen Fürsorge zurückbleiben. Man möchte an Stelle des für einen kleineren Bezirk oder für eine kleinere Zahl von Familienfürsorgerinnen vorgesehenen ehrenamtlichen Pflegers oder Pflegerin mindestens für schwierige oder eigenartig gelagerte Fälle den jeweilig besonders geeigneten Pfleger gewinnen. Diese Kraft wird man aber besser innerhalb der Wohlfahrtsberufsbeamten finden können. So meldet also neben der Gesundheitsfürsorge und der Erziehungsfürsorge nunmehr auch das frühere Armenamt seine Ansprüche auf Sozialfürsorgerinnen an und vereinfacht dadurch das schwierige Problem sicherlich nicht.

HEIMERICH (Nürnberg) bezeichnet als Aufgaben der Familienfürsorgerin zunächst folgende: Sie ist:

1. leitende Schwester der Mütterberatungsstelle ihres Bezirks;

2. Außenorgan der Fürsorgestelle zur Bekämpfung der Tuberkulose;

3. Vermittlerin für Krankenhaus- und Wochenbettpflege und hat hier auch in dringenden Fällen selbst die notwendigsten Handreichungen zu leisten (?!);

4. ehrenamtliche Armenpflegerin für alle in ihren Bezirk fallenden Armenpflegefälle und Mitglied des Bezirkspflegeausschusses;

5. Schulpflegerin;

6. Außenorgan der Zentralstelle des Wohlfahrtsamtes, der Berufsvormundschaft, der Jugendfürsorge, des Fürsorgeamtes für Kriegsbeschädigte und Kriegshinterbliebene und des Wohnungsamtes, soweit es sich um Wohnungspflege handelt;

7. Auskunftsstelle über Einrichtungen der städtischen Wohlfahrtsstelle.

Ob die Familienfürsorgerin alle diese vielseitige Arbeit für die Gemeinde leisten kann, ob sie mit den verschiedenen Dezernenten und Ämtern gleich gut auskommen kann, ob sie mit der gleichen Liebe und mit dem gleichen Erfolge die verschiedensten Gebiete bearbeiten kann, das bleibt nach den vielen schon angestellten Versuchen vorläufig noch für große Städte ungeklärt. Wenn wir mit dem Wort der Familienfürsorge ausdrücken wollen, daß jedwede Fürsorge, aus welchem Anlaß sie auch entstehen mag, niemals mit der Sorge um den Einzelfall sich begnügen darf, sondern zurückgreifen muß auf Familie und Wohnung, so ist der Begriff Familienfürsorgerin immer richtig. Ob diese Fürsorgerin aber in dem umfassendsten Sinne das einzige Organ für alle Fürsorgezweige sein kann, das wird man noch praktisch zu erproben haben, und auch noch so schöne Ausdrücke, wie die heilige Unteilbarkeit des Lebens innerhalb der Fürsorge (Fräulein Dr. BAUM) oder aber die folgenden Sätze vermögen viele Praktiker und besonders darunter die Ärzte nicht zu veranlassen, mit fliegenden Fahnen in das Lager derer von der Familienfürsorge überzugehen. „Denn diesen Frauen (Dr. BAUM und Dr. KRÖHNE) war es nicht so sehr um das Organisationsprinzip, als vielmehr um die sichtbare Gestaltung einer Idee der Wohlfahrtspflege zu tun. Wenn diese das Leben stärken, emportragen sollte, mußte sie in Leben hineingebettet werden. Das war die Familie, die die Totalität des Menschenlebens darstellt. Sie mußten wir wieder als lebendige, unzerstörbare Einheit sehen lernen; sie mußten wir pflegen. Ihre fürsorgerischen Bedürfnisse geben die Maßstäbe für die Organisation der Wohlfahrtspflege" (Frl. Dr. LAARMANN in Soziale Berufsarbeit 1923 Heft 3/5).

An einer anderen Stelle heißt es: „Die Fürsorgerinnen können den lebendigen Menschen nicht nach Sachgebieten aufteilen, sie möchten ihm Helferin sein für jede Not, sei es die des Leibes, des Geistes oder der Seele." Mit solch schönen Worten kommt man nicht vorbei an den ernsten Schwierigkeiten, die sich in der Praxis der reinen Familienfürsorge entgegenstellen. Selbst ein so überzeugter Anhänger des Systems wie HEIMERICH (Nürnberg) nimmt einzelne Zweige aus der Familienfürsorge heraus: so Gefährdetenfürsorge, Geschlechtskrankenfürsorge, Irrenfürsorge. Gewiß müßte doch in erster Linie die Erziehung eine heilige Unteilbarkeit sein. Da finden wir aber die Eltern (von Großeltern, Verwandten und vielen geheimen Miterziehern gar nicht zu reden), Schule und Geistlichkeit. Bei der Erziehungsfürsorge in abnormen Fällen nimmt das R.J.W.G. nicht nur das Jugendamt, sondern auch die neben demselben selbständigen Schulen in Anspruch. Wie aber soll die Schulfürsorge, mag sie erziehlich oder gesundheitlich in erster Linie gemeint sein, sich genau in die Familienfürsorge einpassen können, da sehr oft die Grenzen des Schulbezirks mit den Grenzen der der Fürsorgerin aus anderen Gründen zugeteilten Bezirken nicht übereinstimmen können. Wird ferner nicht bei der Erziehungsfürsorge die konfessionelle, die weltanschauliche

Einstellung der Fürsorgerin von großer Bedeutung sein, so daß hier ebenfalls die Bezirksfürsorgerin häufig genug solche Fälle nicht in die Hand bekommt oder nicht festhalten kann.

Die leitenden Sozialbeamtinnen haben gerade den Ärzten, die nicht ohne weiteres auf Wohlfahrtsamt und Familienfürsorgerin sich einstellen, manche Epistel gelesen und gewiß zu Unrecht behauptet, daß die Ärzte nicht genügend sozial geschult und sozial empfindend seien und daß sie ihre Arbeit allzu stark unter dem Gesichtspunkt der Gesundheitsfürsorge betrachten. Es mag sein, daß es Sozialärzte gibt, die bis heute die Zusammenhänge mit dem nachbarlichen Sozialgebiet nicht genügend erkennen und die Zusammenarbeit nicht genügend pflegen. Ebenso sicher ist aber bei manchen sozial tätigen Frauenkreisen eine Unterschätzung der sozialhygienischen Fürsorge nicht zu leugnen. Manchen der akademisch vorgebildeten, in der praktischen Sozialhygiene aber unerfahrenen Frauen können wir Ärzte die beanspruchte Sachverständigkeit und Führerstellung nicht zuerkennen. Das gilt nicht für die praktischen Fürsorgerinnen, die längst über die Theorie hinaus mit den Ärzten erkannt haben, daß in der Praxis in Stadt und Land die Sozialhygiene meist die Hauptarbeit schafft. Die Ärzte haben vielmehr Differenzen mit den Frauen, die auf theoretischem Gebiete für die soziale Arbeit gewiß Wertvolles leisten, aber mit den Tatsachen und Forderungen der Praxis längst nicht in gleichem Maße vertraut sind.

Für die ärztliche Fürsorge aber wiederhole ich, daß unmöglich auf die Dauer, zumal bei der heutigen Finanzlage, nebeneinander mit eigenen Ärzten und eigenen Fürsorgerinnen bestehen können: Säuglings- und Kleinkinderfürsorge, Schulkinderfürsorge, Lungenkrankenfürsorge, Wohnungsfürsorge u. a. m. Man bedenke, daß in großen Städten noch weitere ärztliche Fürsorgezweige heute ihre Sonderansprüche anmelden: so Gefährdeten- und Geschlechtskrankenfürsorge, Krankenhausfürsorge, sportärztliche Angelegenheiten, Berufsberatung, Geisteskranken- und Psychopathenfürsorge u. a. Diese einzelnen Zweige müssen zu *einer* Gesundheitsfürsorge zusammengefaßt werden. Sie müssen mit Bezirksärzten und Bezirksfürsorgerinnen arbeiten. Die Frage, ob die Bezirksfürsorgerin dann auch noch für die wirtschaftlichen und erziehlichen Arbeiten die gemeinsame Familienfürsorgerin sein kann, wird man heute noch nicht einheitlich für alle Orte und für alle Zeit beantworten können.

Größe des Fürsorgerinnenbezirks.

Heimerich glaubt einer Familienfürsorgerin bei dezentralisiertem Wohlfahrtssystem einen Ortsbezirk von etwa 4000 Einwohnern zuweisen zu können. Neben dem Hauptwohlfahrtsamt, neben dem Hauptgesundheitsamt, die bei der zentralen Verwaltung untergebracht sind, werden örtliche Wohlfahrtsämter (Wohlfahrtskreisstellen) und örtliche Gesundheitsämter auf das Stadtgebiet verteilt, so daß die Fürsorge und besonders die Fürsorgerin ihren Sitz mitten unter den fürsorgebedürftigen Familien haben und darum die Beurteilung und praktische Abhilfearbeit vielfach schneller und sachgemäßer erfolgen kann. Solche Dezentralisationen finden sich in Berlin, Hamburg, zum Teil auch in Köln, Essen und Nürnberg.

Je größer die Städte anwachsen, um so mehr wird es sich für Gesundheitsfürsorge und Familienfürsorge als zweckmäßig erweisen, die Fürsorgeämter zu *dezentralisieren* und *Bezirksgesundheitsämter* oder *Bezirkswohlfahrtsämter* einzurichten.

In Mittel- und Kleinstädten, wo die Einzelfürsorge nicht in gleichem Maße ausgebildet ist, wie in der Großstadt, wird eine Familienfürsorgerin (Kreis- oder Bezirksfürsorgerin) einen Bevölkerungskreis von etwa 8—10000 Einwohnern versorgen können, während man auf dem platten Lande 15—20000 Einwohner für eine Fürsorgerin rechnen muß, wobei denn die Fürsorge schon wegen der Überwindung weiter Wege große Schwierigkeiten findet und selten genügend intensiv sein kann. Spezialisiert man die ärztliche Fürsorge, so kann man eine

Tuberkulosefürsorgerin verlangen für etwa 30 000 Einwohner, eine Säuglings-
fürsorgerin, die zugleich in Kleinkinder- und Schulkinderfürsorge sich betätigt,
auf 15—20 000 Einwohner. BRAEUNING schätzt auf 10 000 Einwohner für die
laufende Fürsorge 225 Tuberkulöse und Tuberkulosegefährdete. Auf 20 000 Einwohner wird man für die Kinderfürsorge zu schätzen haben: 3% Säuglinge,
10% Kleinkinder und 10% Schulkinder, also zusammen 23% der Einwohnerschaft, insgesamt 4600 Kinder. Alle diese Zahlen geben natürlich nur ungefähre
Anhaltspunkte; ob eine Fürsorgerin mit solchen Bezirken fertig werden kann,
das hängt auch wesentlich von der sozialen Lage der Bezirke ab, von dem Maß
der gewollten Fürsorge und von der räumlichen Ausdehnung des Bezirks.

Die Frage, ob die Familienfürsorge oder die Einzelfürsorge billiger ist, bleibt
vorläufig noch sehr umstritten. Die Kostenfrage allein wird auch die Entscheidung zugunsten des einen oder anderen Systems nicht bringen können; sie wird
vielmehr in der Hauptsache davon abhängen, welche Fürsorge zum Schluß sich
als die erfolgreichere erweist. Im allgemeinen wird die Familienfürsorge umfassender und schneller an die Notfälle herankommen, sie wird also früher und
darum wirkungsvoller helfen können. Daß sie mehr Notstände offenbart, macht
sie kostspieliger, und das ist gewiß kein Fehler. Andererseits wird die Familienfürsorgerin, da sie die Familie in all ihren Gliedern und Nöten genauer kennt,
Doppelunterstützungen eher vermeiden und infolge des größeren Vertrauens-
verhältnisses die auferlegten Fürsorgemaßnahmen besser durchführen können.
Die Einzelfürsorge ist infolge der komplizierteren Organisation, die mehr Arbeits-
kräfte verlangt, teurer. Sie wird aber dann doch der bessere der Fürsorge sein
und im Endeffekt auch der billigere Weg, wenn sie nachweisen könnte, daß der
Wert und damit der Erfolg ihrer Arbeit größer ist. Darum geht der Streit, dessen
endgültiger Ausgang heute noch nicht zu entscheiden ist.

Ländliche Organisation.

Für das Land ist hervorzuheben, daß hier für die Kreisfürsorgerinnen sich
Bezirke von 10—20 000 Einwohnern als zweckmäßige Einheiten ergeben. Ist
der Kreis größer, so wird man ihn in mehrere entsprechend große Teile aufteilen.
Im allgemeinen wird man den Kreis als Selbstverwaltungskörper zum Träger
des Kreiswohlfahrtsamtes und zur anstellenden Behörde für die Fürsorgerinnen
bestimmen. Wohlfahrtspflege und Gesundheitsfürsorge sind ohne Geld nicht zu
leisten. Der Kreis dürfte besonders auf dem platten Lande zur Beschaffung der
Geldmittel gerade stark genug sein. Dazu kann er die vorhandenen Geldmittel
ausgleichend auf wohlhabende und arme Gemeinden verteilen. Finden sich innerhalb des Kreises größere Bürgermeistereien und Ämter, die etwa 5000 Einwohner
und mehr umfassen, auch finanziell genügend leistungsfähig erscheinen, so wird
man gut daran tun, auch diese kleineren Einheiten zu selbständigen Trägern
des Wohlfahrtsamtes zu machen; allerdings unter der Bedingung, daß die übrig-
bleibenden Teile des Kreises noch zur Ausübung der Wohlfahrtspflege stark
genug bleiben. Man möge sich aber hüten, gerade bei der fürsorgenden Wohlfahrtspflege den Bezirk zu klein und zu leistungsschwach zu wählen, im Gegensatz
zu der Armenpflege, bei der der Unterstützungsbezirk unbedenklich kleiner genommen werden kann.

Männliche Fürsorge gibt es nicht nur bei den Krankenkassen, die an einzelnen
Stellen dazu übergegangen sind, die früheren Kontrolleure bis zu einem gewissen
Grade fürsorgerisch auszubilden, damit sie bei den erwerbsunfähigen Mitgliedern
nicht nur überwachend, sondern auch beratend und helfend sich betätigen. Für-
sorger sind auch mit Nutzen verwandt worden im Dienste für Alkoholisten und
Geschlechtskranke. Es scheint, daß die Zahl dieser Fürsorger steigt. Ihre Aus-

bildung ist im allgemeinen nicht so gut als die der Fürsorgerinnen; es fehlen für sie systematische Ausbildungsgänge und Schulen. Im allgemeinen will es mir scheinen, daß man die Fürsorgetätigkeit nicht nur bei Frau und Kind, sondern auch bei den Männern mit mehr Erfolg durch die Fürsorgerinnen ausüben kann. Man hat zwar bereits den Vorwurf der „Verweiblichung" der Fürsorge erhoben. Wenn man damit ausdrücken will, daß die Fürsorgerinnen mit allzuviel Gefühlseinschlag und weniger kühl abwägend ihre Tätigkeit ausüben, so kann ich da, wo ich eine gut geordnete Fürsorge kennengelernt habe, diese Auffassung nicht als berechtigt anerkennen.

Dienstanweisung für Fürsorgerinnen.

Als Muster einer solchen lasse ich drei Dienstanweisungen hier folgen, und zwar:

a) Dienstanweisung für Bezirksfürsorgerinnen im Kreise Mittelfranken:

§ 1. Die Bezirksfürsorgerin untersteht in allgemeiner dienstlicher Beziehung der Distriktsverwaltungsbehörde. Ihre dienstlichen Aufträge erhält sie vom Bezirksarzte, an den sie auch ihre Berichte erstattet. Die Distriktsverwaltungsbehörde läßt der Bezirksfürsorgerin ihre Aufträge für ihren sachlichen Arbeitsberuf (§ 4) in der Regel durch Vermittlung des Bezirksarztes zugehen; auch ihr Verkehr mit anderen Behörden erfolgt durch den Bezirksarzt.

Der Kreisfürsorgerin gegenüber ist sie zur Auskunftserteilung verpflichtet. Den Anregungen und Ratschlägen der Kreisfürsorgerin hat sie Rechnung zu tragen, soweit sie sich nicht im Widerspruche mit Anordnungen des Bezirksarztes befinden.

§ 2. Die Bezirksfürsorgerin hat ihren Wohnsitz am Sitze der Distriktsverwaltungs behörde zu nehmen; Ausnahmen sind mit Genehmigung der Distriktsverwaltungsbehörde zulässig. Die Bezirksfürsorgerin darf sich ohne Genehmigung der Distriktsverwaltungsbehörde nicht über 24 Stunden aus ihrem Dienstbezirk entfernen und darf ohne solche Genehmigung keine bezahlte Nebenbeschäftigung und für ihre Dienstleistung keine Geschenke annehmen.

Die Bezirksfürsorgerin wird von der Distriktsverwaltungsbehörde auf die Erfüllung ihrer Dienstobliegenheiten verpflichtet.

§ 3. Die Bezirksfürsorgerin ist über dienstliche Vorkommnisse Unbeteiligten gegenüber zu strengstem Stillschweigen verpflichtet.

§ 4. Zu den Dienstaufgaben der Bezirksfürsorgerin gehört:

a) die Beratung der Schwangeren und der Mütter,
b) die Fürsorge für Säuglinge und Kleinkinder,
c) die Aufsicht auf die Pflegekinder,
d) die Krüppelfürsorge, insbesondere bei jugendlichen Personen,
e) die Tuberkulosenfürsorge,
f) die Wohnungsfürsorge.

§ 5. Um ihrer Dienstaufgabe gerecht zu werden, hat die Bezirksfürsorgerin sich mit den einschlägigen allgemeinen Verhältnissen ihres Dienstbezirkes vertraut zu machen, besonders die in Betracht kommenden, der Aufsicht der Distriktsverwaltungsbehörde oder der Gemeinden unterstehenden Anstalten, Betriebe und Einrichtungen von Zeit zu Zeit zu besichtigen, auf die Bevölkerung aufklärend und belehrend einzuwirken, Maßnahmen zur Abstellung von Mängeln auf dem Gebiete ihrer Fürsorge vorzuschlagen und Einrichtungen zu ihrer Förderung anzuregen.

Sie hat sich bei Erledigung ihrer Dienstaufgaben in steter Fühlung mit den Ärzten, Geistlichen, Lehrern, Bürgermeistern, Waisenräten, Hebammen und insbesondere mit den Vorständen charitativer Vereine zu halten und soll danach streben, in allen Gemeinden einflußreiche Vertrauenspersonen, insbesondere unter der weiblichen Bevölkerung, zu gewinnen.

§ 6. Zur Erfüllung der ihr in § 4 zugewiesenen Dienstaufgaben soll die Bezirksfürsorgerin insbesondere

a) die schwangeren Personen ihres Bezirkes, insbesondere durch Vermittlung der Hebammen, kennenlernen und sie vor und auch nach der Entbindung über die richtige Pflege von Mutter und Kind sowie über die richtige Ernährung des Kidnes beraten. Eine möglichst lange natürliche Ernährung des Säuglings durch Stillen der Mütter herbeizuführen, ist eine der Hauptaufgaben der Fürsorgerin;

b) durch Vorträge und Einzelbesuche über Pflege, Ernährung, Behandlung, Kleidung der Kleinkinder aufklären. Um die Kleinkinder feststellen zu können, hat die Bezirksfürsorgerin das Recht, die standesamtlichen Geburtsregister einzusehen;

c) die Pflegekinder ihres Bezirks regelmäßig besuchen, deren Ernährung, Pflege und Erziehung überwachen, die Pflegeeltern beraten und bei der Ermittlung geeigneter Kostplätze mitwirken. Für diese Seite ihrer Tätigkeit erhält die Bezirksfürsorgerin gern einen Ausweis der Distriktsverwaltungsbehörde, der ihr gestattet, die Wohnungen der Pflegeeltern jederzeit zu betreten;

d) die jugendlichen Gebrechlichen ermitteln und für ihre Heilung und Erziehung sorgen;

e) an Tuberkulose Erkrankte ermitteln, sie der zuständigen Beratungsstelle zuführen und den Vollzug von deren Anordnungen überwachen;

f) bei allen ihren Besuchen die Mängel der Wohnung feststellen und mit Zurückhaltung und Takt auf die Abstellung der Mängel hinwirken, insbesondere zur Ordnung und Reinlichkeit anhalten;

g) den Beratungsstunden des Fürsorgearztes beiwohnen.

§ 7. Die Bezirksfürsorgerin hat ein besonderes Augenmerk darauf zu richten, mit den Hebammen ihres Bezirks in gute Beziehungen zu kommen und alles zu vermeiden, was dem Ansehen oder dem Einkommen der Hebammen Abtrag tun könnte. Die Bezirksfürsorgerin soll sich der Hebammen bedienen, um auf Schwangere und Mütter einzuwirken.

§ 8. Wahrgenommene Mißstände soll die Fürsorgerin zunächst durch Rat und Belehrung abzustellen suchen; hat es keinen Erfolg, oder liegen gröbere Mißstände vor, so hat sie an den Bezirksarzt schriftlichen Bericht zu erstatten.

An den Bezirksarzt erstattet die Bezirksfürsorgerin Bericht über die Erledigung ihrer allgemeinen Dienstaufgaben, gegliedert nach § 4, außerdem schriftlichen Bericht in regelmäßigen, von der Distriktsverwaltungsbehörde festzusetzenden Zeiträumen.

§ 9. Die Bezirksfürsorgerin führt ein Tagebuch, worin die Tätigkeiten im einzelnen mit den festgestellten Beobachtungen und getroffenen Anordnungen eingetragen werden.

Der Bezirksfürsorgerin stehen die in ihren Dienst einschlägigen Akten der Distriktsverwaltungsbehörden und des Bezirksarztes zur Verfügung.

Die Bezirksfürsorgerin hat anzulegen und in Ordnung zu halten:

a) alphabetische, nach Gemeinden und Fürsorgeklassen geordnete Personenkarten über die in Fürsorge genommenen Personen,

b) ein nach Gemeinden geordnetes Verzeichnis der sich mit Pflegekindern befassenden Familien.

§ 10. Die Fürsorgerin hat sich stets gegenwärtig zu halten, daß sie niemandes Vorgesetzte ist, sondern nur durch ihre Anregung und Belehrung wirken soll. Sie muß sich insbesondere bewußt sein, daß eine durchgreifende Besserung auf dem Gebiete der Säuglings- und Kleinkinderfürsorge nur zu erzielen ist, wenn die Bevölkerung die ihr angesonnenen Maßnahmen als sittlich religiöse Pflichten erfaßt. Die Fürsorgerin muß daher stets ein Verhalten betätigen, das ihr das allgemeine Vertrauen und die allgemeine Hochachtung sichert.

In Ausübung ihres Berufes soll die Fürsorgerin in der Regel in Schwesterntracht gehen.

§ 11. Die Bezirksfürsorgerin hat sich auf ihrem Arbeitsgebiet stets fortzubilden und sich mit den einschlägigen gesetzlichen Verordnungs- und Verwaltungsvorschriften vertraut zu machen. Sie ist verpflichtet, nach Maßgabe der ihr hierfür zur Verfügung gestellten Mittel soziale Zeitschriften zu halten und einer Aufforderung der Distriktsverwaltungsbehörde zur Teilnahme an Fortbildungskursen nachzukommen.

b) Dienstanweisung für Kreisfürsorgerinnen, wie sie in mehreren Regierungsbezirken der Rheinprovinz gebräuchlich sind:

§ 1. Die Kreisfürsorgerin ist dem Vorsitzenden des Kreisausschusses in disziplinarer Hinsicht unterstellt. Die technische Überwachung ihrer Leistungen übernimmt der nebenamtlich als Fürsorgearzt in Diensten des Kreises tätige Kreisarzt Hand in Hand mit der Zentrale für Wohlfahrtspflege im Regierungsbezirke (Köln). Den dienstlichen Anordnungen des Kreisfürsorgearztes hat sie Folge zu leisten und ihm jederzeit über ihre Tätigkeit Bericht zu erstatten.

§ 2. Der Wohnsitz der Kreisfürsorgerin ist N.; sie hat ihre Tätigkeit auf alle Teile des Kreises gleichmäßig auszudehnen.

Sie erhält eine Ausweiskarte.

§ 3. Aufgabe der Kreisfürsorgerin ist es:

a) den zum Schutze der Kinder getroffenen, gesetzlichen oder behördlichen Maßnahmen zur Durchführung zu verhelfen;

b) Verständnis für gesundheitliche Fragen, insbesondere in bezug auf die Pflege und Ernährung der im jüngsten Lebensalter stehenden Kinder und auf die Bekämpfung der Tuberkulose unter der Bevölkerung ihres Arbeitsbezirks zu verbreiten;

c) den Behörden und Vereinen bei der Bekämpfung der Tuberkulose zu helfen.

§ 4. Ihr liegt im einzelnen ob:

I. a) Die Überwachung sämtlicher, in den 6 ersten Lebensjahren stehenden Ziehkinder sowie der bei der Mutter oder in einer verwandten Familie untergebrachten unehelichen Kinder.

Die Kreisfürsorgerin hat diese Kinder zu besuchen, wobei es gestattet ist, bei den über 2 Jahre alten Kindern die persönliche Nachschau durch Besuche ehrenamtlicher Organe zu ersetzen. Bei Beobachtung von Mißständen sind die nötigen Schritte zu deren Abstellung zu treffen, evtl. die Entziehung der polizeilichen Erlaubnis zu bewirken.

Bei der Überwachung der Ziehkinder wird sich ein Zusammengehen mit den Waisenräten empfehlen. Die Mithilfe der Waisenräte zur Auffindung anderer, nicht in der Klasse der Ziehkinder fallender, gefährdeter Kinder ist zu erstreben.

Von seiten der Bürgermeisterämter wird der Fürsorgerin durch Vermittlung des Kreisarztes fortlaufend ein Verzeichnis der in jeder Gemeinde befindlichen Zieh- und unehelichen Kinder übermittelt. Dieses Verzeichnis ist gegebenenfalls durch persönliche Feststellungen zu ergänzen.

Für jedes der Kinder unter 2 Jahren ist ein Bogen anzulegen, in dem die einzelnen Besuche unter Angabe des Datums und des Befundes einzutragen sind. Der erste Besuch soll möglichst binnen 8 Tagen nach erfolgter Geburt bzw. erfolgter Übersiedlung die Kindes stattfinden.

b) Fürsorge für die ehelichen Neugeborenen.

Von diesen sollen alle Erstgeburten und alle Geburten aus solchen Familien, in denen Kinder im Säuglingsalter gestorben sind, durch die Hebammen der Kreisfürsorgerin mitgeteilt werden. Sie hat diese Kinder, zumal solche, die die Hebammen als gesundheitlich gefährdet bezeichnen, aufzusuchen und den Müttern mit Rat und Tat hinsichtlich der Aufzucht der Kinder zur Seite zu stehen. Die so beratenen Kinder sollen möglichst regelmäßig die Wiegestunden besuchen. Mit den Hebammen hat die Kreisfürsorgerin dauernd Fühlung zu halten und sie zu ständiger Mitarbeit in der Bekämpfung der Säuglingssterblichkeit anzuregen.

c) Die Abhaltung von Wiegestunden, in welchen den Müttern nicht erkrankter kleiner Kinder Rat und Belehrung über Säuglingspflege und Ernährung unter besonderer Berücksichtigung der natürlichen Ernährung erteilt wird. Kranke Kinder werden zu diesen Stunden nicht zugelassen, sind vielmehr sofort an einen Arzt zu verweisen.

Die Wiegestunden sind dem Bedarf der einzelnen Gemeinden anzupassen, den Ziehmüttern von Kindern unter 2 Jahren ist der Besuch der Wiegestunden zur Pflicht zu machen.

Die Organisation dieser Mutterberatungsstelle ist Aufgabe der Kreisfürsorgerin. Die Mithilfe der Gemeindevorstände wird vorausgesetzt.

Für jedes Besuchskind ist ein Bogen anzulegen, in den bei jedesmaligem Besuch der Befund einzutragen ist. Nötigenfalls ist die Beratung der die Wiegestunden besuchenden Mütter durch Hausbesuche zu ergänzen.

Zu Beginn jedes Halbjahres hat die Kreisfürsorgerin dem Vorsitzenden des Kreisausschusses und dem Kreisfürsorgearzt ein Verzeichnis einzureichen, welches Zeit und Ort der in den einzelnen Gemeinden abzuhaltenden Wiegestunden enthält.

d) Die Abhaltung von Unterrichtsstunden in den Haushaltungswanderschulen und in den Haushaltungskursen der Volksschulen, in denen sie die Mädchen über die Pflege der Säuglinge und damit zusammenhängende allgemeine gesundheitliche Fragen zu belehren hat.

II. Mitarbeit in der Bekämpfung der Tuberkulose.

Hier erstreckt sich ihre Tätigkeit auf die Mitwirkung in den Sprechstunden der Fürsorgestelle, auf die Besuche und Feststellungen in den Familien, auf gemeinsames Handeln mit Ärzten, Gemeindebehörden und Krankenschwestern. Über jeden Lungenkranken ist ein Bogen nach besonderem Formular anzulegen, in den jede Maßnahme, die vorgeschlagen und getroffen wird, einzutragen ist. Die einzelnen Kranken sind ständig im Auge zu halten. Es ist darauf zu achten, daß sie ihre Rechte, die ihnen aus den sozialen Versicherungsgesetzen erwachsen, in der richtigen Weise wahrnehmen. Über die ausgeliehenen Gegenstände, Betten u. dgl. ist genaue Aufsicht zu führen.

§ 5. Die Kreisfürsorgerin hat außerdem jede sich bietende Gelegenheit zu ergreifen, um an der Hebung der gesundheitlichen Verhältnisse ihres Bezirks mitzuarbeiten. Sie wird Rat und Auskunft erteilen und Hilfe vermitteln, soweit es in ihren Kräften steht. Sie wird in taktvoller Weise versuchen, zum Zwecke gemeinsamer Arbeit Beziehungen mit Behörden, Ärzten, Geistlichen, Schulleitern, Gemeindeschwestern, Hebammen, Vereinen, den Trägern von Wohlfahrtseinrichtungen usw. anzubahnen und zu pflegen.

Die Unterstützungsvorschläge müssen den gegebenen Verhältnissen, insbesondere den zu Gebote stehenden Mitteln des Kreises und der Gemeinden angepaßt sein und dürfen nicht über das Maß des dringenden Bedürfnisses hinausgehen.

§ 6. Über ihre Arbeit hat die Kreisfürsorgerin ein Tagebuch zu führen und monatlich einmal dem Kreisfürsorgearzt vorzulegen, welcher es dem Vorsitzenden des Kreisausschusses monatlich und der Zentrale für Wohlfahrtspflege im Regierungsbezirk Köln halbjährlich weitergibt.

Änderungen und Ergänzungen bleiben vorbehalten.

c) Dienstanweisung für die Stadtfürsorgerinnen des Gesundheitsfürsorgeamtes der Stadt Köln.

§ 1. Der Stadtfürsorgerin obliegt in dem ihr zugewiesenen Fürsorgebezirk der gesamte Gesundheitsfürsorgedienst unter Leitung des zuständigen Stadtarztes. Sie hat ihre ganze Zeit und Kraft dem Dienst der Stadt Köln zu widmen und jede andere Tätigkeit, die ihr mit Rücksicht auf die besondere Vorbildung billigerweise aufgetragen werden kann, ohne besondere Vergütung zu übernehmen.

§ 2. Die Dienstgeschäfte der Stadtfürsorgerin werden vom Gesundheitsfürsorgeamt im einzelnen näher geregelt und bestimmt. Der gesamte Schriftwechsel mit den zuständigen Dienststellen geht durch die Hand des Bezirksstadtarztes. Über ihre Tätigkeit hat die Stadtfürsorgerin ein Tagebuch zu führen, das wöchentlich dem Stadtarzt vorzulegen und dem Gesundheitsfürsorgeamt auf Verlangen jederzeit einzureichen ist.

§ 3. Bei ihrer Tätigkeit auf den verschiedenen Fürsorgegebieten hat die Stadtfürsorgerin alle Bestimmungen zu beachten, die von den staatlichen Behörden oder der städtischen Verwaltung erlassen worden sind. Die Bestimmungen der ,,Dienstanweisung für die Beamten und die Büros der städtischen Verwaltung zu Köln" finden auf die Stadtfürsorgerin sinngemäße Anwendung. Insbesondere gelten für sie die allgemeinen Dienststunden der städtischen Verwaltung.

§ 4. Die Stadtfürsorgerin muß ihren Fürsorgedienst mit Takt und Umsicht versehen und besonders das Ehrgefühl der besuchten Familien schonen. Soweit irgend möglich, soll der Zweck ihres Besuches den Mitbewohnern des Hauses nicht bekannt werden. Notwendige Feststellungen sind deshalb mit aller gebotenen Vorsicht zu machen.

§ 5. Die Stadtfürsorgerin hat die Pflicht, sich genaue Kenntnis der gesundheitlichen, wirtschaftlichen und sozialen Verhältnisse ihres Fürsorgebezirks, insbesondere auch der Wohnverhältnisse, zu verschaffen.

Mit allen in ihrem Fürsorgebezirk vorhandenen Einrichtungen, die der Gesundheits-, Wohlfahrts- und Waisenpflege, der Jugendfürsorge und dem Jugendschutz sowie anderen sozialen Bestrebungen dienen, mögen sie öffentlichen oder privaten Charakters sein, muß die Stadtfürsorgerin in laufender Verbindung bleiben.

An den Sitzungen der Wohlfahrts- und Waisenbezirke ihres Fürsorgebezirks nimmt sie von Zeit zu Zeit nach Benehmen mit den Bezirksvorstehern beratend teil, desgleichen an den Sitzungen charitativer Vereine, die für ihre Tätigkeit von Bedeutung sind.

§ 6. Die Stadtfürsorgerin soll nicht nur bei vorhandenen Krankheiten und Elendszuständen nach Kräften helfen, sondern vor allem sich bemühen, durch Fürsorgemaßnahmen den Krankheiten und dem Elend vorzubeugen. In jedem Falle von Krankheit und Not, in dem sie einzugreifen hat, soll sie ihr Augenmerk auf die gesamten Familienverhältnisse richten, so daß die Familie immer im ganzen Gegenstand der Untersuchung, des Rates und der Hilfe ist. Sie muß, um in der Wohnungspflege erfolgreich wirken zu können, die ärmeren und schlechteren Wohnviertel ihres Bezirks auch ohne besonderen Anlaß häufiger besuchen.

Fürsorgefälle werden der Stadtfürsorgerin bekannt durch die verschiedenen städtischen Fürsorgestellen, durch andere Fürsorgeeinrichtungen, durch Teilnahme an den Untersuchungen der Schulkinder und durch Erledigung von Einzelaufträgen des Gesundheitsfürsorgeamtes.

Die Stadtfürsorgerin hat dafür zu sorgen, daß den fürsorgebedürftigen Personen die notwendige soziale Hilfe zuteil wird, daß aber eine unbegründete Häufung sozialer Hilfsmaßnahmen vermieden wird. Sie hat das Verantwortlichkeitsgefühl in den Familien zu wecken, damit die von der Stadt gewährte Hilfe einen um so wirksameren und nachhaltigeren Einfluß ausüben kann.

§ 7. Die Haupttätigkeitsgebiete der Stadtfürsorgerin sind: Mutterschutz und Fürsorge für hoffende Mütter, Säuglings- und Kleinkinderfürsorge, Schulkinderfürsorge, Fürsorge für Lungenkranke, Fürsorge für Kranke und Genesende, Fürsorge für körperlich und geistig defekte Personen, Fürsorge für Trinker, Fürsorge für Geschlechtskranke und die Wohnungsfürsorge.

Auf den einzelnen Fürsorgegebieten ist folgendes besonders zu beachten:

a) Mutterschutz und Fürsorge für hoffende Mütter. Hoffende ledige Mütter sind der städtischen Beratungs- und Fürsorgestelle für hoffende Mütter zu überweisen. In eiligen Fällen kann das Büro auf dem Stadthaus unmittelbar in Anspruch genommen werden. Die Fürsorgestelle sorgt für Aufrechterhaltung der Mitgliedschaft in der Krankenkasse und für Unterbringung in der Provinzial-Hebammenlehranstalt oder in Mütterheimen; sie vermittelt ferner geeignete Arbeit und bemüht sich um Aussöhnung der Kindesmutter mit dem Elternhaus zwecks Wiederaufnahme von Mutter und Kind nach der Geburt. Die Fürsorgestelle vermittelt gegebenenfalls auch die Hilfe der amtlichen Vormundschaft und sonstiger Dienststellen.

b) Säuglings- und Kleinkinderfürsorge. Die Stadtfürsorgerin hat in ihrem Bezirk alle Säuglinge und Kleinkinder der armen und minderbemittelten Bevölkerung zu überwachen. Hierzu gehören besonders alle Ziehkinder im Alter bis zu 6 Jahren und alle unehelichen Kinder bis zu 3 Jahren, sofern sie nicht in Anstalten untergebracht sind. Die ehelichen und unehelichen Kinder der armen und minderbemittelten Bevölkerung sind auch weiterhin für das Alter von 3—6 Jahren bzw. bis zur Einschulung zu überwachen, wenn sie wegen sozialer Hilfsbedürftigkeit oder wegen Schwächlichkeit und Kränklichkeit den Säuglings- und Kleinkinderfürsorgestellen vorgestellt werden; insbesondere gehören hierzu körperlich und geistig anormale Kinder, z. B. taubstumme, blinde, geisteskranke, idiotische, fallsüchtige und verkrüppelte Kinder.

Für jedes Überwachungskind hat die Stadtfürsorgerin eine Besuchskarte zu führen. Die Säuglinge, zumal die unehelichen Säuglinge, sind möglichst bald nach der Geburt oder nach dem Zuzuge zu besuchen. Während des ersten Lebensjahres müssen die Haltekinder und die unehelichen Kinder in den ersten Monaten und besonders in der heißen Jahreszeit mehrfach im Monat, später wenigstens einmal jeden Monat, besucht werden. Im Alter über 1 Jahr müssen die Besuche alle 2 Monate erfolgen, sofern nicht die Notwendigkeit häufigerer Besuche vorliegt.

Alle Mütter und Pflegemütter der minderbemittelten Volkskreise sind zum regen Besuch der Säuglingsfürsorgestellen und zur Erlangung der Reichswochenhilfe und der städtischen Stillbeihilfen anzuhalten.

c) Schulkinderfürsorge. Die Stadtfürsorgerin hat gemeinsam mit der Schulfürsorgerin an den Hauptuntersuchungen des Schularztes teilzunehmen, und zwar:

1. an den Reihenuntersuchungen im Anfang eines jeden Halbjahres in sämtlichen Klassen,

2. an den eingehenden Untersuchungen des 1., 3. und letzten Schuljahres,

3. an den Sprechstunden,

4. an den Untersuchungen zur Auswahl der Kinder für Schulspeisung, Waldschule, Licht- und Luftbäder, Erholungsheime und Badekuren.

Die Übermittlung der ärztlichen Anordnungen an die Eltern und die Überwachung ihrer Durchführung ist von der Stadtfürsorgerin dann zu übernehmen, wenn der Einzelfall in das Gebiet der Familienfürsorge fällt.

Im Interesse einer wirksamen Fürsorge ist verständnisvolles und freundschaftliches Zusammenarbeiten mit den Schulfürsorgerinnen notwendig.

d) Fürsorge für Lungenkranke. Nach Anweisung der städtischen Fürsorgestelle für Lungenkranke bzw. des Stadtarztes hat die Stadtfürsorgerin die in ihrem Bezirk wohnenden Lungenkranken zu besuchen und die Durchführung der angeordneten fürsorgeärztlichen Maßnahmen zu überwachen. Besondere Aufmerksamkeit ist den Kranken mit offener Tuberkulose zu widmen. Werden bei Hausbesuchen lungenkranke Personen angetroffen, so sind diese anzuhalten, sich von ihrem Arzt der Lungenfürsorgestelle überweisen zu lassen.

e) Fürsorge für Kranke und Genesende. Für die erwachsenen kränklichen Personen, die nicht sozialversichert sind, können Genesungskuren bei dem Gesundheitsfürsorgeamt beantragt und vermittelt werden, wenn der Fürsorgearzt sich von der Kur einen Erfolg verspricht. Nach Möglichkeit haben die betreffenden Personen zu den Kuren einen Beitrag zu zahlen.

f) Fürsorge für körperlich und geistig defekte Personen. Die Stadtfürsorgerin hat die Nerven- und Geisteskranken, Idioten und Fallsüchtigen in der Familie zu überwachen und soll der Familie mit Rat und Hilfe besonders bei Anstaltsbedürftigkeit der Kranken zur Seite stehen. Blinde sind dem Kölner Blindenfürsorgeverein, Taubstumme der Gehörlosenarbeitszentrale und Krüppel der Fürsorgestelle im Bürgerhospital zu überweisen.

g) Trinkerfürsorge. Die Stadtfürsorgerin hat in der allgemeinen Fürsorgetätigkeit die hier in Frage kommenden Fälle zu ermitteln und die von der Trinkerfürsorgestelle überwiesenen Fälle zu prüfen. Bei Unterbringung von Trinkern in Heil- und sonstigen Anstalten ist den Familien Rat und Unterstützung zu gewähren.

h) Fürsorge für Geschlechtskranke. Die Stadtfürsorgerin hat Geschlechtskranke der Beratungsstelle für Geschlechtskranke zu überweisen und ihre besondere Fürsorge den gefährdeten Kindern und Jugendlichen zuzuwenden.

i) Wohnungsfürsorge. Bei jedem ersten Familienbesuch hat die Stadtfürsorgerin eine Aufnahme des Wohnungszustandes und eine Meldung an die zentrale Wohnungspflegestelle zu machen, ferner hat sie planmäßig alle Wohnungen im Bezirk, besonders die, in denen Wohnungsmängel vermutet werden, zu besichtigen.

I. Die Stadtfürsorgerin soll bemüht sein, Wohnungsmängel, die im Rahmen der Haushaltung liegen, zu beseitigen durch:

1. Erziehung und Beratung der Haushaltsangehörigen,

2. Vermittlung von Vorrichtungen und Gegenständen, die zur Behebung von Haushaltsmängeln notwendig sind.

II. Mängel, die am Wohngebäude haften, soll die Stadtfürsorgerin dadurch abzustellen versuchen, daß sie

1. bei Raumnot die Zuteilung weiterer Wohnräume beim Wohnungsamt vermittelt,

2. bei Mängeln im Pflegezustand die Wohnungsinhaber berät, drohende Schäden zeitig zu verhüten und kleine Ausbesserungen selbst vorzunehmen,

3. einen Bericht an die zentrale Wohnungspflegestelle macht, wenn die Selbsthilfe der Wohnungsinhaber nicht in Frage kommt.

In Fällen schwerer Wohnschäden übernimmt die Stadtfürsorgerin die Familie in *Dauerpflege*, sie macht Meldung an die Wohnungspflegestelle und stellt eine besondere Karte aus.

In besonders schlimmen Fällen setzt nach Meldung an die Wohnungspflegestelle die *Spezialwohnungsfürsorge* ein.

§ 8. Die jederzeitige Änderung dieses Dienstplanes bleibt vorbehalten.

Bezahlung der Fürsorgerinnen.

Sie ist bis jetzt nicht einheitlich, sondern verschieden nicht nur innerhalb von Stadt und Land, sondern auch innerhalb der Bezirke von ziemlich gleicher sozialer Konstruktion und geldlicher Leistungsfähigkeit. Heute werden im allgemeinen als Minimalgehalt die Summen der Gehaltsgruppe V bezahlt. An den meisten Orten wird eine Aufstiegmöglichkeit nach Gruppe VI gegeben sein. Die Forderungen der Fürsorgerinnen, daß sie bei voller Ausbildung mit Gruppe VII beginnen und nach VIII aufsteigen können, daß Oberfürsorgerinnen und Geschäftsführerinnen noch um eine weitere Gruppe zu erhöhen seien, kann ich auch bei dem Vergleich mit der Bezahlung der Lehrerinnen nicht für unbillig halten. Zu demselben Schluß komme ich auch bei dem Vergleich mit den männlichen Bürokräften, mit denen die Fürsorgerinnen zusammen zu arbeiten pflegen. Es beziehen die Obersekretäre das Gehalt der Gruppe VII bzw. VIII, die Büroinspektoren Gruppe IX. Es ist zu beachten, daß die Vor- und Ausbildung nach den heutigen Bestimmungen mindestens drei Jahre dauert, daß der Fürsorgedienst hohe Ansprüche an das Können und an die Kraft der Fürsorgerin stellt, so daß bei der Fürsorgerin mit vieler Außentätigkeit sicher mit einer relativ frühen Invalidität gerechnet werden muß.

Hilfsfürsorgerinnen.

Als solche werden meist in kleineren Städten wie in Landkreisen neben voll ausgebildeten Kräften Persönlichkeiten angestellt, die keine volle Ausbildung haben, sondern nur kurze Kurse mitgemacht, dafür aber durch ihre persönlichen Eigenschaften und praktische Erfahrung eine gewisse Gewähr geben, daß sie nützlich mitarbeiten können. Empfehlenswert ist dieser Zustand, der bei der Entwicklung unserer Fürsorge als vorübergehender Behelf angenommen werden kann, auf die Dauer nicht. Solchen Hilfsfürsorgerinnen überträgt man unter der Verantwortung einer Vollfürsorgerin entweder die Wahrnehmung aller Geschäfte in einem kleineren Bezirk oder aber die Wahrnehmung bestimmter Einzelgeschäfte, wie etwa die Säuglingsfürsorge. Die Bezahlung dieser Kräfte wird meistens nach der Gruppe VI erfolgen. Neben beamteten Hilfsfürsorgerinnen werden besonders in weit ausgedehnten Landkreisen, die von der Vollfürsorgerin in allen Teilen nicht häufig genug besucht werden können, ehrenamtlich wirkende Kräfte zur Hilfeleistung herangezogen: so die Schwestern konfessioneller Orden, Gemeindeschwestern, sogenannte Landpflegerinnen und Helferinnen, Charitasschwestern und Hebammen. Die letzteren erstrebten eine Zeitlang, daß ihnen die Säuglingsfürsorge auf dem Lande übertragen werden sollte. Es gingen aber die Meinungen hierüber weit auseinander. Heute dürfte wohl Einigkeit darüber bestehen, daß beide Berufe grundsätzlich zu trennen sind, und daß das preußische Hebammengesetz vom 20. Juli 1922 das Richtige trifft, wenn es als Berufspflichten der Hebammen neben der Hilfe bei Schwangeren, Gebärenden und Wöchnerinnen

ansieht: die Förderung der natürlichen Ernährung der Säuglinge und die *Mit-*
wirkung bei der Säuglingsfürsorge nach Maßgabe des örtlichen Bedürfnisses. Es
ist dringend erwünscht, daß Fürsorgerinnen und Hebammen sich verstehen, so
daß die Hebammen bei der Wahrnehmung der Säuglingsfürsorgestellen die Fürsorgerinnen unterstützen, gelegentlich unter der Verantwortlichkeit der Fürsorgerinnen sie auch vertreten.

Fürsorgerin und Oberfürsorgerin, Fürsorgerin und mittlerer Beamter.

Die Fürsorgerinnen verlangen mit Recht, daß sie in ihrem Arbeitsgebiet
bei entsprechender Vorbildung und Leistung auch in höhere Stellen einrücken
können. Bei einer Vielheit von Fürsorgerinnen erweisen sich solche leitenden
Stellen als nötig. Schon in einem Landkreise, der drei oder vier Fürsorgerinnen
anstellt, ergibt sich die Frage, ob diese nicht nur in der fürsorgerischen Tätigkeit,
sondern auch für die aus dieser Tätigkeit entspringende Verwaltungstätigkeit
der Leitung einer gehobenen Fürsorgerin (Oberfürsorgerin, geschäftsführende
Fürsorgerin) zu unterstellen sind. Wenn eine bewährte Fürsorgerin in der Lage
ist, die Büro- und Kassentätigkeit des Gesundheitsamtes oder des Kreiswohlfahrtsamtes verantwortlich zu führen, so soll sie unter Hebung des Titels und
des Gehaltes mit dieser Aufgabe betraut werden. Es will bisher so scheinen, als
ob auch fachlich besonders tüchtige Fürsorgerinnen die hierzu nötigen Qualitäten
nicht in dem gleichen Maße mitbringen wie der männliche Beamte. Bisher ist
deshalb auch zur Büroleitung meist ein Beamter angestellt, gegen den nicht zu
Unrecht die Fürsorgerinnen einwenden, daß er die fachlichen Aufgaben nicht
genügend kenne und den richtigen Geist fürsorgerischer Arbeit nicht in sich
aufgenommen habe. Bei ihm spielen dann nach der Meinung der Fürsorgerin
die Akten und der Formalismus eine größere Rolle als wie die lebendige, zum
Erfolg führende eigentliche Fürsorge. Richtig ist es, daß wenige Beamte bisher
gleich gründliche Studien und praktische Ausbildung in der Fürsorge erfahren
haben, wie die geprüften Fürsorgerinnen.

Zu einem abschließenden Urteil kann man heute noch nicht kommen. Man
wird abzuwarten haben, ob die mittleren Beamten sich im Laufe der Jahre eine
gründliche Ausbildung und Beherrschung der Fürsorgearbeit aneignen, und ob
die Fürsorgerinnen, die zu leitenden Beamtinnen berufen werden, den berechtigten Anforderungen, ein Büro zu leiten und die Arbeit zu organisieren, gerecht
werden. Es sind im Laufe der letzten zehn Jahre vielfach die leitenden Stellen
der Wohlfahrtsämter mit Beamten besetzt worden, die auch mäßigen Anforderungen in bezug auf Vorbildung und Veranlagung für diesen wichtigen Beruf
nicht entsprochen haben. Wo viele Fürsorgerinnen tätig sind, da wünschen sie
mit Recht innerhalb der Gesundheitsfürsorge als verantwortlichen Leiter der
fachlichen Arbeit den Arzt oder die Ärztin, für die reine Verwaltungsarbeit aber
da, wo der Fürsorgearzt nicht gleichzeitig Verwaltungsarzt ist, eine akademisch
vorgebildete männliche oder weibliche Kraft. Die hier in Betracht kommenden
Verhältnisse sind aber alle noch so im Fluß, daß man heute den einzelnen Fall
nur nach den in Frage kommenden Persönlichkeiten praktisch wird entscheiden
können.

Büro- und Schriftverkehr.

Die Fürsorgerin selbst soll mit möglichst wenig Schreibarbeit und Akten-
führung beauftragt werden, da ihre Hauptarbeit die Außenfürsorge für ihre
Pfleglinge und Pflegefamilie sein muß. Es wird im allgemeinen genügen, wenn
sie nach einfachem Muster ein Tagebuch führt, in welchem sie die übernommenen
Aufträge und die aus eigener Initiative erledigten Arbeiten, zugleich auch die

Wahrnehmung des Dienstes bei den Fürsorgestellen kurz vermerkt. Viele Büros werden außerdem mit Nutzen sogenannte Besuchskarten für einzelne Dienstgeschäfte einführen, so z. B. Karten für den Besuch von Haltekindern und Mündel, Bogen für Tuberkulose. Wichtige Notizen aus dem Tagebuch sind auf dem Büro in die angelegten Karten und Fragebogen zu übertragen.

Das Büro wird nicht umhinkönnen, neben den Kassenbüchern, die bei der Verwaltung des Etats gebräuchlich sind, eine Zentralkartothek einzurichten, die bei der bezirksweisen Wahrnehmung der Fürsorge auch ersetzt werden kann durch Bezirkskarteien, aus denen jeweilig zu ersehen ist, welche Familien in irgendeinem Zweige der Fürsorge Behandlung und Unterstützung erfahren. Immer wieder muß darauf hingewiesen werden, daß die Zahl des Personals, Bogen und die Eintragungen auf das notwendige Maß herabzumindern sind, damit Zeit und Kräfte in erster Linie für die praktische Leistung der Fürsorge verwandt werden. Dieser Grundsatz bleibt richtig selbst auf die Gefahr hin, daß Jahresberichte und Statistiken nicht immer den höchsten Anforderungen genügen.

Fürsorgelokal.

Während sich das Fürsorgebüro gewöhnlich bei der Zentralstelle der Verwaltung (beim Landratsamt, Bürgermeisteramt, im Wohlfahrtsamt) befindet, sind die Fürsorgelokale, in welchen sich die ärztliche Untersuchung und die sozialhygienische Beratung abspielt, über den ganzen Verwaltungsbezirk zu dezentralisieren. Sie sollten ihren Stützpunkt vornehmlich in den vorhandenen Krankenhäusern haben. Im übrigen reichen auch hierzu aus: Gemeindelokale, Schulen, Vereinszimmer, selbst Tanzsäle u. dgl. Man wird jeweilig Lokale zu gewinnen suchen, die am besten den Ansprüchen auf genügende Größe, Belichtung, Belüftung und Reinhaltung entsprechen. Bei geschickter Anordnung der Fürsorgearbeit genügen aber auch für ländliche Verhältnisse bescheidene Lokale. Der Arzt und die Fürsorgerin sollen besonders bei der Säuglings- und Kinderfürsorge Wert darauf legen, daß sie die Fürsorgestunden auch in den kleineren Ortschaften in regelmäßigem Turnus abhalten, um besonders den Müttern und Kindern lange Wege zu ersparen. Anders ist das bei der Tuberkulose, wenigstens soweit die erstmaligen und die später anschließenden gründlichen Untersuchungen bei den Kranken und Gefährdeten in Frage kommen. Für solche bedarf man nicht nur eines Röntgenapparates, sondern auch der Möglichkeit, den Auswurf bakteriologisch zu untersuchen und den Urin zu untersuchen. Die hierfür notwendigen kostspieligeren Einrichtungen werden sich nur an wenigen Stellen schaffen lassen, im ländlichen Bezirk gewöhnlich nur in dem größten Krankenhause am Sitz der Kreisverwaltung.

Finanzierung der Gesundheitsfürsorge.

Ohne Geld, nur allein mit guten Ratschlägen läßt sich eine wirksame Gesundheitsfürsorge nicht betreiben. Es müssen die Gehälter für die notwendigen Kräfte aufgebracht werden, für Ärzte und Fürsorgerinnen. Eine billige, aber schlecht ausgebildete Fürsorgerin anstellen zu wollen, wäre eine schlechte Finanzpolitik. Auch materielle Hilfen sind bei der Fürsorge notwendig: so für Erholungskuren und Heilstättenkuren, für Wohnungsbeihilfen seitens der Lungenfürsorgestelle, für Speisungen, Kleiderbeihilfen, Bäder und Körperpflege.

HEIMERICH (Nürnberg) sagt mit Recht, daß der billigste Rat, der den Städten gegeben werden kann, der ist, daß sie die Aufgaben ihrer Wohlfahrtspflege einschränken sollten. Gewiß ist es heute notwendig, bei unserer schlimmen Finanzlage auch innerhalb der Wohlfahrtspflege und Gesundheitsfürsorge die Frage der Verbilligung der Arbeit zu prüfen. Geldersparnisse sind möglich durch vereinfachte Organisation, durch intensivierte Arbeit, durch Planwirtschaft aller beteiligten öffentlichen und privaten Wohlfahrtsträger, insbesondere durch Ausmerzung der Fürsorge für unwichtige Notzustände. Nicht alle Arten der Gesundheitsfürsorge restlos einrichten und erfüllen wollen, die wichtigsten Notzustände aber gründlich vornehmen, das muß heute in der Finanznot unser Ziel sein. Es geht aber nicht an, wegen der schwierigen Geldverhältnisse die Einrichtungen der Gesundheitsfürsorge sinnlos einzuschränken oder gar vorübergehend aufgeben zu wollen; denn die vorbeugende Gesundheitsfürsorge ist für den weitsichtigen Verwaltungsbeamten eine im besten Sinne produktive Maßnahme, eine direkte Sparmaßnahme.

Als Kostenträger kommen nur in bescheidenem Maße die Fürsorgebedürftigen selbst in Frage, da sie meistens wirtschaftlich sehr schwach sind. Immerhin kann man und muß man bei Speisungen und Kinderaussendungen, bei Heilstättenkuren wenigstens Teilbeträge von ihnen zu den entstehenden Kosten zu erhalten suchen. Von Reich und Staat, die zur Bekämpfung von Tuberkulose und Volkskrankheiten zu geringe Beträge in ihre Etats eingestellt haben, können die Gemeinden auf dem Verwaltungswege oder bei der Tuberkulose auch über das Zentralkomitee zur Bekämpfung der Tuberkulose gelegentlich geringe Beihilfen für ihre Einrichtungen herausholen. In Praxi spielen sie kaum eine Rolle. Man kann wohl sagen, daß die Städte und Kreise finanziell die Hauptträger der Gesundheitsfürsorge sind und sie im allgemeinen mit 50 bis 90% der Bedarfssummen bestreiten. Da die Gesundheitsfürsorge erst in den letzten zehn Jahren in ihrer Arbeitsweise und Organisation in den meisten Städten und Kreisen durchgebildet ist und im Kriege entsprechend den verschärften Notständen wesentlich erweitert wurde, so will es nichts verschlagen, wenn heute allzu kluge Finanzdezernenten ausrechnen, daß die Kosten für die Gesundheitsfürsorge in den letzten zehn Jahren um viele hundert Prozent zugenommen haben. Wenn vorher nichts oder zu wenig da war, heute auch gewiß erst mäßige Summen zur Verfügung stehen, so können solche Zahlenbeziehungen gar nichts besagen. Wenn wir angesichts des größeren Gesundheitselends unsere Gesundheitsfürsorge nicht um ein Vielfaches vermehren, so bedeutet das schon eine unangebrachte Sparsamkeit und einen üblen Abbau. Es scheint mir, daß man einer Durchschnittsgemeinde allein schon zur Bekämpfung der Tuberkulose und zum Säuglings- und Mutterschutz eine jährliche Ausgabe zumuten kann, die sich pro Einwohner auf etwa 20—50 Pfg. beläuft. Diese Summe muß in Gemeinden und Städten, die mehr Elend, aber auch mehr Geld haben, für das gesamte Gebiet der gesundheitlichen Fürsorge auf 2 G.M. und mehr auf den Einwohner pro Jahr sich steigern.

Was die Gemeinde im einzelnen Falle der privaten Fürsorge an Arbeit überlassen kann, muß jeweilig geprüft werden. Die Gesundheitsfürsorge kommt für eine restlose oder überwiegende Überlassung an private Träger am wenigsten in Frage. Immerhin ist zu wünschen, daß private Einrichtungen, wie Säuglingsheime, Mutterschutzhäuser, Erholungshäuser auch wieder von privater Seite eingerichtet und unterhalten werden und daß sie, wo sie schon bestehen, die katastrophalen Gefahren der heutigen Not durch zeitige und ausreichende Zuschüsse der Gemeinden überstehen möchten. Hoffentlich lebt auch die Bereitschaft vieler wohlgesinnter Bürger, die Gesundheitsfürsorge durch größere Summen zu fördern, nach Beruhigung unserer Wirtschaft wieder in dem alten Maße auf. Die Städte selbst wünschen sich ein selbständiges Besteuerungsrecht in dem Maße zurück, daß sie gerade die Aufgaben der Wohlfahrtspflege neben anderen Kulturaufgaben wieder kräftig unterstützen können.

Es ist Sache der Städte und Gemeinden, die Versicherungsträger und besonders die *Krankenkassen* an den Aufgaben der Gesundheitsfürsorge zu beteiligen. Es gibt Städte, die Fabrikbetriebe mit größerer Arbeiterzahl zu regelmäßigen Beiträgen für diese Zwecke veranlaßt haben. Viele Krankenkassen nehmen Zuschläge zu ihren Beiträgen für Zwecke der Gesundheitsfürsorge: so in Bremen und Bielefeld, so in besonders umfassenderweise in Köln, dessen besondere Organisation der Kinderhilfe bereits auf Seite 464 mitgeteilt ist. Bemerkenswert ist das Beispiel von Nürnberg, wo ein Zweckverband die Tuberkulosebekämpfung und die Aufbringung der Mittel hierfür übernommen hat. Er setzt sich zusammen aus dem Ortsverein zur Bekämpfung der Tuberkulose, der Stadt Nürnberg, den Orts- und Betriebskrankenkassen, aus der Landesversicherungsanstalt und aus Privatpersonen. In den vergangenen Jahren war die Arbeiterschaft gelegentlich bereit, Wohlfahrtsstunden als Überstunden mit Ablieferung des Lohnes für Wohlfahrtszwecke zu übernehmen. Mit solcher Bereitwilligkeit ist auf die Dauer nicht zu rechnen; die Arbeit der Wohlfahrtsstunden bringen ebensowenig konstante Einnahmen, wie Veranstaltungen von Sondersammlungen oder Festen für diese Zwecke. Festliche Veranstaltungen zur Finanzierung der Wohlfahrtspflege sind dazu direkt unsympathisch. Von einer gesetzlichen Verpflichtung der Gemeinden, für Wohlfahrtspflege bestimmte Summen aufzubringen, ist ebensowenig zu halten wie von einer gesetzlichen Regelung der Wohlfahrtspflege überhaupt. Man legt diese Sorgen am besten in die Hand der Gemeindeverwaltungen, deren Einsicht und freiwilliger Hilfe wir Sozialärzte die gesundheitliche Fürsorge dringend empfehlen.[1])

Wenn die Gesundheitsfürsorge es versteht, durch aufklärende und werbende Arbeit die breite Öffentlichkeit für die Notwendigkeit und Wirksamkeit ihrer Arbeit zu interessieren, so wird sie nicht nur innerhalb der maßgebenden Kreise der Selbstverwaltung, sondern auch innerhalb aller Berufe und Stände, nicht zum wenigsten in der Frauenwelt und Arbeiterwelt, kräftige Stützen für die Finanzierung ihrer Arbeit gewinnen können.

Wohlfahrtsausschuß.

Es ist notwendig, daß Städte und Kreise das Interesse weitester Kreise für die Gesundheitsfürsorge auch dadurch gewinnen und erhalten, daß sie dem verwaltenden Amt einen Wohlfahrtsausschuß zur Seite stellen. Wenn die Selbstverwaltungskörper grundsätzlich wünschen, daß ihnen nicht von Gesetzeswegen die Bildung solcher Ausschüsse von fest vorgeschriebener Zusammensetzung zwangsweise auferlegt wird, wenn sie vielmehr der Ansicht sind, daß sie auch die Wohlfahrtsgeschäfte den nach der Städteordnung frei zu bildenden Kommissionen übertragen können, so werden sie doch Verständnis dafür haben, daß sie neben solchen städtischen Kommissionen einen größeren Wohlfahrtsausschuß sich bestellen, in dem nicht nur die verschiedenen städtischen Ämter und Sachverständige, sondern auch alle privaten Verbände vertreten sind, die hier willkommene Mitarbeiter sind. Hierhin gehören die Ärzteschaft, Krankenkassen, Arbeitgeber und Arbeitnehmer, karitative Vereinigungen und besonders interessierte Einzelpersonen. Wichtig ist ein solcher Zusammenschluß auch auf dem Lande, wo in erster Linie Lehrer und Geistliche neben den sozialgesinnten Frauen für die Verwaltungsbeamten wertvolle Helfer sind. Dem Ausschuß fallen als besondere Arbeitsgebiete zu: Förderung der gesamten Gesundheitsfürsorge, Aufklärung und Belehrung der Bevölkerung, Ausgleich von Grenzschwierigkeiten

---

[1]) BLÜMEL: Die Finanzierung der Tuberkulosefürsorgestelle. Beitr. z. Klin. d. Tuberkul. Bd. 56, H. 4. — HEIMERICH u. CONSTANTIN: Bericht über 37. Fürsorgetag. Karlsruhe: Braunscher Verlag 1922. — KRAUTWIG: Zusammenarbeit der Gemeinden und der Versicherungsträger in der sozialen Hygiene. Zeitschr. f. soz. Hyg., Fürsorge- u. Krankenhauswesen Heft 10, April 1922.

in der Arbeit, Planwirtschaft der Arbeit besonders bei der kostspieligen geschlossenen und halbgeschlossenen Fürsorge, unter Umständen auch gemeinsame Aufbringung der notwendigen Mittel. Ein Ausschuß, der so arbeitet und insbesondere jeden Angriff auf die Selbständigkeit und Eigenart der mitwirkenden Korporationen unterläßt, vermag die Gesundheitsfürsorgearbeit wesentlich zu fördern.

Gesundheitsfürsorgeamt und Wohnungsamt.

Gerade für den Sozialhygieniker steht es fest, daß schlechte Wohnungen auf Entstehung und Verbreitung von Krankheiten einen großen Einfluß haben. Die besonderen Beziehungen enger, feuchter, schlecht belichteter und belüfteter Wohnungen auf die Tuberkulose sind ebenso bekannt, wie die Einwirkung überhitzter Wohnungen auf die Gesundheit des Säuglings. Eine Gesundheitsfürsorge, die sich nicht bemüht, schlechte Wohnungen zu verbessern, kann unmöglich Gutes leisten. In der heutigen Zeit der Wohnungsknappheit ist die Erstellung neuer Wohnungen von größter Wichtigkeit, allerdings auch von noch größerer Schwierigkeit. In den meisten Städten sind besondere Wohnungsbauämter unter technischer Leitung eingerichtet, nur hier und da mag das Gesundheitsamt sich an den Bestrebungen für Erstellung neuer Wohnungen aktiv beteiligen. Auch die Wohnungsaufsicht, welche die vorhandenen Wohnungen durch Besichtigungen planmäßig auf ihre bauliche Beschaffenheit untersucht, ist nicht eine spezifische Angelegenheit der Gesundheitsfürsorge, vielmehr eine bautechnische Sache. Dagegen ist die *Wohnungspflege*, welche sich bemüht, aus den vorhandenen Wohnungen die möglichst beste Benutzung herauszuholen, die Wohnungen in bezug auf Ordnung und Sauberkeit zu „pflegen" und Mängel der Benutzung abzustellen, gesundheitsfürsorgerisch von der größten Bedeutung. Bekanntlich ist in Preußen die Aufsicht über das Wohnungswesen durch das am 1. April 1918 in Kraft getretene preußische Wohnungsgesetz geregelt und zu einer Gemeindeangelegenheit erklärt worden. Wo demnach in großen Städten eine Wohnungspflege eingerichtet ist, wird sich jedesmal das Gesundheitsamt mit dieser zu gemeinsamer Arbeit verbinden müssen. Wo die schlimmsten Wohnungsmängel sind, finden sich auch die meisten schlimmsten Krankheitszustände. Ihnen frühzeitig nachzugehen, dazu sind die Fürsorgerinnen besonders in der Lage. Können sie schon durch sachverständigen Rat und durch direkte praktische Hilfe manche Fehler der Wohnungsbenutzung abstellen, so werden sie in schwieriger gelagerten Fällen doch die Hilfe der Wohnungspflege in Anspruch nehmen. Diese hat an vielen Orten besondere Pflegerinnen, Fürsorgerinnen als eigene Kräfte angestellt. In Worms hat man diese Wohnungsfürsorge zum Ausgangspunkt und zum Mittelpunkt der ganzen Familienfürsorge gemacht und demnach den Wohnungspflegerinnen auch die Gesundheitsfürsorge bezirksweise übertragen, wobei ihnen allerdings als örtliche Helferinnen in der speziellen Säuglings- und Tuberkulosefürsorge noch Krankenschwestern und freiwillige Mitarbeiter der örtlichen Frauenvereine zur Seite stehen. In den meisten Großstädten wird man den Kreis- und Bezirksfürsorgerinnen die Wohnungspflege für ihren Bezirk mitübertragen. In Köln hat man ebenfalls diesen Weg gewählt, aber mit Rücksicht auf die vielen *schweren* Fälle von Wohnungsverwahrlosung, besonders in Mietskasernen und Baracken, 6 *Spezial*fürsorgerinnen für Wohnungspflege bestellt, die durch ihre besonderen Erfahrungen gerade in den schwersten Fällen wenn möglich noch Rat und Hilfe schaffen sollen. Das Wormser System ist besonders von Frl. Dr. Kröhne[1] empfohlen worden. Geschickte Menschen werden auch mit diesem

---

[1] Siehe Grundriß der Gesundheitsfürsorge von Dr. Marie Baum. Wiesbaden: J. F. Bergmann 1919.

System auskommen; es hat aber wenig Nachahmung gefunden und dürfte insbesondere in großen Städten den Anforderungen der Gesundheitsfürsorge nicht entsprechen.

Eine wichtige Aufgabe der Wohnungspflege ergibt sich für die Fürsorgerinnen dadurch, daß sie bei tuberkulösen und kinderreichen Familien, sofern sie in ungenügenden Wohnungen untergebracht sind, nicht nur wohnungspflegerisch eingreifen, sondern auch versuchen, durch direkte Vermittlung beim Wohnungsamt bessere Wohnungen für solche Familien zu erreichen.

Gesundheitsfürsorgeamt und Schulamt.

Die schulärztliche Tätigkeit, mag sie hauptamtlich oder nebenamtlich ausgeübt werden, bringt für die Ärzte und ihre Fürsorgerinnen viele Beziehungen zum Schulbetrieb, so durch die Untersuchungen der Schulneulinge auf ihre Schulreife und durch die späteren regelmäßigen Reihenuntersuchungen und gelegentlichen Einzeluntersuchungen der Schulkinder. Schulhygiene kann nur dann ersprießlich sein, wenn sie nicht nur Feststellungen macht, sondern auch unmittelbare und wirksame Beziehungen zu der gesamten Gesundheitsfürsorge unterhält. Die Beratung und Hilfe für die Schulkinder ist demnach nur ein Stück der gesamten Gesundheitsfürsorge, die sich der ganzen Familie annimmt. Vielerorts ist aber die Schulhygiene als erster und zunächst selbständiger Zweig der Gesundheitsfürsorge ins Leben getreten. Den Schulärzten wurden Schulschwestern zur Seite gestellt, zunächst in Charlottenburg im Jahre 1908. In einer Reihe von Städten ging man aber später von den Schulschwestern zu Schulpflegerinnen über. Waren die ersteren mehr gesundheitliche Helferinnen, so sollte die Schulpflegerin im Auftrage der Schule die gesamte erziehliche, gesundheitliche und wirtschaftliche Fürsorge für das Schulkind übernehmen.

So geschah es in Charlottenburg im Jahre 1917 auf Veranlassung von Frl. ANNA VON GIERKE. Diese äußert sich zugunsten der von ihr organisierten Schulpflege in dem bereits oben zitierten Grundriß der Gesundheitsfürsorge folgendermaßen: „Alles Gesagte wird beweisen, daß nur durch die Schulpflegearbeit, aber durch sie vollkommen, das Ideal erreicht werden kann, auf das sich alle Fürsorge, sei sie gesundheitlicher oder erziehlicher Art, aufbaut, daß nämlich durch die Arbeit der nachgehenden offenen Fürsorge ein lückenloses Netz ausgespannt wird, das ermöglicht, an jedes einzelne Menschenkind heranzukommen und jedem einzelnen Menschenkind genau die Hilfe — nicht mehr und nicht weniger — zu gewähren, die es von der Allgemeinheit beanspruchen kann."

Dieses einseitige, hier überschwänglich gepriesene System wird den berechtigten Wünschen der Gesundheitsfürsorge nicht gerecht, da es die Gesundheitsfürsorge für das Schulkind mehr oder weniger herausreißt aus der gesamten gesundheitlichen Fürsorge, die immer wieder auf die Familie zurückgehen muß. Entweder bildet sich so eine Art Sondergesundheitsamt der Schule ohne genügende Verbindung mit dem ganzen Gesundheitsamt, oder die hygienische Arbeit innerhalb der Schule ist nur eine durch besondere Organe geleistete, unnötig kostspielige und unnötig umständliche Zubringerarbeit für das Gesundheitsamt, welches besonders an den großen sozialhygienischen Leistungen der letzten Jahre an der Schulspeisung und der Erholungsfürsorge der Schulkinder das größte und unmittelbarste Interesse hat.

Gesundheitsamt und Jugendwohlfahrtsamt (Jugendamt).

Das Reichsgesetz für Jugendwohlfahrt vom 9. Juli 1922, das in Stadt und Land die Einrichtung von Jugendämter vorsah, konnte bisher infolge der Finanznot der Zeiten nicht in Kraft treten. Nunmehr aber ist es durch Verordnung vom 14. Februar 1924 zum 1. April 1924 ins Leben gerufen. Die gleiche Verordnung hat aber die Bestimmungen des Gesetzes ganz wesentlich abgeschwächt durch Art. 8 des Einführungsgesetzes: „Bis auf weiteres sind Reich und Länder nicht verpflichtet, die Bestimmungen des Reichsgesetzes für Jugendwohlfahrt durchzuführen, die *neue Aufgaben* oder eine *wesentliche Erweiterung* bereits bestehender Aufgaben für die Träger der Jugendwohlfahrt enthalten." Den Arzt interessiert es besonders, daß die Gemeinden statt der Einrichtung von Jugendämtern auch anderen nach Maßgabe des Gemeindeverfassungsrechts gebildeten Amtsstellen der Selbstverwaltung die dem Jugendamt obliegenden Aufgaben übertragen können. Wenn schon das Gesetz selbst in seinem § 4 die *gesundheitlichen Aufgaben* zum Schutze der Jugend, so den Mutterschutz vor und nach der Geburt, die Wohlfahrt der Säuglinge, der Kleinkinder, der schulpflichtigen und schulentlassenen Jugend dem Jugendamt nur als *freiwillige* Aufgaben ans Herz legte, so wird diese Empfehlung für viele Gemeinden, die aus Mangel an Geld oder Einsicht nicht freiwillig das Notwendige leisten wollen, noch dadurch an Wert und Einfluß verlieren, daß jetzt ausdrücklich gesagt wird: Eine Verpflichtung zur Durchführung der im § 4 bezeichneten Aufgaben besteht nicht.

Immerhin darf man von der Einsicht der deutschen Städte und der Landkreise erwarten, daß sie Säuglings- und Kinderfürsorge auch ohne den Zwang des Gesetzes wie bisher als freiwillige Aufgaben pflegen und fördern. Hier darf es keinen Abbau geben.

Wichtig aber sind und bleiben die organisatorischen Beziehungen zwischen Jugendfürsorge und Gesundheitsfürsorge. Erst auf den Einspruch der Ärzte, die man bei der Beratung des Jugendwohlfahrtsgesetzes allzu wenig herangezogen hatte, brachte der § 10 in seinem zweiten Absatz die Bestimmung: „Besteht für den Bezirk ein Gesundheitsamt oder eine entsprechende Behörde, so *können* dieser die gesundheitlichen Aufgaben übertragen werden. In diesem Falle müssen diese Behörden im Einvernehmen mit dem Jugendamt vorgehen." Nach den Wünschen der Fachkreise für die Jugendwohlfahrt wäre es gewesen, wenn die gesamten gesundheitlichen Aufgaben für die Jugend innerhalb des Jugendamtes erledigt worden wären, das sich dann voraussichtlich in großen Städten besondere Ärzte und besondere Fürsorgeorgane für diese Teilaufgabe der Gesundheitsfürsorge zugelegt hätten. Alles sollte geschehen im Namen der Vereinheitlichung, im Namen der „Erziehungsleitung" (s. bes. Prof. Klumker in Frankfurt). In demselben Maße, in dem so das Erziehungsamt alle Interessen der Jugend vereinheitlicht hätte, wären die gleichwertigen und gleich dringlichen Interessen der Gesundheitsfürsorge zerrissen und geschädigt worden. Ärzte und Sozialhygieniker können die Ausgliederung des Gesundheitsschutzes der Jugend aus den großen Aufgaben des Gesundheitsamtes, das Erwachsene und Kinder bei Volkskrankheiten und Volksgefahren betreuen will, im Interesse einer vernünftigen Arbeit nicht zugeben.

Über diese Dinge ist viel und heftig gestritten worden. Ich verweise auf die Verhandlungen des I. Deutschen Gesundheitsfürsorgetages in Berlin am 25. Juni 1921, auf bemerkenswerte Ausführungen des Obermedizinalrates Prof. Tjaden in Bremen in der Zeitschr. f. soz. Hyg., Fürsorge u. Krankenhauswesen 1921, Heft 12, auf die Berichte zahlreicher Versammlungen des Deutschen Vereins für öffentliche und private Fürsorge, der unter der Leitung von Dr. Polligkeit in Frankfurt a. M. sich dieses Themas besonders annahm.

Ich selbst bin in einem Referat auf dem Fürsorgetag dieses Vereins am 13. September 1921 in Nürnberg zu folgenden Leitsätzen gekommen:

1. Die Frage der zweckmäßigsten Gliederung der Fürsorge läßt sich nicht unter der Antithese: hie Fach-, hie Altersgliederung erschöpfend prüfen.

2. Das Jugendamt beansprucht z. B., wenn es alle Schutzarbeit für die Jugend in sich einheitlich zusammenfassen will, nicht nur eine wichtige Altersklasse, sondern auch das fachliche Prinzip der Erziehungsleitung.

3. Für die praktische Gliederung der Fürsorge ergeben sich in erster Linie Gegensätze zwischen dem Jugendamt und dem Gesundheitsamt, wenngleich Auseinandersetzungen des Jugendamts mit der Wohnungsfürsorge, der Schule und dem Arbeitsamt, mit letzterem besonders bei der zu erwartenden Einführung der obligatorischen Familienversicherung nicht ausbleiben werden.

4. Im einzelnen führen die Sozialhygieniker gegen die Ausgliederung des Gesundheitsschutzes der Jugend aus dem allgemeinen Gesundheitsamt in das Jugendamt folgendes an:

a) Hierzu berechtigt nicht die Auffassung, daß die Erziehungssorgen das Zentralprinzip seien, dem sich alle andere Fürsorge unterzuordnen habe. Wir halten Erziehungs- und Gesundheitsfürsorge für gleich wichtige Zentralprinzipien der Fürsorge.

b) Die Gesundheitsfürsorge ist in sich unteilbar, wenn sie systematisch und mit Erfolg betrieben werden soll. Sie greift bei der Bekämpfung fast aller Volkskrankheiten zurück von den einzelnen zuerst oder zumeist Betroffenen auf alle Mitglieder der Familie, sie prüft Vererbung und soziale Einflüsse der Gesamtfamilie (Wohnung, Ernährung Lebensgewohnheiten, Beruf usw.). Dieser unteilbare Zusammenhang der gesundheitlichen Arbeit bei Erwachsenen und Kindern ist in Ätiologie und Therapie besonders evident bei der wichtigsten Gesundheitsfürsorge der heutigen Zeit der Tuberkulosebekämpfung.

c) Der im Gesundheitsamt selbständig in eigener Verantwortlichkeit wirkende Arzt wird größere Erfolgsmöglichkeiten haben als der Arzt des Jugendamtes, der nur ein künstlich ausgeschnittenes Teilgebiet der gesamten Gesundheitsfürsorge überschaut. Er wird auch gerade wegen seiner Sachverständigkeit und primären Verantwortlichkeit die gegebenen Geldmittel am wirksamsten ausnutzen können.

d) Die technischen und geldlichen Schwierigkeiten, Gesundheitsämter zu schaffen sind nicht größer als bei der Planung der Jugendämter. Die Schwierigkeiten sind eigentlich geringer, da bereits in jedem Stadt- und Landkreise staatliche Gesundheitsbeamte vorhanden sind. Für ihre sozialhygienische Ausbildung ist ebenso Sorge zu tragen wie für die Ermöglichung ihrer Arbeit durch Schaffung von Gesundheitsämtern, durch Zuweisung von Fürsorgerinnen und der nötigen Geldmittel.

Die Frage, ob Kreisarzt oder Kommunalarzt, kann hier ausscheiden.

e) Die Ärzte wollen mit ihrer Forderung selbständiger, allgemeiner Gesundheitsämter keine völlige Ausgliederung des Gesundheitsschutzes der Jugend aus dem Jugendamt. Sie sind zur Zusammenarbeit mit allen anderen Fürsorgestellen im Rahmen der notwendigen Verwaltungsorganisation jederzeit bereit.

Im Laufe der letzten Jahre haben sich die erhitzten Gemüter etwas beruhigt und die Ansichten etwas geklärt. Wo man die obengenannten Aufgaben des § 4 des Gesetzes in Kraft setzt, wird man wohl ausnahmslos die mehr gesundheitlichen Aufgaben bestehenden Gesundheitsämtern übertragen. Ohne Zweifel kann eine geschickte Organisation erreichen, daß das Jugendamt und das Gesundheitsamt verständnisvoll und reibungslos die vielseitigen Interessen der Jugend gemeinschaftlich bearbeiten, ohne daß dadurch die zweifellos ineinandergreifenden Interessen sachlich leiden.

Ich nehme an, daß durch das neue Jugendamt die in vielen Städten besonders geschaffene Schulpflege nicht mehr bestehen bleiben kann. Denn wenn man in dem § 4 des Gesetzes, um Rivalitäten mit der Schule zu vermeiden, unter Nr. 5 dem Jugendamt die Wohlfahrt der im schulpflichtigen Alter stehenden Jugend *außerhalb des Unterrichts* zuweist, so hat man wohl nur den *Unterricht* der Schule gegen alle fremden Einflüsse sichern wollen. Dagegen müssen doch die mit der einheitlichen Erziehungsleitung operierenden Jugend-Wohlfahrtsministerien selbstverständlich verlangen, daß man die bei dem Schulbesuch und im Unterricht erkannten erziehlichen Mängel der Erziehungsleitung des Jugendamtes ebenso unterstellt, wie man die beim Schulbesuch erkannten gesundheitlichen Mängel zur weiteren Bearbeitung dem Gesundheitsamte überweisen muß. Diese Forderungen sind unabweisbar aus Finanzgründen und aus materiellen Gründen der Fürsorge selbst.

Man mag sich zu dem zusammenfassenden Wohlfahrtsamt oder zu dem nebeneinander bestehenden Gesundheitsamt, Erziehungsamt (Jugendamt) und Wirtschaftsamt (früher Armenamt) stellen wie man will, auf alle Fälle scheint die Entwicklung der Frage des Erziehungsamtes dahin geklärt zu sein, daß neben dem Jugendamt für ein besonderes Schulamt mit fürsorgerischer Tätigkeit kein Platz mehr ist. In großen und größten Städten wird man bei den Fürsorgeorganen sich vorzugsweise für Gesundheitsfürsorgerinnen *und* für Jugendfürsorgerinnen entscheiden, während die weitere Frage, ob die Wirtschaftsfürsorge, die Sorge des früheren Armenamtes und die heutige Pflicht des neuen Bezirksfürsorgeverbandes, spezialistische Fürsorgerinnen oder sog. Familienfürsorgerinnen heranziehen soll, noch nicht aus dem Versuchsstadium herausentwickelt ist.

An dem früheren Armenamt, neuerdings auch Wirtschaftsamt oder Wohlfahrtsamt genannt, hat die Sozialhygiene nicht zuviel Anteil gehabt. In das frühere Armenamt gliederten sich hinein als wichtige Organe die Armenärzte, die nicht nur die Behandlung der Armenkranken, sondern auch vielfach vertrauensärztliche Funktionen, besonders gutachtliche Tätigkeit über die Arbeitsfähigkeit und über die Fragen der Unterbringung zu erledigen hatten. Meistens wurde diese Tätigkeit im Nebenamt erledigt. Bekanntlich entsprangen in manchen Städten aus den Armenämtern auf Grund weitschauender Auffassung und Zielsetzung der armenärztlichen Arbeiten wertvollere Aufgaben aufbauender Fürsorge.

Die neue Zeit hat die vielen Reformversuche zur Ausgestaltung und Veredelung der Armenfürsorge und insbesondere auch zur Schaffung eines einheitlichen deutschen Armenrechts in ganz wesentlicher Weise beeinflußt. Die Methoden der früheren Armenverwaltung waren nicht nur für eine entwickelte wohlfahrtspflegerische Einschätzung der ganzen Tätigkeit unzureichend geworden; zahlreiche Stellen der wirtschaftlichen Fürsorge blieben in der notwendigen Fortentwicklung weit zurück hinter den Arbeiten der Gesundheitsfürsorge und der Erziehungsfürsorge. Hinzu kam, daß der Krieg zu den alten Gruppen der der Armenfürsorge bedürftigen Bevölkerung neue Gruppen Hilfsbedürftiger hinzu schuf (Kleinrentner, Sozialrentner, Kriegsbeschädigte, Kriegshinterbliebene), die nicht nur auf Grund der neuen Gesetze, sondern auch nach der psychologischen Einstellung der Bevölkerung eine andere Art und ein anderes Maß der Fürsorge verlangen, als es bisher der Armenverwaltung eigen war. Die neuen Gesetze schufen nicht nur neue Verordnungen, sondern auch neue Instanzen, an denen die Hilfsbedürftigen selbst beteiligt waren. Die neuen Wohlfahrtsämter tragen heute noch an den großen Schwierigkeiten für die Versorgung der vielfachen Klassen und Hilfsbedürftigen, wie sie der Krieg und die Gesetzgebung geschaffen hat. Der berechtigte Wunsch der Wohlfahrtspflege, im Wege individueller Hilfe jedem Notstand gerecht zu werden, gleichviel wie er entstanden ist, hat bis zur Erfüllung noch weite Wege.

Die Verordnung über die Fürsorgepflicht vom 13. Februar 1924 hat versucht, nicht nur die alte Organisation der Armenverwaltung (Wohlfahrtsamt) auf eine höhere Stufe zu entwickeln, sie zu veredeln, sondern auch nach Möglichkeit leistungsfähige Fürsorgeträger mit einer klar und einheitlich durchentwickelten Organisation zu schaffen. In ganz kurzer Zeit ist der Name der Armenverwaltung recht unmodern geworden. Es ist das, was früher die Armen- und Landarmenverbände leisteten, nunmehr zu öffentlich-rechtlichen Fürsorgeaufgaben der Bezirksfürsorgeverbände und der Landesfürsorgeverbände geworden. Ausdrücklich heißt es im § 1 der Verordnung, daß den Fürsorgeverbänden auch weiterhin die Armenfürsorge obliegt, darüber aber nach gesetzlich erweiterter und veredelter Form auch:

a) die soziale Fürsorge für Kriegsbeschädigte und Kriegshinterbliebene,

b) die Fürsorge für Rentenempfänger der Invaliden- und Angestelltenversicherung,

c) die Fürsorge für die Kleinrentner,

d) die Fürsorge für Schwerbeschädigte und Schwererwerbsbeschränkte durch Arbeitsbeschaffung,

e) die Fürsorge für hilfsbedürftige Minderjährige,

f) die Wochenfürsorge.

Alle diese Aufgaben der Bezirksfürsorge- und Landesfürsorgeverbände (siehe z. B. § 2 der Preuß. Ausführungsverordnung zur Verordnung über die Fürsorgepflicht) werden von den durch die Gemeindeverfassungsgesetze bestimmten Organen der Gemeinden und Gemeindeverbände als *Selbstverwaltungsangelegenheiten* durchgeführt.

In § 5 der Verordnung selbst heißt es, daß die *Fürsorgestellen* für ihren Bereich *Mittelpunkt der öffentlichen Wohlfahrtspflege* und zugleich Bindeglied zwischen öffentlicher und freier Wohlfahrtspflege sein sollen. Aus dieser Bestimmung können in Zukunft die Wohlfahrtsämter hauptsächlich als Träger der wirtschaflichen Fürsorge eine vorläufig noch gar nicht geahnte Entwicklung ihrer Entfaltung im Wege freier Gemeindebeschlüsse erhalten.

Sowie das Jugendamt in dem bekannten § 10 der freien Entwicklung eines Gesundheitsamtes vernünftig beschließenden Gemeindebeschlüsse freie Bahn läßt, so kann auch die Verordnung über die Fürsorgepflicht der endgültigen Gestaltung aller gesundheitlichen, erziehlichen und wirtschaftlichen Fürsorge einer Gemeinde jedwede wünschenswerte Freiheit der Entwicklung lassen. Unter diesen Umständen wird man auch gegen den § 1 der Verordnung über die Fürsorgepflicht, daß das Land den Trägern der Fürsorge auch weitere Fürsorgeaufgaben übertragen kann, keine Bedenken zu haben brauchen.

Etwaige Bedenken werden auch noch weiter vermindert werden können, wenn man den § 6 als den Kernpunkt aller Veredelung beachtet, in dem es heißt: Voraussetzung, Art und Maß der zu gewährenden Fürsorge bestimmt im Rahmen der reichsrechtlichen Vorschriften das Land. Die Aufführung des § 6 wird in den einzelnen Ländern verschieden beurteilt. Maßgeblich und den Geist der neuen Verordnung kennzeichnend ist der § 1 der Reichsgrundsätze über Voraussetzung, Art und Maß öffentlicher Fürsorgeleistungen vom 27. März 1924 mit folgender Formulierung: Im Falle der Hilfsbedürftigkeit ist als Mindestmaß der unentbehrliche Lebensunterhalt, insbesondere Obdach, Nahrung, Kleidung, die erforderliche Pflege in Krankheitsfällen und nach dem Ableben ein angemessenes Begräbnis zu gewähren. Hilfsbedürftigen Schwangeren und Wöchnerinnen ist die erforderliche Fürsorge zu gewähren. Für hilfsbedürftige Minderjährige ist nicht nur aus dieser Verordnung, sondern auch aus dem § 49 RJWG. zu entnehmen, daß jeweilig die aus dem einzelnen Fall entspringende evtl. weit über das Maß der früheren Armenpflege hinausgehende Armenpflegehilfe und Hilfemaßnahmen zu gewähren sind. Minderjährigen ist gemäß § 49, Abs. 1 und 2 RJWG. im Falle der Hilfsbedürftigkeit der notwendige Lebensbedarf einschl. der Erziehung und Erwerbsbefähigung und die erforderliche Pflege in Krankheitsfällen zu gewähren. Bei Beurteilung der Notwendigkeit der Leistungen ist das Bedürfnis nach rechtzeitiger, dauernder und gründlicher Abhilfe gegen Störungen der körperlichen, geistigen und sittlichen Entwicklung der Minderjährigen zu berücksichtigen. Vorbeugende und ausreichende Maßnahmen sind im Sinne einer modernen Wohlfahrtsarbeit klar genug hingestellt. Wieweit nicht nur die Einsicht der berufenen Kreise diesen lobenswerten Anregungen Folge trägt, wieweit es auch den Finanzen möglich sein wird, erweiterte und veredelte Fürsorge allen Kreisen Hilfsbedürftiger zuzuweisen, bleibt gerade bei der heutigen Lage der Wirtschaft eine Zweifelsfrage.

Für die Sozialhygiene ist es klar, daß sie nicht nur der frei zu entwickelnden Wohlfahrtspflege gegenüber bestimmte Wünsche auf eine selbständige Entfaltung zu äußern hat, sondern daß sie auch mit ihrem Wunsch, in weitschauender Weise Sozialhygiene vorbeugender Art für weiteste Volkskreise zu entwickeln, nicht unerheblich über die Grenze gehen muß, die auch die erweiterte Armenpflege allein schon dadurch festhält, daß sie ihre Arbeit den „Hilfsbedürftigen" zuwenden will. Der Begriff der sozialhygienischen Hilfsbedürftigkeit geht weit hinaus über die Grenze der wirtschaftlichen Hilfsbedürftigkeit. Die Wirtschaftsfürsorge des Bezirksfürsorgeverbandes wird heute noch in weitem Maße rechnen müssen mit dem Versuch, für ihre Arbeiten im Wege der Erstattungspflicht gegen andere Verbände aufzurechnen. Es muß der Begriff der Erstattungspflicht aber in weitgehendem Maße außer Frage bleiben bei all den sozialhygienischen Schutzmaßnahmen zugunsten weitester, zwar nicht immer hilfsbedürftiger, aber des vorbeugenden Schutzes bedürftiger Volkskreise. Es soll aber anerkannt werden, daß die Verordnung über die Fürsorgepflicht von weitschauenden Gesetzgebern erlassen ist, so daß die Freiheit der Entwicklung auch für spätere Zukunft, die vielleicht erst für den Inhalt der Verordnung reif sein wird, nicht gehindert wird.

In Sachsen ist in dem Wohlfahrtsgesetz vom 30. Mai 1918 nur in der Vorlage eines neuen Wohlfahrtspflegegesetzes, das gleichzeitig für die neuen Reichsgesetze Ausführungsgesetz sein soll, bestimmt, daß die wichtigsten Aufgaben der Gesundheitsfürsorge, Pflichtaufgaben der Pflegebezirke sein sollen: so die Bekämpfung der Tuberkulose, die Bekämpfung der Geschlechtskrankheiten, die Gefährdetenfürsorge, die Bekämpfung des Alkoholismus und die Trinkerfürsorge, Krüppelhilfe, die Fürsorge für Blinde, Taubstumme und Ertaubte sowie die Fürsorge für Schwachsinnige, Idioten, Fallsüchtige und Geisteskranke.

Für Bayern, Preußen und Hamburg sind die Landesfürsorgeverbände verpflichtet, für Bewahrung, Kur und Pflege der hilfsbedürftigen Geisteskranken, Idioten, Epileptiker, Taubstummen, Blinden und Krüppel, soweit sie der Anstaltspflege bedürfen, Sorge zu tragen. Das entspricht im wesentlichen dem bisherigen gesetzlichen Zustande.

Sozialhygienische Arbeitsgemeinschaften.

Wenn das Wohlfahrtsamt in seinem größeren Verbande alle städtischen und privaten Wohlfahrtsstellen zu gemeinsamer Arbeit verbinden will, und zum Zwecke der Zusammenarbeit größere Wohlfahrtsausschüsse in Stadt- und Landkreis bildet, so läßt es den einzelnen Stellen die Selbständigkeit des Handelns, versucht nur etwa strittige Grenzen abzustecken, auch eine gewisse Planwirtschaft der Arbeit zu erreichen; im übrigen aber ist seine Arbeit mehr beratender und fördernder Natur. Gelegentlich bilden sich auch über den örtlichen Kreis hinaus größere Arbeitsgemeinschaften, Zweckverbände, die hier und da nicht nur die Arbeit ordnen und stützen wollen, sondern auch für bestimmte Zwecke gemeinsam die Mittel aufbringen und verwalten: so bei dem bereits oben erwähnten Nürnberger Zweckverband zur Bekämpfung der Tuberkulose, der die notwendigen Betriebsmittel auf die beteiligten Mitglieder des Verbandes umlegt. Es liegt in den schwierigen Finanzen und in dem Risiko des Anstaltsbetriebes von heute begründet, wenn größere Zweckverbände, trotz grundsätzlicher Forderungen ihres Programms, nicht mehr zum eigenen Bau und zum eigenen Betrieb von Anstalten (Krankenhäuser, Heilstätten) übergehen, sondern sich zur Erfüllung ihrer Zwecke bestehender Einrichtungen dienen. Eine bekannte und wertvolle Arbeitsgemeinschaft haben sich die privaten gemeinnützigen Kranken- und Pflegeanstalten Deutschlands geschaffen, indem sie in einem Reichsverband sich zur Selbsthilfe zusammengeschlossen und für ihre Mitglieder mit Hilfe des Reichs einen Wirtschaftsbund und eine Hilfskasse (Sitz in Berlin) begründeten. Eine wirkungsvolle Arbeitsgemeinschaft interlokaler Art hat sich zu dem bekannten Bergischen Verein für Gemeinwohl in Elberfeld zusammengeschlossen, der für einen größeren Bezirk wichtige Zweige der Gesundheitsfürsorge bearbeitet.

Bemerkenswert sind auch die großen Zentralverbände, welche für die einzelnen Hauptzweige der Gesundheitsfürsorge bereits seit vielen Jahren für das ganze Gebiet Deutschlands oder für größere Bezirke (Länder oder Provinzen) begründet worden sind. Ich erwähne nur die Deutsche Vereinigung für Säuglings- und Kleinkinderschutz, die Deutsche Vereinigung für Krüppelfürsorge, das Deutsche Zentralkomitee zur Bekämpfung der Tuberkulose, die Deutsche Gesellschaft zur Bekämpfung der Geschlechtskrankheiten, die Deutsche Reichshauptstelle zur Bekämpfung des Alkoholismus. Diese Stellen haben unter praktischer Mitarbeit interessierter und erfahrener Vertreter der örtlichen Fürsorgearbeit die gesamte Tätigkeit des Wohlfahrtswesens außerordentlich wissenschaftlich befruchtet und praktisch gefördert.

Wie sich die einzelnen sozialhygienischen Arbeitszweige im örtlichen Wohlfahrtsamt zusammenschließen, so haben sich die genannten Reichsverbände der Gesundheitsfürsorge zu einer *Arbeitsgemeinschaft sozialhygienischer Reichsfachverbände* (Geschäftsstelle Charlottenburg, Mollwitz-Frankstr.) zusammengeschlossen. Nach ROTT, dem zeitigen Vorsitzenden, steht bei der Arbeit dieser Verbände im Vordergrund die Ökonomisierung der Fürsorgearbeit; das Bestreben, Unnötiges durch planmäßige Zusammenarbeit zu vermeiden, die Grenzgebiete mehr als bisher zu berücksichtigen und sich überschneidende Aufgaben gemeinsam und damit einfacher, vielleicht auch besser zu lösen. Neuerdings hat sich dieser sozialhygienische Reichsfachverband zu einer *Reichsgemeinschaft von Hauptverbänden der freien Wohlfahrtspflege* zusammengeschlossen mit dem Verein für öffentliche und private Fürsorge, Vorort: Frankfurt a. M., dem Caritas-Verband für das katholische Deutschland, dem Zentralausschuß für die innere Mission der deutsch-evangelischen Kirche, der Zentralwohlfahrtsstelle der deutschen Juden; mit dem Deutschen Verein für ländliche Wohlfahrts- und Heimatpflege, dem Deutschen Zentralausschuß für Auslandshilfe sowie dem Roten Kreuz und dem Hauptausschuß für Arbeiterwohlfahrt.

Für die Sozialhygieniker ist es besonders wichtig zu wissen, daß der *Deutsche Verein für öffentliche und private Fürsorge*, von Dr. POLLIGKEIT-Frankfurt a. M. geleitet, besonders lebhaft und erfolgreich die Fragen der wirtschaftlichen Fürsorge, wie sie dem früheren Armenamt obliegen, bearbeitet. Es liegt auf der Hand, daß dieser Verein viele Grenzfragen, die auch den Arzt berühren, behandelt, zumal nachdem durch die neueren Gesetze (Verordnung über die Fürsorgepflicht und Reichsgesetz für Jugendwohlfahrt) den früheren Armen- und Waisenämtern vermehrte und in neuzeitlichem Sinne zu lösende Aufgaben übertragen worden sind. Wenn früher zwischen den Ärzten und den Kreisen des genannten Deutschen Vereins die Organisationsfragen besonders bei dem Gesundheitsschutz der Jugend zu manchen Spannungen führten, so scheint sich jetzt infolge der vermittelnden Tätigkeit Dr. POLLIGKEITS ein besseres Zusammenarbeiten anzubahnen.

Die *Arbeitsgemeinschaften* sozialhygienischer Fürsorge haben eine sehr erwünschte Bereicherung erfahren durch den *Beitritt der Versicherungsträger* zu bestehenden Verbänden oder durch die Neueinrichtung solcher Verbände durch die Versicherungsträger selbst. So haben sich diese zur Arbeitsgemeinschaft zusammengefunden: in der Rheinprovinz, Westfalen, Hessen-Nassau, Schlesien, Hannover, Brandenburg, Schleswig-Holstein, Groß-Berlin, wie auch in einigen Gliedstaaten: Baden, Württemberg, Freistaat Sachsen, Mecklenburg, Oldenburg. Diesen Verbänden gehören meist an: die Landesversicherungsanstalten der Provinz, die Reichsversicherungsanstalt für Angestellte, die Träger der Kriegsbeschädigten- und Kriegshinterbliebenenfürsorge, die Krankenkassenverbände. Neuerdings versucht man in der Rheinprovinz und in Hessen-Nassau zu diesen großen Verbänden auch hinzuzuziehen die Vertreter der örtlichen Wohlfahrtsämter, der Wohlfahrtsämter am Sitze der Regierung, die Hauptfürsorgestellen, die Hauptversorgungsämter und die Kreise der privaten Wohlfahrtspflege. Immer wieder ist der Zweck der Provinzialverbände der, daß sie in einer Art Provinzialwohlfahrtsamt einen starken Einfluß auf die Förderung der Gesundheitsfürsorge gewinnen wollen. Das gilt besonders für die Bekämpfung der Tuberkulose und der Geschlechtskrankheiten. In der heutigen Zeit des Abbaues versucht man vielfach darzutun, daß nicht so sehr die Gemeinden, als gerade die genannten Provinzialverbände die berufenen Träger der gesamten Gesundheitsfürsorge sein sollen (s. S. 462/464).

Bei aller Anerkennung dieser Organisationsformen werden die Kommunalärzte immer daran festhalten, daß die selbständigen, freien Gesundheitsämter der Gemeinden die organisatorischen Mittel- und Brennpunkte der Gesundheitsfürsorge sein müssen.

Die Organisation der Gesundheitsfürsorge in den mittleren Instanzen.

a) Im Regierungsbezirk.

Die gesundheitsfürsorgerischen Arbeiten sind freiwillige Aufgaben der Gemeinde. Immerhin ist nach dem Gesetz über die Zuständigkeit der Verwaltungsbehörden vom 1. August 1883 ein gewisses Aufsichtsrecht der Regierung anzuerkennen, das aber den freischaffenden Städten und Kreisen sich am besten möglichst wenig bemerkbar macht. Für die Landkreise mag man weniger eine Aufsicht als eine anregende und unterstützende Tätigkeit der Regierungsinstanz als erwünscht bezeichnen. Die Regierungsinstanz schafft sich gewöhnlich noch keine besonderen Wohlfahrtsabteilungen; sie übergibt die Aufgaben der Gesundheitsfürsorge naturgemäß dem Regierungs- und Medizinalrat.

Wenn König[1]) darauf hinweist, daß dem Regierungspräsidenten für die Wohlfahrtsaufgaben ein großer Stab zur Verfügung stände, bestehend aus dem Regierungs- und Medizinalrat, dem Regierungs- und Gewerberat, dem Regierungs- und Gewerbeschulrat, Vertretern der Bauabteilung, Verwaltungsreferenten für Jugendpflege und Kommunalangelegenheiten, Referenten für das Ernährungswesen sowie einer Referentin für das sog. Frauenreferat, so darf man die Hoffnung aussprechen, daß dieser komlpizierte Aufbau eines Regierungswohlfahrtsamtes für gewöhnlich nicht in Wirksamkeit treten möge. Dafür ist der Aufbau zu umständlich, der zu erwartende Erfolg zu gering.

Für die Förderung der ländlichen Wohlfahrtspflege genügen der *Regierungs-Medizinalrat* und die *Regierungsreferentin*. Solche Referentinnen brachte zunächst der Krieg, als die bekannten kriegswirtschaftlichen Stellen unter Leitung weiblicher Beamten eingerichtet wurden. Heute gibt es bei zehn preußischen Regierungen solche Referentinnen, denen die Bearbeitung der Wohlfahrtsaufgaben mehr oder weniger selbständig übertragen ist. Sie gehören zu dem Ressort eines Oberregierungsrats und sind den anderen beteiligten Referenten: wie Regierungs-Medizinalrat, Polizeidezernent, gleichgestellt. Die Referentinnen stehen in der Gehaltsgruppe IX; wenn sie zu Regierungsrätinnen ernannt sind, in Gruppe X.

Im Regierungsbezirk Arnsberg umfaßt das sog. Frauenreferat folgende Einzelgebiete:
1. Berufsausbildung der Frau.
2. Sorge für das Wohl der Arbeiterinnen außerhalb ihrer Arbeitszeit und Arbeitsstätte durch Wohnungspflege, Belehrung und Aufklärung, Vermittlung geeigneter Lektüre, Veranstaltung von Unterhaltungsabenden, Einrichtung von Näh- und Flickstunden.
3. Zentrale Erfassung der Fabrikpflegerinnen zwecks Angabe von Richtlinien und zwecks Erfahrungsaustausch. Soweit nötig, Beeinflussung der größeren Werke zur Einstellung von Fabrikpflegerinnen.
4. Säuglings- und Kinderfürsorge:
a) Einrichtung von Kinderhorten und Suppenküchen,
b) Sorge für Einstellung von Kreisfürsorgerinnen,

---

[1]) Die Einrichtung der Kreiswohlfahrtsämter. Berlin: Richard Schötz 1920.

c) Zentrale Erfassung der Kreisfürsorgerinnen und Jugendpflegerinnen und Wohnungspflegerinnen.

5. Beobachtung des weiblichen Arbeitsmarktes und diesbezügliche Unterstützung der Zentralauskunftsstelle.

6. Einrichtung von Lehrgängen für erwerbslose Frauen zwecks ihrer Rückführung in geordnete Berufe, in erster Linie in die Haushaltsarbeit.

7. Einrichtung von Notstandsarbeiten für erwerbslose Frauen.

In einzelnen Provinzen finden wir die Referentinnen nicht bei der Regierungsstelle, sondern am Amtssitz des Oberpräsidenten, so in Ostpreußen.

b) In der Provinz.

Von den *provinziellen Arbeitsgemeinschaften*, die am Sitze des Landeshauptmannes bzw. der Landesversicherungsanstalt eingerichtet sind, war schon oben die Rede. In mehreren Provinzen sind ausdrücklich *Provinzialwohlfahrtsämter* eingerichtet, meist da, wo keine Regierungswohlfahrtsämter mit besonderen Referentinnen bestehen. Sie sind in Pommern und Schlesien nur amtliche Zentralstellen, an denen die Fragen der Wohlfahrtspflege für den Bereich der Provinz einheitlich bearbeitet werden[1]). Eine größere Arbeit leisten die Provinzialwohlfahrtsämter in Kiel, Magdeburg, Kassel, Königsberg und Hannover, die unter Zuziehung der öffentlichen und privaten Wohlfahrtsträger die Wohlfahrtspflege im Bereich der Provinz praktisch fördern und gewöhnlich auch noch besondere Fachabteilungen und Ausschüsse für die Einzelgebiete der Arbeit einrichten: so für Säuglings-, Tuberkulose-, Alkohol-, Geschlechtskranken- und Krüppelfürsorge. Ihre Aufgaben gehen über das eigentliche gesundheitsfürsorgerische Gebiet hinaus und umgreifen auch wirtschaftliche und erziehliche Aufgaben. Diese Provinzialwohlfahrtsämter sind ähnlich aufgebaut, wie die Landeswohlfahrtsämter in einigen Gliedstaaten: so in Sachsen, Thüringen, Oldenburg, Mecklenburg, Strelitz und Lippe. Wenn die in Aussicht gestellte Reform der Verwaltungsorganisation in Preußen kommt, so wird man zu prüfen haben, ob innerhalb der Provinz Amtsstellen gebildet werden für die Gesundheitsfürsorge sowohl bei den Regierungspräsidenten wie bei der Provinzialinstanz. Bei letzterer bleibt zu entscheiden, ob die Wohlfahrtsaufgaben zu bearbeiten sind bei dem Landeshauptmann, als einem Organ der kommunalen Selbstverwaltung, oder bei dem Oberpräsidenten.

Man wird sich dafür entscheiden können, daß bei den Regierungspräsidenten, sofern diese Ämter bleiben werden, die Wohlfahrtspflege amtlich bearbeitet wird; freilich muß dieses Amt sehr einfach aufgezogen werden und möglichst wenig in die Wohlfahrt der kommunalen Eigenverwaltung hineinreden. Die Verhältnisse auf dem weniger wohlfahrtsfreudigen Lande können von dieser Stelle aus recht günstig beeinflußt werden. Hoffentlich bringt die Verwaltungsreform auf alle Fälle durch Zusammenlegung kleinerer Regierungsbezirke eine Verbilligung der Organisation.

Bei der Frage, ob in der Provinz der Landeshauptmann oder der Oberpräsident die Aufgaben der Provinzialwohlfahrtspflege übernehmen soll, sollte man sich für den Landeshauptmann entscheiden. Die provinziale Selbstverwaltung steht nicht nur den Gemeinden näher, sie hat bisher auch schon wichtige Aufgaben der Wohlfahrtspflege mit Erfolg erledigt. Bekanntlich liegt dem Landeshauptmann jetzt schon ob, für Geisteskranke, Idioten, Epileptiker, Blinde, Taubstumme und Krüppel zu sorgen. Die ihm übertragene Aufgabe der Fürsorgeerziehung bringt ebenfalls viele Berührung mit gesundheitsfürsorgerischen Interessen (Psychopathen). Die Hauptfürsorgestelle für Kriegsbeschädigte und Kriegshinterbliebene erfüllt in dem Jugendausschuß, den sie gebildet hat, wich-

---

[1]) Nachrichtendienst des Vereins für öffentliche und private Fürsorge 1923, Nr. 40.

tige Ziele der Gesundheitsfürsorge für einen allerdings beschränkten Kreis unserer Jugend. Die Provinzialverwaltung hat über den Kreis ihrer Verpflichtungen hinaus nicht nur die Anstaltspflege für die ihr anvertrauten defekten Menschen an vielen Stellen gut, ja vorbildlich eingerichtet, sie hat auch der offenen Fürsorge für Geisteskranke, Blinde, Taubstumme und Krüppel vielerorts wertvolle Unterstützung geliehen und durch Einrichtung von Provinzialvereinen diese offene Fürsorge, so z. B. für die Geisteskranken, wertvoll gefördert.

Es kommt hinzu, daß der Selbstverwaltung der Provinz angegliedert ist die L.V.A., deren große und verdienstvolle Tätigkeit in vorbeugender Gesundheitsfürsorge bekannt ist. Sie hat weitschauend, um frühe Invalidität zu verhüten, Heilstätten für Tuberkulöse und Alkoholisten eingerichtet, bzw. bestehende Einrichtungen in starkem Maße gestützt. Bekannt ist es, daß die Landesversicherungsanstalten in manchen Städten Beratungsstellen für Geschlechtskranke eingerichtet haben. Die L.V.A. hat mancherorts Fürsorgeeinrichtungen der Gemeinde z. B. mit ins Leben gerufen, zum Teil durch Geld und den Rat ihrer Sachverständigen gefördert. Über diese wichtige Tätigkeit hinaus sind Krankenhäuser, Licht- und Luftbäder, gemeinnützige Vereine von ihnen mit Geld unterstützt worden. Man kann also schon sagen, daß die Provinzialverwaltung ihre Verdienste um die Wohlfahrtspflege hat, und daß ihr reiche Erfahrungen für die Erfüllung weiterer Aufgaben zur Seite stehen. Hierzu wird ihr Gelegenheit geboten durch das neue Jugendwohlfahrtsgesetz, welches die Bildung eines Landesjugendamtes in den Provinzen vorsieht. Damit aber gewinnen die Provinzen in gesundheitsfürsorgerischer Beziehung weitere Aufgaben und weiteren Einfluß.

Ähnliche, wichtige Gründe zugunsten der Übertragung von Provinzialwohlfahrtsstellen lassen sich für den Oberpräsidenten nicht anführen.

Für die Provinz, die allem Anschein nach bei der zukünftigen Entwicklung auf die Dauer der Träger wertvollster Mittelstellen für die gesamte Wohlfahrtspflege in gesundheitlicher und wirtschaftlicher Beziehung bedeuten wird, muß aber folgendes gesagt werden: Wenn die Provinz ihre Provinzialämter in dieser Richtung entwickeln will, so muß sie durch die Art ihrer Arbeit die schwersten Bedenken und Einwände der Städte zu vermeiden oder zu entkräften versuchen. Nicht eine mit allzuviel Beamten arbeitende Bureaukratie darf aus diesen drei Provinzialämtern entstehen. Die Freiheit der städtischen Entwicklung, die der provinzialen Entwicklung und Leistung an vielen Stellen vorausgegangen ist, darf nicht in den neuen Ämtern durch allzuviel Reglementierung behindert werden. Wohin würde es führen, wenn *ein* Provinzialjugendamt versuchen sollte für die ganze Provinz alle Einrichtungen des Jugendschutzes schematisch regeln zu wollen; alle Einrichtungen öffentlicher und privater Fürsorge, die ruhig in großer Verschiedenheit in der Provinz bestehen können, nach einem einheitlichen Schema zu regeln oder gar den Versuch zu machen, durch Beamte und Sachverständige die ganze Provinz und ihre Kinderheime bereisen zu wollen, zu prüfen, ob alles bis zum letzten Punkt mit gemeinsamen Reglements übereinstimmt. Bisher konnten manche Schritte der provinzialen Instanzen bei dem Versuch einer restlosen Durchführung des RJWG. sehr bedenklich stimmen, und die Bedenken wurden nicht geringer, als man erkennen mußte, daß die Landesjugendämter viel mehr politisch aufgezogen waren, als es den sachlichen und wichtigen Aufgaben der Ämter entsprechen mag. Die Ämter machen heute mehr den Eindruck politischer Parlamente als sachverständiger Instanzen.

Für uns Ärzte ist herauszustellen, daß die Provinzialjugendämter, die u. a. bereits errichtet sind in der Rheinprovinz und in der Provinz Westfalen, im allgemeinen keine obrigkeitlichen Aufgaben durchzuführen haben, sondern lediglich der Zusammenfassung und Vermittlung der Erfahrungen auf dem Gebiete der Jugendwohlfahrt und der Unterstützung der Jugendämter ihrer Bezirke im Sinne des § 13 Ziffer 1—8 RJWG. zu dienen haben. Wenn nun der § 10 RJWG. die Selbständigkeit der lokalen Gesundheitsämter für den gesundheitlichen Schutz der Jugend zuläßt, so fehlen für das Landesjugendamt entsprechende Bestimmungen und insbesondere eine genügende Sicherheit dafür, daß die fast aus pädagogischen und, man mußte leider sagen, aus politischen Kreisen sich rekrutierenden Landesjugendämter genügende Sicherheit gewähren, daß sie auch nur im Wege maßgeblicher Beratung eine von den Schachverständigen anerkannte obere Instanz der Provinz darstellen können. Es gibt Landesjugendämter, die fast durch ein Versehen es bis zu einem Arzt gebracht haben, der nun innerhalb der ganzen Instanz oder in ad hoc gebildeten Ausschüssen die ärztlichen Interessen zu vertreten hat. Es kommt hinzu, daß die Provinz in den Landesjugendämtern, die auch den entscheidend wichtigen gesundheitlichen Interessen dienen sollen, nicht nur sachverständige Ärzte ungenügend heranzieht, sondern auch selbst in den vorhandenen Dezernenten nicht die notwendigen Sachverständigen zur Verfügung hat. Wenn schon die Provinz in diesen Provinzialinstanzen wertvollen sozialhygienischen Schutz für die Jugend schaffen will, dann mag sie sich über die schwierige Frage entscheiden, wer dann innerhalb ihrer verschiedenen Ämter (Landesfürsorgeverband, Landesjugendamt oder Landesversicherungsanstalt) als besonders sachverständige Instanz die gesundheitlichen Interessen beraten und entscheiden könne. Oder ist nicht die Meinung der Ärzte eine ganze Selbstverständlichkeit, daß für die gesundheitlichen Dinge nur ein Provinzialgesundheitsamt das erstrebenswerte Ziel sein muß?

Möge aber für die Provinzialinstanz die Entscheidung fallen, wie sie wolle, zweierlei dürfen wir Ärzte auch für diese Stelle als dringenden Wunsch aussprechen, einmal, daß sie dem Arzt als Sachverständigen in dem gesundheitlichen Wohlfahrtsamt den notwendigen Einfluß und die Freiheit des Schaffens ermöglichen, und zum zweiten, daß sich die Tätigkeit dieser Provinzialstelle innerhalb der gebotenen Grenzen hält und es vermeidet, die Arbeit der Gemeinde, die immer den Mittelpunkt jedweder gesundheitsfürsorgerischen Arbeit darstellen wird, unnötig beeinflussen oder gar beschränken zu wollen.

Namenverzeichnis.

Sachverzeichnis.